谨以此书献给

"生物力学之父"冯元桢先生

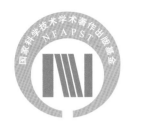

生物力学研究前沿系列
总主编 姜宗来 樊瑜波

血管力学生物学

姜宗来　齐颖新　主编

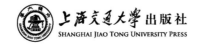
上海交通大学出版社
SHANGHAI JIAO TONG UNIVERSITY PRESS

内容提要

本书是"生物力学研究前沿系列"之一。本书总结了近十余年来我国生物力学领域主要实验室在血管力生物学研究中取得的新成果和新进展,探讨了在整体、组织和细胞分子多层次上血管对力学刺激的响应,以及心脑血管疾病发生发展的力学生物学机制等。

本书可供生物医学工程、医学、生物学和力学等相关专业的研究生和科研人员阅读参考。

图书在版编目(CIP)数据

血管力学生物学/ 姜宗来,齐颖新主编. —上海:
上海交通大学出版社,2017
(生物力学研究前沿系列)
ISBN 978 - 7 - 313 - 18359 - 0

Ⅰ.①血… Ⅱ.①姜… ②齐… Ⅲ.①血管-生物力
学 Ⅳ.①R322.1

中国版本图书馆 CIP 数据核字(2017)第 302556 号

血管力学生物学

主　　编:姜宗来　齐颖新				
出版发行:上海交通大学出版社		地　　址:上海市番禺路 951 号		
邮政编码:200030		电　　话:021 - 64071208		
出 版 人:谈　毅				
印　　制:上海锦佳印刷有限公司		经　　销:全国新华书店		
开　　本:787 mm×1092 mm　1/ 16		印　　张:43.5		
字　　数:996 千字				
版　　次:2017 年 12 月第 1 版		印　　次:2017 年 12 月第 1 次印刷		
书　　号:ISBN 978 - 7 - 313 - 18359 - 0/ R				
定　　价:568.00 元				

发展生物力学
造福人类健康

冯元桢

2016 七月十一四

生物力学研究前沿系列
丛书编委会

香港理工大学,教授　张　明

军事医学科学院卫生装备研究所,研究员　张西正

太原理工大学,教授　陈维毅

浙江大学,教授　季葆华

上海交通大学医学院,教授　房　兵

四川大学华西口腔医学院,教授　赵志河

总主编简介

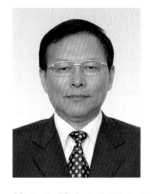

姜宗来 博士，教授，博士生导师；美国医学与生物工程院会士（AIMBE Fellow）；享受国务院政府特殊津贴，全国优秀科技工作者，总后勤部优秀教师；上海交通大学生命科学技术学院教授；曾任上海交通大学医学院筹备组副组长和力学生物学研究所所长；先后担任世界生物力学理事会（WCB）理事，中国生物医学工程学会副理事长、名誉副理事长，中国力学学会中国生物医学工程学会生物力学专业委员会（分会）副主任委员、主任委员，中国生物物理学会生物力学与生物流变学专业委员会副主任委员，国际心脏研究会（ISHR）中国分会执委，《中国生物医学工程学报》副主编和《医用生物力学》副主编、常务副主编等；长期从事心血管生物力学、力学生物学和形态学研究，培养博士后、博士生和硕士生 45 人，在国内外发表学术论文 100 余篇，主编和参编专著与教材 26 部，获国家科技进步奖三等奖（第一完成人，1999）、军队科技进步二等奖（第一完成人）和国家卫生部科技进步三等奖各 1 项，获国家发明专利 2 项、新型实用专利 1 项。

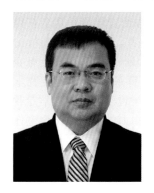

樊瑜波 博士，教授，博士生导师；美国医学与生物工程院会士（AIMBE Fellow）；国家杰出青年科学基金获得者，教育部"长江学者"特聘教授，教育部跨世纪人才，全国优秀科技工作者，国家自然科学基金创新群体项目负责人，科技部重点领域创新团队带头人；现任民政部国家康复辅具研究中心主任、附属医院院长，北京航空航天大学生物与医学工程学院院长、生物力学与力学生物学教育部重点实验室主任、北京市生物医学工程高精尖创新中心主任；先后担任世界生物力学理事会（WCB）理事，世界华人生物医学工程协会（WACBE）主席，国际生物医学工程联合会（IFMBE）执委，中国生物医学工程学会理事长，医工整合联盟理事长，中国力学学会中国生物医学工程学会生物力学专业委员会（分会）副主任委员、主任委员，《医用生物力学》和《生物医学工程学杂志》副主编等；长期从事生物力学、康复工程、植介入医疗器械等领域研究，发表 SCI 论文 260 余篇，获国家发明专利近百项，获教育部自然科学一等奖和黄家驷生物医学工程一等奖等科技奖励。

本书主编介绍

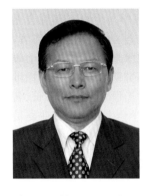

姜宗来　博士，教授，博士生导师；美国医学与生物工程院会士（AIMBE Fellow）；享受国务院政府特殊津贴，全国优秀科技工作者，总后勤部优秀教师；上海交通大学生命科学技术学院教授；曾任上海交通大学医学院筹备组副组长和力学生物学研究所所长；先后担任世界生物力学理事会（WCB）理事，中国生物医学工程学会副理事长、名誉副理事长，中国力学学会中国生物医学工程学会生物力学专业委员会（分会）副主任委员、主任委员，中国生物物理学会生物力学与生物流变学专业委员会副主任委员，国际心脏研究会（ISHR）中国分会执委，《中国生物医学工程学报》副主编和《医用生物力学》副主编、常务副主编等；长期从事心血管生物力学、力学生物学和形态学研究，培养博士后、博士生和硕士生 45 人，在国内外发表学术论文 100 余篇，主编和参编专著与教材 26 部，获国家科技进步奖三等奖（第一完成人，1999）、军队科技进步二等奖（第一完成人）和国家卫生部科技进步三等奖各 1 项，获国家发明专利 2 项、新型实用专利 1 项。

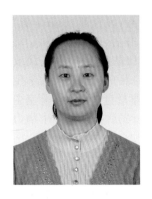

齐颖新　博士，教授，博士生导师；国家杰出青年科学基金获得者、国家自然科学基金优秀青年科学基金获得者，入选教育部新世纪优秀人才支持计划和上海市青年科技启明星计划（A 类）；现任上海交通大学特聘教授、生命科学技术学院遗传与发育系主任、力学生物学研究所所长，兼任中国力学学会中国生物医学工程学会生物力学专业委员会（分会）副主任委员、上海市力学学会生物力学专业委员会主任委员，《医用生物力学》、《生物医学工程学杂志》和《力学季刊》杂志编委；从事心血管力学生物学研究，已在 *PNAS*、*Neno Lett*、*Cardiovasc Res* 等国内外学术期刊发表论文 50 余篇，主编与参编中文著作 3 部、参编英文著作 1 部，获得 2 项中国发明专利授权。

序 一

欣闻姜宗来教授和樊瑜波教授任总主编的一套"生物力学研究前沿系列"丛书,即将由上海交通大学出版社陆续出版,深感欣慰。谨此恭表祝贺!

生物力学(biomechanics)是研究生命体变形和运动的学科。现代生物力学通过对生命过程中的力学因素及其作用进行定量的研究,结合生物学与力学之原理及方法,得以认识生命过程的规律,解决生命与健康的科学问题。生物力学是生物医学工程学的一个重要交叉学科,对探讨生命科学与健康领域的重大科学问题作出了很大的贡献,促进了临床医学技术与生物医学材料的进步,带动了医疗器械相关产业的发展。

1979 年以来,在"生物力学之父"冯元桢(Y. C. Fung)先生的亲自推动和扶植下,中国的生物力学研究已历经了近 40 年的工作积累。尤其是近十多年来,在中国新一代学者的努力下,中国的生物力学研究有了长足的进步,部分研究成果已经达到国际先进水平,从理论体系到技术平台均有很好的成果,这套"生物力学研究前沿系列"丛书的出版真是适逢其时。

这套丛书的总主编姜宗来教授和樊瑜波教授以及每一分册的主编都是中国生物力学相关领域的学术带头人,丛书的作者们也均为科研和临床的一线专家。他们大多在国内外接受过交叉学科的系统教育,具有理工生医多学科的知识背景和优越的综合交叉研究能力。该丛书的内容涵盖了血管力学生物学、生物力学建模与仿真、细胞分子生物力学、组织修复生物力学、骨与关节生物力学、口腔力学生物学、眼耳鼻咽喉生物力学、康复工程生物力学、生物材料力学和人体运动生物力学等生物力学研究的主要领域。这套丛书立足于科技发展前沿,旨在总结和展示 21 世纪以来中国在生物力学领域所取得的杰出研究成果,为力学、生物医学工程以及医学等相关学科领域的研究生和青年科技工作者们提供研究参考,为生物医学工程相关产业的从业人员提供理论导引。这套丛书的出版适时满足了生物力学学科出版领域的需求,具有很高的出版价值和积极的社会意义。可以预见这套丛书将能为广大科技工作者提供学术交流的平台,因而促进中国生物力学学科的进一步发展和年轻人才的培养。

这套丛书是用中文写的,对全球各地生物力学领域用中文的学者有极大意义。目前,生物力学这一重要领域尚无类似的、成为一个系列的英文书籍。希望不久的将来能看到这套丛书的英文版,得以裨益世界上所有的生物力学及生物医学工程学家,由此促进全人类的健康福祉。

美国加州大学医学与生物工程总校教授

美国加州大学圣迭戈分校工程与医学研究院院长

美国国家科学院院士

美国国家工程院院士

美国国家医学院院士

美国艺术与科学院院士

美国国家发明家学院院士

中国科学院外籍院士

序　二

人体处于力学环境之中。人体各系统,如循环系统、运动系统、消化系统、呼吸系统和泌尿系统等的生理活动均受力学因素的影响。力是使物体变形和运动(或改变运动状态)的一种机械作用。力作用于机体组织细胞后不仅产生变形效应和运动效应,而且可导致其复杂的生理功能变化。生物力学(biomechanics)是研究生命体变形和运动的学科。生物力学通过生物学与力学原理方法的有机结合,认识生命过程的规律,解决生命与健康领域的科学问题。

20 世纪 70 年代末,在现代生物力学开创者和生物医学工程奠基人、被誉为"生物力学之父"的著名美籍华裔学者冯元桢(Y. C. Fung)先生的大力推动和热情关怀下,生物力学作为一门新兴的交叉学科在我国起步。随后,我国许多院校建立了生物力学的学科基地或研究团队,设立了生物力学学科硕士学位授权点和博士学位授权点。自 1982 年我国自己培养的第一位生物力学硕士毕业以来,陆续培养出一批接受过良好交叉训练的青年生物力学工作者,他们已逐渐成为我国生物力学学科建设和发展的骨干力量。20 世纪 80 年代以来,我国生物力学在生物流变学、心血管生物力学与血流动力学、骨关节生物力学、呼吸力学、软组织力学和药代动力学等领域开展了研究工作,相继取得了一大批有意义的成果,出版了一些生物力学领域的专著,相关研究成果也曾获国家和省部级的多项奖励。这些工作的开展、积累和成果为我国生物力学事业的发展作出了重要贡献。

21 世纪以来,国际和国内生物力学研究领域最新的进展和发展趋势主要有:一是力学生物学;二是生物力学建模分析及其临床应用。前者主要是生物力学细胞分子层次的机制(发现)研究,而后者主要是生物力学解决临床问题的应用(发明)研究,以生物力学理论和方法发展有疗效的或有诊断意义的新概念与新技术。两者的最终目的都是促进生物医学基础与临床以及相关领域研究的进步,促进人类健康。

21 世纪以来,国内生物医学工程、力学、医学和生物学专业的科技人员踊跃开展生物力学的交叉研究,队伍不断扩大。以参加"全国生物力学大会"的人数为例,从最初几届的百人左右发展到 2015 年"第 11 届全国生物力学大会",参会人员有 600 人之多。目前,国家自然科学基金委员会数理学部在"力学"学科下设置了"生物力学"二级学科代码;生命科学部也专为"生物力学与组织工程"设置了学科代码和评审组。在国家自然科学基金的持续支持下,我国的生物力学研究已有近 40 年的工作积累,从理论体系、技术平台到青年人才均有很好的储备,研究工作关注人类健康与疾病中的生物力学与力学生物学机制的关键科学问题,其中部分研究成果已达到国际先进水平。

为了总结 21 世纪以来我国生物力学领域的研究成果,在力学、生物医学工程以及医学等相关学科领域展示生物力学学科的实力和未来,为新进入生物力学领域的研究生和青年科技工作者等提供一个研究参考,我们组织国内生物力学领域的一线专家编写了这套"生物力学研究前沿系列"丛书,其内容涵盖了血管力学生物学、生物力学建模与仿真、细胞分子生物力学、组织修复生物力学、骨与关节生物力学、口腔力学生物学、眼耳鼻咽喉生物力学、康复工程生物力学、生物材料力学和人体运动生物力学等生物力学研究的主要领域。本丛书的材料主要来自各分册主编及其合著者所领导的国内实验室,其中绝大部分成果系国家自然科学基金资助项目所取得的新研究成果。2016 年,已 97 岁高龄的美国国家科学院、美国国家医学院和美国国家工程院院士,中国科学院外籍院士冯元桢先生在听取了我们有关本丛书编写工作进展汇报后,欣然为丛书题词"发展生物力学,造福人类健康"。这一珍贵题词充分体现了先生的学术理念和对我们后辈的殷切希望。美国国家科学院、美国国家医学院、美国国家工程院和美国国家发明家学院院士,美国艺术与科学院院士,中国科学院外籍院士钱煦(Shu Chien)先生为本丛书作序,高度评价了本丛书的出版。我们对于前辈们的鼓励表示由衷的感谢!

本丛书的主要读者对象为高校和科研机构的生物医学工程、医学、生物学和力学等相关专业的科学工作者和研究生。本丛书愿为今后的生物力学和力学生物学研究提供参考,希望能对促进我国生物力学学科发展和人才培养有所帮助。

在本丛书完成过程中,各分册主编及其合著者的团队成员、研究生对相关章节的结果呈现作出了许多出色贡献,在此对他们表示感谢;同时,对本丛书所有被引用和参考的文献作者和出版商、对所有帮助过本丛书出版的朋友们一并表示衷心感谢! 感谢国家自然科学基金项目的资助,可以说,没有国家自然科学基金的持续资助,就没有我国生物力学蓬勃发展的今天!

由于生物力学是前沿交叉学科,处于不断发展丰富的状态,加之组织出版时间有限,丛书难免有疏漏之处,请读者不吝赐教、指正。

姜宗来　樊瑜波
2017 年 11 月

前　言

　　心脑血管病是危害人类生命健康最严重的疾病之一,心脑血管病治疗的巨额费用成为家庭、社会和国家的沉重负担。探讨心脑血管病发病机制,从而更有效地防治心脑血管病是世界各国共同关注的重大科学问题。心脑血管病包括高血压、动脉粥样硬化和脑卒中等,其本质都是血管疾病,都有共同的发病学基础和基本的病理过程,表现为心血管细胞迁移、肥大、增殖和凋亡等,具有细胞表型和形态结构与功能的改变,即发生血管重建(remodeling)。

　　生物体处于力学环境之中,力学因素影响机体的整体、器官、组织、细胞和分子等各层次的生物学过程。心血管系统可以视为一个以心(机械泵)为中心的力学系统。血液循环过程包含着血液流动、血细胞和血管的变形、血液和血管的相互作用等,其中均蕴藏着丰富的力学规律。血管重建受生物、化学和物理等多种体内外因素的影响,其中力学因素在血管重建中直接而明显的重要作用已被许多临床和实验研究所证实,逐渐成为人们的共识。选择血管重建为切入点,探讨心脑血管病的一些共同和普遍的发病机制,这一研究方式将更适合于心脑血管病多基因、多致病因素的复杂特点。随着现代科学技术的进步,新兴交叉学科的出现为探讨生命科学与健康领域的重大科学问题带来了新的契机,多学科的综合交叉研究所产生的新思路、新技术和新突破,有望为最终实现对心脑血管疾病进行有效的预警、诊断和防治作出贡献。

　　生物力学(biomechanics)是研究生命体变形和运动的学科。生物力学通过生物学与力学原理方法的有机结合,认识生命过程的规律,解决生命与健康领域的科学问题。近十多年来,随着生物力学研究深入到细胞分子水平,生物力学自身也在不断发展,"力学生物学"(mechanobiology)逐渐成了生物力学一个新的交叉学科前沿领域。力学生物学研究力学环境(刺激)对生物体健康、疾病或损伤的影响以及生物体的力学信号感受和响应机制,阐明机体的力学过程与生物学过程,如生长、重建、适应性变化和修复等之间的相互关系,从而发展有疗效的或有诊断意义的新技术,促进生物医学基础与临床研究的发展。心血管力学生物学研究是从整体—器官—细胞—蛋白—基因不同层次上,综合探讨心血管的"应力-生长"关系,以血管重建为切入点,着眼于力学环境对心血管系统作用,阐明力学因素如何产生生物学效应而诱导血管重建,研究心血管力学信号转导(mechanotransduction)通路和网络调控机制;寻找力学因素对心血管作用的潜在药物靶标或新的生物标记物;从细胞分子水平深入了解心血管活动和疾病发生的本质,为寻求心血管疾病防治的新途径奠定力学生物学基础。

我国的生物力学研究已有 30 多年的工作积累,尤其在血管力学生物学这一前沿领域,部分工作已进入了国际先进行列,从理论体系到技术平台,均有很好的储备,蓄势待发,适逢其时。本书旨在总结 21 世纪以来我国血管力学生物学研究的成果,展示我国生物力学研究的实力与未来,为相关学科的科技工作者提供教学和研究的专业学术参考。本书的材料主要来自作者及合著者所领导的国内实验室,其中绝大部分成果系国家自然科学基金资助项目所取得的最新研究成果。本书的主要内容包括:血管生物学基础,血管力学基础,血管力学生物学研究常用实验技术,力-血管蛋白质组学,血管细胞的应力响应以及力学因素对血管内皮细胞、血管平滑肌细胞和血管内皮祖细胞分化、增殖、迁移和凋亡的影响及其机制,应力与血管重建,动脉粥样硬化与血管支架介入治疗的力学生物学等。本书的特色:一是选择力学规律与作用最直接而明显的心血管系统,系统探讨"力学因素—生物学效应—血管重建"的机制,为心血管基础与疾病防治研究提供新的力学生物学视角;二是将蛋白质组学等生物学高通量实验新技术引入生物力学,将生物实验研究与力学建模仿真有机结合,实现学科交叉和融合。

在本书完成过程中,作者和合著者的团队成员、博士生对相关章节的结果呈现作出了许多出色贡献,在此对他们表示感谢;同时,对本书所有引用和参考的文献作者和出版商、对所有帮助过本书出版的朋友们一并表示衷心感谢!感谢国家自然科学基金项目的资助,可以说,没有国家自然科学基金的持续资助,就没有我国生物力学蓬勃发展的今天!

由于本书从组稿到出版,时间相对紧促,存在的纰漏之处,望读者不吝赐教、指正,以利于我们改正和提高。

姜宗来　齐颖新

2016 年 3 月于上海

目　录

3 血管内皮细胞与平滑肌细胞 / 冀凯宏　熊俊　45

4 血管力学基础 / 刘肖　龚晓波　孙安强　邓小燕　85

20 动脉粥样硬化与血管支架介入治疗的力学生物学

/ 王贵学　王瑾瑄

1 绪论：从生物力学到力学生物学

　　人体生命活动现象基本可以分为化学现象和物理现象。前者随着 20 世纪生物化学、分子生物学这些交叉新兴学科的发展，乃至人类基因组学计划的完成，以及后基因组学研究的进展，已经进行了十分深入的研究。而对后者，即对生命活动物理现象的揭示却相对比较肤浅。生命活动作为物质运动的最高级形式，必将遵循力学规律。

　　人体处于力学环境之中。人体各系统，如循环系统、运动系统、消化系统、呼吸系统和泌尿系统等的生理活动均受力学因素的影响。力是使物体变形和运动（或改变运动状态）的一种机械作用。通常把力使物体变形和运动的作用分别称为力的变形效应和运动效应。在人体内广泛存在力对介质、组织和器官的运动效应，例如，心脏的收缩力驱动血液在血管内流动并输运到全身；消化道的蠕动引起交替性收缩力和舒张力促使食物输送和废物排出；骨骼肌的收缩力导致骨以关节为支点的运动等都是力的运动效应。在人体内也广泛存在力对组织和细胞的变形效应，如腿部的静脉因血液的重力作用发生扩张变形；将动脉沿横截面剪断，动脉立即发生轴向收缩等。力作用于机体组织细胞后不仅产生变形效应和运动效应，而且可导致复杂的生理功能变化。以血管组织为例，当血管细胞承受异常的血流动力学因素作用后，都可能引起细胞一系列的活性物质变化，诱导细胞分化、迁移、肥大、增殖和凋亡等功能和细胞外基质合成变化，导致血管重建（remodeling）。这些活动与心血管病的发生和发展有密切关系。研究生命体变形和运动的学科就是生物力学（biomechanics）。现代生物力学就是对生命过程中的力学因素及其作用进行定量的研究，通过生物学与力学原理方法的有机结合，认识生命过程的规律，解决生命与健康领域的科学问题。

1.1 生物力学的发展与冯元桢先生的贡献

　　用力学方法研究生命运动的历史悠久，可以追溯到亚里士多德[1,2]。1638 年，伽利略在其讨论力、运动和材料强度的著作中首次将力学（mechanics）一词作为副标题。若干年后，力学的含义已扩展为泛指对各种粒子和连续介质运动的所有研究，如量子、原子、分子、固体、液体、气体、结构、星球和星系。生物界是我们周围物质世界的一部分，当然也是力学研究的对象[1,2]。从哈维在 1615 年提出血液循环的概念以来，世界各国的物理学、力学、生理学和医学等科学家在力学与生命科学交叉领域研究方面有许多贡献。然而，生物力学作为一门独立的分支学科则创立于 20 世纪 60 年代。生物力学的创立和发展凝聚了著名美籍华裔学者冯元桢(Y. C. Fung)先生数十年的心血。

冯元桢先生是美国国家科学院院士、美国国家工程院院士和美国国家医学院院士,也是中国科学院的首批外籍院士。他早年留学美国,获博士学位后,长期在加州理工学院任教,从事航空航天领域的研究,著有《气动弹性力学》、《固体力学基础》和《连续介质力学导论》等著名专著,且有一系列已应用于产业实践的发明专利。在 20 世纪 60 年代,冯先生的研究转向生命科学领域。1966 年他转到加利福尼亚大学圣迭戈分校(University of California San Diego,UCSD),任教至今。他有关肺与肺微循环的系统研究是生物力学作为一门独立分支学科形成的标志。因此,冯先生被公认为是生物力学的开创者和生物医学工程的奠基人,被誉为"生物力学之父",并因此获美国前总统克林顿亲自颁发的美国"国家科学奖章",并获得有工程界诺贝尔奖之称的"拉斯奖(Russ Prize)"等。1981 年起,他相继出版了《生物力学——活组织的力学特性》、《生物力学——血液循环》和《生物力学——运动、流动、应力和生长》3 本一套的生物力学经典专著,并译成多国文字[1-8]。在此之前,虽然生物力学作为一个新兴的研究领域,吸引着越来越多的科学家加入其中。但是,生物力学发展的背景和历史、所涉及的范围、理论基础、研究方法、实验手段、已有的成就、有待解决的科学问题以及今后发展的方向等,亟需给予全面、系统地总结。冯先生的这套生物力学专著很好地回答了这些问题,系统地提出了自己的学术思想,在历史上首次建立起生物力学的学科体系。这套专著的问世是生物力学学科发展的里程碑,标志着生物力学这门新兴的年轻学科进入了一个崭新的发展时代。

冯先生认为,生物力学是应用于生物学的力学。生物力学探索的是了解生命系统的力学。绝大多数生物力学工作的目的是为了丰富生命系统的基本知识,并对其进行某种人为干涉[1]。1981 年,他从物理学和工程学的传统出发,提出了研究生物力学问题的方法原则[1]:

(1) 研究生物体的形态学、器官的解剖、组织结构、材料结构和超微结构,了解研究对象的几何构形。

(2) 测定研究所涉及的生物材料或组织的力学特性,建立本构方程。

(3) 根据物理学基本定律(质量守恒、动量守恒、能量守恒、Maxwell 方程等)和材料本构方程,推导控制微分方程或积分方程。

(4) 了解器官的工作环境,得到有意义的边界条件。

(5) 用解析法或数值法求解边界值问题。

(6) 进行力学模型实验,对上述边界值问题的解进行验证;确定理论中的假设是否合理。

(7) 进行动物实验,并将实验结果与相应的理论结果相比较,以获得相关生命运动的定量规律。

(8) 探讨理论和实验结果的实际应用。

冯先生认为,显然,理论和实验的相互参照必须反复进行。在一系列研究中,可期望过程收敛,并从定性和定量两方面对生物问题有所理解[1,2]。冯先生在其生物力学研究中忠实地实践了他理论与实验紧密联系的学术思想。

1.1.1 肺循环片流理论

从 20 世纪 60 年代开始,冯先生与著名的内科医生 Sobin 教授合作对肺这个复杂的器官开展了大量的开创性的生物力学系统研究。首先,他们对肺的解剖学和组织学进行了深入细致的研究,以猫(后来又改用大鼠)为研究对象,定量研究了肺动脉树和肺静脉树的分支分级结构及肺毛细血管的几何形态,再根据肺毛细血管与肺泡几何形态特征,建立了"片流模型"。通过动物实验又获得了一套完整的猫各级肺动脉和肺静脉的弹性数据以及肺泡片的弹性,又通过理论和实验研究确定了肺毛细血管中血液的表观黏度。然后,以物理学经典的守恒定律为基础,对肺血流问题进行了一系列精美的数学分析,获得了肺泡血液的应力-流量关系和肺总体血流等一系列精确的定量结果。这些肺循环理论研究的结果与已有的实验结果十分吻合,从而建立了肺微循环片流理论,实现了用精确的力学语言来描述生理学中的力学问题,使得生理学变得与物理学一样清晰,为生物力学研究提供了一个成功的范例[1-4]。在此基础上,冯先生又把肺循环生物力学研究推入病理生理领域,详细研究了大鼠缺氧肺动脉高压状态下肺动脉树各级分支的血管重建[9-12]。

1.1.2 血管残余应力理论

在血管生物力学领域,早期血管应力-应变分析研究中,均假设血管的无载荷状态是它的零应力状态(zero-stress state),并得出结论认为,在生理血压下,血管的周向应力很不均匀,在血管内壁处应力高,而在外壁处应力低。然而,实际上,血管去除外加负载后,其内外压力和纵向压力为零,此时血管的状态称为无载荷状态(no-load state),即离体条件下完整一段血管的状态,此时血管壁内的残余应力(residual stress)仍然存在。若将离体血管沿轴线切为若干薄片(即为血管环),再将血管环沿径向切开,血管环会自动张开,呈不同弧度,这种血管环释放残余应力后的状态,称为血管的零应力状态。血管零应力状态常用张开角(opening angle)来描述[5]。冯先生基于在实验中观察到的上述现象,进行了详细的理论分析,提出了"残余应力理论",认为考虑血管残余应力时,血管的无载荷状态不是它的零应力状态[5,9,13]。也就是说,原有的血管应力-应变分析的基础状态选择出现了误差。血管离体状态下的生理状态应该是血管释放残余应力后的零应力状态,而在体血管的生理状态应该是承载生理血压,如承载 100 mmHg(1 mmHg＝0.133 kPa)时的状态,此时血管壁上的周向应力分布是均匀的,这一力学平衡状态也是血管生理稳态(homeostasis)的基础。随后,冯先生的实验室又进一步证明,动脉的零应力状态也随其他物理、化学和生理因素刺激,如缺氧、高血压和糖尿病等而变化[8,9,14],即血管发生非均匀性重建。这种重建不仅仅表现在血管的形态结构,包括血管零应力状态的变化,而且还显现在血管功能的改变。在体组织器官都是在力学环境中实现其功能的。在正常条件下,组织器官内的应力分布应该满足其功能优化的要求。显然,活组织内部的应力分布与组织(细胞)生长之间存在双向相互作用。这一理论改变了基于适应性原理的传统观念,将"结构(形态)决定功能",变为"结构(形态)与功能双向相互作用"。它不但改变了血管定量研究的基础参考条件,而且对生物力学乃至生物医学工程研究都具有重要意义。

1.1.3 应力-生长理论

血液在血管中流动时,血压在血管壁上产生应力。在正常的生理范围内,血管是在最佳应力状态下运行的,这种适应性根源于血管应力与生长的相互关系。血管的生长决定于应力与应变。基于"血管残余应力理论",冯先生在其专著《生物力学——运动、流动、应力和生长》(1990 年)中又提出了一个新的"应力-生长法则(stress-growth law)",即包括细胞和细胞外基质的生长(growth)和吸收(resorption)在内的血管重建是与血管中的应力相联系的[5]。冯先生指出,生长决定于应力和应变,如图 1-1 所示,在图中应力有 A、B、C 3 个平衡点,在 A 点,应力增加会引起生长,应力减少会引起吸收;而在 B 点或 C 点,应力增加会引起吸收,应力减少会引起生长。

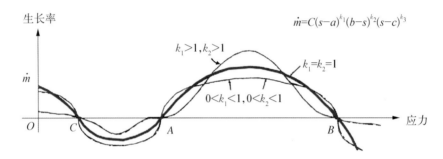

图 1-1 冯元桢提出的应力-生长法则
Figure 1-1 The Fung's proposed stress-growth law

把 A、B、C 点的趋势用光滑的曲线连接起来,即可用如下方程来表示生长率:

$$\dot{m} = C(s-a)^{k_1}(b-s)^{k_2}(s-c)^{k_3} \qquad (1-1)$$

式中,$\dot{m}$ 是生长速率,s 是应力,C、k_1、k_2、k_3、a、b 和 c 是常数。若 k_1、k_2、k_3 小于1,则曲线在 A、B、C 点非常陡;若 k_1、k_2、k_3 大于1,则曲线在 A、B、C 点非常平缓。可见,这些常数作为生长因素和其他物理、化学和生物刺激的函数决定了应力-生长关系[5,8]。以血管为例,A 点为正常的生理状态,应力和生长达到平衡,血管形态和功能保持相对稳定。高血压时,这种平衡关系被打破,应力 s 增大,则 $\dot{m}$ 增大,即组织的生长率随加于组织的应力增加而变化,导致血管中膜平滑肌细胞(vascular smooth muscle cells,VSMCs)和细胞外基质过度生长并表现为血管壁增厚,发生非均匀性重建。在重力加速度为零状态下的宇航员,其应力是在 A 点左侧状态,组织生长将出现吸收,如骨密度下降和肌肉萎缩等。然而,在骨科手术中,用钢板固定骨折时,拧入骨内的金属螺钉过紧,就有可能使应力到达 B 点的状态,导致骨生长愈合缓慢。"应力-生长"理论是生物力学活的灵魂,是生物力学乃至生物医学工程研究向更深层次发展的重要基础理论。从此,世界上越来越多的研究从"应力-生长"理论出发,探讨机体生长、发育和疾病状态的"应力-生长"关系,以求更加深入地了解生命的奥秘。

"应力-生长"理论阐明了物质运动的最基本形式——机械运动与物质运动的最高形式——生命运动内在关系,引领生物力学从"应用于生物学的力学"向"力学与生命过程有机结合"转变,生物力学从此有了质的变化和发展,其前沿领域——力学生物学(mechanobiology)应运而生。

1.1.4 组织工程理论与基因水平的研究

1988 年,在美国国家科学基金(NSF)资助的一个专题研讨会上,冯先生首次提出建立"组织工程(tissue engineering)"这样一个新学科的倡议。之后,冯先生在其专著《生物力学——运动、流动、应力和生长》(1990 年)中从"应力-生长"理论出发,给"组织工程"下了一个明确的定义,即应用工程学与生物学的原理,了解生物组织结构-功能关系的基本知识,并应用于生物代用品的研制,以修复、维持和改进组织的功能。例如,用患者自身的内皮细胞覆盖人造血管;用患者自身的角质细胞制造皮肤的代用品等[5,8]。在冯先生的这部专著中,有专门的章节论述了组织工程。随后,组织工程作为一个新兴的交叉学科在全球范围展开了很多基础研究和临床应用研究,并演化为目前的再生医学(regeneration medicine)。组织工程学科的建立也有力地推动了生物医学工程的发展。

从 20 世纪 80 年代末开始,冯先生已经关注生物力学在细胞分子水平的研究。1993 年,在他再版的《生物力学——活组织的力学特性》一书中,除了继续讲述了 1981 年他从物理学和工程学的传统出发,提出的生物力学问题研究方法 8 个步骤(如本章前面所述)外,又专门增加了"研究工具(tools of investigation)"一节[2],强调了多学科交叉研究方法运用的重要性,尤其是提到了分子医学、基因表达和个体化等(见表 1-1)。

表 1-1 活组织研究的题目与工具[2]

Table 1-1 Topics and tools of living tissue research

题 目	工 具
几何学	几何形态学、组织学、电子显微镜、计算机自动化
材料学	生物化学、组织化学、分子医学
生物学	细胞生物学、细胞外基质、药理学、免疫学、基因表达、生长因子
力学特性	本构方程、力、失效模式
基本原理	物理学、化学、生物学
医学、外科学、创伤、康复、个体化病例	边界值问题
组织工程	重建、病理学、治疗、人工组织、代用品
设计、发明	人工器官、临床和商品化的设备

如表 1-1 所示,冯先生在此系统明确地提出了生物力学研究的路线、策略和目标。生物力学研究应该不仅在阐明生物组织的"应力-生长"和疾病发生的机制基础问题,即在解决科学问题上有所"发现",而且也要利用多学科交叉的优势,在临床疾病防治新措施和新装备"发明"上有所作为,达到生物力学研究促进人类健康的目的。

同时,冯先生实验室的生物力学研究也从器官和组织水平逐渐转向了细胞和分子水平。他们仍以大鼠缺氧肺动脉高压为模型,用基因芯片技术高通量检测了高血压状态下肺动脉的基因表达谱,并检测了血压、肺动脉壁的中膜厚度、张开角和弹性模量等生理学与生物力学特性指标。然后,计算分析基因表达与生理特性之间的定量关系[12]。冯先生在介绍这一研究工作时再次强调,工程科学与生物科学的交流犹如"two-way street",是双向的,包括生理变化与基因作用、力学分析与生物综合都是相互作用、相互影响的。冯先生 2002 年的这一经典工作至今对生物力学的研究仍有重要的示范和指导意义。

1.2　力学生物学的概念与发展

20 世纪末以来,随着生物力学研究深入到细胞分子水平,生物力学自身也在不断发展,"力学生物学"逐渐成为生物力学一个新兴的交叉学科前沿领域。

力学生物学研究力学环境(刺激)对生物体健康、疾病或损伤的影响以及生物体的力学信号感受和响应机制,阐明机体的力学过程与生物学过程如生长、重建、适应性变化和修复等之间的相互关系,从而发展有疗效的或有诊断意义的新技术,促进生物医学基础与临床研究的发展[13,15]。

力学生物学研究不仅对于揭示正常机体生长、发育和衰老的生物力学机理和自然规律,而且对于阐明机体疾病的发病机理以及提供诊断、治疗的一些基本原理,包括新型药物和新技术的研发都将有重要的理论和实际意义。

1998 年在日本札幌召开的第 3 届世界生物力学大会(WCB)上首次设立了"力学生物学"主题分会场。从此,力学生物学作为新兴的学科前沿领域,日益受到国际同行的重视。2002 年 6 月创刊了该领域专业杂志 *Biomechanics and Modeling in Mechanobiology*,由著名的学术出版机构 Springer 出版社出版。该杂志创刊之初,冯元桢先生专门撰文祝贺[13]。该杂志是在专业期刊名中第一次使用了"力学生物学"一词。2006 年 8 月在德国慕尼黑召开的第 5 届世界生物力学大会上已经设立了"血管壁和细胞力学生物学""微纳米尺度的力学生物学"和"组织工程的力学生物学"等多个力学生物学主题分会场。后来,欧美国家已有院校开始建立了力学生物学实验室,国际上也陆续召开力学生物学的国际会议,力学生物学研究正方兴未艾。

在国内,作者 1998 年 8 月在给国家自然科学基金委员会(NNSFC)数理学部的出访总结报告中,首次介绍了"力学生物学"的概念与国外动态,而后又在国内积极倡导开展力学生物学研究。2003 年,作者在上海交通大学国家"985"重点学科建设项目支持下,建立了国内第一个力学生物学的专门研究机构——力学生物学与医学工程实验室,并在 2004 年率先设置了"力学生物学与医学工程"二级学科博士点。2005 年 6 月我们又在上海召开了"东方科技论坛"(上海市人民政府、中国科学院和中国工程院主办)第 57 期学术研讨会,主题为"力学生物学与医学工程"。2008 年 7 月我们在上海交通大学举办了国家自然科学基金委员会数理学部"生物力学高级讲习班",推广介绍了力学生物学研究,还编著出版了专著《生物力学——从基础到前沿》[16];同年 9 月中国力学学会在郑州召开的第 10 届中国科协年会设立了"力学生物学与人类健康学术讨论会"分会场。2009 年 11 月在中国科协的支持下,我们在北京举办"心血管力学生物学前沿问题"论坛。2016 年 8 月在国家自然科学基金的资助下，作者又在上海交通大学举办了"力学生物学高级讲习班"，来自国内和美国近 50 家院校和研究单位的 260 余位研究生和教师参加了讲习班。讲习班系统介绍了当前国际力学生物学发展的新趋势，交流了最新研究成果，促进了我国力学生物学发展和青年学者的成长。目前，心血管、骨关节和口腔医学等领域的力学生物学研究在国内已经很好地开展起来。

谈到力学生物学，必须记述美国国家科学院院士、美国国家工程院院士、美国国家医学院院士、美国艺术与科学院院士、美国国家发明家学院院士、中国科学院外籍院士钱煦(Shu Chien)先生在心血管力学生物学方面作出的开创性贡献。冯先生是从理工科-力学家成为生物医学工程-生物力学大师的典范，而钱先生则是从医学-生理学家成为生物医学工程-生物力学大师的楷模。钱先生早年学医，后来从事生理学的血液循环的神经调节研究，潜心钻研数十年，开拓了生物医学工程新的交叉研究领域，在机械力对血管细胞基因表达和信号转导的影响、整体和系统生物学、组织-细胞-分子生物工程、细胞膜的分子结构和生物力学特性、大分子跨血管内膜的传输、生理和病理状态下血液流变学和微循环动力学等研究领域取得了巨大的学术成就[17-24]，著作等身，获誉无数，成为当之无愧的学术大师，获得了美国前总统奥巴马亲自颁发的美国"国家科学奖章"。

我们实验室是国内首个专门从事心血管力学生物学研究的实验室，钱先生对此非常重视和支持。2005—2008 年连续 4 年的暑期，钱先生都到我们实验室访问讲学，讨论研究工作，与研究生座谈，给予我们许多指导。后来，钱先生还在国内或者在美国多次听取我们的研究工作进展汇报，与我们一起讨论分析实验结果，帮助我们修改研究论文。我们在血管力学生物学领域取得的每一点成绩，都与钱先生的指导密不可分。

1.3 生物力学在我国的发展概况

20 世纪 70 年代末，在冯先生的大力推动和热情关怀下，生物力学作为一门新兴的交叉学科在我国起步。1979 年秋，冯先生回国访问讲学，先后历时近 2 个月，在武汉(原华中工学院，现华中科技大学)和重庆(重庆大学)两地举办生物力学讲习班，系统地介绍了生物力学的起源、研究方法、生物力学对保健事业的贡献、生物组织和生物材料力学、血液循环力学以及生物力学的许多应用。这次讲习班的讲稿由陶祖莱、吴云鹏、王君健和王公瑞教授整理成书，即 1983 年由科学出版社出版的《生物力学》，这也是国内出版的第一部生物力学的专著[25]。陶祖莱、吴云鹏、王君健和王公瑞教授也是最早去美国冯先生实验室访问学习的我国大陆学者。后来，冯先生在 UCSD 的实验室又陆续培养了一批由我国大陆院校赴美留学的访问学者和博士生。1981 年，我国建立生物力学学科的硕士点(原华中工学院、重庆大学和原成都科技大学)，1986 年又建立生物力学学科的博士点(原华中工学院、重庆大学和原成都科技大学)。中国科学院力学研究所、北京大学、清华大学、上海交通大学、太原理工大学、复旦大学、北京工业大学、中国中医药研究院和华南理工大学等院校和科研机构纷纷建立了生物力学学科基地或研究团队。1982 年我国自己培养的生物力学第一位硕士毕业生以来,陆续培养出一批接受过良好交叉训练的青年生物力学工作者,并已逐渐成为我国生物力学学科建设和发展的骨干。

20世纪80年代以来,我国生物力学的研究领域主要有:生物流变学、心血管生物力学与血流动力学、骨关节生物力学、呼吸力学、软组织力学和药代动力学等。国内学者还相继编著出版了一些生物力学专著[26-35]。这些工作的开展、积累和成果为我国生物力学的发展作出了重要贡献,相关研究成果曾获多个国家和省部级奖励,其中获国家三大科学技术奖励的有:"胆石震荡排石方法"(国家技术发明三等奖,重庆大学吴云鹏等,1980年)、"胆道流变学理论及其应用研究"(国家自然科学三等奖,重庆大学吴云鹏等,1988年)和"冠状动脉形态学与生物力学特性研究"(国家科技进步三等奖,第二军医大学姜宗来等,1999年)[36]。

中国力学学会和中国生物医学工程学会分别在1979年和1980年成立了生物力学专业委员会(组),而后合二为一,成为同属这两个全国学会的一个分支机构,即"中国力学学会中国生物医学工程学会生物力学专业委员会(分会)"(简称全国生物力学专业委员会)。2000年以前,先后担任过全国生物力学专业委员会主任的是:王君健、康振黄、杨桂通、柳兆荣和陶祖莱教授,先后担任过专业委员会副主任的是:吴望一、陈君楷和刘延柱教授。这些前辈为我国生物力学事业的发展作出了不可磨灭的重要贡献。全国生物力学专业委员会在发展过程中逐渐形成了一系列的学术交流平台,主办了4个系列的学术会议:"全国生物力学学术大会"(2015年为第11届)、"中美生物医学工程研讨会暨海内外生物力学研讨会"(2016年为第6届)、"全国生物力学学术研讨会"(2014年为第5届)和"全国生物力学青年学者学术研讨会"(2016年为第2届)。1986年创刊的《医用生物力学》杂志(现任主编为戴尅戎院士)是国内唯一一本公开发行,反映生物力学基础研究与临床应用研究成果的学术性刊物。国内从事生物医学工程、力学、医学和生物学专业的科技人员踊跃参与生物力学的交叉研究,队伍不断扩大,以参加"全国生物力学学术大会"的人数为例,从最初的百人左右发展到目前参会者有近600人。国家自然科学基金委员会数理学部在"力学"学科下设置了"生物力学"二级学科代码;生命科学部也专为"生物力学与组织工程"设置了学科代码和评审组。在国家自然科学基金的持续支持下,我国生物力学研究正在蓬勃发展。

21世纪以来,国际和国内生物力学研究领域最新的主要进展和发展趋势:一是力学生物学;二是生物力学建模分析及其临床应用。前者主要是生物力学细胞分子层次的机制(发现)研究,而后者主要是生物力学解决临床问题的应用(发明)研究,以生物力学理论和方法发展有疗效的或有诊断意义的新概念与新技术。然而,两者的最终目的都是促进生物医学基础与临床以及相关领域研究的进步,促进人类健康。

1.4　血管力学生物学研究进展

心血管病是危害人类生命健康最严重的疾病之一。探讨心血管病发病机理,从而更有效地防治心血管病是国家重大需求问题。血管重建是心血管疾病共同的发病基础和基本的病理过程。力学因素对心血管系统生理病理过程的作用是直接和明显的。心血管力学生物学研究要从整体—器官—细胞—蛋白—基因不同层次上综合探讨心血管的"应力-生长"关系，以血管重建为切入点，着眼于力学环境对心血管系统作用，阐明力学因素如何产生生物学效应而诱导血管重建，研究心血管信号转导通路和力学调控机制；寻找力学因素对心血管作用的潜在药物靶标和新的生物标记物。从细胞分子水平深入了解心血管活动和疾病发生的本质，为寻求心血管疾病防治的新途径奠定力学生物学基础。

20 世纪末以来，我国血管力学生物学研究起步早，进展好，研究水平与国际接轨。北京航空航天大学邓小燕教授团队在血管细胞糖萼感知血流切应力、介导调节血管细胞功能方面有一系列的研究工作报道[37-39]。他们提出了动脉粥样硬化血流动力学成因的浓度极化假说，认为由于血管壁具有渗透性，血液中致动脉粥样性脂质如 LDL 等，在血管内壁表面的浓度会高于本体流中的浓度，即为浓度极化现象。同时，他们在动脉系统中脂质浓度极化的多尺度研究方面取得许多成果[40-42]。四川大学陈槐卿教授和李良教授团队在内皮细胞（endothelial cells，ECs）趋化因子的切应力响应与心血管疾病方面开展了研究[43,44]。重庆大学王贵学教授团队在动脉粥样硬化的血流动力学成因的力学生物学机制方面进行了研究[45,46]。国内还有其他院校的研究团队在血管细胞的切应力响应和切应力条件下内皮祖细胞（endothelial progenitor cells，EPCs）的分化方面都有很好的工作报道[47-53]。

近十多年来，我们实验室在血管力学生物学领域开展了一系列研究工作，相关成果已经在 *PNAS*、*Cardiovasc Res*、*J Mol Cell Cardiol*、*BBA Mol Cell Res*、*Biophys J*、*JCB*、*J Biomech* 和 *Ann Biomed Eng* 等国际专业学术期刊上发表。我们的主要研究进展包括：

（1）基于"力-血管蛋白质组学"的细胞应力信号转导网络研究。建立了血管体外应力培养系统，实现了不同力学条件下完整血管的体外培养；得到了不同切应力作用下血管的差异蛋白质表达谱，筛选出了 60 余种差异表达的蛋白质，以及周期性张应变条件下血管平滑肌细胞的磷酸化蛋白质组学数据，构建了血管细胞内机械应力的可能信号转导网络，发现了 Rho 家族蛋白质磷酸化的调节因子 Rho GDP 解离抑制因子 α（Rho dissociation inhibitor α，Rho - GDIα）和 Rab28 等力学响应分子有可能成为潜在靶点，为心血管疾病机制和防治靶向的寻找研究提供了全新的力学生物学视角。

（2）切应力条件下血管 ECs 与 VSMCs 之间相互作用及其力学生物学机制研究。建立了 ECs 与 VSMCs 切应力联合培养模型，探讨了切应力条件下 ECs 与 VSMCs 间的相互作用对细胞迁移、增殖和凋亡的影响，揭示了细胞-细胞间信息交流的一些重要信号分子，如血小板源性生长因子 BB（platelet derived growth factor BB，PDGF - BB）、转化生长因子 β1（transforming growth factor β1，TGF - β1）、Rab28 和胰岛素样生长因子（insulin-like growth factor 1，IGF1）等的不同作用，为阐明正常切应力对维持血管生理稳态的重要保护作用以及低切应力诱导血管重建的机制提供了新的力学生物学依据。

（3）细胞核骨架蛋白的应力响应及其对血管细胞功能调节机制的研究。发现了血管细胞的核骨架蛋白 Emerin、Lamin A/C、Nesprin2 和 SUN1 能够响应周期性张应变和流体切应力作用，参与细胞功能调控。探讨了细胞核骨架蛋白的力学响应机制，将对机械应力感受器的关注由细胞表面转到了细胞核，为应力调控血管重建的分子机制研究开辟了新方向。

（4）周期性张应变对 VSMCs 形态和功能的影响及其力学生物学机制研究。发现了周期性张应变频率和幅度变化可激活细胞内的 PI3K/Akt、Rho 家族相关激酶、SIRT 和 p38 等信号通路，参与调控了 VSMCs 分化和迁移；周期性张应变还激活 ER stress/xbp1 信号通路，增加大电导钙依赖激活的钾离子通道（BK）对力学刺激敏感，减少细胞内钙振荡，诱导了 VSMCs 分化。

（5）应力对 EPCs 分化的影响及其力学生物学机制研究。发现了流体切应力或张应变与 VSMCs 协同作用均明显促进人脐血来源的 EPCs 分化；明确了 PI3K/Akt - SIRT1 - AC - H3 信号通路和 microRNAs 在切应力诱导 EPCs 向 ECs 分化中所起的重要调节作用。

（6）应力诱导血管重建力学生物学机制的在体研究。建立了大（小）鼠颈总动脉低血流模型、大鼠高血压模型、ECs microRNA - 21 特异敲除小鼠、静脉移植以及动脉粥样硬化和糖尿病动物模型等；发现血流切应力降低较早期即出现动脉重建，以内弹力膜窗减小和通透性变化最为明显，导致大分子物质在动脉壁内的异常聚集，为阐明低切应力诱导动脉粥样硬化等疾病的机制提供了新证据；发现 Rab28、Cx43、microRNAs、Akt、p38 和 Rho - GDIα 等信号分子参与了应力诱导的血管重建过程，为心血管疾病机制研究提供了新的力学生物学实验依据。

在我们的研究中，聚焦了"血管重建过程中力学信号通过哪些关键因子（蛋白质、多肽、基因）引起血管壁细胞不同的生物学效应，诱导血管重建"这一血管力学生物学研究的关键科学问题。在"生物学实验（高通量生物检测技术）—计算分析建模（生物信息学）—生物学实验验证"思想的指导下，在血管力学生物学领域进行了一系列实践。例如，在上述"力-血管蛋白质组学"研究中，首先得到了高血压和低切应力诱导血管重建的差异表达蛋白质谱，以及周期性张应变条件下 VSMCs 的磷酸化蛋白质组学数据；然后，应用聚类分析和功能分析等生物信息学和计算生物学方法，分析了应力条件下差异表达蛋白质与蛋白质磷酸化的表达模式，并预测了这些蛋白质所参与的细胞功能和信号通路；之后，再对感兴趣的蛋白质功能及其相关信号通路，进行力学生物学的实验验证[54-58]。

我们分析了正常切应力和低切应力条件下培养血管的蛋白质谱差异，对感兴趣的蛋白质 Rho - GDIα、PDGF - BB、TGF - β1、Rab28 和核骨架蛋白 Nesprin2、SUN1 和 Lamin A 等进行了功能研究[54-58]。结果表明，低切应力可能通过抑制 Rho - GDIα 在 VSMCs 的表达，促进其迁移和凋亡，从而诱导血管重建。应用血管 ECs 与 VSMCs 联合培养模型，研究了在低切应力条件下 PDGF - BB 和 TGF - β1 对这两种细胞间信息交流及细胞功能的影响及其机制。结果表明，低切应力直接作用于 ECs，增加其合成、释放 PDGF - BB 和 TGF - β1，而增加的 PDGF - BB 和 TGF - β1 具有不同生物功能。ECs 释放的 PDGF - BB 参与了其自身增殖、迁移以及细胞内多种信号转导分子的调控；同时，通过旁分泌作用调节与其相邻 VSMCs 的 PDGF - BB 和 TGF - β1 合成以及细胞增殖、迁移和多种细胞内信号转导分子激活。ECs 释放的 TGF - β1 参与了其自身增殖和迁移的调控，对 VSMCs 无明显作用。此外，VSMCs 合成的 PDGF - BB 和 TGF - β1 可以通过旁分泌作用反馈调节 ECs 的功能[54]。应用细胞张应变加载系统对大鼠主动脉 ECs 和 VSMCs 分别施加生理性和病理性张应变，探讨高血压条件下血管细胞 Rab28 的表达及其功能。结果表明，周期性高张应变诱导 VSMCs

分泌 Ang-Ⅱ，促进内皮细胞的 Rab28 表达以及 NF-κB 活化和入核。Rab28 可能参与了 NF-κB 入核的过程，从而启动 NF-κB 效应基因的转录，改变 ECs 的功能。NF-κB 同时也上调 Rab28 的表达，两者之间可能存在正反馈调控作用[57]。同时，我们还探讨了切应力对 ECs 核骨架蛋白 Nesprin2、SUN1 和 Lamin A 蛋白表达的影响及其在切应力调控 ECs 增殖中的作用。结果表明，正常切应力条件下，核骨架蛋白 Nesprin2、SUN1 和 Lamin A 对维持血管内皮正常生理功能有重要的调控作用[58]。最近，我们还探讨了细胞核骨架蛋白 Emerin 和 Lamin A/C 在高血压高张应变诱导 VSMCs 增殖中的作用及其机制，发现了 Emerin 和 Lamin A/C 作为重要的保护性因子，其表达降低，参与了高血压高张应变诱导的 VSMCs 异常增殖；揭示了 Emerin 和 Lamin A/C 可分别与包含特异性转录因子 motif 序列的 DNA 片段结合，进而调控多种与 VSMCs 增殖相关的转录因子活性。结果表明，核骨架蛋白能够响应张应变力学刺激，参与调控细胞功能，并提示核骨架蛋白 Emerin 和 Lamin A/C 有可能作为高血压血管重建的潜在靶标分子，具有重要的临床转化价值[59]。这些研究结果对于阐明"力学因素—生物学效应—血管重建"的关键科学问题具有重要意义。

"应力-生长"理论的核心是力学(微)环境和化学(微)环境对生物细胞的作用，而力学生物学研究(其中的机制研究包含了生物化学与分子生物学)的结果恰恰反映了两大理化因素对生物体的影响。力学生物学研究应该进一步遵循以"动物(或临床)整体水平观察现象—细胞分子水平探讨机制—基因敲除动物(或疾病模型或模式动物)整体水平验证发现—以临床样本进一步验证发现—逐步实现临床转化"的研究思路，将在解决人体生理与疾病基础的关键科学问题中产生独特作用与重要意义。

1.5 结语

思考现代生物力学研究发展与现状，展望我国生物力学学科发展，应进一步加强学科交叉融合，继续改变研究人员的知识背景结构，努力学习新知识，尤其要加强年轻教师和研究生的综合交叉创新能力培养；将生物医学基础研究与力学建模和计算分析有机结合，体现学科交叉与融合，深化生物力学学科前沿——力学生物学研究的内涵。强调生物力学研究在解决关键科学问题、明确力学因素在疾病发生发展中的作用；在"发现"上有所成就的同时，要致力于发展相关的新技术方法，紧密联系临床防治，提出具有生物力学特色的新思路，在"发明"上有所作为。

冯先生指出："中国的生物医学工程的工作者，顺应着全世界的趋势，人数在激增，研究面十分广阔。我深信，生物力学是有助于国人的保健治病的。我们如研究出好的产品，特别是低价的、精确的、可靠的、有效的、无不良副作用的、可普及的产品，不仅对我国人民有益，而且对全世界的人民有益。我们要做出精而廉的产品，就必须把事物了解得很清楚才行。所以，坚实的科学根底，一定是必要而有助的。我贡献这一部著作，为这门学科奠基，也聊表我思念祖国之情。"[8]这段话是冯先生 1993 年 5 月为他的专著《生物力学——运动、应力和生长》中译本所作序的结语。先生十分明确而具体地指出了生物医学工程研究的路线和目标是为了人类健康,而生物力学作为其基础(科学根底)的重要意义。时过二十余载,重温这段教导,倍感亲切。先生的精辟论述至今仍对我国生物力学和生物医学工程研究具有重要的现实指导意义。

当前生命科学和医学基础研究的发展趋势之一就是越来越认识到物理因素,尤其是力学因素和调控规律在生命活动和疾病发生发展中扮演着十分重要的角色。后基因组时代的生命活动和重大疾病研究,将在传统生物医学的基础上,多学科综合交叉,深入探讨生命现象的动力学行为,从而为更好地解释生命科学和健康领域的重大科学问题提供帮助,为防治疾病和提高人类健康水平提供重要突破。我国的生物力学领域研究经过长期积累,已经有了相当的基础。我们应当抓住机遇,围绕"力学因素—生物学效应—机体(组织细胞)重建"主题,深入开展力学生物学研究,为提升我国生物医学基础研究的水平作出应有的贡献。

（姜宗来）

参考文献

[1] Fung Y C. Biomechanics：mechanical properties of living tissues[M]. New York：Springer-Verlag New York Inc，1981.

[2] Fung Y C. Biomechanics：mechanical properties of living tissues[M]. 2nd ed. New York：Springer-Verlag New York Inc，1993.

[3] Fung Y C. Biodynamics：circulation[M]. New York：Springer-Verlag New York Inc，1984.

[4] Fung Y C. Biomechanics：circulation[M]. 2nd ed. New York：Springer-Verlag New York Inc，1996.

[5] Fung Y C. Biomechanics：motion，flow，and growth[M]. New York：Springer-Verlag New York Inc，1990.

[6] 冯元桢.生物力学——活组织的力学特性[M].戴克刚,鞠烽炽,译.长沙：湖南科学技术出版社,1986.

[7] 冯元桢.生物动力学——血液循环[M].戴克刚,译.长沙：湖南科学技术出版社,1986.

[8] 冯元桢.生物力学——运动、流动、应力和生长[M].邓善熙,译.成都：四川教育出版社,1993.

[9] Fung Y C，Liu S Q. Changes of zero-stress state of rat pulmonary arteries in hypoxic hypertension[J]. J Appl Physiol，1991，70(6)：2455－2470.

[10] Jiang Z L，Kassab G S，Fung Y C. Diameter-defined Strahler system and connectivity matrix of the pulmonary arterial tree[J]. J Appl Physiol，1994，76(2)：882－892.

[11] Li Z J，Huang W，Jiang Z L，et al. Tissue remodeling of rat pulmonary arteries in recovery from hypoxic hypertension[J]. Proc Natl Acad Sci USA，2004，101(31)：11488－11493.

[12] Huang W，Sher Y P，Peck K，et al. Matching gene activity with physiological functions[J]. Proc Natl Acad Sci USA，2002，99(5)：2603－2608.

[13] Fung Y C. Celebrating the inauguration of the journal：biomechanics and modeling in mechanobiology[J]. Biomechan Model Machanobiol，2002，1(1)：3－4.

[14] Fung Y C，Liu S Q. Change of residual stress in arteries due to hypertrophy caused by aortic constriction[J]. Circ Res，1989，65(5)：1340－1349.

[15] 姜宗来.心血管力学生物学研究的新进展[J].医用生物力学,2006,21(4)：251－253.

[16] 姜宗来,樊瑜波.生物力学：从基础到前沿[M].北京：科学出版社,2010.

[17] Chien S，Usami S，Dellenback R J，et al. Blood viscosity：influence of erythrocyte deformation[J]. Science，1967，157(3790)：827－829.

[18] Chien S，Usami S，Dellenback R J，et al. Blood viscosity：influence of erythrocyte aggregation[J]. Science，1967，157(3790)：829－831.

[19] Chien S. Shear dependence of effective cell volume as a determinant of blood viscosity[J]. Science，1970，168(3934)：977－979.

[20] Shyy J Y-J，Chien S. Role of integrins in cellular responses to mechanical stress and adhesion[J]. Curr Opin Cell

Biol，1997，9(5)：707 - 713.

[21] Wang Y，Botvinick E L，Zhao Y，et al. Visualizing the mechanical activation of Src[J]. Nature，2005，434(7036)：1040 - 1045.

[22] Chien S. Mechanotransduction and endothelial cell homeostasis：the wisdom of the cell[J]. Am J Physiol Heart Circ Physiol，2007，292：H1209 - H1224.

[23] Chiu J J，Usami S，Chien S. Vascular endothelial responses to altered shear stress：pathologic implications for atherosclerosis[J]. Ann Med，2009，41(1)：19 - 28.

[24] Zhou J，Li Y S，Nguyen P，et al. Regulation of vascular smooth muscle cell turnover by endothelial cell-secreted microRNA-126：role of shear stress[J]. Circ Res，2013，113(1)：40 - 51.

[25] 冯元桢.生物力学[M].北京：科学出版社，1983.

[26] 陈槐卿.血液流变学及其临床应用[M].成都：四川教育出版社，1989.

[27] 陶祖莱.生物流体力学[M].北京：科学出版社，1984.

[28] 吴云鹏，杨瑞芳.体液流变特性[M].北京：科学出版社，1987.

[29] 杨桂通，吴文周.骨力学[M].北京：科学出版社，1989.

[30] 翁文良，廖福龙，吴云鹏.血液流变学研究方法及其应用[M].北京：科学出版社，1989.

[31] 王以进.骨科生物力学[M].北京：人民军医出版社，1989.

[32] 吴云鹏.胆道流变学[M].重庆：重庆出版社，1993.

[33] 杨桂通.医用生物力学[M].北京：科学出版社，1994.

[34] 柳兆荣，李惜惜.血液动力学原理和方法[M].上海：复旦大学出版社，1997.

[35] 陶祖莱.生物力学导论[M].天津：天津科技翻译出版有限公司，2000.

[36] 姜宗来.我国生物力学研究现状与展望[J].中国生物医学工程学报，2011，30(2)：165 - 172.

[37] Kang H，Fan Y，Deng X. Vascular smooth muscle cell glycocalyx modulates shear-induced proliferation，migration，and no production responses[J]. Am J Physiol Heart Circ Physiol，2011，300(1)：H76 - 83.

[38] Liu X，Fan Y，Deng X. Mechanotransduction of flow-induced shear stress by endothelial glycocalyx fibers is torque determined[J]. ASAIO J，2011，57(6)：487 - 494.

[39] Kang H，Fan Y，Sun A，et al. Simulated microgravity exposure modulates the phenotype of cultured vascular smooth muscle cells[J]. Cell Biochem Biophys，2013，66(1)：121 - 130.

[40] 邓小燕，王贵学.动脉系统中致动脉粥样性脂质的浓度极化现象[J].中国科学，2002，32(6)：559 - 567.

[41] Liu X，Pu F，Fan Y，et al. A numerical study on the flow of blood and the transport of LDL in the human aorta：the physiological significance of the helical flow in the aortic arch[J]. Am J Physiol Heart Circ Physiol，2009，297(1)：H163 - 170.

[42] Wang Z，Liu X，Kang H，et al. Enhanced accumulation of LDLs within the venous graft wall induced by elevated filtration rate may account for its accelerated atherogenesis[J]. Atherosclerosis，2014，236(1)：198 - 206.

[43] Cheng M，Liu X，Li Y，et al. IL-8 gene induction by low shear stress：pharmacological evaluation of the role of signaling molecules[J]. Biorheology，2007，44(5 - 6)：349 - 360.

[44] Zeng Y，Sun H R，Yu C，et al. CXCR1 and CXCR2 are novel mechano-sensors mediating laminar shear stress-induced endothelial cell migration[J]. Cytokine，2011，53(1)：42 - 51.

[45] Qiu J，Peng Q，Zheng Y，et al. OxLDL stimulates Id1 nucleocytoplasmic shuttling in endothelial cell angiogenesis via PI3K pathway[J]. Biochim Biophys Acta，2012，1821(10)：1361 - 1369.

[46] Qiu J，Wang G，Zheng Y，et al. Coordination of Id1 and p53 activation by oxidized LDL regulates endothelial cell proliferation and migration[J]. Ann Biomed Eng，2011，39(12)：2869 - 2878.

[47] Liu Y，Tian X Y，Mao G，et al. Peroxisome proliferator-activated receptor-γ ameliorates pulmonary arterial hypertension by inhibiting 5 - hydroxytryptamine 2B receptor[J]. Hypertension，2012，60(6)：1471 - 1478.

[48] Wang X，Fang X，Zhou J，et al. Shear stress activation of nuclear receptor PXR in endothelial detoxification[J]. Proc Natl Acad Sci USA，2013，110(32)：13174 - 13179.

[49] He M，Liang X，He L，et al. Endothelial dysfunction in rheumatoid arthritis：the role of monocyte chemotactic protein-1 - induced protein[J]. Arterioscler Thromb Vasc Biol，2013，33(6)：1384 - 1391.

[50] Wen L，Chen Z，Zhang F，et al. Ca^{2+}/calmodulin-dependent protein kinase kinase β phosphorylation of Sirtuin 1 in endothelium is theroprotective[J]. Proc Natl Acad Sci USA，2013，110(26)：E2420 - 2427.

[51] Sun X，Fu Y，Gu M，et al. Activation of integrin α5 mediated by flow requires its translocation to membrane lipid rafts in vascular endothelial cells[J]. Proc Natl Acad Sci USA，2016，113(3)：769 - 774.

［52］ Yang Z, Xia W H, Zhang Y Y, et al. Shear stress-induced activation of Tie2 – dependent signaling pathway enhances reendothelialization capacity of early endothelial progenitor cells[J]. J Mol Cell Cardiol, 2012, 52(5): 1155 – 1163.

［53］ Cheng M, Guan X, Li H, et al. Shear stress regulates late EPC differentiation via mechanosensitive molecule-mediated cytoskeletal rearrangement[J]. PLoS One, 2013, 8(7): e67675.

［54］ Qi Y X, Jiang J, Jiang X H, et al. Paracrine control of PDGF-BB and TGFβ1 on cross-talk between endothelial cells and vascular smooth muscle cells during low shear stress induced vascular remodeling[J]. Proc Natl Acad Sci USA, 2011, 108(5): 1908 – 1913.

［55］ Yang Y C, Wang X D, Huang K, et al. Temporal phosphoproteomics to investigate the mechanotransduction of vascular smooth muscle cells in response to cyclic stretch[J]. J Biomech, 2014, 47(15): 3622 – 3629.

［56］ Qi Y X, Qu M J, Long D K, et al. Rho-GDP dissociation inhibitor alpha downregulated by low shear stress promotes vascular smooth muscle cell migration and apoptosis: a proteomic analysis[J]. Cardiovasc Res, 2008, 80(1): 114 – 122.

［57］ Jiang J, Qi Y X, Zhang P, et al. Involvement of Rab28 in NF-κB nuclear transport in endothelial cells[J]. PLoS One 2013, 8(2): e56076.

［58］ Han Y, Wang L, Yao Q P, et al. Nuclear envelope proteins Nesprin2 and Lamin A regulate proliferation and apoptosis of vascular endothelial cells in response to shear stress ［J］. Biochim Biophys Acta, 2015, 1853(5): 1165 – 1173.

［59］ Qi Y X, Yao Q P, Huang K, et al. Nuclear envelope proteins modulate proliferantion of vascular smooth muscle cells during cyclic stretch application[J]. Proc Natl Acad Sci USA, 2016, 113(19): 5293 – 5298.

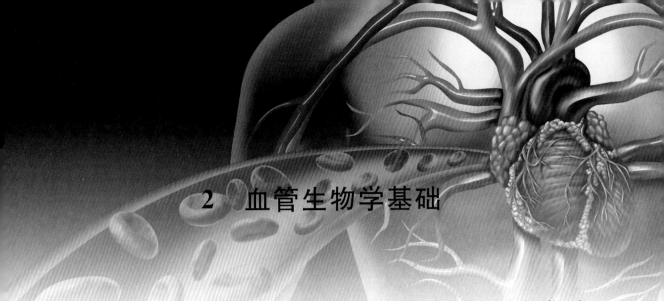

2   血管生物学基础

在人体(或哺乳动物)的运动、消化、呼吸、泌尿、生殖、脉管、感觉、神经和内分泌等9大组成系统中,脉管系统是封闭的管道系统,包括心血管系统和淋巴系统,分布于人体各部。心血管系统由心、动脉、毛细血管和静脉组成,血液在其中循环流动。淋巴系统包括淋巴管道、淋巴器官和淋巴组织。淋巴液沿淋巴管道向心流动,最后汇入静脉,故淋巴管道可视为静脉的辅助管道。

脉管系统的主要功能是物质运输,即将消化管吸收的营养物质和肺吸收的氧运送到全身器官的组织和细胞,同时将组织和细胞的代谢产物及二氧化碳运送到肾、皮肤和肺,排出体外,以保证机体新陈代谢的不断进行。内分泌器官和分散在体内各处的内分泌细胞所分泌的激素和生物活性物质也由脉管系统输送,作用于相应的靶器官,以实现体液调节。此外,脉管系统对维持人体内环境理化特性的相对稳定以及实现防卫功能等均有重要作用。

心血管系统除了物质运输功能外,还具有内分泌功能。心肌细胞、血管平滑肌细胞(vascular smooth muscle cells,VSMCs)和内皮细胞(endothelial cells,ECs)等均可分别产生和分泌心钠素、内皮素和血管紧张素等多种生物活性物质,参与机体多种功能的调节,维持机体的自稳态(homeostasis)。

本章将主要介绍心血管系统的组成与血液循环的概念、血管的发生、血管的组织学结构、血管生理以及病理的基本概念。血管结构和功能的自稳态在维持机体正常生理功能中有着十分重要的作用。各种体内外环境、物理和化学因素的变化都可以导致血管结构和功能的改变或损伤,成为一些重大疾病共同的发病基础和病理过程,如高血压、冠心病和脑卒中等,其本质上都是血管疾病,都是血管结构异常和功能的自稳态失衡。因此,了解血管的结构和功能,对于深入探讨血管疾病的发生发展机制具有重要意义。

2.1   心血管系统的组成与血液循环的概念

2.1.1   心血管系统的组成

心血管系统是由心、动脉、毛细血管和静脉组成的密闭管道系统,血液在其中循环流动(见图 2 - 1)[1,2]。

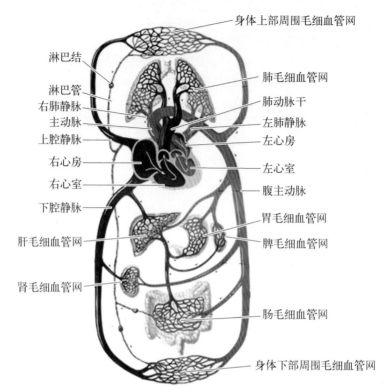

图 2-1 心血管系统组成和血液循环示意图[1]

Figure 2-1 The schematic diagram of cardiovascular system and blood circulation

(1) 心(heart)主要由心肌构成,是连接动、静脉的枢纽和心血管系统的"动力泵",且具有内分泌功能。心内部被房间隔和室间隔分为互不相通的左、右两半,每半又分为心房和心室,故心有 4 个腔:左心房、左心室、右心房和右心室。同侧心房和心室借房室口相通。心房接收静脉,心室发出动脉。在房室口和动脉口处均有瓣膜,它们颇似泵的阀门,可顺流而开启,逆流而关闭,保证血液定向流动。

(2) 动脉(artery)是运送血液离心的管道,管壁较厚,可分 3 层:内膜菲薄,腔面为单层 ECs,光滑,能减少血流阻力;中膜较厚,含平滑肌、弹性纤维和胶原纤维,大动脉以弹性纤维为主,中、小动脉以 VSMCs 为主;外膜主要由疏松结缔组织构成,含胶原纤维和弹性纤维,可防止血管过度扩张。动脉壁的结构与其功能密切相关。大动脉中膜弹性纤维丰富,有较大的弹性,心室射血时,管壁被动扩张;心室舒张时,管壁弹性回缩,推动血液继续向前流动。中、小动脉,特别是小动脉中膜 VSMCs 可在神经体液调节下收缩或舒张以改变管腔大小,从而影响局部血流量和血流阻力。动脉在行程中不断分支,愈分愈细,最后移行为毛细血管。

(3) 毛细血管(capillary)是连接动、静脉末梢间的管道,管径一般为 $6\sim8\ \mu m$,管壁主要由单层 ECs 和基膜构成。毛细血管彼此吻合成网,除软骨、角膜、晶状体、毛发、牙釉质和被覆上皮外,遍布全身各处。毛细血管数量多,管壁薄,通透性大,管内血流缓慢,是血液与血管外组织液进行物质交换的场所。

（4）静脉(vein)是引导血液回心的血管。小静脉由毛细血管汇合而成,在向心回流过程中不断接收属支,逐渐汇合成中静脉、大静脉,最后注入心房。静脉管壁也可以分内膜、中膜和外膜3层,但其界线常不明显。与相应的动脉比较,静脉管壁薄,管腔大,弹性小,容血量较大。

2.1.2　血液循环的概念

（1）体循环和肺循环(systemic circulation and pulmonary circulation)。在神经体液调节下,血液沿心血管系统循环不息。血液由左心室搏出,经主动脉及其分支到达全身毛细血管,血液在此与周围的组织、细胞进行物质和气体交换,再通过各级静脉,最后经上、下腔静脉及心冠状窦返回右心房,这一循环途径称体循环[或称大循环(general circulation)]。血液由右心室搏出,经肺动脉干及其各级分支到达肺泡毛细血管进行气体交换,再经肺静脉进入左心房,这一循环途径称肺循环[或称小循环(lesser circulation)]（见图2-1）。体循环和肺循环同时进行,体循环的路程长,流经范围广,以动脉血滋养全身各部,并将全身各部的代谢产物和二氧化碳运回心。肺循环路程较短,只通过肺,主要使静脉血转变成氧饱和的动脉血[1]。

（2）冠状循环(coronary circulation)。心的血液供应来自左、右冠状动脉;回流的静脉血,绝大部分经冠状窦汇入右心房,一部分直接流入右心房,极少部分流入左心房和左、右心室。心本身的血供循环称为冠状循环。尽管心仅约占体重的0.5%,但是总的冠脉血流量占心输出量的4%～5%。因此,冠状循环具有十分重要的地位。

（3）血管吻合及其功能意义。人体的血管除经动脉—毛细血管—静脉相通连外,动脉与动脉之间,静脉与静脉之间甚至动脉与静脉之间,可借血管支(吻合支或交通支)彼此连接,形成血管吻合(vascular anastomosis,见图2-2)。

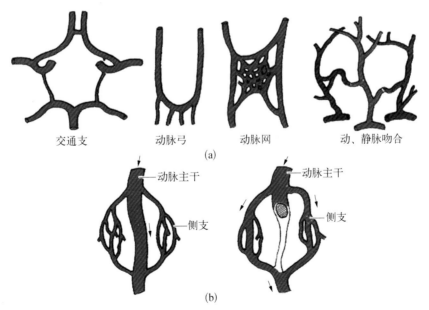

图2-2　血管吻合和侧支循环示意图[1]
(a) 血管吻合;(b) 侧支循环
Figure 2-2　The schematic diagram of vascular anastomosis and collateral circulation

动脉间吻合是指人体内许多部位或器官的两动脉干之间可借交通支相连,如脑底动脉之间。在经常活动或易受压部位,其邻近的多条动脉分支常互相吻合成动脉网,如关节网。在时常改变形态的器官,两动脉末端或其分支可直接吻合形成动脉弓,如掌深弓、掌浅弓、胃小弯动脉弓等。这些吻合都有缩短循环时间和调节血流量的作用。

静脉间吻合远比动脉丰富,除具有和动脉相似的吻合形式外,常在脏器周围或脏器壁内形成静脉丛,以保证在脏器扩大或腔壁受压时血流通畅。

动、静脉吻合是在体内的许多部位,如指尖、趾端、唇、鼻、外耳皮肤、生殖器勃起组织等处,小动脉和小静脉之间可借血管支而直接相连,形成小动静脉吻合。这种吻合具有缩短循环途径,调节局部血流量和体温的作用。

有的血管主干在行程中发出与其平行的侧副管。发自主干不同高度的侧副管彼此吻合,称侧支吻合。正常状态下侧副管比较细小,但当主干阻塞时,侧副管逐渐增粗,血流可经扩大的侧支吻合到达阻塞以下的血管主干,使血管受阻区的血液循环得到不同程度的代偿恢复。这种通过侧支建立的循环称侧支循环(collateral circulation)或侧副循环,侧支循环的建立显示了血管的适应能力和可塑性,对于保证器官在病理状态下的血液供应有重要意义(见图 2-2)。

体内少数器官内的动脉与相邻动脉之间无吻合,这种动脉称终动脉,终动脉的阻塞可导致供血区的组织缺血甚至坏死。视网膜中央动脉被认为是典型的终动脉。如果某一动脉与邻近动脉虽有吻合,但当该动脉阻塞后,邻近动脉不足以代偿其血液供应,这种动脉称功能性终动脉,如脑、肾和脾内的一些动脉分支[1]。

2.2 血管的发生与发育

人体(或哺乳动物)的血管系统由中胚层分化而来,首先形成原始心血管系统,再经过生长、融合、新生和萎缩等改重建过程,逐渐完善。在心血管发生的复杂过程中受到许多因素的影响,其中局部血流动力学变化,如血流的压力、流速与方向对心血管的发生与发育有重要的调节作用。

2.2.1 原始心血管系统的发生

人胚第 15 天左右,卵黄囊壁的胚外中胚层内出现许多由间充质细胞密集而成的细胞团,即血岛。血岛中央的细胞分化为原始血细胞,即造血干细胞,而其周边的细胞分化为成血管细胞(angioblast),也就是最初的 ECs。ECs 围成的内皮管即原始血管,不断向外出芽延伸,与相邻血岛形成的内皮管相互融合连通,逐渐形成 1 个丛状分布的内皮管网。与此同时,在体蒂和绒毛膜的中胚层内也以同样方式形成内皮管网。在第 18～20 天,胚体内部各处的间充质中出现裂隙,裂隙周围的间充质细胞变扁,围成内皮管,它们也以出芽方式与邻近的内皮管融合连通,逐渐形成体内的内皮管网。

第 3 周末,胚外和胚内的内皮管网在体蒂处彼此沟通,起初形成的是一个弥散的内皮管网,分布于胚体内外的间充质中。此后,有的内皮管因相互融合及血液汇流而增粗,有的则因血流过少而萎缩消失,这样便逐渐形成原始心血管系统(primitive cardiovascular system),并开始血液循环。这样,心血管系统就成为胚胎发生中功能活动最早的系统,使胚胎能有效地获得养料和排出废物。这时的血管在结构上还分不出动脉和静脉。以后,在内皮管周围的间充质细胞逐渐分化形成中膜和外膜,演化出动脉和静脉的结构[3,4]。

2.2.2　原始血管与胚体内外循环的建立

原始心血管系统左右对称,其组成包括:心管 1 对,于第 4 周时,左、右心管合并为 1 条,以后参与心的发生。由心管发出背主动脉 1 对,以后从咽至尾端的左、右背主动脉合并成为 1 条,沿途发出许多分支。从腹侧发出数对卵黄动脉(vitelline artery),分布于卵黄囊和 1 对脐动脉(umbilical artery)经体蒂分布于绒毛膜。从背侧发出许多成对的节间动脉,从两侧还发出其他一些分支。在胚胎头端还有 6 对弓动脉(aortic arch),分别穿行于相应的鳃弓内,连接背主动脉与心管头端膨大的动脉囊。原始静脉系统包括 1 对前主静脉(anterior cardinal vein),收集上半身的血液,1 对后主静脉(posterior cardinal vein),收集下半身的血液,两侧的前、后主静脉分别汇合成左、右总主静脉(common cardinal vein),分别开口于心管尾端静脉窦的左、右角。卵黄静脉(vitelline vein)和脐静脉(umbilical vein)各 1 对,分别来自卵黄囊和绒毛膜,均回流入静脉窦[3,4]。

至此,原始心血管系统形成 3 套循环,即胚体循环、脐循环和卵黄循环,其中卵黄循环由于人类卵黄囊的卵黄很少,对胚卵并无营养价值,除了重演种系发生外,主要参与肝与门静脉的发生,故卵黄循环仅存在一段时间。脐循环的建立标志着胚胎与母体间开始物质代谢交换,保证胚胎的生长发育。在出生时脐循环即终止,而胚体循环将终生存在。

2.2.3　原始血管的演变

早期胚胎体内已建立的原始血管,随着胎龄的增长,胚胎体内各个发育中器官的生长与转位,原始血管也随之发生变化,各自经历了消长变化,才演变成为接近成体状态的血管。

(1) 动脉的演变。弓动脉共有 6 对,连接背主动脉与心管头端膨大的动脉囊。最初的 1 对弓动脉于第 4 周时发生在第 1 对鳃弓内,故命名为第 1 对弓动脉,以后依次发生在其后的几对鳃弓内。6 对动脉弓并不同时存在,最后的 1 对弓动脉约于第 6 周形成,此时头 2 对弓动脉已大部分退化,约在第 6～8 周之间,这些弓动脉及相连的动脉经过合并、退化等变化,至第 8 周已演变接近成体状态。其中,第 3 对弓动脉形成了 1 对颈外动脉(external carolid artery)、颈内动脉(internal carolid artery)和颈总动脉(common carotid artery)。第 4 对弓动脉左、右两侧变化不同,其变化过程和主动脉囊以及动脉干的分隔紧密相关,形成升主动脉、肺动脉干以及头臂动脉(brachiocephalic artery),右侧第 4 弓动脉演变为右锁骨下动脉(right subclavian artery);左侧第 4 弓动脉则形成主动脉弓(aortic arch)。主动脉弓的近心端和升主动脉相连接,远心段仍和背主动脉相连形成降主动脉(descending aorta),主动脉弓的直接分支为左锁骨下动脉(left subclavian artery)。第 6 对弓动脉的左侧近段形成左肺动脉(pulmonary artery),其远段连接肺动脉与背主动脉,称为动脉导管(ductus arterious),胎儿出生后动脉导管闭锁形成动脉韧带。右侧第 6 号动脉的近段形成右肺动脉。左、右肺动脉的近心端和肺动脉干相连接,其远心端与由第 6 号动脉芽生的新支伸入肺芽一起合成肺动脉[3,4]。

当心由颈部下降到胸腔时,颈总动脉和头臂动脉相应伸长,而左锁骨下动脉的起点位置,则相对上移至左颈总动脉附近。右锁骨下动脉成为头臂动脉的分支,因此,左锁骨下动脉、左颈总动脉和头臂动脉成为主动脉弓上的 3 个直接分支。

背主动脉发生于人胚第 4 周,起初成对地纵向走行,与胚胎体躯同长。第 4 周末,自咽部以下,左、右背主动脉开始向尾端逐渐合并为 1 条位于正中的降主动脉,将来分别成为胸主动脉(thoracic aorta)、腹主动脉(ventral aorta)和骶中动脉。背主动脉在发育过程中,很早就出现 3 组分支:① 腹侧内脏支最终形成腹主动脉的 3 个分支,即腹腔动脉、肠系膜上动脉和肠系膜下动脉;② 外侧内脏支最终形成肾动脉、肾上腺动脉和卵巢动脉(或睾丸动脉);③ 背外侧支自枕部至骶部共 29 对,有规律地排列在每对体节之间。背外侧支逐渐演变为分布于脊髓、背部体壁的动脉、肋间动脉、腰动脉、胸廓内动脉、腹壁上、下动脉等。腰部第 5背外侧支与脐动脉发生吻合形成髂总动脉(common iliac artery)、髂内动脉(internal iliacartery)和髂外动脉(externaliliac artery)。其中,髂内动脉最终形成分布于盆壁与盆腔器官的动脉。随着上、下肢芽的形成,锁骨下动脉和髂外动脉伸入其中,分别成为上、下肢的主干动脉[3,4]。

至此,成体全身各大局部的动脉主干均已形成,概括为:颈总动脉—头颈部;锁骨下动脉—上肢;胸主动脉—胸部;腹主动脉—腹部;髂内动脉—盆部;髂外动脉—下肢。

(2)静脉的演变。静脉也和动脉一样成对地发生,并和动脉相对应,如卵黄静脉、脐静脉和主静脉,它们和动脉共同形成原始心血管系统,但在整个胚胎发育期中,受遗传和周围器官不同发育的因素影响,静脉的变化更为复杂,常单一存在,而且更多地发生变异和畸形。

卵黄静脉和脐静脉的演变主要与肝的发生以及门静脉的形成有密切关系。由于肝的发生迅速将卵黄静脉吸收、破坏、改建,其头端部分形成下腔静脉的肝段,中段形成许多不规则的腔隙,即未来的肝血窦,尾段形成门静脉及其属支,肠系膜上、下静脉和脾静脉。

主静脉是汇集由主动脉分支供应胚体各部血液回心的血管,约在人胚第 4~8 周,先后发生 3 对静脉:① 前主静脉、后主静脉以及将前、后主静脉汇合形成 1 对粗短的总主静脉。② 下主静脉。③ 上主静脉。这 3 对静脉在胚胎体内纵向平行走行,彼此又产生一些横行吻合,互相连通,它们将与上、下腔静脉及其属支的形成有关。前主静脉头段与硬膜静脉窦形成有关,中段形成颈内静脉与头臂静脉,尾段与总主静脉融合参与形成上腔静脉。后主静脉的大部分退化,剩余头端部分保留成为奇静脉根部。左、右后主静脉尾端参与形成左、右髂总静脉以及髂内、髂外静脉。下主静脉形成左肾静脉干、左肾上腺静脉、左卵巢静脉或左睾丸静脉以及下腔静脉的肾前段。上主静脉演变为奇静脉与半奇静脉,在肾以下成为下腔静脉的肾后段[3,4]。

四肢的静脉演变也是随肢芽的生长而发育,起初在肢芽的边缘形成静脉丛与后主静脉连通,以后逐渐演变为成体的四肢浅静脉以及与同名动脉伴行的深静脉。

2.3 血管的组织结构

血管按照结构和功能可分为动脉、毛细血管和静脉。除毛细血管外,血管壁均由 3 层被膜(tunic)构成,即内膜(tunica intima)、中膜(tunica media)和外膜(tunica externa)。动脉起自心,随前行不断分支,管径逐渐变细,管壁也越来越薄,最后形成毛细血管,分布全身;然后,毛细血管再汇合,逐级形成静脉,最后回心,血液就在这套密闭的管道系统中周而复始地循环流动(见图 2-3)。

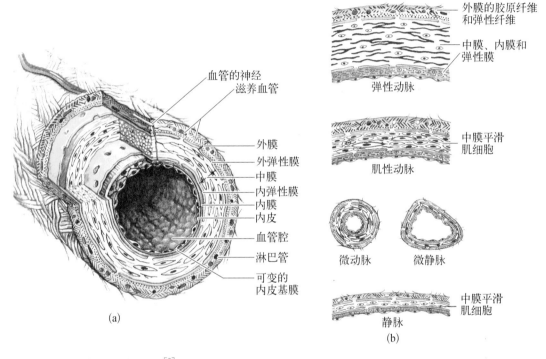

血管的神经
滋养血管
外膜
外弹性膜
中膜
内弹性膜
内膜
内皮
血管腔
淋巴管
可变的
内皮基膜

(a)

外膜的胶原纤维
和弹性纤维
中膜、内膜和
弹性膜
弹性动脉

中膜平滑
肌细胞
肌性动脉

微动脉   微静脉

中膜平滑
肌细胞
静脉

(b)

图 2-3 大血管壁的结构模式图[2]
(a) 血管主要的层次及相关结构;(b) 弹性动脉、肌性动脉、微动脉、微静脉和静脉的结构特征
Figure 2-3 Diagram showing the principal architectural features of the larger blood vessels

2.3.1 动脉

动脉包括大动脉、中动脉、小动脉和微动脉 4 种,随着动脉不断前行分支,管腔逐渐减小,管壁内膜、中膜和外膜各层也发生组织成分与厚度的变化,其中以中膜的变化最大(见图 2-4)。动脉管壁组织结构的发育到成年时才趋完善,而后随年龄增长,动脉组织结构也将发生变化,其中尤以主动脉、冠状动脉和脑基底动脉的变化明显。中年时,动脉壁中的结缔组织成分增多,平滑肌纤维减少,动脉壁硬度增加。老年时,动脉壁增厚,内膜出现脂质沉积和钙化,管壁硬度增大。

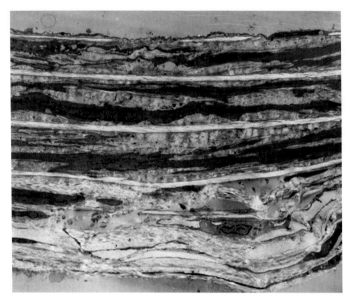

图 2 - 4　大鼠颈总动脉横切面（透射电镜，×1 000，美国西北大学刘树谦教授惠赠）

Figure 2 - 4　The cross section of arteria carotis communis of rat

（1）大动脉。大动脉（large artery）包括主动脉、肺动脉、头臂干、颈总动脉、锁骨下动脉、髂总动脉等。大动脉管壁中有多层弹性膜和大量弹性纤维，故又称弹性动脉（elastic artery）。大动脉内膜由单层 ECs 和内皮下层构成，内皮下层较厚，为薄层疏松结缔组织，含纵行的胶原纤维和少量平滑肌纤维。中膜很厚，成人大动脉有 40～70 层弹性膜（elastic membrane），在血管横切面上，由于血管收缩，弹性膜呈波浪状。弹性膜由弹性蛋白（纤维）构成，膜上有许多窗孔，各层弹性膜由弹性纤维相连。弹性膜之间有环行平滑肌和少量胶原纤维，基质的主要化学成分为硫酸软骨素。血管的 VSMCs 是成纤维细胞的亚型，在动脉发育过程中，可分泌多种蛋白质，形成各种细胞外基质（extracellular matrix，ECM）成分，如弹性纤维、胶原纤维和基质。在病理条件下，中膜的 VSMCs 可迁移入内膜并增殖，产生结缔组织成分，使内膜增厚，是动脉粥样硬化发生、发展的重要环节。外膜由疏松结缔组织构成，细胞成分以成纤维细胞为主。外膜中的小血管为营养血管（vasa vasorum），它们进入外膜后分支成为毛细血管，分布到外膜和中膜。内膜一般无血管分布，其营养由管腔内的血液渗透供给（见图 2 - 5）。

（2）中动脉。除大动脉外，凡在解剖学中有名称的动脉大多属于中动脉（medium-sized artery）。中动脉管壁的 VSMCs 相当丰富，故又名肌性动脉（muscular artery）。中动脉的内膜内皮下层较薄，在与中膜交界处有一层内弹性膜。中膜较厚，由 10～40 层环行 VSMCs 组成，肌纤维间有一些弹性纤维和胶原纤维。外膜由疏松结缔组织构成，除小血管外，还有较多神经纤维，它们伸入中膜 VMSCs 之间，调节血管的舒缩。多数中动脉的中膜和外膜交界处有明显的外弹性膜（见图 2 - 6）。

（3）小动脉。管径在 0.3～1 mm 之间的动脉称小动脉（small artery）。小动脉也属肌性动脉。较大的小动脉，内膜有明显的内弹性膜，中膜有几层平滑肌纤维，外膜厚度与中膜相近，结构与中动脉相似，一般缺乏外弹性膜。

(4) 微动脉。管径在 0.3 mm 以下的动脉称微动脉(arteriole),其内膜无内弹性膜,中膜由 1～2 层平滑肌纤维组成,外膜较薄(见图 2-6)[5]。

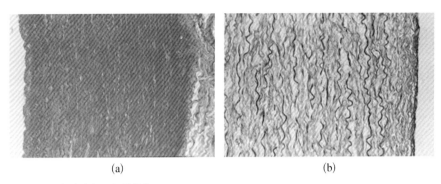

(a)　　　　　　　　　　　　　　(b)

图 2-5　大动脉的组织学结构
(a) 人主动脉,HE 染色;(b) 人主动脉,弹性纤维染色
Figure 2-5　Histological structure of human large artery

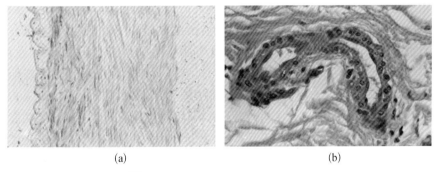

(a)　　　　　　　　　　　　　　(b)

图 2-6　中动脉与微动脉[5]
(a) 人肱动脉,HE 染色;(b) 人小肠黏膜下层示微动脉,HE 染色
Figure 2-6　Medium-sized artery and arteriole

2.3.2　毛细血管

毛细血管(capillary)是管径最细、分布最广的血管,平均管径为 6～9 μm,连于动脉与静脉之间。它们分支广泛并互相吻合成网。各器官内毛细血管网的疏密程度差别很大,代谢旺盛的器官,如心、肺、肾等,毛细血管网很密;而代谢较低的器官,如骨、肌腱和韧带等,毛细血管网稀疏。毛细血管管壁菲薄,是血液与周围组织内细胞进行物质交换的主要部位。人体全身的毛细血管总面积巨大,体重 60 kg 的人可达约 6 000 m^2,长度累计可达约 60 000 km[5]。

毛细血管管壁主要由单层 ECs 和基膜组成。最小的毛细血管横切面由 1 个 EC 围成,较粗的毛细血管壁由 2～3 个 ECs 围成。ECs 的基膜只有基板。在 ECs 与基膜之间有一种扁而有突起的细胞,细胞突起紧贴在内皮细胞基底面,称周细胞(pericyte)。周细胞的胞质内含有肌动蛋白丝、肌球蛋白等,具有收缩功能、一定的吞噬功能和多向性干细胞的潜能。周细胞参与微血管通透性的调节,尤其对维持血脑屏障功能很重要。在毛细血管受到损伤时,周细胞可增殖,分化为 ECs 和成纤维细胞,参与组织再生。

根据 ECs 和基膜等的结构特点，毛细血管又可分为 3 种类型：① 非窗孔型连续内皮（non-fenestrated continuous endothelium），其特点为 ECs 相互连续，细胞间有紧密连接，基膜连续而完整，胞质中有大量吞饮小泡，主要以吞饮小泡方式在血液和组织液之间进行物质交换。连续毛细血管具有选择性通透功能，分布于结缔组织、肌组织、中枢神经系统、胸腺和肺等处，参与血-脑屏障等屏障性结构的组成。② 窗孔型连续内皮（fenestrated continuous endothelium），其特点是有连续的基膜，ECs 不含核的部分极薄，有许多贯穿胞质的内皮窗孔，故这类毛细血管通透性大，主要分布于胃肠黏膜、某些内分泌腺和肾血管球等处。③ 不连续内皮（discontinuous endothelium），即血窦（sinusoid）也称窦状毛细血管（sinusoid capillary），管腔较大，形状不规则，ECs 间隙较大，基膜不连续或不存在，使大分子物质或血细胞容易出入，通透性最大。血窦主要分布于肝、脾、骨髓和某些内分泌腺，且不同器官内的血窦结构有较大差别[5]。

2.3.3 静脉

静脉由细至粗逐级汇合，管壁也逐渐增厚，因此可分为微静脉、小静脉、中静脉和大静脉。静脉管壁结构的变异比动脉大，甚至同一静脉的各段也常有较大的差别。静脉管壁也可分内膜、中膜和外膜 3 层，但 3 层界限不如动脉明显。静脉壁的平滑肌和弹性组织不及动脉丰富，结缔组织成分较多，故切片标本中的静脉管壁常呈塌陷状，管腔变扁或呈不规则状。管径 2 mm 以上的静脉常有瓣膜。瓣膜由内膜凸入管腔折叠而成，表面也覆以单层 ECs，内部为含弹性纤维的结缔组织。静脉瓣的游离缘朝向血流方向，可防止血液逆流。静脉的功能是将身体各部的血液导回心脏。静脉血回流的动力主要靠静脉内的压力差。影响静脉压力差的因素很多，如心脏的收缩力、重力和体位、呼吸运动以及静脉周围肌组织的收缩挤压作用等。

（1）微静脉（venule）。管腔不规则，直径约为 $50\sim200\ \mu m$，管壁除单层 ECs 外，VSMCs 或有或无，外膜菲薄。紧接毛细血管的微静脉称毛细血管后微静脉（postcapillary venule），其管壁结构与毛细血管相似，但管径略粗；在有的部位，其 ECs 间隙较大，故通透性也较大，有物质交换功能。

（2）小静脉（small vein）。管径在 $200\ \mu m$ 以上，单层 ECs 外渐有一层较完整的平滑肌纤维。较大的小静脉的中膜有一至数层平滑肌纤维，外膜也渐变厚。

（3）中静脉（medium-sized vein）。除大静脉外，凡有解剖学名称的静脉都属中静脉。中静脉管径为 $2\sim9\ mm$，内膜薄，内弹性膜不明显。中膜比其相伴行的中动脉薄得多，环行平滑肌纤维分布稀疏。外膜一般比中膜厚，由结缔组织组成，无外弹性膜，有的中静脉外膜可见纵行平滑肌束。

（4）大静脉（large vein）。管壁内膜较薄，中膜很不发达，为数层排列疏松的环行平滑肌纤维，有时甚至无平滑肌。外膜则较厚，结缔组织内常见较多的纵行平滑肌束（见图 2-7）。

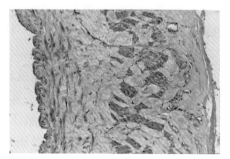

图 2-7　大静脉（人下腔静脉，HE 染色）
Figure 2-7　Larger vein

2.3.4 微循环的概念

微循环(microcirculation)是指从微动脉到微静脉之间的血循环,是血液循环的基本功能单位。不同组织中微循环血管的组成各有特点,但一般都由以下几部分组成(见图2-8):① 微动脉:由于微动脉管壁平滑肌的收缩活动,微动脉起控制微循环的总闸门作用。② 毛细血管前微动脉和中间微动脉:微动脉的分支称毛细血管前微动脉(precapillary arteriole),它们继而分支为中间微动脉(metaarteriole),其管壁平滑肌纤维稀疏分散。③ 真毛细血管(true capillary)指中间微动脉分支形成的相互吻合的毛细血管网,即通称的毛细血管。在真毛细血管的起点,有少许环行平滑肌纤维组成的毛细血管前括约肌(precapillary sphincter),是调节微循环的分闸门。④ 直捷通路(thoroughfare channel)是中间微动脉与微静脉直接相通、距离最短的毛细血管,管径略粗。⑤ 动静脉吻合(arteriovenous anastomosis)是微动脉发出的、直接与微静脉相通的血管。此段血管的管壁较厚,有发达的纵行平滑肌层和丰富的血管运动神经末梢。动静脉吻合收缩时,血液由微动脉流入毛细血管;动静脉吻合松弛时,微动脉血液经此直接流入微静脉。动静脉吻合主要分布在指、趾、唇和鼻等处的皮肤内及某些器官内,是调节局部组织血流量的重要结构。⑥ 微静脉:一般情况下,微循环的血流大部分由微动脉经中间微动脉和直捷通路快速进入微静脉,只有小部分血液流经真毛细血管。当组织处于功能活跃时,毛细血管前括约肌开放,大部分血液流经真毛细血管网进行充分的物质交换[5]。

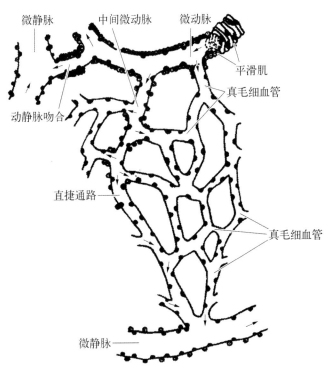

图2-8 微循环血管示意图[5]

Figure 2-8 The schematic diagram of microcirculation

2.4 血管的生理基础

2.4.1 各类血管的功能特点

无论体循环或肺循环,由心室射出的血液都流经由动脉、毛细血管和静脉相互串联构成的血管系统,再返回心房。在体循环,供应各器官的血管相互间又呈并联关系。从生理功能上可将血管分为以下几类[6]:

(1) 弹性贮器血管。包括主动脉、肺动脉主干及其发出的最大的分支。这些血管的管壁厚,富含弹性纤维,有明显的可扩张性和弹性。左心室射血时,主动脉压升高,一方面推动动脉内的血液向前流动,另一方面使主动脉扩张,容积增大。因此,左心室射出的血液在射血期内只有一部分直接经大动脉,进入其外周分支系统,另一部分则储存在大动脉内;主动脉瓣关闭后,扩张的大动脉管壁发生弹性回缩,将在射血期储存的那部分血液继续向大动脉的外周分支推动。大动脉的这种功能称为弹性贮器作用,可以使心脏的间断射血成为血管系统中连续的血流,并能减小每个心动周期中血压的波动幅度。

(2) 分配血管。从主动脉等弹性贮器血管分出,到逐渐分支为小动脉前的动脉管道,称为分配血管,其功能是将血液输送至各组织器官。

(3) 毛细血管前阻力血管。小动脉和微动脉的管径小,对血流的阻力大,称为毛细血管前阻力血管(precapillary resistance vessels)。微动脉管壁富含平滑肌,其舒缩活动可使局部血管的口径和血流阻力发生明显变化,从而改变所在组织器官的血流量。

(4) 交换血管,即真毛细血管。在真毛细血管的起始部常有毛细血管前括约肌,其收缩和舒张可控制毛细血管的关闭和开放,可决定某一时间内毛细血管开放的数量。真毛细血管仅由单层ECs构成,外面有一薄层基膜,通透性高,是血管内血液与血管外组织液进行物质交换的场所。

(5) 毛细血管后阻力血管,即微静脉。微静脉管径小,对血流有一定的阻力。它们的舒缩可影响毛细血管前阻力和毛细血管后阻力的比值,从而改变毛细血管压力和体液在血管内和组织间隙内的分配情况。

(6) 容量血管。静脉与相应的动脉比较,数量较多,管径较粗,管壁较薄,故其容量较大,且可扩张性较大,即较小的压力变化就可使其容积发生较大的变化。在安静状态下,整个静脉系统容纳了全身循环血量的60%～70%。静脉的管径发生较小变化时,静脉容纳的血量就可发生很大的变化,而其压力的变化较小。静脉在血管系统中起着血液贮存库的作用,故将静脉称为容量血管。

(7) 短路血管,即一些血管床中小动脉和小静脉之间的直接联系。它们可使小动脉内的血液不经过毛细血管而直接流入小静脉。手指、足趾和耳廓等处的皮肤中有许多短路血管存在,功能上与体温调节有关。

2.4.2 动脉血压的形成及其影响因素

血压(blood pressure)是指血管内的血液对于单位面积血管壁的侧压力,也即压强。按照国际标准计量单位规定,压强的单位为帕(Pa),即牛顿/米^2(N/m^2)。帕的单位较小,故血压数值通常用千帕(kPa)表示。由于长期以来人们用水银血压计测量血压,故习惯上用水银柱的高度,即毫米汞柱(mmHg,1 mmHg = 0.133 kPa)来表示血压数值。

(1)动脉血压的形成。血压的形成首先依赖于心血管系统内有血液充盈,其充盈程度可用循环系统平均充盈压(mean circulatory filling pressure)来表示。在动物实验中,使心脏暂时停止射血,血流也即暂停,此时在循环系统中任何一点所测得的压力都是相同的,这一血压就是循环系统平均充盈压,其值取决于血量和循环系统容量之间的相对关系。如果血量增多,或血管容量缩小,则循环系统平均充盈压就增高;反之亦然。用巴比妥麻醉的犬,循环系统平均充盈压约为 7 mmHg,人的循环系统平均充盈压估计接近这一数值。血压形成的另一基本条件是心脏射血。心室肌收缩时所释放能量的一部分是血液的动能,推动血液流动,其另一部分是势能,形成对血管壁的侧压,使血管壁扩张。在心舒张期,大动脉发生弹性回缩,又将一部分势能转变为推动血液的动能,使血液在血管中继续向前流动。由于心脏射血是间断性的,故在心动周期中动脉血压也发生周期性的变化。

动脉系统内足够的血液充盈是血压形成的基础,而心脏射血是形成动脉血压的基本条件之一。此外,外周阻力(peripheral resistance)是形成动脉血压的另一个基本条件。外周阻力主要是指小动脉和微动脉等阻力血管对血流的阻力。假如不存在外周阻力,则心室射出的血液将迅速流向外周,致使心室收缩释放的能量全部或大部分表现为血流的动能,而不会形成对血管壁的侧压。只有在外周阻力的配合下,心室射出的血液不能迅速流走,暂存在阻力血管近心端的较大动脉内,这时心室收缩的能量才能以侧压的形式表现出来,形成一定高度的血压。因此,动脉血压的形成是在血管系统内有足够的血液充盈基础上,心脏射血和外周阻力相互配合的结果。

在心室舒张期停止射血时,则由大动脉弹性回缩作用与外周阻力相配合,以维持一定的血压水平。心室射血是间断性的。在每个心动周期中,左心室内压随着心室的收缩和舒张发生较大幅度的变化。心室收缩时释放的能量中有一部分以势能的形式贮存在主动脉等弹性贮器血管的管壁中。心室舒张时,半月瓣关闭,射血停止,被扩张的弹性贮器血管的管壁发生弹性回缩,将在心缩期储存的那部分血液继续向前推进,同时也使主动脉压在心舒期仍能维持在较高的水平,如 80 mmHg 左右,而不像左心室内压在心舒期接近 0 mmHg。可见,由于弹性贮器血管的作用,使左心室的间断射血变为动脉内的连续血流;另一方面,还使每个心动周期中动脉血压的变动幅度远小于左心室内压的变动幅度。老年人的大动脉管壁硬化,主动脉的直径和容积增大,而顺应性减小,弹性贮器的功能受损,因此每个心动周期中动脉血压的波动幅度明显增大[6,7]。

(2)动脉血压的正常值。动脉血压是指主动脉、肱动脉和股动脉等大动脉中的血压而言,它在心动周期中随心室的收缩和舒张而发生周期性变化。心室收缩时,主动脉压升高,在收缩期的中期达到最高值,这时的动脉血压值称为收缩压(systolic pressure)。心室舒张时,主动脉压下降,在舒张末期动脉血压的最低值称为舒张压(diastolic pressure)。收缩压和舒张压的差值称为脉压(pulse pressure)。每一心动周期中动脉血压的平均值,称为平均动脉压(mean arterial pressure)。由于舒张期时程长于收缩期,故平均动脉压不是收缩压与舒张压的平均数,而是更接近舒张压,一般大约等于舒张压加 1/3 脉压。

通常将在上臂测得的肱动脉血压代表主动脉压。我国健康青年人在安静状态时的收缩压为 100~120 mmHg(13.3~16.0 kPa),舒张压为 60~80 mmHg(8.0~10.6 kPa),脉压为 30~40 mmHg(4.0~5.3 kPa)。

动脉血压除存在个体差异外,还有性别和年龄的差异。一般说来,女性在更年期前动脉血压比同龄男性的低,更年期后动脉血压升高。男性和女性的动脉血压都随年龄的增长而逐渐升高,收缩压的升高比舒张压的升高更为显著。青春期以后,收缩压随年龄增长而缓慢升高。至 60 岁时,收缩压约为 140 mmHg[6,7]。

动脉血压在不同生理情况下也会发生变动。在兴奋、恐惧和忧虑等情绪影响下,交感神经活动增强,血压尤其是收缩压会明显升高。睡眠时,血压下降,并随不同的睡眠时相而有波动。人体运动时,血压,特别是收缩压可明显升高,从事剧烈运动时,收缩压可高达 180~200 mmHg。在环境温度降低时,末梢血管收缩,血压升高,而当环境温度升高时,皮肤血管扩张等散热机制,导致血压降低。

动脉血压在动脉系统的不同动脉段的数值也不一样,并不是动脉越大,血压越高。若用带有顶端压力传感器的导管插入各段动脉中,以测量其血压值,可以发现与主动脉内的血压相比,外周动脉的收缩压较高,而舒张压较低,故脉压较大(见图 2-9)。产生这种现象的原因主要是由于血压压力波从远端阻力较大的血管折返回来,造成叠加,使血压反而增高[7]。

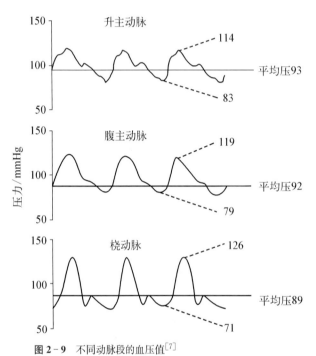

图 2-9 不同动脉段的血压值[7]

Figure 2-9 The pressure value of different arterial segment

(3)影响动脉血压的因素。如前所述,在血管系统内有适量血液充盈的前提下,动脉血压的形成取决于心输出量和外周阻力。因此,凡是能影响心输出量和外周阻力的各种因素,都能影响动脉血压,主要有:① 心脏每搏输出量:当心室收缩加强,每搏输出量增大,心缩期射入主动脉的血量增多,动脉血压升高。动脉血压的升高主要表现为收缩压的升高,舒张压可能升高不多,故脉压增大。反之,当每搏输出量减少时,则主要使收缩压降低,脉压减小。可见,在一般情况下,收缩压的高低主要反映心脏每搏输出量的多少。② 心率:心室每次收缩射入主动脉的血液,只有一部分在心收缩期内流走,其余部分则在心舒张期流向外周。当心率加快,而每搏输出量和外周阻力不变,则因舒张期变短,流向外周的血量减少,致舒张末期主动脉存留血量增多,舒张压升高。由于动脉血压升高可使血流速度加快,因此在心缩期内可有较多的血液流至外周,收缩压的升高不如舒张压的升高显著,脉压比心率增加前减小。相反,心率减慢时,舒张压降低的幅度比收缩压降低的幅度大,故脉压增大。③ 外周阻力:外周阻力加大而心输出量不变时,由于血液流向外周的速度减慢,致舒张末期主动脉存留血量增多,舒张压升高。在心收缩期,在此基础上再加上每搏输出量,总血量也要增加,收缩压也相应地升高。但是,由于动脉血压升高使血流速度加快,因此收缩压的升高不如舒张压的升高明显,脉压也就相应减小。反之,当外周阻力减小时,舒张压的降低比收缩压的降低明显,故脉压加大。可见,在一般情况下,舒张压的高低主要反映外周阻力的大小。外周阻力的改变主要是由阻力血管口径的变化,而其口径变化又是 VSMCs 的活动所决定的。另外,血液黏滞度也影响外周阻力。如果血液黏滞度增高,外周阻力就增大,舒张压就升高。④ 主动脉和大动脉的弹性贮器作用:如前所述,由于主动脉和大动脉的弹性贮器作用,动脉血压的波动幅度明显小于心室内压的波动幅度。老年人的动脉管壁硬化,顺应性变小,大动脉的弹性贮器作用减弱,故脉压增大。

此外,在正常情况下,循环血量和血管系统容量相适应,使血管系统产生一定的体循环平均充盈压。失血后,循环血量减少,此时如血管系统容量未变,则体循环平均充盈压降低,使动脉血压降低。如果循环血量不变,而血管系统容量增大,也会造成动脉血压下降。在各种不同的生理病理情况下,上述各种影响动脉血压的因素可同时发生改变。因此,动脉血压的变化,往往是各种因素相互作用的综合结果[6,7]。

2.4.3 血管活动的调节

心血管系统的主要功能是将适量的血液及时供应给机体的各个部位,以满足多种内外条件下各组织对血流量的需求。心血管系统对复杂多变的内外环境变动有高度的适应能力,以维持其自稳态。这种适应能力是在神经和体液因素等作用机制下,调节心脏和血管活动而实现的。心血管活动的调节是一个不可分割的整体生理过程。在本节中,我们仅简要讨论血管活动的调节。

2.4.3.1 神经调节

心肌和 VSMCs 接受自主神经支配,机体对心血管活动的调节是通过各种心血管反射完成的。

(1)血管的神经支配。除毛细血管外,血管壁都有 VSMCs 分布。绝大多数 VSMCs 都受自主神经支配,其活动受神经调节。而毛细血管前括约肌上神经分布很少,其活动主要受局部组织代谢产物影响。支配 VSMCs 的神经纤维统称为血管运动神经纤维,又可分为:① 缩血管神经纤维:是交感神经纤维,一般又称为交感缩血管纤维,其末梢释放的神经递质为去甲肾上腺素。VSMCs 有 α 和 β 两类肾上腺素能受体。去甲肾上腺素与 α 肾上腺素能受体结合,使 VSMCs 收缩;而去甲肾上腺素与 β 肾上腺素能受体结合,使 VSMCs 舒张。然而,去甲肾上腺素与 α 肾上腺素能受体结合的能力要比与 β 肾上腺素能受体结合的能力强,故交感缩血管纤维兴奋时引起缩血管效应。人体内多数血管只接受交感缩血管纤维的单一神经支配。② 舒血管神经纤维:体内有一部分血管除接受缩血管纤维支配外,还接受舒血管纤维支配。舒血管神经纤维主要包括交感舒血管神经纤维(支配犬和猫的骨骼肌微动脉)、副交感舒血管神经纤维(支配脑膜、唾液腺、胃肠道的外分泌腺和外生殖器等处的 VSMCs)、脊髓背根舒血管纤维(分布于皮肤)和血管活性肠肽神经元(支配汗腺和颌下腺等)。这些舒血管神经纤维的末梢释放乙酰胆碱等神经递质,引起舒血管效应。

(2)心血管中枢。神经系统对心血管活动的调节是通过各种神经反射来完成的。我们将中枢神经系统中控制心血管活动神经元集中的部位,称为心血管中枢。它们分布在从脊髓到大脑皮层的各个层面上,各具不同的生理功能,且又相互紧密联系,使整个心血管系统的活动协调一致,并与整个机体的活动相适应。

延髓心血管中枢的神经元位于延髓的心迷走神经元和控制心交感神经和交感缩血管神经活动的神经元。一般认为,它是最基本的心血管中枢,至少可以包括:缩血管区、舒血管区、心抑制区和传入神经"中转站"。

延髓以上的脑干部分、大脑和小脑等部位也存在与心血管活动调节有关的神经元,它们组成了更为高级的心血管中枢,可以把心血管活动与机体的其他功能之间进行复杂的整合。下丘脑就是一个非常重要的整合部位,在体温调节、摄食、水平衡和情绪反应的整合中都包括了对相应的心血管活动的调节。大脑皮层,尤其是边缘系统的结构又能够调控下丘脑和脑干其他部位的心血管神经元的活动,并和机体其他生理活动协调。

(3)心血管反射。当机体处于不同的生理状态或机体的内外环境发生变化时,可引起各种心血管反射,使心输出量和各器官血管的收缩状态发生相应的改变,血压也可发生变动,使血液循环功能能够适应机体所处的状态或环境变化。主要的心血管反射有:① 颈动脉窦和主动脉弓压力感受反射:颈动脉窦(位于颈内动脉起始部)和主动脉弓血管外膜下有感觉神经末梢,为动脉压力感受器,可感受血管壁的机械牵张程度。当动脉血压升高,动脉壁被牵张程度升高,兴奋压力感受器,使其发放传入冲动增多,通过传入神经与心血管中枢联系,使心迷走活动加强,心交感和交感缩血管活动减弱,导致心率减慢,心输出量减少,外周血管阻力降低,使血压下降,反之亦然。② 颈动脉体和主动脉体化学感受性反射:在颈总动脉分叉处和主动脉弓区存在一些特殊的感受装置,称为颈动脉体和主动脉体化学感受器。当血液的某些化学成分发生变化时,如缺氧、CO_2 分压过高、H^+ 浓度过高等,可以刺激这些感受装置,其感觉信号分别由传入神经与心血管中枢和呼吸中枢联系,其主要效应是呼吸加深加快,可间接地引起心率加快、心输出量增加、外周血管阻力增大、血压升高。化学感受性反射在平时并不对心血管活动起明显的调节作用,只有在低氧、窒息、失血、动脉压过低和酸中毒等情况下才发挥作用。③ 心肺感受器引起的心血管反射:在心房、心室和肺循环大血管壁存在许多感受器,总称为心肺感受器。当血压升高或心房血容量增多,这些感受器可以感受血管壁或心房壁的机械牵张。另一方面,一些化学物质,如前列腺素、缓激肽等也能刺激心肺感受器。大多数心肺感受器受刺激后引起的反射效应是交感活动降低、心迷走活动加强,导致心率减慢、心输出量减少、外周阻力降低、血压下降[8]。

2.4.3.2 体液调节

心血管活动的体液调节是指血液和组织中一些化学物质影响心肌和血管细胞的功能,

从而起调节作用。这些体液因素中,有些可通过血液携带,在心血管系统起广泛作用;有些则在局部组织中形成,主要作用于局部血管,对局部组织的血流起调节作用。

(1)肾素-血管紧张素系统。肾素(renin)是由肾近球细胞分泌的一种蛋白酶,经肾静脉进入血液循环。由肝脏合成和释放的肾素底物-血管紧张素原,在肾素的作用下产生血管紧张素Ⅰ,它又在血浆和组织中的血管紧张素转换酶作用下,产生血管紧张素Ⅱ。血管紧张素Ⅱ又在血浆和组织中的血管紧张素酶A作用下,成为血管紧张素Ⅲ(见图2-10)。血管紧张素Ⅰ对于体内多数组织细胞不具备活性,而血管紧张素Ⅱ是已知的最强的缩血管活性物质之一。它作用于VSMCs,使全身微动脉收缩,动脉血压升高。血管紧张素Ⅱ还可以作用于肾上腺皮质、肾和脑等器官的细胞,产生相应的生理效应。

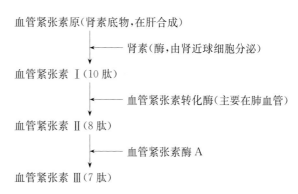

图2-10 肾素-血管紧张素系统示意图
Figure 2-10 The schematic diagram of renin-angiotensin system

(2)血管升压素。血管升压素(vasopressin)是在下丘脑内合成,经下丘脑垂体束,作为垂体后叶激素进入血循环。血管升压素在肾集合管可促进水的重吸收,故又称为抗利尿激素。血管升压素作用于VSMCs相应受体,引起血管平滑肌收缩,是已知的最强的缩血管物质之一,对于保持体内细胞外液量和血浆渗透压的稳态和动脉血压的稳态有重要作用。

(3)肾上腺素与去甲肾上腺素。血液循环中的肾上腺素与去甲肾上腺素主要来自肾上腺髓质的分泌,在化学结构上同属儿茶酚胺。肾上腺素能神经末梢释放的递质儿茶酚胺也有一小部分进入血液循环。由于肾上腺素与去甲肾上腺素和不同的肾上腺素能受体(分α和β两类,再可分若干亚型)的结合能力不同,它们对心脏和血管的作用有许多共同点,又不完全相同。在心脏,肾上腺素与β肾上腺素能受体结合,产生正性变时和变力作用,使心输出量增加。在血管,肾上腺素的作用取决于VSMCs上α和β肾上腺素能受体分布的多少,α肾上腺素能受体占优势,肾上腺素与之结合,产生缩血管作用;反之,β肾上腺素能受体占优势,小剂量的肾上腺素与之结合,产生舒血管作用。

(4)激肽释放酶-激肽系统。激肽释放酶(kallikrein)是体内的一类蛋白酶,可使某些蛋白质底物激肽原分解为激肽(kinin)。激肽释放酶分两类:一类在血浆中,称为血浆激肽释放酶;另一类在肾、唾液腺和胰腺等器官组织内,称为组织激肽释放酶。在循环血液中,血浆激肽释放酶作用于大分子的激肽原,使之水解,产生缓激肽。在肾、唾液腺和胰腺等器官组织内,组织激肽释放酶作用于血浆中的小分子激肽原,产生赖氨酸缓激肽,也称血管舒张素。在循环血液中,缓激肽和血管舒张素等参与对动脉血压的调节,使血管舒张、血压降低。

(5)心血管系统分泌的血管活性物质。心血管系统不仅具有物质运输、血液与组织液之间物质交换和屏障功能,而且心肌细胞、ECs、VSMCs、血管外膜细胞、脂肪细胞以及各种血细胞等均可分别合成和释放许多生物活性物质,以激素样的血行分泌、局部的旁分泌或自分泌等方式,参与心血管与机体其他功能的调节,维持机体生理功能的稳态。这些生物活性物质主要有:① 心房钠尿肽(atrial natriuretic peptide)是由心房细胞合成与释放的一类多肽。心房钠尿肽可使血管舒张,外周阻力降低,也可使每搏输出量减少,心率减慢,故心输出量减少。心房钠尿肽作用于肾的受体,可以使肾排水和排钠增多。此外,它还能抑制肾的近球细胞释放肾素,通过肾素-血管紧张素-醛固酮系统(the renin-angiotensin-aldosterone system),抑制肾上腺球状带细胞释放醛固酮;在脑内,它可以抑制血管升压素释放。这些作用都可导致体内细胞外液量减少,血压降低。② 血管细胞分泌的活性多肽:主要包括具有强烈的缩血管功能的内皮素(endothelin,ET)、内源性舒血管的降钙素基因相关肽(calcitonin gene related peptide,CGRP)和具有强而持久降血压作用的肾上腺髓质素(adrenomedulin,ADM)等。③ 血管细胞分泌的气体信号分子:在生物体及细胞内存在复杂多样的信号途径,其中气体信号分子以其独有的可连续产生、传播迅速和弥散快等特点引起广泛关注。内源性气体分子一氧化氮(NO)首先被发现具有舒血管功能。之后,一氧化碳(CO)和硫化氢(H_2S)相继被发现可分别经血红素和含硫氨基酸代谢产生,具有广泛的生物学效应,且都参与血管舒缩功能的调节。④ 血管细胞分泌的磷脂类活性分子:主要有溶血磷脂酸(lysophosphatidic acid,LPA)和前列腺素(prostaglandin,PG)等,也都具有调节心血管功能的作用。此外,随着分子生物学和功能基因组学等方法学的进步,又有一些新的血管活性物质被发现,例如,尾加压素Ⅱ(urotensin Ⅱ,UⅡ)、Apelin 和偶联因子 6(coupling factor 6,CF6)等。

2.4.3.3 力学因素调节

心血管系统可以视为是一个以心(机械泵)为中心的力学系统。血液循环过程包含着血液流动、血细胞和血管的变形、血液和血管的相互作用等,其中均蕴藏着丰富的力学规律。在心血管系统中,左心室射出的脉动血流可对血管壁产生 3 种主要力学刺激:① 沿血管长轴的切应力(shear stress)。② 周向张应力(circumferential stress),即周向牵张(cyclic stretch),血管相应的变形为周向张应变。③ 法向应力(normal stress),即压力[9]。

ECs 和 VSMCs 是血管壁的主要细胞成分,在血管的生理病理活动中起极为重要的作用。普遍认为,ECs 以承受切应力为主,也受周期性牵张的影响,VSMCs 则主要受周期性牵张的影响。以 ECs 为例,其管腔面与血流直接接触,受到血流切应力和周期性张应变的直接作用。ECs 除了感受化学配体的作用以外,对力学刺激也做出敏感的响应。ECs 可感受血流切应力和周向张应变刺激,将力学信号转导(mechanotransduction)为生物化学信号,激活细胞内的信号通路,从而改变基因和蛋白质表达,进而调控细胞的形态与功能(见图 2-11)。

临床研究也表明,动脉粥样硬化斑块易发于动脉的分叉和弯曲处,而这些部位恰恰是血流紊乱的区域,血管受到低切应力或扰动切应力等异常血流动力学因素作用。很显然,力学因素对心血管系统的调节作用也是直接而明显的。力学因素对 ECs 和 VSMCs 生物学行为的影响及其机制是血管细胞力学生物学需要深入探讨的重要科学问题。

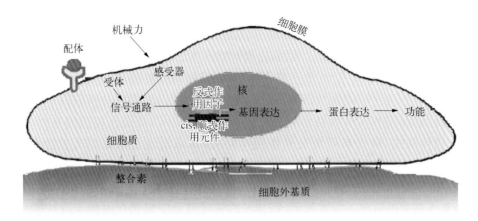

图 2 - 11　细胞力学响应示意图

Figure 2 - 11　The schematic diagram of mechanical response of cell

2.5　血管的病理基础

2.5.1　高血压

高血压(hypertension)是人类最常见的心血管疾病之一。高血压可分为原发性高血压(primary hypertension)和继发性高血压(secondary hypertension),后者又称症状性高血压(symptomatic hypertension)。原发性高血压是一种病因未明的、以体循环动脉血压升高(收缩压 > 140 mmHg 和/或舒张压 > 90 mmHg)为主要表现的独立性全身性疾病,全身细小动脉硬化是其基本病变,常继发心、脑、肾及眼底病变,并伴有相应的临床表现。继发性高血压(占 5%～10%)是指患有某些疾病时出现的血压升高,如慢性肾小球肾炎、肾动脉狭窄、肾盂肾炎所引起的肾性高血压;嗜铬细胞瘤和肾上腺肿瘤所引起的内分泌性高血压,这种血压升高是某种疾病的一种体征。

原发性高血压在我国的患病率已达 25%,且呈上升趋势,多见于 30～40 岁以后的中老年人,其主要并发症为脑卒中、冠心病和心肾衰竭等。在地理分布上,东北平均高于西南、东南地区,东部高于西部地区。男女患病率无明显差异。我国每年心脑血管疾病患者死亡约为 300 万人,其中半数以上与高血压相关。我国每年用于高血压治疗的费用高达 480～720 亿元[10]。研究高血压的发病机制以及防治具有十分重要的科学意义和社会价值。

2.5.1.1　高血压的主要病因与发病机制

原发性高血压的病因与发病机制十分复杂,经过多年的研究,虽有很大的进展,但其机制尚未完全阐明。

(1)主要发病因素。高血压的病因尚不完全清楚,但下列因素被认为与其发生有密切的关系:① 遗传因素:约有 75% 的原发性高血压患者有家族史,即具有明显的家族集聚性。

双亲有高血压病史的高血压患病率比无高血压家族史者高 2~3 倍,比单亲有高血压史的患病率高 1.5 倍。目前,已经发现大约 10 种符合孟德尔遗传定律的单基因遗传学高血压,如糖皮质激素可治性醛固酮增多症等。然而,这类高血压所占比例小,更多的高血压是一种多基因疾病,异质性强。多基因参与、单一基因作用弱、发病与外界环境和生活方式密切相关等特点。近年来,在人类基因组计划完成基础上开展的全基因组关联分析研究(genome wide association studies,GWAS)也在不同的人群中发现了不少与高血压相关的基因,但也存在人群局限、遗传缺失、缺失与环境交互作用等问题,尚未发现直接影响高血压的基因[10]。② 环境因素:包括饮食、寒冷、噪声、海拔高度、纬度、空气污染和社会心理因素等都在高血压的发病中起重要作用。大量研究表明,盐(Na^+)的摄入量与高血压的患病率呈正相关,但也并非所有人都对钠敏感。调查表明,精神长期或反复处于紧张状态的人或从事相应职业的人,可使大脑皮质功能失调,失去对皮层下血管舒缩中枢的调控能力,当血管舒缩中枢产生持久的以收缩为主的兴奋时,可引起全身细、小动脉痉挛而增加外周血管阻力,使血压升高。③ 神经内分泌因素:一般认为,小动脉的交感神经纤维兴奋性增强是高血压发病的主要神经因素。缩血管递质(去甲肾上腺素、神经肽 Y 等)和舒血管神经递质(降钙素基因相关肽、P 物质等)具有升压或降压作用[11]。

(2) 主要发病机制。原发性高血压的发病机制尚未完全清楚,综合各种学说,其主要有:① 各种因素引起的 Na^+ 潴留:由于 Na^+ 在体内过多,引起水潴留,细胞外液增加,致心输出量增加,血压升高,如盐摄入过多、遗传缺陷引起的肾素-血管紧张素系统基因多种缺陷等,均可导致肾性 Na^+ 水潴留,发生高血压。② 外周血管功能和结构异常:凡是能引起外周血管收缩物质,如肾素、儿茶酚胺和内皮素等增多的因素,都可以通过缩血管作用使血管口径缩小,从而使外周阻力增加,导致血压升高。例如,交感神经兴奋可通过分泌大量的去甲肾上腺素(儿茶酚胺类),作用于细小动脉 VSMCs 受体,引起细小动脉收缩或痉挛,使血压升高。交感神经兴奋的缩血管作用可导致肾缺血,刺激球旁装置的细胞分泌肾素增加,在血管紧张素活化酶的作用下形成血管紧张素 Ⅱ 增加,可直接引起细小动脉强烈收缩,使血压升高。血管紧张素 Ⅱ 还能刺激肾上腺皮质分泌醛固酮,进而引起 Na^+ 水潴留,增加血容量,使血压升高。外周血管结构发生变化。由于外周血管壁中膜 VSMCs 增殖和肥大,使血管壁增厚、管腔缩小,外周阻力增加,血压升高[11]。

(3) 周期性张应变与血管重建。正常生理状态下,在体大动脉的周向张应变在 5% 左右,而在高血压的病理状态下,动脉所承受的应力持续增高,高血压患者的肱动脉承受的张应变可高达 15%[12,13]。高血压时,血管 ECs 和 VSMCs 在增高的张应变的作用下,细胞发生形变,细胞膜的整合素、离子通道等结构变化并转导力学信号引起生化反应,激活下游的细胞信号通路,进而调控细胞核内相关基因和蛋白表达,从而改变细胞的结构和功能,诱导血管重建(remodeling)[14-16]。然而,高血压血管重建的力学生物学机制尚未完全清楚。

2.5.1.2 高血压的主要病理变化

原发性高血压绝大多数病程长,进展缓慢,可达十余年或数十年,故又称良性高血压(benign hypertension)或缓进(慢)性高血压(chronic hypertension),按其病变的发展可分为

3期[11]：① 机能紊乱期：为早期阶段。全身细小动脉间歇性痉挛收缩、血压升高，因动脉无器质性病变，痉挛缓解后血压可恢复正常。临床表现血压升高，但常有波动，可伴有头晕、头痛，经过适当休息和治疗，血压可恢复正常。② 动脉病变期：主要表现为肾的入球动脉和视网膜等细动脉、肾小叶间动脉、弓状动脉及脑动脉等肌性小动脉和主动脉及其主要分支硬化。③ 内脏病变期：血压持续升高，外周阻力增大，心肌负荷增加，左心室代偿性肥大；而晚期当左心室代偿失调，心肌收缩力降低，逐渐出现心腔扩张，严重时可发生心力衰竭。上述病变，称为高血压性心脏病（hypertensive heart disease）。高血压时，由于入球小动脉和肌性小动脉的硬化，管壁增厚，管腔狭窄，致病变区的肾小球缺血发生纤维化和玻璃样变性，相应的肾小管因缺血而萎缩、消失，出现间质纤维组织增生和淋巴细胞浸润。皮髓质界限模糊，肾盂和肾周围脂肪组织增多。严重时可发生肾功能衰竭。高血压时，由于脑小动脉硬化和痉挛，局部组织缺血，毛细血管通透性增加，脑水肿，发生高血压脑病（hypertensive encephalopathy）。其临床表现为头痛、头晕、眼花、呕吐、视力障碍等；同时也可发生多数小坏死灶，组织液化坏死，形成质地疏松的筛网状病灶，后期坏死组织被吸收，由胶质细胞增殖来修复，形成脑软化（softening of brain）。高血压最严重的且致命性的并发症是脑出血（cerebral hemorrhage）。脑出血常发生于基底核、内囊，其次为大脑白质、脑桥和小脑。由于脑血管的细、小动脉硬化使血管壁变脆，当血压突然升高时引起破裂出血，亦可由于血管壁弹性下降，局部膨出形成小动脉瘤和微小动脉瘤，当血压突然升高时，致小动脉瘤和微小动脉瘤破裂出血。临床表现为脑出血常因出血部位的不同、出血量大小不同而临床症状不同，如内囊出血可引起对侧肢体偏瘫而感觉消失等。高血压时，视网膜中央动脉发生细动脉硬化。眼底检查可见血管迂曲，反光增强，动静脉交叉处出现压痕。严重者视盘水肿，视网膜出血，视力减退。

2.5.2　动脉粥样硬化

动脉硬化（arteriosclerosis）指动脉壁增厚变硬、失去弹性的一类疾病，包括动脉粥样硬化（atherosclerosis，AS）、细动脉硬化（arteriolosclerosis）和动脉中层钙化（medial calcification）。动脉粥样硬化是危害人类健康的最常见的心血管系统疾病。动脉粥样硬化主要累及大、中动脉，基本病变是动脉内膜的脂质沉积、内膜灶状纤维化、粥样斑块形成，致管壁变硬、管腔狭窄，并引起一系列继发性病变，特别是发生在心和脑等器官，可引起缺血性改变。我国的动脉粥样硬化发病率仍呈上升趋势，多见40岁以上男性和绝经期后的女性，常伴有高血压、高脂血症或糖尿病等，为老年人的主要病死原因之一。

2.5.2.1　动脉粥样硬化的主要病因与发病机制

（1）危险因素。动脉粥样硬化的确切病因仍不清楚，大量流行病学资料表明下列因素被视为主要危险因素：① 高脂血症：高脂血症是指血浆总胆固醇和（或）甘油三酯的异常增高。动脉粥样硬化病变中的脂质来源于游离胆固醇及胆固醇脂、甘油三酯、磷脂和载脂蛋白B的浸润。血浆低密度脂蛋白（low-density lipoprotein，LDL）水平的持续升高和高密度脂蛋白（high-density lipoprotein，HDL）水平的降低与动脉粥样硬化的发病率呈正相关。甘油三酯对动脉粥样硬化的发生也有重要促进作用。目前认为,氧化 LDL(oxidized LDL,OX - LDL)是最重要的致粥样硬化因子,是损伤内皮细胞和平滑肌细胞的主要因子。② 高血压:高血压主要通过血流动力学作用,引起血管内皮的损伤和功能障碍,使内膜对脂质的通透性增加,脂质蛋白渗入内膜,单核细胞黏附并迁入内膜,血小板的黏附以及中膜 VSMCs 增殖并迁入内膜等变化,均可促进动脉粥样硬化的发生。③ 吸烟:吸烟引起动脉粥样硬化的机制一般认为与一氧化碳、尼古丁和镉等有害物质有关。吸烟者 HDL 呈明显下降且有量效关系。吸烟可使 LDL 暴露于烟中的自由基,从而促进 LDL 氧化。④ 糖尿病:糖尿病患者动脉粥样硬化的发生率比非糖尿病者高 2~3 倍。糖尿病导致脂代谢紊乱、血小板功能异常和代谢障碍均可引起动脉粥样硬化发生。⑤ 遗传因素:家族性高胆固醇血症和家族性高甘油三酯血症等遗传学疾病均可以导致血脂代谢紊乱。⑥ 其他因素:动脉粥样硬化的发生随年龄的增长而增加。女性在绝经期前发病率低于同年龄组男性。肥胖易患高脂血症、高血压和糖尿病,间接促进动脉粥样硬化的发生。此外,体力活动少者、精神紧张者以及高半胱氨酸血症患者的动脉粥样硬化发生率显著增高[11]。

(2)主要发病机制。动脉粥样硬化的发病机制尚未完全清楚,综合各种学说,主要有:① 损伤应答:各种原因,如机械应力、LDL、高胆固醇血症、吸烟、毒素、病毒等引起血管 ECs 损伤,损伤的内皮细胞分泌生长因子,如单核细胞趋化蛋白 1(monocyte chemoattractant protein 1,MPC - 1)、血小板源性生长因子(platelet derived growth factor,PDGF)、转化生长因子 β(transforming growth factor β,TGF - β),吸引单核细胞(monocyte)聚集、黏附于内皮,并迁入内皮下间隙,经其表面的清道夫受体等介导,不断地摄取已进入内膜发生氧化的脂质,形成单核细胞源性泡沫细胞(foamy cells)。ECs 损伤促进其更新、增殖并分泌生长因子,从而激活动脉中膜 VSMCs,VSMCs 增殖、转化并迁入内膜下,分泌细胞因子以及合成细胞外基质,经其表面受体介导而吞噬脂质,形成 VSMCs 源性泡沫细胞(见图 2 - 12)。② 血浆脂蛋白浸润:研究认为,动脉粥样硬化的发生是血浆中含量高的脂质沉积在动脉内膜并刺激结缔组织增生的结果。高脂血症引起的 ECs 损伤,其通透性增加使血液中的脂质易于沉积在内膜,引起巨噬细胞的清除反应和中膜 VSMCs 增殖形成粥样斑块。③ 单核巨噬细胞作用:动脉粥样硬化形成中,单核巨噬细胞进入内皮下,通过吞噬作用,摄入大量的胆固醇,成为泡沫细胞。被激活的单核巨噬细胞可以释放多种生长因子和细胞因子,促进中膜 VSMCs 增殖和迁移。在动脉粥样硬化病变中可见 T 淋巴细胞的浸润,T 淋巴细胞是通过巨噬细胞的相互作用,参与炎症免疫反应,促进动脉粥样硬化病变形成。④ 炎症因子:趋化因子、黏附分子和细胞因子等炎症因子在动脉粥样硬化发生中有重要作用。趋化因子在天然免疫和适应性免疫反应中均有促进白细胞向炎症或损伤部位聚集的作用,它们不仅在动脉粥样硬化早期有促进单核细胞聚集的作用,而且还与巨噬细胞在斑块中的滞留过程有关,参与斑块的发展。白细胞在血管壁内的募集是动脉粥样硬化发生的第一步。白细胞侵入血管壁至少要经过俘获、滚动、黏附和迁移几个步骤。选择素、选择素配体、免疫球蛋白家族和整合素等黏附分子在白细胞进入血管壁的各个步骤中均发挥重要作用。在动脉粥样硬化早期,细胞因子改变 ECs 的通透性,促进内膜下脂质沉积和白细胞迁移。在动脉粥样硬化进展阶段,细胞因子促进细胞凋亡和细胞外基质降解,使斑块变得不稳定。另外,模式识别受体

（pattern recognition receptor，PRR）中的 Toll 样受体（toll-like receptor，TLR）以及有脂质激活作用的转录因子，如过氧化物酶增殖体激活受体（peroxidase proliferator activated receptor，PPAR）都被认为是重要的炎症调节因子，在动脉粥样硬化的发生发展中发挥重要作用。此外，氧化应激也参与了动脉粥样硬化从脂纹形成到斑块的不稳定和破裂的整个过程[11,17]。

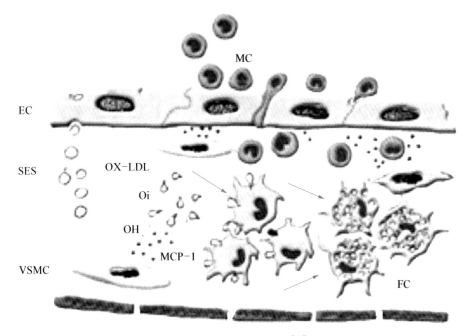

图 2-12 单核细胞迁移入血管内膜与泡沫细胞形成模式图[11]

Figure 2-12 The schematic diagram of monocytes migrate into the intima, and foamy cells formation

（3）低切应力与动脉粥样硬化。在动脉粥样硬化发生发展中，血流动力学因素是必须要考虑的重要因素。在正常生理状态下，大动脉的血流切应力在 $10\sim70$ dyn/cm² （1 dyn＝10^{-5} N）之间。切应力作为血流动力学的关键因素之一，在维持血管生理稳态、调节血管细胞的结构和功能方面发挥十分重要的作用。正常的层流切应力对于血管生理的调节和 ECs 功能的完整性、避免动脉粥样硬化的发生至关重要[9,18,19]。

研究表明，动脉粥样硬化易发生在血管的分支和弯曲部位，如颈动脉、冠状动脉、肾动脉和髂动脉等。这些部位的特点是血流从正常的层流转变为扰动流，血液切应力不均匀而且分布不规则[20,21]。在这些区域，切应力一般为 4 dyn/cm² 左右（见图 2-13）。扰动流、低切应力和往复切应力可以增加促动脉粥样硬化的基因和蛋白表达。低切应力通过诱导血管壁的氧化应激反应和炎症发生，从而促进动脉粥样硬化斑块形成。扰动流在动脉系统内，不仅促进动脉粥样硬化发生，还可以引起术后血管再狭窄、静脉动脉化移植失败、动脉瓣膜钙化；在静脉系统内引起血液反流、回流障碍、由于血液停滞所引起的静脉炎症和血栓，以及慢性静脉疾病。然而，低切应力调控动脉粥样硬化血管重建的力学生物学机制尚未完全阐明[22]。

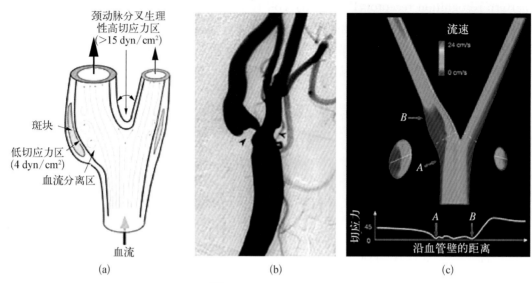

图 2 - 13 切应力与动脉粥样硬化的局灶性[21]

(a) 颈动脉分叉处动脉粥样硬化斑块趋向于易发生在血管分叉的外壁以及血液流场的示意图；(b) 为临床栓塞性脑中风老年患者的颈动脉造影，示颈动脉分叉处出现斑块（箭头所指处）；(c) 系基于临床图像的血流动力学计算分析的颈动脉应力分布结果。与图(b)恰好对应，示易患动脉粥样硬化的动脉外侧壁局部为低切应力（蓝色），而不易患动脉粥样硬化的动脉分叉内侧处的切应力稍高（黄绿色）

Figure 2 - 13 Localization of atherosclerosis lesion and shear stress

2.5.2.2 动脉粥样硬化的主要病理变化

动脉粥样硬化(AS)的主要病理变化包括：

（1）脂纹。脂纹为动脉粥样硬化肉眼可见的最早病变，常见于主动脉后壁及其分支出口处，为点状或条纹状黄色不隆起或微隆起于内膜的病灶。光镜下，病灶处的内膜下有大量泡沫细胞聚集。电镜下可将泡沫细胞分为巨噬细胞源性泡沫细胞和肌源性泡沫细胞。

（2）纤维斑块。纤维斑块由脂纹发展而来。肉眼下，内膜面散在不规则隆起的斑块，颜色从浅黄或灰黄色变为瓷白色。光镜下，病灶表层为大量胶原纤维，胶原纤维可发生玻璃样变性。VSMCs 增殖并分泌大量细胞外基质形成厚薄不一的纤维帽，脂质逐渐被埋藏在深层。在纤维帽之下可见数量不等的泡沫细胞、VSMCs、细胞外基质和炎性细胞。

（3）粥样斑块。粥样斑块(atheromatous plaque)是由纤维斑块深层细胞的坏死发展而来。肉眼可见，在切面上，斑块的管腔面为白色质硬组织，深部为黄色或黄白色质软的粥样物质。光镜下，在纤维帽之下含有大量不定型的坏死崩解产物、胆固醇结晶和钙盐沉积，斑块底部和边缘出现肉芽组织，少量淋巴细胞和泡沫细胞，中膜因斑块压迫、VSMCs 萎缩、弹力纤维破坏而变薄。

（4）复合病变。复合病变是指在纤维斑块和粥样斑块基础上继发的病变，主要有：① 斑块内出血：斑块内新生的血管破裂出血，形成血肿，血肿使斑块进一步隆起，甚至完全闭塞管腔，导致急性供血中断。② 斑块破裂：斑块表面的纤维帽破裂，粥样物（坏死物和脂质）逸入血流，可形成栓子，引起栓塞。③ 血栓形成：破裂的斑块所形成的溃疡，由于胶原暴露,可促进血栓形成,致动脉管腔阻塞进而引起器官梗死。④ 钙化:在纤维帽和粥瘤病灶内可见钙盐沉积,致血管壁钙化,变硬并变脆。⑤ 动脉瘤形成:严重的粥样斑块底部的中膜VSMCs 可发生不同程度的萎缩和弹性下降,在血管内压力的作用下,动脉壁局限性扩张,形成动脉瘤(aneurysm),动脉瘤破裂可致大出血。一些中等动脉可因粥样斑块,管腔狭窄,导致相应器官发生缺血性病变[11,17]。

动脉粥样硬化可以累及全身大、中动脉,导致相应的器官严重病变,如冠状动脉粥样硬化是引起冠状动脉性心脏病(简称冠心病)的最主要的病因,可造成急性心肌供血中断,导致心绞痛和心肌梗死等,成为心源性猝死的原因。颈动脉和脑动脉粥样硬化,管腔狭窄,脑组织供血不足而发生脑萎缩,严重时可致智力减退,甚至痴呆。斑块继发血栓形成或斑块破裂形成栓子,造成栓塞而致脑梗死。脑血管动脉粥样硬化病变形成动脉瘤,小动脉瘤破裂出血引起脑出血。这些病变又是脑卒中的原因。

2.5.3　血管再狭窄

心肌缺血梗死发生后,尽早恢复心肌灌注是降低死亡率、改善预后的有效措施。经皮冠状动脉介入治疗(percutaneous coronary intervention,PCI)自应用以来已成为临床治疗缺血性心脏病的主要手段。以支架植入术为代表的 PCI 可以恢复患者缺血部位的血运,改善心肌缺血状态,提高心功能,显著降低心血管事件的发生率。然而,PCI 也有弊端,最突出的就是部分患者术后中远期出现血管再狭窄,即支架内再狭窄(in-stent restenosis)。

2.5.3.1　血管再狭窄的概念及分类

血管再狭窄是指 PCI 术后即刻获得,晚期丢失,致使其管腔直径减少 50% 以上。一般 PCI 术后 1~3 月是血管再狭窄发生的高峰期,多数发生在半年以内,极少数发生在 12 个月以后。

血管再狭窄依据判断方法可分为 3 类:① 组织学再狭窄是指发生在血管壁内细胞水平的变化,主要是在动物实验和尸检时根据内弹力板包绕的面积来判断。② 造影再狭窄特指PCI 术后经冠状动脉造影证实血管再次狭窄,管腔狭窄程度大于 50%,可以用肉眼分析冠脉造影的图像或使用冠状动脉定量测量技术测定。③ 临床再狭窄是指与靶血管相关的靶病变部位再次血运重建、心肌梗死或心源性死亡。与组织学及造影检查相比,临床判断结果,如心绞痛复发、心脏负荷试验阳性、再次血运重建、心肌梗死和心源性死亡等对患者的预后影响更为重要[23]。

此外,血管支架植入术后患者的年龄、性别、是否吸烟、饮酒以及是否有高血压、糖尿病和血管再狭窄史都对疾病的预后和血管再狭窄有重要影响。血管再狭窄是个多因素参与的复杂过程,部分血管再狭窄患者具有明显的遗传倾向,提示遗传学因素也是影响血管再狭窄的危险因素之一。

2.5.3.2　血管再狭窄发生的机制

血管再狭窄的病理过程主要包括:血栓形成、炎症反应、VSMCs 增殖、ECM 形成和血管重建等 5 个阶段[23]。一般认为,支架植入后血管再狭窄的主要机制是 VSMCs 增殖、迁移和内膜增生。

(1) 血管内皮损伤与血栓形成。ECs 覆盖在血管内膜表面,是血液和组织之间的天然屏障,是维持血管完整性和正常血液流动及功能的重要条件。PCI 术可导致 ECs 机械性损伤、血管内膜的撕裂、基底膜暴露,从而促进局部血栓的形成。血栓形成一般发生在术后 1~12 h 内,是血管内皮剥脱后出现的早期继发事件。血栓形成后,可诱导多种生长因子的释放,包括 PDGF、TGFβ、血管内皮生长因子(vascular endothelial growth factor,VEGF)和胰岛素样生长因子 1(insulin-like growth factor 1,IGF1)等,这些生长因子通过作用于不同的细胞,在血管再狭窄中发挥重要作用。

(2) 炎症反应。研究显示,PCI 术后 48 h 内,即出现急性炎症反应。支架植入造成的血管机械性损伤可诱导局部炎症反应,炎症反应部位主要有组织细胞、淋巴细胞、中性粒细胞、单核巨噬细胞等,通过释放大量生长因子和炎性因子,进而刺激 VSMCs 的增殖与迁移、ECM 的合成、内膜增厚等,最终诱导再狭窄的发生。

(3) VSMCs 增殖与迁移。血管中膜的 VSMCs 在出生后发育过程中具有高度的可塑性。VSMCs 有收缩型(即分化型)和合成型(即去分化型)2 种表型[24]。正常成人血管壁以收缩型 VSMCs 为主,它是引起血管收缩的主要效应细胞。但是在一些病理状态下,收缩型 VSMCs 可以去分化成为合成型 VSMCs,收缩能力逐渐下降甚至消失,显示出较强的增殖能力以及合成分泌 ECM 的能力,参与血管壁的形成和修复。血管再狭窄形成过程中,VSMCs 表型转换、增殖和迁移是促进内膜新生的关键环节。PCI 术致血管内膜损伤后 24 h 内即可观察到中膜 VSMCs 开始增殖,48 h 达高峰;数天后,部分增殖的中膜 VSMCs 开始向内膜迁移,迁移至内膜的 VSMCs 进一步增殖并分泌 ECM,成为新生内膜的主要细胞成分。内膜处 VSMCs 的增殖可持续 1 年左右,直到管腔完全闭塞[23]。此外,新生内膜处的 VSMCs 除了来自血管中膜外,还有一部分由血管外膜成纤维细胞迁移而来,变成肌成纤维细胞。来自骨髓的血管平滑肌祖细胞可能也参与了血管内膜新生。

(4) 血管支架与血管再狭窄。血管支架本身的材料、结构以及植入过程对血管再狭窄的发生有十分重要的影响。从 1957 年就开始使用的金属裸支架,由于生物相容性差,对再狭窄影响大而被药物涂层支架所取代。药物涂层支架是在金属支架或其他材料的支架表面涂以聚合物,进而结合抑制血管内膜增生的药物或抗体,当支架植入病变血管撑开后,药物缓慢释放入血管局部,以防止血管再狭窄的发生。但是,药物涂层支架也存在血浆血小板活化因子水平升高、血栓形成、炎症反应和不同年龄患者疗效差异大等问题。另外,药物涂层支架待药物释放完毕后,剩下的金属支架在体内长期存在容易引发内膜增生,导致血管再狭窄。因此,新一代的生物可降解支架就应运而生。生物可降解支架应用聚乳酸、聚羟基乙酸和聚乙酸丙酯等医用高分子降解材料,具有良好的生物相容性,可达到在血管内短期即被吸收,降解为无毒产物。这种支架对血管提供暂时性的支撑作用,无长期并发症,同时支架可作为药物载体,通过控制材料的降解速度来控制药物释放的速度,降低血管再狭窄的发生率。然而,这类支架也存在强度较弱、尺寸较大、X 线下不显影和易致血栓等问题,有待改进。血管支架支撑力、延展性、柔顺性和覆盖性等也影响血管再狭窄的发生。血管支架植入对血管局部血流动力学的影响也是必须要考虑的重要因素。此外,血管支架植入手术过程中的支架膨胀不全、断裂以及支架脱载与移位等问题也对血管再狭窄有重要影响[23,24]。

2.5.4 动脉瘤

动脉瘤(aneurysm)是指动脉壁因局部病变(可因薄弱或结构破坏)而向外膨出,直径达正常毗邻动脉段1.5倍以上,形成永久性的局限性扩张。动脉系统的各个部位均可扩张形成动脉瘤,如胸主动脉、腹主动脉、脑动脉和四肢的动脉等。

主动脉瘤根据病因可分为以下几类:① 非特异性(或称退化性)脉瘤,无特异性病因,最常发现于高龄合并动脉粥样硬化者的腹主动脉,即通常所谓的动脉粥样硬化性动脉瘤。② 原发性结缔组织异常相关性动脉瘤,最多见于马方综合征(Marfan syndrome),由15号染色体上的微纤维蛋白-1基因的变异引起,临床主要表现为近端主动脉扩张、夹层动脉瘤、眼晶状体脱位、硬脊膜膨出。③ 全身性异常混杂因素相关性动脉瘤,如局灶性中膜发育不良和结节性硬化等。④ 机械因素(血流动力学相关性)动脉瘤,主要发生于动脉狭窄远端,由于动脉侧壁压力、异常剪切应力及震颤增强而扩张形成。其他还有动脉炎性病变相关性动脉瘤、感染性动脉瘤和妊娠相关性动脉瘤等[25]。

动脉瘤根据形态和结构可分为以下6类[11]:① 囊状动脉瘤:某一段血管壁局部性向外膨出呈气球状囊性扩张,直径多在2 cm左右,有的可达5 cm。此种动脉瘤可使血流形成逆行性旋涡。② 梭形动脉瘤:所累及的血管部位呈均匀性扩张,两端均匀性缩小,可回到正常血管直径。③ 蜿蜒状动脉瘤:所累及的血管呈不对称性扩张,呈蜿蜒状膨隆。④ 舟状动脉瘤:累及的血管壁近一侧扩张,对侧管壁正常。⑤ 夹层动脉瘤:常发生于血压变动最明显的升主动脉和主动脉弓等部位。动脉瘤可从动脉内膜的破裂口进入动脉的中膜,使中膜形成假血管腔。⑥ 假性动脉瘤:多由外伤引起,故又称外伤性动脉瘤。动脉瘤壁由动脉外膜和局部血管破裂形成的血肿及周围结缔组织构成,并与动脉腔相通(见图2-14)。

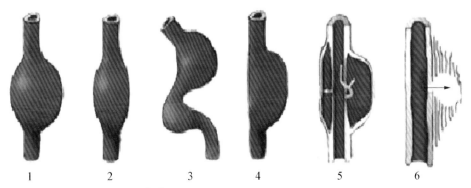

图2-14 动脉瘤的类型模式图[11]
1—囊状动脉瘤;2—梭形动脉瘤;3—蜿蜒状动脉瘤;4—舟状动脉瘤;5—夹层动脉瘤;6—假性动脉瘤
Figure 2-14 Schematic illustration of aneurysm types

动脉瘤大多无症状,当瘤体不断增大,甚至破裂,再加上其特殊的解剖毗邻关系,其临床表现相当复杂多变。动脉瘤最严重的并发症为破裂出血。早期诊断常用 B 超,辅以 CT、磁共振和动脉造影等。动脉瘤最常用的治疗方法是外科手术,包括动脉瘤切除、人工血管置管和腔内修复术等。

在探讨动脉瘤发病机制和防治研究中,常用以下动物模型[25]:① 马方综合征小鼠模型。纯合子 Fibrillin1 突变小鼠(mgR/mgR)只能产生 15%～25% 的正常微纤维蛋白 1,从而发展为马方样血管病变。② 氯化钙诱导动脉瘤模型。家兔腹主动脉外孵育氯化钙联用硫胶质,致动脉中膜结构破坏和炎症反应而成瘤。③ 弹力酶诱导动脉瘤模型。大鼠或小鼠腹主动脉瞬态灌注猪胰弹力酶,致血管弹力板和外膜区域广泛破坏而成瘤。④ 血管紧张素 II 诱导动脉瘤模型。血管紧张素 II 输注到 LDL 受体$^{-/-}$ 或 ApoE$^{-/-}$ 小鼠,可致血管中膜巨噬细胞聚集和弹力蛋白降解,造成腹主动脉瘤。

(姜宗来)

参考文献

[1] 姜宗来.心血管系统[M].//柏树令.系统解剖学.北京:人民卫生出版社,2005:197 - 237.

[2] Williams P L, Warwick R, Dyson M, et al. Gray's anatomy[M]. 37th ed. New York: Churchill Livingstone, 1989: 661 - 694.

[3] 谷华运,王光辉.循环系统的发生[M]//刘斌,高英茂.人体胚胎学.北京:人民卫生出版社,1996:494 - 528.

[4] 蔡文琴.心血管系统的发生[M]//邹仲之.组织学与胚胎学.5 版.北京:人民卫生出版社,2001:227 - 280.

[5] 蔡文琴.循环系统[M]//邹仲之.组织学与胚胎学.5 版.北京:人民卫生出版社,2001:104 - 112.

[6] 刘远谋,姚泰.血液循环[M]//姚泰.生理学.5 版.北京:人民卫生出版社,2000:99 - 135.

[7] 赵荣瑞,卢振东.动脉血压的形成及其影响因素[M]//何瑞荣.心血管生理学.北京:人民卫生出版社,1987: 123 - 133.

[8] 何瑞荣,卢振东.心血管活动的神经调节[M]//何瑞荣.心血管生理学.北京:人民卫生出版社,1987:133 - 159.

[9] Chien S. Mechanotransduction and endothelial cell homeostasis: the wisdom of the cell[J]. Am J Physiol Heart Circ Physiol, 2007, 292(3): H1209 - H1224.

[10] 祝之明.高血压[M]//董尔丹,张幼怡.血管生物学.2 版.北京:北京大学医学出版社,2014:392 - 413.

[11] 金晓明.心血管系统疾病[M]//李玉林.病理学.6 版.北京:人民卫生出版社,2004:129 - 156.

[12] Safar M E, Peronneau P A, Levenson J A, et al. Pulsed Doppler: diameter, blood flow velocity and volumic flow of the brachial artery in sustained essential hypertension[J]. Circulation, 1981, 63(2): 393 - 400.

[13] Williams B. Mechanical influences on vascular smooth muscle cell function[J]. J Hypertens, 1998, 16(2): 1921 - 1929.

[14] Qi Y X, Qu M J, Yan Z Q, et al. Cyclic strain modulates migration and proliferation of vascular smooth muscle cells via Rho-GDIalpha, Rac1, and p38 pathway[J]. J Cell Biochem, 2010, 109(5): 906 - 914.

[15] Jiang J, Qi Y X, Zhang P, et al. Involvement of Rab28 in NF-κB nuclear transport in endothelial cells[J]. PLoS One, 2013, 8(2): e56076.

[16] Wan X J, Zhao H C, Zhang P, et al. Involvement of BK channel in differentiation of vascular smooth muscle cells induced by mechanical stretch[J]. Int J Biochem Cell Biol, 2015, 59: 21 - 29.

[17] 任骏,张英梅.动脉粥样硬化[M]//董尔丹,张幼怡.血管生物学.2 版.北京:北京大学医学出版社,2014:346 - 363.

[18] Cunningham K S, Gotlieb A I. The role of shear stress in the pathogenesis of atherosclerosis[J]. Lab Invest, 2005, 85(1): 9 - 23.

[19] Chiu J J, Usami S, Chien S. Vascular endothelial responses to altered shear stress: pathologic implications for atherosclerosis[J]. Ann Med, 2009, 41(1): 19 - 28.

[20] Ku D N, Giddens D P, Zarins C K, et al. Pulsatile flow and atherosclerosis in the human carotid bifurcation. Positive

correlation between plaque location and low oscillating shear stress[J]. Arteriosclerosis, 1985, 5(3): 293 - 302.

[21] Malek A M, Alper S L, Izumo S. Hemodynamic shear stress and its role in atherosclerosis[J]. JAMA, 1999, 282(21): 2035 - 2042.

[22] Qi Y X, Jiang J, Jiang X H, et al. Paracrine control of PDGF-BB and TGF β1 on cross-talk between endothelial cells and vascular smooth muscle cells during low shear stress induced vascular remodeling[J]. PNAS, 2011, 108(5): 1908 - 1913.

[23] 刘慧荣,章苏丽.血管再狭窄[M]//董尔丹,张幼怡.血管生物学.2版.北京:北京大学医学出版社,2014:364 - 391.

[24] Qu M J, Liu B, Wang H Q, et al. Frequency-dependent phenotype modulation of vascular smooth muscle cells under cyclic mechanical strain[J]. J Vasc Res, 2007, 44(5): 345 - 353.

[25] 孔伟,黄娅茜.动脉瘤[M]//董尔丹,张幼怡.血管生物学.2版.北京:北京大学医学出版社,2014:414 - 430.

3　血管内皮细胞与平滑肌细胞

内皮细胞（endothelial cells，ECs）与血管平滑肌细胞（vascular smooth muscle cells，VSMCs）是血管壁的主要细胞成分，在血管结构和功能中均发挥十分重要的作用。在血管发育过程中，ECs 和 VSMCs 始终相互影响，控制血管壁的生长，动脉管壁结构的发育至成年时才渐趋完善。不同血管在功能上有所差异，故位于不同血管的 ECs 与 VSMCs 的表型和功能也存在较大区别。

血管 ECs 又称血管内皮（endothelium），以单层衬贴在整个心血管系统的内腔表面（见图 3-1），为血流提供一层光滑的界面，从而维持血液的正常流动状态。血管 ECs 作为血液与血管壁之间的屏障，不仅在组织学上表现出与其功能相适应的结构特点，而且通过摄取、代谢与分解血液中的一些生物活性物质，参与炎症及免疫反应。ECs 还具有内分泌功能，通过释放多种生物活性物质，调节血管生理功能。VSMCs 为血管中膜的主要构成成分（见图 3-1）。从出生到成年，VSMCs 要经历由合成型到收缩型，由增殖活跃到生长静息等一系列变化，动态参与构建血管壁。VSMCs 通过细胞内肌动蛋白和肌球蛋白间的相互作用，产生收缩和舒张反应，从而改变血管口径，调节血管阻力，以满足各段血管的功能需要。

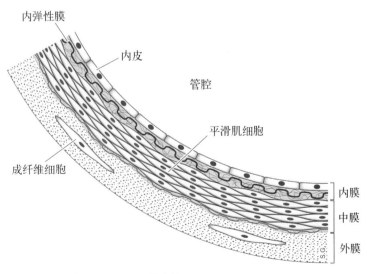

图 3-1　血管 ECs 和 VSMCs 模式图

Figure 3-1　Diagram of endothelial and smooth muscle cells of blood vessels

此外,VSMCs 也可以分泌多种生物活性物质,调节血管生理功能。ECs 和 VSMCs 的上述功能均受神经递质、激素和代谢产物等神经体液以及血流动力学因素的调节。ECs 和 VSMCs 的功能障碍在炎症及免疫反应等一系列重要的病理生理过程中也起着十分重要的作用,与血栓形成、动脉粥样硬化、高血压等疾病的发生、发展均有密切关系。因此,维持 ECs 和 VSMCs 的正常功能是预防和治疗心血管疾病的关键之一。本章将介绍血管 ECs 和 VSMCs 的形态结构与功能调节,以及两者之间的相互作用。

3.1 血管内皮细胞

3.1.1 血管内皮细胞的起源

血管 ECs 为一层扁平细胞,属于最薄的单层扁平上皮。内皮组织是胚胎发育过程中第一个分化的组织,在早期发育阶段 ECs 和造血细胞系密切相关,都来源于胚胎发育的中胚层,它们有着共同的祖先细胞即成血血管细胞(hemangioblast)。人胚胎发育到第 15~16 天,卵黄囊壁的胚外中胚层首先出现血岛(blood island),为间充质细胞密集而成的细胞团。继而,血岛中央的游离细胞分化为原始血细胞(primitive blood cell),即造血干细胞(hematopoietic stem cells, HSCs)。血岛周边的细胞分化为成血管细胞(angioblast),成血管细胞在血管内皮生长因子诱导下增殖分化形成血管 ECs,由 ECs 围成的内皮管即原始血管。内皮管不断向外出芽延伸,与相邻血岛形成的内皮管互相融合通连,逐渐形成一个丛状分布的内皮管网(见图 3-2)。胚内以同样的方式形成内皮管网,起初形成的是弥散的内皮管网,随着胚胎的发育,这些弥散的内皮管网相互连通,血液在网内流动。此后,有的内皮管因相互融合及血液汇流而增粗,有

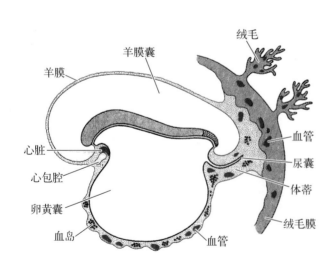
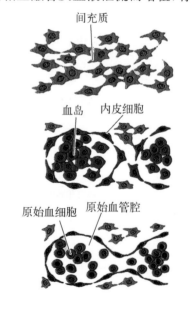

图 3-2 血岛和原始血管形成[1]

Figure 3-2 Formation of the blood island and primordial blood vessels

的则因血液减少而萎缩消失，逐渐形成了原始心血管系统（primitive cardiovascular system），在此基础上再经过生长、演变和新生等改建过程而逐渐完善[1]。

3.1.2 血管内皮细胞的形态和分类

1865 年 His 首先提出内皮这一概念，即为衬附在心、血管和淋巴管腔面的上皮，在心腔称为心内皮（cardiac endothelium），在血管称为血管内皮（vascular endothelium）。ECs 的形态为扁平状，细胞长约为 $25 \sim 50~\mu m$，宽约为 $10 \sim 15~\mu m$，排列紧密，随血流呈单层纵向排列，但在血管分叉部位，由于血流紊乱，故此处 ECs 排列不规则。不同部位血管内皮厚薄不一，在大血管内皮的厚度为 $1~\mu m$，在毛细血管和微静脉，其厚度为 $0.1~\mu m$。扫描电镜观察，ECs 中央略微隆起，呈"鹅卵石"样外观。紧贴在 ECs 外面，尚有一种扁平多突起的细胞，且为基膜所包裹，称为周细胞（pericyte）（见图 3-3）。周细胞是一种具有分化潜能的细胞，在血管生长和再生时，能分化为成纤维细胞和 VSMCs，甚至 ECs；周细胞胞质中含有肌球蛋白、肌动蛋白及原肌球蛋白，具有收缩功能。ECs 产生、分泌的纤维连接蛋白（fibronectin，FN）将 ECs 与其下的胶原（collagen）组织黏在一起，这对于保持血管 ECs 正常的铺平和展开，维持血管壁的正常形态和功能有重要作用[2]。

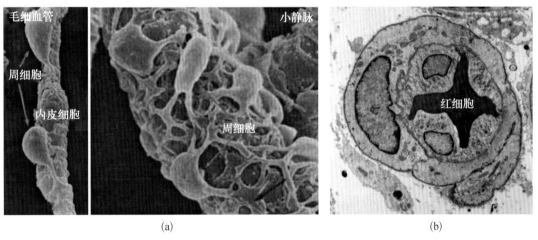

(a) (b)

图 3-3 毛细血管 ECs 及周细胞[2]
（a）扫描电镜；（b）透射电镜
Figure 3-3 Electron micrograph of epithelium and pericyte of capillary

根据电镜下 ECs 的结构特点，ECs 可以是连续或不连续的。连续的 ECs 又分为非窗孔型和窗孔型（见图 3-4）。

3.1.2.1 非窗孔型连续内皮

非窗孔型连续内皮（non-fenestrated continuous endothelium）存在于脑、皮肤、心脏、肺和肌肉的动脉、静脉及毛细血管。其特点是 ECs 相互连续，细胞间有紧密连接等连接结构，基膜完整。与动静脉相比，毛细血管的非窗孔型连续内皮含有较多小凹（caveolae）。中枢神

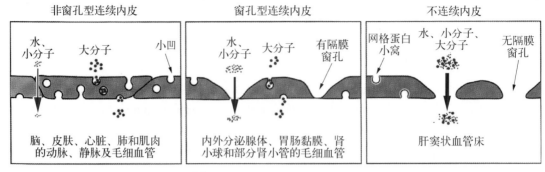

非窗孔型连续内皮　　　　　　窗孔型连续内皮　　　　　　不连续内皮

水、小分子　大分子　小凹　　　水、小分子　大分子　有隔膜窗孔　　　网格蛋白小窝　水、小分子、大分子　无隔膜窗孔

脑、皮肤、心脏、肺和肌肉
的动脉、静脉及毛细血管　　　内外分泌腺体、胃肠黏膜、肾
小球和部分肾小管的毛细血管　　　肝窦状血管床

图 3 - 4　3 类毛细血管 ECs 结构模式图[3]

Figure 3 - 4　Diagram of three types of endothelial cells of capillary

经系统内的毛细血管 ECs 甚薄,含小凹较少。此种内皮可以允许水和小分子物质(直径小于 6 nm)通过,而较大的溶质则通过跨内皮通道或转胞吞作用(transcytosis)通过内皮。

3.1.2.2　窗孔型连续内皮

窗孔型连续内皮(fenestrated continuous endothelium)位于需要较多过滤或跨膜转运的部位,如内外分泌腺体、胃肠黏膜、肾小球和部分肾小管的毛细血管。其特点是,ECs 基底面有连续的基膜,不含核的部分很薄,有许多贯穿细胞的窗孔(fenestrae),孔的直径一般为 70 nm。许多器官毛细血管的孔有隔膜(diaphragm)封闭,隔膜一般为 5～6 nm 的非细胞膜性结构。窗孔型连续内皮比非窗孔型连续内皮有更好的通透性。

3.1.2.3　不连续内皮

不连续内皮(discontinuous endothelium)通常位于窦状血管床,尤其是在肝中。不连续 ECs 有孔,细胞间隙较宽,基膜不连续或不存在。肝血窦 ECs 的孔较大,直径为 100～200 nm,并且无隔膜。这些 ECs 包含很多网络蛋白小窝(chathrin-coated pit),它们在受体介导的胞吞作用中起着重要作用。肝 ECs 窗孔的分布也具有不均一性,在门静脉周围区的 ECs 窗孔则较小较多。这与其相应的功能密切相关[3,4]。

3.1.3　血管内皮细胞的超微结构

血管 ECs 分为游离面和基底面。ECs 具有极性,即游离面与基底面的结构与生化组成不完全相同。游离面(即管腔面)又称血-内皮间面(blood-endothelial interface),该面有突起的微绒毛,上面覆盖着一层主要由多糖蛋白构成的细胞外衣,称为糖萼(glycocalyx)。基底面为基膜,可与邻近的周细胞和 VSMCs 的基膜融合。ECs 的基底面是其与内皮下基质的附着点,ECs 通过各种结缔组织纤维,包括胶原蛋白、弹性蛋白、微纤维、纤维结合蛋白等,附着在内皮下组织。血管 ECs 在电镜下可观察到以下特殊的超微结构。

3.1.3.1　ECs 突起(cytoplasmic projection)

血管 ECs 可向管腔内伸出胞质突起或形成小腔。电镜下显示,胞质突起的形态不一,呈细指状微绒毛或片状、瓣状或粗大的指状（见图 3-5）。其中微绒毛可增大 ECs 表面积，与物质交换、吸收和炎症时捕捉白细胞有关；片状和瓣状突起多见于易透水分的血管，可能参与内吞作用，从血浆中摄取液体并输送到组织中。对于血流较快的大血管如主动脉，内膜距管壁内的营养血管较远，其指状突起一方面扩大了 ECs 的表面积，增加通透性；另一方面，内皮突起使大血管腔面的血流形成涡流，减缓血流速度，便于物质交换和血液中激素的代谢。在肺毛细血管，其 ECs 伸出的胞质突起较长，可折返与 ECs 表面融合形成小腔，在活性物质的合成、释放、转换与灭活中起重要作用[5]。

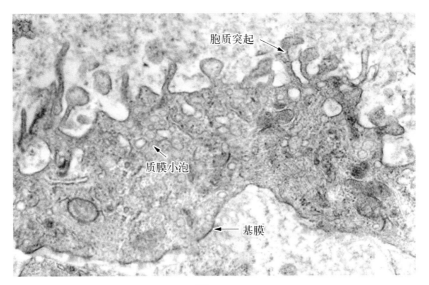

图 3-5　毛细血管 ECs 突起，×53 000[5]
Figure 3-5　Cytoplasmic projections of capillary endothelial cells，×53 000

3.1.3.2　质膜小泡（plasmalemmal vesicle）

ECs 胞质中可见丰富的吞饮小泡，或称质膜小泡，直径为 60～70 nm，质膜小泡总面积可占细胞膜总面积的 20%（见图 3-6）。小泡是由细胞游离面或基底面的细胞膜内凹形成，与细胞膜表面相通，游离于细胞浆内的吞饮小泡可融合形成穿内皮小管，这些吞饮小泡在血管内外物质转运中起重要作用。一些大分子如白蛋白等的运输主要是以小泡形式转运，并且这种转运包括 1 个复杂的信息传导过程，有特异的蛋白质参与。这一途径称为跨 ECs 途径（transendothelial pathways）。跨 ECs 的转运主要包括 3 个途径：小囊液泡器（vesicular-vacuolar organelles）、跨细胞孔（trans-endothelial pore）、窗孔（fenestrae）。小囊液泡器是一串葡萄状的未包裹囊泡，由 ECs 的质膜内化而形成，其主要结构和调节蛋白是一种相对分子质量为 22 kD 的特异性蛋白质——小凹蛋白。白蛋白可被吸附到小凹蛋白的腔面或与 ECs 膜上的白蛋白特异性受体结合，然后转运至 ECs 基底面，与膜结构融合，再被排出。小凹蛋白不仅是大分子物质跨膜转运的一种方式，也是胰岛素、转铁蛋白和其他一些脂质物质的胞内转运途径[6]。

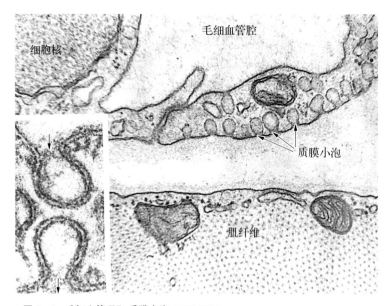

图 3-6 毛细血管 ECs 质膜小泡,×53 000

Figure 3-6 Plasmalemmal vesicle of capillary endothelial cells,×53 000

3.1.3.3 怀布尔-帕拉德体(Weibel-Palade body,W-P 小体)

ECs 存在一种特异的细胞器,它是杆状的小体,长约为 1~4 μm,直径为 0.1 μm,由一束与小体长轴平行的小管(6~20 根,每根直径为 1.5×10^{-8} m)组成。小体外面包有一层质膜,里面充满致密的基质(见图 3-7)。该小体由 Weibel 和 Palade 于 1964 年首次发现,故称为 Weibel-Palade 小体,简称 W-P 小体。W-P 小体来源于高尔基体,并可与高尔基体相

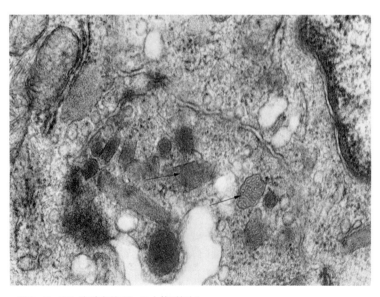

图 3-7 ECs 胞质内的 W-P 小体(箭头)

Figure 3-7 Weibel-Palade body (arrows) in the cytoplasm of endothelial cell

连,此小体仅见于 ECs,因此被视为 ECs 的特异形态学标志。W-P 小体为 ECs 的贮存和分泌器官,是与凝血有关的 von Willebrand 因子(vWF)贮存和加工的场所。一般而言,血管离心愈近,其 ECs 的 W-P 小体愈多,肺循环血管 ECs 的 W-P 小体多于体循环,管径大的血管 ECs 的 W-P 小体含量多于管径小者。

3.1.3.4 ECs 间连接

根据形态和功能的不同,血管 ECs 间连接方式主要有紧密连接、黏附连接和缝隙连接3 种(见图 3-8)。动、静脉不同部位内皮连接不尽相同,如紧密连接主要存在于各种动脉,通透性较低,起着选择性通透屏障的作用;缝隙连接较为疏松,多见于静脉,主要参与细胞间的物质交换过程。ECs 间的各种连接不仅与血管壁通透性密切相关,是血管内外物质交换和主动运输的通透性屏障,而且可抵抗血流所施加的静压力、切应力及周向张力的作用。体内外的实验证实,血管壁面切应力增大可加强动脉 ECs 间的连接结构,相反,则削弱其间的连接[7]。连接结构受损导致细胞间隙增大,内皮屏障通透性增加,血液中细胞成分及低密度脂蛋白等易于透过屏障,从而与粥样硬化斑块的形成密切相关[8]。因此,了解各种连接结构的构成和稳定的机制对于调节 ECs 的通透性具有重要意义。

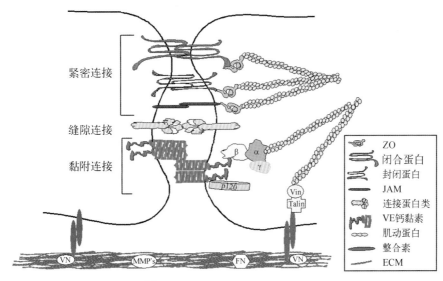

图 3-8 ECs 间连接模式图[9]

Figure 3-8 The organization of endothelial cell-cell junctions

(1) 紧密连接(tight junction,又称闭锁连接)。由相邻细胞膜外层通过特异性的跨膜蛋白彼此融合,构成闭锁的连接,多见于细胞侧面近游离缘的相邻面处,多数为带状分布,少数为点状分布,呈箍状环绕细胞周围。与黏附连接相比,ECs 的紧密连接处于一种相对关闭的状态。构成紧密连接的多种跨膜蛋白包括封闭蛋白家族 claudins(claudins-1、claudin-2、claudin-5),闭合蛋白 occludin,连接黏附分子(junctional adhesion molecule,JAM),紧密连接相关膜周边蛋白包括胞质带状闭合蛋白 ZO-1、ZO-2、ZO-3,扣带蛋白 cingulin、rab13等和 ECs 选择性黏附分子(endothelial cell selective adhesion molecule,ESAM)等组成的复合物,这些分子都直接和间接地与多种细胞内蛋白,特别是骨架蛋白连接(见图3-9)。ECs中紧密连接的数量根据血管渗透的需要,在不同的组织中表现不同。在大动脉血管中ECs有高度连续的紧密连接,然而在容量性静脉血管中,紧密连接很少。血管ECs之间的紧密连接作为选择性的细胞间屏障,可以调节各种分子和离子在细胞旁的扩散[10,11]。

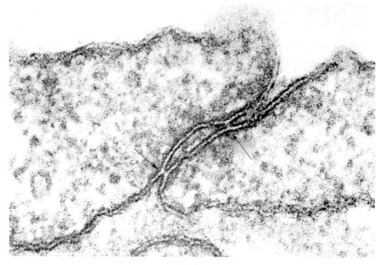

图3-9 透射电镜显示ECs紧密连接[10]

Figure 3 - 9 Transmission-electron-microscopy image of a blood vessel containing a tight junction

(2) 黏附连接(adherens junction)或小带附着(zonula adherens)是由钙黏附分子(一类转膜的糖蛋白)介导的一种细胞膜的连接,是ECs连接最重要的一种连接方式。黏附连接通过血管内皮钙黏蛋白(vascular endothelial cadherin,VE - cadherin)、p120 -连环蛋白、β-连环蛋白与γ-连环蛋白、α-连环蛋白形成细胞膜复合体,和胞内的细胞浆蛋白(catenin)及肌动蛋白微丝组成的网络连构,引起细胞骨架结构的变化,从而调节ECs的变形,调控大分子物质和血细胞的跨膜运动[12]。其中,ECs侧面膜上VE - cadherin是黏附连接中最主要的蛋白,特异性表达于ECs。其胞外部分可通过血管内皮蛋白酪氨酸磷酸酶(vascular endothelial protein tyrosine phosphatase,VE - PTP)106聚集反应而相互连接,环绕整个细胞成带状,使得相邻血管ECs紧密连接在一起,维持血管ECs半透膜的屏障功能。VE - cadherin在不同类型血管如动脉、静脉、淋巴管及毛细血管ECs间的表达有差异,决定了不同血管的通透性不同(见图3-10)[12,13]。

(3) 缝隙连接(gap junction)[又称融合膜(nexus)]是由转膜亲水性和允许相邻细胞间离子和小分子物质直接交换的通道结合体(connexons)构成的(见图3-11)。结合体由相关的结合素家族组成,在ECs中,至少有3种结合素构成了ECs的缝隙连接,即Cx43、Cx40和Cx47,它们在不同类型的血管中有不同的表达。缝隙连接对于ECs和ECs、ECs和肌细胞,以及ECs和巨噬细胞间的交换至关重要,其存在为机械剥脱和血管生成及损伤后修复过程中ECs的迁移和转录过程提供了可能[13]。

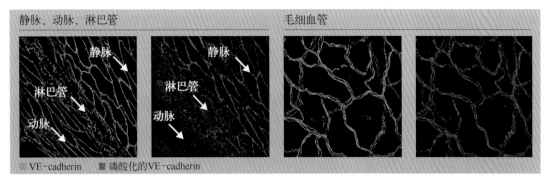

图 3 - 10　VE - cadherin 在不同类型血管 ECs 间的表达[13]

Figure 3 - 10　Endothelial cells from different types of vessels show differences of VE - cadherin expression

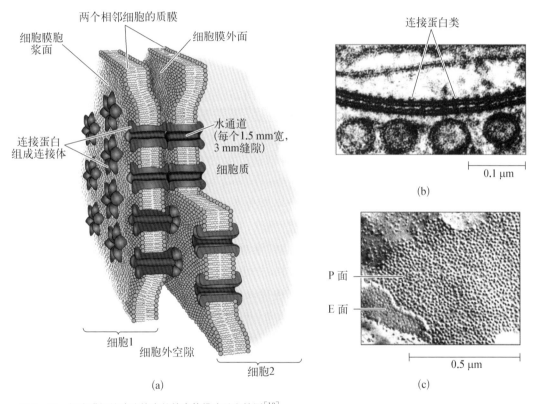

图 3 - 11　细胞膜间缝隙连接中的结合体模式及电镜图[13]

（a）缝隙连接模式；（b）一个缝隙连接的电镜显微照片；（c）一个缝隙连接的冷冻断裂

Figure 3 - 11　Connexons of gap junctions are tightly packed in two adjacent cell membranes

3.1.3.5　ECs 骨架

ECs 骨架主要指细胞质骨架，由微丝、微管和中间纤维组成（见图 3 - 12），是细胞形态维持、细胞迁移、物质运输和跨膜信息传递的重要结构基础[14]。

（1）微丝（microfilament）。呈实心细丝状，直径约为 6～10 nm，长短不一，是细胞骨架中较细的一种。在正常 ECs 中，微丝表现出 3 种形态：细胞膜下的致密周围带、核旁复合

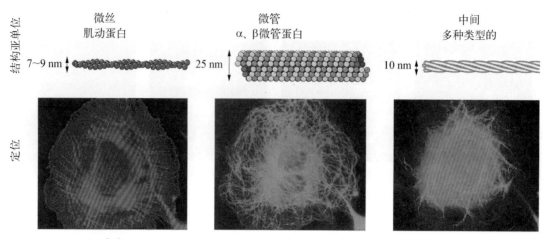

图 3 - 12　ECs 骨架[15]

Figure 3 - 12　The cytoskeleton of endothelial cells

体、与细胞长轴平行的应力纤维。

（2）微管（microtubule）。呈笔直的长管状，内、外径分别约为 15 nm 和 25 nm，其基本化学成分是微管蛋白，包括 α、β 微管蛋白分子，无组织特异性。微管在微管组装中心（microtubule organizing centre，MTOC）装配形成。中心体是细胞内最主要的微管组装中心，当微管受到损伤后，中心体重新组装微管形成。在 ECs 中，微管与肌动蛋白丝交联并且通过对肌动蛋白丝的调节影响内皮通透性。

（3）中间纤维（intermediate fibre）。直径约为 8～10 nm，介于微管与微丝之间，是细胞骨架中最为稳定的成分。中间纤维呈中空纤维状，其一端常与细胞膜或细胞外基质相连，另一端则游离于近核膜处或与核膜相连。中间纤维对于 ECs 的结构维持非常重要，在 ECs 暴露于剪切力时表达最丰富。在主动脉 ECs 中，中间纤维参与切应力导致的结构重排，并通过与细胞-细胞连接蛋白和基底膜的黏着斑相连接改变细胞间连接的机械张力。黏着 ECs 中的中间纤维的主要功能是提供结构支撑和张力，并稳定由弹性较小的肌动蛋白微丝所形成的连接。不同细胞内中间纤维的蛋白成分不同，一般一种细胞只表达一种类型的蛋白，在 ECs 中表现为波形蛋白（vimentin），并互相连接成网状。波形蛋白丝可能参与黏着斑的形成或作为黏着斑蛋白支架蛋白。另外，波形蛋白可能在细胞-基质结合中参与整合素信号通路。

ECs 形态变化和收缩性的改变主要受骨架蛋白如肌动蛋白（actin）和肌球蛋白（myosin）的影响：① 肌动蛋白是微丝的基本成分，以可溶性的球型蛋白单体（global actin，G - actin）和聚合态的纤维状肌动蛋白（filamentous actin，F - actin）两种形式存在。G - actin 和 F - actin 比值随着细胞的形态和功能状态不同而有所不同，在微丝处于不断的聚合和解聚、延长和缩短过程中，维持着动态平衡。目前较关注的是一类小 G 蛋白，Rho 蛋白，发现其参与调节 G - actin 和 F - actin 间的转换，并诱导应力纤维形成，引起细胞形态变化[16]。此外，当受到外界刺激如组胺、血小板激活因子、TNF - α 和血栓素等作用时，ECs 通过多种信号转导的途径介导肌动蛋白微丝发生重组，形成由非极性单行排列的肌动蛋白丝组成的应力纤维，细胞形态也随之改变，导致细胞间缝隙增大、增多，通透性升高。② 肌球蛋白微丝的功能决定着 ECs 的收缩性,并依赖肌球蛋白轻链(myosin light chain,MLC)的磷酸化。肌球蛋白轻链激酶(myosin light chain kinase,MLCK)的激活引起 MLC 的磷酸化,活化重链头部的 ATP 酶,使 F - actin 移动,细胞收缩。细胞内骨架蛋白的向心收缩将通过相应的连接蛋白影响细胞-细胞间或细胞-基底膜之间的黏附状态,使 ECs 缝隙形成或增大[17]。

近年来,随着对 ECs 骨架研究的深入,对其生物学意义的认识在不断扩展,远远超出了原来意义上作为细胞形态结构基础的"骨架"概念。已发现 ECs 骨架具有下述重要功能:① 参与细胞物质运输:微丝一般在短距离运输中发挥作用,微管则为长距离运输提供输送轨道。② 参与 ECs 间或 ECs 与细胞外基质之间的连接:ECs 骨架通过参与形成多种形式的细胞连接,维持内皮完整性和正常通透性。③ 调节 ECs 迁移:由微丝和微管为核心形成的丝状、扁平状伪足参与 ECs 的迁移。在血管发生中,药物破坏细胞骨架能引起骨架蛋白结构重排,导致应力纤维增加,细胞间黏附分子表达增多,细胞伸出的伪足减少,从而抑制血管新生和 ECs 迁移。④ 介导细胞信号传导:波形蛋白通过核纤层与细胞核骨架相连,构成"中间纤维-核纤层-核质骨架结构体系",参与调节细胞内信息的传递。⑤ 调节 ECs 分泌功能:ECs 骨架通过影响 ECs 分泌一氧化氮和内皮素等,在调节血管张力和通透性中起重要作用。⑥ 促进细胞有丝分裂:微管促进纺锤丝的形成,有利于细胞增殖和血管生成。

3.1.4　血管内皮细胞的生理功能

血管 ECs 的研究进展在很大程度上应归功于 ECs 体外培养技术的建立。1973 年 Jaffe 等首次通过胶原酶处理的方法,将人脐带静脉 ECs 分离下来,然后在体外进行培养。此后,ECs 培养技术不断改进,各种动物血管 ECs 以及人体动脉、静脉、毛细血管 ECs 都能在体外培养。人们还用白明胶、纤维结合蛋白、胶原等黏附蛋白预先包被细胞培养皿上,制造一个人工的内皮下基质层,促进 ECs 的黏附与生长。此外,人们还使用交联葡聚糖小珠作为微载体在悬浮液中培养 ECs,可以在有限的体积内培养更多数量的 ECs。ECs 和 VSMCs 联合培养的体外模型也在不断改建和优化。所有这些技术的进步,使人们有可能在体外观察和研究 ECs,从而了解 ECs 的生理功能。

3.1.4.1　物质交换功能

血液循环的主要功能是不断地供给组织细胞氧和营养物质,同时带走代谢产生的废物,以维持新陈代谢的正常进行和内环境的稳定。这一功能主要是经血管 ECs 的物质交换完成。毛细血管是血管内、外物质交换的主要场所。毛细血管及其前、后的微动、静脉无外膜及中层 VSMCs,仅由单层 ECs 及其下的基底膜构成。基底膜为一层半渗透膜,通透性较高,因而微血管通透性的大小主要取决于单层 ECs 的结构与功能状态。水和小分子溶质,包括电解质、代谢底物及产物,以被动滤过的方式,依浓度梯度由高浓度一侧滤至低浓度侧。O_2、CO_2 及其他脂溶性物质很容易通过血管 ECs 单层的细胞膜和胞质;血浆中部分血浆蛋白经细胞间隙转运,这是物质交换的主要方式。较大分子物质通过 ECs 吞饮小泡的入胞与出胞的主动转运,或无数吞饮小泡融合形成的暂时性跨内皮通道而转运[18]。

3.1.4.2 屏障功能

血管内皮作为血管壁与血液之间的屏障,对血液中的物质进入血管有选择屏蔽作用。ECs 管腔面合成一些蛋白多糖带有负电基团,与血浆中阴离子的蛋白质,特别是小分子的白蛋白相斥,构成阴离子屏障。血管内皮之间及内皮与基底膜之间的连接可防御血液中的低密度脂蛋白、胆固醇、单核吞噬细胞进入血管壁,防止炎细胞浸润及有害物质损伤血管壁。来自体内、外的带阳离子的物质,如血小板活化因子(platelet activating factor,PAF)、中性粒细胞阳离子蛋白和弹性蛋白酶、硫酸鱼精蛋白等,可损伤 ECs 的阴离子屏障,增加血管内皮的通透性;而带负电荷的肝素或某些蛋白(如多聚天冬氨酸)则对 ECs 的阴离子屏障功能有保护作用。血管内皮屏障功能减退或丧失将导致细胞外水肿的发生,血液中的脂质渗入血管壁[19]。

3.1.4.3 调节血管张力

血管 ECs 具有复杂的酶系统,能合成与分泌多种生物活性物质。依据其对 VSMCs 的效应,可分为缩血管活性物质和舒血管活性物质两大类,这些物质与神经递质和来自血液循环的活性物质共同作用,通过自分泌、旁分泌的方式调控 VSMCs 的舒张或收缩,以维持血管壁一定的紧张度或改变血管口径,调节至各组织、器官的血流量。

目前已知的血管内皮生成的舒血管物质主要有以下几种:

(1) 一氧化氮(nitric oxide,NO)。NO 是 ECs 产生的最重要的舒血管因子,由 ECs 的 NO 合酶(nitric oxide synthase,NOS)作用于左旋精氨酸(L-arginine,L-Arg)产生,NO 可扩散至血管壁 VSMCs 激活鸟氨酸环化酶,介导 cGMP 调控的血管舒张。不仅如此,NO 还具有抑制血小板聚集、抑制单核细胞黏附于 ECs、抑制 VSMCs 增殖等作用。不同的血管床产生 NO 的能力不同。正常情况下,肺血管能产生丰富的 NO 而使血管处于低压、充盈状态,心脏、肾脏血管 ECs 亦能产生相当量的 NO。研究显示,高血压患者与血管内皮产生 NO 功能障碍有关,血压急剧升高导致 ECs 受损,NOS 的作用底物 L-Arg 减少,ECs 释放 NO 减少,NO 生物利用度降低,即 ECs 释放的舒血管因子减少,缩血管因子增多,血管收缩舒张平衡稳态打破,导致高血压的发生[20]。

(2) 前列环素(prostacyclin)。也称为前列腺素 I2(PGI2),是一个前列腺素代谢产物,是迄今所知最强的血管扩张剂和血小板聚集抑制剂。血管 ECs 是 PGI2 的主要合成场所。与 NO 类似,血管壁切应力的改变、低氧以及一些刺激 NO 产生的化学因素可刺激 PGI2 的释放,其激活过程依赖于胞内 Ca^{2+} 浓度的升高。PGI2 通过其受体与腺苷酸环化酶偶联而致血管舒张。在大多数血管,尤其是大血管,PGI2 本身对内皮依赖性血管舒张的贡献是可以忽略的,它主要辅助 NO 起作用,PGI2 可以促使 ECs 释放 NO,而 NO 又促使 PGI2 生成增加。另外,PGI2 和 NO 两者在抑制血小板聚集、抑制血管 VSMCs 增殖等方面也有协同作用[21]。

(3) 内皮依赖性超极化因子(endothelium-derived hyperpolarizing factor,EDHF)。可能不是单一的物质,其化学本质尚不清楚。环氧化花生四烯酸、H_2O_2 等因子都被认为可能是 EDHF 的候选因子。EDHF 激活 Ca^{2+} 依赖性 K^+ 通道的作用使得 VSMCs 膜发生超极化,从而引起血管舒张。EDHF 对内皮依赖性血管舒张的贡献与动脉直径大小有关,在阻力动脉其作用相对较大。在 NOS 与 EDHF 系统共存的血管,EDHF 可能是内皮依赖性舒张的后备辅助力量。正常状态下 NO 起主导作用,但如果 NO 合成被抑制,则 EDHF 作为储备机制来维持内皮依赖性舒张。在 NOS 基因敲除的小鼠模型,EDHF 几乎完全能够代偿 NO 缺乏对内皮依赖性血管舒张的影响。在动脉粥样硬化等病理状态下,NO 的产生和/或其作用被抑制,EDHF 的存在可能对调节血管张力起重要作用[22]。

已知血管内皮生成的缩血管物质主要有以下几种:

(1)内皮素(endothelin,ET)。是由日本学者 Yanagisawa 等首先从培养的猪主动脉 ECs 上清中提纯并命名的缩血管肽。成熟的 ET 由 21 个或 31 个氨基酸残基构成,分别表示为 ET_{1-21} 和 ET_{1-31},包括 ET-1、ET-2 和 ET-3 三种异形肽,系位于不同染色体的三种基因的表达产物。通常所说的 ET 是指 ET_{1-21},其分布广泛,在心血管系统中的含量居全身各系统之首。ET-1 则是心血管系统中 ET 存在的主要形式。对血管而言,ET-1 是目前已知最强的血管收缩剂。在人及大多数种属动物的不同部位的动脉、静脉及微血管,在体与离体血管,ET-1 均显示出其强烈而持久的收缩作用。除此以外,ET-1 还有促进血管 VSMCs 增殖与迁移、促进细胞外基质合成与血管纤维化的作用。ET-1 缩血管作用的特点是起效缓慢、强烈持久、不易洗脱。人的脐静脉和大鼠主动脉条的实验表明,ET-1 的缩血管作用是血管紧张素Ⅱ的 10 倍,去甲肾上腺素的 100 倍。ET 受体有 A、B 两型。A 型主要分布在 VSMCs,B 型主要分布在 ECs。由于血管平滑肌上 ETA 受体分布的差异,不同血管对 ET-1 的反应不尽相同。一般而言,ET 对动脉的作用强于静脉,对阻力性小血管的作用强于容量性大的血管,对脑、心、肾等重要脏器血管的作用强于四肢、皮肤等血管,其中脑动脉和冠状动脉对 ET 尤为敏感[23]。

(2)血栓素 A2(thromboxane A2,TXA2)。与 PGI2 具有共同的前体,即由花生四烯酸在环氧化酶的催化下代谢产生的 PGH2。TXA2 有缩血管和血小板聚集的作用,而 PGI2 的作用恰好与之相反,正常状态下两者处于相互对抗的平衡状态。TXA2 和 PGI2 的产生及作用之间的特殊关系已被应用于临床。小剂量阿司匹林可以使 TXA2-PGI2 之间的平衡向 PGI2 倾斜。阿司匹林使环氧化酶活性位点的丝氨酸残基乙酰化,从而不可逆地抑制该酶活性,造成花生四烯酸代谢障碍,PGI2 和 TXA2 的产生均减少。但是,ECs 能够在数小时内产生新的环氧化酶,较快补充 PGI2 生成,而血小板不同,只有当新生的血小板进入循环才能补充此酶,血小板的半衰期约为 4 天,因此血小板环氧化酶的补充较慢,TXA2 也因此产生迟缓。临床连续应用小剂量阿司匹林能较长时间抑制凝血机制,已表明对预防心肌梗死、不稳定性心绞痛、脑卒中等均有实际效果[24]。

(3)血管紧张素Ⅱ(Angiotensin Ⅱ,Ang Ⅱ)。经血管 ECs 合成血管紧张素转换酶(angiotensin converting enzyme,ACE)转化生成的 Ang Ⅱ 是强烈的血管收缩剂,可直接作用于 VSMCs 膜上的受体,使血管平滑肌收缩;还可作用于交感神经末梢,引起去甲肾上腺素释放,间接引起平滑肌收缩。Ang Ⅱ 可诱导 ECs ET 基因表达增强,并增加血管的反应性。另一方面,Ang Ⅱ 作用于 ECs,使其合成释放 PGI2、EDRF 等舒血管因子,反馈性调节血管紧张。同时,血管壁细胞也可合成肾素和血管紧张素原,因而血管壁内存在一个独立于肾的肾素-血管紧张素系统,以自分泌及旁分泌的方式,给局部提供高浓度的 Ang Ⅱ,以调节血管的紧张度及血流量[24,25]。

(4) 神经肽。血管的神经递质除去甲肾上腺素和乙酰胆碱外,还有多种神经肽,其中以神经肽 Y(neuropeptide Y,NPY),血管活性常肽(vasoactive intestinal peptide,VIP)和降钙素基因相关肽(calcitonin gene related peptide,CGRP)最为丰富,它们有调节血管收缩的作用。

3.1.4.4 促凝血和抗凝血

促凝血和抗凝血是一个十分复杂的病理生理过程,涉及包括血细胞、血浆因子、血管壁在内的许多因素。血管 ECs 所处的特殊解剖部位使得 ECs 能够对这些因素起到重要的调节作用。事实上,血细胞与血管壁的相互作用、血管的收缩与舒张、凝血与抗凝、纤溶激活与抑制等许多过程都有 ECs 的参与。

血管 ECs 的促凝血(止血)功能是通过合成、释放多种促使血小板聚集及血栓的因子来实现的。这些因子主要包括:① PAF 它除了活化血小板,还能促进血管 ECs 合成凝血酶(thrombin)、纤维蛋白(fibrin)。② 血小板黏附蛋白,如胶原、FN、凝血因子 Ⅴ 与 Ⅶ 等,直接参与凝血过程。当血管壁受到损伤时,这些黏附蛋白不仅能与血小板表面受体结合,诱导血小板黏附、聚集,形成止血栓,而且能诱导血栓后的 ECs 增殖、移行,修复血管损伤表面。血管 ECs 合成、释放的 von Willebrand 因子(vWF)是血小板黏附和聚集必需的辅助因子。③ 血小板反应蛋白(thrombospondin,TSP),促进血小板在血管损伤部位的黏附与聚集。TSP 还可致纤维蛋白、凝血酶的生成,有利于止血。④ 纤溶酶原激活物抑制物(plasminogen activator inhibitor,PAI),它能抑制纤溶酶原激活物(plasminogen activator,PA),包括尿激酶型(urokinase-type plasminogen activator,u-PA)和组织型(tissue-type plasminogen activator,t-PA)纤溶酶原激活,进而抑制纤溶。此外,受损的血管 ECs 合成 PGI2、EDRF 减少,或细胞表面蛋白聚糖丢失过多,削弱 ECs 表面的抗凝作用,而有利于凝血过程。血管 ECs 受损时,细胞下的 Fn 及血管壁中的Ⅰ、Ⅲ型胶原暴露,释放 ADP 促使血小板活化、黏附、聚集,进一步促进凝血。而且,ECs 还能合成凝血酶反应素,增强血小板的黏附和聚集[26]。

血管 ECs 的抗凝血功能主要是通过以下途径实现的:① 合成蛋白聚糖,主要包括硫酸乙酰肝素,它带负电荷,排斥带相同电荷的血细胞,使其不能靠近 ECs。一些蛋白聚糖能增强抗凝血酶活性,是通过与抗凝血酶Ⅲ(AT-Ⅲ)的赖氨酸残基相结合,从而增强 AT-Ⅲ 的灭活凝血酶及多种凝血因子的作用。② 合成释放 AT-Ⅲ,它抑制丝氨酸蛋白酶类,包括凝血酶因子 Ⅹa、Ⅻa、Ⅺa、Ⅸa 等,进而抑制纤溶酶原、尿激酶、激肽释放酶等。③ 合成释放纤溶酶原激活物(PA,包括 t-PA、u-PA),当纤维蛋白形成并沉积于 ECs 时,释放 PA,PA 活化纤溶酶原,清除纤维蛋白。④ 分泌血栓调节蛋白(thrombomodulin)和 C 蛋白,血栓调节蛋白与 ECs 表面的凝血酶结合后,使蛋白 C 系统活化,活化的蛋白 C(为丝氨酸蛋白酶)可灭活Ⅷa、Ⅴa 因子,并抑制血小板受体,进而抑制血小板聚集和抑制纤维蛋白原凝结。⑤ 分泌 α_2 巨球蛋白,有抗蛋白酶活性,对多种凝血因子有抑制作用。⑥ 合成释放 PGI2 和 EDRF,能抑制血小板聚集,并抑制血管 ECs 分泌血小板黏附蛋白,抑制促凝血过程。⑦ 合成释放的调节血管舒张和收缩运动的活性物质,维持血管壁的正常张力及保持血液的正常流动,由此产生的切变应力可阻止血细胞的黏附聚集。⑧ 摄取和灭活对血小板聚集有促进作用的活性物质，包括胺类，如 5 -羟色胺(serotonin, 5 - HT)、组胺(histamine, Hist)、儿茶酚胺(catecholamine, CA)等；肽类，如缓激肽(bradykinin, BK)、血管紧张素(angiotensin, AT)等；脂质，如 PAF 等。灭活这些物质有利于抗凝[26]。

3.1.4.5　物质代谢功能

血管 ECs 具有复杂的酶系统，能合成、分泌、摄取转换及灭活多种生物活性物质，是一个强大的代谢器官，对维持活性物质在体内的一定浓度比，进而精细地调节生理功能及保持内环境的稳定均具有重要作用。前已述及的血管活性物质 Ang Ⅱ 不仅使全身微动脉平滑肌收缩，而且可促使肾上腺皮质释放醛固酮，增强肾小管 Na^+ 和水的重吸收，加强脑交感血管中枢的紧张性活动。ECs 的 ACE 还能降解和灭活血浆中的缓激肽。这样，ECs 同时调节着肾素-血管紧张素和缓激肽这两种重要的血管活性物质的代谢途径。血管 ECs 能从血液中摄取一些血管活性物质，如凝血酶、5 -羟色胺、组织胺、ADP、去甲肾上腺素等，在 ECs 各种酶的作用下，使之失活，从而对循环血液起着重要的"清道夫"作用。ECs 含有脂蛋白脂肪酶，参与血浆脂蛋白的代谢过程。脂类食物消化后，在小肠黏膜上皮细胞形成的乳糜微粒，在血液中接受由高密度脂蛋白提供的载脂蛋白 C(脂蛋白脂肪酶的激活剂)。当乳糜微粒随血液流经脂肪组织、骨骼肌、心肌等组织的微血管时，在 ECs 脂蛋白脂肪酶的催化下，不断释出脂肪酸和甘油，供组织利用和储存[27,28]。

3.1.5　血管内皮功能障碍

血管内皮功能障碍与动脉粥样硬化、高血压和心力衰竭等心血管疾病以及糖尿病、肿瘤等许多疾病的发生、发展等均有密切关系。结合以上所述血管 ECs 的功能，其损伤后表现的功能障碍主要体现在以下 5 个方面：① 屏障作用减弱：当血管内皮脱落，内皮下胶原组织暴露后，可引起血小板的黏附、聚集，并可引起血栓形成的炎性细胞浸润。② 信息传递及分泌功能下降：血管收缩与舒张活动减弱，调节细胞生长、分裂、迁移、死亡的功能降低，对体液或神经调节因素反应迟钝或过度敏感。③ 自分泌舒血管物质能力下降：自分泌的舒血管活动物质减少，而缩血管物质的释放增多，血管的收缩和舒张失衡，导致高血压。④ 抗血栓作用降低：光滑的内皮具有抗黏附性，可防止血细胞在血管内皮黏附聚集，保持血液流动状态。当 ECs 受损时，可分泌多种黏附分子，包括选择性黏附分子家族，如各种白细胞黏附分子；整合素家族，如淋巴细胞相关功能抗原；免疫球蛋白超家族；肿瘤坏死因子等。这些因素都可使血液表现出现高凝状态。⑤ 血管 ECs 激活：分泌或释放分裂性蛋白或多肽，促进血管 VSMCs 的增殖，诱发或加重动脉粥样硬化[29,30]。

3.1.6　血管内皮祖细胞与血管形成

内皮祖细胞(endothelial progenitor cells, EPCs)是血管 ECs 的祖细胞，拥有分化成熟具有形成血管腔能力的细胞。过去人们认为，EPCs 仅见于胚胎时期，第一个表明在成体中存在 EPCs 的证据是，人们发现源自健康供者外周血的单个核细胞在体外培养时可以获得 ECs

样的表型,不仅能够表达 ECs 的特异性抗原如 Flk‑1/KDR、Tie‑2 等,而且在体内可以参与血管腔样结构的形成。目前认为,EPCs 是一类存在于外周血、起源于骨髓、具有与来源于胚胎血岛细胞相似特征的具有高增殖潜能的单核细胞群,在胚胎发育时参与血管的发生,在成体时通常处于静止状态。但是当机体受到生理或病理的刺激后,EPCs 可以被活化分化为成熟的 ECs,进而对血管进行再生修复。根据 EPCs 在个体发育过程中出现的先后次序的不同,分为胚胎 EPCs 和成体 EPCs。胚胎 EPCs 形似簇状,主要表达 CD133、CD34 和 VEGFR‑2,分泌更多的血管生长因子(血管内皮生长因子、白细胞介素 8);而成体 EPCs 呈鹅卵石样,其形态似人脐静脉血 ECs,主要表达 VE‑钙黏素、Flt‑1、KDR 和 CD45,产生更多的 NO,比胚胎 EPCs 更易形成毛细血管[31]。

血管形成是一个极其复杂的过程,经历从血管发生(vasculogenesis)到血管生成(angiogenesis)两个生理过程,该过程需要多个细胞因子协同参与。

血管发生是指胚胎发育早期,EPCs 或成血管细胞通过增殖、分化,在原位形成内皮管,与血岛分化出的造血干细胞一起发育形成最原始的毛细血管网(见图 3‑13),在血液循环开始后,这个毛细血管网就分化为动静脉的原始血管系统。血管生成是指在原始动静脉网的基础上,通过 ECs 增殖、迁移,管壁出芽、套叠(被周围 ECs 分开)、搭桥(被横跨的 ECs 桥分隔),以及血管舒张、蛋白质渗漏出血管、细胞外基质形成、周细胞和 VSMCs 覆盖管壁,至最后形成复杂的血管网络。

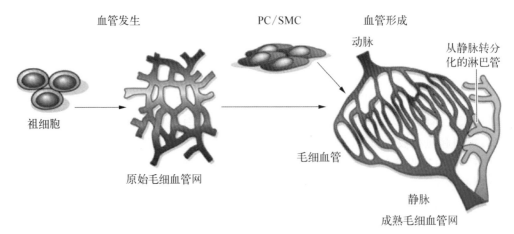

图 3‑13   血管形成模式图[32]

Figure 3‑13   Development of the vascular system

血管形成,即从已有的血管上抽芽生成新的毛细血管。在这一过程中有许多关键步骤,包括 ECs 活化、基膜破裂、粘连、迁移、ECs 扩增、中空管腔形成。在成年的正常器官中,ECs 的更新很慢,其更新周期往往是数月至数年;在成年的组织受伤后的愈合过程中以及在胚胎的形成中,ECs 的生长速度相对加快,但在短期的增殖更新后转入静息状态,这一过程需要血管形成抑制因子和血管形成促进因子之间处于和谐、平衡的调控状态。

越来越多的证据表明,EPCs 不仅参与胚胎时期的血管形成,而且在出生后血管形成或血管重建中起重要作用。研究表明,成体血管壁上有 EPCs 存在的特定区域,该区域的

EPCs 可以分化为成熟的血管 ECs，可作为出生后新血管发生的一个来源。近年来，人们从脐带血、胎肝、骨髓和外周血中成功地分离出 EPCs。研究显示，在动物骨髓移植模型中骨髓来源的 EPCs 受到肉芽组织形成或血管生长因子 VEGF、红细胞生成素 EPO、胞外基质金属蛋白酶 MMP、整合素 integrins、选择素 selectin 等因子的作用时，EPCs 即通过动员（mobilization）、归巢（homing）等机制，从骨髓迁出并被募集到新生血管部位，促进生理和病理性血管生成（见图 3 - 14）[33]。除了骨髓来源的 EPCs，循环中 EPCs 在组织损伤中的内皮再生及血管修复中也起到了至关重要的作用。Asahara 等[34]首先从人的外周血中分离出 CD34$^+$Flk1$^+$的外周血内皮祖细胞（CEP），实验证明该细胞在体外能分化成 ECs。在缺血动物模型中，输注的 CEP 能够掺入到激活的血管新生位点。

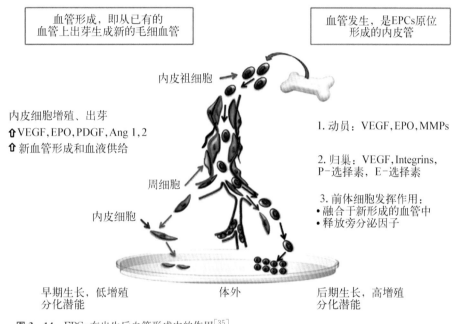

图 3 - 14　EPCs 在出生后血管形成中的作用[35]

EPCs—内皮祖细胞；VEGF—血管内皮生长因子；EPO—红细胞生成素；MMPs—基质金属蛋白酶；PDGF—血小板衍生性生长因子；Ang 1,2—血管生成素 1 和 2

Figure 3 - 14　Recruitment of EPCs plays a critical role in the regulation of postnatal vasculogenesis

　　EPCs 促进新生血管形成的机制是它通过自身的分化、增殖而形成新生血管，无须依赖原有的血管系统，类似于胚胎时期的血管发生过程，故称之为出生后血管发生（vasculogenesis），它与血管生成过程有本质的区别。EPCs 介导的血管发生不受原有血管和 ECs 功能的影响。同时，EPCs 本身可以分泌血管生成细胞因子，如 VEGF、肝细胞生长因子和粒细胞集落刺激因子，它们通过自分泌和旁分泌效应促进血管生成过程，有利于新生血管的形成。EPCs 介导的血管发生在不同的病理状态下有不同的表现：在缺血组织中表现为血管趋向成熟、毛细血管和动脉密度增高；在损伤修复组织中则表现为血管的退化及瘢痕组织的产生。鉴于由 EPCs 参与的血管发育在器官形成过程中的重要作用，EPCs 引发的血管发生被认为是不同疾病引发病理损伤后组织和器官再生的重要起始阶段，尤其是近年来,有关 EPCs 在肿瘤组织中促进血管新生的作用越来越受到人们的重视。研究表明,EPCs 可向肿瘤血管形成部位聚集并促进肿瘤周围血管新生,对肿瘤的生长和转移起至关重要的作用。在肿瘤血管形成中,EPCs 可以从骨髓中被动员、招募,并迁移至肿瘤处,或者直接定居在肿瘤基质,在此处其他细胞分泌因子的作用下参与新生血管的形成,后者主要取决于 EPCs 的位置而不是其出芽繁殖能力,表现为持续的细胞分化和新生血管形成(见图 3-15)。

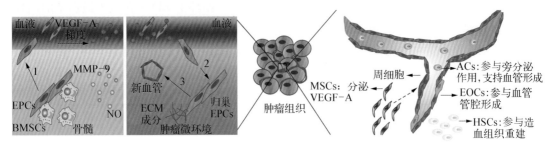

图 3-15 EPCs 在肿瘤血管形成中的作用[36]

ACs—血管形成细胞;BMSCs—骨髓来源干细胞;ECM—细胞外基质;EOCs—内皮出芽细胞;EPCs—内皮祖细胞;HSCs—造血干细胞;MMP—金属蛋白酶;MSCs—间充质干细胞;NO——氧化氮;VEGF—血管内皮生长因子

Figure 3-15 EPCs are the major players in new vessel formation contributing to tumor growth and metastasis

3.2 血管平滑肌细胞

3.2.1 血管平滑肌细胞的起源和生长发育

绝大多数血管平滑肌细胞(vascular smooth muscle cells,VSMCs)和血管 ECs 的起源相同,由胚胎时期的间充质分化而来。最初血岛间充质细胞形成一层 ECs,即胚外内皮管网,中间充满造血干细胞和液体;随后,其他间充质细胞积聚在其周围,开始分化成 VSMCs;再后来外周形成外膜细胞,管壁逐渐增厚。胚内同样由间充质分化产生内皮管网、VSMCs 和外膜,但不同的是管腔中不形成造血干细胞。胚外和胚内的内皮管网管腔逐渐延伸相互连续,并与心腔相通,逐渐形成原始心血管系统,原始血管的内皮周围有 VSMCs 和外膜。但是,目前有学者认为,近心端的一小段动脉,包括升主动脉、主动脉弓和主动脉的 3 个分支部分的 VSMCs 来源于神经嵴[37]。

成熟的 VSMCs 是一种高度特化的细胞。从出生到成年,VSMCs 要经历由合成型到收缩型、由增生活跃到生长静息等一系列变化,从而完成发育。在新生儿期,VSMCs 呈不同程度的合成型形态,表现为细胞不规则,胞核形态各不相同,核大且呈异染性,核质比及平均细胞直径较成熟的 VSMCs 大,并且与合成和分泌功能相关的细胞器丰富。对大鼠主动脉的观察证实,出生后 1~15 天,增殖是一个重要现象,其中膜内 VSMCs 的数量增加 1 倍。随着机体生长发育逐渐趋于成熟,VSMCs 体积缩小,形态变为纺锤形,核近似长杆状,核体积密度减小,核质比例减小,与合成和分泌功能有关的细胞器减少,分布仅限于核周区域。与此同时,胞浆内肌丝由少到多,肌丝附着结构密体和密斑亦随年龄而增加,执行收缩功能的蛋白质成分增多,逐渐转变为收缩型。出生后 15 天到 1 年,大鼠主动脉内 VSMCs 的 DNA 复制进行性减少。

出生时,动脉中膜内的弹性膜及胶原纤维非常少,表明此时的 VSMC 尚未获得很强的产生细胞外基质的能力。随着年龄增长,细胞外基质增加,VSMC 被增加的弹性膜和胶原纤维分隔。后随着 VSMCs 逐渐向收缩型转化,细胞外基质增加速度减缓。至成年时 VSMCs 皆变为收缩型后,细胞外基质和纤维的含量才基本保持恒定。成体中,动脉中膜主要由高度分化的收缩型 VSMCs 构成,排列成同轴心层。每个细胞都由一层基膜包绕,这层基膜可调节出入细胞的分子运输,连接周围细胞外基质,从而实现 VSMCs 间的相互作用,成为稳定内环境的一个因素[30]。

3.2.2　血管平滑肌细胞的结构

正常生理条件下,成人体内各段血管 VSMCs 的形态、大小、数量和排列方式有所不同,以满足各段血管的功能需要。如在大动脉(即弹性动脉)中膜,VSMCs 为不规则的多突起形态,排列成板层状,位于 40~70 层弹性膜之间,细胞宽为 3~5 μm、长达 130 μm 以上,由单层 VSMCs 与相邻的细胞外基质和弹性膜共同构成层状单位(见图 3-16);在中动脉中膜,VSMCs 为纺锤形,细胞核位于中央,10~40 层围绕血管轴整齐环形排列,肌纤维两端狭窄部与另一肌纤维的中部嵌合,在中、外膜交界处可见少许纵行的平滑肌,宽度从两端最细的 2 μm 至中央部最粗的 8 μm,长度范围为 50~200 μm;在小动脉和微动脉,环形平滑肌层数逐渐减少,从数层减少至 1 层;直径小于 200 μm 的微静脉中膜内仅有散在平滑肌;小静脉有1 层至数层相对较完整而松散的平滑肌;中静脉与伴行中动脉相比,中膜平滑肌层数少,排列稀疏,外膜可有纵行平滑肌束;大静脉中膜仅有数层排列松散的环形平滑肌,外膜内有大量纵行平滑肌束。

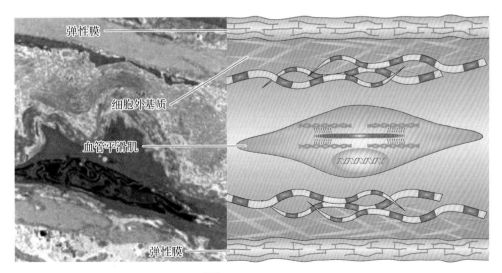

图 3-16　主动脉中膜内的单个层状单位[38]

Figure 3-16　Electron micrograph of a single lamellar unit in the medial layer of the aortic wall

VSMCs 之间存在 40～80 nm 的间隙,表面覆盖基底层和网状层,基底层由Ⅳ型胶原、层黏蛋白(laminin)、硫酸乙酰肝素蛋白多糖(heparin sulfate proteoglycans)和巢蛋白(entactin nidogen)等组成,网状层由弹性纤维、网状纤维(Ⅲ型胶原)和Ⅰ型胶原纤维构成,它们由 VSMCs 分泌产生,同时还分泌产生硫酸软骨素(chondroitin sulfate)及硫酸皮肤素(dermatan sulfate proteoglycans)等基质。这些细胞外基质将单个细胞交织成束,使它们组成一个功能单位。VSMCs 的聚集与它们的长轴平行,且呈交错的纵向。电镜显示,VSMCs 与结缔组织间的联系十分密切,不同血管中细胞外基质与 VSMCs 的比例存在差异(见图 3 - 17)。多个 VSMCs 的两端相互吻合成蜂窝状,被包埋于富含弹力纤维和微纤维的基板中,起到"锚"装置的固定作用,有学者称之为蜂窝状锚装置(honeycomb anchoring apparatus)。高分辨电镜下可见,肌丝在 VSMCs 的末端聚集,细胞的基膜与纤维成分相互融合。这些元素桥接着相邻的 VSMCs,提供了机械连续性。如此排布,既实现了 VSMCs 的紧密排列,又使得机械力能从一个细胞更有效地传递到另一个细胞[5]。

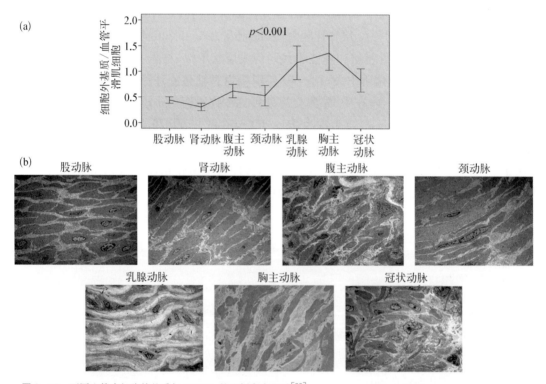

图 3 - 17 不同血管中细胞外基质与 VSMCs 的比例存在差异[39]
(a) 7 种动脉周围细胞外基质与 VSMCs 比例关系;(b) 透射电镜图
Figure 3 - 17 The ratio of extracellular matrix to VSMCs is different in different arteries

VSMCs 相较于横纹肌细胞,有显著的超微结构差异,这些差异使得 VSMCs 的收缩方式具有独特性。

3.2.2.1 胞膜小凹

VSMCs 虽无横小管(即 T 小管)结构,但细胞膜上有 50～100 nm 大小呈倒"Ω"状细胞膜内陷结构,称胞膜小凹(caveolae)(见图 3 - 18)。胞膜小凹纵向成行排列,使细胞表面积约增大 25%,曾有学者认为,胞膜小凹是细胞膜的储备形式,利于细胞的收缩和舒张;亦有学者认为胞膜小凹相当于横纹肌的横小管,但由于小凹浅,不能将细胞膜的兴奋传到细胞的深部,另外由于肌浆网相对不发达,因此平滑肌收缩的启动较慢。

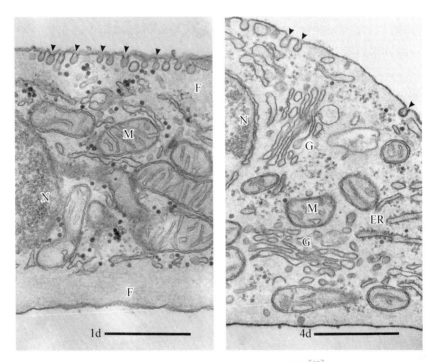

图 3 - 18　离体培养 1 天和 4 天大鼠主动脉 VSMCs 细胞超微结构[40]
箭头所指为胞膜小凹;ER—粗面内质网;F—肌丝;G—高尔基复合体;M—线粒体;N—细胞核;标尺=0.5 μm
Figure 3 - 18　Electron microscopy of Rat VSMCs from 1-day-old and 4-day-old primary cultures

胞膜小凹由 14~16 个小凹蛋白(caveolin,Cav)低聚物与胞膜胆固醇、鞘磷脂共同参与构成。小凹蛋白相对分子质量为 21 kDa,有 Cav1、Cav2 和 Cav3 等 3 种亚型。Cav1 和 Cav3 对胞膜小凹的形成是必要的,Cav2 的功能目前尚不明确。心血管系统的大多数细胞表达 Cav1 和 Cav2。Cav3 则主要表达在 VSMCs、心肌和骨骼肌。研究证实,可与小凹蛋白结合的信号分子包括 G 蛋白亚单位、内皮型一氧化氮合酶(eNOS)、小 GTP 酶、受体和非受体酪氨酸激酶等。小凹蛋白使受体、中间产物、酶等在胞膜小凹局部区域形成高浓度,起着提供局部微环境的作用,以促进信号转导。在动脉粥样硬化等心血管疾病中,乙酰胆碱舒张血管的功能受损,伴随有胞膜小凹数量的减少。在血管 ECs 中,胞膜小凹可以作为机械感受器介导血流引起的 eNOS 激活。胞膜小凹对机械作用非常敏感,推测可能与小凹部位脂成分的特殊性和其生物物理特性有关。有研究表明,糖尿病大鼠在炎症刺激和高糖情况下 Cav1 表达下降和 VSMCs 表型变化[41]。研究还发现,Cav1 可以参与牵拉和胆固醇酯化时的 VSMCs 细胞周期进程变化过程[42]。

3.2.2.2 缝隙连接

缝隙连接由相邻细胞膜上连接蛋白(connexin)六聚体组成的连接子(connexon)对接而成,其通道聚集成为缝隙连接斑(gap junction plaque),缝隙连接斑的维持是动态的,新的通道不断移动到缝隙连接斑的外缘,缝隙连接斑中心的通道则内化到细胞质内经溶酶体或蛋白酶体途径降解。一般来说相对分子质量小于 485 kDa 的物质可以自由通过缝隙连接,而大分子(如核酸和蛋白质分子)则无法通过。不同连接蛋白构成的通道结构相同,但通透性可以相差很大,连接蛋白的改变都会影响细胞间通信的性质与数量。缝隙连接不仅存在于 VSMCs 之间、ECs 之间,也存在于 VSMCs 与 ECs 之间,也称为肌内皮连接(myoendothelial junction,见图 3-19)[43,44]。血管仅有 4 种连接蛋白参与缝隙连接的组成,即 Cx37、Cx40、Cx43 和 Cx45。缝隙连接的大小和丰度会随着血管的部位不同而变化,在微动脉和小动脉的 VSMCs 之间缝隙连接较多。

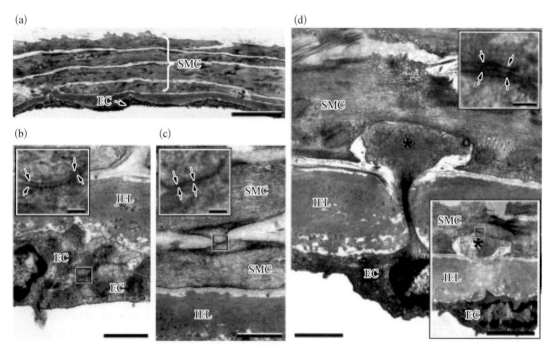

图 3-19 大鼠大脑中动脉超微结构[44]

(a) 血管壁内有 3~4 层平滑肌,标尺＝5 μm;(b)~(d) 细胞间的缝隙连接,标尺＝0.5 μm,(b)(c) 插图标尺＝50 nm,(d) 上插图标尺＝25 nm,(d) 下插图标尺＝1 μm;SMC—平滑肌细胞;EC—内皮细胞;IEL—内弹性膜

Figure 3-19 Electron microscopy of the rat middle cerebral artery

3.2.2.3 细胞骨架

VSMCs 的细胞骨架系统比横纹肌的发达,主要由密斑、密体、微丝、中间丝和微管构成。

(1) 密斑和密体。密斑和密体为 VSMCs 内电子密度高的小体(见图 3-20),分布在细胞膜下和细胞质内,细胞膜下者称为密斑(dense patch),细胞质内者称为密体(dense body),两者的形态和成分不同。前者呈扁薄的斑块状,含有 α 辅肌动蛋白(α-actinin)、纽蛋白

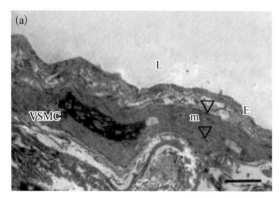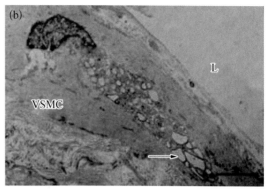

图 3 - 20 正常静脉和静脉曲张静脉超微结构[45]
箭头（▽）所指为密斑和密体；箭头（→）所指为粗面内质网；标尺＝2 μm；VSMC—血管平滑肌细胞；L—血管腔；E—内皮细胞；m—肌丝

Figure 3 - 20 Electron microscopy of normal vein and varicose veins

(vinculin)和踝蛋白(talin)；后者为短粗的梭形小体，仅含有 α - actinin。密斑与细胞膜平行，沿肌细胞长轴略呈螺旋形排列在胞膜小凹各行列之间，与胞膜小凹行列交替分布。在细胞中段，密斑约占细胞表面积的 30%～50%；在细胞两端，有时甚至可布满细胞膜内表面。密斑是收缩系统中细肌丝的附着点，细胞两端的密斑也同时是细胞骨架丝的附着点。密体的长轴与细胞长轴一致，在细胞质内排成长链。密体是细肌丝和细胞骨架丝的共同附着点，中间丝也与密体的侧面相连。由于密体含有 α - actinin，而且在其两端的细肌丝极性相反，故认为密体相当于横纹肌的 Z 盘。

（2）微丝。微丝直径约为 4 nm，由肌动蛋白线性聚合而成。微丝之间通过密体相互连接形成网状结构，并通过密斑与细胞膜连接。VSMCs 内存在 4 种肌动蛋白异构体：α-平滑肌肌动蛋白、β-非肌肉肌动蛋白、γ-平滑肌肌动蛋白和 γ-胞质肌动蛋白，它们有不同的基因编码。在 VSMCs 中 α-平滑肌肌动蛋白是主要的亚型，除构成微丝外，也参与构成细肌丝，与肌球蛋白作用产生收缩。大的动脉血管肌动蛋白 60%约为 α-平滑肌肌动蛋白，20%为 β-非肌肉肌动蛋白，其余为 γ-平滑肌肌动蛋白和 γ-胞质肌动蛋白。研究显示，γ-胞质肌动蛋白局限于细胞皮层，而 α-肌动蛋白呈蛇形纵贯细胞全长，β-肌动蛋白边缘与密体或密斑连接。

（3）中间丝。中间丝直径约为 10 nm，参与维持细胞的三维结构，保持细胞器在胞质内的适宜位置，并参与膜受体信号向胞核的传递。VSMCs 的中间丝成束状，斜向十字交叉形排列，交织成网状，交叉处与密体相连。中间丝在发育过程中大量表达，随细胞成熟而减少。大多数 VSMCs 中间丝属波形蛋白(vimentin)型，或为波形蛋白及结蛋白共存型，只有极少数 VSMCs 中间丝为结蛋白(desmin)型。

（4）微管。微管是由微管蛋白(tubulin)亚基组成的内径约为 15 nm、外径约为 23 nm 的长圆筒形聚合物。分化的 VSMCs 内含有丰富的微管蛋白，其主要作用在于维持细胞形态，参与胞内物质运输等。

骨架蛋白使细胞内不同的组成部分构成了有机的三维结构，并处于动态变化过程中，可根据细胞功能变化产生适应性改变。平滑肌在收缩时骨架蛋白通过重组来增强肌细胞之间张力的组合和传递。在激动剂引起血管收缩时，肌动蛋白多聚体化增强；而在给予肌动蛋白单体聚合抑制剂后收缩反应减弱。研究显示,细胞皮层即细胞质近细胞膜处的非平滑肌型肌动蛋白在血管收缩剂作用下多聚体化增强,以使细胞形态适应收缩引起的结构变化。

3.2.2.4 肌丝

肌丝是 VSMCs 收缩的结构基础,分为细肌丝和粗肌丝两种。在典型的平滑肌横切面上,细肌丝呈小堆状分布,其间有呈单条分布的粗肌丝。若以粗肌丝为中心,细肌丝则呈花环状围绕在粗肌丝的周围(见图 3-21)。粗肌丝与细肌丝数量比约为 1∶12～1∶30。若干条粗肌丝和细肌丝聚集成肌丝单位,又称为收缩单位。VSMCs 在舒张时,粗肌丝与细肌丝都大致顺细胞长轴平行排列,但有一定斜度。细肌丝在近细胞膜处成锐角与密斑相交,在细胞内附着于密体上。粗肌丝除在收缩时其横桥与细肌丝结合外,不与其他任何细胞骨架成分相连。

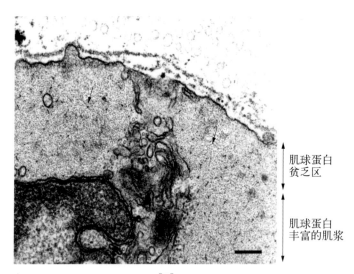

肌球蛋白
贫乏区

肌球蛋白
丰富的肌浆

图 3-21 兔下腔静脉 VSMCs 超微结构[46]
箭头所指为粗肌丝,标尺＝200 nm
Figure 3-21 Electron micrograph image of the VSMC of the rabbit inferior vena cava

(1) 细肌丝。细肌丝(thin myofilament)直径为 5～8 nm,长度平均为 4.5 μm,约为粗肌丝长度的 3 倍。细肌丝由肌动蛋白线性聚合而成,构成右手双螺旋聚合体,每螺旋一圈长约 74 nm,含 13 个肌动蛋白。肌动蛋白单体为球形肌动蛋白(G-actin),多聚体形成的微丝称为纤维形肌动蛋白(F-actin)。肌动蛋白单体由 375 个氨基酸残基组成,相对分子质量为 42 kDa,有 3 个结合位点(1 个 ATP 结合位点和 2 个与肌球蛋白结合的位点),通过水解 ATP 维持其多聚体处于一种动态的、极性的状态。原肌球蛋白(tropomyosin)、钙调蛋白结合蛋白(caldesmon)和调宁蛋白(calponin)与平滑肌细肌丝的功能紧密相关,VSMCs 中无肌钙蛋白。原肌球蛋白由两股 α-螺旋多肽链组成,位于肌动蛋白形成的双螺旋槽内。平滑肌至少表达 5 种原肌球蛋白亚型,以 α 亚型丰度最高。原肌球蛋白通过调节其他蛋白与肌动蛋白的结合,影响肌动蛋白与肌球蛋白间的作用和肌动蛋白的多聚体化。在静息状态下,平滑肌亚型(Ⅰ型)钙调结合蛋白的氨基端结合于肌球蛋白颈部的 S2 区,羧基端与肌动蛋白结合,从而抑制肌动蛋白与肌球蛋白的相互作用。钙调结合蛋白的抑制作用可被 Ca^{2+}-钙调蛋白去除,也可因磷酸化而去除。调宁蛋白是一种 34 kDa 大小的蛋白,存在于平滑肌和非肌肉组织中,VSMCs 内主要为碱性调宁蛋白(calponin - h1),其可通过抑制肌球蛋白 ATP 酶减缓平滑肌收缩的速度。

(2) 粗肌丝。粗肌丝(thick myofilament)直径为 8~16 nm,长为 1.5~2 μm,为肌球蛋白聚合体。Ⅱ型肌球蛋白为粗肌丝的构成蛋白,包括横纹肌、心肌和平滑肌多种亚型,其中的平滑肌亚型来自同一基因,选择性剪接产生肌球蛋白单体 SMA(SM1A、SM2A)和 SMB(SM1B、SM2B),前者在张力型收缩类平滑肌中表达较多。平滑肌肌球蛋白相对分子质量约为500 kDa,含 2 条重链和 4 条轻链,重链尾部以 α-卷曲螺旋形式缠绕,构成粗肌丝的骨架;重链头部分离,朝向细肌丝,构成横桥部分。肌球蛋白被胰蛋白酶水解时产生约 350 kDa 的重酶解肌球蛋白(heavy meromyosin,HMM)和 150 kDa 的轻酶解肌球蛋白(light meromyosin,LMM)。重酶解肌球蛋白被蛋白酶(如木瓜酶)水解时又可产生 S1 与 S2 两个片段,S2 片段为一段螺旋结构,S1 片段为肌球蛋白的头部,可分为运动部件(motor domain)与控制臂(lever arm)两部分。运动部件含有肌动蛋白结合部位和核苷酸结合部位,控制臂含有扭动区(convert domain)、17 kDa 的肌球蛋白必要轻链(myosin light chain 17,MLC17)和 20 kDa 的肌球蛋白调节轻链(myosin light chain 20,MLC20)结合部位。扭动区为运动部件与控制臂之间产生相对旋转,从而使肌动蛋白与肌球蛋白相对滑动的部位。MLC17 位于接近扭动区处,与控制臂的结构稳定有关。MLC20 位于靠近 S1 与 S2 交接处,轻链 Ser19 的磷酸化对肌球蛋白活性调节起着关键作用。Ⅱ型肌球蛋白特异性抑制剂 blebbistatin 可通过影响Ⅱ型肌球蛋白的 S1 部分,改变肌球蛋白头部构象,从而破坏 VSMCs 中肌动蛋白和肌球蛋白的相互作用(见图 3 - 22)。

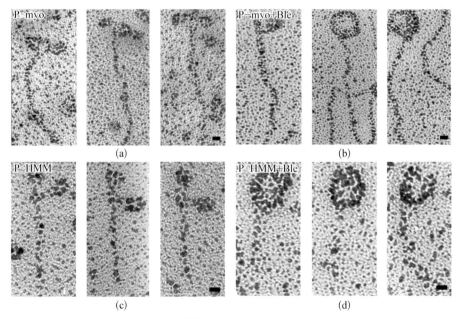

图 3 - 22 平滑肌肌球蛋白和 HMM[47]
(a) DMSO 处理肌球蛋白Ⅱ(P - myo);(b) blebbistatin(Ble)处理肌球蛋白Ⅱ;(c) DMSO 处理 HMM(P - HMM);(d) blebbistatin 处理 HMM(标尺=10 nm)
Figure 3 - 22 Electron micrographs of smooth muscle myosin Ⅱ and HMM

平滑肌粗肌丝肌球蛋白分子的排列不同于横纹肌，没有 M 线及中间的光滑部分。粗肌丝呈圆柱形，表面有纵行排列的横桥，但相邻两行横桥的摆动方向恰恰相反，向相反的方向牵拉细肌丝，收缩力可经密斑传到细胞表面及细胞外基质。因 VSMCs 收缩时粗、细肌丝的重叠范围大，所以肌细胞缩短的程度大，产生的收缩力也因而增强。VSMCs 收缩时，细胞骨架发生动态变化，参与粗肌丝和细肌丝滑动引发的细胞外形变化和机械力的传递（见图 3 - 23）。

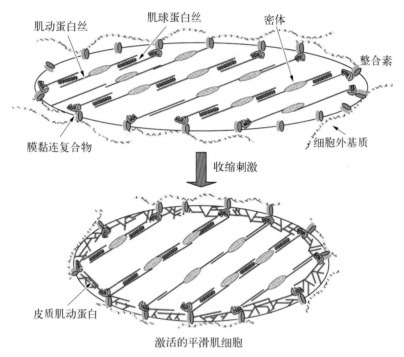

图 3 - 23 VSMCs 收缩前后细胞骨架和肌丝的动态变化模型[48]

Figure 3 - 23 Integrated model for function of cytoskeletal dynamics in smooth muscle contraction

3.2.2.5 肌浆网

肌浆网是肌肉细胞中特化的滑面内质网，为磷脂双分子层形成的囊样网状系统，内部储存大量的 Ca^{2+}，称为细胞内 Ca^{2+} 库。VSMCs 肌浆网内 Ca^{2+} 浓度约为 $100\ \mu mol/L$，胞质内 Ca^{2+} 浓度静息时为 $0.1\sim0.2\ \mu mol/L$，兴奋时为 $0.3\sim1.5\ \mu mol/L$。静息时肌浆网/内质网膜钙泵（sarco/endoplasmic reticulum Ca^{2+} - ATPase，SERCA）通过水解 ATP 将胞质 Ca^{2+} 转运入肌浆网；兴奋时通过三磷酸肌醇受体[inositol(1,4,5)- trisphosphate receptor，IP3R]和兰尼啶受体（ryanodine receptor，RyR）通道向胞质释放 Ca^{2+}，从而调控收缩和舒张。骨骼肌细胞内的肌浆网约占细胞体积的 10%，家兔胸主动脉和肺动脉 VSMCs 的肌浆网约为细胞体积的 5%，肠系膜动脉和静脉及门静脉 VSMCs 约为细胞体积的 2%，提示 VSMCs 的肌浆网不如骨骼肌丰富。肌浆网在靠近细胞膜的胞质侧较多，与胞膜距离约为 $15\sim30\ nm$，常分布在胞膜小凹周围，肌浆网还以网片状沿平滑肌纵轴分布（见图 3 - 24）。在细胞膜附近的肌浆网常被称作外周型或浅表型,与 Ca^{2+} 动态平衡、局部 Ca^{2+} 释放及与胞膜离子通道相互作用有关。不靠近细胞膜的肌浆网被称作中央型或深侧型,其可通过为肌纤维提供 Ca^{2+} 直接影响收缩功能。有证据显示位相(phasic)型收缩类平滑肌(如门静脉的 VSMCs 肌浆网)主要为外周型,而张力(tonic)型收缩类平滑肌(如主动脉的 VSMCs 肌浆网)主要为中央型[3,49]。

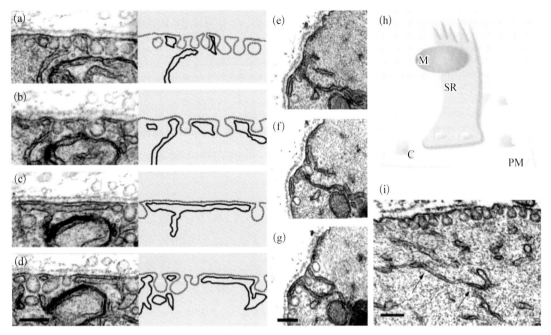

图 3-24　兔下腔静脉(IVC)VSMC 超微结构[46]

(a)~(d) 显示浅表型肌浆网位于胞膜小凹之间细胞膜旁;(e)~(g) 显示浅表型肌浆网延伸至细胞内形成深侧型肌浆网;(i) calyculin-A(100 nmol/L)介导浅表型肌浆网与细胞膜的分离(箭头所指)(标尺=0.2 μm);SR—肌浆网;PM—细胞膜;C—胞膜小凹;M—线粒体

Figure 3-24　Electron micrographs of vascular smooth muscle of the rabbit inferior vena cava (IVC)

3.2.2.6　线粒体

近年来发现,VSMCs 线粒体可以是多种形状,包括小球状、短棒状、长丝状和网格状,并处于不停的运动中,包括延伸、回缩、扭动、布朗运动和定向运动,而且线粒体之间存在电偶联,局部去极化的线粒体膜电位可以传得很远。合成型 VSMCs 的线粒体结构是高度动态的,而收缩型 VSMCs 的线粒体在胞内位置是静止的。不同类型细胞线粒体数量存在很大差异,取决于细胞的代谢水平。线粒体不仅是细胞内氧化磷酸化和合成 ATP 的主要场所,还参与氧化还原平衡、代谢、信号转导、钙稳态、细胞生长分化、细胞凋亡调控和衰老等生物学过程。研究显示,在 VSMCs 内,大多数线粒体几乎被肌浆网完全包裹。线粒体对膜电位依赖的 Ca^{2+} 内流上升的速度和幅度没有显著影响,但在膜电位依赖的 Ca^{2+} 内流结束时,胞内 Ca^{2+} 浓度相对较高,线粒体可以促进通过 Ca^{2+} 摄取影响膜电位依赖的 Ca^{2+} 内流的下降。线粒体对 Ca^{2+} 亲和力($>10\ \mu m$)较低,但由于与 IP3R 群形成的高 Ca^{2+} 浓度微域区靠近,因而能影响 IP3

介导的胞质 Ca^{2+} 瞬时上升。线粒体膜电位约为 -180 mV(以胞质为参照),在门静脉、尾动脉、肺动脉和培养的主动脉细胞,线粒体膜电位的消失可减慢胞质 Ca^{2+} 浓度下降的速度。线粒体是细胞内活性氧的重要来源,它可以通过活性氧调节细胞内局部和更大范围的 Ca^{2+} 信号。研究提示,缺氧可通过线粒体膜间隙产生的活性氧使胞质 Ca^{2+} 浓度升高,引起肺血管收缩[3]。

VSMCs 内除含有上述细胞器外,还含粗面内质网和游离核糖体,且以幼年和老年时更多。幼年和老年的血管平滑肌中还可见明显的高尔基复合体。因此认为,血管壁的 VSMCs 具有成纤维细胞的功能,动脉中膜内无成纤维细胞,在发育中由 VSMCs 分泌产生胶原纤维和弹性纤维。

3.2.3 血管平滑肌细胞的功能

成体内 VSMCs 通过细胞内肌丝间的相互作用,产生收缩和舒张,从而改变血管口径,调节血管阻力,以适应各器官组织的功能需要。但在发育时和疾病状态下,VSMCs 可分泌细胞外基质参与血管的构建和血管疾病的发生。除此之外,VSMCs 还具有内分泌功能,调节血管生理功能。

3.2.3.1 收缩功能

VSMCs 收缩反应由肌丝中的肌球蛋白与肌动蛋白相互作用产生。Ca^{2+} 是触发 VSMCs 收缩的关键。静息时,肌浆内 Ca^{2+} 浓度为 $0.1\sim0.2$ $\mu mol/L$。当各种刺激引起细胞兴奋时,肌膜上电位敏感的 Ca^{2+} 慢通道开放,平滑肌以 L 型钙通道为主,同时肌浆网和线粒体也将储存的 Ca^{2+} 释放入肌浆,使肌浆内 Ca^{2+} 浓度升高达 10 $\mu mol/L$。VSMCs 内肌浆网较骨骼肌少,因此主要依赖细胞外 Ca^{2+} 的内流。此时,肌浆内 Ca^{2+} 首先与钙调蛋白结合,形成 Ca^{2+}-钙调蛋白。后者可与钙调结合蛋白结合,去除钙调结合蛋白的抑制作用,从而使细肌丝上横桥结合部位暴露,粗肌丝得以与细肌丝结合。此时若无能量释放,则只是结合而不发生扭动。Ca^{2+}-钙调蛋白同时能激活无活性的肌球蛋白轻链激酶(myosin lightchain kinase,MLCK)和/或抑制肌球蛋白轻链磷酸酶(myosin light chain phosphatase,MLCP)。MLCK 介导肌球蛋白轻链磷酸化,而磷酸化的肌球蛋白轻链又可通过 MLCP 去磷酸化。MLCK 与 MLCP 的相对活性决定了肌球蛋白轻链磷酸化水平(见图 3-25)。

在 MLCK 的作用下,肌球蛋白头部轻链 MLC20 的 Ser19 发生磷酸化,并激活轻链上的 Mg^{2+}-ATP 酶,在 Ca^{2+} 存在条件下分解 ATP 产生能量,供应横桥扭动 1 次。静息状态下,肌球蛋白 ATP 酶活性很低,细胞兴奋时,胞内 Ca^{2+} 浓度升至约 10 $\mu mol/L$,可使肌球蛋白 ATP 酶活性增加 $50\sim100$ 倍。ATP 水解后,肌球蛋白以与 ADP-Pi 结合的形式存在,使肌球蛋白头部与肌动蛋白结合形成横桥,随之 Pi 释放,肌球蛋白控制臂扭动区扭动,拉动细肌丝滑动。随后 ADP 释放,但肌球蛋白与肌动蛋白仍处于结合状态。ADP 的释放与肌纤维负荷程度相关,负荷增加减慢 ADP 的释放。肌球蛋白头部与肌动蛋白分离发生在肌球蛋白结合 ATP 后,控制臂扭动区也随之恢复至扭动前的状态。细胞兴奋过后,肌浆内 Ca^{2+} 浓度下降至静息时浓度,MLCK 与钙调蛋白分离而失去活性。与此同时,肌球蛋白轻链上的磷酸基团被磷酸酯酶分解。去磷酸的肌球蛋白头与细肌丝分离,导致肌细胞松弛。钙调蛋白

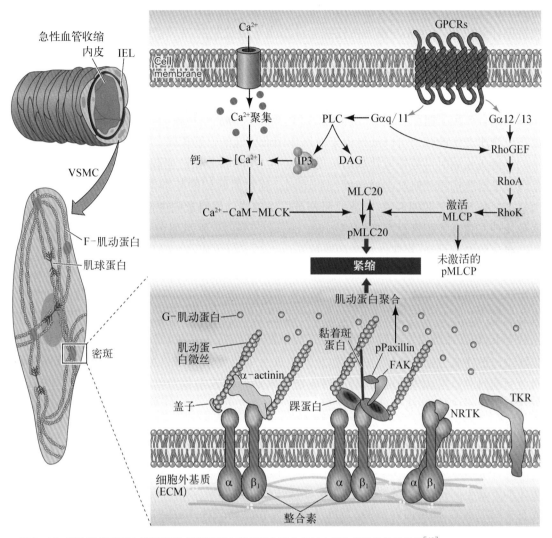

图 3 - 25 VSMC 肌球蛋白横桥循环、钙增敏和与肌动蛋白聚合参与血管收缩的急性活性相[49]

Figure 3 - 25 VSMC acto-myosin cross-bridge cycling, calcium sensitization, and actin polymerization are involved in the acute active phase of vasoconstriction

尚有激活肌浆网等膜上钙泵的作用,所以它对细胞收缩的发动及终止均有作用。

细胞内 Rho 激酶(Rho kinase,ROK)信号可通过使 MLCP 的调节亚单位 MYPT1 在 Thr - 696 和 Thr - 853 位点上发生磷酸化,降低 MLCP 活性,使 MLC20 不易去磷酸化,这一钙增敏效应主要发生在平滑肌收缩的持续期。ROK 对 MYPT1 的作用可被蛋白激酶 G (protein kinase G,PKG)或蛋白激酶 A(protein kinase A,PKA)所拮抗。

从粗肌丝横桥与细肌丝结合、发生扭动、分离到复位为 1 次横桥循环(cross bridge cycle),每循环 1 次消耗 1 分子 ATP。VSMCs Ca²⁺ 释放及回收的速度均较慢,所以横桥循环的周期较长。当肌浆内 Ca²⁺ 浓度升高时,通过上述机制横桥发生扭动,导致肌细胞收缩。在 1 个横桥循环中,同一个肌球蛋白的 2 个头部不会同时都和肌动蛋白结合。X 射线衍射研究提示,肌肉在收缩状态时受到牵拉后,可造成肌球蛋白结构扭曲,使得第二个头部迅速与肌动蛋白结合,这就是肌肉被牵拉时张力快速增加的原因。与横纹肌相比,平滑肌收缩时横桥循环周期长,产生相同张力所耗能量仅相当于横纹肌的 $1/500\sim1/300$。原因是因为平滑肌粗肌丝横桥扭动后,横桥并非立即脱离细肌丝,而是在肌浆内 Ca^{2+} 浓度缓慢下降的过程中,在一定时间内仍结合在细肌丝上,在这段时间内,ATP 已分解故不再发生扭动。横桥的这种结合而不扭动的状态称弹簧锁状态(latch state)。在弹簧锁状态下,粗肌丝横桥与细肌丝的结合产生了肌张力,但并不消耗 ATP,所以认为是一种最为经济的保持力量的机制,由该机制所产生的张力可以抵抗由于血压作用而引起的血管扩张。

平滑肌收缩时可缩短至其基础长度的 $30\%\sim70\%$,而横纹肌仅缩短约 $10\%\sim20\%$,这是因为平滑肌内粗细肌丝排列与横纹肌不同。横纹肌收缩的基本单位是肌节,即肌原纤维内位于 2 条 Z 线之间的区域,收缩时肌球蛋白头部拉动细肌丝向中间 M 线滑动。横纹肌的这种排列方式称为端极性排列(end polar cross-bridge)。平滑肌没有 Z 线与 M 线,粗肌丝与细肌丝成斜行排列,粗肌丝相邻的肌球蛋白头部反向排列,收缩时相反方向的肌球蛋白头部拉动细肌丝反向移动。平滑肌的这种排列方式称为边极性排列(side polar cross-bridge)。平滑肌的细肌丝几乎全长都可与肌球蛋白头部接触,这在横纹肌中是无法实现的。同时,平滑肌能够改变粗肌丝与细肌丝的数量比例,以适应不同的生理需要。研究显示平滑肌在舒张状态下,很多肌球蛋白表现为折叠形式的单体;在细胞兴奋时,肌球蛋白轻链磷酸化可使肌球蛋白单体去折叠、聚合成粗肌丝,从而增加与细肌丝结合的数量,这种在不同条件下粗肌丝与细肌丝数量比例可以变化的特性,使平滑肌在很大牵张力范围内能保持最适的肌球蛋白与肌动蛋白结合,有效地进行收缩[3]。

3.2.3.2 分泌功能

发育中的 VSMCs 为合成型(亦称为未分化型),与成熟的即收缩型(分化型)VSMCs 的纺锤形形态不同,外形为鹅卵石形、上皮形或菱形。合成型 VSMCs 内含有大量与蛋白质合成有关的细胞器,即粗面内质网、高尔基复合体和游离核糖体,而收缩型 VSMCs 内主要成分为肌丝和发达的细胞骨架。合成型 VSMCs 相较于收缩型 VSMCs,呈现出很高的增殖速率、明显的迁移活性和很强的细胞外基质合成分泌能力。合成型 VSMCs 分泌的细胞外基质包括胶原蛋白、弹性蛋白、蛋白多糖、钙黏素和整合素等。在血管发育阶段,VSMCs 与 ECs 之间形成大量的缝隙连接,这一结构对于血管成熟很关键。与此相反,收缩表型的 VSMCs 增殖或更新率很低、无迁移活性及微弱的合成细胞外基质的能力(见图 3-26)。

不同表型 VSMCs 表达的标志蛋白丰度明显不同,例如,PDGF-A、细胞间黏附分子 1(ICAM1)、Ⅰ型钙调蛋白结合蛋白(Ⅰ-caldesmon)、骨桥蛋白(osteopontin)、基质 G1a 蛋白(matrix G1a protein,MGP)、胶原蛋白Ⅰ和Ⅱ、Cx43 等在 VSMCs 从合成型转为收缩型过程中表达逐渐降低;而 α1-、β1-和 α7-整合素、转录辅激活因子心肌素(myocardin)、N-/T-钙黏蛋白、α-和 γ-平滑肌肌动蛋白、结蛋白、平滑肌蛋白 22α(SM22α)、羧肽酶样蛋白、平滑肌调宁蛋白、h 型钙调蛋白结合蛋白、meta 型黏着斑蛋白、主动脉优先表达基因 1(aortic preferentially expressed gene 1,APEG1)多肽、富含半胱氨酸蛋白 2(cysteine-rich

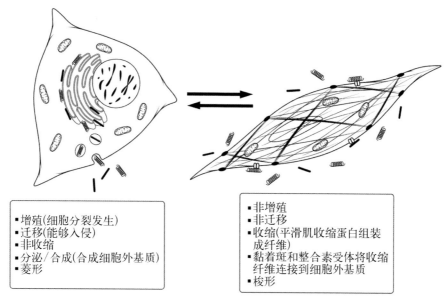

图 3 - 26　平滑肌表型转换(成熟 VSMCs 可以在分化型/收缩型和未分化型/合成型之间转换)[50]

Figure 3 - 26　Phenotypic switching by vascular smooth muscle cells

protein 2,CRP2)等在 VSMCs 从合成型转为收缩型过程中表达逐渐升高。在检测平滑肌表型时,应至少测定 2 种标志蛋白质的表达量变化,并结合形态、增生和迁移特征进行分析。目前,平滑肌肌球蛋白重链(smooth muscle myosin heavy chain,SM - MHC)和平滑肌蛋白(smoothelin)是鉴定平滑肌收缩表型的两个较好的标志蛋白质。SM - MHC 在活体研究中发现只在 VSMCs 表达,且在胚胎发育中仅在 VSMCs 观察到;平滑肌蛋白可作为 SM - MHC 的辅助检测指标,其检测灵敏度高,在培养的血管平滑肌向合成型转变时其表达迅速而均一地下调。当平滑肌增殖时,细胞视黄醇结合蛋白 1(cellular retinol binding protein 1,CRBP1)表达可迅速而显著地上调,因而 CRBP1 是一个较好的合成型平滑肌标志蛋白[51]。

成熟的 VSMCs 拥有很强的可塑性,在局部环境变化时可以发生显著、可逆的表型转变。如受到损伤时,VSMCs 能够从收缩表型很快转化为合成型,当损伤修复、局部环境恢复正常后,血管又可重新获得收缩表型。在一些心血管疾病中,如高血压、动脉粥样硬化和糖尿病等发生 VSMCs 转化,并保持在合成型(见图 3 - 20),VSMCs 过度增殖、迁移及合成大量细胞外基质,被认为是导致血管功能障碍的重要原因。

3.2.3.3　内分泌功能

VSMCs 不仅是血管收缩和舒张的效应器和执行者,还具有内分泌功能,如肾脏入球微动脉中特化的 VSMCs 能够合成分泌肾素。目前研究显示,除了肾脏入球小动脉 VSMCs 可以产生肾素以外,全身血管包括动脉、静脉和毛细血管床旁平滑肌都有合成分泌肾素和血管紧张素的能力,而且都有其特异的 mRNA 存在。VSMCs 分泌的肾素与 ECs 血管紧张素转换酶一起构成了一个完整的肾外的血管肾素和血管紧张素系统,通过自分泌和旁分泌的途径,调节局部血管紧张性和血流。血管的肾素血管紧张素,可以作用于 VSMCs 和血管壁的交感神经末梢,促使平滑肌收缩和释放儿茶酚胺,同时也可作用于 ECs,促进血管舒张因子如前列环素(prostacyclin 2,PGI2)和一氧化氮(nitric oxide,NO)的分泌,在局部构成一个反馈调节系统。此外,局部的血管紧张素还能够促进 VSMCs 的增殖,增强平滑肌的蛋白质合成,使血管壁增厚,血管阻力增大。越来越多的研究发现,VSMCs 还可分泌多种血管舒张因子、血管收缩因子、活性肽、细胞因子和生长因子等血管活性物质,以旁分泌和自分泌方式调节血管功能[3]。

3.2.4 血管平滑肌细胞收缩和舒张的调节

人体内血管对复杂的体内、体外环境变化具有极强的适应能力,这是通过 VSMCs 的收缩和舒张改变血管口径,从而调节血管阻力来实现的。VSMCs 的收缩和舒张是对局部微环境做出的综合反应,除受到如前所述的血管 ECs 分泌的内皮源性收缩和舒张因子(如 NO、PGI2、ET1 等)调控外,还受到神经、激素、能量代谢以及血管外周脂肪组织分泌的活性物质的调节,血容量、血压和血液中的成分以及血管壁内的结缔组织细胞和细胞外基质等也对 VSMCs 的舒缩具有调节作用,甚至 VSMC 的表型转化也可以影响其舒缩功能[3,26]。

3.2.4.1 神经调节

不同血管的 VSMCs 的生理特性有所不同,有的有自发的肌源性活动,有的 VSMCs 肌源性活动很少,但几乎所有的 VSMCs 都受到自主神经的支配,包括缩血管神经纤维和舒血管神经纤维,统称为血管运动神经纤维。在 VSMCs 上,缩血管神经属于交感神经,即交感缩血管神经;而舒血管神经有两类,包括交感舒血管神经和副交感舒血管神经。

(1)交感缩血管神经。交感缩血管神经的节前神经元位于胸、腰段灰质的中央外侧柱中,为胆碱能神经元,其轴突末梢在交感神经内,与节后神经元发生突触联系。节后神经元突触后膜的相应受体是 N 型胆碱受体。支配躯干和四肢小血管的交感节后纤维从椎旁发出,伴随支配肌肉和皮肤的躯干神经纤维一起到达器官的血管壁。支配内脏血管的节后神经元从椎前神经节发出,到达内脏器官的血管壁。交感缩血管神经的节后神经元是肾上腺素能神经元,释放去甲肾上腺素(norepinephrine,NE)。VSMCs 的 NE 受体为 α 受体和 β 受体。NE 作用于 α1 受体激活 PLC,使细胞内 IP3 增多,引起 VSMCs 收缩;NE 与 β 受体结合,则 VSMCs 舒张。由于 NE 结合 α 受体的能力比结合 β 受体的能力强,因此缩血管神经纤维兴奋时引起缩血管效应。体内所有的血管都受到交感缩血管神经的支配,但不同部位血管中该神经的分布密度不同。交感缩血管神经递质以 NE 为主,另外还有 ATP,它与 VSMCs 上的嘌呤能受体 P2X 结合,引起 VSMCs 收缩。交感缩血管神经还释放神经肽 Y(neuropeptide Y,NPY),主要分布于动脉,静脉有少许,但静脉对 NPY 的反应比动脉更敏感。NPY 作用于 VSMCs 上特异性受体后抑制腺苷酸环化酶,并与 IP3 相联系,引发 VSMCs 收缩。多数血管仅接受单一交感缩血管神经的支配。在静息状态下,交感缩血管神经发放低频冲动,此为交感缩血管神经的紧张性活动,从而使得 VSMCs 维持一定程度的收缩。在不同生理状态下,交感缩血管神经的放电频率在每秒低于 1 次至 8~10 次的范围内变化,使血管口径可在较大范围内发生变化,从而调节不同器官和组织的血流阻力和血流量。

（2）交感舒血管神经。交感舒血管神经主要支配骨骼肌血管，兴奋时释放乙酰胆碱（acetylcholine，Ach），与 VSMCs 上 M 受体结合，扩张骨骼肌血管，血流量增加。此类神经纤维在静息状态下无紧张性活动，仅在剧烈运动或情绪激动时发放冲动，扩张骨骼肌血管，使其得到充分的血液供应。

（3）副交感舒血管神经。副交感舒血管神经主要支配脑、唾液腺、胃肠道腺体、膀胱及外生殖器的血管，主要的神经递质是 Ach 与血管活性肠肽（vasoactive intestinal peptide，VIP）作为共存递质存在，与这些部位 VSMCs 上的 M 受体结合，扩张血管，增加血流量。副交感舒血管神经的活动仅局限于调节其所支配的局部血管血流。

3.2.4.2　激素调节

循环血液中常常携带有内分泌器官或细胞所分泌的多种激素，其中舒张血管的激素包括肾上腺素和去甲肾上腺素、血管紧张素Ⅱ、血管加压素。扩张血管的激素包括心房利钠尿多肽、血管活性肠肽、降钙素基因相关肽和雌激素。

（1）肾上腺素和去甲肾上腺素。肾上腺素（epinephrine，E）和去甲肾上腺素（NE）统称为儿茶酚胺，循环中主要由肾上腺髓质分泌，肾上腺素能神经纤维释放的 NE 中也有一小部分进入血液循环。通常肾上腺髓质分泌的 E 占 80%，NE 占 20%，在不同生理情况下，两者比例可发生变化，它们对心血管活动的作用既具有共性，又各自具有特殊性。

心肌细胞上为 β1 受体，而 VSMCs 上为 α 受体和 β2 受体，α 受体可使血管收缩，β2 受体可使血管舒张。因为 E 既能激活 α 受体，又能激活 β1 和 β2 受体，因此 E 可使心率加快，心脏收缩增强，心输出量增加；但对 VSMCs，则取决于该段血管中何种受体占优势。皮肤、肾脏和胃肠道等内脏血管中 α 受体占优势，E 可使这些血管收缩；而骨骼肌、肝、冠状血管等血管中 β 受体占优势，小剂量 E 使这些血管舒张，大剂量时则出现缩血管反应。E 对外周血管的作用是使全身各器官的血液分配发生变化，使骨骼肌血流量大为增加，而总的外周阻力增加很少，或基本不变甚至下降。骨骼肌约占全身体重的一半，因此静脉注射 E 常引起外周阻力下降。

NE 主要是激活 α 受体和 β1 受体，对 β2 受体的作用较小，因此 NE 对心脏有兴奋作用，对体内大部分血管具有收缩作用。用 NE 灌流离体心脏使心率加快，但机体内注射 NE 时只出现心率下降，这是因为 NE 使血管 VSMCs 广泛收缩，外周阻力增加，血压升高，通过颈动脉窦和主动脉弓压力感受器的反射作用使心率减慢，掩盖了 NE 对心脏 β1 受体的作用。

（2）血管紧张素Ⅱ。肾素-血管紧张素-醛固酮系统（renin angiotensin aldosterone system，RAAS）或肾素-血管紧张素系统（renin angiotensin system，RAS）是机体内重要的体液调节系统，不仅存在于循环中，而且在许多组织中都存在，通过自分泌和旁分泌发挥作用，在血压调节中起着极为重要的作用。血管紧张素Ⅱ（angiotensin Ⅱ，Ang Ⅱ）是该系统中重要的生物活性肽，通过相应受体介导血压升高。有证据显示血液中的 Ang Ⅱ 可作用于脑的某些部位，如第 4 脑室的后缘，使交感缩血管中枢神经元的紧张性活动加强，从而使 VSMCs 收缩，外周阻力增大，血压升高。Ang Ⅱ 还能使肾上腺皮质释放更多的醛固酮，促进肾脏远曲小管和集合管对 Na^+ 的重吸收,血容量增加,血压升高。Ang Ⅱ亦能促使交感神经末梢释放更多的递质,增强交感神经的心血管效应。

Ang Ⅱ与 VSMCs 上 Ang Ⅱ受体(AT1)结合,通过膜受体偶联 G 蛋白的信号转导激活磷脂酶 D(phospholipase D,PLD),活化的 PLD 水解磷脂酰胆碱,产生胆碱和磷脂酸(phosphatidic acid,PA)。PA 直接激活 NADPH 氧化酶,产生 ROS,同时诱导 PLC 合成增加,活化的 PLC 水解 PIP2,生成 IP3 和 DAG,进而激活 PKC,增加 H_2O_2 的产生。Ang Ⅱ也可直接通过膜受体激活 PLC,增加 ROS 的产生。Ang Ⅱ还可通过作用于 VSMCs 上膜受体激活 PLA2,水解花生四烯酸,产生 PGF2α 异构体进而活化 NADPH 氧化酶,促进 ROS 的进一步产生。

(3) 血管加压素。血管加压素(vasopressin,VAP)是由下丘脑视上核和视旁核的神经内分泌细胞分泌,经下丘脑垂体束运输到神经垂体,由此进入血流。VAP 作用于 VSMCs 上 VAP 受体,引起 VSMCs 收缩。在静息状态下,血浆中的 VAP 浓度与体内的水量有关。大量饮水会降低血浆中 VAP 的浓度,禁水后则相反。正常情况下,血浆中 VAP 升高首先表现出抗利尿效应,明显增高后才引起血压升高。这是因为 VAP 在使 VSMCs 收缩的同时,又能提高压力感受性反射的敏感性,故能缓冲升血压的效应。正常时 VAP 在血压调节时并不起主要作用,但当交感神经和 RAAS 等的活动发生异常时,如禁水、失血等情况时,动脉血压趋向于降低,此时 VAP 释放增加,此时在维持动脉血压中起重要作用。

(4) 心房利钠尿多肽。心房利钠尿多肽(atrial natriuretic peptide,ANP)是由心房肌等多种组织分泌的多肽,心房壁受牵拉可引起 ANP 释放。ANP 主要作用于肾脏,抑制 Na^+ 的重吸收,发挥利 Na^+ 和利尿的作用。ANP 通过其受体作用于细胞膜上的鸟苷酸环化酶,利用 VSMCs 内的环鸟苷酸作为第二信使而发挥舒张血管的作用。ANP 还能抑制肾球旁细胞释放肾素,抑制醛固酮的释放;在脑内,ANP 抑制 VAP 的释放;ANP 还能对抗 RAAS、内皮素和交感神经等的缩血管作用,从而在血管张力的调节中发挥作用。

(5) 血管活性肠肽。血管活性肠肽(VIP)是强碱性神经肽,含 28 个氨基酸,由肠黏膜、胰腺和下丘脑的视交叉上核合成。VIP 可直接作用于 VSMCs 舒张血管。在 ECs 上存在 VIP 受体,提示它可以作用于 ECs 参与血管功能的调节。VIP 也可以抑制内皮素的产生,从而降低血管的收缩。

(6) 降钙素基因相关肽。降钙素基因相关肽(calcitonin gene-related peptide,CGRP)是由 37 个氨基酸组成的含有一对二硫键的具有多种生物学活性的神经肽,广泛分布于心血管系统,具有强烈的舒张血管作用。CGRP 包括 α 和 β 两种亚型,有不同基因编码。辣椒素受体 1(capsaicin receptor 1,VR1)是调节 CGRP 合成和释放的关键受体,其结合位点位于细胞膜内侧,VR1 的内源性配体花生四烯酸乙醇胺经转运体运载进入细胞内才发挥作用。CGRP 扩张血管作用的机制可分为内皮依赖性和非内皮依赖性。内皮依赖性通过 NO 调节血管扩张,而非内皮依赖性则直接作用于 VSMCs 引起血管舒张。

(7) 雌激素。体内雌激素主要由芳香化酶催化雄激素转化而成,主要成分为雌二醇(estradiol,E2)。雌激素除具有生殖调控作用外,还可维持 ECs 功能和抑制 VSMCs 的移行,从而起到保护心血管的作用。雌激素是血管舒张剂,机制包括平滑肌作用途径及内皮依赖性途径。E2 可直接作用于 VSMCs 上 BK_{Ca} 的 β 亚单位，激活 BK_{Ca} 舒张血管。内皮依赖性通过两条途径舒张血管：① 通过丝裂原活化蛋白激酶（mitogen-activatecl pwtein kinase，MAPK）途径促进 NO 合成，调节血管扩张；② 通过 PI3K/Akt 通路上调细胞色素 P450 的活性，使环氧二十碳三烯酸（epoxyeicosatrienoicacid，EET）生成增加，进一步介导血管对剪切力的舒张反应。

3.2.4.3 能量代谢调节

平滑肌处于低代谢状态，收缩产生相同张力所耗能量仅为横纹肌的 1/500～1/300。VSMCs 胞内 ATP 的浓度为 0.5～1 $\mu mol/g$ 组织，约为横纹肌的 1/5。VSMCs 内还存在磷酸肌酸，可以通过 ADP 磷酸化可逆性生成 ATP 和肌酸，起着高能磷酸键储备的作用，胞内磷酸肌酸含量为骨骼肌的 1/15～1/10。VSMCs 能够利用胞内和胞外的葡萄糖、脂肪酸、酮体及氨基酸经糖酵解和氧化代谢生成 ATP，能耗主要用于肌动蛋白-肌球蛋白的横桥活动。在正常氧条件下，VSMCs 中约 30% 的 ATP 从糖酵解获得；缺氧时葡萄糖摄取增强，糖酵解活动增强，高达 65% 的 ATP 通过糖酵解获得。葡萄糖的磷酸戊糖途径产生体内约 60% 的 NADPH，6-磷酸葡萄糖脱氢酶（glucose-6-phosphate dehydrogenase，G6PD）是磷酸戊糖代谢的限速酶。G6PD 活性的改变可通过 NADPH 改变胞内局部氧化还原状态从而影响 Ca^{2+} 内流、肌浆网 Ca^{2+} 摄取及 ROK 的活性，进而影响血管舒缩反应。在多种心血管疾病中，如肺动脉高压，ROK 活性升高而 PKG 活性降低，增加钙增敏效应，这是导致血管收缩反应增强的重要原因。

VSMCs 在静息条件下存在显著的糖酵解活动，收缩时所需能量则主要通过脂肪酸获取。脂肪酸可直接作用于离子通道（如 K^+ 通道），从而影响膜电位和血管功能。富含 ω-3 脂肪酸的鱼肝油饮食可增强血管内皮 NO 的释放和 VSMCs 舒张，ω-3 脂肪酸的主要成分二十碳五烯酸（eicosapentaenoic acid，EPA）和二十二碳六烯酸（docosahexaenoic acid，DHA）也具有类似的作用。体内脂代谢异常，如高胆固醇、高三酰甘油、高低密度脂蛋白，它们通过减少 NO 的合成和释放，或使 NO 失活改变血管舒缩。

某些氨基酸（如 L-精氨酸、甘氨酸、含硫氨基酸）和它们的代谢产物在生理浓度范围内可作为信号分子或调节子参与心血管功能的调节。L-精氨酸在 eNOS 作用下生成 L-瓜氨酸和 NO。血红素是使多种蛋白和酶，如血红蛋白、过氧化物酶、细胞色素 C 氧化酶、可溶性鸟苷酸环化酶（soluble guanylyl cyclase，sGC）具有生物功能的必要成分。内源性一氧化碳是一种气体信使分子，也是血红素的降解产物，它参与细胞内多种信号转导过程，包括通过激活 sGC，升高 cGMP 引起血管舒张。半胱氨酸是一种含硫氨基酸，它通过形成二硫键参与蛋白质三级结构的构建与稳定。研究表明，蛋白质分子内或分子间某些特定半胱氨酸残基的巯基/二硫键转换的氧化还原修饰是细胞内一种重要的信号传导机制，参与了心血管功能调节。细胞内氧化还原状态的改变可通过影响 sGC 和 PKG 的半胱氨酸二硫键的形成，调节冠状动脉对 NO 的舒张反应。在高血压疾病中，存在高同型半胱氨酸血症，NG-单甲基精氨酸非对称性二甲基精氨酸（asymmetric dimethylarginine，ADMA）增多，以及内源性 H_2S 异常。半胱氨酸是细胞内重要抗氧化物谷胱甘肽和气体信号分子 H_2S 生成的底物，半胱氨

酸在胱硫醚 γ-裂解酶(cystathionine γ - lyase,CSE)和胱硫醚 β-合成酶(cystathionine β - synthase,CBS)作用下合成 H_2S。H_2S 在低浓度(<100 μmol/L)时,通过抑制腺苷酸环化酶和 eNOS 以及清除 NO,引起血管收缩;在浓度>100 μmol/L 时,则通过激活 K_{ATP} 通道和 Cl^-/HCO_3^- 通道,引起血管舒张。

3.2.4.4 血管外周脂肪组织分泌的活性物质调节

除脑血管外,在其他血管周围的脂肪细胞是构成血管外周脂肪组织(perivascularadipose tissue,PVAT)的主要细胞成分,包括棕色脂肪组织(brown adipose tissue,BAT)和白色脂肪组织(white adipose tissue,WAT)。前者含有大量线粒体和小脂滴,通过氧化脂肪酸产生热量,并表达解偶联蛋白 1(uncoupling protein 1,UCP1);后者含有较大脂滴,储存机体富余能量,缺少 UCP1,因血管和神经少而不易被代谢激活。不同部位血管可以是 BAT或 WAT,还可以是两者混合。如胸主动脉为 BAT,而腹主动脉和肠系膜为 WAT。两种表型脂肪组织间还可相互转化。如寒冷时,WAT 通过过氧化物酶体增殖激活受体 γ(peroxisome proliferator activated receptor γ,PPARγ)或 β3 肾上腺素能受体的激动剂诱导转化为 BAT;运动时,可诱导下丘脑脂肪细胞轴的激活,使 WAT 转化为 BAT。正常生理情况下,PVAT 能分泌多种生物活性物质,大都通过依赖 NO 增加的途径发挥抗血管收缩的作用。这些生物活性物质包括瘦素、脂联素、抵抗素和内脏脂肪素等脂肪因子;白介素、单核细胞趋化因子 1、血浆纤溶酶原激活抑制剂 1、肿瘤坏死因子 α、RANTES 等细胞因子;脂肪细胞衍生的舒张因子(adipocyte-derived relaxing factor,ADRF)、肾素和血管紧张素以及肾上腺髓质素等。同时,PVAT 内的滋养血管和神经末梢还可促进这些生物活性物质与血管间的交互作用。其中,瘦素不仅可以舒张血管,还可以收缩血管,对血管张力进行双向调节。在 ECs,瘦素通过 PI3K/Akt 途径激活 eNOS,增加 NO 的产生和释放,发挥舒张血管的作用。但在人脐静脉 ECs,瘦素与其功能性受体(Ob - Rb 受体)结合后,激活转录因子激活蛋白 1 促进 ET1 的合成和分泌,发挥缩血管作用。瘦素在肥胖小鼠中,还可诱导 ECs 合成和分泌神经型 NOS,从而舒张血管[3]。

3.3 血管内皮细胞与平滑肌细胞的相互作用

血管 ECs 和 VSMCs 间的相互调节是血管生理和病理学研究的重要内容之一。前已述及,ECs 除了对 VSMCs 起到机械保护效应外,还通过合成和分泌多种血管活性物质,作用于 VSMCs,从而调节血管的收缩和舒张,实现血管的运动;另一方面,血管 ECs 还可以调节 VSMCs 的生长。VSMCs 具有分泌肾素和血管紧张素的能力,与 ECs 表面的血管紧张素转换酶共同构成肾外的肾素-血管紧张素系统,维持血管平滑肌在正常状态下的张力,保证血流的回流及供应。血管 VSMCs 还可与 ECs 形成肌内皮连接(myoendothelial junction),借助于这种连接,接受血液或 ECs 的化学信息。总之,ECs 和 VSMCs 间的相互影响是血管壁自身结构稳定性得以维持的关键(详见第 9 章)。ECs 损伤后,在生长因子、化学因子、切应力刺激及炎性介质等因素的作用下,血管 VSMCs 由血管中层向内膜迁移、增殖、合成及分泌细胞外基质等是血管不良修复、新生内膜过度增生的病理生理学基础,也是动脉粥样硬化(arterosclerosis)、再狭窄等血管损伤性疾病发生、发展的重要环节。抑制血管平滑肌的迁移、增殖是防治血管损伤性疾病的重要措施之一。

3.3.1　血管内皮细胞对血管平滑肌细胞生长的影响

血管是生物运送血液的管道,依运输方向可分为动脉、静脉与微血管。在血管发育过程中,ECs 和 VSMCs 始终相互影响。发育至成年时,动脉管壁的结构才趋完善。虽然这三类血管的内膜和中膜分别主要由 ECs、VSMCs 所构成,但是由于血管功能的差别,位于不同血管的 ECs、VSMCs 之间的功能和表型有很大区别。不仅如此,血管的衰老变化在不同类型的血管表现也不尽相同,如动脉的衰老以主动脉、冠状动脉和基底动脉等较明显。中年时,血管壁中结缔组织成分如胶原和蛋白多糖增多,平滑肌减少,使血管壁硬度逐渐增高。老年时,血管壁增厚,内膜出现钙化和脂类物质等的沉积,血管壁硬度增高。

血管 ECs 对 VSMCs 生长的影响主要是通过分泌一些生物活性物质来调节 VSMCs 的生长,其中,能够促进 VSMCs 增殖的活性物质主要有:① 血小板衍生生长因子(platlet derived growth factor,PDGF)。② 转化生长因子(transforming growth factor,TGF),包括 TGF - α 和 TGF - β,两者的作用不尽相同。TGF - α 与表皮生长因子(epidermal growth factor,EGF)有共同的受体,可促进平滑肌与上皮细胞的生长。TGF - β 在低剂量时能促使 PDGF 的合成与分泌,协同地刺激平滑肌生长,但在高剂量时,使 PDGF 的受体下调,减弱 PDGF 的促生长效应。③ 成纤维细胞生长因子(fibroblast growth factor,FGF),包括酸性成纤维细胞生长因子(a - FGF)和碱性成纤维细胞生长因子(b - FGF)。④ 内皮素,是一种强烈的血管收缩剂,也能促使 VSMCs 分裂,还可通过刺激血管壁细胞释放 IL - 1、PDGF 及 AT Ⅱ 等,促进血管平滑肌的肥大与增殖。⑤ Ang Ⅱ,是强烈的血管收缩剂,也能促进血管平滑肌的增殖。⑥ NPY,主要分布在神经系统,血管 ECs 也能合成。NPY 除有强烈的缩血管作用外,也能促使血管 VSMCs 生长。上述这些因子之间有协同作用,促进 VSMCs DNA 的合成。

另一方面,血管 ECs 还能分泌一些能够抑制 VSMCs 增殖的生物活性物质,包括:① PGI2 和 EDRF,这两类活性物质除了强烈地舒张血管 VSMCs、扩张血管外,还能抑制 VSMCs 的增殖;② 肝素类蛋白聚糖;③ 降钙素基因相关肽(calcitonin gene related peptide,CGRP),严格地讲,这类物质主要产生于神经系统而非产生于血管 ECs,它不依赖于 ECs,是强烈的舒血管物质,其作用持久,可抑制血管 VSMCs 增殖,但促进 ECs 增殖。由于血管壁有肽能神经纤维,释放肽类神经递质,因此,CGRP 往往也同由血管 ECs 释放的活性物质共同发挥生理效应。

总的来说,凡能促进平滑肌收缩的因子,如 ET、Ang Ⅱ、TXA$_2$ 和一些引起 α 肾上腺素受体兴奋的物质等,通常也可刺激 VSMCs 增殖;而促进平滑肌舒张的物质,如 EDRF、PGI2 等,通常也能抑制 VSMCs 增殖。它们对 VSMCs 生长的调节主要通过酪氨酸激酶、磷脂酶 C(PLC)活化以及胞外 Ca^{2+} 内流致[Ca^{2+}]$_i$增加、肌球蛋白轻链磷酸化、平滑肌收缩;舒张平滑肌的因子则使$[Ca^{2+}]_i$下降，因此，使 VSMCs 收缩或舒张的因子可通过升高或降低$[Ca^{2+}]_i$来调控 VSMCs 的生长。

3.3.2　内皮细胞和血管平滑肌细胞在动脉粥样硬化形成中的作用

动脉粥样硬化(atheroscleis)形成中主要的特征之一是内皮受损，VSMCs 增殖并移入内膜产生结缔组织，使内膜增厚，血栓(thrombosis)形成。其中，内皮的损伤被认为是动脉粥样硬化发生的始动环节。正常情况下，ECs 通过发挥以下作用维持血管壁正常的生理功能：例如 ECs 通过调节 NO 的产生，间接发挥抑制 VSMCs 增殖的作用，阻断动脉粥样硬化发病的主要环节。ECs 释放舒张血管因子 PGI 防止血小板黏附，在受到凝血酶、缓激肽、组织缺氧及血流动力学切变应力的刺激时，PGI 即在局部迅速释放，是抵抗动脉粥样硬化形成的一个有益因子。ECs 受损，一方面，损伤后内皮舒血管物质如 PGI2、EDRE 释放减少，而收缩因子(EDCF)及抑制舒张因子释放增加，引起局部血管收缩、组织缺血，并促进 VSMCs 增殖及向内膜下迁移。另一方面，细胞表面黏附分子表达减少，内皮屏障功能降低，血液内大分子物质渗入内皮下间隙，致使血流减慢，促进血小板黏附于 ECs 上，释放氧自由基、蛋白水解酶、白三烯等，进一步造成 ECs 的损伤。这一系列的病理变化需要细胞间信息交流才能有效完成[52]。

（冀凯宏　熊俊）

参 考 文 献

---

[1] Sadler T W. Langman's medical embryology[M]. 8th ed. Baltimore: Williams and Wilkins, 2000: 97 - 99.

[2] 宋天宝.循环系统[M]//高英茂.组织学与胚胎学(双语版).2 版.北京：科学出版社,2009：85 - 87.

[3] 董尔丹,张幼怡.血管生物学[M].2 版.北京：北京大学医学出版社,2014.

[4] Aird W C. Phenotypic heterogeneity of the endothelium: II. Representative vascular beds[J]. Circ Res, 2007, 100(2): 174 - 190.

[5] 蔡文琴,郑世彬.循环系统[M]//成令忠.组织学.2 版.北京：人民卫生出版社,1992：829 - 845.

[6] Weibel E R, Palade G E. New cytoplasmic components in arterial endothelia[J]. J Cell Biol, 1964, 23(1): 101 - 112.

[7] Phelps J E, DePaola N. Spatial variations in endothelial barrier function in disturbed flows in vitro[J]. Am J Physiol Heart Circ Physiol, 2000, 278(2): H469 - 476.

[8] 陈卫军,应大君.血管壁切应力变化对动脉内皮细胞间连接的影响[J].解剖学杂志,2001,24(2)：97 - 100.

[9] Mehta D, Malik A B. Signaling mechanisms regulating endothelial permeability[J]. Physiol Rev, 2006, 86(1): 279 - 367.

[10] Dejana E, Tournier-Lasserve E, Weinstein B M. The control of vascular integrity by endothelial cell junctions: molecular basis and pathological implications[J]. Dev Cell, 2009, 16(2): 209 - 221.

[11] Dejana E. Endothelial cell-cell junctions: happy together[J]. Nat Rev Mol Cell Biol, 2004, 5(4): 261 - 270.

[12] Ranscht B. Cadherins and catenins: interactions and functions embryonic development[J]. Curt Opin Cell Biol, 1994, 6(5): 740 - 746.

[13] Giannotta M, Trani M, Dejana E. VE-cadherin and endothelial adherens junctions: active guardians of vascular integrity[J]. Dev Cell, 2013, 26(5): 441 - 454.

[14] Polacek D R, Lal R, Volin M V, et al. Gap junctional communication between vascular cells. Induction of connexin-43 messenger RNA in macrophage foam cells of atheroselerotic lesions[J]. Am J Pathol, 1993, 142(2): 593 - 606.

[15] Lodish H, Berk A, Kaiser C A, et al. Molecular cell biology [M]. 6th ed. New York: W H Freeman Company, 2008.

[16] 彭红艳,常青.血管内皮细胞骨架及其与心血管疾病的关系[J].中国循环杂志,2007,22(5)：394－396.

[17] Jackson S J, Singletary K W, Venema R C, et al. Sulforaphane suppresses angiogenesis and disrupts endothelial mitotic progression and microtubule polymerization[J]. Vascul Pharmacol, 2007, 46(2)：77－84.

[18] Searles C D, Ide L, Davis M E, et al. Actin cytoskeleton organization and posttranscriptional regulation of endothelial nitric oxide synthase during cell growth[J]. Circ Res, 2004, 95(5)：488－495.

[19] Galley H F, Webster N R. Physiology of the endothelium[J]. Br J Anaesth, 2004, 93(1)：105－113.

[20] Simionescu M, Gafencu A, Antohe F. Transcytosis of plasma macromolecules in endothelial cells：a cell biological survey[J]. Microsc Res Tech, 2002, 57(5)：269－288.

[21] Corada M, Mariotti M, Thurston G, et al. Vascular endothelial-cadherin is an important determinant of microvascular integrity in vivo[J]. Proc Natl Acad Sci USA, 1999, 96(17)：9815－9820.

[22] Yue L, Bian J T, Grizelj I, et al. Apolipoprotein E enhances endothelial－NO production by modulating caveolin 1 interaction with endothelial NO synthase[J]. Hypertension, 2012, 60(4)：1040－1046.

[23] 林丽,袁文俊.内皮素-1 与心律失常[J].北京大学学报(医学版),2001,33(4)：302－306.

[24] Dautzenberg M, Just A. Temporal characteristics of nitric oxide-, prostaglandin-, and EDHF-mediated components of endothelium-dependent vasodilation in the kidney[J]. Am J Physiol Regul Integr Comp Physiol, 2013, 305(9)：R987－998.

[25] Lin L, Yuan W J. Effects of different preproendothelin-1 mRNA anti-sense oligodeoxynucleotides on ischemic arrhythmias in rats[J]. J Cardiovasc Pharmacol, 2002；39(4)：590－599.

[26] 姚泰.生理学[M].北京：人民卫生出版社,2005：202－209.

[27] Keidar S, Kaplan M, Gamliel-Lazarovich A. ACE2 of the heart：from angiotensin Ⅰ to angiotensin-(1－7)[J]. Cardiovasc Res, 2007, 73(3)：463－469.

[28] 朱妙章,唐朝枢,袁文俊,等.心血管生理学基础与临床[M].2 版.北京：高等教育出版社,2011：160－170.

[29] Michiels C. Endothelial cell functions[J]. J Cell Physiol, 2003, 96(3)：430－443.

[30] 韩启德,文允镒.血管生物学[M].1 版.北京：北京医科大学,中国协和医科大学联合出版社,1997：31－41.

[31] Vanhoutte, P M. Endothelium-dependent contractions in hypertension：when prostacyclin becomes ugly[J]. Hypertension, 2011, 57(3)：526－531.

[32] Carmeliet P. Angiogenesis in life, disease and medicine[J]. Nature, 2005, 438(7070)：932－936.

[33] Kellermair J, Redwan B, Alias S, et al. Platelet endothelial cell adhesion molecule 1 deficiency misguides venous thrombus resolution[J]. Blood, 2013, 122(19)：3376－3384.

[34] Asahara T, Masuda H, Takahashi T, et al. Bone marrow origin of endothelial progenitor cells responsible for postnatal vasculogenesis in physiological and pathological neovascularization[J]. Circulation Research, 1999, 85(3)：221－228.

[35] Castillo-Melendez M, Yawno T, Jenkin G, et al. Stem cell therapy to protect and repair the developing brain：a review of mechanisms of action of cord blood and amnion epithelial derived cells[J]. Front Neurosci, 2013, 7(194)：1－14.

[36] Marçola M, Rodrigues C E. Endothelial progenitor cells in tumor angiogenesis：another brick in the wall[J]. Stem Cells Int, 2015, 2015(2)：832649.

[37] Majesky M W. Developmental basis of vascular smooth muscle diversity[J]. Arterioscler Thromb Vasc Biol, 2007, 27(6)：1248－1258.

[38] El-Hamamsy I, Yacoub M H. Cellular and molecular mechanisms of thoracic aortic aneurysms[J]. Nat Rev Cardiol, 2009, 6(12)：771－786.

[39] Dinardo C L, Venturini G, Zhou E H, et al. Variation of mechanical properties and quantitative proteomics of VSMC along the arterial tree[J]. Am J Physiol Heart Circ Physiol, 2014, 306(4)：H505－516.

[40] Thyberg J. Differences in caveolae dynamics in vascular smooth muscle cells of different phenotypes[J]. Lab Invest, 2000, 80(6)：915－929.

[41] Carrillo-Sepulveda M A, Matsumoto T. Phenotypic modulation of mesenteric vascular smooth muscle cells from type 2 diabetic rats is associated with decreased caveolin-1 expression[J]. Cell Physiol Biochem, 2014, 34(5)：1497－1506.

[42] Batetta B, Mulas M F, Sanna F, et al. Role of cholesterol ester pathway in the control of cell cycle in human aortic smooth muscle cells[J]. FASEB J, 2003, 17(6)：746－748.

[43] Straub A C, Zeiger A C, Isakson B E. The myoendothelial junction：connections that deliver the message[J].

Physiology, 2014, 29(4): 242 - 249.

[44] McNeish A J, Sandow S L, Neylon C B, et al. Evidence for involvement of both IKCa and SKCa channels in hyperpolarizing responses of the rat middle cerebral artery[J]. Stroke, 2006, 37(5): 1277 - 1282.

[45] Jiang H, Lun Y, Wu X, et al. Association between the hypomethylation of osteopontin and integrin β3 promoters and vascular smooth muscle cell phenotype switching in great saphenous varicose veins[J]. Int J Mol Sci, 2014, 15(10): 18747 - 18761.

[46] Lee C H, Poburko D, Kuo K H, et al. Ca^{2+} oscillations, gradients, and homeostasis in vascular smooth muscle[J]. Am J Physiol Heart Circ Physiol, 2002, 282(5): H1571 - 1583.

[47] Wang H H, Tanaka H, Qin X, et al. Blebbistatin inhibits the chemotaxis of vascular smooth muscle cells by disrupting the myosin II-actin interaction[J]. Am J Physiol Heart Circ Physiol, 2008, 294(5): H2060 - 2068.

[48] Gunst S J, Zhang W. Actin cytoskeletal dynamics in smooth muscle: a new paradigm for the regulation of smooth muscle contraction[J]. Am J Physiol Cell Physiol, 2008, 295(3): C576 - 587.

[49] Martinez-Lemus L A, Hill M A, Meininger G A. The plastic nature of the vascular wall: a continuum of remodeling events contributing to control of arteriolar diameter and structure[J]. Physiology (Bethesda), 2009, 24(1): 45 - 57.

[50] Milewicz D M, Kwartler C S, Papke C L, et al. Genetic variants promoting smooth muscle cell proliferation can result in diffuse and diverse vascular diseases: evidence for a hyperplastic vasculomyopathy[J]. Genet Med, 2010, 12(4): 196 - 203.

[51] Rensen S S, Doevendans P A, van Eys G J. Regulation and characteristics of vascular smooth muscle cell phenotypic diversity[J]. Neth Heart J, 2007, 15(3): 100 - 108.

[52] Morel S. Multiple roles of connexins in atherosclerosis-and restenosis-induced vascular remodelling[J]. J Vase Res, 2014, 51(2): 149 - 161.

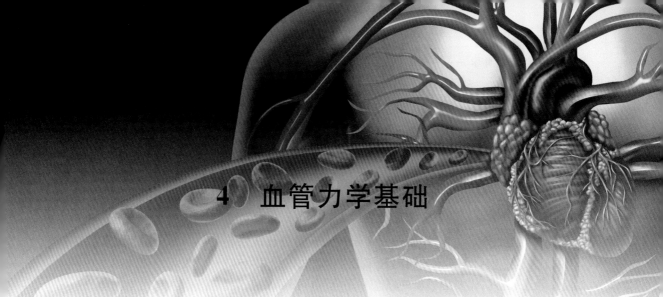

4　血管力学基础

　　心血管系统是由心、动脉、毛细血管和静脉组成的密闭管道系统,血液在其中循环流动。该系统是人体重要的运输系统之一,它为全身器官、组织和细胞输送所需的养分,同时带走代谢产物,以维持机体的正常生理功能。心血管系统也可以视为是一个以心(机械泵)为中心推动血流循环的力学系统。血液循环包含血液流动、血细胞和血管的变形、血液和血管的相互作用等过程,其中均蕴藏着丰富的力学规律。在心血管系统中,左心室射出的脉动血流在血液循环周而复始的过程中,血液对血管产生持续的力学作用,影响血管的生理功能。首先,为了维持正常的血液循环,血管需要承受血压,以及由此引起的牵张应力;其次,在血液黏性的作用下,血管还承受着血液流动带来的摩擦力。生理范围内的血流动力学作用使血管壁细胞生物学行为处于动态平衡,以维持血管形态、结构和功能的稳态(homeostasis)。然而,在血管的分支、分叉和弯曲处,由于流动的分离带来的血流扰动等或者在某些病理因素的影响下,血管的力学环境会变得比较复杂。在异常的力学环境下,血管的结构异常和功能的稳态被破坏,导致重建(remodeling),从而引起高血压、动脉粥样硬化、脑卒中、心肌梗死和内膜增生等血管疾病。

　　以血管重建为切入点,着眼于力学环境对心血管系统作用,开展血管力学生物学研究,阐明力学因素如何产生生物学效应而导致血管重建,从细胞分子水平深入了解心血管活动和疾病发生的本质,为从生物医学工程的角度,寻求防治血管疾病的新途径奠定力学生物学基础。这些研究不仅对于揭示正常血液循环的生物力学机理,认识血管生长、衰老的自然规律,而且对于阐明心血管疾病血管重建的发病机理以及提供诊断、治疗的一些基本原理(包括心血管新型药物和新技术的研发)都将有重要的理论和实际意义。

　　为了使血管力学生物学研究领域的读者能较为容易地了解血管力学基础知识,在本章中,我们将介绍血管力学和血流动力学的一些基本概念、血液的流变学特性、血管的本构关系、血管力学与血管疾病、血管治疗技术的力学基础等。在力学概念的阐述过程中,尽量避免数学的演绎,侧重概念性质的描述,以帮助非力学专业的读者,尤其是生物学和医学方向的读者能够更好地从生物力学的角度理解血管力学生物学。对于已具有一定力学基础的读者,或者想进一步了解力学原理的读者,也可参阅其他力学或生物力学文献[1-9]。

4.1 力学基本概念

力学的主要目的是研究力作用下物体的运动与变形。为此需要了解力、运动、变形的基本概念，以及它们之间的定量关系。力是一个具有大小、方向和作用点的矢量。若该作用点位于受力物体的外表面，可以使用一个表面力矢量进行描述。若关心的作用点处于物体内部，由于周围的物质从各个方向对该作用点都有力的作用，这样一个矢量已无法描述该内点的受力状态，为此，需要提出新的概念——"应力"张量来进行描述。力的作用下物体产生的运动，可以使用牛顿第二定律来描述：物体加速度的大小与作用力成正比，与物体的质量成反比。当使用"应力"张量描述物体内部某点的受力时，尽管该定律的本质不变，但牛顿第二定律的形式将变得较为复杂。力作用的另外一个效果是使物体产生形变。对于弹簧模型来说，其形变符合胡克的弹性定律，弹簧的伸长量（或压缩量）Δx 和弹簧的弹力 F 成正比，即 $F = k \cdot \Delta x$，其中 k 是弹簧的劲度系数。在这里形变使用简单的伸长量（或压缩量）进行描述，对于物体内部某点来说，其形变除了不同方向的拉伸外，还存在剪切应变，比如杆在扭转作用下的形变主要是剪切应变，为此需要更普遍的方法来描述物体内部一点的形变，即"应变"。此外，弹簧模型的胡克弹性定律，还给出了最简单的力和变形的定量关系。实际研究中，尤其是生物力学和心血管生物力学研究中，"应力"与"应变"的定量关系，即生物材料的本构关系会更加复杂。由于心血管系统主要是由心、血管和血液组成，同时包含了固体和流体材料，这两类材料的力学描述，既有联系，也有区别，在这一节中，我们将分别就这些固体力学和流体力学的基本概念进行阐述。

4.1.1 固体力学基本概念

4.1.1.1 应力

应力（stress）是指物体内部一点的受力状态，即内力分布集度，而不是其表面的受力状态。如图 4-1 所示，对于杆件，受到轴向拉力 F 的作用，研究截面 S 里点 P 的受力状态，假如截面 S 的截面积为 A，截面上所受到的力成均匀分布，则 P 点的应力矢量

$$P = \frac{F}{A} \tag{4-1}$$

国际单位制中力的基本单位为牛顿（N），长度的基本单位是米（m）。因此应力的基本单位是牛顿/平方米（N/m²），也可直接写成帕斯卡（1 Pa＝1 N/m²），简称为帕（Pa）。在心血管生物力学研究中，还常常使用达因/平方厘米（dyn/cm²）作为应力的单位，1 dyn $= 10^{-5}$ N，因此 1 dyn/cm² $= 0.1$ Pa。

在实际情况下（见图 4-2），S 截面上所受到的力并非均匀分布，为了研究 P 点的受力状态，在 S 面上，取 P 点周围一微小面积 ΔA，作用在该面积上的内力为 ΔF，则 $\Delta F / \Delta A$，可

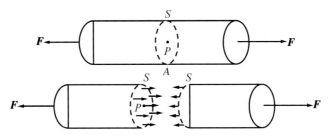

图 4 - 1 应力示意图

Figure 4 - 1 Schematic illustration of stress

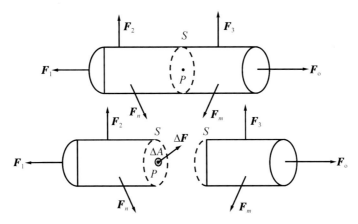

图 4 - 2 应力示意图

Figure 4 - 2 Schematic illustration of stress

以描述 ΔA 上所受到的平均应力,当 ΔA 趋于零时,平均应力的极限值,描述的即为截面 S 上 P 点处的受力状态。该极限矢量可写作

$$\boldsymbol{\sigma}^{(n)} = \lim_{\Delta A \to 0} \frac{\Delta \boldsymbol{F}}{\Delta A} = \frac{\mathrm{d}\boldsymbol{F}}{\mathrm{d}A} \qquad (4-2)$$

n 表示微元面的外法向。该应力矢量,可以沿截面 S 的法向 n 和切向 t 分解成 2 个矢量(见图 4 - 3)。沿截面方向的应力分量称为正应力(normal stress),用 $\boldsymbol{\sigma}_n^{(n)}$ 表示;沿截面切向的应力分量称为切应力(shear stress),用 $\boldsymbol{\sigma}_t^{(n)}$ 表示。

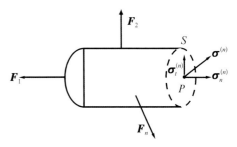

图 4 - 3 正应力和切应力

$\boldsymbol{\sigma}_n^{(n)}$ 是正应力,$\boldsymbol{\sigma}_t^{(n)}$ 是切应力

Figure 4 - 3 Schematic illustration of normal stress and shear stress

仔细分析应力矢量的定义式(4 - 2)可以看到,$\mathrm{d}\boldsymbol{F}$ 为矢量,$\mathrm{d}A$ 为标量,因此应力矢量 $\boldsymbol{\sigma}^{(n)}$ 是方向与 $\mathrm{d}\boldsymbol{F}$ 相同的矢量。如若同时定义面积矢量 $\mathrm{d}\boldsymbol{A}$,其大小为 $\mathrm{d}A$,方向为该微元面的外法向 n,可以形式上定义以下表达

$$\boldsymbol{\sigma} = \frac{\mathrm{d}\boldsymbol{F}}{\mathrm{d}\boldsymbol{A}} \qquad (4-3)$$

则 $\boldsymbol{\sigma}$ 具有二重方向性,即既有应力矢量的方向,又具有截面法向的方向。可以将以上形式定

义式(4-3)进行变形,方程两端同时乘截面方向矢量 n,变形为以下形式

$$n \cdot \boldsymbol{\sigma} = \frac{\mathrm{d}\boldsymbol{F}}{\mathrm{d}A} = \boldsymbol{\sigma}^{(n)} \tag{4-4}$$

该式中 $\boldsymbol{\sigma}$ 即为应力张量,由于其具有二重方向性,因此为二阶张量。应力矢量 $\boldsymbol{\sigma}^{(n)}$ 仅仅描述的是外法向为 n 的平面上一点的受力状态,由于该点可以属于无穷多个平面,因此 $\boldsymbol{\sigma}^{(n)}$ 并不能完全描述空间中一点的受力状态。从形式定义式(4-3)可以看出应力张量 $\boldsymbol{\sigma}$ 去除了外法向 n 的影响,与该点所处的平面无关,因此其完整地描述了内部一点的受力状态。式(4-4)表明,应力张量 $\boldsymbol{\sigma}$ 在方向矢量 n 上的投影即为该面的受力状态,应力矢量 $\boldsymbol{\sigma}^{(n)}$ 的表达式也称为柯西应力(Cauchy stress)公式。

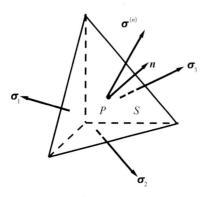

图 4-4 四面体的力学分析
Figure 4-4 Surface tractions on a tetrahedron

在笛卡尔坐标系中,矢量可以使用其在坐标系中的3个分量(或在坐标轴上的投影)来表示。比如,常常取 X、Y、Z 坐标轴的分量(x、y、z)来表示,这组数是按约定有序排列的,或者说是有一定结构的而不是任意堆放在一起的。同样应力张量也可使用一组有序的数排列在一起表示。如图4-4所示,对于过 P 点的任意平面 S,其法向为 n,均可以构造1个四面体微元,其中1个平面为 S,另外3个平面相互垂直。根据力学平衡原理,S 面上的应力矢量 $\boldsymbol{\sigma}^{(n)}$ 总可以通过这3个垂直面上的应力矢量求出。由于四面体是无穷小微元,因此这4个面上的应力描述也就是 P 点不同方向上的应力矢量,此外 S 是任意选取的,因此任意方向上的应力矢量均可以由3个垂直面上的应力矢量求出,即这3个垂直面上的应力矢量组合在一起就可全面描述物体内一点的应力状态,即应力张量。在确定的坐标系中,将这3个矢量按约定的规则有序地排列在一起,就形成了应力张量的分量形式。

如图4-5所示,在 P 点的邻域取正六面体微元,建立笛卡尔坐标系 X_1、X_2、X_3。ΔS_1 表示垂直于 X_1 的立方体的面,$\boldsymbol{\sigma}^{(1)}$ 表示 ΔS_1 面上作用的应力矢量,该 $\boldsymbol{\sigma}^{(1)}$ 矢量在坐标轴中的分量形式为(σ_{11},σ_{12},σ_{13}),同样可以将 ΔS_2 和 ΔS_3 的应力矢量进行分解,分别得到(σ_{21},σ_{22},σ_{23})和(σ_{31},σ_{32},σ_{33})。然后将这些分量按以下规则有序地排在方阵中(见表4-1)。

表 4-1 应力张量分量
Table 4-1 Components of stress tensor

	应力分量		
	X_1 方向	X_2 方向	X_3 方向
垂直于 X_1 的表面	σ_{11}	σ_{12}	σ_{13}
垂直于 X_2 的表面	σ_{21}	σ_{22}	σ_{23}
垂直于 X_3 的表面	σ_{31}	σ_{32}	σ_{33}

从表 4-1 可以看出,第一个下标表示受力平面的方向,第二个下标表示力的方向。比如 σ_{23},表示作用在 X_2 面上、沿 X_3 的应力分量。可以将应力分量排成矩阵形式

$$\begin{bmatrix} \sigma_{11} & \sigma_{12} & \sigma_{13} \\ \sigma_{21} & \sigma_{22} & \sigma_{23} \\ \sigma_{31} & \sigma_{32} & \sigma_{33} \end{bmatrix} \tag{4-5}$$

由前述的正应力和切应力定义可知,σ_{11}、σ_{22}、σ_{33} 为正应力,而其他分量 σ_{12}、σ_{32} 等为切应力。

对于 x、y、z 坐标系,该应力张量常常写成

$$\begin{bmatrix} \sigma_x & \tau_{xy} & \tau_{xz} \\ \tau_{yx} & \sigma_y & \tau_{yz} \\ \tau_{zx} & \tau_{zy} & \sigma_z \end{bmatrix} \tag{4-6}$$

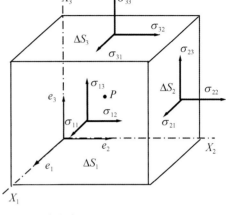

图 4-5 应力分量

Figure 4-5 Notations of stress components

σ_x、σ_y、σ_z 表示正应力,σ_{xy} 等表示切应力。

任意平面上的应力矢量,通过柯西应力公式可以写出

$$\boldsymbol{\sigma}^{(n)} = \boldsymbol{n} \cdot \boldsymbol{\sigma} = \begin{bmatrix} n_1 & n_2 & n_3 \end{bmatrix} \begin{bmatrix} \sigma_{11} & \sigma_{12} & \sigma_{13} \\ \sigma_{21} & \sigma_{22} & \sigma_{23} \\ \sigma_{31} & \sigma_{32} & \sigma_{33} \end{bmatrix} \tag{4-7}$$

即

$$\begin{aligned} \sigma_1^{(n)} &= n_1\sigma_{11} + n_2\sigma_{21} + n_3\sigma_{31} \\ \sigma_2^{(n)} &= n_1\sigma_{12} + n_2\sigma_{22} + n_3\sigma_{32} \\ \sigma_3^{(n)} &= n_1\sigma_{13} + n_2\sigma_{23} + n_3\sigma_{33} \end{aligned} \tag{4-8}$$

$\boldsymbol{n}(n_1, n_2, n_3)$ 为该任意平面的单位法向量。

值得一提的是,以上讨论中,比如式(4-1),面积均定义为:力作用下物体形变后的面积,这种定义应力的方式称为柯西应力。使用形变前的面积定义应力

$$\boldsymbol{T} = \frac{\boldsymbol{F}}{A_0} \tag{4-9}$$

式中,A_0 为形变前的面积,这种应力称为 Lagrange 应力,由于形变前的面积较容易测量,因此该应力定义在心血管生物力学的实验研究中常常用到。

4.1.1.2 主应力和冯·米塞斯应力(von Mises stresses)

下面对应力张量的性质进行简单的讨论。以下应力张量的性质常常在生物力学文献中见到,但是这些性质我们不进行证明,只给出结论,详细的推导和证明请参阅相关力学教材[3]。

应力张量是对称的二阶张量

$$\sigma_{ij} = \sigma_{ji}(i, j = 1, 2, 3) \qquad (4-10)$$

即 $\sigma_{12} = \sigma_{21}$，$\sigma_{13} = \sigma_{31}$，$\sigma_{23} = \sigma_{32}$，因此应力张量只有 6 个分量是独立的，该性质由微元体的力衡条件可以得到。

在不同的坐标系中，同一矢量的分量一般是不相同的。这一结论同样适用于应力张量。此外，在矢量研究中，我们知道当矢量方向与坐标轴重合时，矢量分量的形式会非常简单，只有 1 个分量，其他 2 个方向的分量都变成零。同样，对于应力张量，在沿着主应力方向建立坐标的情况下，应力张量的形式也会变得非常简单。为此，需要介绍一下主应力的概念。如前所述，S 面上的应力矢量 $\boldsymbol{\sigma}^{(n)}$ 和其方向 $\boldsymbol{n}$ 往往是不重合的（见图 4-3），$\boldsymbol{\sigma}^{(n)}$ 可以分解成正应力 $\boldsymbol{\sigma}_n^{(n)}$ 和切应力 $\boldsymbol{\sigma}_t^{(n)}$，然而在某一特定面上，$\boldsymbol{\sigma}^{(n)}$ 则可以与 $\boldsymbol{n}$ 方向重合，即只有正应力，没有切应力，即

$$\boldsymbol{n} \cdot \boldsymbol{\sigma} = \lambda \boldsymbol{n} \qquad (4-11)$$

该问题即为线性代数中的矩阵 $\boldsymbol{\sigma}$ 的特征值问题，由于应力张量是对称的，由线性代数的结论可知，实对称矩阵总是可以得到特征值，即 $\boldsymbol{\sigma}$ 总可以变换成对角矩阵

$$\begin{bmatrix} \lambda_1 & 0 & 0 \\ 0 & \lambda_2 & 0 \\ 0 & 0 & \lambda_3 \end{bmatrix} \qquad (4-12)$$

式中，λ_1、λ_2、λ_3 即为主应力，对应的方向为主方向。通常主应力按其代数值的大小排列，称为第一主应力 λ_1，第二主应力 λ_2，第三主应力 λ_3。最大（或最小）主应力是相应点处任意截面上正应力的最大（或最小）者，即任意截面上的正应力的数值均在最小和最大主应力之间。另外，绝对值最大（或最小）的主应力是相应点处任意截面上应力矢量的最大（或最小）者，即任意截面上应力矢量的大小均在最小和最大主应力的绝对值之间。最大切应力等于最大与最小主应力之差的一半。这些结论非常有用，当生物材料，如动脉粥样硬化斑块内部某点的最大主应力，或最大剪切力超过斑块所能承受的极限时，斑块就可能会破裂。此外，在心血管生物力学研究中，判断材料失效，还常常使用冯·米塞斯应力（von Mises stresses）表征，该应力是基于剪切应变能的一种等效应力，其值为

$$\sigma_s = \frac{1}{\sqrt{2}}\sqrt{(\lambda_1 - \lambda_2)^2 + (\lambda_2 - \lambda_3)^2 + (\lambda_3 - \lambda_1)^2} \qquad (4-13)$$

4.1.1.3 应变

力作用于物体的一个效果是使物体发生形变（deformation）。这种形变可使物体发生拉伸（压缩），或者扭曲变形，或其他更为复杂的形变。实践告诉我们，形变有 2 种最基本的形式，即线应变（linear strain）和角应变（angular strain），复杂的形变是这两种形式的组合。

对于一根长度为 L_0 的弦，将其拉伸至长度为 L，我们可以用弦长度的变化 $L - L_0$ 来描

述其形变,但是对于不同长度的弦来说,这种描述是不充分的。比如同样是伸长量 1 m,对于本身长度为 1 m 的弦,这种变化是巨大的,但是对于长度为地球直径的弦,这种形变微乎其微,因此,还需要考虑弦本身的尺度。为此,可以使用无量纲比例来描述:如 $(L - L_0)/L_0$,$(L - L_0)/L$ 来描述这种形变(见图 4 - 6),这就是线应变的度量,又称正应变(normal strain)。

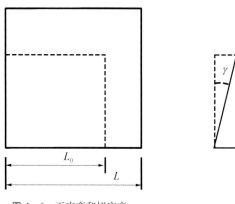

图 4 - 6 正应变和切应变
Figure 4 - 6 Schematic of normal and shear strain

另一种应变形式是角应变又称剪应变或切应变(shear strain,见图 4 - 6),它的大小用 1 个平面内 2 个相互正交的微分线段在变形后的夹角改变量表示(以弧度表示,角度减小为正),如图 4 - 6 中的 γ。因此,正应变和角应变都是无单位的,或者说其单位为数量 1。

以上给出了关于应变的直观认识,还需要对应变进行深入的讨论,与应力相同,应变也是描述物体内部一点的状态。事实上,对于研究物体中的任意一点及其邻近点,如果知道了这两点在形变前和形变后的定量关系,这个物体形变就可以唯一确定了。如图 4 - 7 所示,对于变形前物体中的任意一点 P,及其邻近点 Q,两点构成一线微元矢量 d$\boldsymbol{a}$。变形后,P 点位于 P',Q 点位于 Q',形成矢量 d$\boldsymbol{x}$。这两者的定量关系可以使用以下表达式来描述

$$\mathrm{d}\boldsymbol{x} = \boldsymbol{D} \cdot \mathrm{d}\boldsymbol{a} \qquad (4 - 14)$$

$$\boldsymbol{D} = \frac{\partial \boldsymbol{x}}{\partial \boldsymbol{a}}, \ D_{ij} = \frac{\partial x_i}{\partial a_j} \qquad (4 - 15)$$

对比应力定义公式(4-4)和式(4-14)可以看出,两者的形式是类似的,均为通过 1 个量的变换得到 2 个矢量之间的定量关系。因此 $\boldsymbol{D}$ 和 $\boldsymbol{\sigma}$ 一样,也是一个二阶张量。$\boldsymbol{D}$ 称为形变梯度(deformation gradient)张量。$\boldsymbol{D}$ 是描述物体形变的一个基本量,包含了形变的所有信息,但是该量并

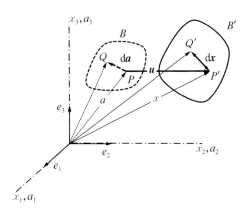

图 4 - 7 物体形变前后示意图
B 是物体形变前的形态;B' 是物体形变后的形态;线元矢量 d$\boldsymbol{a}$ 变成 d$\boldsymbol{x}$;P 点的位移是 $\boldsymbol{u} = \boldsymbol{x} - \boldsymbol{a}$

Figure 4 - 7 Schematic illustration of a material body in two configurations

不是描述应变最好的选择。首先 $\boldsymbol{D}$ 中包含了刚体运动的信息，其次 $\boldsymbol{D}$ 是一个非对称的二阶张量。因此，需要基于 $\boldsymbol{D}$，构造一个新的量，使其不含刚体运动，同时又是对称张量。定义新的张量

$$\boldsymbol{E} = \frac{1}{2}(\boldsymbol{D}^{\mathrm{T}} \cdot \boldsymbol{D} - \boldsymbol{I}) \tag{4-16}$$

此式是格林应变张量，又常称为拉格朗日应变张量。进一步，考虑形变前和形变后的 P 点的坐标关系（见图 4-7），$\boldsymbol{a} = \boldsymbol{x} + \boldsymbol{u}$，式中 $\boldsymbol{u}$ 为 P 点的位移，代入式(4-16)可知

$$\boldsymbol{D} = \boldsymbol{I} + \boldsymbol{H}, \ \boldsymbol{H} = \frac{\partial \boldsymbol{u}}{\partial \boldsymbol{a}} \tag{4-17}$$

因此

$$\boldsymbol{E} = \frac{1}{2}(\boldsymbol{H} + \boldsymbol{H}^{\mathrm{T}} + \boldsymbol{H}^{\mathrm{T}}\boldsymbol{H}) \tag{4-18}$$

当为小形变时，形变中的高阶项 $(\boldsymbol{H}^{\mathrm{T}}\boldsymbol{H})$ 可以忽略，且 $\dfrac{\partial \boldsymbol{u}}{\partial \boldsymbol{a}} \approx \dfrac{\partial \boldsymbol{u}}{\partial \boldsymbol{x}}$，因此应变可以表示为

$$\boldsymbol{\varepsilon} = \frac{1}{2}\left(\frac{\partial \boldsymbol{u}}{\partial \boldsymbol{x}} + \frac{\partial \boldsymbol{u}}{\partial \boldsymbol{x}}^{\mathrm{T}}\right) \tag{4-19}$$

$\boldsymbol{\varepsilon}$ 是二阶对称张量，只有 6 个独立分量，在笛卡尔坐标系中，其常用形式为

$$\varepsilon_{11} = \frac{\partial u_1}{\partial x_1}, \ \varepsilon_{12} = \varepsilon_{21} = \frac{1}{2}\left(\frac{\partial u_1}{\partial x_2} + \frac{\partial u_2}{\partial x_1}\right)$$

$$\varepsilon_{22} = \frac{\partial u_2}{\partial x_2}, \ \varepsilon_{23} = \varepsilon_{32} = \frac{1}{2}\left(\frac{\partial u_2}{\partial x_3} + \frac{\partial u_3}{\partial x_2}\right) \tag{4-20}$$

$$\varepsilon_{33} = \frac{\partial u_3}{\partial x_3}, \ \varepsilon_{31} = \varepsilon_{13} = \frac{1}{2}\left(\frac{\partial u_3}{\partial x_1} + \frac{\partial u_1}{\partial x_3}\right)$$

这组方程为力学分析的基本公式之一，称为应变位移公式或几何方程，可以由位移分量求导得到应变分量，也可以由应变分量积分得到位移分量。式中 ε_{11}、ε_{22}、ε_{33} 为正应变，ε_{12}、ε_{23}、ε_{31} 等为切应变。与应力张量一样，应变张量同样存在主应变、最大应变等概念。对于 x、y、z 坐标系，该应变张量常常写成

$$\begin{bmatrix} \varepsilon_x & \gamma_{xy} & \gamma_{xz} \\ \gamma_{yx} & \varepsilon_y & \gamma_{yz} \\ \gamma_{zx} & \gamma_{zy} & \varepsilon_z \end{bmatrix} \tag{4-21}$$

式中，ε_x、ε_y、ε_z 等表示正应变，γ_{xy} 等表示切应变。

4.1.1.4 泊松比

通常可以观察到,材料在某一个方向受到拉伸的时候,在另一个垂直于拉伸的方向上材料会发生收缩。为了定量描述材料的这种形变性质,提出了泊松比(Poisson's ratio)的概念。

如图 4-8 所示,杆件的原长度为 l,宽度为 b,在轴向拉力作用下,纵向拉长为 l_1,其横向宽度变为 b_1,纵向应变为 $\varepsilon_y = (l_1 - l)/l$,则横向应变为 $\varepsilon_x = (b_1 - b)/b$(该值为负),泊松比定义为横向应变与相应的纵向应变之比的绝对值,即

$$\nu = \left| \frac{\varepsilon_x}{\varepsilon_y} \right| = -\frac{\varepsilon_x}{\varepsilon_y} \tag{4-22}$$

泊松比亦称为横向形变系数,反映的是材料的横向的弹性形变能力。材料的泊松比取值在 0~0.5 范围内,泊松比为 0.5 的材料是不可压缩材料。

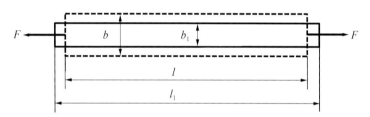

图 4-8 杆件材料在拉伸状态下不同方向上的应变

Figure 4-8 Strains along different directions on a rod under stretch

4.1.1.5 杨氏模量、剪切模量以及体积模量

在前面的内容中,详细讨论了应力和应变的定义,但尚未讨论特定材料的两者关系,即材料的本构关系。胡克线弹性固体是最典型的一种理想化固体模型。其一维应力应变下的本构关系为,正应力与正应变成正比,切应力与切应变成正比,即

$$\sigma = E\varepsilon,\ \tau = G\gamma \tag{4-23}$$

比例系数 E 称为杨氏模量(Young's modulus)或弹性模量(elastic modulus),G 称为剪切模量。对于三维情况来说,由于泊松效应存在一个方向的正应变,除了该方向的正应力的作用外,另外两个方向的正应力也有贡献,比如:x 方向的正应变等于 x 方向正应力,减去 y 和 z 方向正应力由于泊松效应引起的应变,即 $\varepsilon_x = \dfrac{\sigma_x}{E} - \dfrac{\nu\sigma_y}{E} - \dfrac{\nu\sigma_z}{E}$。

胡克定律还可以写成其他的形式,比如

$$\sigma_x + \sigma_y + \sigma_z = 3K(e_x + e_y + e_z) \tag{4-24}$$

在小应变的情况下,$(e_x + e_y + e_z)$ 是单位体积的变化,而 $(\sigma_x + \sigma_y + \sigma_z)/3$ 是平均应力,即材料的体积变化与平均应力成正比,比例系数 K 称为体积模量。

以上,杨氏模量、剪切模量、体积模量、泊松比等系数均为描述弹性材料的系数,其中只有 2 个独立分量,其他参数均可以由这 2 个独立分量导出。例如,如果选取杨氏模量 E、剪切模量 G 为独立分量,则体积模量 K、泊松比 ν 为

$$\nu = \frac{E}{2G} - 1 \qquad (4-25)$$

$$K = \frac{GE}{3(3G - E)} \qquad (4-26)$$

4.1.2 流体力学基本概念

前一部分介绍了固体力学的基本概念,其中的部分概念同样适用于流体力学,如应力的概念。然而对于形变的描述,则有所区别。对于固体来说,切应力作用下发生相应的剪应变;然而对于流体来说,当其受到无论多小的切应力都会持续发生形变。举个例子,水面上一木板,用一定的力推动木板,在该力作用下,木板可以一直运动,木板下的流体则会发生持续的形变。究其原因,是因为相对于固体,流体的分子间相互作用力相对较小,它们不容易仅靠分子间相互作用而达到和维持在某一相对固定的平衡位置。为此需要使用新的量来描述流体的形变。

4.1.2.1 应变率

应变率(strain rate)是应变随时间的变化率,即应变对时间的导数。由式(4-19)可知,可以通过位移表示应变,由于位移对时间的导数为速度,因此不同于弹性体的基本变量常常为物体内质点的位移,描述流体最基本的变量是空间中每一点的速度。两种描述方式有本质差别。对于流体来说,关心的是空间中每一点在应力作用下的运动状态,常常并不关心空间中某一个质点运动到什么位置。

与研究固体应变思路类似,对于空间中任意一点及其邻近点,如果知道了这两点速度矢量之间的关系,则这个空间中的每一点的速度关系可以唯一确定。对于空间中任意一点 P,及其邻近点 Q,两点构成微元矢量 $\mathrm{d}\boldsymbol{x}$。两点之间的速度矢量差为 $\mathrm{d}\boldsymbol{v}$。这两者的定量关系可以使用以下表达式来描述:

$$\mathrm{d}\boldsymbol{v} = \boldsymbol{U} \cdot \mathrm{d}\boldsymbol{x} \qquad (4-27)$$

与应力、应变一样[见式(4-4)和式(4-14)],$\boldsymbol{U}$ 也是将一个矢量($\mathrm{d}\boldsymbol{x}$)变换到另外一个矢量($\mathrm{d}\boldsymbol{v}$),故其为二阶张量。其分量形式为

$$U_{ij} = \frac{\partial v_i}{\partial x_j} (i, j = 1, 2, 3) \qquad (4-28)$$

可以将其拆分成 2 部分

$$U_{ij} = \frac{1}{2}\left[\frac{\partial v_i}{\partial x_j} + \frac{\partial v_j}{\partial x_i}\right] - \frac{1}{2}\left[\frac{\partial v_i}{\partial x_j} - \frac{\partial v_j}{\partial x_i}\right] = V_{ij} - \Omega_{ij} \qquad (4-29)$$

$$v_{ij} = \frac{1}{2}\left(\frac{\partial v_i}{\partial x_j} + \frac{\partial v_j}{\partial x_i}\right) \tag{4-30}$$

$$\Omega_{ij} = \frac{1}{2}\left(\frac{\partial v_i}{\partial x_j} - \frac{\partial v_j}{\partial x_i}\right) \tag{4-31}$$

对比式(4-30)和式(4-20)可以看出，v 是式(4-20)对时间的导数，即为应变率张量，而 Ω 则描述了流体的旋动运动，称为自旋张量。

4.1.2.2 牛顿流体与非牛顿流体

在介绍了应力和应变率概念之后，接着需要讨论的是对于特定的流体，两者之间的定量关系，即流体的本构方程。为此，需要介绍牛顿平板实验。如图 4-9 所示，两块相距 h 的平行平板间充满液体，对顶板施加 1 个沿液面切线的力 F，使得顶板产生速度为 u 的匀速运动，顶板的流体粒子将随着它以速度 u 平行流动，而与底板接触的流体保持静止。在流体运动达到稳定状态时，它们的速度从底部的 0 到顶部的 u 呈线性变化。流体的每一层流动速度快于它的下一层，它们之间会产生相对运动，从而产生摩擦力。

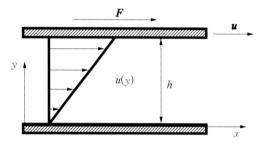

图 4-9　二维平板间流体相对运动

Figure 4-9　The movement of fluid between two parallel plates

牛顿平板实验发现，维持顶板以速度 u 运动的力 F 的大小正比于顶板的运动速度 u 和面积 A，而反比于两板之间的距离，即

$$F/A = \mu \frac{u}{h} \tag{4-32}$$

式中，比例系数 μ 是流体的黏度，其国际单位是 Pa·s(帕·秒)，常常在文献中还使用 P(泊，Poise)作为黏度的单位，1 Pa·s = 10P；u/h 的比值称为剪切变形率或剪切速度。将牛顿平板实验结果应用到微元体上，可得

$$\tau = \mu \frac{\partial u}{\partial y} \tag{4-33}$$

式中，τ 即为前述的切应力，对比式(4-30)，由于 $v = 0$，可知 $\frac{\partial u}{\partial y}$ 为剪切应变率，也常记为 $\dot{\gamma}$。

式(4-33)通常也称为牛顿黏性定律。这为我们区分牛顿流体和非牛顿流体做了一个方便的定义：凡是切应力与切变率满足线性关系的，称为牛顿流体，否则称为非牛顿流体。非牛顿流体的动力黏性系数 μ 不是常数，它与切应力 τ (或切变率 $\dot{\gamma}$)有关。自然界中许多流体是牛顿流体，比如水、酒精等大多数纯液体、轻质油、低分子化合物溶液以及低速流动的气体等均为牛顿流体。高分子溶液往往为非牛顿流体。血液属于典型的非牛顿流体，但是在特定的情况下可以简化为牛顿流体(详见下一节内容)。

依据牛顿黏性定律，牛顿流体的黏度在切应力-切变率 $(\tau-\dot{\gamma})$ 图 4-10 上是一条直线的斜率。

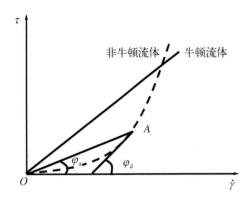

图 4 – 10 流体的表观黏度和微分黏度

Figure 4 – 10 Apparent viscosity and differential viscosity

对于非牛顿流体我们也可以用类似的方法来表示它的表观黏度 μ_a（apparent viscosity）和微分黏度 μ_d（differential viscosity），如图 4 – 10 所示。

图 4 – 10 中，非牛顿流体的 $\tau - \dot{\gamma}$ 关系以任意一条经过原点的曲线表示。对应任意一切变率 $\dot{\gamma}$ 下（如 A 点）的流体表观黏性即为连接原点与 A 点的割线的斜率，记为

$$\mu_a = \tau/\dot{\gamma} = \tan\varphi_a \qquad (4 - 34)$$

对应该切变率 $\dot{\gamma}$ 下流体的微分黏度即为曲线在 A 点处切线的斜率，记为

$$\mu_d = \tau/\dot{\gamma} = \tan\varphi_d \qquad (4 - 35)$$

需要注意的是，非牛顿流体的表观黏度和微分黏度并不是一个常数，它取决于切应变率的大小，同时也不是流体的本质属性，依赖于液体受到的阻力。

幂律（Power Law）流体的切应力随着切变率的增长呈幂指数变化，记为

$$\tau = K_{pl}\dot{\gamma}^n \qquad (4 - 36)$$

当 $n \neq 1$ 时，这类流体被统称为幂律流体。具有屈服应力和非线性的切应力-切应变率关系的流体称为卡森（Casson）流体。其本构方程称为卡森方程，如下所示：

$$\sqrt{\tau} = \sqrt{\tau_y} + k_c\sqrt{\dot{\gamma}} \qquad (4 - 37)$$

式中，τ_y 为屈服应力，k_c 为实验拟合系数。另一种流体在达到屈服应力之前不发生形变，而在超过屈服应力之后，切应力和切应变率呈现出线性关系，称为宾汉（Bingham）塑性流体。宾汉塑性流体的本构关系如下：

$$\tau = \tau_y + \mu_b\dot{\gamma} \qquad (4 - 38)$$

式中，μ_b 为塑性黏度。

4.1.2.3 壁面切应力及振荡剪切指数

壁面切应力（wall shear stress，WSS）也就是流体对壁面的摩擦力，对于式（4 – 33）来说，$y = 0$ 时，切应力 τ 的大小即为壁面切应力。对于三维流动来说，由式（4 – 33）可知，空间中的速度和流体的黏性确定后，即可得到应力张量。又由式（4 – 4）可知，将应力张量投影在面上可得到该面上的应力矢量，当面为壁面时，即为壁面切应力。大量研究表明血流对血管壁的壁面切应力在血管生理中起着非常重要的作用。比如，低切应力在动脉粥样硬化的发生过程中起着至关重要的作用（详见 4.5 节）。此外，描述壁面剪切力方向变化的振荡剪切指数（OSI），常常出现在文献中[10]。其定义为

$$OSI = 0.5\left[1 - \frac{\left|\int_0^T \boldsymbol{WSS} \cdot \mathrm{d}t\right|}{\int_0^T |\boldsymbol{WSS}| \cdot \mathrm{d}t}\right] \qquad (4 - 39)$$

式中,T 为心动周期,**WSS** 为壁面切应力矢量,其在坐标中的分量为(w_x,w_y,w_z),则 OSI 写成分量形式为

$$OSI = 0.5\left[1 - \frac{\sqrt{(\int_0^T w_x \mathrm{d}t)^2 + (\int_0^T w_y \mathrm{d}t)^2 + (\int_0^T w_z \mathrm{d}t)^2}}{\int_0^T \sqrt{(w_x^2 + w_y^2 + w_z^2)} \mathrm{d}t}\right] \tag{4-40}$$

其值的大小在 $0\sim0.5$ 之间,值越大表示方向变化越大,振荡越厉害,在容易发生动脉粥样硬化的区域 OSI 值较高。

4.1.2.4 流场、流线、迹线和流态

流体运动所占据的空间称为流场(flow field),是速度场、压力场等的统称。最常见的就是速度场,它是由流动空间各坐标点上的速度矢量构成的场,其为空间和时间的函数,反映了流体质点的运动状态。由前面的内容可知:已知流体本构关系后,可以由速度场计算应变率场、应力场、壁面剪切应力、振荡剪切指数等血流动力学参数。流场目前可以通过实验实测得到,或者使用计算机数值仿真预测。

流线(stream line)是用来描述流场的曲线,线上任一点的切线方向与该点在该时刻的速度矢量方向一致。在心血管生物力学中还常常提到流态(flow pattern),即流线在一定空间形成的形态,如图 4-11 所示,比较常见的是,在血管的分支、分叉和弯曲处,形成的扰动流态(disturbed flow pattern),以及在主动脉弓等处的血流成螺旋状运动,即旋动流态(helical flow pattern/swirling flow pattern)。

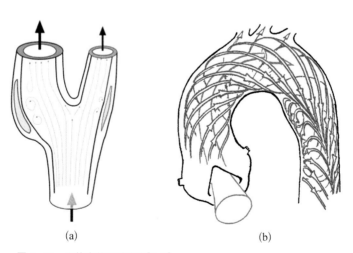

(a)　　　　　　　　　　(b)

图 4-11 血管中的两种流态[11,12]
(a) 扰动流态;(b) 旋动流态
Figure 4-11 Two flow patterns in the vascular system

此外,描述血流的运动常常使用迹线(path line),即流体质点运动的轨迹。在血流动力学中,可以用迹线大体表征血液中的血小板、红细胞等的运动轨迹,要精确地描述血小板和红细胞的轨迹,还得对这些血细胞进行受力分析。

4.1.2.5 雷诺数和沃默斯利数

在力学分析中,大多数情况下都离不开模型实验研究,而实验模型的尺度在许多情况下都不可能与原型相同。如研究微小血管时通常要把尺寸放大,研究飞机等大型物体时需要把尺寸缩小。另一方面,实验的流体也可能不是血液。然而当两个系统之间满足以下条件时,得到的流动结果是相似的:① 几何相似,即流体边界几何形状相似;② 运动相似,包括边界条件和初始条件相似;③ 动力学相似,具有相同的量纲为1的参数。在血流动力学研究中,最常见的两个参数是雷诺数和沃默斯利数。

雷诺数(Reynolds number)的定义式为

$$Re = \rho V L / \mu = (\rho V^2)/(\mu V/L) = \frac{惯性力}{黏性力} \qquad (4-41)$$

式中,ρ、μ、V 分别是流体的密度、黏度、特征速度,L 为研究对象的特征长度。如研究圆管内流时我们可以选取圆管的直径 D 作为这一特征长度值。

雷诺数的物理意义在于它的大小是流体流动中惯性力与流动剪切引起的黏性力的比值。因此在雷诺数较大时,流体中的惯性力占主导;反之黏性力占主导。$Re > 2\,300$ 时,圆管内流动由规则的层流向混乱无序的湍流变化(见图 4-12)。大多数与生理相关的流动,因为

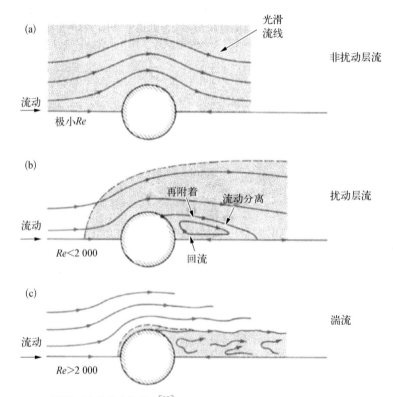

图 4-12 雷诺数对血液流动的影响[13]
(a) 未受扰动的低雷诺数层流;(b) 雷诺数略大但仍小于 2 000 的受扰动的层流;(c) 雷诺数大于 2 000 的湍流流动

Figure 4-12 Characteristics of flow patterns under Different Reynolds number

特征尺度较小,大多都处于低雷诺数流动区域[13]。

沃默斯利数(Womersley number)的定义为

$$\alpha = L\left(\frac{\omega\rho}{\mu}\right)^{1/2} \tag{4-42}$$

式中,L 为特征长度,ω 为脉动的角频率,ρ、μ 分别是流体的密度和黏度。沃默斯利数是生物流体,尤其是血液脉动流动中常用的量纲为 1 的参数。它的物理含义是瞬态惯性力与黏性力的比值,常用来评价脉动流的频率与流体的黏性之间的对应关系。在体外模拟血管系统的实验中,沃默斯利数相似是动力学相似的重要准则。图 4-13 显示了不同脉动的频率对平直刚性管中流动的影响[14]。

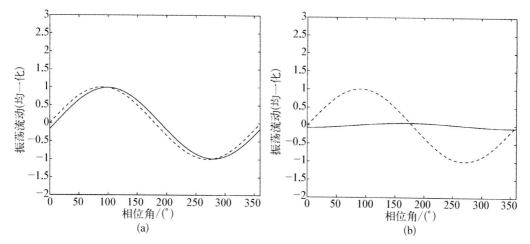

图 4-13　不同频率(沃默斯利数)下的振荡流动[14]

在不同频率周期性压力(实线)作用下的流量曲线(虚线)不同。(a) 频率为 1 时,流量曲线基本和压力曲线同步,归一化流量接近 1.0;(b) 频率为 10 时,流量曲线基本和压力曲线相位差接近 90°,且流量几乎为 0

Figure 4-13　Schematic illustration of oscillatory flow rate with different frequency (Womersley number)

4.1.3　本构方程

本构方程(constitutive equation)或本构关系是指材料应力和应变(应变率)的定量关系,决定了材料的力学性质,需要通过实验方法得到。不同的材料方程不同,或者本构方程的参数不同。前面的内容已经提到胡克定律和牛顿黏性定律是最简单也是最常用的本构方程或本构关系。一旦材料的力学性质确定,材料在力学作用下的力学行为,如位移、速度等均可以通过牛顿第二定律求出。复杂的问题,通过数值仿真技术,如有限元法或有限体积法等求得。因此,对于心血管生物力学的力学分析来说,血液和血管的本构关系是基石。目前该问题已经进行了大量的研究,并得到了一些确定性结果。对于该问题,我们将在后面进行描述。在此之前,需要对胡克定律和牛顿黏性定律作进一步的说明。

式(4-23)是胡克定律的一个特殊情况,将其推广可以得到一般的表述式,即广义胡克定律:

$$\boldsymbol{\sigma} = \boldsymbol{E}\boldsymbol{\varepsilon} \text{ 或 } \sigma_{ij} = E_{ijkl}\varepsilon_{kl}(i, j = 1, 2, 3) \tag{4-43}$$

前述可知，$\boldsymbol{\sigma}$ 和 $\boldsymbol{\varepsilon}$ 分别是二阶应力张量和应变张量，因此 $\boldsymbol{E}$ 为四阶张量，具有 $81(3^4)$ 个分量，独立分量为 21 个。在一些特殊情况下独立参数会减少，例如正交各向异性材料，材料具有 3 个相互正交的弹性对称面，独立弹性参数为 9 个。如血管，在径向、周向、轴向的力学性质不尽相同；横观各向同性材料，在某个横向平面（或曲面）内是各向同性的，但是在垂直于平面方向上的材料性质则不相同，独立参数为 5 个，如肌腱；各向同性材料，也就是前面详细讨论的内容，独立参数为 2 个。

对于流体来说，牛顿流体一般表示为

$$\boldsymbol{\sigma} = -p\boldsymbol{I} + \boldsymbol{DV} \tag{4-44}$$

式中，p 是静水压，表示流体静止时（$\boldsymbol{V}=0$），应力的可能状态。$\boldsymbol{\sigma}$ 和 $\boldsymbol{V}$ 分别是二阶应力张量和应变率张量，因此，$\boldsymbol{D}$ 是四阶张量，具有 81 个分量。同样对于各向同性的材料来说具有 2 个独立分量。如假定平均正应力 $(\sigma_x + \sigma_y + \sigma_z)/3$ 与膨胀率 $(V_x + V_y + V_z)/3$ 无关，则只有 1 个独立的分量。进一步假设液体为不可压缩的，即膨胀率等于零，即可得到前述的特殊情况

$$\boldsymbol{\sigma} = -p\boldsymbol{I} + \mu\boldsymbol{V} \tag{4-45}$$

式中，μ 为流体的黏性系数。

4.2 血液的流变学特性

在这里主要考虑全血的流变特征，讨论全血在不同剪切率下黏度的变化，而不是在细胞和分子水平讨论血液的流变特征，相关内容请参阅血液流变学相关文献。为此，首先介绍血液在何种情况下呈现出牛顿流体和非牛顿流体特性，以及这种特性对大中血管中血流的影响，然后简要介绍测量血液流变特性的方法和影响血液流变特性的因素。

4.2.1 血液的牛顿与非牛顿特性

黏性与剪切率的关系是判断流体是否为牛顿流体的标准，为此，研究者对血液的剪切率和表观黏度之间的定量关系进行了大量的研究，结果发现血液呈现剪切稀化的现象，即随着剪切率的增加，血液的黏度逐渐降低。图 4-14 总结了不同研究者测量的剪切率与表观黏度之间的关系。研究者将测得实验数据使用不同的公式进行拟合（见表 4-2），更全面的总结可以参考 Yilmaz 等的综述论文[15]。大体来说表观黏度与剪切率之间的关系可以分成 3 部分[7,16]。

剪切率大于 100 s^{-1} 时，血液的表观黏度基本上保持不变，不随剪切率的变化而变化，呈现出牛顿流体的特性。这是因为在静止时，血液中的红细胞会聚集形成叠连体，随着剪切率增高而逐步解体，当剪切力足够大时，解聚力大大超过聚集力，红细胞叠连体解聚成单个红细胞。当剪切率在 0.01～100 s^{-1} 时，血液的表观黏度随着剪切率的增加而降低，呈现为剪切稀化特性，为拟塑性非牛顿流体。聚集与解聚是两个相反的过程，将处于某种动态平衡状

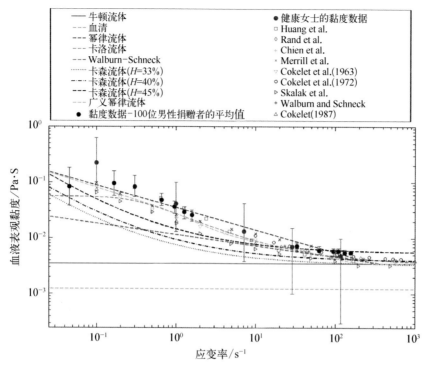

图 4 - 14 血液黏度的非牛顿流体性质和流变学模型[17]

Figure 4 - 14 Experimental measurements of blood viscosity and non-Newtonian blood rheological models

表 4 - 2 几个典型的非牛顿流体模型

Table 4 - 2 Several typical models of non-Newtonian fluid model

血液模型	表观黏度/Pa·s	
幂律模型（修正）	$\mu = \begin{cases} m\,(\dot{\gamma})^{n_p-1}, & \dot{\gamma} < 427 \\ 0.003\,45, & \dot{\gamma} \geqslant 427 \end{cases}$, $m = 0.035$, $n_p = 0.6$	
Walburn-Schneck(修正)	$\mu = \begin{cases} C_1 \mathrm{e}^{(C_2 H)}\, \mathrm{e}^{\left(C_4 \left(\frac{TPMA}{H^2}\right)\right)}\,(\dot{\gamma})^{-C_3 H}, & \dot{\gamma} < 414, \\ 0.003\,45, & \dot{\gamma} \geqslant 414 \end{cases}$	$C_1 = 0.007\,97$, $C_2 = 0.060\,8$, $C_3 = 0.004\,99$ $C_4 = 14.585$, $H = 40$, $TPMA = 25.9$
卡洛模型	$\mu = 0.1\left(\left[\sqrt{\eta} + \sqrt{\tau_y \left[\dfrac{1 - \mathrm{e}^{-m\,\dot{\gamma}}}{\dot{\gamma}}\right]}\right]^2\right)$, $\tau_y = (0.625 H)^3$, $\eta = \eta_0 (1-H)^{-2.5}$, $\eta_0 = 0.012$, $H = 40\%$（女性），45%（男性）	
卡森模型	$\mu = \mu_{\infty c} + (\mu_0 - \mu_{\infty c})[1 + (\lambda\dot{\gamma})^2]^{\frac{n_c-1}{2}}$, $\lambda = 3.313$, $n_c = 0.356\,8$, $\mu_0 = 0.056$, $\mu_{\infty c} = 0.003\,45$	
广义幂律模型	$\mu = \lambda\,\lvert\dot{\gamma}\rvert^{n-1}$, $\lambda = \mu_{\infty G} + \Delta\mu \exp\left[-\left(1 + \dfrac{\lvert\dot{\gamma}\rvert}{a}\right)\exp\left(-\dfrac{b}{\lvert\dot{\gamma}\rvert}\right)\right]$ $n = n_\infty - \Delta n \exp\left[-\left(1 + \dfrac{\lvert\dot{\gamma}\rvert}{c}\right)\exp\left(-\dfrac{d}{\lvert\dot{\gamma}\rvert}\right)\right]$ $\mu_{\infty G} = 0.003\,5$, $n_\infty = 1.0$, $\Delta\mu = 0.025$ $a = 50$, $b = 3$, $c = 50$, $d = 4$	

态。红细胞在不断发生聚集的同时,又不断地发生解聚,但聚集过程占优势,血液中总有叠连体存在,而且表征聚集程度的叠连数量和平均长度稳定于某个水平。平衡时的聚集程度依赖于切变率。当切变率增大时,原有的平衡就会被打破,聚集过程相对变弱而解聚过程相对增强,叠连数量和长度减小,直至达到新的平衡。此外红细胞在剪切力应力作用下,发生运动和变形,使红细胞的长轴与流动方向一致,这一效应在高剪切率下会更加明显。当切变率很低时(小于 $0.01 \ s^{-1}$ 时),聚集过程占绝对优势,红细胞处于稳定的完全聚集状态,叠连结成网络,能够呈现固体性状承受一定切应力而不形变,只有当切应力超过屈服应力时,网络才被破坏,血液才能流动。在此范围内,表观黏度的计算值对于固体样的血液来说,无生理意义。

4.2.2 血液的非牛顿特性对大中动脉血流动力学的影响

在研究血液的流动时,血液的非牛顿特性,尤其是剪切稀化特性的影响到底有多大呢?目前,这个问题的基本结论是,对于大中血管来说,血液的非牛顿特性在血管的绝大部分区域表现不明显,但是在一些血流受到扰动的低剪切率区,影响较大。我们以冠状动脉、主动脉为例子来说明该问题[见图 4 - 15(a)]。Johnston 等通过双平面血管造影术建立右冠状动脉三维模型,比较了卡洛、Walburn - Schneck、幂律、卡森、广义幂律模型(这些模型的表达式,见表 4 - 2),以及牛顿流体模型下,血流动力学特征的差异。当冠状动脉入口的血流(0.2 m/s)接近平均流速时,这些非牛顿流体模型得到的结果基本没有差别,当入口流速较慢时,使用 Generalised Power Law 模型比较能模拟低剪切力的效果[18]。为了研究血液的非牛顿特性对血管内物质输运的影响,我们比较了 Carreau 模型和牛顿流体模型下,主动脉中血流动力学特征和氧气输运的差异,如图 4 - 15(b)所示,总体来说牛顿流体和非牛顿流体的壁面剪切力分布类似。图 4 - 15(b)还给出了非牛顿流体和牛顿流体之间的壁面剪切力百分数差异,总体来说非牛顿流体下壁面剪切力比牛顿流体下的壁面剪切力高,绝大部分地方高 10%左右,升主动脉的外壁高 20%左右,区域 A 和 B 高 40%左右。对氧气的传输的影响如图 4 - 16(c)所示,在大部分区域,与牛顿流体模型相比,非牛顿流体模型中的氧气传输速度低 5%左右。在剪切率较低的区域,比如区域 A、B 和 C,非牛顿流体模型中的氧气传输速度比牛顿流体的氧气传输速度低 25%左右[19]。

4.2.3 影响血液黏性的因素

尽管可以使用参数拟合的方法得到应力和应变率的关系,从而建立不同的血液本构关系,但是大量实验结果表明,在同一剪切率下,血液的黏度差别很大。这是因为黏度不仅受剪切率的影响,还受其他很多因素的影响,如血球压积,上面提到的 Walburn - Schneck 和 Casson 模型即考虑了红细胞压积(红细胞占全血的体积分数)的影响。正常情况下红细胞约占血液体积的 45%,此外血液中还有白细胞、血小板和血浆。血浆中 90%是水,还有 7%的血浆蛋白。血液的这些成分无疑会影响血液的黏性。因此在某些情况下,建立血液的本构方程需要考虑这些因数。

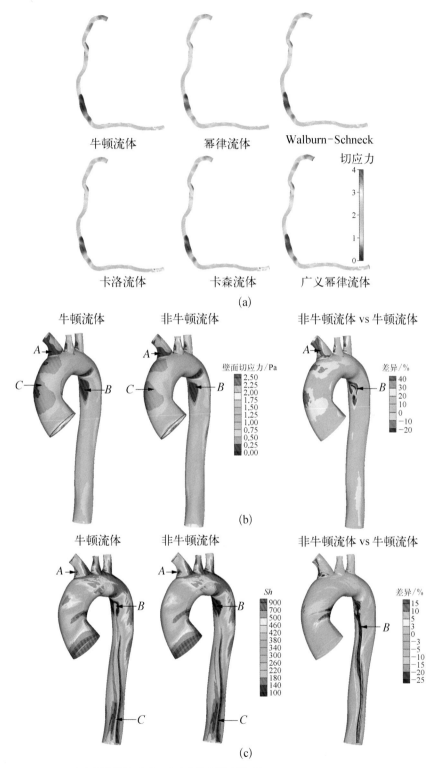

图 4-15 非牛顿流体性质对血流动力学的影响[18,19]

（a）冠状动脉的壁面切应力；（b）主动脉的壁面切应力；（c）主动脉的氧气传输速率

Figure 4-15 Effects of non-Newtonian blood flow on the hemodynamics

首先是红细胞压积会影响血液黏度。为了研究血球压积对于血液黏度的影响,首先通过离心全血得到红细胞,再以适当的比例与血清、生理盐水,或林格氏溶液混合成一定的压积进行黏度测定实验。图 4 - 16 所示为血球压积对表观黏度的影响。黏度随着血球压积的增加而增加,随剪切率的增加而减小。此外,对比悬浮在溶液中的刚性球体,发现随着剪切率的增加,含刚性小球溶液的黏度比红细胞的增长快,表明红血细胞的形变会抑制黏度的增加[20]。

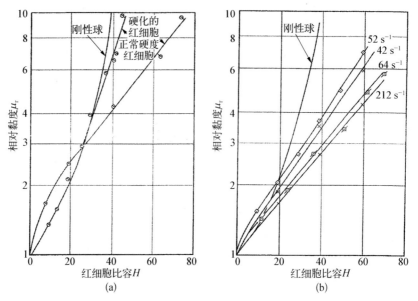

图 4 - 16 红细胞压积对血液相对黏度的影响[20]
(a) 红血球硬化对黏度的影响;(b) 不同剪切率(s⁻¹)变化的影响
Figure 4 - 16 Effects of hematocrit on the apparent viscosity of blood

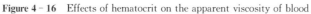

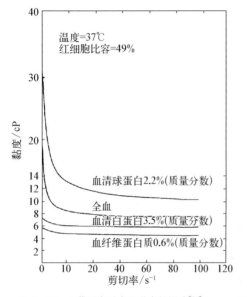

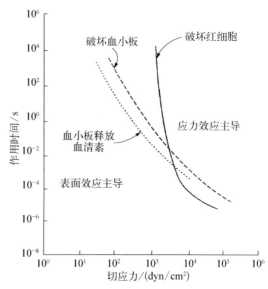

图 4 - 17 血浆蛋白对全血黏度的影响[20]
Figure 4 - 17 Effect of plasma proteins on the viscosity of whole blood

图 4 - 18 剪切力作用下,使红细胞溶血和破坏血小板所需时间[20]
Figure 4 - 18 Shear stress-exposure time plot for threshold hemolysis of red blood cells and destruction of platelets

其次,血浆蛋白也会影响血液的黏度。图 4-17 显示了在含有一种生理浓度蛋白质的等渗溶液中全血及红血细胞悬液的黏度-剪切率关系曲线,其中红细胞压积为 49%。可以观察到,血球素蛋白可以明显增加血液的黏度,而白蛋白稍微增大血液的黏度。由于纤维蛋白原的浓度很低,其对黏度的影响最小。

另外值得注意的是,以上讨论均未考虑剪切力对血液的生物学效应,事实上切应力可以激活甚至破坏血细胞和血小板。如图 4-18 所示,在相对较高的切应力作用下,在很短的时间内就可能会发生溶血或血小板活化;而在较低的切应力下,细胞则需要暴露较长的时间方可出现活化。因此,在设计植入体时,除了考虑血液在剪切率下黏度的变化,还应该考虑其对溶血和血小板活化的影响,防止血栓的形成。

4.2.4　血液黏度的几种测试方法

如前所述,血液的黏度除了受剪切率影响外,还会受其他因素影响。对于特定的问题,研究者可能需要对血液的黏度进行测量。目前,测量血液的黏度方法很多,我们简单地介绍 3 种测量黏度的常用方法:① 毛细管法;② Couette 法;③ 锥-板黏度法[20]。

使用毛细管法的设备有很多种类型,但是基本结构都有一个长细毛细管(见图 4-19,其长度为 L,半径为 R),在压差的作用下血液以均匀的速度(流量为 Q)通过毛细管,通过测量毛细管两端的压差(Δp),即可以计算出壁面剪切力和壁面剪切率[见式(4-46)],从而计算出表观黏度

$$|\tau_w| = \frac{(p_1 - p_2)R}{2L}, \quad |\dot{\gamma}_w| = \frac{4Q}{\pi R^3} \qquad (4-46)$$

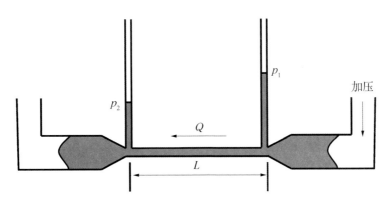

图 4-19　毛细管法示意图
Figure 4-19　Schematic illustration of capillary method

毛细管黏度计可以测量绝对黏度和已知黏度的相对黏度。对于测量血浆等接近牛顿流体性质的流体,具有较高的精度,测量血液这种非牛顿流体时,则会造成一定的误差。首先毛细管轴心处的剪切率为零,壁面处最大(详见 4.4.2 一节),这种梯度会影响血液的流变性质。此外,当剪切率较低时,红细胞会发生沉降,造成红细胞压积分布不均,而在高剪切率

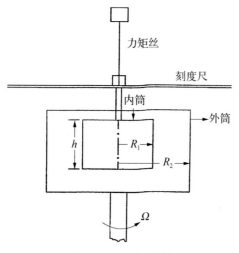

图 4 - 20　旋转黏度计的示意图[20]

Figure 4 - 20　Schematic of a coaxial (Couette) cylinder viscometer

时,很难使血液的加速度为零,一旦血液的加速度不为零,能量不是完全用于剪切摩擦,而会部分转化成血液的动能,引起测量误差。

旋转黏度计在分析非牛顿体流变特性时特别有用,它可以用于研究在不同剪切率下样本的黏性行为,或者测量持续时变对于流体特性的影响。圆筒旋转黏度计,如图 4 - 20 所示,其基本结构是2个垂直的同轴圆筒,内筒半径 R_1 和高度 h 保持不变,外筒半径是 R_2,两桶之间的空间用于盛放待测试血液。当外筒以恒定速度 Q(rad/s)旋转时,引起血液切向流动,然后血液再向内筒传递剪切力,使得内筒发生旋转,从而产生转矩 T(dyn·cm),可通过测量内筒偏转角获得。整个过程中,圆筒内流体的流动是定常层流,忽略端效应,定量分析可得血液的表观黏度为

$$\mu = \frac{(R_2^2 - R_1^2)T}{4\pi\Omega h R_1^2 R_2^2} \tag{4-47}$$

或者 $T = C\mu\Omega$,这里 C 表示仪器的几何常数。如果内部圆筒旋转且外部圆筒保持不变时,表达式是不变的。如果扭矩施加在外表面旋转的圆筒测量时,这个表达式同样适用。

另外一种常见的测量血液的黏度计是锥-板黏度计,如图 4 - 21 所示,其主体是一半径为 R 的椎体和平板,锥体和平板间的角度 ψ 很小,血液放在锥体斜角和平板之间,平板以角速度 Ω 旋转,通过血液作用于锥体产生扭矩 T。这时血液的表观黏度可以通过以下公式计算

$$\mu = \frac{3T\psi}{2\pi R^3 \Omega} \tag{4-48}$$

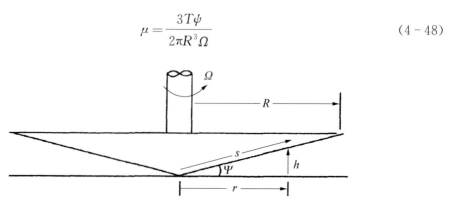

图 4 - 21　锥-板黏度计[20]

Figure 4 - 21　Schematic of a cone and plate viscometer

相对于毛细管黏度计来说,旋转黏度计(圆筒旋转黏度计和椎-板黏度计)更适合研究血液的非牛顿流体特性,可以提供不同的剪切率,且在间隙间的血液所受到的剪切率基本一致。但是相对于毛细管黏度计来说,旋转黏度计价格昂贵,操作较复杂,因此在设定实验时,可以根据需求选择相应的黏度计。

4.3　血管力学分析

4.3.1　血管的本构关系

血管的本构关系是血管力学分析的基础,为此本节首先讨论血管的力学特性,包括非均匀性、不可压缩性、各向异性、非线性、残余应力等,然后简要介绍血管的黏弹性特征[22,23](见图 4 - 22)。需要指出的是,血管的本构关系描述的是血管在特定条件下的物质属性,当条件改变时,血管的本构关系也会改变,因此没有一个本构关系可以描述血管的所有力学性质,在使用和讨论血管的本构关系时,要考虑其条件和使用范围。

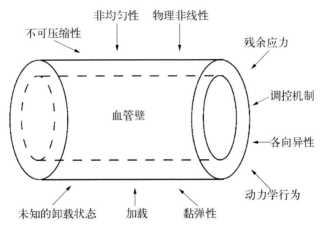

图 4 - 22　血管力学性质和一些问题[21]

Figure 4 - 22　Mechanical properties of artery walls and some problems

(1) 非均匀性(heterogeneity)。一般来说血管是不均匀的,由血管的结构和成分(详见第 2 章)可知,血管是多层结构,分为内膜、中膜和外膜,每一层具有不同的力学性质,且每一层的成分也不是均一的,含有胶原、弹性纤维、内皮细胞、平滑肌细胞等,这些成分的排列也不完全均一。此外,这些血管组分可随着血管生理的变化而发生改变,如动脉粥样硬化、动脉瘤、高血压等情况下,血管各个结构的力学性质发生相应的改变。但是,对于某些血管的非均匀性精度影响不大的问题,常常将血管假设成均匀性的物质。比如,如果研究问题所涉及的几何尺度比血管壁的尺度大得多,或研究血管壁的力学性质对大血管血液流动的影响时。再如对于所研究的问题,仅仅是总体特性有意义,而物质内部各处的局部性质影响甚微,一般仍可采用均匀性假设。例如,研究一段血管内波的传播或压力直径关系,对于血管径向性质来说,有意义的仅仅是管壁的总体平均性质而与其中各层局部特性的非均匀性关系不大,因而可把血管看成是均匀介质。

(2) 不可压缩性(incompressibility)。不可压缩性是材料在受到静水压力时保持体积不变的性质。实验结果表明,犬胸主动脉,即使轴向和周向应变分别为 40% 和 70% 时,其体积变化率仅仅为 0.06%。不可压缩性意味着血管的应变不是随意的,为了保持体积守恒,一个方向的拉伸,伴随着另外一个方向的压缩。因此,在无剪切应变,即只有主应变的情况下,血管的轴向 λ_z、径向 λ_r 和周向 λ_θ 拉伸系数满足 $\lambda_z \lambda_r \lambda_\theta = 1$。

(3) 各向异性(anisotropy)。材料的力学性质若与方向无关,即与坐标系选择无关,称为"各向同性",也可说材料是"完全对称"的;反之,只要方向变化即坐标系变化,在新方向上材料的力学性质与原来不同,则称为"各向异性"。对于正常血管来说,存在一定对称性,在轴向、径向和周向上力学性质相同,但是 3 个方向之间性质不同,因此表现出"正交各向异性"的性质。

(4) 非线性(nonlinearity)。如图 4 - 23 所示,牛冠状动脉的相对拉伸和应力曲线明显呈非线性的特征。因此,前面提到的描述线性弹性材料本构关系的胡克定律,并不能应用于血管组织,只在某些情况下可以近似适用。此外,还可以看出,加载和卸载曲线不重合,呈现明显的滞后环,即表现出黏弹性特征(详见 4.3.2 节)。但经过多次加载卸载过程后,滞后环的面积逐渐减小,而且就其加载或卸载的单一过程而论,应力应变关系对应变率的变化很不敏感。这就表明,在通常的应变率变化范围内,血管等生物组织的应力应变响应可以忽略应变率的影响,材料的力学响应体现出非线性弹性性质。事实上,为了描述血管这一有限弹性体的非线性应力应变关系,已经有许多超弹性材料(hyperelastic materials)的本构模型被提出。对于超弹性来说,应力只依赖于应变的状态,与路径无关,超弹性材料的本构方程可以使用应变能密度函数描述。将本构关系写成应变能密度函数的好处是,可以使用 1 个标量

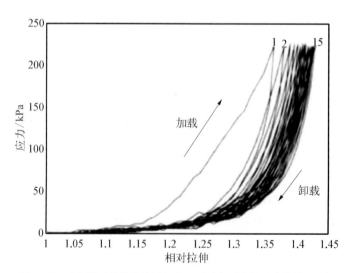

图 4 - 23 牛冠状动脉的单轴压力(kPa)应变循环拉伸试验结果,15 个循环后,滞后环可以一直减小到稳定[2]

Figure 4 - 23 Cyclic uniaxial testing of bovine coronary artery

方程表示即可,而不用写成张量函数的形式。此外,对于各向同性、横观各向同性、正交各向异性的材料来说都可以使用应变能函数。对于血管已提出 Neo-Hookean 本构模型、指数型本构模型和对数型本构模型等。这些本构方程的提出,为预测血管在不同的生理状态下的应力状态,并且分析诸如血管支架放置等对血管的应力影响等具体的病理问题具有重要的意义。例如,目前结合已有的本构模型,分析残余应力对颈动脉分叉处的应力分布的影响、人体颈动脉斑块破裂的位置预测、残余应力在人体主动脉中的作用等,这些从宏观上对血管组织进行力学分析的研究已获很大进展。

(5) 残余应力(residual stress)。在进行血管的力学分析时,对于血管壁的初始状态,假设血管在无载荷状态(即动脉血管壁的内外压力相等)下,血管壁内应力为零,即假设血管为零应力状态,在此假设之下,回到生理压力作用下,血管壁内的周向应力分布很不均匀(见图4-24),血管内壁应力高,外壁应力低,且可以高出数倍,这种应力分布状态对于血管的正常生理是不利的,违反了生物学的一条基本规律——功能适应原理。冯元桢指出,问题出在血管无载荷下的零应力状态的假设上。冯元桢等在血管无载荷的条件下,沿着血管轴向剪开,血管会自动张开,直到达到一定角度才不再变化(见图4-24)。如果血管处于零应力状态,剪开后血管不会张开,说明血管在无载荷时存在残余应力。可以用零应力状态张开角作为参数,间接描述残余应力,血管的张开角越大,说明血管的残余应力越大。当考虑血管的残余应力时,在生理压力作用下,血管壁内的周向应力分布变得均匀。这说明,在正常生理范围内,动脉血管确实处于最佳应力状态,符合生物学的功能适应原理。

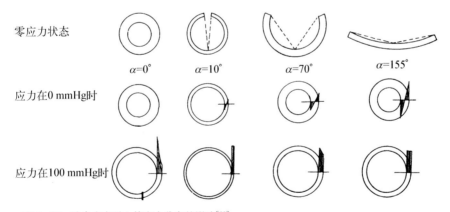

图 4-24 残余应变对血管应力分布的影响[22]

Figure 4-24 Illustration of the effect of residual strain on the homeostatic stress distribution in blood vessel wall

随着生物力学和力学生物学研究的深入,我们建立了这样一个基本概念:在其周围应力状态发生变化时,细胞和组织也会相应地改变其结构。但是动脉血管长期处在交变血压的影响下,细胞和组织结构的异常却并不常见,这也是"血管均匀应变假设",或者动脉血管无载荷时仍存在应力的重要性的说明。图4-25显示了在正常血压和高血压时,考虑残余应力与否对血管应力分布情况的影响。由图4-25可以看出,不管采用哪种常用的血管非线性本构关系,残余应力的存在都明显对血管应力分布产生影响。

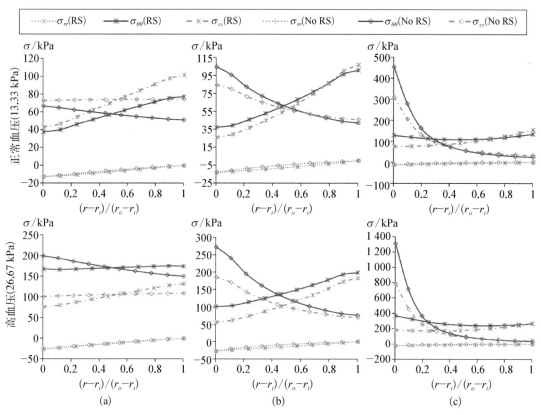

图 4-25 残余应力对血管不同血压状态下的应力分布影响(RS指考虑残余应力作用；No RS指不考虑残余应力作用)
血管本构关系为：(a) Neo-Hookean；(b) Demiray 模型；(c) HGO 模型

Figure 4-25 Effect of residual stress on the stress distribution of blood vessel at various blood pressure loads

4.3.2 血管的黏弹性

虽然，在大多数问题中，用非线性弹性理论能够给出较满意的结果，但在精密分析血管壁的力学响应、分析血管壁运动特性对血流的影响，特别是在研究脉搏波在动脉中的衰减这类对黏弹性比较敏感的问题时，则必须考虑血管的黏弹性。所谓黏弹性是既有液态黏性的性质，也有固体弹性的性质。由前面的本构方程可以知道，固体弹性材料中，无时间效应，因此固体弹性材料在应力作用下，马上就会有唯一的应变作为响应。与此不同，流体材料不能抵抗切应力，在切应力作用下，随着时间的推移会无限形变。黏弹性材料的力学性质介于两者之间，材料的应力响应不仅取决于当时当地的应变状态，还与形变随时间发展的历史过程有关，应力不是应变的单值函数；反过来，应变对应力的响应也具有上述特点。实验研究发现血管呈现一系列典型的黏弹性特征，即应力松弛(stress relaxation，在持续不变的应变下应力会逐渐减弱)、应变蠕变(stress creep，在持续不变的加载下形变会逐渐增加)和迟滞(hysteresis，材料的应变响应滞后于应力，致使一个加卸载过程中的应力应变曲线形成迟滞回线，迟滞回线下的面积代表加卸载过程的能量损失)等。

图 4-26 显示的是犬动脉的应力松弛结果，可以看出对血管进行轴向和周向拉伸，均有应力松弛现象。对于主动脉来说，轴向和周向的应力松弛曲线没有明显的差异，但是对于其

他血管,周向的应力松弛会比轴向明显,离心脏越远的血管,趋势越明显,股动脉周向和轴向的应力松弛差异最为明显。

图 4 - 27 显示犬颈动脉的典型蠕变曲线,可以看出犬颈动脉的蠕变非常小,在离体实验中,蠕变过程是不可逆的,蠕变一段时间之后,卸载后试件不能恢复到其初始长度。

血管的迟滞现象,之前已经提到,如图 4 - 25 所示,同一应力会对应于两个应变,从而造成加载和卸载两过程的曲线不重合,该曲线表明,血管壁材料具有比较复杂的非线性黏弹性状。黏弹材料的另一特征是形变过程中会因"黏性"而引起能量损耗,并一般以热的形式被消耗掉。在周期性应力应变情况下,一个加载卸载循环内应力对单位体积材料所做之净功将全部转化为单位体积的耗散能。

对于血管的非线性黏弹性性质,目前已经建立大量的模型来描述,详细内容可见相关专著或综述论文。在这里,我们介绍简单的线性黏弹性模型,以帮助理解血管的黏弹性性质,实际血管的非线性黏弹性远比这些模型复杂。

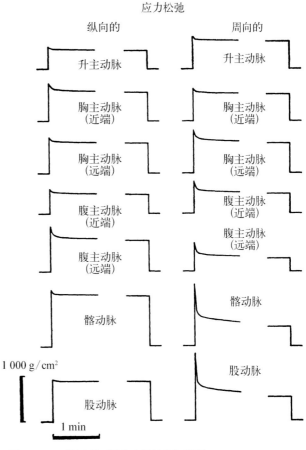

图 4 - 26 不同血管不同方向的松弛曲线[23]

Figure 4 - 26 Direction- and region-dependent differences in stress relaxation patterns

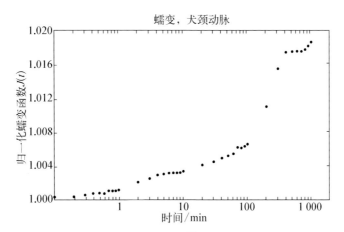

图 4 - 27 犬颈动脉的典型蠕变曲线[9]

Figure 4 - 27 A typical creep curve of dog carotid artery

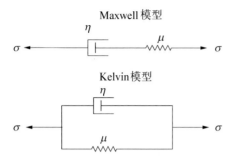

Maxwell 模型

Kelvin 模型

图 4-28 黏弹性材料的 Maxwell 模型和 Kelvin 模型

Figure 4-28 Basic models for viscoelastic materials including Maxwell model and Kelvin model

由前面的内容可知,弹性可以使用弹性元件描述,黏性可以使用黏性元件描述,将 2 个组合在一起即为黏弹性模型,这种组合有 2 种,一是将 2 个元件串联,即可得到 Maxwell 模型;二是将 2 个元件并联,得到 Kelvin 模型来表示,如图 4-28 所示。

在 Maxwell 模型中,材料的弹性影响和黏性影响是串联的,在应力作用下产生的应变是弹性应变(ε')和黏性应变(ε'')的和,即

$$\varepsilon = \varepsilon' + \varepsilon'' \tag{4-49}$$

对式(4-49)对时间求导数,可得

$$\dot{\varepsilon} = \dot{\varepsilon}' + \dot{\varepsilon}'' = \frac{\sigma}{\eta} + \frac{\sigma}{\mu} \tag{4-50}$$

方程(4-50)就是 Maxwell 模型的本构方程。由该本构关系,当给定应力时可以求出应变,相反当给定应变时可以求出应力(见图 4-29)。在恒定的应力作用下($0-t_1$),由于弹性元件的作用,立刻产生应变响应,然后由于黏性元件的作用,应变随着时间呈线性增长,如果一直保持该应力状态,应变可以到达无穷大,因此该模型又称为 Maxwell 流体模型。在给定的应变状态下(t_1-t),应力则逐渐衰减,即表现出应力松弛现象。

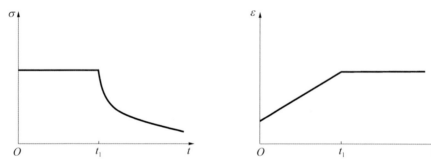

图 4-29 Maxwell 模型的力学响应
$0\sim t_1$ 之间为恒定应力(σ)作用下,应变的响应,及 $t_1\sim t$ 之间为恒定应变(ε)作用下,应力的响应

Figure 4-29 Mechanical response of Maxwell model

在 Kelvin 模型中,材料的弹性影响和黏性影响是并联的,材料受到的应力为弹性应力(σ')和黏性应力(σ'')的和,即 Kelvin 模型的本构方程为

$$\sigma = \sigma' + \sigma'' = \eta\varepsilon + \mu\dot{\varepsilon} \tag{4-51}$$

对于 Kelvin 模型来说(见图 4-30),在恒定的应力作用下($0\sim t_1$),应变由零逐渐增加,如果一直保持该应力状态,应变会趋于一个恒定值,等于应力作用在弹性元件上的应变值,因此该模型又称为 Kelvin 固体模型。在给定的应变状态下($t_1\sim t$),由于应变率为零,黏性单元不起作用,应力等于直接作用在弹性单元上。

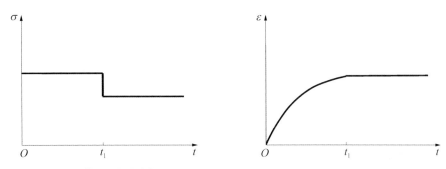

图 4 - 30　Kelvin 模型的力学响应
$0 \sim t_1$ 之间为恒定应力(σ)作用下,应变的响应,及 $t_1 \sim t$ 之间为恒定应变(ε)作用下,应力的响应
Figure 4 - 30　Mechanical response of Kelvin model

4.3.3　血管力学实验简介

为了得到血管的本构方程,需要对研究的血管进行力学测量。大体上可以分成 2 类:一是在体测量血管的力学性质;二是体外设定力学环境测量血管的力学性质。

在体测量很难得到精确控制的数据,一般来说主要得到 2 种血管数据,即管腔压力和管腔面积(有时可以得到管壁厚度)。血压可以通过有创插管得到,或者对于浅表血管使用压力测量仪得到。但是,对于在体血管来说,很难得到血管壁外壁的压力,因此无法得到精确的边界条件。血管的几何尺寸则可以通过医学影像的方法,比如 CT、MRI、IVUS 等得到。基于这些数据计算血管的顺应性

$$c = \frac{d_{\text{sys}} - d_{\text{dias}}}{d_{\text{dias}}(p_{\text{sys}} - p_{\text{dias}})} \tag{4 - 52}$$

式中,d_{sys} 和 d_{dias} 分别是收缩期和舒张期血管的直径,p_{sys} 和 p_{dias} 分别是收缩期和舒张期血管的血压。此外,大量临床研究还测量不同点的流量曲线、测量脉搏波传播速度(pulse wave velocity,PWV),由此计算某段血管的静态增量杨氏模量(static incremental Young's modulus,E_{inc}),即

$$PWV = \sqrt{\frac{E_{\text{inc}} \cdot h}{2R\rho}} \tag{4 - 53}$$

式中,h 和 R 分别是血管壁的厚度和半径,ρ 是血液的密度。此外还提出了很多其他类似的参数作为对比研究。比如正常和病理状态,特定刺激血管的力学状态等,这些临床数据非常有价值,但是得到的这些结果均是整个血管结构的性质,包含了血管的力学性质、几何形状、边界条件等信息,并不能直接反映血管的本构关系。

离体实验可以较为精确地控制力学环境,从而测得血管的力学性质。常用的实验方法有以下 4 种: ① 压力直径测试(pressure-diameter test),是使用最多的方法,在不同压力和拉力下测量血管的拉伸和膨胀,有些实验为了测量血管的剪应变还使用力矩扭转血管。图 4 - 31 显示的是一个典型的实验示意图,血管一端连在固定的灌流系统中,另外一端可以移动到不同的位置,从而可以测量拉力作用下,血管的应变。也可以在灌流端增加压力,测量血管的膨胀,靠近血管处的压力传感器可以测量靠近血管点的压力,该压力与血管所受压

力差异很小,可以表征血管的压力。这种实验方法的优势是血管的受力状态与体内接近,劣势是受力分析复杂,不能直接得到血管的非线性弹性应变能密度函数表述的本构关系。② 平面测试(in-plane test),主要是单轴拉伸和双轴拉伸(见图 4-32)。单轴拉伸实验是测量材料力学性质的经典力学实验,可以测量血管轴向、周向的力学性质。双轴拉伸实验得到的参数,可以较容易地用于非线性弹性应变能密度函数表述的本构关系。但是,这种受力方式与血管在体受力方式相差较大,将血管切开后,血管壁内的残余应力释放,将弯曲的血管展平,血管受力状态改变。③ 反向测试(inversion test),即将血管的内外翻转,使血管内膜朝外,外膜朝内,结合正常压力直径测试实验,这样分析血管不同层的力学性质。④ 血管环测试(ring test)将血管剪成环状,然后套在 2 个平行的臂上,对血管进行拉伸测量,如图 4-32所示。该实验可以测量血管在刺激下的力学响应,但是其结果提供的是一维的数据,且与血管在体的生理方式不同,因此该实验方法较为少用。

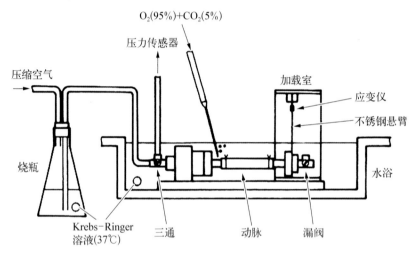

图 4-31 血管力学测量的典型装置[2]

Figure 4-31 Typical experimental setup from which a majority of the mechanical data on arteries has been obtained

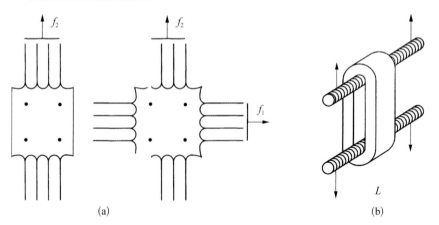

(a) (b)

图 4-32 单轴和双轴拉伸以及环测试实验[2]
(a) 单双轴拉伸;(b) 环测试

Figure 4-32 Schematic of uniaxial and biaxial testing a ring test

综上所述,由于血管是结构复杂的活体生物材料,其力学特性极为复杂。因此在研究问题时需要结合研究目的,深入考虑需要研究血管的哪些力学性质。比如,是否考虑血管的黏弹性、非线性、非均匀性、各向异性等,对问题进行简化,找到影响问题的主要因素,从而提出若干比较合理的简化假设,然后建立能反映这些特性的理论模型和实验验证。如果想将血管的所有力学性质都考虑,往往会使问题复杂化,甚至使问题无法解决。

4.3.4 圆管受力分析

对血管进行受力分析,首先是选定坐标系,写出方程的分量形式。在数值仿真中,由于考虑的问题比较复杂,常常选择直角坐标系(x_1, x_2, x_3),利用牛顿第二定律,对微元体进行受力分析可得

$$\rho \frac{\partial^2 u_i}{\partial t^2} = \frac{\partial \sigma_{i1}}{\partial x_1} + \frac{\partial \sigma_{i2}}{\partial x_2} + \frac{\partial \sigma_{i3}}{\partial x_3} (i = 1, 2, 3) \tag{4-54}$$

式中,ρ 是血管的密度,u_i 是位移分量,σ_{ij} 是应力分量。以上为 3 个方程,表示在坐标轴 3 个方向上的动量平衡。左项表示微元体的惯性项(密度乘加速度),右项表示微元体的所受力,结合前述的位移和应变的关系[见式(4-19)],和血管的本构方程,3 组方程构成封闭方程组,求解该方程组即可得到血管的位移、应变和应力等力学参数。在实际进行血管力学分析时,直接求解方程非常困难,特别是当血管发生病变时,血管的几何形状变得很复杂,常常需要使用计算机数值模拟的方法得到数值解。在进行理论分析时,由于血管为柱状,常常在柱状坐标系下,分析血管的受力,为此我们将首先介绍一定厚度直圆管中的受力。

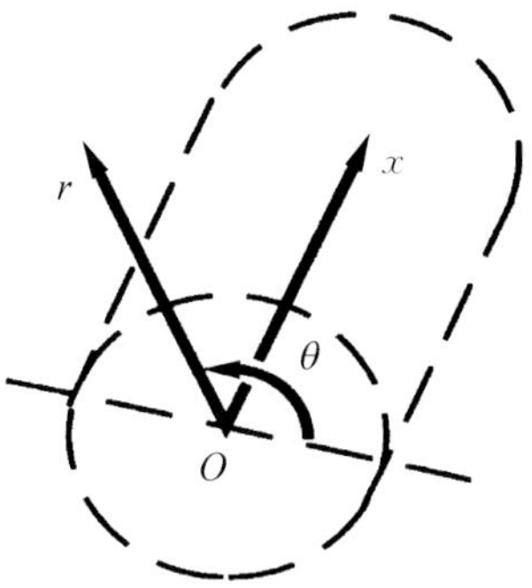

在进行理论分析时,需要对问题做大量的简化,在这里我们仅仅考虑最简单的情况,即将血管简化成线性弹性圆管,且承受恒定压力,尽管这些情况与真实血管的受力有一定差异,但是通过这些分析能够定性给出血管的受力状态,而且有助于直观理解血管的受力状态。血管内径为 R_1,外径为 R_2,血管内压力为 p_1,血管外压力为 p_2。如图 4-33 所示,建立柱坐标系,轴向 x,径向 r,周向 θ,血管的受力状态简化为二维平面问题,且考虑静平衡问题,即在此情况血管无加速度,径向应力和周向应力如下

图 4-33 柱坐标系
Figure 4-33 Cylindrical coordinates

$$\sigma_r = p_1 \left[\frac{R_1^2}{R_2^2 - R_1^2} \right] \left[1 - \frac{R_2^2}{r^2} \right] - p_2 \left[\frac{R_2^2}{R_2^2 - R_1^2} \right] \left[1 - \frac{R_1^2}{r^2} \right] \tag{4-55}$$

$$\sigma_\theta = p_1 \left[\frac{R_1^2}{R_2^2 - R_1^2} \right] \left[1 + \frac{R_2^2}{r^2} \right] - p_2 \left[\frac{R_2^2}{R_2^2 - R_1^2} \right] \left[1 + \frac{R_1^2}{r^2} \right] \tag{4-56}$$

应力公式(4-55)和式(4-56)也称为拉梅公式。由图 4-34 可以看出,在内压(p_1)的

作用下,周向和径向应力沿着管壁,法线方向由内向外逐渐降低。在外压(p_2)的作用下,周向应力沿着管壁,同样由内向外逐渐降低,但方向相反,而径向应力沿着管壁,由内向外逐渐升高。

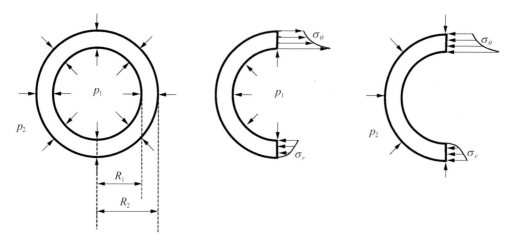

图 4 - 34 圆管壁中的应力分布

Figure 4 - 34 Schematic of wall stress distribution in the wall

在对血管进行应力分析时,其外部的压力 p_2 通常被假设为零。在假设为厚壁圆管的动脉中,径向位移的表达式如下:

$$u = \left\{ \frac{p_1 R_1^2 (1+v)(1-2v)}{(R_1^2 - R_2^2)} \frac{r}{E} \right\} + \left\{ \frac{p_1 R_1^2 R_2^2 (1+v)}{(R_1^2 - R_2^2) r^2} \frac{r}{E} \right\} \tag{4-57}$$

尽管在知道血管内压和材料属性的情况下,可以利用上述等式计算厚壁圆管的形变,然而在实际应用当中,往往是通过实验测得相应的形变,然后利用上述等式去求该血管的力学属性。为了得到弹性模量的表达式,我们重新整理上式,得到

$$E = \left\{ \frac{p_1 R_1^2 (1+v)(1-2v)}{(R_1^2 - R_2^2)} \frac{r}{u} \right\} + \left\{ \frac{p_1 R_1^2 R_2^2 (1+v)}{(R_1^2 - R_2^2) r^2} \frac{r}{u} \right\} \tag{4-58}$$

此外,在文献中还会看到增量弹性模量的表达式,增量弹性模量是与由内压增量 Δp 所引起的外径增量 ΔR_2 相对应的。在上述等式中,用 Δp、R_2、ΔR_2 分别代替 p_1、r、u,可得到增量弹性模量为

$$E_{\text{inc}} = \frac{2(1-v^2) R_1^2 R_2 \Delta p}{(R_2^2 - R_1^2) \Delta R_2} \tag{4-59}$$

由于血管壁假设为不可压缩且受到约束,因此,此表达式中的 $(R_2^2 - R_1^2)$ 应为常数。这个表达式需要原位测量血管的内压、半径和壁厚。增量弹性模量的大小取决于在计算区域内的平均压力[20]。

在一些情况下(包括体内血管),可以测量血管的内压和外径。同时,我们可得到压力-

应变弹性模量 E_p，如下所示：

$$E_p = \Delta p \, \frac{R_2}{\Delta R_2} \qquad (4-60)$$

此关系式忽略了管壁厚度，因此，E_p 代表的是结构弹性模量，而不是管壁材料的弹性性质。

4.3.5 薄壁圆管的受力分析

作为简单地近似，大血管的几何形状还可以被视为横截面为圆形的薄壁弹性管。在式(4-55)和式(4-56)中，$R_1 = R$，$R_2 = R + h$，h 为管壁厚度，且 $h/R \ll 1$，则 $\sigma_r = 0$，且

$$\sigma_\theta = p_1 \underbrace{\left[\frac{R_1^2}{R_2^2 - R_1^2}\right]}_{\approx R/2h} \underbrace{\left[1 + \frac{R_2^2}{r^2}\right]}_{\approx 2} - p_2 \underbrace{\left[\frac{R_2^2}{R_2^2 - R_1^2}\right]}_{\approx R/2h} \underbrace{\left[1 + \frac{R_1^2}{r^2}\right]}_{\approx 2} \qquad (4-61)$$

$$\sigma_\theta = \frac{(p_1 - p_2)R}{h} \qquad (4-62)$$

此外，还可以使用力学平衡直接得到，如图4-35所示。

式(4-62)表明，血管半径越大，或者血管的跨壁压力越大，血管壁的周向应力越大。同样的压力和半径，当血管壁变薄时，血管所承受的周向应力增大，在定性分析血管的几何形状对血管受力的影响时，该公式可以给出一个近似的结果。

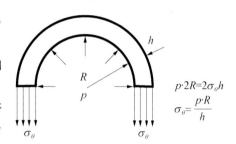

图4-35 薄壁管中的应力分布

Figure 4-35 Schematic of wall stress distribution in the thin wall

4.4 血流动力学介绍

心血管的最重要功能是运输血液到人体的各个部位，因此了解血液如何在血管中流动，对于理解心血管生理非常重要。为此，我们在这一节将对血流动力学做简要介绍。首先介绍整个体循环系统是如何将血液运输到身体的各个部位，探讨为什么心脏泵出来的间歇性血流在运输到小血管后，就变成了连续性血流。接着以一段血管为研究对象，讨论局部血流的输运规律。事实上血流动力学研究主要基于质量守恒定理（连续方程）和动量守恒定理（纳维-斯托克斯方程，NS 方程）。根据需要，该方程可以写成直角坐标系、柱坐标系等分量形式。复杂模型的计算仿真常常使用直角坐标系，而理论分析则多使用柱坐标系。由于直接求解该方程很困难，因此根据所研究问题可以对方程进行简化得到血流动力学的零维（0D）、一维（1D）、二维（2D）和三维（3D）模型，这些模型的使用范围详见表4-3[24]。当然，这些模型控制方程也可以直接由质量守恒定理和动量守恒定理推导出来。

表 4－3　血流动力学模型简介
Table 4－3　Brief introduction of hemodynamic model

研究方法		常　用　范　围
时间域	零维	整个循环系统的动力学模拟,局部循环网络的总体压力和流量变化,为 3D 模型提供边界条件
	一维	脉搏波传播,为 3D 模型提供边界条件,脉搏波的反射特征
	二维	轴对称模型的局部流场分析,为 3D 模型提供边界条件
	三维	局部流场分析
频率域		对传输方程线化后,对心血管系统进行频率分析

4.4.1　体循环力学简介

体循环内血流从左心室随心脏收缩泵入主动脉,经动脉和小动脉,运输到人体各个器官,然后再由小静脉、静脉回流到右心房。主动脉和大血管弹性较强,可以缓冲心脏泵出来的脉动流。同时由于血管的分叉和弯曲等变化,脉搏波在传播过程中会发生反射,使脉搏波传播规律较为复杂。小动脉是血流输运过程中的主要阻力来源,其可以在神经和生化因子的调节下通过改变血管管径,来调节流动阻力。血流汇到静脉,静脉是主要的储血池,一些静脉具有瓣膜可以保证血流单向回流,而且静脉周围的肌肉可以压缩静脉,为血流回流提供动力。总体来说,血压的脉动沿着血流方向降低,但是在主动脉和大动脉中,由于脉搏波的反射会出现增强的情况。

目前,对于循环系统的描述主要有零维模型和一维模型。零维模型也称为集总参数模型(lumped parameter model)。该模型假设在任意时候,某一部分(血管或器官)的流体参数(压力、流量和体积)呈均匀分布。零维模型只有时间,无空间维数,因此仅研究血流分布的动力学过程。零维模型使用常微分方程组表示,每一研究部分有 2 个常微方程(质量守恒和动量守恒),还有 1 个联系体积和压力的代数方程。一维模型也称为分布式模型(distributed model),其中包含了沿血管流动方向的信息,可以用来研究脉搏波的传输特性。在这里我们仅介绍最简单的零维模型——风箱模型(windkessel model,见图 4－36)。拟对循环系统模型深入了解的读者可以参阅相关参考文献[24-27]。

在零维模型模拟中,常常与电路模型类比。血流的血压、血流黏性引起的阻力、血流的惯性和血管的弹性,分别类比于电路中的电压、电阻、电感和电容。Windkessel 模型中包含 1 个电容和电阻(见图 4－37),电容描述的是体循环系统大动脉的弹性,而电阻描述的是小动脉和毛细血管的阻力。该模型未考虑静脉,使用远端压力为零的方式进行简化。

图 4－37 表示的是 Windkessel 模型中血液流动的示意图和等效电路图。血流经过心室间歇性地泵血进入到弹性 Windkessel 腔体中,其流量为时间的函数 $Q_H(t)$,弹性腔的体积为 $V(t)$,压力为 $p(t)$,顺应性为 C(为恒值),外周血管阻力为 R。

以弹性腔为研究对象,根据质量守恒定律,单位时间流进弹性腔的血流减去流出的血流,等于储存在弹性腔中的血流,即

$$Q_H(t) - Q(t) = \frac{dV(t)}{dt} = \left(\frac{dV(t)}{dp(t)}\right)\frac{dp(t)}{dt} = C\frac{dp(t)}{dt} = CR\frac{dQ(t)}{dt} \quad (4-63)$$

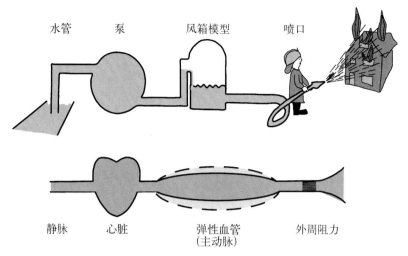

图 4 - 36　风箱模型示意图[28]

Figure 4 - 36　The concept of the Windkessel

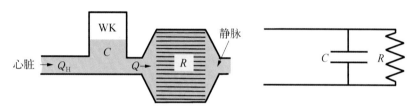

图 4 - 37　风箱模型的动力学和电路形式

Figure 4 - 37　The Windkessel presented in hydraulic and electrical form

为了讨论该方程的生理意义,我们对入口流量做最简单的假设:

$$Q_H(t) = Q_0 \quad 0 \leqslant t \leqslant t_s \tag{4-64}$$

$$Q_H(t) = 0 \quad t_s \leqslant t \leqslant T \tag{4-65}$$

式中,t_s 表示收缩末期的时间,T 表示心动周期的持续时间,Q_0 是一个常数。

那么收缩期的方程(4-63)可以转化为

$$CR \frac{dQ(t)}{dt} + Q(t) = Q_0 \tag{4-66}$$

其中初始条件为 $t=0$,$Q=0$。

求解该一阶线性非齐次微分方程可得

$$Q(t) = Q_0 - Q_0 e^{-(t/RC)} \tag{4-67}$$

舒张期间,方程(4-66)简化为

$$\frac{dQ}{dt} = -\frac{Q}{RC} \tag{4-68}$$

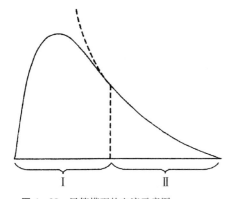

图 4 - 38 风箱模型的血流示意图
Figure 4 - 38 Schematic of flow rate obtained from Windkessel

对应条件为 $t = T$, $Q = Q_T$。

求解该方程可得

$$Q(t) = Q_T e^{-(t-T)/RC} \qquad (4-69)$$

式中, Q_T 表示舒张末期的流量, T 表示循环时间。

图 4 - 38 表示一个根据弹性腔理论得出的典型的脉动曲线,尽管 Windkessel 模型得到的流量曲线与真实测量曲线有较大差异,是一个很初级的模型,但是可以看出尽管心脏输入的流量 $Q(t)$ 不连续,但是输出到小动脉后的流量是连续变化的。因此,心脏在收缩期的血压可促进大动脉血管的膨胀,然后在舒张期,动脉收缩挤压血流到小动脉和毛细血管。

4.4.2 平直血管内血液的流动

除了关注整个循环系统的血流动力学过程外,还需要关注血流在局部空间(二维或者三维)中流动情况,其中最为简单的模型是平直血管中血流的流动。

4.4.2.1 血管内入口流场的发展

当血流进入圆管中的速度剖面均匀时(见图 4 - 39),由于血流的黏性作用力,靠近血管壁的血流会逐渐减慢,在质量守恒定律的约束下,近壁流动减缓的流量损失由圆管中心的流速增大得到补偿。最终管道内的流动在黏性力和惯性的共同作用下,达到稳定,形成充分发展的流动剖面。实验测量结果表明,对于层流而言,圆管中形成充分发展流动的长度为

$$L = 0.06 DRe, \ Re = \frac{\rho u D}{\mu} \qquad (4-70)$$

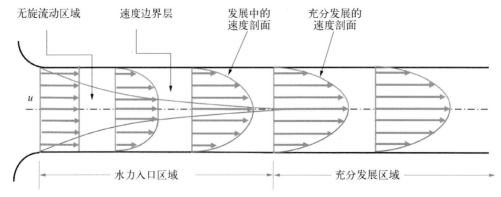

图 4 - 39 圆管内流体稳定流场的建立过程
Figure 4 - 39 Development of a steady pipe flow

式中, D 为血管直径, u 是入口速度, μ 和 ρ 是血液的黏度和密度。在形成充分发展的过程中,近壁面的速度梯度逐渐减小,因此血流作用在血管壁上的壁面切应力逐渐减小,趋于稳

定值。需要指出的是,在大血管中,形成充分发展流动需要的长度会很长,因此大血管中的血液大多为非充分发展的流动。

4.4.2.2 圆管定常流动

刚性圆直管定常流动是一个研究血管中血流流动的理想化模型,但是在心血动力学研究中有着非常重要的意义。这是因为其有解析解,物理意义清楚,能充分说明血管中血液流动的规律。由于血管为圆筒形,因此我们使用柱坐标系(见图 4 - 34):轴向 x,径向 r,周向 θ;3 个方向的速度分量分别是 u,v,w,其中 v 和 w 均为 0,而 u 的表达式为

$$u = -\frac{1}{4\mu}(a^2 - r^2)\frac{\Delta p}{L} \tag{4-71}$$

式中,μ 为血液的黏性,Δp 为入口和出口之间的压差,L 为血管长度,a 为血管半径。从式(4-71)可知,流动的速度剖面为抛物线(见图 4-39)。由式(4-71)可得通过该血管的流量为

$$Q = -\frac{\pi a^4}{8\mu}\frac{\Delta p}{L} \tag{4-72}$$

式(4-72)称为 Poiseuille 方程。由式(4-72)可得平均流速为

$$U = \frac{Q}{A} = -\frac{a^2}{8\mu}\frac{\Delta p}{L} \tag{4-73}$$

由于最大流速为处 $r = 0$,$U_{\max} = -\dfrac{a^2}{4\mu}\dfrac{\Delta p}{L}$。于是血管层流中,平均流速

$$U = \frac{1}{2}U_{\max}$$

而壁面剪切力为

$$\tau_w = -\mu\frac{\partial U}{\partial r}\bigg|_{r=a} = -\frac{a}{2}\frac{\Delta p}{L} = \frac{4\mu}{\pi a^3}Q = 4\mu\frac{U}{a} \tag{4-74}$$

式(4-71)至式(4-74)说明在圆管流动中:① 速度最大值在圆管中心处,圆管横截面速度符合抛物线分布;② 圆管壁面切应力最大,中心线处剪切力为零;③ 圆管流量与两端压力差成正比,与流体黏度和管长成反比。Poiseuille 方程在血流动力学中是一个很重要的方程。可以说这个方程是奠定现代血流动力学的一个基础,它有很多应用,如前面使用毛细管法测量血液的黏度即使用该公式。

以上内容对力学的基本概念进行了描述,并对简单的心血管问题(圆管受力分析、风箱模型、平直血管内的定常流动)进行了探讨。尽管这些模型与真实血管力学有差异,但由于这些问题的结果使用理论分析方法得到,具有非常明确的物理和生理意义,因此在血管力学中起着奠基性作用。目前,计算机数值仿真已广泛地应用于心血管生物力学的研究中,可以分析更为复杂的问题,但是其基本原理仍未改变。在分析问题时需要明确以下问题:血管

几何形状、初始和边界条件、本构方程和控制方程。血管的几何形状多采用基于医学影像的数据(超声、CT、MRI、OCT 等),不再是简单圆筒形。初始条件和边界条件变得更加复杂,需要使用测量数据,如血流动力学分析中使用超声多普勒,或相差核磁共振成像得到血流的入口速度(详见 4.4.3 节)。本构方程的选择,如血液的牛顿流体模型和非牛顿流体模型,血管的线性弹性、非线性弹性和黏弹性等,需要根据研究目的和问题的复杂程度确定,在必要时还需要实验进行测量得到。尽管控制方程遵循质量守恒和动量守恒定律,往往是确定的,但是对于不同的问题其形式不一样,需要做合适的选择和求解。如对称性问题可以简化成二维,选择对称的控制方程可以大大增加计算的效率;再如研究循环系统的流动,目前大多基于一维模型求解等,当不考虑脉搏波的传播时,零维模型也许是更好的选择等。

4.4.3 血流动力学测量技术简介

我们对圆管中的定常流动进行了简单的分析,事实上,血液的流动比这复杂得多,往往需要进行实际测量。这些测量结果既可以作为力学分析的边界条件,还可以用来验证模型的正确性,更为重要的是,这些结果可以应用于心血管疾病的研究、诊断和治疗。如局部血液流场的测量有助于研究血栓和动脉粥样硬化的形成;对诊断来说,血液循环系统中特定部位的血压,流量信息具有重要的临床意义;测量心血管器械如心脏瓣膜等的血流动力学性能则能有助于提高治疗效果等。为此,我们对血压和血流的测量作简要介绍。

4.4.3.1 血压测量

血压的测量分为间接测量和直接测量。间接测量中最常见的方法是使用袖带式血压计。这种方式是把一个袖带包裹在上臂上,然后对袖带充气,挤压上臂肱动脉,阻碍血液的流动。然后缓慢释放袖带压力,当压力减小到峰值收缩压时,血液会喷射通过受挤压的动脉,从而产生声音,称作柯氏音,通过放置在肱动脉的听诊器检测到。进一步降低袖口压力,当压力小于舒张压时,柯氏音就会消失。这种方法,可以无创、简单快速地测量血压,广泛地应用于临床。但是,这种测量精度较低,带来的误差可以到 10 mmHg,而且不能连续测量血压的变化。为更准确地测定血压,需要采用直接测量的方法,即通过导管插入到待测血管,或者体外循环系统,然后连接上一个压力传感器,将压力信号转化成电信号。这种方法为有创测量,压力传感器的性能,如灵敏度、激励电压等均会影响测量的结果。

4.4.3.2 血流测量

不同的需求对血流测量的要求不尽相同,使用的方法也会有所差异。大体来说可以分为:零维测量和多维测量,在体和离体测量等。所谓零维测量是指只关注某一特定部位血流流量随时间的变化值,或者是平均值,并不关注血流流场的空间分布。多维测量则关注血流在某一截面(二维)或整个空间(三维)中每一点的速度场。在体测量为测量活体的血流,分为有创和无创方法。离体测量则往往是验证在体的血流模型。测量血流的方法较多,我们简略介绍几种常见的方法(见表 4-4)。

表 4 - 4　常用血流测量技术汇总

Table 4 - 4　Summary of commonly used techniques for blood flow measurement

测量方法	维　数	在体/离体	优　点	缺　点
电磁流量计	零维	在体/离体	准确,响应快速	有创
流场可视化(染料)	三维	离体	简单,直观	定性观察流态
粒子图像测速(PIV)	零维,二维,三维	离体	定量,分辨率高	对操作者要求较高,实验仪器透光性好
超声多普勒	零维,二维,三维	在体/离体	无创在体,穿透强	分辨率较低,半定量
激光多普勒测速(LDV)	零维,二维,三维	在体/离体	无创,操作较简单,连续测量	穿透深度有限,分辨率低,测量时间长
磁共振成像(MRI)	零维,二维,三维	在体/离体	无创在体,无穿透要求限制	分辨率较低,测量时间长,仪器昂贵,半定量

（1）电磁流量计。电磁流量计的理论基础是法拉第定律。根据该定律,当导电液体(如血液),在磁力线之间流动,在垂直于磁场方向和流体运动方向上会产生感应电动势(见图4-40),该电动势(E)的大小与流体的平均流速(v)成正比

$$E = Blv \qquad (4-75)$$

式中,B 是磁通量密度（Wb/m^2）,l 是电极间距(m),v 是平均流速(m/s)。

电磁流量计是一种体外测量的理想设备,其响应速度快,测量较为精确。但它是一种有创性技术,血管必须暴露,然后才能将探头套在血管周围。此外,该方法测量的是平均流速,假设速度剖面是平的,事实上由前面的理论分析可知,在管道流动中,血流会形成一定剖面,因此,这种技术测量流量会出现一些误差。

（2）流场可视化。流场可视化是使用一些可视化标记物,记录流场中标记物的运动轨迹,从而了解流动状态和结构的一种技术。目前已经有大量

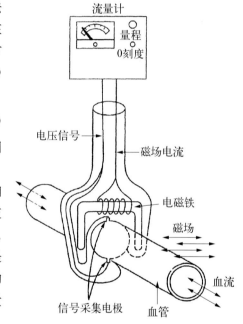

图 4 - 40　电磁流量计探头[20]

Figure 4 - 40　Schematic of an electromagnetic flow probe

的流场可视化技术,其中最先使用和最简单的技术是使用颜料作为可视化标记物(见图4-41)。例如,著名的雷诺实验即使用颜料观察层流和湍流的流动特征。大多数流场可视化技术提供的信息都是单个粒子在流场中流动的实际运动轨迹,即迹线。流场可视化技术的关键是标记物的跟随性,即标记物能够准确地随着流体运动,从而通过标记物的运动反映流体颗粒的运动规律。为了达到这一要求,需要标记物受到的惯性力、黏滞阻力、浮力、重力达到平衡。该技术的优势在于,能够简便地反映出整个流场的信息。该方法有很多缺陷,首先只能用于体外实验,而且需要设备是光学性能良好的透明材料;另外它还是一种非定量的方法。

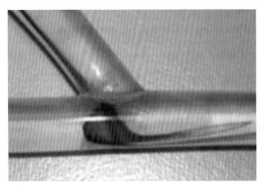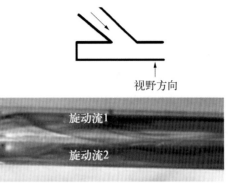

视野方向

旋动流1

旋动流2

图4-41 玻璃模型中使用染料进行流场显示[29]

Figure 4-41 Flow visualization with dye injection in the glass model

（3）粒子图像测速（PIV）。粒子图像测速事实上是流场可视化技术的进一步推广。其主要优势是可以定量研究血流动力学参数。其基本原理是，在流场中撒入跟随性好的示踪粒子，以粒子的速度表征其所在位置的流体的运动速度，使用激光照射流场中的待测平面，使用高速摄像记录下2次或多次曝光后粒子的位置，然后使用图像分析技术得到待测平面中各点粒子的位移，再由求得的位移和曝光的时间间隔，计算出流场的速度矢量，以及其他参数。PIV技术可以得到二维和三维全场的血流动力学信息，但是实验条件要求较高，其中图像获取和分析技术是关键。此外，如何提高PIV的测量精度以及缩短计算时间仍然是需要研究的课题。

（4）超声多普勒技术。超声多普勒技术基于多普勒现象，当声源与观测者之间发生相对运动时，观测者听到的声音会发生改变，当朝向声源运动时，声波被压缩，波长变短，频率变高；当远离声源运动时，会产生相反的效应，波长变长，频率变低。通过频率的改变可以求出声源与观测者之间的相对运动速度。超声多普勒的基本计算公式为

$$\frac{v}{c} = \frac{\Delta f}{2f\cos\theta} \tag{4-76}$$

式中，v是流体的轴向速度，c是声音在流体中的传输速度，在水中$c=1\,540\text{m/s}$，在血液中$c=1\,560\text{m/s}$，Δf是声音的频移，θ是传感器与流体轴向运动之间的夹角。

超声声源有2种，即连续波和脉冲波。连续波能够连续发射和接收声音信号，能检测的速度范围较大，但是却不能得到整个横截面的位置信息，只能得到平均速度和最大速度。另外一种是脉冲波，其工作原理是晶体发射1个脉冲信号后，停止发射，等待接收反射信号。该方法不仅能够得到频移信息，还能够根据声源发射信号和接收反射信号的时间差，确定处于运动中的反射物体的空间位置。此外使用多个超声阵列可以测量二维和三维空间的速度矢量。由于超声能很容易穿透软组织，因此超声多普勒在临床诊断中有着非常广泛的应用。但是相对来说，超声多普勒的分辨率较低，不能精确地得到流场。

（5）激光多普勒测速（LDV）。激光多普勒测速（LDV）的原理是光多普勒效应，即如果光源朝光探测器运动，反射光的频率会增大，如果光源远离光探测器，频率则会减小。使用激光照射示踪粒子，通过测定跟随流体运动的示踪粒子的多普勒频移来精确测量流体的速度。当入射激光束与流速垂直时，多普勒频率平移（f）与流体速度（v）的关系如下：

$$f = \frac{v \cdot \sin\theta}{\lambda} \tag{4-77}$$

式中，λ 为激光的波长，θ 是入射激光和散射激光之间的夹角，当多普勒频率平移测得后就可以计算出相关的流体速度。

激光多普勒测速可以较为精确地测量微小体积微元的速度。此外，激光多普勒技术是一种非介入的测速技术，可以在不干扰流场的情况下测量流速。激光多普勒测速技术最早应用于兔子视网膜动脉血流的测量，在过去的 30 年里，激光多普勒测速技术已广泛地应用于生物流体力学的体外研究中。这些研究主要基于稳态流动、脉动流的一维、二维、三维流场的测量。

（6）磁共振成像（MRI）。磁共振成像常常用来检测组织的结构，其利用的是磁共振成像信号的强度。此外，磁共振信号的相位信息则可以用来测量血流。相位对比磁共振成像（phase contrast magnetic resonance imaging，PC - MRI）通过测量血液流动产生的相位变化，来测量血流速度（见图 4 - 42）。在成像过程中，施加 2 个大小相等、持续时间完全相同，但方向相反的梯度场。在这种梯度场中，静止组织相位差为零，而运动的血液产生相位差，其大小和血流速度、梯度场强成比例。核磁共振成像技术相比于其他成像技术的优势在于，

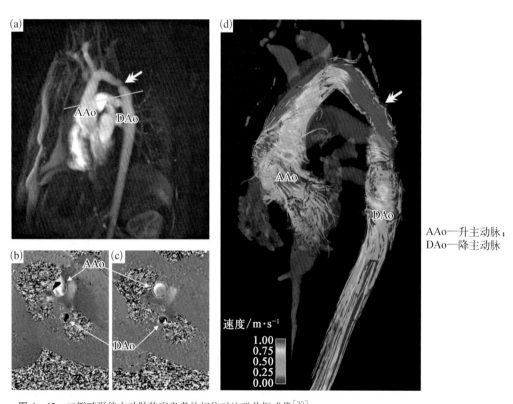

图 4 - 42　二瓣畸形伴主动脉狭窄患者的相位对比磁共振成像[30]
（a）临床病例的标准核磁血管照影；（b）升主动脉二维量化相位对比磁共振成像；（c）主动脉缩窄后流动二维量化相位对比磁共振成像；（d）增强图形设定和图形失真修订后的四维磁共振流场可视化

Figure 4 - 42　PC - MRI in a patient with bicuspid aortic valve disease and aortic coarctation

在方向和深度方面不受限制（相比于超声成像）。由于磁共振成像技术的进步，目前PC-MRI可以对血管的流场进行在体无创三维测量，但是其分辨率不高，只能针对大中动脉，且测量时间较长，仍处于研究阶段，尚未应用于临床。

4.5 血管力学与血管疾病

4.5.1 动脉粥样硬化

临床及人体尸检研究表明，动脉粥样硬化（atherosclerosis）好发于人体动脉系统的某些部位，如腹主动脉、颈动脉、冠状动脉和外周动脉。具体来讲，动脉粥样硬化好发区多位于这些动脉的分叉处、弯曲处和血管狭窄处，一些血管几何形状发生急剧变化的部位。在这些部位，血流受到较大干扰而产生流动分离及涡漩区。人们称此现象为动脉粥样硬化局部性[31]。图4-43简要地总结了动脉粥样硬化局部性现象。

长期以来，学术界对动脉粥样硬化的局部性现象进行了大量研究。结果表明，血流动力学因素在此局部性现象中起非常重要的作用，而在诸多血流动力学因素中，由流动产生的壁面剪切力则是其关键性的因素。这些研究还进一步表明，早期动脉粥样硬化的原发病灶始于血流紊乱、低壁面剪切力区以及血流缓慢流动区域，而血流急速、剪切力场均一单向的区域则不易产生动脉粥样硬化[33]。

由此，一般认为，动脉粥样硬化局部性的诱发因素：一是壁面剪切力；二是血流受扰动后，局部地区血液流动极慢，从而给致病物质，诸如有害脂质提供了更长的与动脉内壁相互作用的时间，导致这些有害脂质更多地渗入血管壁内。这两者之间并非相互矛盾，在动脉粥样硬化的起始过程中都起着重要作用，且这两者是相互联系的，比如壁面剪切力应力会改变血管的通透性，从而调节血管壁

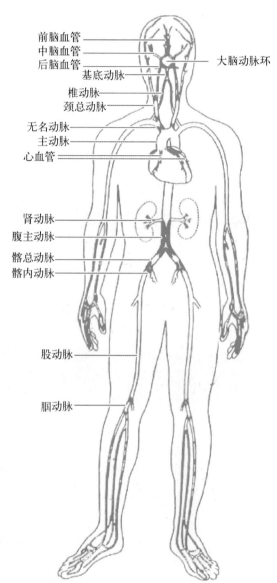

图4-43 动脉粥样硬化局部性现象[32]

Figure 4-43 Schematic illustration of the location of atherosclerosis

对脂质的输运过程[33]。大量研究表明,剪切力应力诱导粥样硬化的起始,剪切力调节内皮细胞功能,影响炎症分子的表达、细胞迁移、增殖和凋亡等[31]。有关这些内容,本书的其他章节将详细阐述。

血流动力学不仅在动脉粥样硬化斑块起始过程中起关键作用,在不稳定斑块形成和斑块破裂过程中同样起着非常重要的作用。斑块破裂的力学基础是,作用在斑块上的应力超过了斑块所能承受的范围,发生结构失效,从而产生破裂。斑块的受力受斑块的几何形状、斑块的力学性质以及血压的影响,以上因素的改变都影响斑块的破裂(见图 4 - 44)。临床上常常以几何形状作为判断依据,认为大脂质核心、高巨噬细胞、低胶原和薄纤维帽是不稳定斑块的关键特征[34]。然而统计结果表明,通过以上方法被认定为不稳定的斑块仅 5% 发生破裂,说明仅通过斑块的形态判断不稳定斑块是不充分的[35]。斑块的力学性质在其中也起着关键作用。大量研究表明,血流作用动脉粥样硬化斑块上的壁面剪切力长期过低或过高,均会改变斑块的力学性质,从而使斑块变得不稳定。对于过度膨胀重建的动脉粥样硬化斑块血管,局部壁面剪切力较低,从而造成局部炎症,使斑块力学性质退化。对于狭窄血管,临床结果表明,相对于下游来说,在斑块的上游更容易破裂,而上游区域的壁面切应力较高,会激活基质蛋白金属酶,从而破坏斑块的细胞外基质,影响斑块的力学性质,使斑块变得不稳定[36]。

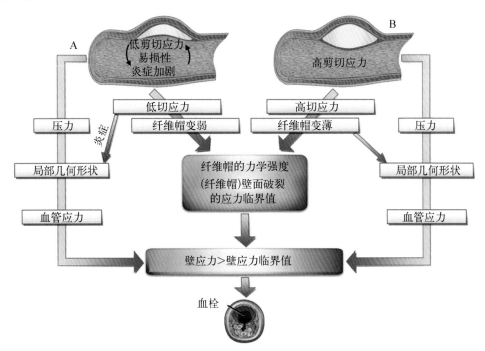

图 4 - 44　剪切应力和血管应力对动脉粥样硬化斑块的影响[36]

Figure 4 - 44　The influence of shear stress and wall stress on plaque rupture

4.5.2　动脉瘤

动脉瘤(aneurysm)是指动脉局部发生膨胀而产生的瘤状结构。根据动脉瘤的形态和在人

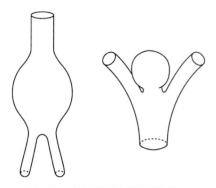

图 4-45 梭形动脉瘤和囊状动脉瘤

Figure 4-45 Schematic illustration of fusiform and saccular Aneurysms

体中的位置大体可以分成两种,梭形动脉瘤和囊状动脉瘤(见图 4-45)[37]。梭形动脉瘤主要发生在腹主动脉或腘动脉,一般发生在分叉血管的上游,人体中最常见的梭形动脉瘤发生在腹主动脉处,在肾动脉的下游和髂动脉分叉点的上游。囊状动脉瘤则主要发生在脑循环中的动脉,尤其是 Willis 环上。与梭形动脉瘤不同,囊状动脉瘤主要发生在分叉血管的顶端、分叉的原点和弯曲较大的区域。

目前,大量研究表明,血流动力学因素与动脉扩张及动脉瘤形成密切相关,过高和过低的壁面剪切力应力均可能会促进动脉瘤的发生和发展。动脉形态结构的改变如弯曲、膨胀等,会导致管腔中血流发生扰动,形成局部高剪切力、极低剪切力和高振荡剪切力[定义见式(4-41)]等血流动力学环境。在腹主动脉瘤中,极低剪切力和高振荡剪切力会使得内皮细胞功能发生紊乱,引起细胞凋亡,使得内皮表现出炎性状态而且内皮对一氧化氮释放减少。这些改变会影响平滑肌细胞的表型、血栓的形成和炎症反应,以及血管的力学性质和生理状态,进而引起动脉瘤的扩张[38]。与此有所不同,在颅内动脉瘤中,高壁面剪切力(大于 3 Pa)可使内膜弹性层和中膜变薄,促进动脉扩张,形成最初的颅内动脉瘤[39]。

4.6 血管疾病诊疗技术的力学基础

4.6.1 动脉粥样硬化治疗

当动脉粥样硬化斑块造成的血管狭窄严重到影响生理功能时,需要对狭窄的血管进行手术治疗。目前,临床上主要有两种方法,一是采用旁路搭桥,另一种是支架植入(见图 4-46)。临床结果表明,旁路搭桥吻合点的特定部位会出现内膜增生,从而影响搭桥手术的治疗效果。而支架植入血管后则会出现再狭窄和晚期血栓,从而使血管发生再堵塞。大量研究表明血流动力学因素在其中起着非常重要的作用[40]。

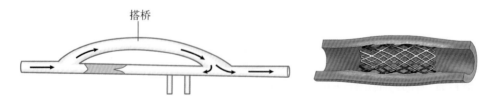

图 4-46 旁路搭桥和支架植入手术

Figure 4-46 Schematic illustration of bypass and stent surgery

旁路搭桥吻合端失效常发生在两处:一是在搭桥血管和宿主血管之间的缝合线处,数值仿真结果表明,该处的应力远远大于血管其他区域的应力[41];二是在宿主血管的底部,大量研究表明在这些区域,壁面剪切力较低,振荡剪切指数较高,剪切力梯度较大,这些不利的血流动力学因素都将促进内膜增生的发生(见图4-47)[42]。为了改善局部的力学环境,已设计了多种搭桥模式。

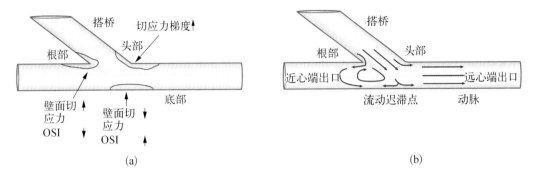

图4-47 内膜增生的典型分布示意图[42]
(a) 搭桥血管中内膜增厚分布;(b) 流态示意图
Figure 4-47 Illustration of typical distributions of intimal thickening and flow patterns in the distal anastomosis of an arterial bypass graft

在此,我们举几个例子以说明该问题,其他的方法请参看相关文献[40]:① 设计不同的搭桥角度,搭桥角度会影响血流和壁面剪切力的分布,当搭桥角度较小时,血流的分离和扰动减小,扰流区域减小,血流梯度减小。实验结果也表明,小角度搭桥具有较小的内膜增生[43]。② 搭桥血管直径,数值仿真结果表明,当搭桥血管直径大于宿主血管时,宿主血管处的剪切力较为均匀,剪切力梯度较小。研究发现当搭桥血管较小时,搭桥血管会发生急性血栓[44]。③ 非平面搭桥,搭桥血管与宿主血管成一定的角度,从而改变局部的力学环境,我们设计了一种S型搭桥和偏心搭桥方法,从而将旋动流态引进到搭桥术中,发现旋动流能有效地抑制宿主血管中血流的分离和扰动,且动物实验发现,相同角度下,S型搭桥的内膜增生明显小于传统搭桥方式[29]。

血管支架植入术因其疗效确切,手术创伤小和费用相对低廉,目前已成为治疗动脉粥样硬化的首选方法。但是,金属裸支架植入后,会促进血管平滑肌细胞大量增殖,合成胞外基质并向血管内膜迁移,引起血管重建,导致支架内再狭窄发生。针对此问题,人们开展了很多研究,试图防止再狭窄的发生,提出了药物洗脱性支架(drug eluting stent)。药物洗脱支架尽管能有效地抑制平滑肌细胞的增殖,从而抑制内膜增生造成的再狭窄,但是洗脱药物同时也抑制了内皮细胞的生长和迁移,导致晚期血栓。

力学因素在支架内再狭窄和晚期血栓中起着非常重要的作用[45]。支架对动脉的直接作用力是影响血管狭窄程度的重要因素[46]。研究表明,支架直径大小明显影响着血管内膜增生,过大或过小的支架直径都会显著增加血管内膜增生程度;支架对动脉的轴向张力同样也是影响血管内膜增生的重要因素。此外,植入血管的支架还会干扰血管内的局部流场,改变血管壁面切应力的分布,在支架的附近会产生血流扰动。我们的研究表明,在这种局部流动环境下,局部一氧化氮这些抑制内膜增生的分子浓度也相对较低[47]。血管支架撑杆的数量、形状、厚度和宽度,支架展开后的直径,支架的编织方式等均可显著影响血管局部流场和壁面切应力的时空分布。动物实验和临床研究均发现,流动切应力与血管支架内膜增生的程度具有相关性[48]。

在支架植入过程中,脱落的内皮细胞层恢复过程的延迟,被认为是促使晚期支架血栓形成的关键性病理事件[49]。邻近未受损动脉段内皮细胞的增殖和迁移最终会修复支架段动脉内皮细胞层。而研究表明,内皮细胞的迁移受流动剪切力、张应力以及血管弹性模量的影响。非生理性的流动剪切力、张应力、血管弹性模量不利于受损内皮层的修复。因此,血流动力学环境对血管内皮细胞再生以及相关细胞之间的相互作用起着重要的调控作用,从而影响晚期血栓的形成[46]。

为了改善支架局部的力学环境,研究者已提出了一些解决方案。首先研究发现,支架丝的高度越低,其对局部流场越小,效果越好[50]。其次对支架丝的形状提出了一些建议(见图 4 - 48),发现当支架丝的形状是流线型时,支架丝引起的扰流区域和大小将明显减小,从而可能抑制内膜增生和血栓的形成[51,52]。此外,我们提出了一种带孔支架丝的设计,在支架丝的中间设计一些小孔[见图 4 - 48(c)],这样血液可以通过小孔,进而改变支架丝局部的力学环境,也为内皮细胞的迁移提供一个通道,从而可能促进内皮细胞修复[53]。另外,数值结果表明,旋动流引入支架后能明显改善支架的局部力学环境[54]。

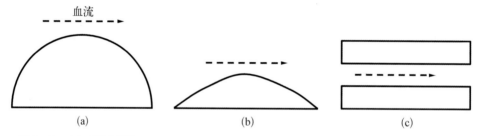

图 4 - 48 支架丝形状设计
(a) 支架丝较高;(b) 流线型支架丝;(c) 中间带孔的支架丝
Figure 4 - 48 Conception of the shape of stent strut

4.6.2 动脉瘤诊疗

生物力学在动脉瘤的破裂预测过程中起着非常重要的作用。临床上,判断动脉瘤破裂的标准仅仅是通过几何形状,比如对于腹主动脉瘤,当男性患者的瘤直径超过 5.5 cm,女性患者超过 5.0 cm,而且直径每年增长 0.5~1 cm 时,就需要进行介入治疗。但是临床结果发现,一些动脉瘤在较小的时候就会发生破裂,而另外一些动脉瘤,当尺寸超过临床标准的时候仍然不会破裂,表明仅仅通过几何形状的判断是不充分的[55]。血管破裂的力学基础是血管壁的受力超过血管能够承受的强度。因此,为更加精确地预测动脉瘤的破裂,需要对动脉瘤进行个性化的力学分析[56]。这样就需要精确获得动脉瘤的几何形状、血管壁力学性质、血流动力学加载、血管外壁的力学环境等。对于动脉瘤的几何形状,随着 CT 和 MRI 等医学图像方法的进步,能够比较精确地获得患者动脉瘤的大体形态,但是由于分辨率的问题,精确获得血管壁的厚度还有一定困难。对于动脉瘤血管壁的力学性质,目前的资料相对缺乏,大量的研究均为血管整个结构的力学性质(相关理论见 4.3.3 节),对于血管壁力学实验的研究相对较少,已有研究涉及不同年龄条件下动脉瘤的力学性质,以及血栓等动脉瘤成分的力学性质等。血流动力学环境的研究涉及流固耦合分析。这方面已经进行了大量的研究,但是由于计算量较大、计算不容易收敛等问题,使得其对于从事临床和生物学研究的人员来说具有较大的挑战。如何发展稳定而友好的软件仍然是一个需要研究的问题。血管外壁的力学环境,包括血管壁的外部压力,以及血管壁与周围组织的相互作用,目前这部分的研究相对缺乏。

在动脉瘤治疗方面,由于梭形动脉瘤和囊状动脉瘤所处位置和性质不同,治疗方式也有所差异。对于颅内囊状动脉瘤,目前主要的手术方法有(见图4-49):① 手术夹闭(surgical clipping),通过开颅手术,使用金属架夹住动脉瘤的颈部,隔绝血流进入动脉瘤;② 血管内栓塞(endovascular embolization),这是一个微创手术,在动脉瘤中放置弹簧圈,使其在动脉瘤内部形成血栓块,从而阻止血流进入动脉瘤中[57]。这两种方法的目的都是将动脉瘤与血管系统分离,从而阻止动脉瘤破裂和出血。这两种方法都有一些问题,手术夹闭涉及开颅手术,危险较大,而血管内栓塞放置后,动脉瘤仍可能会继续生长,且当动脉瘤较大时,不适宜使用该方法,这时会放一个支架将弹簧圈固定在动脉瘤里面。基于这些问题,研究者提出了一种不含弹簧圈的密网支架,这种支架可以作为分流器,将动脉瘤和血管循环系统隔开,而且在动脉瘤中可以形成血栓。这其中的关键问题就是,研究支架植入动脉瘤后血流动力学环境的变化。对于该问题,已有些数值仿真和动物实验研究。结果表明,在放入密网支架之后,动脉瘤上的壁面切应力明显减小,滞留时间明显增加,这些血流动力学因素也许会促进动脉瘤的稳定[58]。

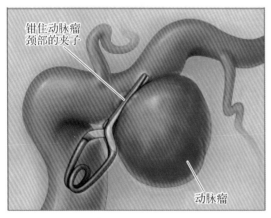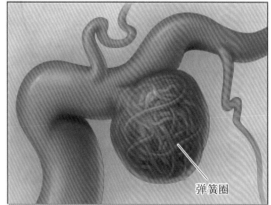

钳住动脉瘤颈部的夹子

动脉瘤

弹簧圈

图4-49　颅内动脉瘤的夹闭和血管内栓塞手术[57]

Figure 4-49　Surgical clipping and endovascular embolization for cerebral aneurysm

对于梭形腹主动脉瘤,目前主要的手术方法是开胸手术和腔内修复术(见图4-50)。开胸手术需要打开腹腔,控制动脉瘤上下游血管,然后切开动脉瘤,使用人工血管替代动脉瘤。1987年以来,随着腔内修复术的发展,由于其微创的特点,越来越多的患者开始使用,到2012年,已占手术总量的80%左右[59]。腔内修复术是通过髂动脉和股动脉,在动脉瘤处放置一个覆膜支架,可以阻挡血流进入动脉瘤中。腔内修复术对患者的血管形状有一定的要求,需要髂动脉的尺寸足以放进人造血管,同时动脉瘤上部的主动脉可以固定人造血管,但不覆盖肾动脉。目前,腔内修复术仍然存在一些问题,其中最常见和最严重的是人造血管的移动和腔内修复内漏。血液、人造血管和血管三者的力学作用在人造血管的移动和腔内修复内漏中起着非常重要的作用[60]。例如,通过数值仿真技术研究腹主动脉瘤中放入分叉人造血管的力学环境,发现人造血管能明显减小动脉瘤中的压力、血管应力、脉动流下血管的移动和动脉瘤直径的变化,有助于防止动脉瘤的破裂。动脉瘤颈部角度、股动脉分叉角度、主动脉与股动脉的比例、人造血管的大小和血流的波形等因素也会对人造血管的移动造成影响[61]。另外,临床研究发现,下肢运动有利于抑制动脉瘤的发生,腹主动脉瘤进行腔内修复术后,部分患者会出现肾功能的异常。我们数值仿真结果发现,腔内修复后,下肢运动会恶化肾动脉的血流动力学特征,使得壁面剪切力降低,振荡剪切指数和滞留时间升高。因此,进行腔内修复术后的康复行为仍需要科学的规划[62]。

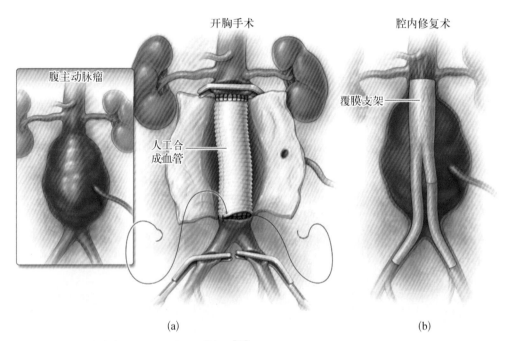

图4-50 腹主动脉瘤的开胸手术和腔内修复术[59]

Figure 4-50 Open repair and endovascular repair for abdominal aortic aneurysms

由此可知,血管的力学特征在动脉粥样硬化和动脉瘤的发生、发展的生理和病理过程中起着非常重要的作用。此外,在动脉粥样硬化和动脉瘤治疗方面,优化植介入手术后局部的力学环境对于抑制不利临床事件,如再狭窄、晚期血栓和人造血管的移动等具有积极的意义。

(刘肖 龚晓波 孙安强 邓小燕)

参考文献

[1] Hahn C, Schwartz M A. Mechanotransduction in vascular physiology and atherogenesis[J]. Nat Rev Mol Cell Biol, 2009,10(1): 53-62.

［2］ Humphrey J. Cardiovascular solid mechanics：cells, tissues, and organs［M］. New York：Springer, 2002.

［3］ 陆明万,罗学富.弹性理论基础(上册)［M］.北京：清华大学出版社,2001.

［4］ 冯元桢.连续介质力学初级教程［M］.葛东云,陆明万,译.北京：清华大学出版社,2009.

［5］ 周光炯,严宗毅,许世雄,等.流体力学［M］.北京：高等教育出版社,2002.

［6］ 陶祖莱.生物力学导论［M］.天津：天津科技翻译出版公司,2000.

［7］ 陈君楷.心血管血流动力学［M］.四川：四川教育出版社,1990.

［8］ Fung Y C. Biomechanics：circulation［M］. 2nd ed. Springer-Verlag, New York, 1996.

［9］ Fung Y C. Biomechanics：mechanical properties of living tissues［M］. 2nd ed. New York：Springer-Verlag, 1993.

［10］ Ku D N, Giddens D P, Zarins C K, et al. Pulsatile flow and atherosclerosis in the human carotid bifurcation. Positive correlation between plaque location and low oscillating shear stress［J］. Arteriosclerosis, 1985, 5(3)：293 - 302.

［11］ Malek A M, Alper S L, Izumo S. Hemodynamic shear stress and its role in atherosclerosis［J］. JAMA, 1999, 282(21)：2035 - 2042.

［12］ Liu X, Sun A, Fan Y, et al. Physiological significance of helical flow in the arterial system and its potential clinical applications［J］. Ann Biomed Eng, 2015, 43(1)：3 - 15.

［13］ Chatzizis Y S, Coskun A U, Jonas M, et al. Role of endothelial shear stress in the natural history of coronary atherosclerosis and vascular remodeling：molecular, cellular, and vascular behavior［J］. J Am Coll Cardiol, 2007, 49(25)：2379 - 2393.

［14］ Zamir M, Zamir M. The physics of pulsatile flow［M］. New York：Springer, 2000.

［15］ Yilmaz F, Gundogdu M Y. A critical review on blood flow in large arteries：relevance to blood rheology, viscosity models, and physiologic conditions［J］. Korea-Australia Rheology Journal, 2008, 20(4)：197 - 211.

［16］ 姜宗来,樊瑜波.生物力学：从基础到前沿［M］.北京：科学出版社,2010.

［17］ Vijayaratnam P R, O'Brien C C, Reizes J A, et al. The impact of blood rheology on drug transport in stented arteries：steady simulations［J］. PLoS One, 2015, 10(6)：e0128178.

［18］ Johnston B M, Johnston P R, Corney S, et al. Non-Newtonian blood flow in human right coronary arteries：steady state simulations［J］. J Biomech, 2004, 37(5)：709 - 720.

［19］ Liu X, Fan Y, Deng X, et al. Effect of non-Newtonian and pulsatile blood flow on mass transport in the human aorta［J］. J Biomech, 2011, 44(6)：1123 - 1131.

［20］ Chandran K B, Rittgers S E, Yoganathan A P.生物流体力学：人体循环系统［M］.邓小燕,孙安强,刘肖,等,译. 北京：机械工业出版社,2014.

［21］ Kalita P, Schaefer R. Mechanical models of artery walls［J］. Archives of Computational Methods in Engineering, 2008, 15(1)：1 - 36.

［22］ Fung Y C. Biomechanics：motion, flow, stress and growth［M］. 2nd ed. New York：Springer-Verlag, 1990.

［23］ Azuma T, Hasegawa M. A rheological approach to the archtecture of arterial walls［J］. The Japanese Journal of Physiology, 1971, 21(1)：27 - 47.

［24］ Formaggia L, Nobile F, Quarteroni A, et al. Multiscale modelling of the circulatory system：a preliminary analysis［J］. Computing and Visualization in Science, 1999, 2(2 - 3)：75 - 83.

［25］ van de Vosse F N, Stergiopulos N. Pulse wave propagation in the arterial tree［J］. Annual Review of Fluid Mechanics, 2011, 43(1)：467 - 499.

［26］ Shi Y, Lawford P, Hose R. Review of zero-D and 1 - D models of blood flow in the cardiovascular system［J］. Biomed Eng Online, 2011, 10：33.

［27］ Wang J J, Parker K H. Wave propagation in a model of the arterial circulation［J］. J Biomech, 2004, 37(4)：457 - 470.

［28］ Westerhof N, Lankhaar J W, Westerhof B E. The arterial Windkessel［J］. Med Biol Eng Comput, 2009, 47(2)：131 - 141.

［29］ Fan Y, Xu Z, Jiang W, et al. An S-type bypass can improve the hemodynamics in the bypassed arteries and suppress intimal hyperplasia along the host artery floor［J］. J Biomech, 2008, 41(11)：2498 - 2505.

［30］ Stankovic Z, Allen B D, Garcia J, et al. 4D flow imaging with MRI［J］. Cardiovasc Diagn Ther, 2014, 4(2)：173 - 192.

［31］ Chiu J J, Chien S. Effects of disturbed flow on vascular endothelium：pathophysiological basis and clinical perspectives［J］. Physiol Rev, 2011, 91(1)：327 - 387.

［32］ Spain D M. Atherosclerosis［J］. Sci Am, 1966, 215(2)：48 - 56.

[33] Kang H, Cancel L M, Tarbell J M. Effect of shear stress on water and LDL transport through cultured endothelial cell monolayers[J]. Atherosclerosis, 2014, 233(2): 682－690.

[34] Libby P. Mechanisms of acute coronary syndromes and their implications for therapy[J]. N Engl J Med, 2013, 368(21): 2004－2013.

[35] Stone G W, Maehara A, Lansky A J, et al. A prospective natural-history study of coronary atherosclerosis[J]. N Engl J Med, 2011, 364(3): 226－235.

[36] Kwak B R, Bäck M, Bochaton-Piallat M L, et al. Biomechanical factors in atherosclerosis: mechanisms and clinical implications[J]. Eur Heart J, 2014, 35(43): 3013－3020.

[37] Lasheras J C. The biomechanics of arterial aneurysms[J]. Annual Review of Fluid Mechanics, 2007, 39(1): 293－319.

[38] Humphrey J D, Holzapfel G A. Mechanics, mechanobiology, and modeling of human abdominal aorta and aneurysms[J]. J Biomech, 2012, 45(5): 805－814.

[39] Meng H, Tutino V M, Xiang J, et al. High WSS or low WSS? Complex interactions of hemodynamics with intracranial aneurysm initiation, growth, and rupture: toward a unifying hypothesis[J]. AJNR Am J Neuroradiol, 2014, 35(7): 1254－1262.

[40] Ghista D N, Kabinejadian F. Coronary artery bypass grafting hemodynamics and anastomosis design: a biomedical engineering review[J]. Biomed Eng Online, 2013, 12: 129.

[41] Ballyk P D, Walsh C, Butany J, et al. Compliance mismatch may promote graft-artery intimal hyperplasia by altering suture-line stresses[J]. J Biomech, 1997, 31(3): 229－237.

[42] Loth F, Fischer P F, Bassiouny H S. Blood flow in end-to-side anastomoses[J]. Annual Review of Fluid Mechanics, 2008, 40: 367－393.

[43] Ojha M, Cobbold R S, Johnston K W. Influence of angle on wall shear stress distribution for an end-to-side anastomosis[J]. J Vasc Surg, 1994, 19(6): 1067－1073.

[44] Qiao A, Liu Y. Influence of graft-host diameter ratio on the hemodynamics of CABG[J]. Biomed Mater Eng, 2006, 16(3): 189－201.

[45] Simard T, Hibbert B, Ramirez F D, et al. The evolution of coronary stents: a brief review[J]. Canadian Journal of Cardiology, 2014, 30(1): 35－45.

[46] Koskinas K C, Chatzizisis Y S, Antoniadis A P, et al. Role of endothelial shear stress in stent restenosis and thrombosis: pathophysiologic mechanisms and implications for clinical translation[J]. J Am Coll Cardiol, 2012, 59(15): 1337－1349.

[47] Liu X, Wang M, Zhang N, et al. Effects of endothelium, stent design and deployment on the nitric oxide transport in stented artery: a potential role in stent restenosis and thrombosis[J]. Med Biol Eng Comput, 2015, 53(5): 427－439.

[48] LaDisa J F Jr, Olson L E, Molthen R C, et al. Alterations in wall shear stress predict sites of neointimal hyperplasia after stent implantation in rabbit iliac arteries[J]. Am J Physiol Heart Circ Physiol, 2005, 288(5): H2465－2475.

[49] Martin D M, Boyle F J. Drug-eluting stents for coronary artery disease: a review[J]. Med Eng Phys, 2011, 33(2): 148－163.

[50] Kolandaivelu K, Swaminathan R, Gibson W J, et al. Stent thrombogenicity early in high-risk interventional settings is driven by stent design and deployment and protected by polymer-drug coatings[J]. Circulation, 2011, 123(13): 1400－1409.

[51] Jimenez J M, Davies P F. Hemodynamically driven stent strut design[J]. Ann Biomed Eng, 2009, 37(8): 1483－1494.

[52] Chen Z, Fan Y, Deng X, et al. A new way to reduce flow disturbance in endovascular stents: a numerical study[J]. Artif Organs, 2011, 35(4): 392－397.

[53] Xue Y, Liu X, Sun A, et al. Hemodynamic performance of a new punched stent strut: a numerical study[J]. Artif Organs, 2016, 40(17): 669－677.

[54] Chen Z, Fan Y, Deng X, et al. Swirling flow can suppress flow disturbances in endovascular stents: a numerical study[J]. ASAIO Journal, 2009, 55(6): 543－549.

[55] Wassef M, Upchurch G R, Jr Kuivaniemi H, et al. Challenges and opportunities in abdominal aortic aneurysm research[J]. J Vasc Surg, 2007, 45(1): 192－198.

[56] Li Z Y, Sadat U, U-King-Im J, et al. Association between aneurysm shoulder stress and abdominal aortic aneurysm expansion a longitudinal follow-up study[J]. Circulation, 2010, 122(18): 1815－1822.

［57］ Brisman J L，Song J K，Newell D W. Cerebral aneurysms［J］. N Engl J Med，2006，355(9)：928 - 939.

［58］ Huang Q，Xu J，Cheng J，et al. Hemodynamic changes by flow diverters in rabbit aneurysm models：a computational fluid dynamic study based on micro-computed tomography reconstruction［J］. Stroke，2013，44(7)：1936 - 1941.

［59］ Kent K C. Clinical practice. Abdominal aortic aneurysms［J］. N Engl J Med，2014，371(22)：2101 - 2108.

［60］ Kleinstreuer C，Li Z，Farber M A. Fluid-structure interaction analyses of stented abdominal aortic aneurysms［J］. Annu Rev Biomed Eng，2007，9：169 - 204.

［61］ Li Z，Kleinstreuer C. Analysis of biomechanical factors affecting stent-graft migration in an abdominal aortic aneurysm model［J］. J Biomech，2006，39(12)：2264 - 2273.

［62］ Sun A，Tian X，Zhang N，et al. Does lower limb exercise worsen renal artery hemodynamics in patients with abdominal aortic aneurysm? ［J］. PLoS One，2015，10(5)：e0125121.

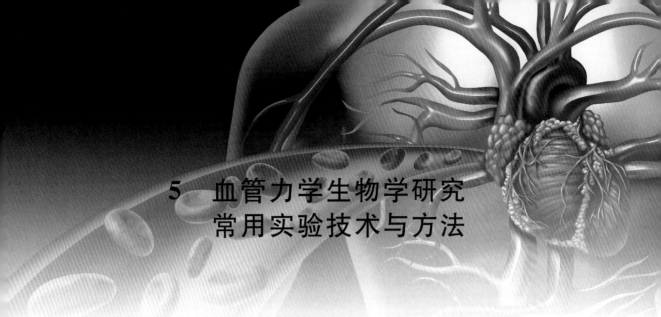

5　血管力学生物学研究
常用实验技术与方法

血管力学生物学研究要从基因—蛋白—细胞—器官—整体不同层次上综合探讨血管的"应力-生长"关系,以血管重建为切入点,着眼于力学环境对心血管系统作用,阐明力学因素如何产生生物学效应(即血管活性物质的变化)而诱导血管重建,研究心血管力学信号传导通路和网络调控途径;从细胞分子水平深入了解心血管活动和疾病发生的本质。力学生物学研究主要是将力学因素视为刺激条件或环境条件,探讨细胞的力学响应机制,其中生物学实验是最为主要的研究手段。力学生物学研究必须把生物学实验与力学数学的建模计算分析有机结合,为了深入研究力学因素影响血管重建的机制,必须采用多学科交叉的研究手段,把在研究前期的动物模型、细胞分子水平实验所取得的结果,进行计算分析建模,找出关键分子和信号通路机制,再进行动物实验回归验证体外实验和计算分析所取得的结果,从而解决关键科学问题。随着科学技术的进步,新的技术方法层出不穷,为了取得可靠的研究结果,正确地选择相应的研究技术与方法就显得尤为重要。

本章主要总结了作者所在实验室常用的血管力学生物学研究技术与方法,包括在体血管应力变化的动物模型、体外培养细胞的力学加载模型、在体模型血管重建检测的相关实验技术、血管细胞体外培养技术、血管细胞功能检测常用细胞分子生物学和电生理实验技术、细胞成像实验技术以及高通量生物实验技术等。这些技术方法都在作者实验室前期研究中得到广泛应用,并已证明是成熟和可靠的。在此介绍这些技术方法,以期为血管力学生物学研究者提供一些参考。

5.1　在体血管应力变化的实验动物模型

5.1.1　高血压动物模型

高血压是造成心脑血管疾病最重要的危险因素之一。从病理学上来看,高血压是一个多因素、多基因疾病,涉及基因决定的稳态控制机制和环境因素复杂的相互作用。在高血压发生发展过程中,由血压升高导致了血管壁的应力改变,进而影响了血管重建。为了揭示高血压时血管重建的力学生物学机制,需要复制高血压动物模型。理想的高血压研究的动物模型应有与人相似的心血管解剖生理、血流动力学和发展成人类疾病特征及并发症。目前尚无哪个种属能够同时满足这些要求。根据产生高血压的干预方式不同,可以把高血压动物模型分为非遗传模式和遗传模式高血压模型。

5.1.1.1 非遗传模式高血压动物模型

非遗传模式的高血压动物模型(如神经源型、肾型、内分泌型和饮食型等),大多要经过一定的手术、药物或其他附加因素处理。目前应用比较多的是肾血管性的,其次是内分泌和代谢性的。

(1) 肾血管性高血压动物模型。肾血管性高血压为一侧或两侧肾动脉主干或分支狭窄、阻塞使肾血管流量减少,导致肾缺血引起的高血压,减少肾血流量促使肾分泌肾素增加,进而使血管紧张素原转化成血管紧张素 Ⅰ 与血管紧张素 Ⅱ 增加,即肾素-血管紧张素系统的激活诱导了高血压。Goldblatt 等通过缩窄狗的单侧肾动脉(两肾一夹模型)诱导了血压升高,建立了第一个高血压动物模型。随后,在大鼠、兔、猪、猴和小鼠也复制了同样的高血压动物模型。根据缩窄肾动脉的数量不同,可以分为双肾单夹与双肾双夹 2 种方法(狭窄程度在 50%～80%),前者用丝线或银夹结扎单侧肾动脉,后者则是将两侧肾动脉狭窄[1]。

肾血管性高血压动物模型也可以通过缩窄两肾动脉之间的主动脉建立,即主动脉缩窄性高血压动物模型。在大鼠左、右肾动脉上方约 0.5 cm 处小心分离腹主动脉,将折成"L"形的 7 号针头穿线后平行放置于分离后的腹主动脉并结扎,然后抽出针头,致使主动脉狭窄,建立腹主动脉狭窄性高血压模型。此模型也可以采用左侧纵向切口,于腹膜后狭窄腹主动脉,不入腹腔,切口小,优化了腹主动脉狭窄高血压模型的复制方法,重复性好,成功率高[2]。

肾血管性高血压动物模型还可以通过肾外包扎的方式建立,即肾外包扎性高血压动物模型。肾外用异物包扎,可致肾周围炎,在肾外形成一层纤维素性鞘膜,压迫肾实质,造成肾组织缺血,使肾素和内皮素形成和分泌增加,血压上升,收缩压一般升高达 50% 以上。常用于大鼠、狗、猫、兔和猴等实验动物。另外,全部和部分肾切除也会导致高血压发生。

肾血管性高血压动物模型具有操作简便、重复性好、高血压成功率和动物存活率高等特点,一般手术后几天,血压开始升高,1～3 月后血压升达高峰,并可长期维持下去,而且抵达高峰后血压稳定、波动小。

(2) 内分泌、代谢、神经元源性和饮食诱导高血压动物模型。此类高血压动物模型常需要药物或其他附加因素处理,例如,给大鼠或狗注射盐皮质激素,特别是醋酸去氧皮质酮,可以诱导高血压,常常同时需要切除部分肾组织块和高盐饮食,发展为高血压的原因是血容量扩展和心输出量的增加;注射糖皮质激素也能够诱导大鼠和小鼠产生高血压,其机理可能通过激活肾素血管紧张素系统;慢性全身性给予低剂量的血管紧张素 Ⅱ 诱导了动脉血压的进行性增加;在大多数实验动物,如大鼠、狗和猪,慢性抑制一氧化氮,产生血容量依赖的血压升高,其生理和病理特征类似原发性高血压;通过血管压迫动物延髓腹外侧第Ⅸ、Ⅹ脑神经根入脑区,可诱导神经源性高血压。

5.1.1.2 遗传性高血压动物模型

原发性高血压是人类最常见的高血压,是一种多基因遗传病,其发病系遗传与环境因素共同作用的结果。因此,通过改变基因的表达或基因的缺失等方法制备遗传模式的高血压动物模型,即可研究高血压的发病机制和血管重建机理,也可用于高血压病的预防和预后研究。

(1) 自发性高血压动物模型。目前已培育出多种遗传性自发性高血压动物模型,如Okamoto 等培育成功的京都种自发性高血压大鼠(spontaneously hypertensive rat,SHR),Smirk 培育成功的新西兰种大鼠 GHR,Biachi 等培育成功的米兰种大鼠 MHS,Dahl 等培育成功的 Brookhaven 种高血压敏感大鼠 HSR 等。其中应用最为广泛的是 Okamoto 培育的突变系 SHR。该鼠的自发性高血压变化与人类相似。SHR 鼠群 100% 发生高血压,成鼠血压水平一般大于 26.6 kPa,其并发症有脑栓塞、脑梗死、脑出血、肾功能衰竭、心力衰竭等,伴有明显的血管重建过程。在 SHR 的基础上又培育出了 2 个亚系:易卒中自发性高血压(SHRSP)和抗卒中自发性高血压(SHRSR)。SHRSP 表现为严重高血压,成鼠血压一般超过 30.5 kPa,寿命比 SHR 短,脑卒中发生率为 80%~100%。自发性高血压大鼠用于研究高血压血管重建优点是方便且影响因素较少,缺点是对饲养条件要求比较高,所需时间长,价格也高。

(2) 转基因高血压动物模型。随着分子生物学技术的发展,人为的改变基因的表达,如过表达基因、基因敲除(knockout)和条件性基因敲除等手段改变特定基因在受体动物内的表达,可选育出其表型与人类疾病症状相似的动物品系。目前已构建了主要的靶基因,包括肾素-血管紧张素系统、心房肽、一氧化氮、内皮素、血管加压素等很多转基因高血压动物模型。例如,将小鼠肾素-2(Ren‑2)基因转入大鼠体内构建的转基因大鼠可使血压明显升高;用人的肾素基因和血管紧张素基因构建的转基因双基因小鼠血压也明显升高。基因改造高血压动物模型的建立为研究特定基因在高血压诱导的血管重建中的作用机制提供了有效的手段。用转基因改造的方法可以构建与人类遗传性疾病相似的理想动物模型,为研究疾病的发病机制创造了有利的条件。

5.1.2 低血流(低切应力)动物模型

血流改变引起血管壁切应力随之变化,血管结构发生重建以适应血管壁切应力的变化。研究显示,血流减少可诱导和促进新生内膜的形成,提示血流改变影响血管平滑肌细胞的增殖迁移等反应。基于这些发现,Kumer 和 Lindner 建立了颈总动脉结扎模型,通过结扎远侧分支处的血管减少血流。按照结扎血管数量的不同,血流减少的程度也不同。结扎一侧颈外动脉,减少同侧颈总动脉血流 40%;当同时结扎颈外动脉和颈内动脉,仅仅保留枕动脉通畅,则血流减少达 90%(见图 5‑1),相应的颈总动脉的壁切应力减少了 44% 和 90%[2]。同时,对侧颈总动脉的血流量和切应力增加。随着时间的延长,结扎侧颈总动脉血流有所恢复,在第 4 周切应力分别减少了 33% 和 60%[2]。血管结扎诱导了血管新生内膜的形成,导致管腔狭窄。与血管完全结扎模型相比,部分血管结扎模型能够维持血流,保持脉动,在结扎处的近侧端不形成血凝块,限制血栓的形成和内皮脱落。该模型已应用于小鼠、大鼠和兔等动物。在制作小鼠低血流模型时,由于血管细小,一般需在手术显微镜下进行。

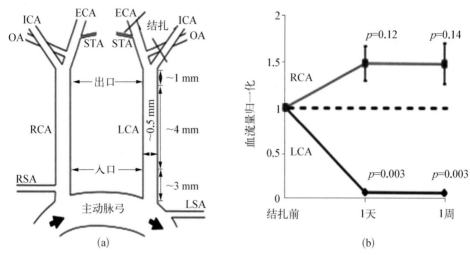

图 5 - 1 颈总动脉部分分支结扎动物模型制备和血流量图[2]

Figure 5 - 1 Scheme of the partial ligation of carotid artery and blood flow

颈总动脉结扎模型的优点包括外科处理过程相对简单,可复制性强,变异较少。低血流动物模型通过改变血流切应力而不需要机械损伤和广泛的内皮损伤就可以诱导血管平滑肌细胞增殖,与人类动脉粥样硬化斑块常常发生在低切应力部位相似。我们曾复制家兔颈动脉低血流模型,其颈总动脉可以在相当长一段时间(至少到术后 4～8 周)内保持低血流与低切应力状态。在此基础上再给予动物高脂饮食,4 周颈动脉即呈现粥样硬化,至 12 周动脉粥样硬化斑块已经非常明显(详见第 6 章)。低血流动物模型的低切应力部位新生内膜形成的因素与动脉损伤导致的内皮脱落所致的新生内膜形成不同,是研究切应力等血流动力学因素改变诱导血管重建机制的良好模型。这些模型也可研究与血小板、白细胞的相互作用和在无内皮脱落情况下的新生内膜形成反应[3,4]。

但是,低血流诱导内膜增生的程度与动物种类和品系有密切关系。对小鼠品系而言,在完全结扎模型,FVB/NJ 小鼠产生最大的新生内膜形成,其次是 C57BL/6J 小鼠,而 C3H/HeJ 小鼠产生的新生内膜最小。在部分结扎模型中,最小的内膜-中膜增厚体积见于 C3H/HeJ 小鼠,中等的内膜-中膜增厚体积见于 C57BL/6J 和 DBA/2J 小鼠,最明显的内膜增殖反应见于 SJL/J 和 FVB/NJ 小鼠。因此,需要根据实验所需选用不同的动物种类和品系[5]。

近年来,有应用高血压模型结合低血流模型来研究血流动力学综合因素对血管重建的影响。Ueno 等发现,高血压时低血流颈总动脉血管平滑肌细胞增殖、肥厚和凋亡明显不同于正常血压的低血流颈总动脉,提示血压和压力在血管重建中的重要作用[6]。

5.1.3 静脉移植动物模型

静脉移植是临床常用的治疗缺血性疾病的方法之一,随着静脉移植,一部分移植静脉发生移植静脉疾病,其过程包括移植静脉血栓形成、新生内膜形成和移植静脉的动脉粥样硬化。导致移植静脉病变的原因除了吻合口处的外科损伤和缺血性损伤等使移植静脉内皮功能失调等因素外,血流动力学的改变也起重要作用。静脉移植后,静脉即承受动脉血压,血流量、切应力、周向应变、周向应力、径向应变、径向应力和脉动应力等都相应增加。血流动力学,特别是高壁切应力,是内膜增生等移植静脉病变的启动因素之一。研究显示移植静脉的管径壁厚比趋向于和被移植的动脉一致,提示移植静脉壁增厚以利于壁切应力正常化。静脉移植重建过程也内在地改变了移植静脉内的血流动力学,静脉的不对称生长加剧了血流成湍流方式,促进了血小板和白细胞黏附及血栓形成,这反过来诱导新生内膜形成[7]。

因此,静脉移植方法也为我们提供了研究血流动力学因素影响血管重建的良好模型,静脉移植动物模型可用于研究静脉移植疾病的病理机制和可能的治疗策略,包括血流动力学因素在其中所起的作用。

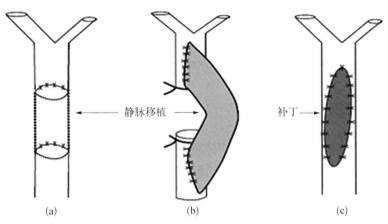

图 5 - 2 静脉移植吻合方式[8]
(a) 端端吻合;(b) 侧侧吻合;(c) 补丁吻合
Figure 5 - 2 Scheme of vein grafting

静脉移植的方式主要有端端吻合、端侧吻合、侧侧吻合和补丁法等方法(见图 5 - 2),这几种吻合方式对吻合口的损伤比较大[8]。端侧吻合口处的吻合角度对移植静脉病变如血管新生内膜的发生也有很大的影响。Zou 等报道,用套袖(cuff)法施行静脉移植(见图 5 - 3),其方法如下:分离所要移植的动脉,在动脉中部切断,把无菌尼龙或其他材料制作的套袖放置在动脉的两端,将一部分末段动脉外翻,套在套袖的外面,然后将拟移植的静脉两端套在套袖的外面,用 8 - 0 的丝线把静脉固定在套袖的外面。与其他静脉移植方式相比,套袖法避免了直接的吻合,简化了手术过程,对移植静脉的创伤和缺血损伤也小。目前有报道套袖法吻合应用于临床的血管移植[9]。

猪、狗、兔、大鼠和小鼠,乃至猴等不同种系的动物均可用于建立静脉移植模型。一般用猪的大

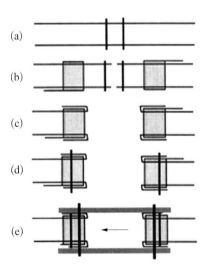

图 5 - 3 套袖(cuff)法静脉移植流程图[9]
颈总动脉于中部断开,量断端外套上小段塑料管,将血管翻转套入塑料管,用 8 - 0 线固定;分离的静脉套在动脉外,用 8 - 0 线固定
Figure 5 - 3 Schematic representation of vein bypass graft by cuff method

隐静脉或颈外静脉移植到颈总动脉或冠状动脉；狗的颈外静脉移植到颈总动脉，或大隐静脉移植到冠状动脉，股静脉移植到股动脉；兔颈外静脉移植到颈总动脉；大鼠下腔静脉或髂腰静脉移植到腹主动脉或颈总动脉；小鼠下腔静脉或颈外静脉移植到腹主动脉或颈总动脉。

根据研究和实验所需选择适宜的实验动物。大的实验动物的静脉壁结构与人类相似，一些特殊的治疗方法如静脉外支架也适合于大的实验动物。另一方面，实验动物如小鼠等价格便宜，易于饲养，一些昂贵的实验试剂在小动物中应用显得更为经济；而且可建立基因敲除或转基因小鼠，以研究特定基因在静脉移植疾病中的作用和可能机制[10]。

5.2 体外培养细胞力学加载技术

5.2.1 细胞切应力加载模型

平行平板流动腔系统是最常用的体外培养细胞切应力加载装置。该系统的核心部分是一个扁平流动腔，高度远小于长度和宽度。由不同高度的静水压提供恒定的切应力，或由脉动泵提供瞬时剪切力使流入管和流出管之间产生压差，使流动室内的细胞受到均匀或脉动的切应力作用。我们建立的平行平板流动腔系统包括 3 个部分[11]：① 平行平板流动腔装置；② 液体灌流系统（包括上、下储液瓶，恒流泵及将上、下储液瓶、恒流泵与平行平板流动腔相连的硅胶管）；③ 温度及 pH 值控制装置。实验时，整个装置置于 37℃ 的细胞培养箱内以维持温度恒定。液体 pH 值的恒定有赖于二元混合气（5％CO_2＋95％空气）的维持（见图 5-4）。

通过流动腔的切应力的大小，采用下式进行计算，即 $\tau = 6\mu Q/wh^2$（τ 代表壁切应力，Q 为流量，μ 为液体黏度，w 和 h 分别代表流动腔的宽和高）。实验中所用的流体均为含 1％胎牛血清的 M199 培养基，μ 恒定为 0.828 g/cm^2。Q 值由流量仪读出。这样，切应力大小就可以通过改变上、下贮液瓶高度来调节[11]。

在平行平板流动腔系统的基础上，我们根据不同的研究需要，通过改变流动腔的形状，建成了细胞联合培养、切应力梯度、扰动切应力加载等不同功能的流动腔。

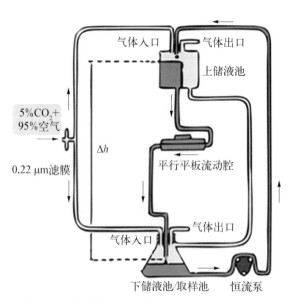

图 5-4 平行平板流动腔系统组成示意图
Figure 5-4 Schematic diagram of the parallel plate flow chamber system

5.2.1.1　联合培养流动腔

我们从国外引进了多孔聚乙烯(polyethylene terephthalate,PET)膜,建立了用于血管平滑肌细胞(vascular smooth muscle cells,VSMCs)与内皮细胞(endothelial cells,ECs)联合培养的流动腔。联合培养杯的底是一层直径为 2.4 cm、厚度为 10 μm 的 PET 膜,膜上有160 万个/cm²、直径为 0.4 μm 的微孔。PET 膜的底部外膜接种第 2~4 代的 ECs 0.8 ml 的细胞悬液(2×10^5 个/ml 细胞密度),待 6h 细胞贴壁后,将联合培养杯翻转到含有 20% 胎牛血清的 M199 培养液中;将第 4~7 代的 VSMCs 消化并重悬到 2×10^5 个/ml 细胞密度,取1 ml细胞悬液放置在联合培养杯底部 PET 膜的内侧面进行常规培养。VSMCs 的突起与ECs 可通过小孔相接触,膜两侧的培养液也可通过小孔互相沟通[11-14]。也就是说,这种PET 膜类似于体内血管壁的内弹力膜,提供了 VSMCs 和 ECs 紧密相互作用的结构条件,更好地模拟了这两种细胞的在体解剖关系(见图 5-5)。

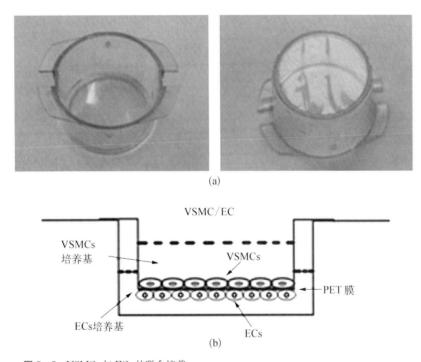

(a)

(b)

图 5-5　VSMCs 与 ECs 的联合培养
(a) 联合培养杯;(b) ECs 与 VSMCs 联合培养模式图
Figure 5-5　Schematic diagram of VSMC/EC coculture model

我们设计的联合培养流动腔主要由 4 个部分组成(见图5-6):① 用于放置联合培养杯的上板(聚碳酸酯板,polycarbonate,PC,2 图);② 具有液体进出流动腔的接口及液体缓冲区域的下板(4 图);③ 上下板之间用一定厚度的硅胶膜制成的矩形腔体(3 图);④ 用于固定上下板的不锈钢固定件(1 图)。

该流动腔装置的长度为 160 mm,宽度为 60 mm,高度为 30 mm,流动腔上板及下板平滑,上板与下板具有不变形性,符合流动腔建立的基本要求。在平行平板流动腔中,流动状态限制为二维稳定流动,并使腔中间段的流动状态得到充分发展。

流动腔的上板中心位置是一截面为倒置梯形的圆锥形孔,上孔直径为 28 mm,下孔直径为 26 mm,此孔与联合培养杯[见图 5-5(a)]完全吻合,并使杯的底面与上板的底面完全处于同一平面,且杯底面与上板底面间无空隙,从而保证流动腔的平整性。在下板的两端各有一个 $9 \times 44 \ mm^2$ 大小的矩形液体缓冲区域。下板两侧端平面的中心位置有一个直径为 2 mm 的圆孔,使下板两侧的液体缓冲区域与外界相通。硅胶膜中央有一个 100 mm(长)× 26 mm(宽)×0.2 mm(高)的矩形孔,要求矩形的边线平滑。将硅胶膜平整地放置于下板中央部分,硅胶膜的矩形孔两端与下板两侧的液体缓冲区的内侧缘有 3 mm 的空隙,以允许缓冲区的液体通过它流入和流出流动腔。上、下两板用含有 6 个孔的不锈钢固定件采用不锈钢螺丝固定,各孔在固定件呈对称性分布。将上、下两板紧密固定后,在上、下两板间产生了一个由 0.2 mm 厚的硅胶膜形成的长 100 mm,宽 26 mm 的流动腔[14]。

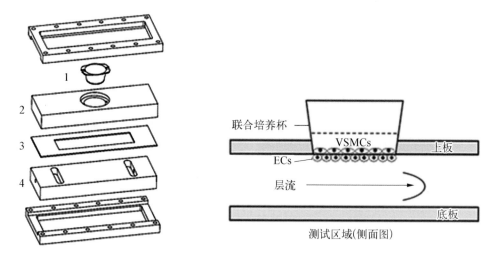

图 5-6 细胞联合培养流动腔示意图

Figure 5-6 Schematic diagram of the parallel-plate flow channel for the co-cultured cells

5.2.1.2 用于实时观察细胞联合培养流动腔

在联合培养流动腔的基础上,我们根据需要设计了一种能用于实时显微镜观察和细胞电生理膜片钳技术的流动腔(见图 5-7)。该流动腔主要由 3 个部分组成:① 聚苯乙烯底座;② 聚碳酸酯上板;③ 底座和上板之间用一定厚度的防水双面胶制成的矩形腔体[15]。

聚碳酸酯上板正中心位置有一个与联合培养杯完全匹配的联合培养杯放置孔,且有一个固定槽用以固定联合培养杯,在其下平面上位于联合培养杯放置孔边缘与聚碳酸酯上板边缘之间中间的位置,设有左右液体缓冲槽各一个,与左右液体缓冲槽垂直相连通,设有 2 个与外界连通的入口和出口;聚苯乙烯底座的正中间设有一个圆形观察孔,观察孔上方覆盖一块长方形的薄玻璃片,聚苯乙烯底座与聚碳酸酯上板之间用 15 mm 厚的防水双面胶相连接,双面胶中间有一个长为 2 个缓冲槽中心点之间的距离,宽为 26 mm,高为 0.15 mm 的流动腔腔体[15]。

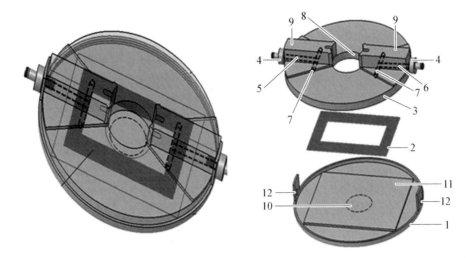

图 5 - 7 用于实时观察细胞联合培养流动腔实物及示意图
1—聚苯乙烯底座；2—矩形腔体；3—聚碳酸酯上板；4—接头；5—入口；6—出口；7—缓冲槽；8—联合培养杯放置孔；9—固定槽；10—观察孔；11—薄玻璃片；12—接头固定孔

Figure 5 - 7 Schematic diagram for parallel-plate coculture flow channel that is used to real-time observation

5.2.1.3 用于联合培养细胞扰动流加载流动腔

临床研究表明，体内动脉粥样硬化多发生于血管分叉和弯曲的部位，这些部位的血流呈现紊乱的状态，即扰动流，此种流场具有低切应力和高切应力梯度特点。随着科学研究的不断深入，现有流动腔具有一定科研局限性，需要一种既能考虑两种相关细胞间相互影响，又能同时给联合培养的细胞分别加载扰动流和层流切应力，且操作简单、使用方便的流动腔。因此，我们设计了一种用于联合培养细胞扰动流加载的流动腔(见图 5 - 8)。

该流动腔主要由 5 个部分组成：① 聚碳酸酯上板；② 聚碳酸酯中板；③ 一定厚度医用硅胶膜制成的矩形腔体；④ 聚碳酸酯下板；⑤ 不锈钢紧固件。在聚碳酸酯上板距其两宽壁 40.0 mm 处分别设有两个与联合培养杯完全匹配的联合培养杯放置孔(A 和 B 处)，且两放置孔中心点之间的距离为 100.0 mm。聚碳酸酯下板的两端各有 1 个 9×44 mm^2 大小的矩形液体缓冲槽以及与

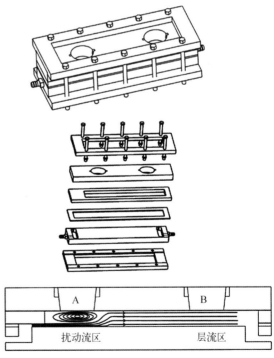

图 5 - 8 用于联合培养细胞扰动流加载流动腔实物及示意图

Figure 5 - 8 Schematic diagram for parallel-plate coculture flow channel that disturbed flow is applied

缓冲槽垂直相连通的入口和出口。聚碳酸酯中板厚为 8.0 mm，在其中央距两宽壁 30.0 mm 和 10.0 mm 处形成 1 个长为 165.0 mm，宽为 26.0 mm 的矩形腔体。厚度为 0.2 mm 的硅胶膜中央有 1 个长为 2 个液体缓冲槽外侧壁之间的距离，宽为 26.0 mm，高为 0.2 mm 的矩形孔[16]。

另外，有学者根据不同的研究需要，建立了许多不同功能的流动腔。例如，Usami 等设计了一种具有切应力梯度的平行平板流动腔系统，实现了在同一流动腔中可以同时比较不同切应力对细胞的影响。沿此流动腔轴线方向，随着距离的增加切应力梯度相同，但切应力呈线性分布。应用此系统研究内皮细胞对血小板的黏附情况，发现血小板黏附率和切应力的大小密切相关，低切应力区域的内皮细胞黏附的血小板最多[17]。我们曾分别用本实验室设计的截面积不变和渐变的平行平板流动腔系统（见图 5-9），比较过均匀切应力和切应力空间梯度对单独培养的血管内皮细胞生长因子表达的影响，发现切应力空间梯度明显诱导 aFGF 和 PDGF 的表达。

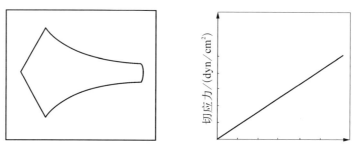

图 5-9 具有空间切应力梯度的平行平板流动腔示意图
从左到右切应力梯度相同，但是切应力呈线性增加
Figure 5-9 Scheme for parallel flow chamber with spatial gradient

在平行平板流动室中加入阻流块（台阶）形成阶梯形流动腔（见图 5-10），使充分发展的层流遇阻后，能形成与动脉分支和动脉粥样硬化狭窄部位流场相似的回流区（扰动流区）和

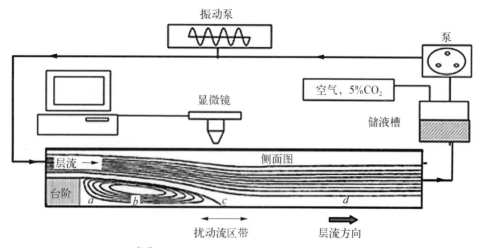

图 5-10 扰动流培养模型[18]
培养基流经台阶，在台阶的后方形成扰动流区域
Figure 5-10 Diagram showing the disturbed flow chamber

大范围切应力梯度,用于研究扰动流和切应力梯度对动脉内皮细胞功能、基因表达等方面的影响[18]。

　　Dewey 等采用锥板流室系统研究流体剪切力对细胞黏附特性的影响,能使培养的内皮细胞受较大范围切应力,通过保持锥体转速不变获得定常层流[19]。此系统包含一个可以旋转的锥板和一个固定的平板组成(见图 5 - 11),上方的锥形板旋转后形成切应力。

　　根据锥板流动室的原理,Langile 等使用 2 块平板制作了在旋转平板和静止平板间产生剪切应力的板-板流动室(见图 5 - 12),上方的平板旋转后形成切应力,研究了剪切力活化血小板的作用机制。锥板流室的优点是锥表面角补偿由锥旋转产生的从中间至周边递增的径向影响,使细胞受均匀的剪切作用;通过改变锥角和转速,能取得较大范围的切应力;加工或装配误差、尺寸等对实验精度影响较小。其缺点是培养室内的液体是通过锥体的转动而被动流动的,不能与外部循环,所以只能用来研究短时间内切应力对细胞黏附、变形和生长的影响[20]。

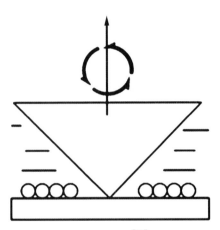

图 5 - 11　锥板流动室装置[19]

Figure 5 - 11　Scheme for cone-and-plate flow chamber

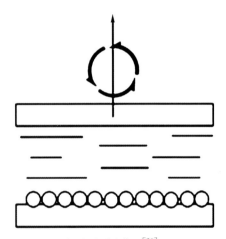

图 5 - 12　板-板流动室装置[20]

Figure 5 - 12　Scheme for parallel flow chamber

　　在平行平板流动腔基础上,衍生出圆柱管装置。Remond 等建立了一种 ECs 与 VSMCs 联合培养模式的灌流式毛细管应力加载装置(perfused transcapillary co-cultures)。该装置由一束聚乙烯制造的包被 pronectin - FT 半透膜性质的毛细管组成,每个毛细管(相当于生物反应器)长度为 96 mm,内径为 330 μm,壁厚为 150 μm,壁上的孔径为 0.5 μm(见图 5 - 13)。储液槽内的液体以选定的流速,经过硅胶管流入到毛细管。液体由入口进入,流过每个毛细管的管腔面再自出口流出。为了建立共培养,先在每个毛细管的外面种上平滑肌细胞使之黏附和生长,然后再在管腔面种上 ECs。对于每个毛细管,壁面的切应力(SS)理论上为 $SS = 4Q\mu/\pi r^3$。因此,通过调节液体的黏度和流速,可以改变 ECs 承受的切应力。该模型切应力的变动范围在 $0.07 \sim 20$ dyn/cm^2 之间。根据需要,该模型还可以对培养的细胞施加脉动压力[21]。由于毛细管壁比较厚,该联合培养装置中 ECs 与 VSMCs 之间难以建立直接的联系。

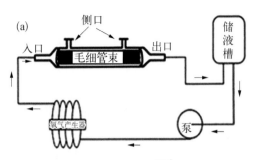

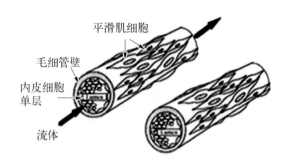

图 5 - 13 毛细管联合培养模型[21]

Figure 5 - 13 Scheme for capillary coculture system

5.2.1.4 微流控活细胞工作站

近年来随着技术的发展,微流控芯片的应用日益广泛。微流控芯片技术也可以应用于力学生物学研究。以 Merck 公司的 CeLLASIC 微流控细胞芯片实验室为例,培养板的中心有细胞培养孔可以培养细胞,与每个细胞培养孔入口相连的有上样孔,和细胞培养孔出口相连的有培养基收集孔(见图 5 - 14)。通过微培养控制器对液流、气流和温度进行精确的控制,检测细胞对流体切应力、气体等环境变化的反应[22]。

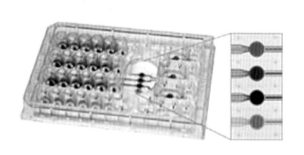

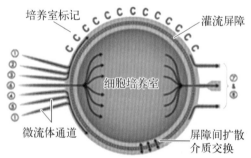

图 5 - 14 微流控活细胞工作站示意图[22]

Figure 5 - 14 Scheme for Bio-Inspired Microfluidic Plates

5.2.2 细胞周期性张应变加载模型

给细胞施加牵张力已有多种实验装置可以实现,基底应变加载技术是目前常用的一种,其基本原理是将所需研究的细胞培养在弹性膜(板)上,待其生长到一定程度后将应力作用于弹性膜(板)。由于细胞贴壁生长,因而应力亦通过弹性膜(板)传递给细胞,从而达到给细胞施加应力的目的。

Banes 等设计了细胞真空负压加载装置,通过不断改进,已经成为商品化的装置:Flexercell 细胞张应变加载系统(见图 5 - 15)。该系统由控制电脑(flex central)、连接控制器(flex link)、培养板真空基座、加载柱(loading post)、细胞培养板以及真空泵等几个部分连接而成。其基本工作原理是,利用真空泵抽吸真空,通过电脑控制连接控制器内的真空阀打开与闭合的幅度与频率,对种植于 Flexercell 六孔培养板底柔软可变形的硅胶膜上的细胞施加设定幅度、频率以及作用时间的周期性张应变。

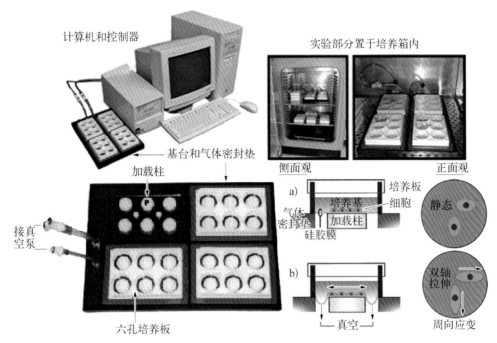

图 5-15 Flexercell 细胞张应变加载系统组成及工作原理图
左上图为该系统各部分实物;右上图为该系统实验部分在细胞培养箱内的情形;左下图为该系统实验部分放大,示基台以及置于基台的 Flexercell 六孔培养板;右下图为基台与六孔培养板的剖面图,a) 示静态情况下基台之上的六孔培养板基底的硅胶膜与黏附于其上的细胞无变形;b) 示抽吸真空使培养板底的硅胶膜向下发生形变而拉伸,致黏附其上的细胞随之发生双轴拉伸变形(修改自:Flexcell 国际公司 Flexercell 4000T 细胞张应变加载系统使用手册,2003)

Figure 5-15 Flexercell baseplate showing the loading stations TM with six loading posts(P) and bioflex culture plates in red rubber gaskets

Flexercell 细胞牵张系统设计有 2 种形态的加载柱,它与 Flexercell 六孔培养板底硅胶膜接触,其作用是改变施加在硅胶膜上的真空带的形状,从而为受牵拉的细胞提供 2 种类型的张应变作用。图 5-16 给出了硅胶膜及 2 种加载柱的形状及尺寸,图中黑色区域即为硅胶膜与加载柱的接触区域。由于加载柱的遮挡,使得硅胶膜只能接受图中灰色区域的真空负压作用,分别提供等双轴和单轴应变。Vande 等通过实验测量及数值模拟,分析计算了 FX-4000T Flexercell 细胞张应变加载系统 2 种加载柱作用下的硅胶膜应变分布[23]。

如图 5-17 所示,在等双轴加载柱状态下,在硅胶膜中心与加载柱接触的部分,可以形成一圆形的在径向与周向两个方向上近似相等的等双轴应变区域。在不与加载柱接触的硅胶膜周边区域,径向应变基本保持稳定,而周向应变大幅降低。以 60 kPa 的牵拉幅度为例,在中心区域可以得到径向 10%~14%,周向 10%~12% 的双轴应变,而在周边区域,径向应变保持在 13%~15% 之间,而周向应变下降到 5%~6%。

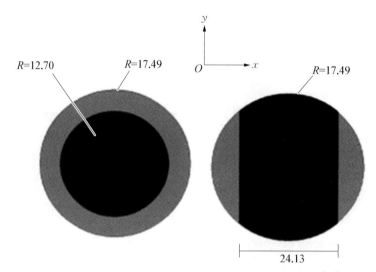

图 5 - 16 Flexercell 细胞张应变加载系统两种加载柱的形状及尺寸[23]
双向拉伸(左图)与单向拉伸(右图)时硅胶模(灰色和黑色区域)与加载柱(仅黑色区域)的几何尺寸,单位为 mm

Figure 5 - 16 Membrane (grey andblack regions combined) and post (black region only) geometries for the biaxial (left) anduniaxial (right) loading posts

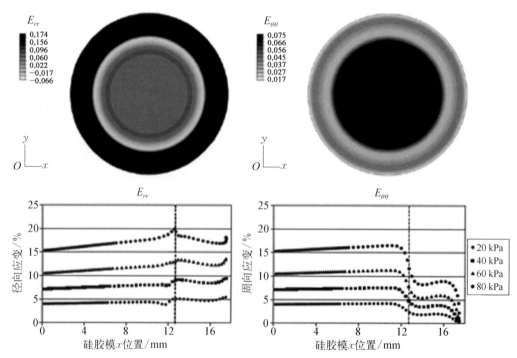

图 5 - 17 Flexercell 细胞张应变加载系统在双轴应变加载柱条件下的硅胶膜应变分布[23]

Figure 5 - 17 Strain contours as well as distributions of strains along the positive x-axis for the 40 kPa biaxial post simulations

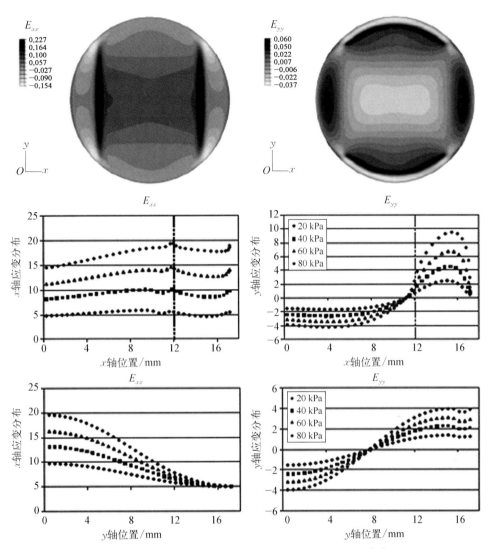

图 5 - 18 Flexercell 细胞应变系统在单轴应变加载柱条件下的硅胶膜应变分布[23]

40 kPa 单轴加载沿 x 轴和 y 轴的应变云图（上图）和应变分布（x 轴，中图；y 轴，下图）

Figure 5 - 18 Strain contours (top) as well as distributions of strain along the positive x-axis (along $y=0$; middle) and positive y-axis (along $x=0$, bottom) for the 40 kPa uniaxial simulations

如图 5 - 18 所示，在单轴加载柱状态下，在与加载柱接触的硅胶膜中间，可以形成界限较为明确的长方形单轴应变区域，其应变方向为牵拉方向。并且牵拉方向上的 x 轴应变大小在加载柱范围内及以外的区域都基本保持稳定，但这种 x 轴应变在 y 轴方向上迅速减小。与之垂直的 y 轴应变在加载柱区域内基本保持很小量的负应变，但超出加载柱区域后迅速增加，而这种 y 轴应变在 x 轴方向上也逐渐由负值变为正值[23]。

目前，Flexercell 细胞张应变加载系统在国际上得到公认，采用此系统进行细胞力学加载实验的研究有很多报道，张应变加载涉及的细胞包括表皮角质形成细胞、眼小梁网细胞、骨髓衍生造血祖细胞、气道平滑肌细胞和小胶质细胞等，但研究主要集中在受到应力作用明显的运动系统（成骨细胞、韧带成纤维细胞、滑膜细胞、骨骼肌细胞等）、心血管系统（ECs、

VSMCs 等)以及泌尿系统(肾成纤维细胞、尿道平滑肌细胞等),通过改变张应变的幅度(magnitude)、频率(frequency)和作用时间(duration),观察细胞的形态、分化、增殖、凋亡等的变化以及相关的力学信号转导途径。

Flexercell 细胞张应变加载系统的优点在于:① 稳定性好,可以连续不间断运行,并且加载波形保持稳定。② 可控性好,在一定范围内可分别独立调控牵张的幅度、频率、加载持续时间以及不同种类的波形。③ 操作简单,除细胞培养外,操作人员无须作复杂的技能培训。

但是,同其他细胞牵张系统一样,该系统仍有其缺陷:① 由于硅胶膜材料对应力的响应速度与幅度限制,该系统只能提供幅度在 0%~20%、频率在 0~2.0 Hz 以下的稳定牵张,超过此范围后预设波形数值与真实波形数值间会有很大差距,预设值越大则差距越大。② 由于硅胶膜材料在应力作用后与应力垂直方向上的收缩性,即材料的柏松比,该系统同样不能提供完全单一的单轴应变,其保持应变相对均一的区域也较小。同时由于不同区域的应变不同,生长于硅胶膜上的细胞同时受到多种应变作用,细胞相互间也产生一定的交叉影响,很难对其进行区分。

5.2.3 微管吸吮技术

微管吸吮技术(micropipette aspiration technique,MAT)通过测量一定负压作用下细胞变形的动力学过程来研究细胞的力学性质。后来,该技术逐渐拓展到分子生物力学研究领域,其工作原理是采用微管吸吮方法捕获分别表征特异性相互作用分子的细胞或小球,通过压电晶体驱动器操控微管,实现两细胞或小球间靠近—接触—回拉的动力学循环,记录回拉过程中细胞形变与否、形变大小和解离时间长短等信息来研究分子间相互作用的动力学性质。

5.2.4 原子力显微技术

原子力显微技术(atomic force microscopy,AFM)是在扫描隧道显微技术基础上发展而来的。原子力显微系统主要由弹性微悬臂梁探针、样品池及其操控单元和光学位移检测单元等部分组成。AFM 是通过扫描探针与样品表面原子相互作用而成像的。它采用带有针尖的微悬臂进行扫描,针尖顶部最外层原子与样品表面原子之间的相互作用力使微悬臂发生形变或改变运动状态。一束激光经由微悬臂的光滑背面反射到位置灵敏探测器上,检测微悬臂的偏转以获得样品形貌和作用力等信息。AFM 作为研究活细胞微观结构和细胞力学的有力工具,已广泛地应用于生物活样本的研究。由于细胞膜为双磷脂分子膜,可随 AFM 针尖顺应性改变,因此细胞膜下的一些细胞组分,可通过扫描成像,从而获得细胞表面形貌以及肌动蛋白动应力纤维动态变化信息。通过 AFM 针尖对活体细胞局部施加纳牛量级的应力来研究细胞不同区域的弹性和黏滞性等力学特性。

5.2.5 磁扭转细胞测量术

磁扭转细胞测量术(magnetic twisting cytometry,MTC)是利用细胞的胞吞作用,将包被了配体的铁磁性小珠用微注射方法导入细胞内部与细胞骨架结合,或是通过配体包被的修饰铁磁小珠连接至特定的细胞表面受体。然后,给细胞施加可控的外加磁场,记录磁珠在磁场作用下扭矩和相应的角旋转大小(见图 5-19),这两者的关系可以通过一个时间参量方程得到,而扭矩场强度则作为主要的初始数据并通过引入不同的参数,可以间接得到细胞力学加载的大小等[24]。该技术主要用于测量配体与受体直接的黏附力,寻找细胞表面受体与细胞骨架之间的力学关系,测量细胞骨架的机械力性质如硬度、剪切模量和黏度等。

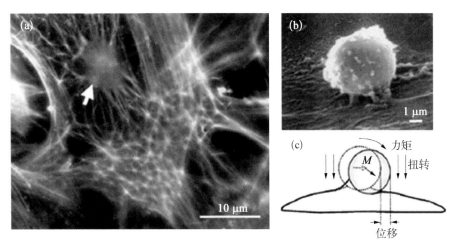

图 5-19 磁扭转细胞测量术工作原理[24]

(a) 亚铁磁珠(箭头)通过细胞黏附分子(整联蛋白)与人气道平滑肌细胞的 actin 细胞骨架(鬼笔环肽染色)结合;(b) 细胞表面磁珠的扫描电镜图;(c) 磁场施加 1 个扭矩引导磁珠旋转并位移,*M* 表示磁珠的运动方向

Figure 5-19　Schematic principle of magnetic twisting cytometry (MTC)

5.3　在体动物模型血管重建检测的相关实验技术

在体动物模型是血管力学生物学研究的重要手段。无论是高血压模型,还是低血流模型都需要对动物进行在体血管力学指标的检测,包括血压、血流和血黏度等。血管重建(remodeling)通常表现在血管壁厚与内径比几何形态学的变化、血管张开角、血管容积(V)与压力(P)比值(即 $P-V$ 关系)、血管成分含量以及血管细胞外基质的变化,如胶原与弹性蛋白比值的异常。这些反映血管重建的几何形态学和力学特性指标都要通过相应的实验技术来获得。本章以下介绍的检测技术均以大鼠为检测对象而举例说明,对其他实验动物检测,可以参照运行。

5.3.1　血压测定

大鼠血压的测定通常有 2 种方法:一是采用无创鼠尾血压测量仪(BP-98A;Softron)测量血压及心率[25]。测量过程中保持动物安静,将待测动物放入鼠尾血压测量仪的保温套内,37℃加温 15 min,动物躁动停止后进行测量,每只动物至少测量 3 次,分别记录收缩压、舒张压和脉压,取平均值进行统计分析;二是有创测量方法,动物在正常手术麻醉状态下,固定四肢,迅速暴露右侧颈总动脉(right carotid artery,RCA)并游离;根据动物大小选用缝合线结扎 RCA 远心端,血管充盈后,小动脉夹夹闭近心端;用肝素浸润过的动脉留置针(根据动物大小选择与血管管径匹配的针,成年大鼠通常选用 0.7 mm 外径)插入血管约 3 mm 后小心抽出内芯,将针管继续往前推直到触及动脉夹,结扎插管防止其脱落;连接压力探头到留置针,固定探头;事先将压力探头与多通道生理信号记录仪连接,打开生理信号仪软件(BSL PRO);松开动脉夹,开始采集血压小型数据(采样频率 200 点/秒,时间 5 min)[2]。

5.3.2　血流测定

大鼠动脉血流测量常用超声多普勒技术。动物行常规手术麻醉,暴露并分离左侧颈总动脉中段,根据动脉的外径选择合适的匹配超声探头,在动脉周围涂上医用超声导胶,然后将动脉嵌入超声探头凹槽,使探头位置与血管长轴方向垂直;使用连接好的生理记录仪(Ts.420,Transonic 公司)检测血流(采样频率 500 点/秒,时间 3 min),由计算机输出波形和平均血流进行统计分析(见图 5 - 20)。

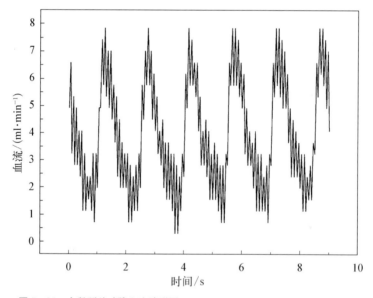

图 5 - 20　大鼠颈总动脉血流波形图

Figure 5 - 20　The flow rate wave of carotid artery

5.3.3　血黏度测定与平均切应力计算

抽取大鼠静脉血 1 ml 至 EDTA 抗凝管,用旋转黏度计可以检测全血黏度。

颈总动脉中段是一段平直均匀且无分支的血管,其中的血流可以简化考虑为正常层流。因此,可以根据 Hagen - Poiseuille 公式:$\Gamma = 4\eta Q/\pi r^3$,计算颈动脉的平均切应力 Γ。η 表示血流黏度(mPa/s),Q 表示体积流量(ml/s),r 是血管内半径(cm)。

在血管体外应力培养过程中,我们通常将在体生理条件下 15 dyn/cm^2 大小的切应力作为正常切应力,而将 5 dyn/cm² 作为病理条件下的低切应力用于切应力加载实验。

5.3.4 血管几何形态学检测

血管重建最典型的特征包括中膜增厚、内径缩小和基质增多。不同的疾病、不同的时期引起的血管几何形态变化不尽相同。在血管重建研究中血管直径和壁厚等几何形态学指标是必需的。

大鼠麻醉后,经 4% 多聚甲醛全身灌注固定后,迅速取出相应的血管标本,常规方法制备石蜡切片或冰冻切片,厚度为 5~8 μm,贴于多聚赖氨酸包被的载玻片上,按照常规苏木素-伊红染色法(hematoxylin-eosin staining,HE)进行染色[26-28]。常规方法中的主要步骤为:苏木素染色、盐酸乙醇分化、稀氨水(1%)返蓝、伊红染色、脱水、透明、中性树脂封片后在光学显微镜下观察、拍照,使用 IPP(Image - Pro Plus)软件测量血管的壁厚、内径等几何形态学指标,计算壁厚内径比(见图 5 - 21)。

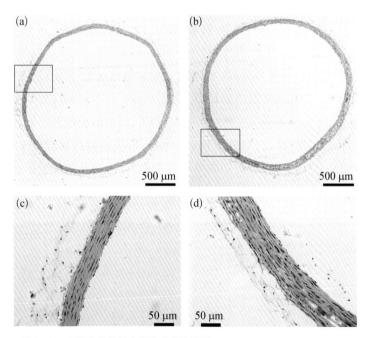

图 5 - 21 HE 染色显示大鼠胸主动脉壁厚
(a)(c)为正常孕鼠胸主动脉;(b)(d)为妊娠高血压孕鼠胸主动脉;(c)为(a)中黑色方框的放大;(d)为(b)中黑色方框的放大
Figure 5 - 21 Representative microscopic images of HE staining illustrate media thickness

HE 染色法是组织形态学中常用的一种染色方法,这种方法根据组织细胞中各成分对不同染料的结合程度不一致的特性,通过颜色差异来区分组织结构。苏木素是一种碱性染液,主要使细胞核内嗜碱性结构着色,如染色质与胞质内的核糖体着紫蓝色;伊红为酸性染料,可以使具有嗜酸性特性的细胞质和细胞外基质中的成分着红色;中性结构与两种染料的亲和力都不强。在整个染色过程中,染色液的 pH 值可以影响染色的反应。通常染色液的

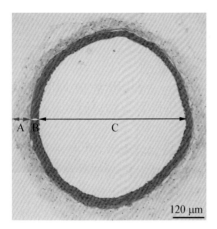

图 5 - 22　HE 染色法显示大鼠颈总动脉形态结构
A—血管外膜层；B—血管中膜层；C—血管内径

Figure 5 - 22　The result showed the morphological structure of carotid artery by HE

酸碱度为 pH＝6 左右，如果 pH 值升高，则原来被酸性染料染色的物质可变为嗜碱性；pH 值降低时，原来被碱性染料染色的物质则可变为嗜酸性。HE 染色法使用非常广泛，一张质量较佳的 HE 染色切片，可以清楚地观察到各种组织或细胞的一般形态结构特点（见图 5 - 22）。

5.3.5　血管张开角检测

将血管壁纵向切开，血管环会自动张开呈不同弧度，这种血管环释放残余应力后的状态称为零应力状态（zero-stress state），血管零应力状态常用张开角（opening angle）来描述[29]。张开角定义为：血管环内壁中点至血管环两端射线的夹角。张开角的改变意味着血管壁非一致性重建及各层细胞的非均一性生长[29,30]。

血管张开角检测时，先将 Kreb's 溶液（117.9 mmol/L NaCl，4.7 mmol/L KCl，1.2 mmol/L KH_2PO_4，25 mmol/L $NaHCO_3$，1.2 mmol/L $MgSO_4$，2.5 mmol/L $CaCl_2$ 和 11 mmol/L 葡萄糖，pH ＝ 7.4）通入 95% O_2＋5%CO_2，至溶液氧饱和。动物麻醉后，快速剪取目标血管 5～10 mm，立即置入 4℃氧合 Kreb's 溶液，冲洗血液后移至氧饱和的 Kreb's 溶液（室温 21～23℃），沿动脉长轴将血管剪切成 5～10 个血管环，再从腹侧壁沿径向剪开，血管环将自然张开，静置 20 min，于体视显微镜下拍照，用 IPP 软件计算张开角（见图 5 - 23）[28-30]。

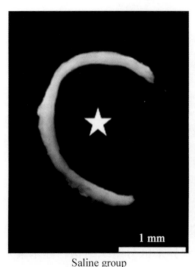
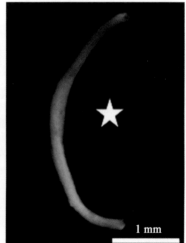

Saline group　　　　　　　　　L-NAME group

图 5 - 23　大鼠胸主动脉张开角比较[28]
☆ 为血管壁内侧面

Figure 5 - 23　Open angle of thoracic aorta

5.3.6 血管容积(V)与压力(P)比值($P-V$ 关系)测定

血管在跨壁压增加时血管容积增加,也就是容积变量(V)除以压力变量(P)表示血管顺应性,即 $P-V$ 关系。可以利用 $P-V$ 指数关系确定血管壁的周向应力[31]。动物(如大鼠)常规麻醉,开胸后,在胸主动脉中部标记间距 6 mm 的 2 个标记点,记录为血管的在体长度;用双极电凝器将胸主动脉的小分支——灼闭后,取出胸主动脉;生理盐水漂洗干净;测量上述 2 个标记点之间的距离,即血管的离体长度;血管两端固定到血管力学性能检测仪(VM-03,MEDENG electronic equipment)的接口上,与生理盐水灌注装置相连接,将血管轴向拉伸到在体长度,先对血管进行灌注(加载)和抽吸(卸载)生理盐水实验,反复 3 次作为预处理(precondition),然后,再连续重复 3 个循环,通过血管力学性能检测仪获取压力(P)和容积(V)实验数据。大动脉和静脉血管壁在压力作用下被动扩张和收缩也是血管功能的重要指标,当 $P-V$ 关系下降,即血管顺应性下降,也代表了血管硬度增加[32]。

5.3.7 血管细胞外基质检测

细胞外基质(extracellular matrix,ECM)是存在于组织细胞表面或细胞之间的一组蛋白大分子,主要包括胶原蛋白、非胶原糖蛋白和蛋白多糖。ECM 支撑和连接细胞,维持组织、器官形态,通过与血管细胞的相互作用参与血管重建。

血管细胞中主要有胶原蛋白 Collagen Ⅰ、Ⅲ、Ⅳ,为血管提供张力;弹性蛋白 Elastin 为血管提供弹性。可以运用 PCR、Western blotting 的方法从 RNA 和蛋白水平检测它们的表达水平,也可应用组织化学染色方法标记从形态学的角度检测分析它们的表达与分布。Van Gieson 染色法标记胶原纤维,染色后胶原纤维呈品红色,胞核呈灰黑色,此染色结果鲜艳,但易褪色。弹性纤维通常用 Weigert 染色法标记为蓝黑色,之后用 Van Gieson 复染,进行胶原纤维和弹性纤维的共同染色[33](见图 5-24)。

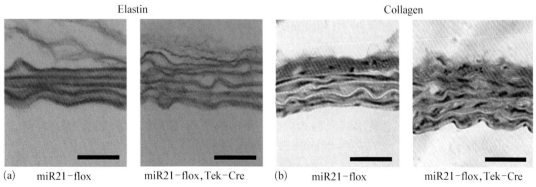

图 5-24 血管弹性纤维和胶原纤维的显微结构[32]
(a) Weigert 方法染色弹性纤维;(b) Van Gieson 方法染色胶原纤维,标尺$=25~\mu m$
Figure 5-24 Micro-structure and contents of elastin and collagen

血管顺应性和硬度也是血管生物力学重建的重要指标。Collagen Ⅰ 和 Collagen Ⅲ 具有维持血管强度的作用,在不同动物中其分布不同,两者的表达量变化在血管重建过程中也有重要意义。在生理条件下,胶原纤维和弹力纤维会保持动态稳定,Collagen 与 Elastin 含量的比值(即 C/E 值)随着血管离心脏距离的增加而逐渐降低;病理条件下,Collagen 与 Elastin 的合成与降解的平衡被打破,会导致大动脉的顺应性和硬度变化。C/E 值常用于反映动脉的顺应性和硬度,比值越高,表示血管顺应性越低、硬度越大。

ECM 中还有一种重要的成分——纤黏连蛋白(fibronectin,FN)。FN 是一种糖蛋白,在细胞的伸展、迁移的过程中起着重要的作用。FN 可以在 ECs 中合成,具有 5～7 个特定功能的结构域,有些结构域可与其他 ECM 成分(如胶原、蛋白聚糖)结合,使 ECM 形成稳定的网络;有些结构域可结合到细胞表面的受体,使细胞黏附于 ECM。

基质金属蛋白酶(matrix metalloproteinase,MMP)是最重要的基质降解酶,其对于 VSMC 的增殖、迁移、凋亡和细胞外基质的降解都有重要的调节作用。生理条件下,MMPs 的活动受转录水平、前体酶原的激活,以及与特定的 ECM 成分相互作用的调节。基质金属蛋白酶组织抑制因子(tissue inhibitors of metalloproteinase,TIMP)是特定的内源性抑制剂,它在生理条件下,为 MMPs 提供了一个平衡机制,防止 ECM 过度降解。大多数胶原蛋白都是 MMPs 的底物,TIMP - MMP 复合物非常稳定,不可逆地阻断了底物与 MMPs 催化部位的结合。当 MMP 与 TIMP 之间的平衡消失时,随着 MMPs 的活性增加,ECM 降解增加促使血管迁移和增殖,最终导致血管壁发生结构性病理改变,即 MMPs 活性失控所导致病理性的血管重建,继而引起相应的血管疾病。

除了应用 PCR、Western blotting 和免疫组织化学方法检测 MMPs 外,还可以采用凝胶酶谱实验对其酶活性进行检测。首先将组织样品在低温条件下研磨,提取总蛋白,加入不含还原剂的样品缓冲液置于 22℃孵育 2 h;配置含 1 mg/ml 胶原的 10% SDS - PAGE,进行电泳;电泳后浸泡于 2.5% Triton X - 100 中 1 h;然后在激活缓冲液中 37℃孵育 18 h;考马斯亮蓝染色、脱色液脱色直至条带清晰;扫描、分析结果。

5.4 体外细胞培养及常用细胞分子生物学实验技术

血管壁主要的组成细胞有 ECs 和 VSMCs 等。ECs 是衬贴于内膜管腔的单层扁平上皮,与血液接触,其细胞长轴方向多与血液流动方向一致,直接承载切应力的作用;VSMCs 位于血管中膜,主要承载周向张应变,VSMCs 的数量因血管种类而异。大动脉以弹性膜为主,间有少许平滑肌;中动脉主要由平滑肌组成。VSMCs 可与 ECs 形成肌内皮连接(myoendothelial junction),VSMCs 可借助于这种连接,接受血液或 ECs 的化学信息。

我们实验室主要以大鼠 ECs、VSMCs、人脐静脉 ECs 和内皮祖细胞(endothelial progenitor cells,EPCs)为研究对象,加载相应的力学条件,寻找力学敏感因子及其对细胞功能影响的作用机理。对于细胞功能的研究,我们更多关注细胞的增殖、迁移、凋亡、分化和体外微管形成等。

5.4.1 大鼠胸主动脉内皮细胞原代培养

通常选取 200 ± 20 g 雄性 SD 大鼠,给予 100 mg/kg 的戊巴比妥钠腹腔麻醉,将大鼠仰卧于操作台上,酒精消毒胸腹部,打开胸腔,暴露心脏,提起心尖,钝性分离胸主动脉,快速取出放于含抗生素的 M199 培养基中,吹打冲洗去除血凝块,快速小心地撕去血管外膜。沿血管纵轴剪开展平,内膜面朝下铺展于含 0.2% Ⅰ 型胶原酶的 M199 培养液上,37℃ 消化 20 min,间隔拍打 10 min,加入含 20% 胎牛血清的 M199 终止消化,用培养液反复吹打内膜面,收集含有细胞的培养液,1 000 r/min 离心 10 min,小心弃上清,用含 20% 胎牛血清的 M199 轻吹、重悬细胞,置于细胞培养板中,37℃,5% CO_2 培养箱中培养,之后隔天换液。7～10 d 后可观察到细胞群落,待细胞达到融合状态,传代,取少量细胞进行细胞鉴定。ECs 采用内皮细胞特有的标志蛋白 Ⅷ 因子相关抗原(Von Willebrand factor,vWF,DAKO,1∶100)按照常规的免疫荧光方法染色,进行鉴定(见图 5 - 25)。常使用细胞纯度达到 95% 以上的第 2～4 代细胞做后续实验[12,34,35]。

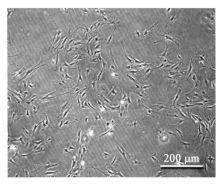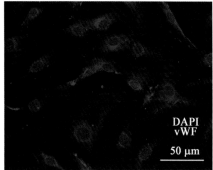

图 5 - 25　大鼠胸主动脉 ECs 原代培养和鉴定(vWF)[12]
右图为 vWF 免疫荧光染色
Figure 5 - 25　The primary culture of ECs from the rat thoracic aorta and the immunocytochemical staining of vWF

5.4.2 大鼠胸主动脉平滑肌细胞原代培养

VSMCs 原代培养采用组织贴壁法,前期取胸主动脉方法与 ECs 培养方法相同,取出的胸主动脉置于含有抗生素的 DMEM 中,去血凝块、血管外膜。将血管放入含 10% 小牛血清的 DMEM 培养液中(此步也可使用 ECs 消化过的胸主动脉),用眼科剪将血管剪成 1 mm² 数块,均匀置于细胞培养皿底部,于 37℃,5% CO_2 培养箱中培养,培养液体积只需铺满皿底即可,待 3～6 h 组织块贴壁牢固后,添加至正常培养液体积继续培养,每 2 d 换液 1 次。约 4～7 d 后可观察到细胞从组织块爬出,待细胞长至融合状态传代。取少量细胞采用平滑肌细胞特有的标志分子 α smooth muscle actin(sigma,1∶500)进行鉴定(见图 5 - 26)。第 4～8 代,纯度大于 95% 以上的 VSMCs 用于后续实验[12,36]。

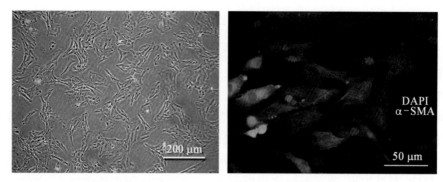

图 5 - 26 大鼠胸主动脉 VSMCs 原代培养和鉴定（α - actin）[12]
右图为 α - actin 免疫荧光染色

Figure 5 - 26 The primary culture of VSMCs from rat thoracic aorta and immunocytochemical staining of α - actin

5.4.3 人血管内皮祖细胞原代培养

EPCs 是一种具有分化为成熟内皮细胞潜能的多功能干细胞[38]。无菌采集健康产妇脐带血 30 ml，置于 5ml 3.8% 枸橼酸钠抗凝瓶，加等体积灭菌的 0.1 mol/L PBS 稀释。采用淋巴细胞分离液密度梯度离心法（2 000 r/min × 20 min）分离脐血细胞，吸取白膜层得到单核细胞，再次离心，弃上清，加入 M199 培养液（含 bFGF，5 ng/ml；EGF，10 ng/ml；Heparin；1×10^5 U/L 青霉素及 1×10^5 U/L 链霉素）将细胞沉淀重悬于无菌 6 孔细胞培养板中，37℃，5% CO_2 培养箱中贴壁培养，2～3 d 后换上述 EPC 培养液去除未贴壁细胞，继续培养，每 3 d 换液 1 次[37,38]。

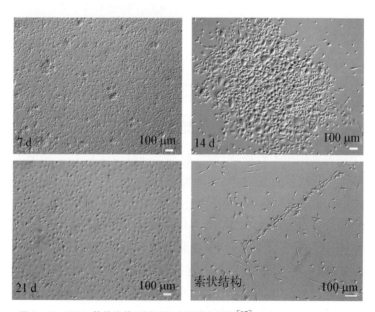

图 5 - 27 EPCs 体外培养不同时间点的形态特征[37]

Figure 5 - 27 Morphology of EPCs on different days of in vitro culture

人单核细胞来源的 EPCs 在体外培养的过程中会呈现一系列的形态改变。第 5～7 d 的细胞为早期 EPCs，具有典型的克隆形成单位并伴有条索状结构；2～3 周的晚期 EPCs 因部分细胞增殖能力增强逐步呈现铺路石状。EPCs 处于造血干细胞到成熟 ECs 的发展阶段，通常以同时表达间充质干细胞(hematopoietic stem cell，HSC)和成熟 EC 标志分子来判断。本实验室常用流式细胞技术，检测贴壁培养 5～7 d 的细胞是否同时表达 HSC 标志分子 CD133 和 CD34，EC 标志分子 vWF 和 CD31 作为鉴定依据(见图 5-27 和图 5-28)。培养 5 d 至 2 周的 EPCs 用于后续实验。

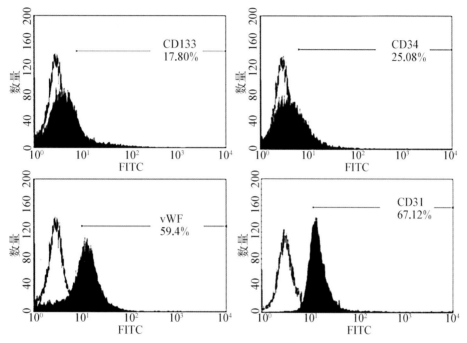

图 5-28　流式检测培养 7 d 的 EPCs 表面标志分子的表达[37]

Figure 5-28　Flow cytometric analysis of cell surface markers expression in EPCs

5.4.4　人脐静脉内皮细胞原代培养

采用胰酶消化法进行人脐静脉内皮细胞(human umbilical vein endothelial cell，HUVECs)原代培养[39]。无菌条件下剪取健康产妇约 20 cm 长的新鲜脐带，浸泡于含抗生素的 M199 中(保存于 4℃，不超过 6 h)；PBS 反复清洗脐静脉，直至管腔内外冲洗干净；用止血钳夹住脐静脉一端，再从另一端向管腔内注入 37℃ 预热的胰蛋白酶液，轻轻晃动脐带，使液体均匀充满管腔，放入湿热 PBS 的培养皿中消化约 12 min；收集消化液于离心管中，加血清终止消化；1 200 r/min，离心 8 min，弃上清；生长培养液吹打沉淀，重悬细胞，均匀接种于 10 mm 培养皿；培养箱中培养至少 6 h，待细胞贴壁后更换新鲜 EC 培养液；之后每 2 d 换液 1 次，约需 1～5 d HUVECs 生长至融合状态即可传代。HUVECs 的鉴定同 ECs (见图 5-29)。

5.4.5 siRNA 干扰技术

小干扰 RNA（small interfering RNA，siRNA）是一种小 RNA 分子，由 Dicer（RNAase Ⅲ家族中对双链 RNA 具有特异性的酶）加工而成[40]。siRNA 是小干扰 RNA 诱导沉默复合体（small interfering RNA-induced silencing complex，siRISC）的主要成员，激发与之互补的目标 mRNA 的沉默[41]。siRNA 只降解与其序列互补配对的 mRNA。其调控的机制是通过互补配对而沉默相应靶位基因的表达，所以是一种典型的负调控机制。

siRNA 的长度在 22 核苷酸左右，一般是人工体外合成，通过转染进入在体或体外细胞，它只能导致靶标基因的降解，即为转录水平后调控，不参与生物生长，原始作用是抑制转座子活性和病毒感染。

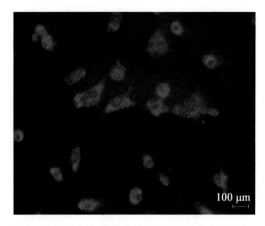

图 5－29　HUVECs 特异性标志物 vWF 免疫荧光染色结果[39]

Figure 5－29　The primary culture of HUVECs were stained vWF by immunocytochemical

设计 siRNA 时，从转录本（mRNA）的 AUG 起始密码开始，寻找"AA"二连序列，并记下其 3′端的 19 个碱基序列，作为潜在的 siRNA 靶位点，GC 含量在 30%～50%左右的 siRNA 更为有效。5′和 3′端的非编码区（untranslated regions，UTRs）有丰富的调控蛋白结合区域，而这些 UTR 结合蛋白或者翻译起始复合物可能会影响 siRNA 核酸内切酶复合物结合 mRNA，从而影响 siRNA 的效果，因此在设计 siRNA 时不要针对 5′和 3′端的非编码区。之后将潜在的序列和相应的基因组数据库（人，或者小鼠、大鼠等）进行比较，排除那些和其他编码序列/EST 同源的序列。最后选出合适的目标序列进行合成，通常 1 个基因需要设计多个靶序列的 siRNA，以找到最有效的 siRNA 序列。

我们常规选用化学合成 siRNA 的方法，实验时常将细胞接种于六孔板（2×10⁵个 cell/well），采用 Lipofectamine TM 2000 转染细胞[42]。一般应该从 mRNA 水平、蛋白质水平、细胞表型水平 3 个层次来检测干扰效率。选取有效的干扰片断进行后续实验。

已知 1 个有效的 siRNA 序列，需要维持较长时间的基因沉默时，我们会构建 siRNA 表达载体，这样带有抗生素标记的载体可以在细胞中持续抑制靶基因的表达，持续数星期甚至更久[43]。当感染效率较低时（低于 70%），可以包装于病毒载体进行 siRNA 表达，直接高效率感染细胞进行基因沉默的研究，而且转染效果更加稳定。

5.4.6 过表达技术

用于目标基因功能研究的实验方法除了 siRNA 以外，基因过表达技术在体现基因性能的研究中也得到了广泛应用。简单说基因表达就是基因转录及翻译的过程，一类基因表达是用于检测和定量基因的分析型，另一类是为了获得一定数量的蛋白质而构建的功能型基因表达。

基因转染至宿主细胞后表达的方式有 2 种：瞬时表达和稳定表达。瞬时表达过程质粒或者 DNA 片段游离在细胞中，不整合到细胞染色体上，会有短暂地高水平表达，通常在转染后 24~72 h 内检测，表达水平与位置无关，转染后最方便快捷的方法就是用 RT - PCR 或 Western blotting 的方法检测，也可以用报告基因的表达鉴定转染效率。稳定表达是将外源基因转染真核细胞并整合到基因组后的表达，表达水平较瞬时表达低 1~2 个数量级，而且整合到不同的染色体区段表达量不同，无论是工程菌株还是细胞经多次传代或条件变化，都会有稳定的表达水平。

不管是哪种表达方式，首先需要构建过表达质粒。根据实验目的选取合适的表达载体，通过 NCBI 网站查找目标蛋白的编码序列(coding sequence，CDS)域，设计引物(引物两端会加入不包含在 CDS 域内的酶切位点)，按照基因克隆的经典方法进行质粒构建[44]。转染方式可以使用脂质体转染试剂 Lipofectamine TM 2000(Invitrogen，美国)和传统的电穿孔技术。我们实验常用的是血管原代 ECs 和 VSMCs，转染效率比较低，现在越来越多地使用病毒表达载体提高转染效率来满足实验要求。

5.4.7　细胞功能检测技术

5.4.7.1　细胞增殖检测

目前检测细胞增殖的方法主要有 DNA 合成、细胞增殖相关抗原、代谢活性和 ATP 浓度 4 类检测方法。前两类为直接测定增殖的细胞量来评价细胞增殖能力；而后两类是间接方法，通过检测样品中健康细胞的数量来评价细胞的增殖能力（即细胞活力检测法）。根据研究的细胞类型和研究方案选择合适的方法。

最经典的测定细胞增殖的方法是 DNA 合成检测。用同位素 ^{3}H 标记的胸腺嘧啶核苷(^{3}H - TdR)处理细胞，当细胞发生有丝分裂，进入 S 期，此时在细胞培养液中的 ^{3}H - TdR，可被细胞摄入而掺入 DNA 中，测定 ^{3}H 放射强度，可判定细胞的增殖程度[45]。但此方法耗时较长，而且需要接触放射性物质 ^{3}H。目前更多的是使用 BrdU（5 - Bromo - 2 - Deoxyuridine）[46]，它同样可以掺入到新合成的 DNA 中，样品提前孵育特异性 BrdU 单抗和带标记的二抗，而且可以通过免疫荧光组织、细胞化学方法、ELISA、流式细胞分析等多种方法呈现结果。该方法还可以用于在体原位标记显示细胞增殖水平。近几年又有一种超越 BrdU 的胸腺嘧啶核苷类似物——EdU（5 - Ethynyl - 2′ - deoxyuridine）能够在细胞增殖时期代替胸腺嘧啶（T）掺入正在复制的 DNA 分子中，与 BrdU 检测方法相比，此方法

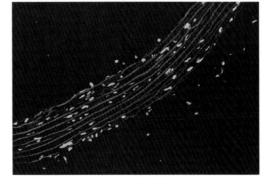

图 5 - 30　BrdU 免疫荧光原位检测血管组织增殖细胞（绿色信号）[12]

Figure 5 - 30　In situ cell proliferation of the thoracic aorta (green signal)

更快速、更灵敏、更准确[47]。EdU 与 T 非常相似,而 EdU 染料只有 BrdU 抗体的 1/500,在细胞内很容易扩散,无须 DNA 变性(酸解、热解、酶解等),可有效避免样品损伤,而且无须抗原抗体反应,能在细胞和组织水平更准确地反映 DNA 复制活性(见图 5 - 30、图 5 - 31 和图 5 - 32)。

根据增殖细胞中存在一些特异性抗原的特性,使用这些抗原的特异性抗体采用 Western blotting 或者免疫组织化学方法检测反映细胞增殖情况。比如,在人体细胞中,

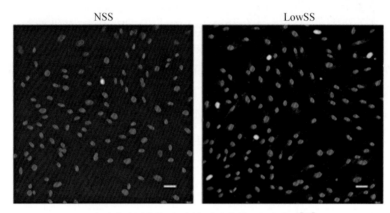

图 5 - 31　BrdU 免疫荧光原位检测不同切应力条件下细胞增殖[44]
红色信号为 PI 标记物;黄色为 BrdU 标记的增殖细胞
Figure 5 - 31　In situ cell proliferation of VSMCs by BrdU

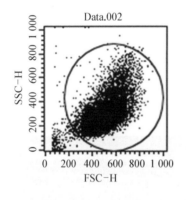 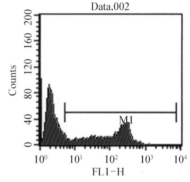

Histogram Statistics

File: Data.002　　　　　　　Log Data Units: Linear Values
Sample ID:　　　　　　　　Patient ID:
Tube: Untitled　　　　　　Panel: Untitled Acquistion Tube List
Acquisition Date: 08-Sep-15　　Gate: No Gate
Gated Events: 10000　　　　Total Events: 10000
X Parameter: FL1-H (Log)

Marker	Left, Right	Events	% Gated	% Total	Mean	Geo Mean	CV	Median	Peak Ch
All	1, 9910	10000	100.00	100.00	67.22	10.71	161.37	3.25	1
M1	5, 7365	4330	43.30	43.30	152.31	90.34	78.78	145.90	289

图 5 - 32　EdU 免疫荧光染色流式细胞检测细胞增殖
Figure 5 - 32　The proliferation index checked by flow cytometric analysis with EdU

Ki-67在细胞周期S期、G2期和M期表达,而在G0期和G1期(非增殖期)不表达。另外普遍使用的细胞增殖或细胞周期调控标志还包括增殖细胞核抗原(proliferating cell nuclear antigen,PCNA)、拓扑异构酶ⅡB和磷酸化组蛋白H3,其中我们最常用的还是PCNA。

MTT[全称是3-(4,5-Dimethylthiazol-2-yl)-2,5-diphenyltetrazolium bromide,汉语化学名为3-(4,5-二甲基噻唑-2)-2,5-二苯基四氮唑溴盐,商品名为噻唑蓝]是一种活细胞代谢物还原剂,这种方法是检测细胞存活和生长的一种简便准确的方法[48]。在活细胞生长和增殖过程中,线粒体内的琥珀酸脱氢酶可以将外源性黄色的MTT还原为水不溶性的蓝紫色结晶甲瓒并沉积在细胞中(死细胞无这样的能力),细胞中的甲瓒能够被DMSO溶解,在酶标仪OD570 nm(630 nm校准)测定样品吸收值,可间接反映活细胞数量。在一定范围内甲瓒结晶量与细胞的数量和细胞的活力成正比。因为MTT被线粒体内的一些脱氢酶还原生成的甲瓒不是水溶性的,需要有机溶液来溶解,只能作为终点检测方法;而WST-1和XTT、MTS产生的甲瓒都是水溶性的,其中WST-1产生的甲瓒比XTT和MTS产生的更易溶解、更加稳定,操作方便、快速,灵敏度更高,可以连续监测细胞的动态变化。

通过检测ATP含量的方法也能反映细胞增殖的信息。因为细胞内的ATP含量受到了严格调控,而死亡细胞或即将死亡的细胞几乎不含ATP。基于萤火虫荧光素酶(firefly luciferase)催化荧光素氧化,消耗ATP,发出光子的高效发光反应的工作原理,发光量与ATP含量呈很好的线性关系。利用能读取发光信号的光度计和酶标仪都可以方便地进行检测。这种方法非常适用于高通量细胞增殖检测和筛选。

5.4.7.2　细胞迁移检测

细胞迁移(cell migration)也称为细胞移动、细胞爬行或细胞运动,是指细胞在接收到迁移信号或感受到某些物质的梯度后而产生的移动。我们常用的方法有2种:Transwell法和细胞划痕检测细胞迁移能力。

Transwell法[49]是通过使用迁移杯,将40 μL细胞悬液(1×10^6个/mL的细胞密度)滴种于杯底膜的内侧,杯底是一层聚碳酸酯膜,膜上含有许多孔径为8 μm的微孔,按实验目的使用合适的培养液进行培养,达到一定的时间后,PBS冲洗迁移杯两侧的细胞;然后经过固定、透膜、PBS冲洗,再用苏木素溶液在25℃染色8 h,随后用流水冲洗,70%酒精返蓝;最后用棉拭子擦去杯底内侧未能迁移的细胞,留下杯底外侧的细胞,在显微镜下拍照,随机采集每个观察对象至少8个不同区域的视野图像,取平均值。做足够的样本量进行统计分析。因为我们观察的血管细胞的直径均大于10 μm,大于迁移杯底膜的微孔大小,细胞若要从膜的一侧运动到另一侧,必须主动钻过小孔,因此可以通过检测一定时间内钻过小孔的细胞数来评价细胞的迁移能力(见图5-33)。

细胞划痕实验[50]是一种简单易行的检测细胞运动的方法,实验成本较低。当细胞达到70%~80%的融合状态,用直尺比着,使用200 μL枪头均匀地沿水平方向划3条横线,再沿纵轴方向在中间划1条垂直于横线的竖线。按实验目的进行培养,选取合适的时间点进行拍照,用IPP软件对3个十字交叉点进行测量,以0 h为对照,计算细胞迁移率。细胞划痕实验也可以反映细胞受损后的恢复能力(见图5-34)。

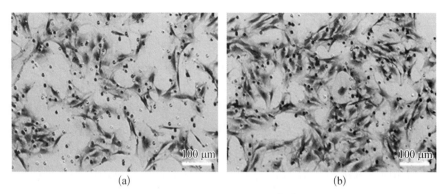

图5-33 低切应力加载12 h,Transwell 法检测 ECs 的迁移[12]
(a) 正常切应力组；(b) 低切应力组
Figure 5-33 Twelve hours of application of LowSS induced migration of by Transwell

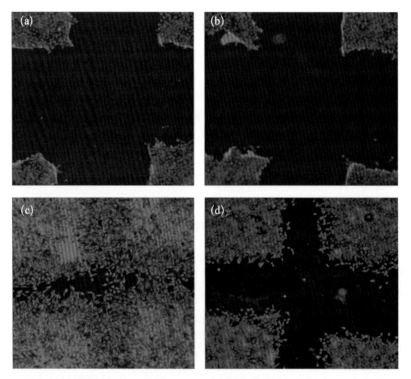

图5-34 牵张应变刺激 VSMCs 后的划痕迁移实验结果(PI 染色)
(a) 静态0 h；(b) 牵拉0 h；(c) 静态48 h；(d) 牵拉48 h
Figure 5-34 Stretching strain-induced VSMCs migration shown by cell wound scratch assay

5.4.7.3 细胞凋亡检测

细胞凋亡是一种不同于细胞坏死的特殊的细胞死亡方式,也称作细胞程序性死亡。在显微镜下观察未染色的细胞会发现凋亡细胞的体积变小、变形,细胞膜完整但出现发泡现象,到了凋亡晚期可见凋亡小体,贴壁细胞出现皱缩、变圆甚至脱落。如果用姬姆萨染色、瑞氏染色等进行染色,可观察到凋亡细胞的染色质浓缩、边缘化,核膜裂解、染色质分割成块状和凋亡小体等典型的凋亡形态。也可以用于 DNA 特异性结合的染料(如 Hoechst、DAPI)对细胞核进行染色,观察判定细胞凋亡状态。

Annexin - V 通常用于检测凋亡早期的细胞,是一种相对分子质量为 35～36 kDa 的 Ca^{2+} 依赖性磷脂结合蛋白。磷脂酰丝氨酸(phosphatidylserine,PS)正常位于细胞膜的内侧,在细胞凋亡的早期,可从细胞膜的内侧翻转到细胞膜的表面,暴露在细胞外环境中。而 Annexin - V 能与 PS 高亲和力特异性结合。将 Annexin - V 进行荧光素或生物素(biotin)标记,以标记了的 Annexin - V 作为荧光探针,利用流式细胞仪或荧光显微镜可检测细胞凋亡早期的发生。碘化丙啶(propidium iodide,PI)是一种核酸染料,它不能透过完整的细胞膜,但能够透过凋亡晚期和死细胞的细胞膜而使细胞核红染。因此常将 Annexin - V 与 PI 同时使用,以区分凋亡早晚期的细胞和死细胞[51]。

末端脱氧核苷酸转移酶介导的 duTP 缺口末端标记测定法(terminal deoxynucleotidyl transferase duTP nick end labeling,TUNEL)是最经典的细胞凋亡检测方法[52]。当细胞凋亡时,染色体 DNA 双链断裂或单链断裂而产生大量的黏性 3′- OH 末端,在脱氧核糖核苷酸末端转移酶(TdT)的作用下,将脱氧核糖核苷酸和荧光素、过氧化物酶、碱性磷酸酶或生物素形成的衍生物标记到 DNA 的 3′-末端,从而进行凋亡细胞的检测。正常的或正在增殖的细胞几乎无 DNA 断裂,因而无 3′- OH 形成,很少能够被染色。TUNEL 其实是分子生物学与形态学相结合的研究方法,对完整的单个凋亡细胞核或凋亡小体进行原位染色,能准确地反映细胞凋亡典型的生物化学和形态特征,不仅可用细胞培养还可用于组织切片,并且可以检测出极少量的凋亡细胞(见图 5 - 35)。

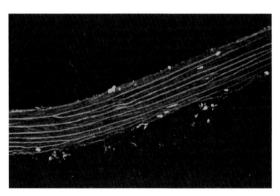

图 5 - 35 TUNEL 免疫荧光原位检测血管组织凋亡细胞(绿色标记)[12]

Figure 5 - 35 In situ apoptosis of the thoracic aorta by TUNEL(green signal)

Caspase 是介导细胞凋亡过程中关键的执行分子,它在凋亡信号传导的许多途径中发挥功能。正常情况下以 Caspase - 3 酶原(32 kDa)的形式存在于胞浆中,在凋亡的早期阶段可以激活它,活化的 Caspase - 3 由 2 个大亚基(17 kDa)和 2 个小亚基(12 kDa)组成,裂解相应的胞浆胞核底物,最终导致细胞凋亡[53,54]。但在细胞凋亡的晚期和死亡细胞,Caspase - 3 的活性明显下降。采用 Western blot 方法检测 Caspase - 3,分析 Procaspase - 3 的活化,以及活化的 Caspase - 3 及对底物多聚(ADP -核糖)聚合酶[poly(ADP - ribose)polymerase,PARP]的裂解。

5.4.7.4 细胞分化检测

细胞的分化除了细胞外形和面积等形态学指标检测外,最主要的是检测细胞不同表型特有的标志蛋白的变化,以判断细胞的分化状态。以 VSMCs 为例,根据结构和功能的不同,可以将 VSMCs 分为收缩型(分化型,differentiated VSMCs)和合成型(未分化或去分化型，dedifferentiated VSMCs）两种表型。收缩型是其中的成熟类型，分化程度高，主要功能是维持血管的弹性和收缩血管，增殖、迁移能力差或无增殖、迁移能力，细胞围绕血管壁周向排列并呈典型梭形或条带状，体积相对较小，含有丰富的肌丝，结构蛋白含量多，粗面内质网和高尔基体等细胞器较少。在 α、β、γ 3 种肌动蛋白同源型中以 α-actin 为主。而合成型 VSMCs 细胞内肌丝较少，以 β、γ-actin 为主，细胞含大量线粒体和粗面内质网，能活跃地进行分裂增殖。因此，作为收缩表型标志的一个重要蛋白，α-actin 广泛应用于检测 VSMCs 表型的改变。另一个作为 VSMCs 分化表型的标志分子肌球蛋白重链（myosin heavy chain，MHC）主要存在于分化成熟的 VSMCs 中，在合成表型中的含量相对较少，由此肌球蛋白重链量和质的变化也成为 VSMCs 在分化过程中的主要变化，并且作为形态和性质改变的指标。SM22α 是相对分子质量为 22 kDa 的收缩蛋白，存在于很多脏器以及 VSMCs 中，且仅表达于处于分化表型的 VSMCs 中。Calponin 是一类收缩相关蛋白，参与调节平滑肌细胞收缩功能。主要可分为 3 种构型：h1（或 α）、h2 和 acidic 型。h1-calponin 特异表达于分化型的平滑肌细胞，在去分化表型中表达是下调的。由此，两者也成为平滑肌细胞表型转化的标志性蛋白。

衡量 VSMCs 由合成表型转化为收缩表型主要有以下几个指标：细胞呈长梭形，面积相对较小，排列有方向性，增殖能力较弱和收缩表型标志分子 α-actin、SM12、SM22α 和 h1-calponin 的表达增高等。可以运用免疫组织化学技术检测血管组织中上述标志分子的表达，也可以用常用的细胞分子生物学技术检测，如 VSMCs 的上述标志分子在 mRNA 和蛋白水平的表达情况，以判断细胞的分化状态[55]。

5.4.7.5　细胞膜片钳技术

细胞膜片钳技术是将微电极尖端所吸附的细胞膜区域的电位固定在一定水平上，以记录通过离子通道的离子电流的静态或动态过程，来反映细胞膜单一的或多个离子通道分子功能的技术。

膜片钳的记录方式有 4 种：细胞吸附膜片不会破坏细胞的完整性，膜片极稳定，所受干扰小；内面向外膜片在高阻形成后，将微管电极轻轻提起与细胞分离，电极端形成密封小泡，在空气中短暂暴露，小泡破裂再回到溶液中就得到"内面向外"的膜片；外面向外膜片在高阻封接形成后，以负压抽吸，待膜片破裂再将玻璃管从细胞表面垂直提起，膜外侧液接触浴槽；全细胞记录构型不仅可以记录膜电位，还可以记录膜电流。

无论是哪种记录方法，首先需要拉制毛细玻璃管电极。以记录 VSMCs 为例，拉制 75 mm 的毛细玻璃管电极采用两步拉制电极（56.6 mA 和 48 mA），之后进行电极抛光，使电极尖端圆钝平滑有利于高阻封接的形成；将细胞放入浴槽中，在荧光显微镜下选取生长状态良好的细胞用所需的方式进行记录。实验中记录的通道电流数据用 Clampfit 10.0 软件进行分析，利用 Origin 8.0 进行非线性拟合后作图[55]。

5.4.7.6　细胞内钙成像技术

钙离子是机体生理活动中不可或缺的离子，它作为偶联胞外刺激与胞内反应的第二信使，在调节生理功能过程中有重要作用。当细胞内游离钙浓度发生改变使得钙信使系统调节细胞各种反应,因此细胞内钙浓度的检测在细胞生理及病理条件下的研究有着重要意义。

最经典的方法是,以钙离子敏感的荧光探针(如 Fura - 2/AM 或 Fluo - 3/AM)来检测细胞内钙离子浓度。它的原理基于这些探针以 1 : 1 的比例特异性地与钙结合,选用合适的激发光,通过显微镜观察荧光强度反映钙浓度[55]。目前还可以通过构建检测钙的 FRET 荧光探针,对于单细胞采集 FRET 信号,检测、分析钙在细胞内空间和时间上的一个动态变化。

5.4.7.7 体外微管形成实验

为了研究 EPCs 微管状结构的形成与连接,我们通常以 Matrigel 为基质,进行体外微管形成实验。Matrigel 基底膜基质在室温条件下,聚合形成具有生物学活性的三维基质,模拟体内细胞基底膜的结构、组成、物理特性和功能,有利于体外细胞的培养和分化,以及对细胞形态、生化功能、迁移、侵染和基因表达的研究[56]。它可以促进 ECs 的贴壁和分化,高浓度的 Matrigel 适合研究体内血管生成。

细胞可在 0.5 mm 厚度的 Matrigel 基质层表面生长,也可在 1 mm 厚度的 Matrigel 三维基质内生长。根据实验目的配制合适厚度的 Matrigel,使用时 4℃溶解,以 24 孔板为例,冰上操作加入 400 μL/孔,4℃水平放置 30 min 去除气泡,37℃培养箱水平放置 30 min 至凝固。按实验要求将 200 μL 细胞悬液(2×10^4 个/mL 细胞密度)加在基质胶上,时间梯度观察细胞形成微管状结构的情况。在定量计算中,每孔分成 5 个象限,每个象限在镜下随机取 2 个不同的视野,拍照采集图像(见图 5 - 36)。利用 IPP 软件,计算每张图中单位面积完整微管状结构的总长度,5 次象限的平均值作为 1 次实验的数据。按统计要求进行足够的个体数量进行统计分析[56]。

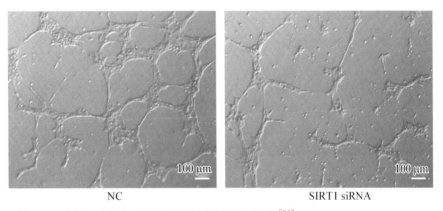

NC   SIRT1 siRNA

图 5 - 36 SIRT1 对 EPCs 在体外基质胶上形成微管状结构[56]

Figure 5 - 36 Effect of SIRT1 on tube formation of EPCs on matrigel

5.5 显微成像实验技术

显微镜的发明使得生命科学的研究发生了质的飞跃,到现在显微成像技术已经成为生命科学研究中不可或缺的研究手段。如果说荧光显微镜的使用让我们直观地看到了多彩的微观世界,那么激光共聚焦显微镜的出现可以让我们更加清晰、更加准确、更加真实地感受色彩斑斓的三维、动态微观世界。

5.5.1　激光共聚焦显微镜

激光共聚焦显微镜(confocal microscope)以激光为光源,发射的相干光相继通过位于共扼平面的针孔光阑,该针孔与标本上的扫描点及位于光电倍增管检测器前的第 2 个共焦针孔共扼。激光被分光镜反射后在标本上的特定焦平面内扫描,从该平面上点发射的激发荧光返回并穿过分光镜后在检测小孔光阑处汇聚为共聚焦点。Confocal 采集得到的图像与传统场式反射荧光显微镜相比清晰很多,是因为绝大部分物镜焦平面上面或下面点发射的荧光不能汇聚到小孔,所以离焦荧光只有一小部分能够通过小孔,大多数的离焦光线不能被 PMT 检测,不会影响最终图像质量。

激光共聚焦显微镜目前已经成为分子、细胞和活体组织研究的常规研究设备。可以用来观察固定细胞、活细胞和组织的深层结构,还可以得到清晰锐利的多层 Z 平面结构(即光学切片),并以此构建标本的三维实体结构。

标本的处理同正常的荧光标记样品一样,不需要特殊的处理方式。它最大的优势在于可以观察活细胞、组织的三维结构,并且可以同时获取时间或多荧光通道的图像信息(见图 5 - 37)。

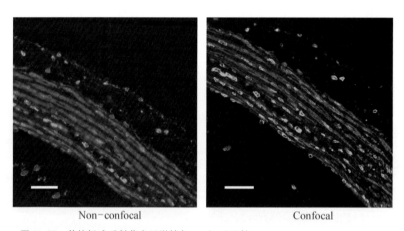

Non-confocal　　　　　　　　Confocal

图 5 - 37　传统场式反射荧光显微镜与 confocal 比较
左图为传统场式反射显微镜拍摄结果,右图为 Confocal 拍摄结果,标尺＝50 μm
Figure 5 - 37　Compared Confocal and widefield fluorescence microscopy

5.5.2　单细胞成像技术

随着荧光蛋白的发现和对这些蛋白的重组、优化,无论仪器的开发更新,还是方法的应用都极大程度地推动了单细胞显微成像技术。荧光蛋白在监测活细胞的分子定位、活性及其基因表达中的应用主要有:荧光漂白后恢复(fluorescence recovery after photobleaching,FRAP),荧光漂白过程中丢失(fluorescense lose in photobleach,FLIP),荧光漂白后定位

(fluorescence localization after photobleaching, FLAP)，荧光能量共振转移(fluorescence resonance energy transfer, FRET)，荧光寿命成像显微术(fluorescence lifetime imaging microscopy, FLIM)[57]。

FRAP 经常用于分析多种生物膜系统。实验用短脉冲的强激光将微米大小区域的荧光完全淬灭(光漂白后)，只有通过漂白区和未漂白区荧光分子的交互扩散运动，光漂白区才能够重新出现荧光。利用此方法可以帮助我们更好地了解细胞内蛋白质和脂类分子的特性、相互作用甚至生理功能。

FLIP 技术与 FRAP 类似，同样在细胞上用强光反复刺激，不同于 FRAP 的是，FLIP 记录荧光损失过程。该技术为检查内质网、细胞核和细胞质等区域的边界提供了强有力的工具。

FRET 即荧光能量共振转移，是较早发展起来的一门单细胞影像技术，而荧光能量共振转移现象是 20 世纪初发现的，随着绿色荧光蛋白应用技术的发展，FRET 已经成为检测活体中生物大分子纳米级距离和纳米级距离变化的有力工具。最明显的优势在于凭借其在空间和时间上前所未有的分辨率，已经彻底改变了生物学和医学研究。

5.5.2.1　FRET 工作原理

FRET 是距离很近的 2 个荧光分子间产生的一种能量转移现象[58]。当供体荧光分子的发射光谱与受体荧光分子的吸收光谱重叠，并且 2 个分子的距离在 10 nm 范围以内时，就会发生一种非放射性的能量转移，即 FRET 现象[59]。而在生物体内，如果 2 个蛋白质分子的距离在 10 nm 之内，一般认为这 2 个蛋白质分子存在直接相互作用。

荧光蛋白技术就是发现荧光蛋白并应用基因工程对这些蛋白进行优化、重组的改造，从而获得了覆盖很大范围之内各种波段发射荧光的标记蛋白。这对 FRET 技术的广泛应用有着举足轻重的重要意义。荧光蛋白扩展了生命科学的研究手段，应用它可以更好地进行细胞内分子追踪、分子定量等活细胞观察研究。在 FRET 技术中，受体、供体荧光配对直接影响了实验的灵敏度、准确性和重复性。绿色荧光蛋白(green fluorescent protein, GFP)大家应该都不陌生，科学家对其进行突变、改造，已经衍生出多种不同的荧光蛋白，我们将这些用于 FRET 受体、配体配对中，设计更加灵敏、有效的新的生物传感器。现在已有的组合有：CFP - YFP、CFP - dsRED、BFP - GFP、GFP - dsRED、YFP - dsRED、Cy3 - Cy5、Alexa488 - Alexa555、Alexa488 - Cy3、FITC - Rhodamine(TRITC)、YFP - TRITC、YFP - Cy3、Ametrine/tdtomato、mOrange/mCherry、tagfp/mPlum 和 t - sapphire/DsRED 等等。以往只可以实现单一的活细胞上一种分子的可视化，而近几年王英晓实验室将 mOrange2/mCherry 作为一种新的增强绿色荧光蛋白 FRET 配对，连同增强绿色荧光蛋白(enhanced GFP, EGFP)和能量转移黄色荧光蛋白(yellow fluorescent protein for engergy transfer, YPet)已经证明在同一细胞中，实现双 FRET 成像。这样可以解决在单细胞中同时观察多个分子信号，继而揭示时间和空间中的信号网络。

5.5.2.2　FRET 探针的设计和应用

细胞信号转导过程中的一个重要标志就是蛋白质的磷酸化，研究其中的酶活性是研究信号通路的重要方面。以往只有破碎细胞后,用细胞提取物,然后才能利用放射性和免疫化学发光方法测定酶活性。而现在可以应用 FRET 技术做到活细胞内动态定量、定位监测酶活性变化[60-62]。我们实验室通常应用此技术检测蛋白激酶活性。

利用 FRET 原理构建这种探针时通常依照以下顺序连接:ECFP、可与磷酸化底物相结合的磷酸化识别结构域、一条柔性连接肽、对已知蛋白激酶特异性的底物结构域和 YPet。当激酶活性较低时,ECFP 和 YPet 之间相互靠近,使得 ECFP 在 433 nm 激发下能导致 YPet 产生 525 nm 的发射光,FRET 水平较高;当激酶活性增加,底物结构域磷酸化后,分子内部就会发生磷酸化识别结构域与其结合引起 2 个荧光蛋白分离,波长为 433 nm 的光激发 ECFP,使其产生波长为 495 nm 的发射光,FRET 水平降低。通常用 ECFP/YPet 的比值显示蛋白激酶活性(见图 5 - 38)。

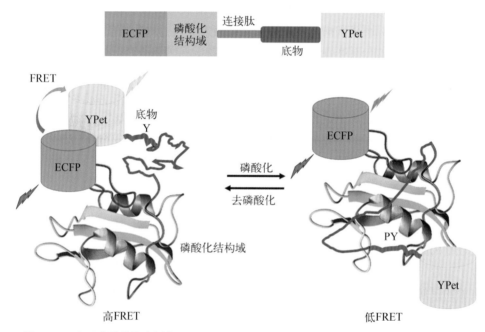

图 5 - 38　FRET 探针结构示意图
ECFP—青色荧光蛋白;YPet—黄色荧光蛋白
Figure 5 - 38　The domain structure, schematic representation of FRET

目前,一些实验室已经针对 PKA、Src、Fak、EGFR、Abl、Fyn 等几种已知的蛋白激酶构建了探针,转染到目的细胞,根据 FRET 来检测酶活性变化。在实验过程中,对细胞进行合适的生长因子刺激,通常在数分钟内被激活,通过 FRET 比值可以判定结果。在设计探针时,还可以加上特定部位的定位信号(如核定位信号使之定位于核中),使 FRET 方法可以定时、定量、定位地观察激酶活性变化。

FRET 技术还可以用于细胞凋亡的研究。研究人员依据 Caspase 8 活化后作用于 Bid 蛋白,使其裂解成两个片段,然后羧基片段转移到线粒体,释放细胞色素 C 诱使细胞凋亡。探针设计时,将 CFP 和 YFP 连接至 Bid 蛋白两端,使其在没有裂解前可以发生 FRET,一旦裂解即可使 FRET 效应消失,不仅可以从 FRET 比值判断凋亡程度,而且还可以通过 CFP

荧光直观、实时观测到其在细胞内的定位变化。

膜蛋白的研究一直都是信号通路研究过程中的重点和难点。利用合理地设计,可以用 FRET 明显地观测到细胞膜局部受刺激后,受体活化迅速扩散到整个细胞膜的动态过程。当我们要确定细胞内两分子间是否存在相互作用,可以将这两分子分别连于荧光对 CFP/YFP 两端,进行 FRET 测试,如果在合适条件下,发生 FRET 现象就可以直接反映两分子间存在相互作用。细胞内 Ca^{2+} 浓度变化也可以用 FRET 进行动态监测。

随着荧光蛋白的不断改造和 FRET 观察显微镜的不断升级,FRET 技术将不限于对体外细胞实验动态地阐明分子间相互作用的研究,还将应用于动物在体条件研究,应用到细胞分子水平的高能量药物筛选的工作中。

5.6 高通量生物实验技术

21 世纪初,科学家相继宣布完成人类基因组计划及其他生物基因组测序工作,标志着生命科学研究进入了一个崭新的时代,即后基因组学研究时代。后基因组学时代也称为功能基因组学时代,它以揭示基因组的功能及其调控机制为研究目标,利用高通量生物实验技术获得转录组学、蛋白质组学和代谢组学等不同领域的大数据,通过生物信息学、计算机科学等对其进行加工、存储、检索、分析,得出其生物学意义。

高通量生物实验技术包括:基因组学、蛋白质组学及生物信息学分析技术。微阵列芯片技术和高通量测序是基因组学最主要的研究方法;与蛋白质组学的研究相关的实验技术有双向电泳、质谱技术、抗体芯片、组织芯片、酵母双杂交技术,以及可以研究细胞组织的代谢产物的核磁共振光谱分析、质谱技术等实验技术。在此就目前实验室应用比较广泛的基因微阵列芯片技术、蛋白质组学的技术和生物信息学作一一介绍。

5.6.1 微阵列芯片技术

自 1995 年 Science 杂志上发表了第一篇有关微阵列技术的论文以来,这项技术迅速发展,广泛应用于生命科学领域的多种研究中。微阵列芯片技术是以硅片、聚丙烯、玻片、尼龙膜或纳米分子等固相支持物为载体,将成千上万种 DNA 和蛋白序列固定在载体上,再与模板在严格的条件下进行杂交,通过检测杂交信号的强弱,进而判断样品中靶分子的结构与数量[63]。随着微阵列芯片技术的高速发展,这项技术已经迅速席卷了生、农、医、药领域,成为这些领域必不可少的研究方法。

目前常用的芯片有:单核苷酸多态性微阵列芯片(array-single nucleotide polymorphism, array - SNP)用于研究各种 DNA 序列的差异和单核苷酸多态性,同时可以研究这些差异对疾病的诊断、预后的影响;微阵列比较基因组杂交芯片(array-comparative genomic hybridization, array - CGH)适用于研究基因拷贝数量的变化,从而明确疾病相关遗传基因,进而阐明其致病机制;表达谱芯片用于大规模分析一定的生物对象在特定生物过程中基因表达变化的全面信息;微小 RNA(micro RNA, miRNA 芯片用于研究小 RNA 功能及其在动植物的生长、发育、细胞分化和凋亡，以及人类疾病发生等进程中的作用；DNA 甲基化芯片从全基因组水平研究 DNA 甲基化在发育、X 染色体失活、衰老和人类疾病中的变化；长链非编码 RNA（long noncoding RNA，lncRNA）是近几年研究的热点，它的表达具有组织特异性，不仅参与表观遗传、可变剪接、入核转运等过程，而且可以作为细胞微结构原件、小 RNA 前体等发挥功能，其转录和功能失调可能引起疾病的发生，lncRNA 芯片的出现为研究者提供了便利条件；染色质免疫沉淀芯片（chromatin immunoprecipitation chip，ChIP - chip）用于研究表观遗传学水平、蛋白与基因的相互作用。蛋白质抗体芯片可用于检测生理、病理过程相关蛋白的表达丰度、探索药物作用机制、筛选疾病标记物及检测信号通路中成员的激活状态。

商品化的微阵列芯片非常成熟、稳定，因此在芯片的制备上我们并不需要担心，只需根据自己的实验要求和目的去选择合适的微阵列芯片。微阵列芯片实验容易产生误差，实验过程中需要设立阴性对照、阳性对照和足够量的重复（通常每个样品做 3～5 次的重复实验），以提高实验的精确度。合理地实验设计可以使实验费用最小化，并获得可信、高质量的数据。

微阵列芯片技术如同其他实验技术一样，样品的质量是保证后续实验成功与否的前提。不同的芯片对样品的要求不尽相同。DNA 样品的纯度 OD260/OD280 值应在 1.7～2.0 之间，OD260/OD230 > 1.5，保证无 RNA 残留，不含有其他个体或物种的 DNA 污染，样品溶解于 Reduced TE（10 mmol/L Tris，0.1 mmol/L EDTA）中，浓度 > 55 ng/μL，每个样品总量不少于 2 μg，−20℃保存、运输样品；对于表达谱芯片的样品纯度 OD260/OD280 应在 1.9～2.2 之间，无 DNA 残留，28S/18S≥0.7，样品需要溶解在 RNase-free H_2O 或 TE（pH＝8.0），浓度>100 ng/μL，每个样品总量不少于 2 μg，超低温保存、运输；miRNA 芯片样品纯度 OD260/OD280 值应在 1.8～2.1 之间，无 DNA 污染，溶解于 RNase-free H_2O 中，浓度不低于 20 ng/μL，每个样品总量 > 0.5 μg，超低温保存、运输；lncRNA 芯片与 miRNA 芯片样品要求相似，只是样品浓度需要达到 40 ng/μL 以上，样品总量 > 2 μg。

靶标分子的质量在微阵列分析实验中非常重要，目前制备靶标微阵列的方法有分配法和合成法两种[62]：分配法是先采用 PCR 等方法合成靶标，再通过接触式点样等类似方法将合成好的靶标分配到微阵列表面；合成法是通过光引导原位合成技术等方法直接在微阵列表面合成靶标。两种方法相比，分配法更有优势，如成本较低、易于操作、可分配大份且质量高。对于那些复杂性较低的靶标分子可以选择合成法。针对蛋白质芯片可采用纯化、肽合成、天然细胞提取物等方法来制备。

探针的质量是决定微阵列数据质量的关键因素。探针的制备有直接标记法和间接标记法[63]：直接标记法是采用酶学或化学手段将荧光素共价连接到探针分子上；间接法是利用桥连分子（如生物素、寡聚核苷酸）将荧光素以非共价键方式连接到探针分子上。探针浓度、杂交双方的序列组成、盐浓度及温度等是影响杂交双链形成的重要因素。杂交过程中要使尽可能多的正确配对物不遗漏（假阴性尽量少），错配的杂交降至最低（假阳性尽量少）。

微阵列芯片标准化的检测方法是荧光检测，在整个实验过程中，荧光信号的光子转化为电子信号的效率决定了检测灵敏度。荧光标记有单色荧光和双色荧光标记法：单色荧光标记法是参照基因与样本基因经标记后分别在不同的芯片上杂交；双色荧光标记法则是参照基因和样本基因标上绿色和红色荧光后在同一张芯片上进行杂交[64]（见图 5 - 39）。荧光信号的检测、收集是以激光作为激发光源，用与其匹配的滤光设备和光电倍增管作为探测器，通过微阵列成像仪或扫描仪进行拍照采集图像，最终将独立的图像组合在一起成为一个完整的图像，该图像包含整个微阵列的全部信息。

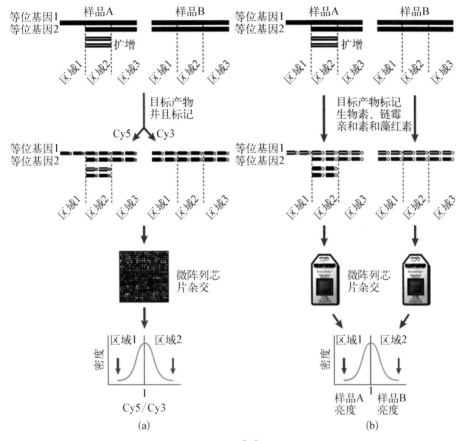

图 5 - 39　单色荧光标记法与双色荧光染色标记法[64]
(a) 单色荧光标记法；(b) 双色荧光染色标记法
Figure 5 - 39　The diagram of single and two color fluorescent labeling method

基因微阵列芯片实验后得到的原始数据是杂交后的荧光图像，要获得可用于分析的数据，应分别对每个点的荧光亮度进行处理，得到数量化点值。扫描仪对基因芯片的图像进行扫描，根据每个点的光密度值相对应的绝对表达量，利用图像分析软件分析芯片的背景噪声以及杂交点的光密度，对每个点的荧光亮点校准，再取样本基因和参照基因荧光的比值作为每个样本基因的相对表达量。选择相对表达量，可以在一定程度上减少芯片之间经荧光染色、扫描所产生的系统偏差。然后对比值取对数，$\log_2 1 = 0$ 表示表达量没有改变，而 log 值分别为 1 或 -1 时，可以认为表达量都发生了两倍的变化，一个是表达增加为正调控，而另一个是表达减少为负调控。

芯片数据的整理主要是对基因芯片数据的标准化处理，目的是为了消除实验过程中混合在变量中的噪声，使各个样本的数据处于相同的水平，让变量具有可比性，最终得到具有

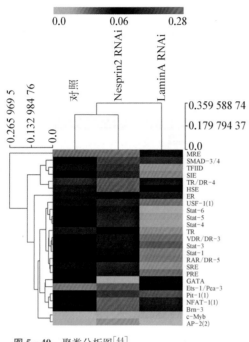

图 5 - 40 聚类分析图[44]

Figure 5 - 40 The clustering analysis map

生物学意义的基因表达量的变化。标准化处理包括芯片内和芯片间标准化。芯片内的数据标准化是为了去除每张芯片由荧光染色差异、点样机器，或者杂交实验所产生的系统误差，使每个基因的表达点都具有独立性。芯片内数据标准化的常用方法是 Lowess 回归分析法，另一个是采用传统的管家基因（house-keeping gene）来进行标准化处理。芯片间的标准化处理常采用平均数、中位数标准化等方法，将不同芯片的数据调整到同一水平[65]。除了上述归一化方法外，为比较多个芯片表达的数据，还应严格控制每次实验的条件，使实验在相同的环境和条件下进行，如荧光激发和发射的效率、测定的条件等。

从芯片测定结果的大数据中获取有用的生物学信息，统计学的处理分析是必不可少的，可以帮助研究人员发现新的基因、DNA 序列、基因的突变位点等。目前应用于基因芯片表达数据统计分析的方法有：差异基因表达分析、无监督分析、有监督分析、基因网络分析。基因网络建模的方法有布尔法或连续法、确定法或随机法等。通过基因网络分析，可以揭示基因的功能和调控网络（见图 5 - 40）。

经统计分析得到差异表达基因后，需要对这些基因的功能和生物学意义作进一步的研究。我们通过生物数据库，如 NCBI、EBI、Ensembl、UCSC 基因组浏览器、Gene Ontology（GO）数据库、KEGG 通路数据库等，来描述及观察基因在生物功能的注解。最后，使用合适的实验来进一步验证数据分析得到的信息。

早期我们实验室的人员已经通过微阵列芯片技术研究内皮细胞对切应力刺激的反应以及内皮细胞与平滑肌细胞共培养。虽然单独培养和共培养的内皮细胞对切应力刺激所表达的基因大多相似，但也有不同表达的基因，说明内皮细胞和平滑肌细胞的相互作用改变了内皮细胞对切应力刺激的反应。目前我们实验室已经完成了自发性高血压大鼠的 miRNA、lcnRNA、转录因子和表达谱等微阵列芯片的检测，统计分析出了大量差异基因，后续会不断通过实验来探讨这些基因的功能及其作用机制。

5.6.2 蛋白质组学技术

1994 年澳大利亚学者 Marc Wilkins 提出了蛋白质组（proteome）的概念，即指一个细胞甚至一种生物所表达的全部蛋白质，是一个在时间和空间上动态变化的整体。蛋白质组学（proteomics）是指应用各种技术手段，在大规模水平上研究蛋白质的表达水平、翻译后修饰、蛋白间相互作用等特征，获得与疾病发生，细胞代谢等过程的整体蛋白质水平。

蛋白质组学根据研究内容可以分为结构蛋白质组学和差异蛋白质组学。前者主要是研究蛋白质表达模式,包括组织或细胞内全部蛋白质的种类及表达含量、氨基酸序列及空间结构的分析;结构蛋白质组学研究的初期,许多研究者在人类基因组计划成功完成的鼓舞下,力图"查清"人类3万多基因编码的所有蛋白质,建立蛋白质文库。但是,蛋白质组学的研究技术远比基因组学复杂和困难,首先氨基酸残基种类远多于核苷酸残基,其次蛋白质翻译后修饰复杂,如磷酸化和糖基化等,都会给蛋白质的分离和分析带来很多困难。于是差异蛋白质组学技术,即比较不同蛋白质组之间蛋白质在表达数量、水平和修饰状态上的差异,得到了广泛的应用。差异蛋白质组学常应用于正常组织/细胞在不同刺激条件下蛋白质在表达数量、水平和修饰状态上的差异、比较病变组织/细胞与正常组织/细胞,或疾病发展不同阶段组织中的差异,为研究疾病发病机制和寻找疾病诊断和治疗的特异生物标志物(biomarker)提供线索[66]。

蛋白质组学研究主要涉及两方面的内容:蛋白质组的组成成分,即蛋白质表达模式的研究;蛋白质组的功能,即蛋白质组功能模式的研究。蛋白质组表达模式研究的支撑技术主要有:以双向凝胶电泳为代表的蛋白质分离技术、以质谱为代表的蛋白质鉴定技术及生物信息学分析。蛋白质组功能模式研究的主要技术有酵母双杂交系统、噬菌体展示、生物传感芯片技术、蛋白质芯片技术等。

蛋白质组学以实现对一个基因组所编码的全部蛋白质及其相互作用的研究为目的。如何解决对组织、细胞或体液所含的所有蛋白质进行有效提取和分离,使组织/细胞内表达的全部蛋白质以溶解的状态提取出来是蛋白质组学实验的关键问题。虽然没有一种样品制备的通用方法,但有几条需要遵循的共同原则:① 尽可能打断蛋白质之间的共价键结合,使样品中的蛋白质以分离的多肽链形式存在;② 避免对蛋白质的修饰作用和蛋白质的降解;③ 避免干扰物质脂类、核酸、盐等的掺入;④ 蛋白质样品与后续分离技术的兼容性。

根据不同蛋白质的溶解性及其在细胞中存在部位的差别,有时可以进行样品预分级,即采用不同方法将细胞或组织中的全体蛋白质分成几部分,分别进行蛋白质组研究。如专门分离出细胞核、线粒体或高尔基体等细胞器的蛋白质成分。样品预分级不仅可以提高低丰度蛋白质的上样量和检测,还可以针对某一细胞器的蛋白质组进行研究。下面对蛋白质组学研究中的常用技术作大致介绍。

1975年,O'Farrell和Klose分别提出了双向凝胶电泳技术。这项技术可以同时将数千种蛋白质分离与展示,其原理是高压电场下根据蛋白质等电点的不同在一向等电聚焦(isoelectric focusing,IEF)电泳中分离各蛋白质,再依据相对分子质量大小不同,于第一向垂直方向上进行第二向SDS-聚丙烯酰胺凝胶电泳(SDS-PAGE)。起初由于电泳装置的限制和载体两性电解质的特性,不仅双向电泳的重复性极差,而且难以制备大量重复性好的胶,直至固相pH梯度(immobilized pH gradient,IPG)凝胶电泳的出现,很大程度地改善了重复性和上样量,解决了pH梯度不稳定、阴极漂移等现象。利用商品化的IPG胶条,结合新的荧光染料,选择所需的pH和长度的胶条,胶条的长短与分离的分辨率成正比,目前双向凝胶电泳最高可以分离6 000个蛋白质点[66,67](见图5-41)。由于双向凝胶电泳能够对批量蛋白质实现一次性分离,具有较高的灵敏度和分辨率;染色后的凝胶便于应用计算机进行图像分析处理,对蛋白质点进行定量分析,寻找差异表达的蛋白质点;对切割下来的凝胶中的蛋白质进行酶切消化,可以很好地与质谱分析结合,鉴定差异表达的蛋白质点,因此成为目前蛋白质组学研究中组分分离的核心技术。然而,目前双向凝胶电泳技术对于极酸或极碱蛋白质、高分子质量(大于 200 kDa)或小分子质量(小于 10 kDa)蛋白质、微量蛋白质以及难溶性蛋白质(一些膜蛋白)的分离仍不理想。

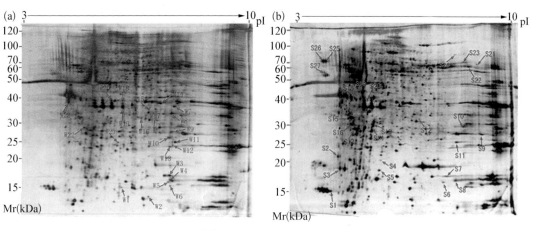

图 5 - 41　大鼠主动脉蛋白双向电泳结果图[67]
(a) WKY;(b) SHR
Figure 5 - 41　The 2DE map of protein

　　应用双向电泳技术,我们实验室从 18 周 SHR 和 WKY 胸主动脉检测出 50 个差异表达的蛋白质,其中 27 个在 SHR 高表达,23 个在 WKY 高表达[68];同样的方法,我们实验室还开展了正常切应力和低切应力条件下体外培养大鼠胸主动脉的差异蛋白质组学的研究工作,找到了 43 个表达有显著性变化的蛋白质,其中 8 个蛋白质在正常切应力条件下高表达,在低切应力条件下有 35 个高表达蛋白质,再通过 Ingenuity Pathway Analysis(IPA)软件分析,得到了可能参与低切应力诱导血管重建的信号转导网络[34,44]。

　　质谱技术是目前蛋白质组研究中发展最快,也最具活力和潜力的技术。质谱技术的原理是样品分子离子化后,根据其质荷比(m/z)来进行成分和结构分析的方法。电离技术的不断革新,电喷雾电离和基质辅助激光解析电离技术具有高灵敏度和更高质量的检测范围,使得质谱分析的相对分子质量高达几十万道尔顿。目前可用于大相对分子质量蛋白质检测鉴定的质谱主要有 2 种:电喷雾质谱(ESI MS)和基质辅助激光解吸附飞行时间质谱(MALDI - TOF MS)。通过质谱,可以得到蛋白的肽质量指纹图谱(peptide mass fingerprint,PMF),进而到数据库搜索鉴定该蛋白的身份(见图 5 - 42)。

　　酵母双杂交系统是 Fields 等在 1989 年建立的,经过近 30 年的发展和不断完善,现在已成为蛋白组学中分析蛋白质间相互作用的不可或缺的方法。这项技术是一种具有很高灵敏度的研究蛋白质之间关系的方法,对蛋白质之间微弱的、瞬间的作用也能够通过报告基因的表达产物敏感地检测得到。其在蛋白质间的相互作用研究、筛选新的蛋白质、研究蛋白质的功能等诸方面发挥重要作用,成为许多实验室研究蛋白质的相互作用和蛋白质的结构与功

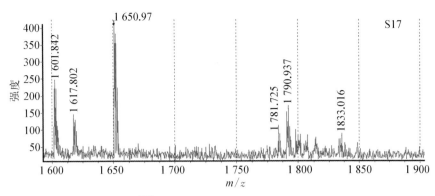

图 5 - 42　肽质量指纹图谱[67]

Figure 5 - 42　Fingerprint of peptide mass

能的必要手段。然而,酵母双杂交技术也有缺点,如一些依靠翻译后修饰的相互作用无法在酵母中检测到;通过双杂交观察到的蛋白质的相互作用只是反映蛋白质间能发生作用的可能性,存在假阳性和假阴性现象,因此需要通过其他实验验证。

蛋白质芯片是将一系列蛋白当作"诱饵"以阵列方式固定在固相支持载体上,然后将其与待测样品杂交,实质上是大规模的酶联免疫吸附测定。目前发展最快的蛋白芯片是蛋白质抗体芯片,可用于检测生理、病理过程相关蛋白的表达丰度、探索药物作用机制、筛选疾病标志物及检测信号通路中成员的激活状态。蛋白质芯片还可以对同一个样品中的多个不同的蛋白质分子同时进行相对的定量检测。

蛋白质组学的研究方法各有自己的优势和局限性,很难同基因组研究一样有较一致的方法,为适应不用蛋白质的不同特征,更注重各种方法之间的整合和互补。

5.6.3　生物信息学分析

生物信息学(bioinformatics)是随着人类基因组计划、计算机技术、网络技术的发展而诞生的一门新兴学科,是基因组学和蛋白质组学研究的重要技术平台。生物信息学是以计算机为工具,对高通量、复杂的生物学样品大数据进行储存、检索和分析,研究生物系统之规律的学科。

生物信息学主要的研究方向包括基因组学、蛋白质组学、系统生物学和比较基因组学。具体来说,可以进行序列比对、蛋白质比对、基因识别分析、分子进货、序列重叠装配、遗传密码、药物设计等研究,通过数据累积,从全局和系统水平研究和分析系统生物学。生物信息学应用最典型的案例就是新药创新工程。通常以基因组 DNA 序列信息分析作为源头,获得蛋白质编码区信息后进行蛋白质空间结构模拟和预测,再依据蛋白质的功能进行相应的药物设计。

选择合适的数据库是生物信息学研究的关键。国际上权威的核酸序列数据库有欧洲分子生物学实验室的 EMBL、美国生物技术信息中心的 GenBank 和日本遗传研究所的 DDBJ,这 3 个数据库是综合性的 DNA 和 RNA 序列数据库。蛋白质组数据库是蛋白质组研究水平的标志和基础。目前应用最普遍的数据库是瑞士的 SWISS - PROT 数据库和美国国家生物信息中心/欧洲生物信息学研究所共同编辑的 dbEST 数据库。SWISS - PROT 是目前世界上最大、种类最多的蛋白质组数据库;用肽序列标签或部分序列信息最适合查询 dbEST 数据库。生物信息学的发展已给基因组和蛋白质组研究提供了更方便有效的计算机分析软件,目前我们实验室应用最多的是 IPA。IPA 是基于云计算的一体化应用软件,它能够分析来源于基因组、micRNA、SNP、代谢组、蛋白组、芯片、RNA - Seq 实验及各类小规模实验的数据。通过 IPA 还可以搜索基因、蛋白、化学分子、药物的各类信息,并且能方便构建相互作用模型。

(沈宝荣　张萍　姜宗来)

参考文献

[1] Goldblatt H, Lynch J, Hanzal R F, et al. Studies of experimental hypertension: I. Production of persistent elevation of systolic blood pressure by means of renal ischemia[J]. J Exp Med, 1934, 59(3): 347 - 379.

[2] 张明亮. 高血压及低切应力对大鼠颈总动脉重建的影响和机制[D]. 上海: 上海交通大学, 2008.

[3] Kumer A, Lindner V. Remodeling with neointima formation in the mouse carotid artery after cessation of blood flow [J]. Arterioscler Thromb Vasc Biol, 1997, 17(10): 2238 - 2244.

[4] Xu Q. Mouse models of arteriosclerosis from arterial injuries to vascular grafts[J]. Am J Pathol, 2004, 165(1): 1 - 10.

[5] Korshunov V A, Berk B C. Strain-dependent vascular remodeling: the "Glagov phenomenon" is genetically determined[J]. Circulation, 2004, 110(2): 220 - 226.

[6] Ueno H, Kanellakis P, Agrotis A, et al. Blood flow regulates the development of vascular hypertrophy, smooth muscle cell proliferation, and endothelial cell nitric oxide synthase in hypertension[J]. Hypertension, 2000, 36(1): 89 - 96.

[7] Jeremy J Y, Gadsdon P, Shukla N, et al. On the biology of saphenous vein grafts fitted with external synthetic sheaths and stents[J]. Biomaterials, 2007, 28(6): 895 - 908.

[8] Wang X, Chai H, Lin P H, et al. Mouse models of neointimal hyperplasia: Techniques and applications[J]. Med Sci Monit, 2006, 12(9): RA177 - 185.

[9] Zou Y, Dietrich H, Hu Y, et al. Mouse model of venous bypass graft arteriosclerosis[J]. Am J Pathol, 1998, 153(4): 1301 - 1310.

[10] Schachner T, Laufer G, Bonatti J. In vivo(animal) models of vein graft disease[J]. Eur J Cardio-thoracic Surg, 2006, 30(3): 451 - 463.

[11] 丛兴忠, 姜宗来, 李玉泉. 用于内皮细胞和平滑肌细胞联合培养的流动腔系统[J]. 医用生物力学, 2001, 16(1): 1 - 5.

[12] 姜隽. 血管平滑肌细胞与内皮细胞相互交流的力学生物学机制[D]. 上海: 上海交通大学, 2013.

[13] Chiu J J, Chen L J, Lee P L, et al. Shear stress inhibits adhesion molecule expression in vascular endothelial cells induced by coculture with smooth muscle cells[J]. Blood, 2003, 101(7): 2667 - 2674.

[14] Wang H Q, Huang L X, Qu M J, et al. Shear stress protects against endothelial regulation of vascular smooth muscle cell migration in a coculture system[J]. Endothelium, 2006, 13(3): 171 - 180.

[15] 沈宝荣, 严志强, 齐颖新, 等. 细胞联合培养流动腔. ZL201010216353.7[P]. 2012.08.22.

[16] 沈宝荣, 齐颖新, 严志强, 等. 用于联合培养细胞扰动流加载的流动腔. ZL201110232608.3[P]. 2013.06.19.

[17] Usami S, Chen H H, Zhao Y, et al. Design and construction of a linear shear stress flow chamber[J]. Ann Biomed Eng, 1993, 21(1): 77 - 83.

[18] Chien S. Effects of disturbed flow on endothelial cells[J]. Ann Biomed Eng, 2008, 36(4): 554 - 562.

[19] Dewey C F Jr. Efforts of fluid flow on vascular crlls[J]. J Biomech Engng, 1984, 106(1): 31 - 35.

[20] Langille L B. Integrity of arterial endothelium following acute exposure to high shear stress[J]. Biorheology, 1984, 21(3): 333 - 346.

[21] Redmond E M, Cahill P A, Sitzmann J V. Perfused transcapillary smooth muscle and endothelial cell coculture—a novel in vitro model[J]. In Vitro Cell Dev BiolAnimal, 1995, 31(8): 601 - 609.

[22] http://www.merckmillipore.com/CN/zh/life-science-research/cell-culture-systems/cellASIC-live-cell-analysis/

microfluidic-plates/68 eb. qB. wfkAAAFBWmVb3.sJ, nav.

[23] van de Geest J P, Di Martino E S, Vorp D A. An analysis of the complete strain field within Flexercell membranes [J]. J Biomech, 2004,37(12): 1923-1928.

[24] Fabry B, Maksym G N, Butler J P, et al. Scaling the microrheology of live cells[J]. Phys Rev Lett, 2001, 87(14): 148102.

[25] Fukamizu A, Sugimura K, Takimoto E, et al. Chimeric renin-angiotensin system demonstrates sustained increase in blood pressure of transgenic mice carrying both human renin and human angiotensinogen genes[J]. J Biol Chem, 1993, 268(16): 11617-11621.

[26] 王伯沄,李玉松,黄高昇,等.病理学技术[M].北京:人民卫生出版社,2000: 128-134.

[27] 郑燕璇,王晓鸿,刘少璇,等.石蜡切片 HE 染色方法的探讨[J].中国中医药资讯,2010,2(29): 112.

[28] Zhang P, Qi Y X, Yao Q P, et al. Neuropeptide Y stimulates proliferation and migration of vascular smooth muscle cells from pregnancy hypertensive rats via Y1 and Y5 receptors[J]. PLoS One, 2015,10(7): e0131124.

[29] Liu S Q, Fung Y C. Zero-stress state of arteries[J]. J Biomech Eng, 1998,110(1): 82-84.

[30] Han H C, Marita S, Ku D N. Changes of opening angle in hypertensive and hypotensive arteries in 3-day organ culture[J]. J Biomech, 2006,39(13): 2410-2418.

[31] 柳兆荣,滕忠照,覃开蓉.用 p-V 指数关系确定血管壁的周向应力[J].力学学报,2002,34(1): 87-95.

[32] Zhang X Y, Shen B R, Zhang Y C, et al. Induction of thoracic aortic remodeling by endothelial specific deletion of MicroRNA-21 in mice[J]. PLos One, 2012, 8(3): e0059002.

[33] 杜卓民.实验组织学技术[M].北京:人民卫生出版社,1982.

[34] Qi Y X, Jiang J, Jiang X H, et al. PDGF-BB and TGFb1 on cross-talk between endothelial and smooth muscle cells in vascular remodeling induced by low shear stress[J]. Proc Natl Acad Sci U S A, 2011,108(5): 1908-1913.

[35] Balcells M, Martorell J, Olivé C, et al. Smooth muscle cells orchestrate the endothelial cell response to flow and injury[J]. Circulation, 2010,121(20): 2192-2199.

[36] Qi Y X, Qu M J, Long D K, et al. Rho-GDP dissociation inhibitor alpha downregulated by low shear stress promotes vascular smooth muscle cell migration and apoptosis: a proteomic analysis[J]. Cardiovasc Res, 2008, 80(1): 114-122.

[37] 程彬彬.Sirt1 与 microRNA-34a 在切应力诱导内皮祖细胞分化中的作用及其机制[D].上海:上海交通大学,2014.

[38] Ye C, Bai L, Yan Z Q, et al. Shear stress and vascular smooth muscle cells promote endothelial differentiation of endothelial progenitor cells via activation of Akt[J]. Clin Biomech, 2008, 23(1): S118-124.

[39] 王继尧.Sirt6 介导同期性张应变诱导的人脐静脉内皮细胞增殖[D].上海:上海交通大学,2012.

[40] Bernstein E, Caudy A A, Hammond S M, et al. Role for a bidentate ribonuclease in the initiation step of RNA interference[J]. Nature, 2001,409(6818): 363-366.

[41] Wang X J. RNA interference: Gene silencing by double-stranded RNA[J]. Science & Technology Review, 2006, 24(0612): 5-8.

[42] Yao Q P, Qi Y X, Zhang P, et al. Sirt1 and connexin40 mediate the normal shear stress-induced inhibition of the proliferation of endothelial cells co-cultrued with vascular smooth muscle cells[J]. Cell physiol biochem, 2013,31(2-3): 389-399.

[43] Ding S W, Li W X. Viral suppressors of RNA silencing[J]. Curr Opin Biotechnol, 2001,12(2): 150-154.

[44] 韩悦.切应力条件下核膜蛋白 Nesprin2 和 Lamin A 在血管内皮细胞增殖和凋亡中的作用[D].上海:上海交通大学,2015.

[45] Movafagh S, Hobson J P, Spiegel S, et al. Nuropeptide Y induces migration, proliferation, and tube formation of endothelial cells bimodally via Y1, Y2, and Y5 receptors[J]. FASEB J, 2006,20(11): 1327-1337.

[46] Hammers H J, Saballus M, Sheikzadeh S, et al. Introduction of a novel proliferation assay for pharmacological studies allowing the combination of BrdU detection and phenotyping[J]. J Immunol Methods, 2002,264(1-2): 89-93.

[47] Yu Y, Arora A, Min W, et al. EdU incorporation is an alternative non-radioactive assay to [(3)H]thymidine uptake for in vitro measurement of mice T-cell proliferations[J]. J Immunol Methods, 2009,350(1-2): 29-35.

[48] Meerloo J, Kaspers G, Cloos J. Cell sensitivity assays: the MTT assay[M]. Portsmouth: Humana Press, 2011: 237-245.

[49] Goncharova E A, Goncharov D A, Krymskaya V P. Assays for in vitro monitoring of human airway smooth muscle (ASM) and human pulmonary arterial vascular smooth muscle (VSM) cell migration[J]. Nat Protoc, 2007, 1(1):

2905 – 2908.

［50］ Fu X, Shi H, Qi Y, et al. M2 polarized macrophages induced by CSE promote proliferation, migration, and invasion of alveolar basal epithelial cells[J]. Int Immunopharmacol, 2015,28(1): 666 – 674.

［51］ Rieger A M, Nelson K L, Konowalchuk J D, et al. Modified annexin V/propidium iodide apoptosis assay for accurate assessment of cell death[J]. J Vis Exp, 2011,50: e2597.

［52］ Kyrylkova K, Kyryachenko S, Leid M, et al. Detection of apoptosis by TUNEL assay[J]. Humana Press, 2012, 887: 41 – 47.

［53］ Salvesen G S. Caspases: opening the boxes and interpreting the arrows[J]. Cell Death Differ, 2002,9(1): 3 – 5.

［54］ Lavrik I N, Golks A, Krammer P H. Caspases: pharmacological manipulation of cell death[J]. J Clin Invest, 2005, 115(10): 2665 – 2672.

［55］ 万雪娇.BK 通道在张应变诱导血管平滑肌细胞分化中的作用及其机制[D].上海：上海交通大学,2015.

［56］ Cheng B B, Qu M J, Wu L L, et al. MicroRNA – 34a targets forkhead box j2 to modulate differentiation of endothelial progenitor cells in response to shear stress[J]. J Mol Cell Cardiol, 2014,74(3): 4 – 12.

［57］ Ishikawa-Ankerhold H C, Ankerhold R, Drummen G P. Advanced fluorescence microscopy techniques—FRAP, FLIP, FLAP, FRET and FLIM[J]. Molecules, 2012,17(4): 4047 – 4132.

［58］ Cheng P C. The contrast formation in optical microscopy[M]. New York: Springer, 2006: 162 – 206.

［59］ Selvin P R. Fluorescence resonance energy transfer[J]. Methods in Enzymology,1995,246(2): 300 – 334.

［60］ Ouyang M, Sun J, Chien S, et al. Determination of hierarchical relationship of Src and Rac at subcellular locations with FRET biosensors[J]. Proc Natl Acad Sci USA,2008,105(38): 14353 – 14358.

［61］ Wang Y, Botvinick E, Zhao Y, et al. Visualization of mechanical activation of Src[J]. Nature, 2005, 434(7036): 1040 – 1045.

［62］ Seong J, Ouyang M, Kim T, et al. Detection of focal adhesion kinase activation at Membrane Microdomains by fluorescence resonance energy transfer[J]. Nature Commun, 2011, 2(3): 406 – 414.

［63］ M.谢纳.生物芯片分析[M].张亮,译.北京：科学出版社, 2004.

［64］ Gresham D, Dunham M J, Botstein D. Comparing whole genomes using DNA microarrays[J]. Nature Reviews Genetics, 2008,9(4): 291 – 302.

［65］ Himburg H A, Dowd S E, Friedman M H. Frequency – dependent response of the vascular endothelium to pulsatile shear stress[J]. Am J Physiol Heart Circ Physiol, 2007,293(1): H645 – 653.

［66］ 夏其昌,曾嵘,等.蛋白质化学于蛋白质组学[M].北京：科学出版社,2004.

［67］ 卞玉兰.自发性高血压大鼠胸主动脉蛋白组学分析——血管紧张素 II 上调血管 RhoGDIalpha 表达[D].上海：上海交通大学,2007.

［68］ Bian Y L, Qi Y X, Yan Z Q, et al. A proteomic analysis of aorta from spontaneously hypertensive rat: RhoGDI alpha upregulation by angiotensin II via AT1 receptor[J]. European Journal of Cell Biology, 2008,87(2): 101 – 110.

6 应力与血管重建

血管重建(remodeling)是指机体在生长、发育、衰老和疾病等过程中,血管为适应体内外环境的变化而发生的形态结构和功能的改变。血管重建是心脑血管病,如高血压、动脉粥样硬化和脑卒中等共同的发病学基础和基本的病理过程,表现为细胞迁移、肥大、增殖、分化和凋亡等生物学行为的改变[1]。血管重建不仅影响器官的血液供应,还将影响血管自身的生物力学特性,进一步影响血管的功能以及病程与预后。

人体处于力学环境之中,力学因素影响机体整体、器官、组织、细胞和分子各层次的生物学过程。血管重建同样受到包括机械应力在内的许多因素的影响,其中机械应力导致动脉重建,使血管壁组分在应力作用下发生了适应性或病理性形态、数量或空间排布的改变。Fung提出了"应力-生长法则",为血管重建的生物力学研究奠定了理论基础[2]。血流对血管壁产生3种主要方向的力学刺激:沿血管长轴方向的剪切应力(shear stress)、法向应力(normal stress)即压力和周向牵张力(circumferential stretch,见图6-1)。一般认为,内皮细胞(endothelial cells,ECs)主要承载切应力,还有压力和周向张应力,而位于血管中膜的血管平滑肌细胞(vascular smooth muscle cells,VSMCs)则主要承载周向牵张力[3,4]。

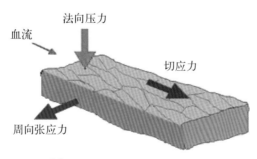

图 6-1 血管受力示意图[4]
Figure 6-1 Schematic diagram showing the generation of shear stress by blood flow and the generation of normal stress and circumferential stretch due to the action of pressure

应力对血管重建的影响是广泛的,包括器官、组织、细胞和分子各层次[5]。应力对动脉和静脉、大血管和小血管、器官外血管和器官内血管的影响各不相同,各级动脉重建的方式、机制也不尽相同。因此,应用各种疾病(应力异常)动物模型探讨应力导致血管重建的力学生物学(mechanobiology)机制,对于了解心血管疾病的发病机制、改善血管重建、防治心血管疾病具有重要的理论和实际意义[6]。本章主要介绍作者所在实验室应用动物模型,开展血管力学生物学研究的一些进展。

6.1 高血压动脉重建

血管壁的机械应力在很大程度上是由血压决定的。在心收缩期,血管、VSMCs 受到纵向和周向的牵张[7]。在生理条件下,心收缩期大动脉大约产生 5%～10% 的周向应变[8],但在高血压时,此应变为 14%～20%[9,10]。在此条件下,动脉发生重建。在器官水平主要是表现为动脉管壁增厚,管腔缩小,壁腔比增大,血管稀少,以及随之而产生的血管功能改变(见图 6-2);在组织水平表现为血管壁的组织、细胞成分在数量和体积以及空间排布上发生的改变。在细胞水平,动脉中膜 VSMCs 的增殖、肥大、凋亡、迁移或重排,以及细胞外基质的增加是血管壁增厚的主要原因[11,12],也是高血压动脉重建的主要表现和方式。动脉重建不仅是高血压的基本病理变化,而且是维持血管高阻力状态、使高血压进一步发展和恶化的形态学基础。不可逆转的动脉重建是影响高血压患者生存

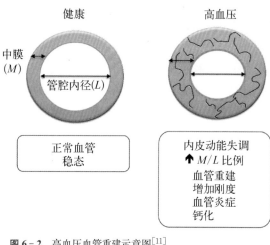

图 6-2 高血压血管重建示意图[11]

Figure 6-2 Schematic demonstrating vascular changes that occur during the development of hypertension

质量的重要因素,改善高血压动脉重建是抗高血压治疗的目标之一。高血压状态下,不同类型的动脉重建的方式和机制不完全相同。自发性高血压大鼠(spontaneously hypertensive rat,SHR)是一种遗传性高血压大鼠模型,其高血压的发病过程及主要病理变化与人原发性高血压非常相似,是研究在体状态应力导致血管重建的理想模型之一(见图 6-3)。在研究中,与 SHR 同年龄组的正常血压京都种大鼠(Wistar kyoto rat,WKY)常用来作为对照组。

6.1.1 高血压肾内小动脉重建及其生物力学特性

肾在高血压的发病中起着十分重要的作用,不仅如此,高血压也会导致肾内小动脉的重建。我们的研究显示,在 SHR 4 周时血压尚未升高,与同龄同品系 WKY 相比,肾内小动脉未发生明显的形态学改变;16 周时形成了稳定的高血压,SHR 的血管壁厚或壁面积与壁厚内径比、VSMCs 的截面横径等显著大于 16 周 WKY,说明 SHR 肾内小动脉发生了明显的重建。方差分析的结果也表明,从 4 周到 16 周,肾内小动脉重建不仅受年龄的影响,还受血压的影响,血压和年龄与肾内小动脉的重建之间存在相关关系(见图 6-4)[13]。

SHR 肾内小动脉重建的形态改变在不同管径的动脉呈现出不同的形式。我们从 4 周观察到 55 周的 SHR,管径在 50 μm 以下的肾内小动脉管壁增厚,但壁面积未变,其重建可能主要以 VSMCs 重排为主;而管径在 50 μm 以上的小动脉不仅存在管壁增厚,还伴有壁面积的增加,结合电镜观察结果,不但有 VSMCs 的肥大,还有细胞外基质增加[14]。

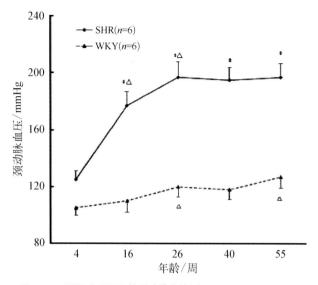

图 6-3 SHR 和 WKY 的颈动脉收缩压
* $p < 0.05$ 与同龄的 WKY 相比，$\triangle p < 0.05$ 与上一年龄组的同
种大鼠相比
SHR—自发性高血压大鼠；WKY—京都种大鼠
Figure 6-3 Carotid systolic blood pressure of SHR and WKY

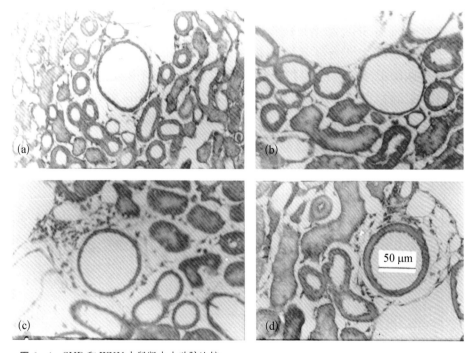

图 6-4 SHR 和 WKY 大鼠肾内小动脉比较
（酸性茜素蓝染色，200X）
(a) 4 周 WKY；(b) 4 周 SHR；(c) 16 周 WKY；(d) 16 周 SHR
SHR—自发性高血压大鼠；WKY—京都种大鼠
Figure 6-4 Renal arterioles of SHR and WKY

血管的零应力状态是指血管壁所有的应力都减至零的状态,其变化可以用血管张开角的大小来反映,也是考察血管重建的一种有效途径。结果显示,4 周 SHR 和 WKY 的肾动脉主干张开角之间无显著差异,但 16 周 SHR 肾动脉主干的张开角显著大于同龄的 WKY[15]。

最小肾血管阻力(renal vascular resistance,RVR)是指当肾血管处于最大舒张状态时,肾血管所产生的阻力,这种阻力排除了在体血管收缩的因素,主要反映了血管的形态学重建情况。最小 RVR 可以反映肾血管总体的生物力学性质。从 4 周到 16 周,SHR 总体最小 RVR 显著下降,但高于对照组 WKY 大鼠;然而单位肾重的 RVR 随着年龄升高和高血压的建立而显著上升,并高于同年龄的 WKY 组。研究中,我们观察到 55 周,随着年龄增加和高血压时间的持续,单位肾重 SHR 的最小 RVR 不断升高,而 WKY 组则出现相反的趋势。相关性研究结果表明,肾内小动脉壁面积内径比与最小 RVR 呈直线相关,这说明肾内小动脉的形态学重建对于肾血管阻力升高是十分重要的[16]。

6.1.2　高血压主动脉重建及其生物力学特性

高血压不仅存在阻力血管-小动脉等的重建,大动脉-主动脉的形态结构也发生了重建。研究表明,从 16 周到 55 周,SHR 胸主动脉发生肥厚性的重建,表现为外径、内径较 WKY 均显著增大,血管壁增厚、壁面积增加、壁厚/内径比增大[17]。组织学检查表明,高血压早期阶段胸主动脉重建是以 VSMCs 肥大及平滑肌面积增加为特点,后期则以胶原纤维的聚集为特征。从 4 周到 26 周 SHR 和 WKY 张开角均逐渐增大;SHR 与 WKY 比较,4 周时 SHR 胸主动脉张开角与 WKY 没有显著差别;但在 16 周和 26 周,SHR 张开角显著大于 WKY。由于胶原纤维的增加导致主动脉可扩张性降低,也就是说同样长度的血管段在同样压力的作用下,SHR 的压力-直径曲线的斜率小于 WKY,这说明 SHR 血管弹性较 WKY 差(见图 6 - 5)[18]。

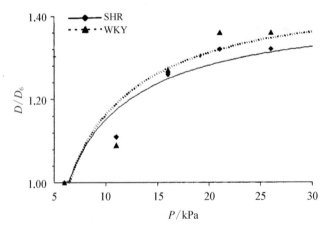

图 6 - 5　SHR 和 WKY 胸主动脉压力-直径关系曲线
SHR—自发性高血压大鼠;WKY—京都种大鼠

Figure 6 - 5　Relationship between pressure and diameter of the aorta in SHR and WKY

血管壁 VSMCs、胶原纤维和弹性纤维的含量和空间构型是决定血管功能和生物力学性质的重要因素。动脉的力学特性与管壁的胶原纤维与弹性纤维含量比（collagen/elastin ratio, C/E 比值）密切相关，C/E 比值常作为反映血管的硬度指标，C/E 比值高，弹性模量大，动脉管壁硬度就大。在上述 SHR 胸主动脉应力重建的结果中，16 周 SHR 的 C/E 值为 0.94，WKY 的 C/E 值为 0.84，SHR 的 C/E 值显著大于 WKY，说明 SHR 主动脉胶原纤维含量相对较多，弹性模量较大，因此血管的硬度增加、弹性降低[18]。长期的动脉高压导致主动脉僵硬程度增高又势必造成应力对血管壁的直接作用增加，从而可能改变血管壁的通透性，使血液某些成分进入血管壁，促进动脉粥样硬化病变的形成。可见，动脉压力对血管壁的作用以及高血压引起血管壁本身力学特性的改变是动脉粥样硬化发病机理中的一个方面。

6.1.3　高血压动脉重建的力学生物学机制

高血压动脉重建涉及的机制十分复杂，除了力学因素的直接作用外，还与其他体液因素有直接或间接的关系。肾素-血管紧张素系统（renin-angiotensin system, RAS）包括肾素、血管紧张素Ⅰ（angiotensin Ⅰ, Ang Ⅰ）和血管紧张素Ⅱ（Ang Ⅱ）等。肾素使血管紧张素原转变为 Ang Ⅰ，血管紧张素转换酶（angiotensin converting enzyme, ACE）使 Ang Ⅰ进一步转化为 Ang Ⅱ。Ang Ⅱ是产生生物学效应的主要活性物质，它是一种强烈的血管收缩因子和醛固酮（aldosterone, ALD）分泌的刺激因子，因此对血压调节和水电解质平衡起着十分重要的作用。体外培养实验证明，Ang Ⅱ还能促进 SMC 的肥大和胶原纤维增生，ALD 不但能升高血压，也能刺激组织增生，所以 Ang Ⅱ与高血压动脉重建的关系非常密切（见图 6-6）[19]。

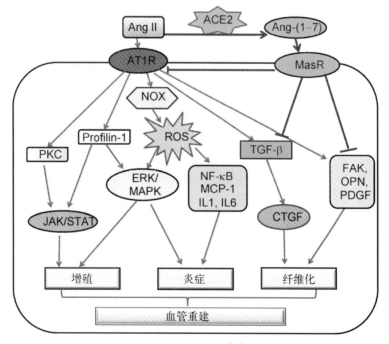

图 6-6　血管紧张素系统导致血管重建的机制[19]

Figure 6-6　The roles and mechanisms of angiotensin in the vascular remodeling

　　研究表明,SHR肾内小动脉的重建可能与局部Ang II升高有关。SHR肾组织的Ang II水平升高,用Ang II选择性的拮抗剂Losartan可以显著改善肾内小动脉重建,显著降低最小RVR、减小肾动脉主干的张开角,而且其改善动脉重建的作用存在压力依赖和非压力依赖2种方式[20,21]。Losartan对SHR主动脉的重建也有明显的改善,能抑制中膜VSMCs的肥大及胶原纤维的合成[22]。内皮素(endothelin,ET)受体A(ET_A)mRNA在SHR肾组织表达增高,给予相应的拮抗剂后,肾动脉主干的张开角减小,肾内小动脉的重建和肾动脉主干的零应力状态也得到一定程度的改善[23,24]。

　　为了进一步研究高血压导致动脉重建的机制,我们在体外建立了以压力改变为启动因素导致动脉重建的大鼠颈总动脉在体受力模型,以高压力(160 mmHg)和正常压力(80 mmHg)灌流大鼠颈总动脉6 h,高压力使VSMCs核常染色质增加,α-肌动蛋白含量减少;增殖细胞核抗原(proliferating cell nuclear antigen,PCNA)表达呈阳性,说明高压力可诱导VSMCs向合成型转换,细胞趋于增殖[25]。高压力作用0.5 h即可诱导颈总动脉c-Jun的表达,随着时间的延长,c-Jun的表达与正常压力组相比有明显增加。这一结果表明,即刻早基因产物c-Jun对压力刺激的反应是敏感的,代表了大鼠颈总动脉壁细胞对压力刺激作出的早期反应。由于c-Jun为DNA结合蛋白,可以进入细胞核内促进与VSMCs增殖相关基因的开放,产生大量生长因子样物质,从而刺激VSMCs增殖(见图6-7)[26]。高压和常压灌流对大鼠颈总动脉VSMCs的整合素β3、桩蛋白和纽蛋白的表达无明显影响,但高压使整合素β3、桩蛋白和纽蛋白在VSMCs膜上的分布发生改变,向离管腔面的VSMCs膜聚集,提示整合素β3、桩蛋白和纽蛋白可能在VSMCs的机械应力信号转导中发挥了一定的作用[27]。后来的许多研究证明,整合素信号转导通路在应力导致高血压血管的重建中发挥了重要的作用[28]。此外,脉动压力作用下大鼠颈总动脉Ang II的分泌增加,且与压力的大小和作用时间有关。提示压力诱导的Ang II分泌可能在机械应力介导的动脉重建中起重要作用[29]。但这种模型的作用时间短,对揭示长期高血压的作用有很大的局限性。

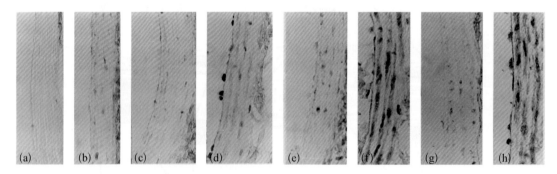

图6-7　灌注压对大鼠颈总动脉c-Jun的表达的影响
(a) 80 mmHg 0.5 h;(b) 160 mmHg 0.5 h;(c) 80 mmHg 1 h;(d) 160 mmHg 1 h;(e) 80 mmHg 3 h;(f) 160 mmHg 3 h;(g) 80 mmHg 6 h;(h) 160 mmHg 6 h
Figure 6-7　Effect of perfusion pressure on expression of c-Jun of common carotid artery in rat

　　为了探讨更长时间的力学因素在血管重建中的作用和机制,我们应用血管体外应力培养系统,在施加单纯压力的条件下培养猪颈总动脉至7 d。结果显示,高压力(21.3 kPa)作用下,随着培养时间的延长,α-肌动蛋白呈减少的趋势;PCNA、转化生长因子 β1、P53 持续增多;血小板源性生长因子 A 先增加而后有所减少。提示高压力可能通过调节血小板源性生长因子 A、转化生长因子 β1 及 P53 蛋白的表达来调控血管平滑肌细胞的增殖[30]。同时,血管平滑肌细胞凋亡第一天较多,而后逐渐减少;Bcl-2 蛋白表达持续增强;Bax 蛋白第一天较多,而后逐渐减少[31]。因此,高压力不仅促进 VSMC 的增殖,也能调控 VSMCs 发生凋亡,从而导致血管的重建。

血管重建过程中血管细胞应对应力刺激反应的一个重要环节就是蛋白质表达发生改变。蛋白质是细胞功能的主要执行者,全面系统地了解高血压血管重建时蛋白表达的变化,有助于深入了解高血压血管重建的发病机制。蛋白组学研究提供了一个从宏观和全局角度对细胞或组织在特定时间和环境下的蛋白表达谱进行研究的方法[32]。因此,可以利用高血压动物模型,应用蛋白组学技术研究高血压动脉血管差异表达的蛋白质分子,以寻找与高血压血管重建相关的血管蛋白标记分子。我们取 18 周 SHR 和同年龄组 WKY 胸主动脉提取蛋白进行双向电泳,利用双向电泳凝胶分析软件对双向电泳胶图进行分析,定位差异表达的点。从凝胶上截取差异点,胶内酶解,用基质辅助激光解析电离时间飞行质谱(MALDI-TOF-MS)进行一级质谱分析,获得差异点的肽质量指纹图谱,通过搜索专门的肽质量指纹图谱数据库,鉴定差异点所对应的蛋白质信息。结果在线性 pH=3~10 范围内和相对分子质量 120 kDa 以内,SHR 的双向电泳图分离得到 2 338+34 个蛋白点,WKY 得到 2 102+48 个蛋白点,总共 1 870 个点匹配。选择有 2 倍以上差异表达(表达上调或下调)的蛋白点有 50 个,其中有 27 个点在 SHR 中表达丰度比 WKY 高,有 23 个点在 WKY 中表达丰度比 SHR 高[33]。对差异表达蛋白通过胶内酶解后进行一级质谱,得到 20 个蛋白点的肽质量指纹图谱(pepticle mass fingerprint,PMF)图谱。用 Mascot 软件搜索 NCBI 非冗余库,获得这些蛋白点的身份并对蛋白质鉴定,总共有 10 个点经鉴定后具有较可信的结果,显示出这 10 个点及其对应点在 2DE 图上的表达情况[33]。所得到的差异表达蛋白之一是 GDP 解离抑制因子 α(Rho GDP dissociation inhibitor α, Rho GDIα)。Rho GDIα 能够与 Rho 家族的 RhoA、Rac1 以及 Cdc42 结合,使这些蛋白处于活性缺失状态[34]。Rho GDIα 在人肿瘤细胞和化学诱发的肿瘤细胞中都存在高表达现象,可能间接导致肿瘤抗药性和抗凋亡能力增强,但是在高血压血管重建过程中 Rho GDIα 表达是否有变化有待证实。我们检测了 SHR、WKY 大鼠以及主动脉狭窄高血压模型大鼠主动脉的 Rho GDIα 的表达。结果发现,在 4 周,12 周和 18 周组 SHR 和 WKY 均有 Rho GDIα 蛋白水平的表达,但仅在 18 周组 SHR 的 Rho GDIα 相对表达量明显高于 WKY,而在 4 周组和 12 周组,SHR 的 Rho GDIα 相对表达量与 WKY 相比均无显著性差异,18 周 SHR 的 Rho GDIα 表达水平也明显高于其他两组 SHR。与正常对照组相比,主动脉狭窄后 2 周与 4 周时胸主动脉 Rho GDIα 的表达较对照组明显增高(见图 6-8)。Rho GDIα 在高血压大鼠主动脉的高表达,提示其参与了高血压血管重建[35]。

综合我们自己的和国内外其他实验室的工作,可以看出,应力导致动脉重建的核心问题之一,就是 VSMCs 的增殖、肥大、凋亡、迁移或重排等,其中涉及许多复杂的力学生物学机制,值得进一步在细胞分子层次的深入研究。

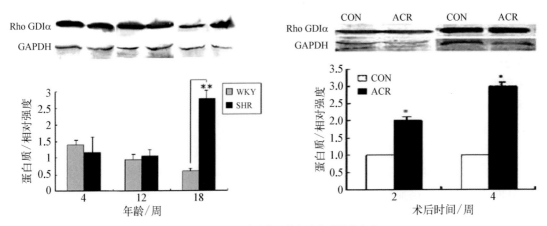

图 6-8　Rho GDIα 蛋白在 WKY 和 SHR 以及主动脉狭窄后大鼠胸主动脉的表达
SHR—自发性高血压大鼠；WKY—京都种大鼠

Figure 6-8　The expression of Rho GDIα at protein level in thoracic aorta of SHR，WKY and aortic constriction-induced hypertensive rat

6.2　低血压或低压力条件下的动脉重建

在研究应力-血管重建的过程中，应用最多的生物学模型是高血压或高压力模型，研究结果对说明应力与血管重建的关系有一定的说服力。然而若进一步在低血压或低压力的条件下研究应力和血管重建的关系，结果将更加完善，且更具说服力。

我们通过在腹主动脉的左肾动脉分叉处的下方缩窄腹主动脉制作了低血压动物模型。这种模型既降低了缩窄点以下腹主动脉的血压，又避免了肾素-血管紧张素系统对全身血压的影响，可以在较长的时间内观察腹主动脉在低血压（低应力）状态下的重建情况。结果显示：缩窄点以下腹主动脉的内外径、壁厚及壁面积进行性减小，其内外径、壁面积在 4～7 天之间减少最快，其中壁面积是变化早、趋势最稳定的指标，且在各个时相点之间"负增长"率及总"负增长"幅度最大，但腹主动脉的壁厚内径比始终无显著变化，这与高血压动脉的重建中动脉的几何形态指标显著增加，且壁厚内径比升高的特征性变化的情况不同。组织学研究发现，低血压大鼠腹主动脉 VSMCs、胶原纤维和弹性纤维在动脉壁的含量呈进行性减小，其中，VSMCs 的变化出现最早，且在 4～7 天之间减少最快，之后变化逐渐减慢。胶原纤维的变化与 VSMCs 的变化方式基本一致，而弹性纤维到 14 天时才有显著性的变化，其"负增长"率在 14～21 天时达到最高值。这 3 种显微结构成分在腹主动脉的重建中的总"负增长"幅度也不完全一致，VSMCs 总"负增长"的幅度最大、减少约 20%，而弹性纤维为 10% 左右[36]。低血压大鼠的肌性动脉同样也发生了结构重建。与对照组比较，术后第 7 天低血压大鼠股动脉壁厚和壁面积、胫前动脉内外径、壁面积开始变小；至术后第 2 天，动脉各项几何形态指标（除股动脉的壁厚、内径外）均进行性减小，壁面积总负增长率最大（股动脉 24.59%，胫前动脉 38.66%）。VSMCs 相对含量在术后第 7 天时已明显减少，术后 21 天内总"负增长"幅度股动脉为 17.5%，胫前动脉为 19.5%。股动脉和胫前动脉的壁面积减少出现早,趋势最稳定,且在各个时相点"负增长"率及总"负增长"幅度最大;VSMCs 的"负增长"率在 4～7 天最大,之后逐渐减小;胶原纤维的负增长率在 7～14 天最大,后减小;弹性纤维负增长率逐渐增加,在 14～21 天达到最高值。VSMCs 和胶原的总"负增长"幅度较大,而弹性纤维较小。在上述 3 种动脉中,腹主动脉中胶原纤维和弹性纤维的相对含量高,平滑肌含量低,而胫前动脉反之,股动脉介于两者之间。无论在低血压还是高血压状态下,与弹性纤维和胶原纤维等相比 VSMCs 对应力变化更敏感,因此,肌性动脉比弹性动脉更易发生适应性的结构改变(见图 6-9)[37]。这一结果为 Fung 的"应力-生长法则"提供了新的例证。

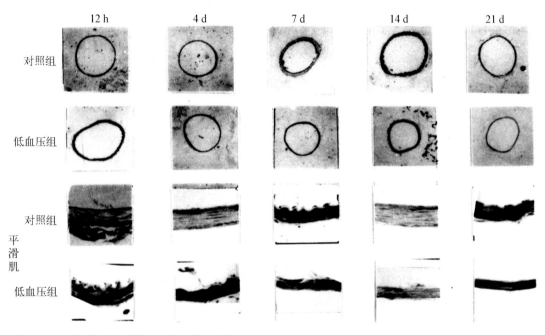

图 6-9 实验性低血压大鼠胫前动脉的形态学重建
Figure 6-9 Morphological remodeling of anterior tibial artery in experimental hypotensive rat

低血压大鼠腹主动脉、股动脉和胫前动脉的零应力状态的变化趋势基本一致,在 7 天时,张开角最小,之后逐步增加。在相应的各个时相点两组大鼠 3 种动脉相比较,胫前动脉的张开角最大,腹主动脉次之,股动脉最小。从压力-容积(pressure - volume,P - V)曲线可以看出,在 14 天时,低血压大鼠腹主动脉 P - V 曲线明显上移,其他各时相点无显著性差异。根据形态学研究结果,在 14 天时,低血压大鼠腹主动脉的 C/E 值显著降低,表明腹主动脉的顺应性增加,这和 P - V 的结果相吻合(见图 6-10)[38]。

6.3 切应力与血管重建

在正常生理状态下,大动脉的血流切应力在 10～70 dyn/cm² 的范围。切应力作为血流动力学的关键因素之一,在维持血管的生长和功能方面发挥重要作用。正常的层流切应力

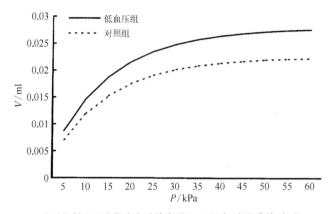

图 6-10 实验性低血压大鼠腹主动脉术后 14 d 压力-容积曲线(加载)

Figure 6-10 Relationship between pressure and volume of abdominal aorta in experimental hypotensive rat

有对抗动脉粥样硬化发生的作用,对于血管生理的调节和 ECs 功能的完整性,避免动脉粥样硬化的发生至关重要。相反,低值的扰动切应力和往复血流促使 ECs 向易动脉粥样硬化的表型转化,伴有 ECs 增殖、炎症、白细胞黏附、脂质摄取增加,以及 VSMCs 迁移和增殖,从而导致动脉粥样硬化[39]。切应力对 ECs 形态及功能的影响及其机制是血管力学生物学研究的热点之一。

6.3.1 低切应力对动脉重建的影响

通过结扎大鼠左侧颈总动脉远侧部分分支,造成结扎侧低切应力而对侧高切应力模型。研究结果发现,切应力减少后的颈总动脉管腔缩小。电镜观察发现,低切应力的颈总动脉 ECs 间连接完整、紧密、连续,ECs 的结构保存较完整,但内皮下层(含基膜)显著增厚(200 nm),大约为高切应力侧的颈总动脉 2 倍以上(见图 6-11)。血管的零应力状态也随之变化,与正常对照组比较,低切应力颈总动脉张开角显著减小[40]。

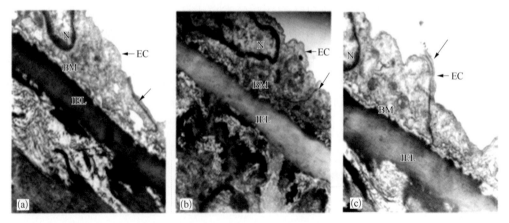

图 6-11 血流切应力变化对颈总动脉超微结构的影响(透射电镜观察)
LCA—左颈总动脉;RCA—右颈总动脉;BM—基膜;EC—内皮细胞;IEL—内弹性膜;N—细胞核

Figure 6-11 Effects of flow shear stress on the ultrastructure of the common carotid arteries

利用血管体外应力培养系统,可以观察低切应力对血管重建的影响。将离体血管置于该体外应力培养系统内。通过改变流体的流速,使培养的离体血管受到不同切应力的刺激[41]。结果显示,切应力减小时,动脉发生显著的结构重建,其特征为管径缩小、壁面积减小、管壁增厚、壁厚/内径比增加;低切应力作用使动脉部分中膜 VSMCs 由收缩型转变为合成型,表现为 α-肌动蛋白含量下降,细胞核朝向改变,发生扭曲,变大变圆,核仁明显(见图 6-12)[42]。提示低切应力和血压改变所致的血管重建在形态学方面有很大不同,中膜 VSMCs 的表型转换是低切应力引起血管重建的基础。此外,低切应

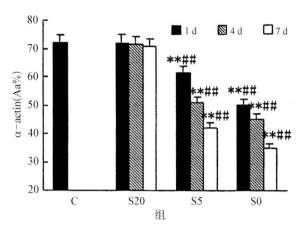

图 6-12 切应力作用下颈总动脉 α-actin 含量的变化
C—新鲜血管对照组,S20—切应力为 20 dyn/cm²,S5—切应力为 5 dyn/cm²,S0—切应力为 0 dyn/cm²(** $p<0.01$ 与 C 组相比;## $p<0.01$ 与 S20 组相比)

Figure 6-12 Change of α-actin expression under shear stress in common carotid arteries

力作用下 VSMCs 的凋亡率则先上升后下降,1 d 时达到高峰[43]。这些结果提示,切应力变化导致 VSMCs 增殖和凋亡之间的失衡是某些心血管疾病如动脉粥样硬化等发生的基础。进一步的研究显示,低切应力作用 1 h,VSMCs 的 c-fos 和 c-myc 基因被激活,调节转录,从而调节切应力-VSMCs 的信号转导通路,进而影响细胞的增殖和凋亡[44]。

6.3.2 切应力调节动脉内弹性膜窗影响动脉壁大分子物质聚集

动脉粥样硬化病理变化的主要特征之一是低密度脂蛋白和其他脂类物质在动脉壁内的大量聚积,大动脉血管内皮层通透性的增加是导致动脉壁内大分子物质异常聚积的主要原因[45]。血液流动可以通过改变内皮层的屏障功能影响大分子物质向血管壁内的转运和分布。然而,动脉壁内大分子物质的聚积不仅与其进入动脉壁的难易程度有关,也受血管各层结构对进入壁内的物质转出的阻挡程度的影响[46]。在研究切应力对大分子物质在血管壁内聚积的影响时,不但要考虑切应力对内皮通透性的影响,同时还应该考虑切应力对血管壁中膜各层弹性膜屏障作用的影响。大动脉的内弹性膜及其他各层弹性膜都可能是大分子物质出入动脉壁的屏障,而且弹性膜是有窗的,该窗孔的大小可以影响大分子物质的扩散和转运,窗的大小和面积与弹性膜的屏障功能负相关[46]。在发育过程中内弹性膜重建明显受到血流的影响[47]。我们用激光共聚焦扫描显微镜定量研究切应力变化对内弹性膜重建的影响,结果发现,施加低切应力 7 d 后颈总动脉的内弹性膜窗所占面积显著降低,且窗的平均面积也显著地减小;高切应力侧颈总动脉的内弹性膜则重建不明显(见图 6-13)。说明血流切应力的减小导致了动脉壁内弹性膜重建[48]。

应用辣根过氧化物酶(horse radish peroxidase,HRP)作为示踪剂可以评价切应力变化对动脉壁屏障功能的影响,血管在取材前经在体内灌注辣根过氧化物酶,取材后辣根过氧化物酶与底物二氨基联苯胺以及过氧化氢发生特异性的显色反应。切片的腔面是一层连续的

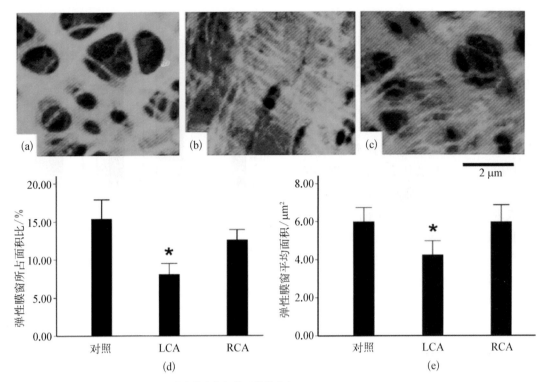

图 6 - 13 颈总动脉内弹性膜窗的激光共聚焦扫描显微镜观察
(a) 对照组；(b) LCA(左颈总动脉)；(c) RCA(右颈总动脉)；(d) 内弹性膜窗面积百分比；(e) 内弹性膜窗的大小，结果表示为 mean±SD；* $p < 0.05$ vs RCA 或 the Control

Figure 6 - 13 Confocal microscope images of internal elastic lamina (IEL)

内皮层，无辣根过氧化物酶反应产物[见图 6 - 14(a)]，在低切应力侧颈总动脉壁内，辣根过氧化物酶明显聚积于内弹力膜下层而非内皮下层，明显区别于高切应力侧颈总动脉所表现出的由血管腔面向外膜逐渐降低的分布规律[见图 6 - 14(b)]。此外，低切应力颈总动脉壁内聚积的辣根过氧化物酶量显著高于高切应力时含量[见图 6 - 14(c)][48]。由此可见，低切应力导致了大分子物质在动脉壁内的异常聚积。

6.3.3 低切应力对动脉粥样硬化形成的影响

为了更好地在体研究血流切应力对颈总动脉粥样硬化的发生发展的影响，阐明其机制，需要建立一种简便易行、重复性好、有典型动脉粥样硬化病变，易于评价的低流体切应力动脉粥样硬化模型。受食物性动脉粥样硬化模型和低流体切应力模型的启发，建立了一种新的低流体切应力颈总动脉粥样硬化模型，用以探讨低流体切应力对颈总动脉粥样硬化的发生发展和血管重建的作用[49]。

选用雄性新西兰大白兔为实验动物，将其随机分为 5 组：即正常对照组、假手术组、低切应力组、高脂组和高脂低切应力组。动物通过结扎左颈外动脉制备成低切应力模型。术后高脂高胆固醇饲料喂养，建立高脂低切应力模型。对照组用普通饲料喂养。除对照组外，其余各组均设 2、4、8 和 12 周 4 个时相点。对照组及其余各组动物喂养至各时相点时，

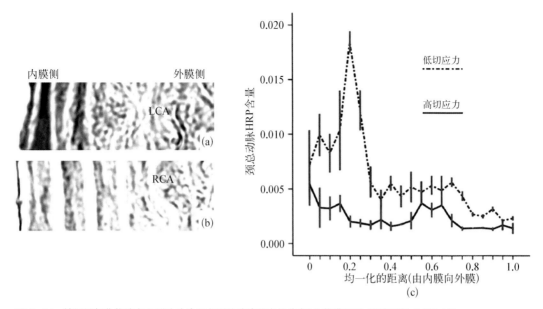

图 6‑14　辣根过氧化物酶在左颈总动脉和右颈总动脉壁内的分布（血管横切面，光镜观察，1 000 ×）
（a）低切应力　左颈总动脉；（b）高切应力　右颈总动脉；（c）切应力变化对动脉壁内 HRP 由内膜侧向外膜侧的相对浓度分布的影响
Figure 6‑14　HRP transmural concentration profiles in low shear stress LCA and high shear stress RCA

耳中央动脉抽血，检测血清总胆固醇和全血黏度。动物处死前，再次测量颈总动脉中段平均血流量，然后动脉取材，测量血管直径等形态学数据并用于其他后续研究。

颈总动脉中段平直无分支，管壁均匀，其中血流可以考虑为近似定常层流，血管平均流体切应力可由 Poiseuille 流体公式计算得到。如图 6‑15 所示，该动物模型的颈总动脉可以

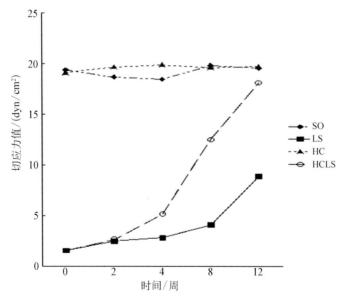

图 6‑15　各组动物颈总动脉平均切应力的变化
SO—假手术组；LS—低切应力组；HC—高脂组；HCLS—高脂低切应力组
Figure 6‑15　The changes of shear stress of common carotid artery

在相当长一段时间(至少到术后 4～8 周)内保持低血流与低切应力状态。

结果显示,低切应力造成颈总动脉管腔变小、管壁增厚,且随时相点延长有加重的趋势。高胆固醇处理的家兔组动脉管壁增厚,也有随时相点延长有加重的趋势,但是这两组于 12 周时均未发现明显斑块。而低切应力加高胆固醇喂养的家兔颈总动脉 4 周时就有血管内径变小,管壁增厚,内膜增厚,出现明显斑块,随时相点延长,斑块逐渐增大,并出现大量泡沫细胞(见图 6 - 16 和图 6 - 17),颈总动脉 VSMCs 的 α -肌动蛋白含量减少、c - Myc 表达增高,表明低切应力促进了动脉粥样硬化斑块的形成,促使粥样硬化动脉 VSMCs 增殖能力增强[49]。

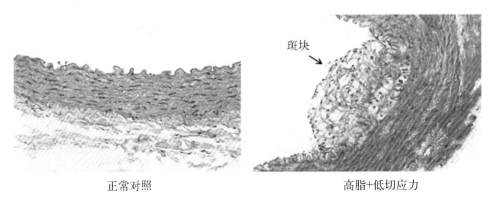

正常对照　　　　　　　　　　　　高脂+低切应力

图 6 - 16　颈总动脉组织形态学对比

Figure 6 - 16　The histomorphology of common carotid artery

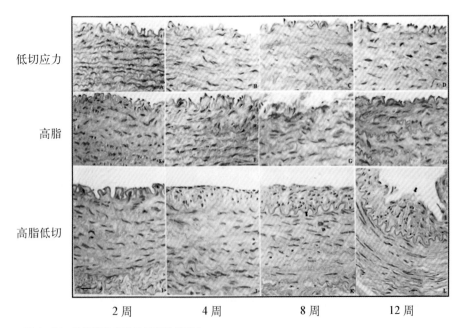

图 6 - 17　各组颈总动脉组织形态学对比

Figure 6 - 17　The histomorphology of common carotid artery

6.4 糖尿病血管重建

6.4.1 糖尿病大鼠的动脉重建

糖尿病血管病变,即在糖尿病(diabetes mellitus,DM)状态下的血管重建,也是糖尿病慢性并发症的主要病理学基础。

用链脲佐菌素(streptozotocin,STZ)复制模拟大鼠糖尿病模型,研究了糖尿病大鼠的血管重建。结果表明,糖尿病大鼠肾内小动脉壁厚、壁厚内径比、壁面积内径比在 8 周和 24 周均显著增加。肾小球毛细血管基底膜厚度呈上升趋势[50]。糖尿病大鼠 16 周和 24 周时主动脉壁厚、壁面积、壁厚内径比、壁面积内径比值均显著增加。腹主动脉的显微结构成分分析表明,糖尿病腹主动脉的平滑肌绝对面积 4 周至 24 周均显著增加,胶原纤维绝对面积 8 周后显著增加,弹性纤维绝对面积 8 周后明显降低。糖尿病 8 周后动脉 C/E 值显著增加。腹主动脉的在体顺应性随着病程而逐渐降低,4 周时即显著低于对照组[50]。这些结果提示,糖尿病大鼠大动脉重建在形态学上表现为 ECs 增殖、剥脱,VSMCs 增殖和细胞外基质成分(如胶原纤维和弹性纤维)分子结构和组成的改变;功能重建则主要表现为血管生物力学特性和血管壁通透性的改变等。

糖尿病血管重建涉及的机制有多个方面,其中糖基化终产物(advanced glycation end products,AGE)与血管病变关系密切。研究显示,在 STZ 糖尿病大鼠,从 4 周起糖尿病大鼠血浆和腹主动脉的 AGE 显著增多;腹主动脉 α-肌动蛋白的表达减少,VSMCs 的细胞核密度增大,线粒体和粗面内质网增多。糖尿病大鼠腹主动脉血小板源生长因子-A 的免疫组织化学反应呈持续阳性,非酶糖化抑制剂氨基胍未能降低血糖,但能降低血浆和组织的 AGE 水平,对 VSMCs 的改变也有改善作用。体外研究表明,AGE 对 VSMCs 有直接效应,氧化应激可能参与了 AGE 的细胞效应[51]。

6.4.2 伴有高血压的糖尿病大鼠的动脉重建

我们在 SHR 的基础上制作糖尿病大鼠模型,研究了伴有高血压的糖尿病大鼠动脉重建的情况。伴有高血压的糖尿病大鼠自 4 周起主动脉中膜平滑肌相对含量和核密度、胶原纤维相对含量均大于正常对照组,弹性纤维相对含量少于正常对照组;平滑肌相对面积、C/E 值大于正常对照组和 SHR 组,但 VSMC 核数少于单纯糖尿病组,多于 SHR 组。结果表明,糖尿病早期已出现主动脉结构重建,以 VSMCs 增殖为主;高血压使 VSMCs 肥大为主,因而伴有高血压的糖尿病大鼠腹主动脉 VSMCs 增殖、肥大共存。高血压、高血糖均显著影响主动脉结构重建,高血压影响大于高血糖[52]。

伴有高血压的糖尿病组从 4 周起、糖尿病组从 8 周起,腹主动脉压力-应变弹性模量、容积弹性模量和各向同性增量弹性模量增加,增幅随病程而增大,伴有高血压的糖尿病组增幅大于单纯糖尿病组。腹主动脉各力学特性参数中,顺应性改变最早,可作为评价血管功能的敏感指标。高血糖和高血压均可使压力-应变弹性模量增大,高血糖的作用大于高血压[53]。

6.5 高血压和低切应力协同作用与动脉血管重建

血管重建受生物、化学和物理等多种体内外因素的影响,其中力学因素在血管重建中的作用尤为重要。研究发现,在血管的弯曲处、动脉窦和血管分叉处的血流动力学发生改变,表现为低切应力或振荡切应力;如果再伴有高血压等其他系统性危险因素,最终将导致动脉粥样硬化[54]。临床上,许多血管再狭窄性疾病或动脉粥样硬化患者即同时患有高血压等。已有研究表明,低切应力使血管壁的功能包括内皮源性一氧化氮合酶的产生、血管舒张和内皮修复等均受到抑制,导致活性氧增加,内皮对脂蛋白通透性增高,白细胞附壁、凋亡,VSMCs 增殖和胶原沉积。高血压可导致 VSMCs 肥大和增殖,血管壁的中膜增厚甚至内膜的增厚,发生血管重建。

为了研究高血压与低切应力对颈总动脉组织结构和几何形态的影响,通过结扎一侧颈总动脉的分支颈外动脉或颈内动脉与颈外动脉建立低切应力模型,可以分别减少血流 40% 与 90%。通过缩窄大鼠腹主动脉,制作高血压模型。在高血压模型的基础上再结扎颈外动脉或同时结扎颈内动脉与颈外动脉,就能够得到高血压伴有低切应力的动物模型。形态学方法检测了正常血压正常血流、正常血压低血流以及高血压低血流等不同处理方式的颈总动脉壁厚及内径,计算了壁厚/内径比。结果发现正常血压血流量减少 40% 时,大鼠颈总动脉的壁厚、壁厚/内径比无显著变化;而血流量减少 90% 时,大鼠颈总动脉壁厚及壁厚/内径比显著大于正常对照组。腹主动脉缩窄诱导的高血压而血流量无变化,大鼠颈总动脉壁厚及壁厚/内径比与正常对照组相比显著增加;血流量减少 40% 以及 90% 时,高血压大鼠的壁厚及壁厚/内径比与正常对照组相比均显著增加。而且血流减少 90% 大鼠颈总动脉较血流减少 40% 者颈总动脉壁厚及壁厚/内径比的增加更为显著。这些结果表明高血压可以诱导动脉壁厚及壁厚/内径比显著增加;动脉血流量减少 90% 的低切应力状态也可诱导动脉壁厚及壁厚/内径比显著增加。当高血压伴有低切应力时,高血压与低切应力的协同作用诱导动脉壁厚及壁厚/内径比进一步增加,更加促进血管的病理性重建(见图 6-18)[54]。

血管重建时,细胞外基质的平衡被破坏,大量细胞外基质形成,而基质金属蛋白酶(matrix metalloproteinase,MMP)的活化是导致细胞外基质变化的重要因素之一[55]。MMP-2 在细胞外基质重建中起到关键的作用。为了研究高血压与低切应力诱导的血管重建过程中细胞外基质合成与分解的改变,可通过酶谱法检测 MMP-2 的酶原(72 kDa)及其活化形式(62 kDa)。酶谱定量结果如图 6-19(a)所示,术后 4 周正常血压大鼠而血流量减少 40% 大鼠颈总动脉 MMP-2 活性与正常对照组相比,无显著性的变化;而血流量减少 90% 正常血压大鼠颈总动脉 MMP-2 的活性较正常对照组则显著增加。腹主动脉缩窄的高血压大鼠但是血流量无变化大鼠颈总动脉 MMP-2 活性比正常对照组显著增加;血流量减少 40% 和血流量减少 90% 且伴有高血压大鼠颈总动脉的 MMP-2 活性,与正常对照组

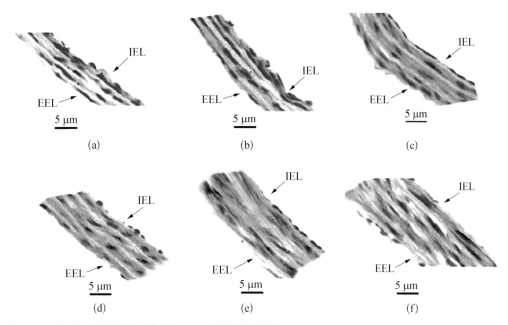

图 6‐18 术后 4 周大鼠颈总动脉横断面显示管壁结构的变化
(a) 正常血压‐正常血流;(b) 正常血压‐40% 低血流;(c) 正常血压‐90% 低血流;(d) 高血压‐正常血流;(e) 高血压‐40% 低血流;(f) 高血压‐90% 低血流
IEL—内弹性膜;EEL—外弹性膜

Figure 6‐18　The cross sections of the common carotid artery at 4 w after operation

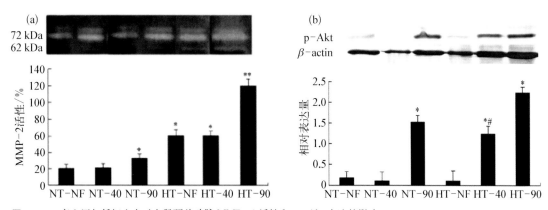

图 6‐19　高血压与低切应力对大鼠颈总动脉 MMP‐2 活性和 p‐Akt 表达的影响
(a) 颈总动脉酶谱分析;(b) 颈总动脉 p‐Akt 表达;* $p<0.05$ vs NT‐NF;** $p<0.01$ vs NT‐NF;$p<0.05$ vs HT‐90
NF—正常血流;NT—正常血压;HT—高血压

Figure 6‐19　Gelatinase activities of MMP‐2 and expression of p‐Akt in carotid arteries induced by alterations of shear stress after hypertension

相比均显著增加。而且血流减少 90% 大鼠颈总动脉 MMP‐2 的活性比血流减少 40% 大鼠颈总动脉增加更为显著[54]。高血压与低切应力的协同作用可以明显增加血管 MMP‐2 的活性,从而促进血管发生明显的重建。

p‐Akt 是磷脂酰肌醇激酶信号通路中的重要分子,p‐Akt 的活性与表达改变能够调控细胞的增殖、凋亡、迁移等功能。应用免疫印迹技术检测颈总动脉的 p‐Akt 蛋白表达变化,结果发现,术后 4 周正常血压而血流量减少 40％大鼠颈总动脉 p-Akt 的蛋白水平与正常对照组相比,无显著性的变化;但是血流量减少 90％大鼠颈总动脉 p-Akt 的蛋白水平较正常对照组显著增加。腹主动脉缩窄的高血压大鼠且血流量无变化大鼠颈总动脉 p-Akt 的蛋白水平与正常对照组相比无显著性的变化;血流量减少 40％以及血流量减少 90％ 高血压大鼠颈总动脉 p-Akt 的蛋白水平较正常对照组相比均显著增加。而且,血流减少 90％组较血流减少 40％组大鼠颈总动脉 p-Akt 的蛋白水平增加更为显著(见图 6-19(b))[54]。这一结果提示,Akt 信号通路可能对于高血压与低切应力的协同作用诱导的血管重建有重要意义。

6.6 microRNA-21 与血管重建

6.6.1 microRNA 概述

microRNAs(miRNA)是一类 22 核苷酸大小的非编码 RNA,由 microRNA 基因转录成 pri-miRNA,再经 Drosha 剪接成 Pre-miRNA,从核内到达胞浆,由 Dicer 处理为成熟的 miRNA。再通过 mRNA 降解、翻译抑制等机制介导基因调节,参与到细胞生命活动的各个环节,在各种生物过程中都有关键作用[55,56]。研究显示,miRNA 在心血管系统广泛表达,在血管生物学和心血管疾病过程中发挥重要作用(见图 6-20)[57]。miR-21 最先被发现参与调控 VSMCs 的增殖、迁移、凋亡和表型转换[58]。miR-21 也能调控 ECs 的功能,过表达 miR-21 减少了 ECs 的凋亡、增加内皮型一氧化氮合酶(endothelial nitric oxide synthase,eNOS)的磷酸化和一氧化氮(nitric oxide,NO)的产生;衰老的 ECs 增殖能力降低、eNOS 表达减少,凋亡增加,伴有 miR-21 表达的降低。这些研究说明 miR-21 在调节 ECs 功能中起重要作用。

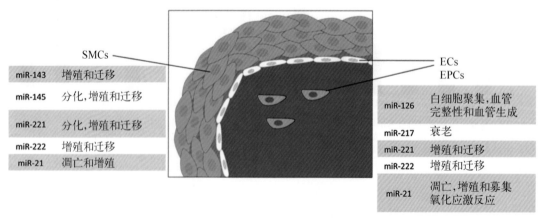

图 6-20　miRNA 在血管系统中的作用[55]

Figure 6-20　Functions of miRNA in the vascular system

虽然 miR-21 在血管生理中的作用得到研究,但是在体状态下 miR-21 的作用研究机制较少。应用条件性 ECs miR-21 敲除小鼠,可以研究其在血管重建中的作用及其可能的机制。因此,我们构建了条件性 ECs miR-21 敲除小鼠(miR-21-KO 小鼠)。首先构建 miR-21 floxed 的转基因小鼠,在小鼠 miR-21 外显子的 5′端和 3′端两端各插入 1 个 loxP 位点构建 miR-21 floxed 等位基因(见图 6-21)[59]。如图 6-21(a)所示,miR-21 外显子 floxed 靶位点的构建以及用来鉴定转基因鼠的引物对位置,还有 FLP、Cre 切除基因的靶位点的位置。对 miR-21 的外显子和两端长为 3.2 kb、5 kb 基因组片段(左、右臂)进行 PCR 扩增,并克隆构建打靶载体,miR-21 外显子靠着新霉素位点,外显子两侧是 LoxP 位点,新霉素两侧是 FRT 位点。这样打靶的目标是构建 miR-21 flox/flox 小鼠,该小鼠与 FLP 小鼠杂交切除新霉素位点,再和 Tek-cre 的小鼠杂交构建产生内皮细胞 miR-21-KO 小鼠。图 6-21(b)是对 miR-21 靶位点的构建分析。用 PCR 对鼠尾 DNA 鉴定扩增 3.2 kb 和 5 kb的产物,确定未经剪切的等位基因。

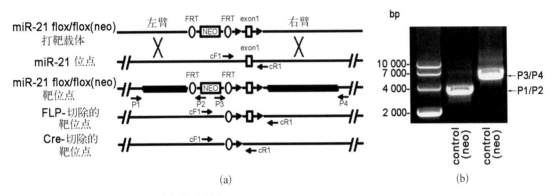

图 6-21 构建 miR-21-KO 小鼠的示意图
Figure 6-21 Generation of the miR-21-KO mice

在构建 miR-21 floxed 转基因小鼠后,将其与 Tek-cre 转基因小鼠杂交。商品化表达 Tek-Cre 的转基因小鼠可以在 ECs 核内特异性表达 Cre 重组酶[见图 6-22(a)和(b)]。该酶表达在核内,能剪切核内 DNA 具有特定序列的片段。理论上 ECs 特异性敲除小鼠 ECs 的核内靶向 DNA 被剪切,但其他细胞内的 DNA 无变化,所以繁殖的后代可以通过特异性引物,采用 PCR 的方法进行鼠尾鉴定。通过分析不同细胞 DNA 是否被剪切来预测 PCR 产物的片段长度,区分 miR-21-KO、miR-21-KO(+/-)、Floxed miR-21 control 和野生型小鼠的等位基因[见图 6-22(c)],判断得到子代的基因型,进而交配繁殖,进行实验。Floxed miR-21 的片段长度为 925 bp,在图 6-22(c)中标记为 1,野生型 miR-21 的片段长为 713 bp,标记为 2,Cre 重组酶切下的 floxed miR-21 片段长为 427 bp,标记为 3[59]。

从 DNA 和 mRNA 水平证明构建的 miR-21-KO 小鼠 ECs 的 miR-21 被成功敲除。采用原位杂交方法,以确定 miR-21 是否在 mRNA 水平在 ECs 里被删除了。图 6-23(a)的结果显示,培养的 miR-21 敲除小鼠 ECs 内只有一些背景着色,而野生型 ECs 的 miR-21表达正常。但是,通过免疫细胞化学方法还是证明这些细胞表达内皮标记因子 vWF 和 Cre[见图 6-23(b)]。为确定 miR-21 是否在 DNA 水平被敲除了,本节采用 PCR 的方法明确 miR-21 敲除小鼠 ECs 的 miR-21 基本被删除,但是主动脉组织还存在 miR-21[见图 6-23(c)]。实时 RT-PCR 的结果同样表明,培养的 miR-21-KO 组 ECs 的

miR-21表达量要远远低于对照(control)组[见图6-23(d)]。半定量RT-PCR分析表明，同一组样品的结果与实时荧光定量PCR结果类似[见图6-23(e)][59]。这些数据证明，构建的miR-21-KO小鼠模型ECs的miR-21已被特异性地敲除，可以用来分析ECs的miR-21的在体功能。

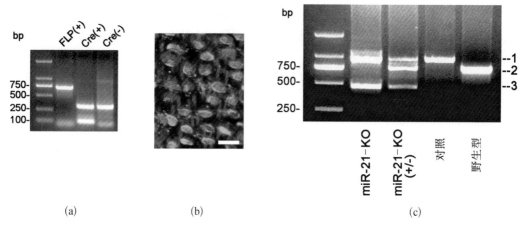

(a) (b) (c)

图6-22 构建miR-21-KO(miR-21敲除)小鼠过程中的鉴定

Figure 6-22 Identification of generation of the miR-21-KO mice

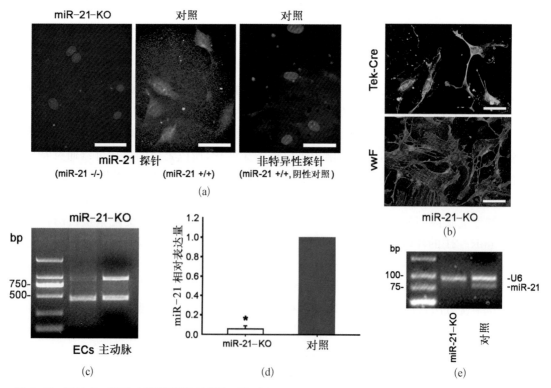

(a)

(b)

(c) (d) (e)

图6-23 DNA和mRNA水平验证ECs已敲除miR-21

Figure 6-23 Identification of the miR-21 deletion in ECs on DNA and mRNA levels

6.6.2 内皮细胞 miR‐21 敲除对血管形态结构重建的影响

采用 HE 染色,镜下拍照分析主动脉几何形态,发现内皮细胞 miR‐21 敲除小鼠的胸主动脉的内径显著性变小,为 $877.981\pm31.037\ \mu m$,对照组为 $910.231\pm16.289\ \mu m$,而壁厚/内径比显著性地增加($0.046:0.030$)。形态学结果表明,在内皮细胞的 miR‐21 敲除后血管发生了明显的形态结构重建[59]。

细胞外基质蛋白形成血管的基本结构。除了提供对血管的基本结构支撑外,基质蛋白与血管细胞相互作用,诱导了血管细胞在血管发育和重建过程中合成新的基质蛋白。在病理条件下,血管基质蛋白通过蛋白降解,产生生物活性片段影响血管壁基质的重建。血管细胞也产生不同的剪接体诱导血管细胞产生不同的基质蛋白,从而破坏了基质蛋白的平衡,导致血管刚性的增加[60]。大血管基质蛋白包括胶原蛋白、弹性蛋白等。由于内皮特异敲除 miR‐21 小鼠发生了明显的形态结构重建,我们检测了其主动脉胶原蛋白和弹性蛋白的面积和含量。采用 Weigert's resorcin-fuchsin 方法染色弹性蛋白,Image Pro Plus 6.0 软件定量分析弹性蛋白的染色面积比例。与对照组相比,ECs miR‐21 敲除小鼠胸主动脉弹性蛋白的染色面积比例显著下降[见图 6‐24(a)]。Fastin 测定显示对照组主动脉弹性蛋白含量为 $15.8\pm1.5\ \mu g/mg$,而 ECs miR‐21 特异敲除小鼠主动脉弹性蛋白含量为 $11.6\pm2.85\ \mu g/mg$[见图 6‐24(b)]。说明 miR‐21 敲除降低胸主动脉弹性蛋白的含量,即敲除 ECs 的 miR‐21 后血管壁的弹性降低。Van Gieson 法染色胶原蛋白,与对照组相比,ECs miR‐21 敲除小鼠胸主动脉胶原蛋白的染色面积比例无显著性差异[见图 6‐24(a)],但是用 Sircol 法测定胶原蛋白含量却发现 ECs miR‐21 特异敲除小鼠主动脉胶原蛋白含量为 $22.4\pm21.7\ \mu g/mg$,对照组为 $25.8\pm0.9\ \mu g/mg$[见图 6‐24(b)]。进一步用免疫印迹和荧光定量 PCR 的检测发现,ECs miR‐21 敲除小鼠胸主动脉表达的细胞外基质,包括弹性蛋白、I 型胶原和 III 型胶原的表达均下降[见图 6‐24(c)(d)][59]。

6.6.3 内皮细胞 miR‐21 敲除对血管功能重建的影响

我们以鼠尾测压法测定清醒状态下小鼠的血压,以减少麻醉造成的误差。结果如图 6‐25(a)所示,miR‐21‐KO 小鼠的舒张压显著降低至 $71.9\pm3.5\ mmHg$,但是收缩压无显著性差异。同时,分析得到的数据发现,miR‐21‐KO 小鼠的平均血压($87.4\pm3.1\ mmHg$)也有显著地下降,但是心率无改变[见图 6‐25(b)(c)][59]。结果提示,ECs 的 miR‐21 特异敲除会引起小鼠舒张压的改变,而血压的变化可能与血管重建有关。在心舒张期,已扩张的大动脉靠自身的弹性回缩,继续推动血液向前流动,令动脉内保持一定压力,这时血液对动脉血管壁的压力称为舒张压。主动脉形态结构重建导致血管硬化,使自身的顺应性降低,血管的弹性扩张能力和回缩力降低引起舒张压下降。

血管零应力状态下张开角改变是血管生物力学重建的重要指标之一。张开角定义为张开的血管环内膜中点到内膜两端点连线的夹角。沿胸主动脉轴向(1 cm 长度)4 个血管环的张开角如图 6‐26(a)和图 6‐26(b)所示。相同位置,miR‐21‐KO 组血管张开角平均值($161.3°\pm13.9°$)和对照组($119.1°\pm10.1°$)相比有显著性差异[见图 6‐26(c)][59]。这些数据提示,ECs 的 miR‐21 敲除导致血管重建,使血管零应力状态下的张开角增加。

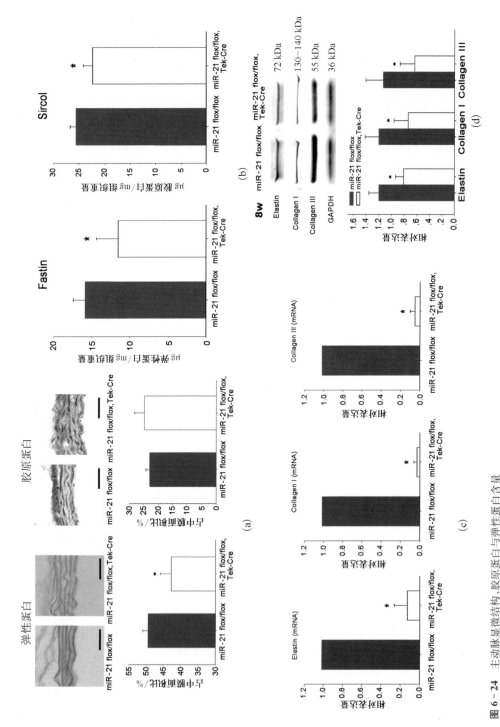

图 6 - 24　主动脉显微结构、胶原蛋白与弹性蛋白含量

(a) 血管弹性纤维和胶原纤维的显微结构及面积比分析；(b) Fastin 和 Sircol 法分别检测血管弹性蛋白和胶原蛋白含量；(c) 荧光实时定量 PCR 检测分析 miR - 21 - KO 小鼠 8 周血管 8 周胸主动脉弹性蛋白、I 型胶原和Ⅲ型胶原的表达；(d) miR - 21 - KO 小鼠胸主动脉弹性蛋白、I 型胶原和Ⅲ型胶原 mRNA 的表达

Figure 6 - 24　Aortic micro-structure and contents of elastin and collagen

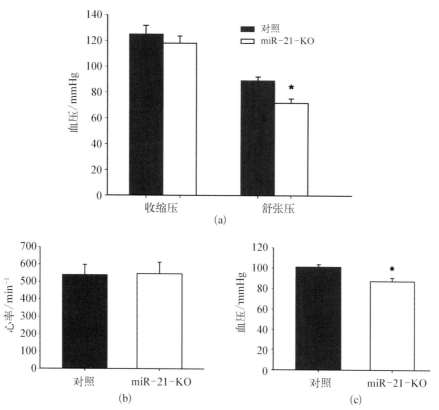

图 6 - 25 在体鼠尾血压测量分析
（a）miR-21-KO 组和对照组比较收缩压变化无显著性差异，但是 miR-21-KO 组的舒张压显著下降，$n = 6$，* $p < 0.01$；（b）miR-21-KO 组和对照组比较心率无显著性差异；（c）两组比较 miR-21-KO 组的平均血压同样显著性下降，$n = 6$，* $p < 0.05$

Figure 6 - 25 In vivo blood pressure detection and analysis

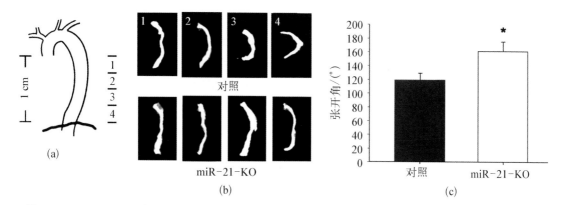

图 6 - 26 miR-21-KO 小鼠胸主动脉张开角的变化
（a）（b）膈肌上方 1 cm 长的胸主动脉分成 4 个节段观察张开角的变化，miR-21-KO 组位于第 3、4 个节段的血管环，张开角相比对照组显著增大；（c）位于 4 个节段血管的血管环张开角的平均值存在显著性差异，miR-21-KO 组的张开角明显增加，$n = 6$，* $p < 0.05$

Figure 6 - 26 Change of the opening angle of the arteries of the miR-21-KO mouse

胶原蛋白含量与弹性蛋白含量的比例可以估计血管的刚性,刚性随比例增加而增加。ECs miR-21 特异敲除小鼠主动脉胶原蛋白含量与弹性蛋白含量的比例较对照组显著增加,说明其刚性增加[见图 6-27(a)]。

血管壁在压力作用下被动扩张和收缩能力的变化是大动脉和静脉的重要指标。血管顺应性定义为血管在跨壁压增加的情况下血管容积增加,也就是容积改变除以压力改变。当内皮细胞的 miR-21 敲除以后,胸主动脉的顺应性曲线下移[见图 6-27(b)][59]。这提示 miR-21 敲除小鼠胸主动脉顺应性减少,意味着 ECs 功能障碍导致血管顺应性降低。

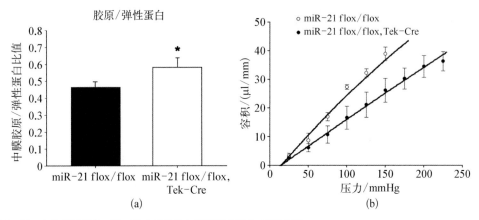

图 6-27 内皮细胞敲除 miR-21 小鼠动脉血管硬度及压力-容积关系

Figure 6-27 Aortic stiffness and pressure (P)-volume (V) relationship of the miR-21-KO mice at 8 weeks

内皮功能指在内皮依赖性的刺激(缺血、血流切应力变化或某些药物)下,内皮通过刺激产生血管活性物质,发生与之相对的反应能力,调节血管的舒缩反应并保持血液流动。内皮功能可能因脂类物质沉着、缺血、血液流体改变的机械损伤而受损,进而导致内皮功能障碍,表现为内皮依赖性舒张功能障碍。很多心血管病变如高血压和心衰都是因为血管内皮生成的舒张和收缩血管因子间的平衡失调造成的。研究结果显示,miR-21-KO 小鼠的胸主动脉血管条对去甲肾上腺素诱导的收缩反应所产生的最大张力显著下降[见图 6-28(a)]。在内皮舒张实验中,同时可以观察到内皮功能严重障碍,导致血管条对乙酰胆碱(acetylcholine,ACh)诱导的舒张反应敏感度降低[见图 6-28(b)(d)]。在 miR-21-KO 组和对照组中,亚硝基左旋精氨酸甲酯(L-NAME)用于对照,抵消 ACh 的影响,证明该舒张反应确实是通过 NO 途径完成的[见图 6-28(c)]。miR-21-KO 小鼠血管条对销普钠(sodium nitroprussiate,SNP)非依赖性血管舒张反应的结果与对照组比较无显著性差异[见图 6-28(e)][59]。miR-21 过表达能够增加 eNOS 磷酸化以及 ECs 生成 NO。ECs 的 miR-21 敲除后,去甲肾上腺素引起的血管收缩反应受损,并且血管 ECs 产生 NO 的能力下降,主动脉最大张力降低。但是血管 VSMCs 的功能无变化。

6.6.4 内皮细胞 miR-21 敲除引起血管重建的相关机制

TGF β-Smad 信号通路是调控细胞外基质蛋白合成分泌的主要信号通路。转化生长

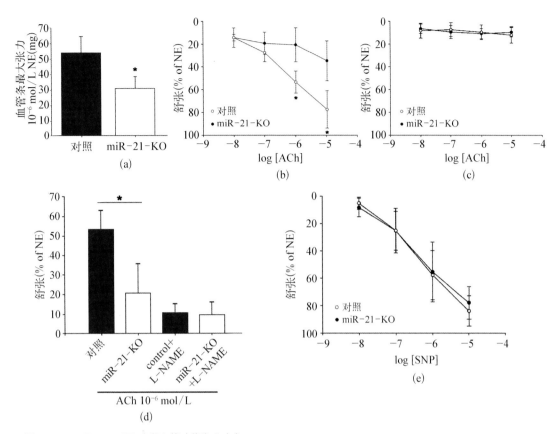

图 6-28 miR-21-KO 小鼠血管功能发生改变

ACh—乙酰胆碱；NE—去甲肾上腺素；L-NAME—亚硝基左旋精氨酸甲酯；eNOS—内皮型一氧化氮合酶；SNP—硝普钠

Figure 6-28 The altered aortic function in the miR-21-KO mice

因子 β(transforming growth factor β,TGFβ)是 TGF 超家族中的一个成员，具有多种生物功能如影响细胞的增殖、分化、凋亡、细胞外基质的合成降解。TGFβ 连接到一型或二型受体，导致了受体的活化。TGFβ 细胞内的信号通路主要是由 Smad 蛋白介导的。激活一型受体激酶磷酸化受体调节的 Smad(包括 Smad2、Smad3、Smad5 与 Smad8)。磷酸化受体 Smad 可与 Smad4 形成异多聚体转位到细胞核内，与转录因子调控不同靶基因的表达。而抑制性 Smad(Smad6 与 Smad7)可以由 TGFβ 家族成员诱导，反过来抑制 TGFβ-Smad 信号通路，这样形成了负反馈调节(见图 6-29)[61]。已有文献报道 Smad7 是 miR-21 的靶蛋白，Smad2 是 miR-21 的负性调控因子，Smad5 调控 miR-21 的前体和成熟。我们对 miR-21 内皮敲除小鼠血管组织的 Smad2、Smad5 和 Smad7 蛋白的表达进行了检测分析。如图 6-30(a)所示，miR-21 敲除后 Smad7 表达上升。但 Smad2 和 Smad5 的表达都下调。这些结果提示 Smad 蛋白在 miR-21 敲除后介导血管重建。我们还检测了 TGF-β1 及结缔组织生长因子(connective tissue growth factor,CTGF)，它们分别是 Smad7 上下游的蛋白分子，与纤维化相关。图 6-30(b)的结果显示，TGF-β1 无变化，但 CTGF 在 miR-21 内皮特异敲除小鼠主动脉的表达显著升高。图 6-30(c)显示，血管的 p-Smad 2/5 表达水平无变化[59]。

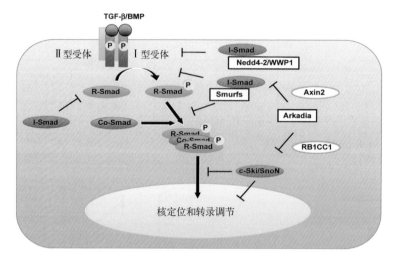

图 6 - 29 TGF - β 信号通路[61]

Fig 6 - 29 TGF - β family signalling pathway

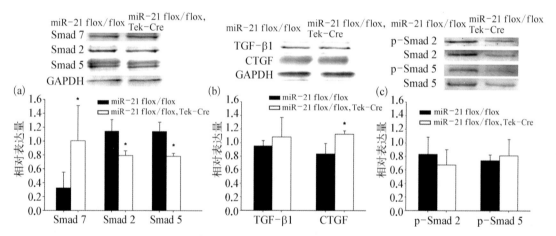

图 6 - 30 miR - 21 - KO 组和对照组血管组织 Smads、TGF - β1、CTGF、p - Smads 的表达变化

Figure 6 - 30 The effects of miR - 21 deletion on Smads，TGF - β1，CTGF，p - Smads expressions in aorta of the miR - 21 - KO mice

基质金属蛋白酶(matrix metalloprotera，MMP)参与到细胞外基质的降解，在生理与病理性的纤维化中起重要作用，在生理与病理性的血管重建过程中大多数 MMP 的表达会发生改变。而活化的 MMP 受到组织金属蛋白酶抑制剂(tissue inhibitor of metalloprotease，TIMP)的抑制。这两者之间的不平衡涉及细胞外基质的病理性重建[62]。如图 6 - 31 所示，miR-21 在内皮细胞内敲除后 MMP - 2 和 MMP - 10 的表达上升，而 TIMP - 4 的表达下降[59]。细胞外基质主要由胶原、糖蛋白和蛋白聚糖组成。纤维化通常是因为蛋白降解酶活性受到抑制，而使细胞外基质在组织内过度沉积所致。MMP 和 TIMP 组成的 MMP/TIMP 系统，是降解和重塑细胞外基质最重要的酶系统。MMP/TIMP 的变化与胶原蛋白、弹性蛋白含量下降的结果吻合。

血管重建受到体内外多种因素的影响及不同的机制调控。血管 ECs 功能是影响血管重建的主要因素之一。我们主要探讨了在体情况下 ECs 的 miR-21 对血管重建的影响及其可能的机制。通过建立 miR-21-KO 小鼠模型,发现 miR-21-KO 小鼠胸主动脉发生了血管形态结构和功能重建,表现为动脉中膜增厚、血管壁厚内径比增加、弹性蛋白、I型胶原蛋白和Ⅲ型胶原蛋白表达下降、动脉舒张压下降、血管张开角变大、动脉顺应性下降以及内皮依赖性血管舒张能力受损等。我们进一步探讨了 miR-21 参与调控血管重建的相关机制。实验结果表明,血管 ECs 的 miR-21 参与调控血管重建可能与 Smad7、CTGF 以及 MMP/TIMP 纤维化相关信号通路相关。这些结果提示,ECs 的 miR-21 在维持血管稳态中起重要作用。这些结果为我们更好地理解 miR-21 在心血管病理生理方面作用提供了实验依据。同时,也为 miR-21 未来在临床基因治疗方面可能的应用提供了数据支持。

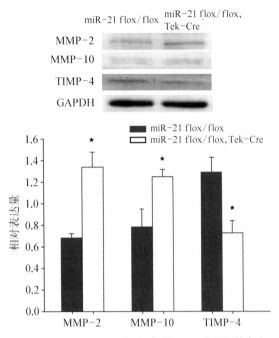

图 6-31　miR-21-KO 组和对照组 MMP/TIMP 的表达变化

Figure 6-31　The effects of miR-21 deletion on MMP/TIMP expression in aorta of the miR-21-KO mice

6.7　结语

心脑血管病包括高血压、动脉粥样硬化和脑卒中等,其本质都是血管疾病,都有共同的发病学基础和基本的病理过程,即血管重建。探讨血流动力学对血管重建的影响及其机制对于预防治疗心血管疾病具有重要意义。大量的体外实验研究结果能够帮助了解力学因素导致血管重建的力学生物学机制,然而体外实验尚不能确切反映体内的情况。应用动物模型进行实验研究更加接近于生理状态,对于临床转化研究更有指导意义。我们实验室建立高血压、低血压、低切应力、高血压加糖尿病以及条件性基因敲除小鼠等动物实验模型,结合组织学与细胞分子生物学技术,探讨了力学因素诱导血管重建的力学生物学一些现象及其相关机制。这些研究对于阐明血管重建的机制提供了生物力学的视角。

影响心血管疾病发生发展过程中血管重建的力学生物学机制目前远未阐明,揭示这些机制是防治心血管疾病的关键所在,因此,深入探讨力学因素诱导血管重建的分子机制是当前的研究热点。随着科学的进步,不断发现有新的研究手段和研究对象,例如,蛋白质组学、高通量测序以及 miRNA、环状 miRNA 和长链非编码 RNA 等。蛋白质组学能够检测血管重建过程中总体蛋白表达的变化,而应用蛋白质组学方法还能够检测蛋白翻译后修饰的状况,如蛋白的磷酸化、甲基化、乙酰化、泛素化、糖基化等,通过蛋白的翻译后修饰调节蛋白的活性。二代测序技术能够检测全基因组的 DNA 和 RNA 的序列,包括外显子、内含子等。

测序技术的改进得以发现许多非编码 RNA,这些非编码 RNA 具有众多的生物学功能,改变了以往认为这些非编码 RNA 是垃圾 RNA 的观点,拓宽了研究的范围。单细胞测序则能够精确地检测组织中单一细胞的核酸序列,能够得到单个细胞在不同功能状态下核酸的转录情况。甲基化和羟甲基化染色体免疫沉淀测序能够检测基因的甲基化和羟甲基化的修饰状态,为研究基因表达调控提供了新的研究手段。研究手段的发展也拓宽了研究对象。如非编码 RNA 通过降解和翻译抑制靶转录子,通过负调控基因表达影响细胞生理,精细调控不同的生物过程以维持血管的自稳态。虽然,非编码 RNA 在血管重建中的作用近年已得到广泛研究,但仍有许多未解之谜有待揭示,尤其是在力学因素影响下这些非编码 RNA 是如何参与调控基因表达的,影响血管细胞功能的力学生物学机制尚未完全清楚。这些研究将为我们在心血管疾病的诊断、预后和治疗方面提供新的手段,也将成为改善人类健康预防和疾病治疗的下一个尚待开发的领域。

总之,血管力学生物学研究要从整体—器官—细胞—蛋白—基因不同层次上综合探讨心血管的"应力-生长"关系,以血管重建为切入点,着眼于力学环境对心血管系统的作用,阐明力学因素如何产生生物学效应而诱导血管重建。血管重建的动物实验研究不但在揭示血管重建的机制上发挥作用,而且在验证体外细胞分子层次所揭示的力学生物学机制方面也将发挥不可或缺的重要作用。

(杨向群　严志强　姜宗来)

参考文献
---

[1] 姜宗来.心血管力学生物学研究的新进展[J].医用生物力学,2006,21(4):251-253.

[2] Fung Y C. Biomechanics: Motion, flow, stress, and growth[M]. New York: Springer-Verlag, 1990.

[3] Chien S. Mechanotransduction and endothelial cell homeostasis: the wisdom of the cell[J]. Am J Physiol Heart Circ Physiol, 2007, 292(3): H1209-1224.

[4] Chiu J J, Chien S. Effects of disturbed flow on vascular endothelium: pathophysiological basis and clinical perspectives[J]. Physiol Rev, 2011, 91(1): 327-387.

[5] Chatterjee S, Fujiwara K, Pérez N G, et al. Mechanosignaling in the vasculature: emerging concepts in sensing, transduction and physiological responses[J]. Am J Physiol Heart Circ Physiol, 2015, 308(12): H1451-462.

[6] Winkel LC, Hoogendoorn A, Xing R, et al. Animal models of surgically manipulated flow velocities to study shear stress-induced atherosclerosis[J]. Atherosclerosis, 2015, 241(1): 100-110.

[7] Anwar M A, Shalhoub J, Lim C S, et al. The effect of pressure-induced mechanical stretch on vascular wall differential gene expression[J]. J Vasc Res, 2012, 49(6): 463-478.

[8] O'Rourke M. Mechanical principles in arterial disease[J]. Hypertension, 1995, 26(1): 2-9.

[9] Lehoux S, Castier Y, Tedgui A. Molecular mechanisms of the vascular responses to haemodynamic forces[J]. J Intern Med, 2006, 259(4): 381-392.

[10] Haga J H, Li Y S, Chien S. Molecular basis of the effects of mechanical stretch on vascular smooth muscle cells[J]. J Biomech, 2007, 40(5): 947-960.

[11] Harvey A, Montezano A C, Touyz R M. Vascular biology of ageing-implications in hypertension[J]. J Mol Cell Cardiol, 2015, 83: 112-121.

[12] Lemarie C A, Tharaux P L, Lehoux S. Extracellular matrix alterations in hypertensive vascular remodeling[J]. J Mol Cell Cardiol, 2010, 48(3): 433-439.

[13] 杨向群,陈尔瑜,姜宗来,等.自发性高血压大鼠高血压形成前后肾内小动脉的重建[J].解剖学报,2000,31(2): 133-136.

[14] 杨向群,章建梁,冀凯宏,等.不同年龄自发性高血压大鼠肾内小动脉的形态学重建[J].第二军医大学学报,1999,20(8):547-550.

[15] 杨向群,姜宗来,陈尔瑜,等.自发性高血压大鼠肾动脉的零应力状态[J].生物医学工程学杂志,2000,17(2):241-243.

[16] 杨向群,姜宗来,陈尔瑜,等.肾血管阻力在大鼠高血压发生发展过程中的变化[J].中国生物医学工程学报,2001,20(5):459-462.

[17] 冀凯宏,姜宗来,杨向群.自发性高血压大鼠主动脉结构重建[J].基础医学与临床,2000,20(4):370-374.

[18] 姜宗来,冀凯宏,杨向群,等.自发性高血压大鼠胸主动脉结构重建和力学特性[J].生物医学工程学杂志,2000,17(1):66-70.

[19] Zhang Z, Chen L, Zhong J, et al. ACE2/Ang-(1-7) signaling and vascular remodeling[J]. Sci China Life Sci, 2014, 57(8):802-808.

[20] 杨向群,章建梁,冀凯宏,等.血管紧张素Ⅱ受体拮抗剂对高血压肾小动脉重建的影响[J].中国病理生理杂志,2000,16(8):709-712.

[21] 杨向群,陈尔瑜,姜宗来,等.罗沙坦对自发性高血压肾小动脉重建的逆转作用[J].中国药理学通报,2000,16(4):429-432.

[22] 冀凯宏,姜宗来,杨向群.血管紧张素Ⅱ在自发性高血压主动脉重建中的作用[J].中国病理生理杂志,2000,16(3):214-217.

[23] 杨向群,陈尔瑜,姜宗来,等.内皮素在自发性高血压大鼠肾内小动脉重建中的作用[J].解剖学报,2000,31(2):137-140.

[24] 姜宗来,杨向群,冀凯宏,等.高血压大鼠动脉的零应力状态与内皮素的关系[J].中国生物医学工程学报,2001,20(4):289-292.

[25] 严志强,杨向群,姜宗来,等.高压力对血管平滑肌细胞的形态、α-肌动蛋白和增殖细胞核抗原表达的影响———一种新的颈总动脉在体受力模型研究[J].生物医学工程学杂志,2003,20(1):116-120.

[26] 严志强,姜宗来,张炎,等.压力诱导大鼠颈总动脉即刻早基因产物c-Jun的表达[J].生物医学工程学杂志,2005,22(1):35-37.

[27] 杨向群,严志强,张炎,等.压力诱导血管平滑肌细胞整合素β3、桩蛋白和纽蛋白的变化[J].解剖学报,2003,34(2):150-154.

[28] Chao J T, Davis M J. The roles of integrins in mediating the effects of mechanical force and growth factors on blood vessels in hypertension[J]. Curr Hypertens Rep, 2011, 13(6):421-429.

[29] 严志强,杨向群,姜宗来,等.脉动压力对大鼠颈总动脉血管紧张素Ⅱ分泌的影响[J].第二军医大学学报,2002,23(7):738-740.

[30] 张峰,张炎,刘波,等.高压力对体外培养动脉中膜平滑肌细胞增殖及增殖相关蛋白和生长因子的影响[J].生物物理学报,2004,20(5):349-354.

[31] 张峰,张炎,刘波,等.高压力对体外培养动脉中膜平滑肌细胞凋亡及其相关蛋白的影响[J].解剖学报,2004,35(5):493-496.

[32] Fu Z, Wang M, Everett A, et al. Can proteomics yield insight into aging aorta? [J]. Proteomics Clin Appl, 2013, 7(7-8):477-489.

[33] Bian Y L, Qi Y X, Yan Z Q, et al. A proteomic analysis of aorta from spontaneously hypertensive rat: RhoGDI alpha upregulation by angiotensin Ⅱ via AT(1) receptor[J]. Eur J Cell Biol, 2008, 87(2):101-110.

[34] Pavlov T S, Levchenko V, Staruschenko A. Role of Rho GDP dissociation inhibitor α in control of epithelial sodium channel (ENaC)-mediated sodium reabsorption[J]. J Biol Chem, 2014, 289(41):28651-28659.

[35] 张明亮,严志强,齐颖新,等.Rho蛋白解离抑制因子α在高血压大鼠胸主动脉的表达[J].解剖学报,2009,40(4):625-629.

[36] 李洪海,姜宗来,刘波,等.实验性低血压大鼠腹主动脉的形态结构重建[J].医用生物力学,2000,15(1):1-7.

[37] 刘波,李洪海,姜宗来,等.实验性低血压大鼠肌性动脉的形态结构重建[J].第二军医大学学报,2002,23(1):48-50.

[38] 姜宗来,李洪海,刘波,等.实验性低血压大鼠动脉的生物力学特性[J].生物医学工程学杂志,2001,18(3):381-384.

[39] Malek A M, Alper S L, Izumo S. Hemodynamic shear stress and its role in atherosclerosis[J]. JAMA, 1999, 282(21):2035-2042.

[40] 郭子义,严志强,张明亮,等.血流切应力变化导致颈总动脉重建及其对血管平滑肌细胞凋亡和分化的影响[J].医用生物力学,2008,23(1):61-65.

[41] 刘波,姜宗来,张炎,等.血管体外应力培养系统:一种新的血管生物力学实验模型[J].医用生物力学,2001,16(4):225-230.

[42] 刘波,姜宗来,严志强,等.低切应力对体外培养动脉形态学重建的影响[J].解剖学报,2004,35(3):297-300.

[43] 刘艳春,姜宗来,刘波,等.低切应力对体外培养动脉的平滑肌细胞增殖和凋亡的影响[J].医用生物力学,2002,17(4):198-203.

[44] 刘艳春,刘波,张炎,等.低切应力对体外培养血管中膜平滑肌细胞原癌基因 c-Fos 和 c-Myc 表达的影响[J].生物物理学报,2004,20(6):434-438.

[45] van Hinsbergh W M. Endothelial permeability for macromolecules mechanistic aspects of pathophysiological modulation[J]. Arterioscler Thromb Vasc Biol, 1997, 17:1018-1023.

[46] Tada S, Tarbell J M. The internal elastic lamina affects the distribution of macromolecules in the arterial wall: a computational study[J]. Am J Physiol Heart Circ Physiol, 2004, 287:H905-H913.

[47] Wong L C, Langille B L. Developmental remodeling of the internal elastic lamina of rabbit arteries: effect of blood flow[J]. Circ Res, 1996, 78:799-805.

[48] Guo Z Y, Yan Z Q, Bai L, et al. Flow shear stress affects macromolecular accumulation through modulation of internal elastic lamina fenestrae[J]. Clin Biomech, 2008, 23:S104-S111.

[49] 王溪涛,张炎,刘波,等.低切应力对动脉粥样硬化形成及血管平滑肌细胞 α-肌动蛋白和 c-Myc 蛋白表达的影响[J].解剖学报,2004,35(6):617-621.

[50] 徐瑞生,姜宗来,张传森,等.糖尿病大鼠主动脉的重建[J].解剖学报,2000,31(1):77-81.

[51] 陶凯忠,陈尔瑜,姜宗来,等.晚期糖化终产物对糖尿病大鼠主动脉平滑肌细胞的影响[J].解剖学报,2000,31(4):327-331.

[52] 张传森,陈尔瑜,姜宗来,等.伴有高血压的糖尿病大鼠主动脉的结构重建[J].解剖学杂志,2002,25(4):394-398.

[53] 张传森,陈尔瑜,姜宗来,等.糖尿病大鼠腹主动脉的在体顺应性和弹性模量[J].医用生物力学,2000,15(1):28-32.

[54] 孔翰,张明亮,严志强,等.高血压与低切应力对大鼠颈总动脉血管重建的影响[J].医用生物力学,2011,26(4):109-115.

[55] Ponticos M, Smith B D. Extracellular matrix synthesis in vascular disease: hypertension, and atherosclerosis[J]. J Biomed Res, 2014, 28(1):25-39.

[56] Shi L, Liao J, Liu B, et al. Mechanisms and therapeutic potential of microRNAs in hypertension[J]. Drug Discov Today, 2015,20(10):1188-1204.

[57] Quintavalle M, Condorelli G, Elia L. Arterial remodeling and atherosclerosis: miRNAs involvement[J]. Vascul Pharmacol, 2011, 55(4):106-110.

[58] Ji R, Cheng Y, Yue J, et al. MicroRNA expression signature and antisense-mediated depletion reveal an essential role of MicroRNA in vascular neointimal lesion formation[J]. Circ Res, 2007, 100(11):1579-1588.

[59] Zhang X Y, Shen B R, Zhang Y C, et al. Induction of thoracic aortic remodeling by endothelial-specific deletion of microRNA-21 in mice[J]. PLoS One, 2013, 8(3):e59002.

[60] Xu J, Shi G P. Vascular wall extracellular matrix proteins and vascular diseases[J]. Biochim Biophys Acta, 2014, 1842:2106-2119.

[61] Imamura T, Oshima Y, Hikita A. A regulation of TGF-β family signalling by ubiquitination and deubiquitination [J]. J Biochem, 2013, 154(6):481-489.

[62] Lan T H, Huang X Q, Tan H M. Vascular fibrosis in atherosclerosis[J]. Cardiovasc Pathol, 2013, 22(5):401-407.

7　　血管细胞糖萼的力学感受功能

　　血管内皮细胞（endothelial cells，ECs）平铺于血管内腔面，构成了血液和管壁之间的天然通透性屏障，长期受到血流产生的切向应力，即切应力（shear stress）、法向应力-压力（pressure）和周期性牵张而产生的周向应力（circumferential stress）。ECs 通过表达各种蛋白质和血管活性因子，参与介导机体的多种生理和病理过程，包括：血管舒张因子，如一氧化氮（nitric oxide，NO）；收缩因子，如内皮素-1（endothelin-1，ET-1）；生长因子，如血小板源性生长因子（platelet derived growth factor，PDGF）；生长抑制因子，如肝素（heparin）；黏附分子，如细胞间黏附分子-1（intercellular cell adhesion molecule-1，ICAM-1）；趋化因子，如单核细胞趋化蛋白-1（monocyte chemotactic protein 1，MCP-1）等。

　　血管平滑肌细胞（vascular smooth muscle cells，VSMCs）位于血管壁中层，对于调节血管舒缩功能、血压和血流量的分布至关重要。正常生理状态下，VSMCs 主要承受血流脉动产生的作用于血管壁上的周期性牵张（cyclic stretch），并不直接感受血流产生的切应力。但在血管成形术、血管支架植入以及血管移植吻合等过程中，极易造成 ECs 及内弹性层受损，严重情况下，甚至引起内皮剥落，将 VSMCs 直接暴露在血流环境下（见图 7-1）。其次，动脉系统中，受 100 mmHg 的生理压力驱使，存在部分跨壁间隙流（transmural interstitial

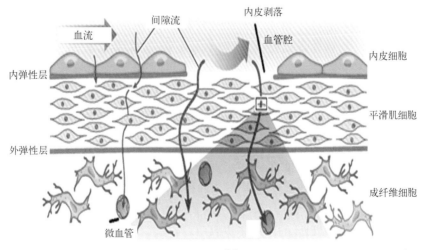

图 7-1　血管平滑肌细胞受切应力的几种情况[1]

Figure 7-1　Shear stress acting on vascular smooth muscle cells

flow)。Wang 和 Tarbell 用多孔介质的 Brinkman 模型，预计这种跨壁间隙流对 VSMCs 施加的相关切应力水平在 $1\sim3$ dyn/cm^2[2]。最后，紧邻内弹性层（internal elastic lamina，IEL）下的 VSMCs，由于 IEL 较小膜孔处漏斗状流动的影响，受到的切应力水平高达 $10\sim50$ dyn/cm^2。

力学信号转导（mechanotransduction）是细胞通过各种途径将胞外力学信号转化为胞内信号，进而引发信号级联反应的过程。目前已知的力感受器包括：离子通道（ion channels）、受体酪氨酸激酶（receptor tyrosine kinases，RTK）、G 蛋白偶联受体（G protein coupled receptors，GPCR）、小窝蛋白（caveolus）、整合素（integrins）、血小板内皮细胞黏附分子-1（platelet/endothelial cell adhension molecule-1，PECAM-1）、糖萼（glycocalyx）和初级纤毛（primary cilia）等。其中，血管细胞糖萼是位于细胞顶膜的一层绒毛状多糖蛋白复合结构（见图 7-2）。自 Florian 等[3]首次报道 ECs 糖萼的力传导功能以来，科学界就糖萼及其力信号转导机制展开了大量研究。本章在简要概述糖萼的发现历程、迄今为止主要的观测方法、糖萼的化学组成及其生理病理学意义后，将重点介绍糖萼的力学信号转导功能，并对精确阐明糖萼力学信号转导机制亟待解决的关键科学问题进行展望。

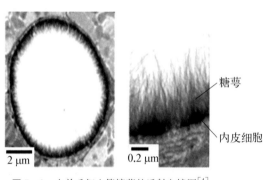

糖萼

内皮细胞

2 μm　　0.2 μm

图 7-2　山羊毛细血管糖萼的透射电镜图[4]

Figure 7-2　Electron micrograph of glycocalyx in a goat coronary capillary

7.1　糖萼概述

7.1.1　糖萼的发现历程

20 世纪 40 年代，Chambers 和 Zweifach 两位科学家，用包含伊文思蓝（evans blue）的任氏（Ringer's）生理盐溶液灌注蛙的肠系膜，意外地发现，在毛细血管 ECs 表面出现了薄薄的、浅蓝色半透明带[5]。考虑到伊文思蓝对血浆白蛋白（albumin）的高亲和能力，这两位科学家推测，在 ECs 表面存在的非细胞薄层（a thin noncellular layer）结构，可能是吸附的血浆蛋白质。然而，受当时观测手段的限制，要直接观察这层非细胞薄层结构还很困难。

20 年后，Copley[6]在研究内皮-血浆交互面（endothelium-plasma interface）时，也陆续引入了薄分子层（a thin molecular layer）和不动血浆层（an immobile sheet of plasma）的概念。1966 年，Luft 通过电子显微技术首次将 ECs 表面糖萼这一 20 nm 左右的毛绒状结构直接呈现在世人面前，并推测其可能来源于 ECs 的分泌物或血浆蛋白沉淀[7]。这项技术的关键是，使用一种与黏多糖有高度亲和性的阳离子染料——钌红（rethenium red），能与锇酸反应产生可探测的电子密度。20 世纪 70 年代，随着显微技术的发展，在体测得的微血管血流动力学参数总与基于生物物理准则推测得到的数值存在巨大差异。以平直毛细管中红细胞压积为例。由于红细胞的轴向运动,其运动速率(V_{rbc})往往大于血流的平均速度(V_{mean})。毛细管中的红细胞压积(tube haematocrit,H_T)与出口处红细胞压积(discharged haematocrit,H_D)存在如下关系:$H_T/H_D = V_{mean}/V_{rbc}$,在无阻碍流动的情况下,$V_{mean}/V_{rbc} \geqslant 0.5$。然而,在真实血管中,Klitzman 和 Duling[8]测得仓鼠提睾肌毛细血管红细胞压积为(10.4 ± 2.0)%,远远小于颈动脉处的红细胞压积(53.2 ± 0.6)%。这一结果,一方面证实 Fåhraeus 效应的正确性。另一方面,则与圆管中得到的结果大相径庭。较为合理的解释是,在真实血管中,紧邻内皮表面存在移动缓慢的无细胞血浆层,其厚度约为 1 μm。此研究间接证明了 ECs 表面糖萼的存在。

7.1.2 糖萼的观测方法

从以上糖萼的发现历程可以看出,糖萼"神秘面纱"的揭晓与显微技术的进步不可分割。在体情况下,ECs 顶部的糖萼介于血管壁与循环血液之间,通过静电吸引与血液中的血浆白蛋白、酶(enzymes)、酶的抑制剂(enzyme inhibitors)、碱性成纤维因子(basic fibroblast growth factor,bFGF)、细胞因子(cytokines)及各种阳离子氨基酸、电解质和水等物质相互作用,在 ECs 表面形成了一个动态的水合结构。一经离体,糖萼变得高度脆弱,很容易断裂或脱落,给传统的显像技术带来了巨大的挑战。迄今为止,糖萼的观测方法主要有以下几种。

7.1.2.1 电镜技术(electron microscopy)

电镜技术用于糖萼观测的准确度在很大程度上依赖于染色剂、固定方式的选取及后期对样本的清洗过程。其中,钌红染色结合戊二醛/锇酸固定是电镜技术早期使用的经典方法。然而这种方法也有其局限性:一方面,钌红可改变膜蛋白之间的静电作用从而影响糖萼的几何构型;另一方面,钌红这种染料本身分子尺寸很大,所以不可能完全覆盖整个糖萼层。为了克服以上局限性,Haldenby 及其同事以小相对分子质量的阿辛蓝(alcian blue)代替钌红,研究了兔子动脉系统糖萼的厚度。测量的结果在 45～80 nm 左右,胸主动脉中糖萼的尺寸则达到了 60 nm[9]。

除染色剂外,固定方式的选取对染色结果同样重要[10]。Chappell 等比较了灌流固定(perfusion-fixed)与浸没固定(immersion-fixed)两种方式下,脐静脉 ECs(human umbilical vein endothelial cell,HUVEC)表面糖萼的电镜测量结果,发现在浸没固定下得到的影像根本观察不到糖萼的存在。相形而下,灌流固定更有优势。值得注意的是,灌流固定液中血浆蛋白的存在对于糖萼结构的稳定十分必要。不含蛋白的灌流固定液甚至可带走糖萼表面自身吸附的部分蛋白,使糖萼的动态水合结构发生坍塌。

然而,有研究者指出,水合固定剂本身可能会溶解掉糖萼水合层的部分结构,使得测量结果并非真实。为了减少吸附血浆蛋白的丢失,一些非水性的固定剂如炭氟化合物(fluorocarbons)和胶体金(gold colloids)等纷纷被应用,其优势在于省去了一系列的清洗过程,从而避免了在冲洗时,带走糖萼表面吸附的血浆蛋白,使糖萼的动态结构得到了更好保存。用此法测得毛细血管 ECs 表面糖萼的尺寸在 50～100 nm[11]。

考虑到传统电镜技术脱水过程中对糖萼结构的破坏较大,Ebong 等用快速冷冻置换透射电镜术（rapid freezing/freeze substitution transmission electron microscopy，RF/FS - TEM）的高空间分辨率优势，在保存糖萼水合结构的前提下，测得牛胸主动脉 ECs 表面糖萼厚度约为 11 μm（见图 7 - 3），较之传统电镜技术 0.04 μm 的结果更为理想[12]。综上所述，电镜技术能在一定程度上提供糖萼的电荷、组成和结构信息；另一方面，固定和染色方法的不同又可对测量结果造成巨大影响。最重要的是，电镜技术不适用于在体测量。

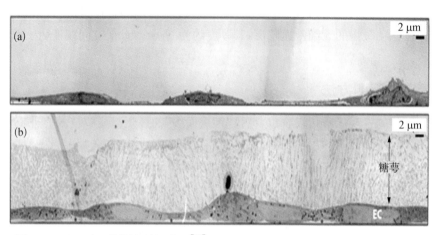

图 7 - 3　BAEC 表面糖萼的透射电镜图[12]

（a）传统电镜技术采用钌红染色结合戊二醛/锇酸固定，酒精梯度脱水；（b）快速冷冻置换透射电镜术

Figure 7 - 3　Transmission electron microscopy of GCX - covered BAECs

7.1.2.2　活体显微技术（intravital microscopy）

传统的活体显微术，往往是通过带荧光标记的凝集素与糖蛋白、蛋白聚糖的多糖侧链结合，进而达到标记和半定量的目的。然而，受活体显微镜光学分辨率的局限，此方法用于糖萼的观测还有待改进。

基于此，Vink 与 Duling 提出，直接标记流动的血浆而非糖蛋白本身，由此通过血浆排阻来确定糖萼尺寸的思路[13]。他们用异硫氰酸荧光素（fluorescein isothiocyanate，FITC）标记的葡聚糖对仓鼠提睾肌毛细血管进行灌流，在明场显微镜下得到血管的解剖直径为 5.4 μm（以 ECs 为界，见图 7 - 4）。奇怪的是，活体显微镜下，血浆宽度只有 4.7 μm，这 0.8 μm 的差异暗示了在 ECs 表面必然存在一层结构，阻止 FITC - 葡聚糖的通过。换言之，这间接证明了 ECs 表面糖萼层的存在。此方法往往适用于仓鼠或小鼠提睾肌微循环系统。一方面，由于此处组织薄且呈透明状，便于清晰观察 ECs 和流动的红细胞；另一方面，便于对局部血流速度进行测量。然而，此方法对糖萼尺寸的估计毕竟具有间接性，最重要的是，它不适用于大血管。

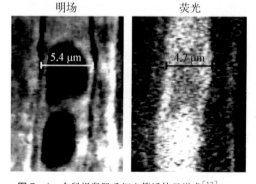

图 7 - 4　仓鼠提睾肌毛细血管活体显微术[13]

Figure 7 - 4　Digitized images of a capillary segment

7.1.2.3 激光扫描共聚焦显微术(confocal laser scanning microscope,CLSM)

激光扫描共聚焦显微术凭借其光学切片和三维重建技术,以及高分辨率特性,为观察糖萼提供了先进的技术手段。以此测得的糖萼尺寸根据血管级别的不同大致分布在 2.5～4.5 μm 的范围。该技术对糖萼的标记往往可通过 3 种方式:① 采用荧光标记的凝集素与糖萼的糖胺聚糖侧链非特异性结合;② 通过荧光标记的抗体与糖萼的核心蛋白 Syndecan - 1 等结合;③ 采用荧光标记的硫酸肝素(heparan sulfate, HS)、透明质酸(hyaluronic acid, HA)特异性结合蛋白。尽管如此,CLSM 的分辨率在样本超过 40 μm 后,会随着光学深度的增加而迅速衰减,因此它不太适用于动脉血管糖萼的直接观测。唯一的解决方法是将动脉血管做纵向剖开,如此难免对糖萼造成破坏。进一步地,与电镜技术类似,CLSM 也会碰到样本固定的问题。甲醛或戊二醛等醛类在保存样本结构的同时,也会造成糖萼中各组分之间的交联,对糖萼有一定的压缩作用,使得糖萼结构发生扭曲。为克服以上问题,Fonseca 等对体外培养的人脐静脉 ECs 进行活细胞凝集素标记,CLSM 成像观察到 2.5±0.5 μm 的糖萼层,避免了对样本重要功能特征的破坏[14]。

7.1.2.4 双光子激光扫描显微术(two-photon laser scanning microscope,TPLSM)

为了寻找适用于在体或离体条件下,大血管系统糖萼的成像技术,TPLSM 应运而生。其主要通过荧光基团对双红光子的自发吸收来激发荧光而非传统的单蓝光子激发。这样的好处是,能减少散射,增加透光深度;另外,荧光的激发和发射均只局限在光照锥面的焦点,光电倍增管收集到的光强并不会因为发射光子的散射受到影响,具有高分辨率、光学切割采集速度合理性及较低光毒性等优势。Megens 等应用此技术观察得到的小鼠完整颈动脉糖萼尺寸为 4.5±1.0 μm[15](见图 7 - 5)。TPLSM 技术同样适用于啮齿类动物大血管循环系统糖萼的在体成像,具有广泛的应用前景。

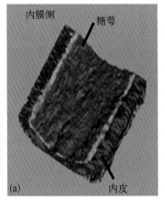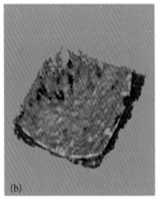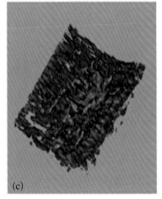

图 7 - 5 小鼠动脉血管糖萼双光子成像[15]
(a) 肠系膜动脉;(b) 颈总动脉;(c) 透明质酸酶处理过的颈总动脉。糖萼与 WGA - FITC 结合发绿色荧光,细胞核被 Syto 41 染成蓝色

Figure 7 - 5 Two-photon microscopy of vital murine arterial glycocalyx, labeled with WGA - FITC (green) and Syto 41 (nuclei, blue)

7.1.2.5 其他

除以上几种显微技术外,活体荧光微粒子图像测速技术(microparticle image velocimetry, μ-PIV)、正交偏振光谱成像(orthogonal polarization spectral imaging, OPS)和侧流暗场成像技术(side-stream dark field imaging, SDF)等,近年来也用在了糖萼的观测上。需要指出的是,这3种技术对糖萼尺度的测量仅仅局限于微循环系统,如毛细血管和小静脉等,面对大尺度的动脉系统则无能为力。不仅如此,它们对糖萼尺度的估测毕竟具有间接性。

7.1.3 糖萼的化学成分

7.1.3.1 血管 ECs 糖萼

血管 ECs 糖萼是位于 ECs 表面的一层高度负电化的结构,主要成分是末端含唾液酸(sialic acids, SA)残基的寡糖链糖蛋白(glycoprotein)与包含糖胺聚糖(glycosaminoglycans, GAG)侧链的蛋白聚糖(proteoglycan)(见图 7-6)。GAG 是由一分子己糖胺与一分子己糖醛酸组成的二糖重复单位的线性杂多糖。具体来讲,己糖胺一般包括 D-葡糖胺和 D-半乳糖胺,己糖醛酸如 D-葡萄糖醛酸、L-艾杜糖醛酸等。己糖胺与己糖醛酸通过特异性组合,形成了庞大的糖胺聚糖家族。迄今为止,在 ECs 表面发现的糖胺聚糖主要有 HS、硫酸软骨素(chondroitin sulfate, CS)和 HA。其中,HS 的含量占到整个 GAG 库的 50%～90%。GAG 侧链(HS 和 CS)往往与核心蛋白骨架共价连接,只有 HA 除外。HA 是在细胞表面合成的,一个长 1 000 kDa 的长二糖聚合物,其内部羧基赋予了 HA 高度负电化和显著的水合特性。

ECs 表面的核心蛋白主要包括 3 个家族:跨膜多配体蛋白聚糖(syndecans)、GPI-锚定蛋白聚糖(glypican-1)以及基底膜蛋白聚糖(perlecans)。其中,syndecans 包含了 3 个成员:syndecans-1(33 kDa)、syndecans-2(22 kDa)和 syndecans-4(22 kDa),均包含了 3 个 GAG 结合位点。此外,syndecan 的近膜端往往能与蛋白酶结合,使整个外功能区脱落,其胞质尾端通过连接分子,如微管蛋白(tubulin)、肌动蛋白(actin)、a-辅肌动蛋白等与细胞骨架相连,协助细胞骨架的组织。另一方面,作为信号传递分子,syndecan 与信号转导蛋白(B)、蛋白激酶 C-a(PKCa)、磷脂酰肌醇-4,5-二磷酸等相互作用,实现胞外信号向胞内的转导。glypican 仅有 glypican-1(64 kDa)1 个成员,通过 C 端的磷脂酰肌醇直接锚定在细胞膜富含胆固醇、神经鞘脂的脂筏结构上,外功能区形成了坚实的球形三级结构。其近膜侧有 3～4 个 HS 的特异性结合位点。ECs 表面的 CD44 沿着透明质酸定位在细胞膜脂筏结构中,在此进行着各种功能反应。除以上所描述的蛋白聚糖外,在 ECs 表面还存在另一种包含较短寡糖侧链的糖蛋白,通常这种寡糖链的末端都带有唾液酸(sialic acids)"帽子",唾液酸在生理 pH 条件下的电离,为糖蛋白提供了净负电荷。

通过与血浆蛋白的相互作用,ECs 糖萼不断实现着自己的更新与重塑,其完整性的破坏与动脉粥样硬化、糖尿病心血管并发症、缺血再灌注损伤和血栓栓塞等各种血管疾病有关。

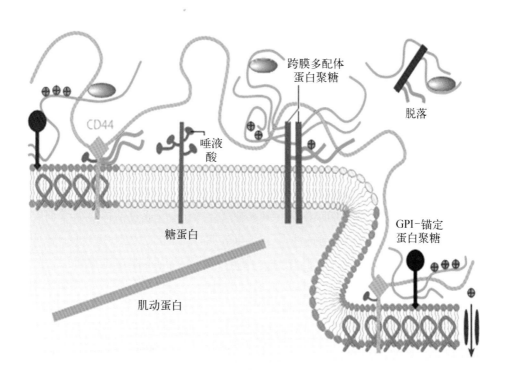

图 7 - 6   糖萼的组成示意图[16]

Figure 7 - 6   Schematic diagram showing the components and spatial organization of the endothelial glycocalyx

7.1.3.2 VSMCs 糖萼

Nilsson 等[17]首次对体外培养的 VSMCs 表面糖萼成分及其对细胞增殖的调控进行了研究。他们通过选择性降解酶类包括透明质酸酶(hyaluronidase)、硫酸软骨素酶、乙酰肝素酶(heparitinase)和唾液酸苷酶(neuraminidase)处理体外培养的大鼠主动脉 VSMCs,测定其 DNA 合成以及与阳离子转铁蛋白(cationized ferritin,CF)的结合位点。研究结果表明,体外培养的 VSMCs 表面,一半的成分是硫酸化糖胺聚糖(sulphate glycosaminoglycans),其中 HS 占 40%～50%,CS 占 50%～60%;另一半的成分是 SA。通过 DNA 合成测定表明,唾液酸苷酶处理细胞后,会刺激细胞 DNA 合成;奇怪的是,乙酰肝素酶和透明质酸酶处理后,细胞的 DNA 合成反而受到抑制。另外,当向培养基中额外添加透明质酸、肝素、硫酸肝素时,同样会抑制 DNA 的合成。这可能是由于正常状态下,VSMCs 表面糖萼的存在,提供的高度负电荷与空间位阻,有利于促进有丝分裂剂 PDGF 与细胞表面受体的特异性结合,进而促进细胞增殖；当额外添加透明质酸、肝素、硫酸肝素或者用特异性酶降解掉糖萼后，其降解产物可释放至细胞培养液中，这些成分可与 PDGF 结合，进而阻碍了 PDGF 与细胞表面受体的正常结合，最终达到抑制细胞增殖的目的。

7.1.4　糖萼的生理作用

7.1.4.1　血管壁的选择性通透屏障

血管 ECs 糖萼凭借其特殊的生理位置，在调控物质跨内皮传输，维持体液平衡中，扮演了非常重要的角色。研究表明，糖萼在病理状态或受到外源链霉蛋白酶、透明质酸酶等破坏后，会引起血管壁通透性增加，进而引发组织水肿[18]。Vink 等通过活体显微术研究了血管 ECs 糖萼对不同血浆标记分子的通透性[19]。结果表明，中性分子（0.4～40 kDa）比阴离子渗透快；而当相对分子质量≥70 kDa 时，中性及阴离子葡聚糖均不能透过糖萼层；另外，相对分子质量不同的纤维蛋白原（340 kDa）与血浆白蛋白（67 kDa）具有相同的移动速率。此结果证实，ECs 糖萼对溶质的通透性是由溶质所带电荷、相对分子质量大小、溶质的空间构象共同决定的。van Haaren 等通过一组体外实验，向大鼠肠系膜小动脉灌注不同离子强度的 MOPS［3-(4-Morpholino) propanesulphonic acid，3-(N-吗啉)丙磺酸］生理盐溶液，而后，测定了血管壁的通透性，结果发现，高离子强度的生理盐溶液灌注可引起血管壁对 FITC-Δ50 的通透性增大，进一步证明糖萼本身的电荷密度也会影响其对溶质的通透性[20]。

受此启发，我们以人脐静脉 ECs 单层为研究对象，应用平行板流动腔为切应力加载系统，通过肝素酶Ⅲ（Hep.Ⅲ）特异性降解糖萼中的 HS 成分，并以 81 mmol/L、162 mmol/L 和 323 mmol/L 这 3 种离子强度的 MOPS-PSS（含 0.5% BSA）改变糖萼的电荷密度，定量研究了糖萼成分/电荷密度破坏前后，水的渗流率（V_w）、低密度脂蛋白（low density lipoprotein，LDL）的壁面浓度（C_w）以及 ECs 对 LDL 的吸收情况（uptake）[21]。研究表明，破坏糖萼的成分或电荷密度，会引起 V_w、C_w 增高；同时，ECs 对 LDL 的吸收加剧（见图 7-7）。换句话说，ECs 糖萼受损，可加速 LDL 在 ECs 表面的浓度极化。这一现象其实不难解释。首先，从糖萼的生理角色来讲，作为血管壁的选择性通透屏障，其在血管内壁整合了多种可溶性分子、血浆蛋白、氨基酸等，形成了非常精细的动态水合结构。无论是酶处理还是电荷密度破坏，都可能破坏这种结构的整合性，甚至使其坍塌，在某种程度上减小了物质传输的阻力，使得水分子更容易渗透。进一步地，数值模拟结果已证实，LDL 的壁面浓度（C_w）与水的渗流速率（V_w）线性正相关，正好与实验中得到的 C_w 结果相符。然而，需要指出的是，我们的研究工作，仅仅是针对短时间（2 h）的体外灌流，糖萼破坏后，最主要影响的是 LDL 的浓度极化现象；若将灌流时间拓展至 24 h，即模拟生理条件下的流动切应力长时间作用，糖萼破坏，势必影响其对流动切应力的感知和传导，进而影响内皮细胞的增殖和凋亡，细胞间产生的孔洞随之发生变化，必然加速 LDL 的跨内膜输运和堆积，这可能是生理条件下，糖萼破坏容易诱发动脉粥样硬化的机理。

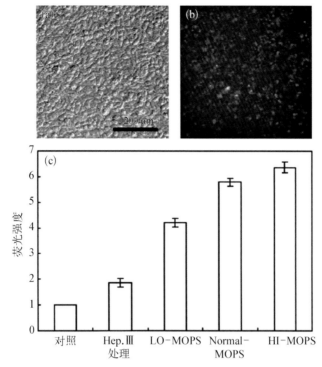

图 7-7　LDL 在 HUVEC 表面的沉积

（a）培养在 Millicell 膜表面的 HUVEC 表现出典型的多角形；（b）DiI-LDL 积累在 ECs 表面；（c）HUVEC 表面 DiI-LDL 的荧光强度定量分析

Figure 7-7　LDL accumulating on the surface of the HUVEC monolayer

7.1.4.2　调节微循环流变性质

Fahraeus-Lindqvist 效应描述了血流从大管子流进小管子的黏度变化，认为血液的表观黏度随玻璃管直径的减小而降低。然而，生理条件下微血管网中的真实血液黏度往往比体外玻璃管中测得的值大。诚然，血管壁不同于玻璃管的天然特性，如血管直径沿轴向变化，存在血管分叉及白细胞黏附等影响，是造成这一偏差的主要原因。除此之外，血管 ECs 表面糖萼对其贡献也不容忽视。大量研究已证实，糖萼能调节微循环中血液表观黏度和红细胞压积[13]。以管径 5 μm 的毛细血管为例，0.5 μm 的糖萼层的存在可将流动阻力提高 3 倍，红细胞压积至少降低 30%[22]。Pries 和 Secomb 在考虑糖萼的影响后，重建了大鼠肠系膜微血管网模型，发现血液的表观黏度将比未考虑糖萼的情况增大 2 倍，使得其模型预测值更加逼近于生理测量值[23]。这也为将体外建立的流变学理论直接应用到体内提供了新的前景。

7.1.4.3　血管保护

生理条件下，糖萼与血浆蛋白相互作用，参与维持 ECs 的正常功能，如与脂蛋白酯酶作用，参与脂蛋白代谢；与抗凝血酶Ⅲ作用，抑制血栓形成；与内皮细胞超氧化物歧化酶（EC-SOD）作用，控制活性氧的局部浓度，将超氧阴离子转化为过氧化氢，有助于减少氧化应激损伤；与成纤维细胞生长因子作用，调控 ECs 的生长与增殖。与此同时，血管 ECs 糖萼的存在可屏蔽 ECs 表面的黏附分子如 ICAM‑1 等,从而阻止了生理状态下白细胞、血小板、红细胞对内皮的黏附,具有抗动脉粥样硬化及血栓形成的作用。一旦糖萼受到特异性酶类、炎症因子、缺血/再灌注损伤等某些刺激性因素破坏后,ECs 表面的黏附分子随之暴露,进而引发血栓形成。研究表明,动脉粥样硬化发生的早期事件,便与 ECs 表面糖萼破坏、血管壁的黏附性增大有关[9]。此外,Vink 与 Duling 通过光敏染料诱导产生的氧衍生自由基破坏糖萼后,发现血小板、红细胞对血管壁出现了局部粘连[13]。有趣的是,外源性补给硫酸肝素后,可在一定程度上抑制白细胞在内皮表面的滚动(rolling)及黏附(adhesion)[24]。

7.1.4.4　信号传递

研究表明,血管 ECs 糖萼在细胞的信号传递过程中发挥了十分重要的作用。糖萼中的硫酸乙酰肝素蛋白聚糖(heparan sulfate proteoglycans,HSPG)可与配体结合,形成 HSPG‑配体复合物,进而协助外源信号蛋白与受体的结合,使得配体-受体反应维数从三维(HSPG、配体、受体)降至二维(HSPG‑配体复合物、受体),空间构象更加紧凑,易化信号传递的过程[25]。进一步地,这些蛋白配体的表面往往富含带正电荷的 Lys、Arg 残基,与 NO 的释放有关。

另外,糖萼中的多配体蛋白聚糖家族在调控血管生成、胚胎发育和肿瘤发生等信号传递过程中也起到了关键作用。Syndecans 的信号传递过程,往往起始于胞内某些残基的磷酸化,此过程好比一分子开关,继而调控 syndecans 的结合性能及其寡聚化进程,膜两侧发生结构重构,实现信号传递。多配体蛋白聚糖的另一成员——Glypican‑1,通过与位于细胞膜穴样凹陷中的信号分子相互作用,也积极参与了膜泡运输和信号转导等过程。

7.1.5　糖萼与病理

7.1.5.1　糖尿病

糖尿病是临床上常见的疾病,其标志性特征为胰岛素缺乏,继而引起高血糖症,最终损坏血管的正常保护功能,出现血管内皮通透性增高,一氧化氮合酶(nitric oxide synthase,NOS)功能受损等。糖尿病引发血管损伤的机理,目前尚未十分清楚。近期研究表明,健康受试者在诱导急性高血糖 6 h 后,系统总糖萼体积下降了一半[26]。类似地,I 型糖尿病患者体内的总糖萼体积也只有健康受试者的 1/2,对于有微白蛋白尿的患者,总糖萼体积下降更甚[27]。另一个重要的发现是,糖尿病患者血浆内透明质酸、透明质酸酶的水平显著升高,暗示在高血糖浓度的条件下,透明质酸的合成、脱落非常旺盛。以上研究共同表明,急性或长时间高血糖症均会引起糖萼尺寸的破坏,这可能是高血糖症引起内皮功能障碍的原因。要证实以上猜想,还需更深入的研究。

7.1.5.2　缺血/再灌注损伤

局部或完全缺血(ischemia)造成的组织损伤在再灌注(reperfusion)恢复血流后会再次加剧。其损伤程度依组织种类而异,最普遍的一个病理过程是微血管功能障碍,ECs 突起继而从基膜上脱落下来。尤其是在毛细血管后微静脉,缺血/再灌注造成氧化应激增加,白细胞黏附且跨内皮迁移,血管通透性变大。这一系列的内皮损伤均与糖萼息息相关。近期,有研究表明,缺血/再灌注将引起大鼠肠系膜小静脉糖萼尺寸显著下降,这可能是由于糖胺聚糖侧链脱落引起的。然而,加入黄嘌呤-氧化还原酶阻断内源性活性氧簇后,缺血/再灌注引发的糖萼损伤将有所缓解。此外,灌注外源性透明质酸恢复糖萼或加入百日咳毒素抑制 G-蛋白介导的糖链脱落,均可降低缺血/再灌注损伤[28]。以上结果提示我们,糖萼在组织缺血/再灌注损伤过程中扮演了重要的角色。寻找可能的防治手段减小糖萼损伤将为治疗组织缺血/再灌注伤害提供广阔前景。

7.1.5.3　动脉粥样硬化

Vink 等较早的研究发现,氧化型低密度脂蛋白(ox-LDL)破坏仓鼠提睾肌微血管糖萼后,会引起血小板对管壁的局部粘连,且这种情况下的糖萼破坏往往是通过增加 ECs 的氧化应激来实现[29]。而后,van den Berg 等通过扫描电镜观察到,小鼠(C57Bl/6J)在饲喂高脂、高胆固醇饲料后,其普通颈动脉及颈动脉分叉处的糖萼都遭到了不同程度的破坏[30]。进一步,Meuwese 等测定了人体的总糖萼体积,发现人体总糖萼体积下降与动脉粥样硬化的发生具有一定的相关性[31]。以上结果纷纷表示,血管 ECs 糖萼破坏与动脉粥样硬化的发生存在关联。但其具体关联机制为何,尚未十分清楚。考虑到糖萼在感受流动切应力介导一氧化氮(nitric oxide,NO)合成,及调控动脉壁物质传输中的重要地位,其可能的关联机制主要有 2 种:其一,糖萼受扰或紊乱,将直接弱化其对流动切应力的感知与传导,进而影响 NO 的释放,而后者在调控血管舒张、抑制血小板对内皮的黏附等过程中扮演了十分重要的角色(见图 7-8);其

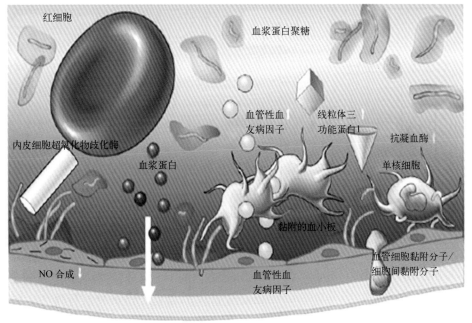

图 7-8　糖萼受损后产生的病理性后果示意图

Figure 7-8　Schematic drawing of the perturbed glycocalyx on the surface of the endothelium

二,糖萼破坏后,血管壁的天然通透性屏障受损,导致 LDL 等大分子更多地渗入血管壁内,在内膜沉积,诱发动脉粥样硬化。

长期以来,对于动脉粥样硬化的药物治疗,往往从内皮损伤、斑块生成和斑块破裂后形成血栓这 3 个病理阶段入手。随着血管 ECs 糖萼神秘面纱的逐步揭晓,糖萼已然被认定为动脉粥样硬化防治的新靶点。目前,临床上对糖萼的保护已受到重视。经测试,皮质醇、抗氧化类药物、肿瘤坏死因子-α(tumor necrosis factor α,TNF-α)抑制剂等可起到较好的糖萼防护作用。另外,通过灌注人血浆白蛋白来稳定糖萼的力、化学环境,这一方法在心血管疾病的早期防治中也备受青睐。

7.2 糖萼对流动切应力的转导

7.2.1 糖萼感知流动切应力介导一氧化氮释放

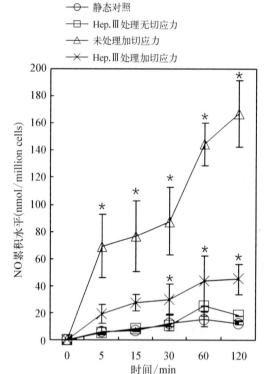

图 7-9 肝素酶Ⅲ处理前后,静态或 12 dyn/cm² 切应力加载下,RASMC 的 NO 合成
$p < 0.05$ 与静态对照组比较,$n=8$

Figure 7-9 Nitric oxide (NO) production under static or flow condition showing that a laminar shear stress of 12 dyn/cm² significantly stimulated NO production for both untreated and Hep.Ⅲ-treated RASMCs, but Hep.Ⅲ treatment weakened shear-induced NO production

ECs 糖萼参与流动切应力转导的最初证据是 Florian 等率先提出来的。他们用肝素酶Ⅲ选择性降解掉牛主动脉 ECs 糖萼中的 HS 成分,观察到当 HS 的含量降至 46% 时,3 h 定常或振荡流动切应力诱导的 NO 生成将被完全阻断[3]。在此基础上,Pahakis 等拓展了 Florian 的研究,采用一系列的酶分别特异性降解 BAEC 糖萼中的 HS、CS、HA、SA,观察到定常流诱导的 NO 释放会因为 HS、HA、SA 的破坏而被抑制,却在 CS 破坏的情况下不受影响,表明了 CS 与流动切应力的传导无关[32]。这一结论与在体观察到的现象一致。Hecker 等报道,向兔股动脉中灌注唾液酸苷酶后,流动切应力诱导的 NO 释放会受到抑制[33]。

我们采用平行平板流动腔作为流动切应力加载系统,以体外培养大鼠动脉 VSMCs 为研究对象,采用肝素酶Ⅲ(Hep.Ⅲ)选择性降解 VSMCs 表面的 HS 成分,定量研究了在静态和 12 dyn/cm² 下,细胞 NO 的释放行为[34]。结果如图 7-9 所示,流动切应力能刺激 VSMCs 释放 NO。然而,当 HS 受破坏约 40% 以后,NO 释放量明显低于糖萼完整组。在对流动切应力的响应灵敏度方面:对于糖萼完整的细胞,在受到流动切应力作用 5 min 后,NO 的水平较静态培养组显著提高;而对于 HS 破坏后的细胞,需待流动切应力作用 30 min 后,NO 的释放水平才较静态组升高明显。因此推测,糖萼感知流动切应力介导 NO 释放的分子机理,除与 HS 有关外,核心蛋白 glypican 也可能涉及其中。通过与 NOS 共定位于细胞膜穴样凹陷,glypican 在 NOS 的活化过程中扮演了重要角色。

7.2.2　糖萼感知流动切应力介导细胞排列

除介导 NO 释放外,ECs 糖萼在感知流动切应力介导细胞骨架的重排方面也扮演了十分重要的角色。Thi 等研究了兔脂肪垫(fat-pad)ECs 受到 5 h 流动切应力作用,其 F-肌动蛋白(F-actin)、黏着斑蛋白(vinculin)及其他蛋白成分的重排情况。研究发现,在正常情况下,切应力将使细胞密集的周边肌动蛋白带(dense peripheral actin band, DPAB)受到严重破坏,同时大量应力纤维开始形成,vinculin 向细胞周边迁移[35]。然而,糖萼破坏后,以上描述的骨架重排将被完全抑制。这一现象进一步被 Moon 等所证实[36]。他们在 ECs 中观察发现,肝素酶处理细胞后,流动切应力诱导的细胞沿流线方向排列将完全受阻。与此同时,Moon 等提出,糖萼在感知流动切应力介导细胞迁移过程中同样扮演了双重角色:一方面,细胞顶部的糖萼(主要指硫酸肝素蛋白聚糖,HSPG)主要感知流动切应力,控制细胞迁移的方向;另一方面,在细胞基底面的糖萼则通过与细胞外基质相互作用,改变黏着斑的大小,进而调控细胞迁移的速率。

我们的研究表明,VSMCs 暴露在 12 dyn/cm² 切应力下 24 h,细胞表现出沿流线方向排列的趋势,即约 83% 的细胞,其排列角(细胞长轴与流动方向的夹角)分布在 0°~30°;而 HS 被破坏后,同样水平的切应力作用下,细胞排列较为随机[34](见图 7-10)。

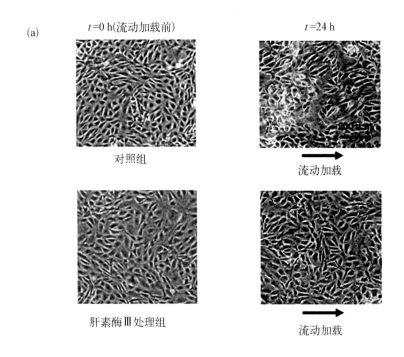

(a)　　　　　　　　t=0 h(流动加载前)　　　　　　　　t=24 h

对照组　　　　　　　　流动加载

肝素酶Ⅲ处理组　　　　　　　　流动加载

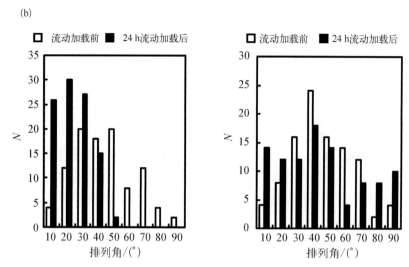

图 7-10 糖萼破坏前后，流动切应力作用 24 h 下 RASMCs 的排列
(a) 细胞排列的显微照片；(b) 细胞排列角定量分析
Figure 7-10 Orientation of both untreated and Hep.Ⅲ treated RASMCs before and after 24 h flow exposure

7.2.3 糖萼感知流动切应力介导细胞增殖和迁移

将大鼠主动脉 VSMCs 暴露在 12 dyn/cm² 的切应力水平下，作用 6 h、12 h、18 h、24 h 后，分别测量细胞的增殖和迁移率[34]。研究表明，流动切应力作用 12 h 以后，细胞增殖（cell proliferation）较静态条件下显著降低；然而，肝素酶处理后，细胞增殖对流动切应力的响应明显受到抑制，换句话说，细胞在流动和静态培养下的增殖几乎无显著性差异（见图 7-11）。与此同时，静态培养下，单纯的肝素酶处理本身也会抑制 VSMCs 的增殖[见图 7-11(c)]。据我们所知，在细胞培养过程中，一些细胞生长因子如成纤维细胞生长因子-2（FGF-2），可与其受体（FGFR）以及 HSPG 形成三元复合物，继而引发信号级联反应，调控细胞增殖。HSPG 的破坏，很可能阻碍了这种三元复合物的形成，因而抑制了细胞增殖。另外，通过划痕损伤法测量得到细胞迁移（cell migration）情况为：对照组细胞静态培养 24 h 后，伤口愈合率为 67.24%；流动切应力作用 24 h，伤口愈合率为 9.26%；肝素酶Ⅲ处理后，静态培养 24 h，伤口愈合率为 92.03%；同时，肝素酶Ⅲ处理后流动环境下，伤口愈合率为 23.06%（见图 7-12）。由此推断，糖萼在感知流动切应力介导细胞增殖和迁移行为中，可能扮演了十分重要的角色。然而，肝素酶Ⅲ处理后，流动切应力作用下的伤口愈合率并未恢复到静态水平（67.24% vs 23.06%），这一现象产生的原因可能有两个：其一，在研究中，我们用到的酶处理方式（0.2 U/ml Hep.Ⅲ，37℃，30 min）仅仅破坏掉细胞表面约 40% 的 HS，这种程度下，可能还不足以完全阻断糖萼对流动切应力的转导，细胞迁移仍然受到某种程度的抑制；其二，在 VSMCs 表面，还同时存在其他的力感受分子，如整合素，其在转导流动切应力调控细胞迁移中也发挥了很重要的作用。

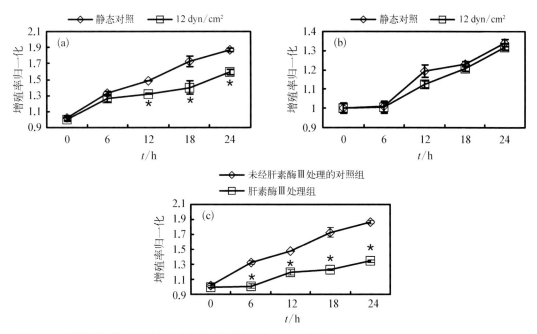

图 7 - 11 糖萼破坏前后，流动切应力作用下大鼠主动脉 VSMCs 的增殖

(a) 未经肝素酶Ⅲ处理的 RASMCs 在静态和流动条件下的增殖情况；(b) 肝素酶Ⅲ处理后的增殖情况；(c) 肝素酶Ⅲ处理前后，静态培养下细胞的增殖

相对于 0 时刻的归一化增殖速率(normalized proliferation rate)，* $p < 0.05$ 与未处理的静态组比较，$n = 8$

Figure 7 - 11 Proliferation of both untreated and Hep. Ⅲ treated VSMCs from rat aorta before and after flow exposure

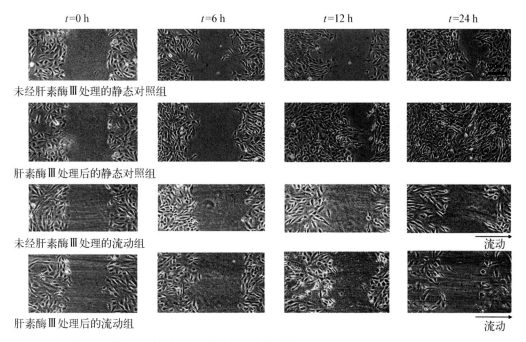

图 7 - 12 糖萼破坏前后，流动切应力作用下 RASMCs 的迁移

Figure 7 - 12 Migration of both untreated and Hep. Ⅲ treated RASMCs before and after flow exposure

7.2.4 糖萼感知流动切应力介导血管平滑肌表型转换

Shi 等研究了层流及间隙流两种流态作用下，VSMCs 表型转换及潜在的力传导机制[37]。结果表明，8 dyn/cm^2 的层流作用 15 h，能降低 α-平滑肌肌动蛋白（α smooth muscle actin，α-SMA）、平滑肌蛋白 22（SM22）、平滑肌肌球蛋白重链（smooth musle-myosin heavy chain，SM-MHC）、平滑肌细胞分化特异性抗原（smoothelin），及 calponin 的表达量；相形之下，间隙流（1 cm H$_2$O，0.05 dyn/cm^2，3-D）作用 6 h 后，除 SM-MHC、smoothelin 和 calponin 的表达量下调外，α-SMA 和 SM22 的表达量却显著上调。进一步地采用细胞外调节蛋白激酶（extracellular regulated protein kinases 1/2，ERK1/2）阻断剂及肝素酶Ⅲ处理后，发现切应力诱导的基因表达行为受到部分抑制，从而证实了 HSPG 介导的 ERK1/2 活化是平滑肌细胞重要的力感受路径。后续研究中，他们用肝素酶特异性降解 VSMCs 表面糖萼，同时用基因沉默技术抑制硫酸肝素的再生，发现流动引起的 ERK1/2 活化、基质金属蛋白酶 13（matrix metalloproteinases-13，MMP13）表达及细胞运动将受到抑制，提示我们，在整合素介导细胞-基质相互作用、细胞骨架排列存在的情况下，糖萼能感受间隙流，介导 FAK-ERK 活化，上调 MMP 的表达和细胞运动[38]。

7.2.5 糖萼感知流动切应力调控血管壁通透性

在动脉系统中，H$_2$O、白蛋白、LDL 等物质跨内皮输运的主要路径包括：紧密连接带（tight junction）、断裂的紧密连接带（breaks in the tight junction）、小囊泡（vesicles）、细胞增殖或凋亡产生的大孔洞（leaky junction）。Cancel 等用体外培养的牛主动脉 ECs 模型，定量研究了小囊泡、断裂的紧密连接带和大孔洞对于 H$_2$O、白蛋白和 LDL 的贡献份额。结果表明，断裂的紧密连接带对于 H$_2$O 的输运高达 77.7%，大孔洞则负责了 90.9% LDL 及 44% 白蛋白的输运[39]。

血管壁对于水的通透性大小可通过水力传导系数 L_p（hydraulic conductivity）进行描述。1995 年，Sill 等首次在体外培养的牛主动脉 ECs 单层中，观察到切应力（shear stress）能引起 L_p 增大的现象[40]。在此基础上，Lakshminarayanan 等开展了一系列后续研究[41]。结果证实，切应力引起的 L_p 增大现象，可能是 NO 产生的后继效应。考虑到糖萼对于流动切应力的感知与传导在调控 NO 释放中的重要作用，他们推测，切应力引起的 L_p 增大现象可能与 ECs 表面糖萼的力转导有关。为验证以上猜想，Lopez-Quintero 等用特异性酶选择性降解糖萼中的 HS、HA 和 CS 等成分，在静态和 20 dyn/cm^2 的切应力加载条件下，测定了酶处理前后 ECs 的 L_p[42]。结果表明，HS 和 HA 破坏后，切应力引起的 L_p 增大现象受到明显抑制，这与之前糖萼破坏后，NO 合成受阻的结果相符。此项研究在一定程度上理清了流动切应力、糖萼、NO 及 L_p 的关系：糖萼中的磷脂酰肌醇聚糖（glypican）感受到流动切应力，从而介导 NO 的生成，进而引起 L_p 增高。

Kang 等测定了在流动切应力作用下，体外培养的牛主动脉 ECs 对水分子、LDL 的通透率[43]。进一步证实，流动切应力作用 3 h 可引起 ECs 对水分子通透性增大，这一过程主要是由 NO 所介导。相形之下，ECs 对 LDL 的通透性则具有时间依赖性：3 h 流动切应力作用可引起通透性增大,而 11 h 作用又可使通透性回归到基线水平,这一变化趋势与 NO 无关,却与细胞凋亡率变化趋势一致。该研究再次验证了,细胞凋亡产生的大孔洞是 LDL 跨内皮输运的主要通路(见图 7-13)。考虑到糖萼在感知流动切应力介导 NO 释放、细胞增殖和凋亡中的重要作用,而后者与血管壁的通透性息息相关,不难推断,糖萼在调控血管壁通透性方面的作用同样不容小觑。

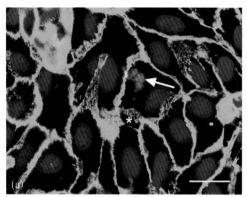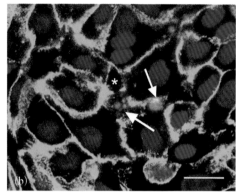

图 7-13　牛主动脉 ECs(BAECs)单层的 confocal 照片

绿色表示 VE-cadherin,蓝色表示细胞核(DAPI),红色表示 TUNEL 染色。箭头指出凋亡的细胞,＊ 是凋亡细胞周围形成的大孔洞。标尺＝20 μm

Figure 7-13　Representative confocal phtomicrographs of BAECs monolayers stained with VE-cadherin (green), DAPI (nucleus;blue), and TUNEL (apoptosis marker; red)

7.2.6　糖萼力学信号转导理论模型

从理论上讲,糖萼的存在可削弱作用在 ECs 表面的流动切应力,使其降至非常微弱的水平。与之对应的,用于描述糖萼力学信号转导的理论模型也纷纷建立起来。

Squire 等通过自相关函数对蛙肠系膜毛细血管腔面的电镜图像作傅里叶变换,首次提出了 ECs 糖萼的结构模型[44]。如图 7-14(a)所示,该模型认为,ECs 糖萼是特征距离为 20 nm 的三维纤维网络结构。核心蛋白(syndecans,glypicans)从细胞膜上一点(cluster foci)发出,以 100 nm 的间隔,沿内皮表面周期性分布,胞质域与肌动蛋白皮质骨架(cortical cytoskeleton,CC)相连。进一步地,膜下肌动蛋白皮质骨架通过肌动蛋白纤维(actin stress fiber)、α-辅肌动蛋白(α-actinin)等与细胞间连接(junctional complex)、整合素、细胞核骨架连接形成一个坚实的骨架网络。图 7-14(b)给出了该结构模型的横断图,从图中可清晰辨识核心蛋白骨架形成的六边形聚丛。在此结构模型基础上,Weinbaum 等计算得出,糖萼核心蛋白具有十分灵敏的切应力传感作用[45]。以仓鼠提睾肌毛细血管为例,糖萼厚度约为 400 nm,当流动切应力为 10 dyn/cm² 时,作用在单个核心蛋白骨架上的牵拉力(drag force)仅为 7.0×10^{-4} pN,这完全不足以引起皮下肌动蛋白骨架的变形,但如果以整个核心蛋白簇为单元,作用力可达 1.9×10^{-2} pN,这可以引起肌动蛋白 6 nm 左右的横向位移。进一步地,计算作用在整个核心蛋白簇的力矩为 6.2 pN/nm,核心蛋白的高度对作用于顶端的牵拉力起到了很好的放大作用。由此推断,核心蛋白整体而非单个分子更适合作为力传导的单元。

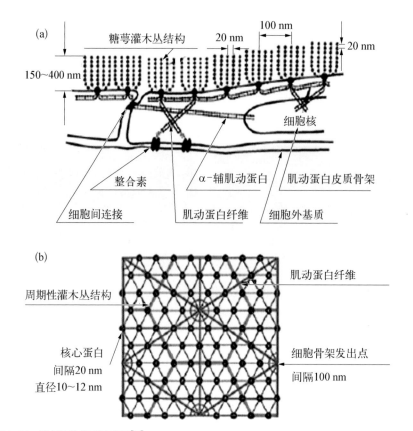

图 7 - 14 糖萼结构模型示意图[45]
(a) 糖萼核心蛋白骨架的排列图及其与肌动蛋白皮质骨架之间的连接关系;(b) 核心蛋白骨架排列的横断图

Figure 7 - 14 Schematic diagram showing the structure model of the endothelial glycocalyx

进一步,Weinbaum 等建立了细胞骨架排列的"碰碰车"(bumper-car)概念模型[35]。如图 7 - 15 所示,该模型描述了以下内容:① 自由漂浮着的周质肌动蛋白带(dense peripheral actin bands,DPABs),通过应力纤维与基底面黏着斑连接,就好比碰碰车的橡胶挡板一样,它总要缓冲来自相邻细胞的微小撞击。② 在平衡或较低切应力的条件下,通过血管内皮-钙黏蛋白(vascular endothelium cadherin,VE - cadherin)与相邻的 DPAB 横向连接,此连接具有足够的强度,能抵挡微小扰流引起的细胞间的撞击。③ DPAB 与皮质肌动蛋白网(actin cortical web,ACW)既能横向移动,同时还能沿着与细胞表面平行的轴做小的旋转,而应力纤维则将 DPAB 轻轻地系到了基膜黏着斑上。④ 在糖萼完整的情况下,当流动切应力作用于细胞时,会通过糖萼核心蛋白骨架,对 ACW 或 DPAB 产生顺时针的扭动,进而对连接蛋白产生一个分离力矩,当此分离力超过了 VE - cadherins 的结合力,DPAB 就会崩塌,细胞需要形成新的 SF 来稳定形态,当然在糖萼破坏的情况下,则不会出现如上过程。

总之,该模型根据糖萼的完整与否将 ECs 表面的切应力转导路径一分为二:在糖萼完整无缺的前提下[见图 7 - 15(a)],切应力作用在糖萼的核心蛋白骨架上产生切应力矩,通过跨膜域传递到膜下 ACW 和 DPAB;当 ECs 表面糖萼受到破坏时,如图 7 - 15(b)所示,流动切应力则可直接通过顶膜与基膜上的黏着斑(focal adhesions)传递到胞内的应力纤维

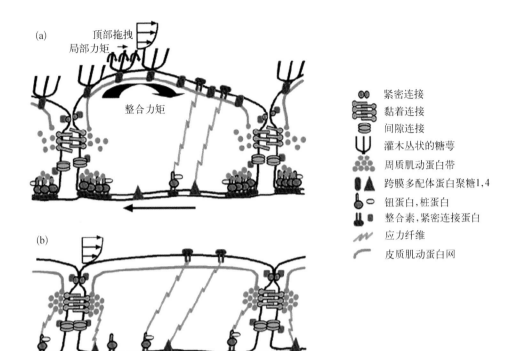

图 7 - 15　"碰碰车"概念模型[35]

(a) 糖萼完整情况下 ECs 对流动切应力的响应；(b) 糖萼破坏后 ECs 对流动切应力的响应

Figure 7 - 15　A conceptual bumper-car model for the structural organization of the endothelial cells in response to fluid shear stress

(stress fibers)，进而引发信号级联反应。此模型提示，流动切应力在 ECs 表面的力转导路径并不是唯一的。Tarbell 等通过体外培养 ECs 的特异性酶降解实验也证实了多条信号转导通路的存在。

以上建立的理论模型均具有一个共同的前提：将糖萼视为统一高度和水压渗透系数的连续介质。由此推断得出，在糖萼完整无损的条件下，作用在 ECs 外表面的流动切应力可在糖萼这一水合凝胶层中完全消散，最终到达 ECs 膜的切应力几乎为 0。通俗来讲，Tarbell 的"防风林"(wind in the trees)模型更加贴切地描述了这一思想：若将糖胺聚糖(glycosamino-glycan，GAGs)、核心蛋白骨架(core protein)、细胞膜(membrane)分别想象成树枝、树干和树根，那么当我们置身于森林中，飓风来临时，周围的参天大树连根拔起，而立于树根底部的我们仅仅感受到很微弱的风力，这种大树对于飓风的缓冲能力，恰与糖萼对流动切应力的缓冲和消散作用相似[46]。一旦失去了周围参天大树的庇护，树根底部的我们将直接面临飓风的侵袭，对应于 ECs 表面的糖萼受到破坏时，大部分的流动切应力将直接作用在细胞膜上。

在此基础上，我们通过建立血管壁多层结构模型(见图 7 - 16)，研究了糖萼的 2 种损害形式对糖萼纤维上作用力和力矩的影响[47]。其一，是减小糖萼厚度；其二，是破坏糖萼的完整性。研究发现，当糖萼的厚度从 0.5 μm 增加到 1.0 μm 和 2.0 μm 时，作用在糖萼纤维上的总拽力会

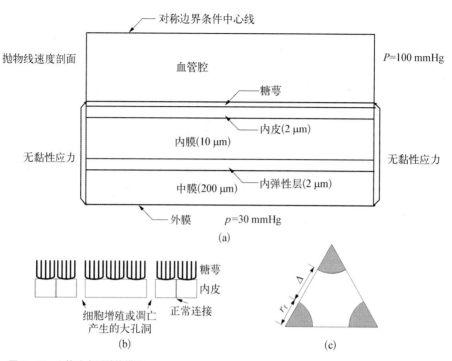

图 7-16 血管壁多层结构模型
(a) 多层血管壁模型；(b) 糖萼结构；(c) 周期性糖萼的俯视图
Figure 7-16 Schematic illustration of the computational geometry

略微变化，分别为 5.49×10^{-4} pN、5.74×10^{-4} pN 和 4.12×10^{-4} pN；与此不同，总的力矩则会从 0.273 pN·nm 增加至 0.572 pN·nm 和 0.822 pN·nm。另外，当移除 3/4 的糖萼时，作用在 1 个纤维上的力会增加 4 倍，在这种情况下，通过所有纤维作用在 ECs 上的力不会改变（总力＝1 个纤维上的力×纤维总数），但是作用在根部的总力矩会下降 10%。由此可以推断，流动切应力是通过作用于糖萼，以力矩的形式（而不是力的形式）转导至 ECs 的。

7.2.7 糖萼力学信号转导机制

近期研究表明，糖萼的力学信号转导机制主要是通过 syndecan-1 与 glypican-1 来实现的[48]。当糖萼中的 HS 被破坏后，流动切应力诱导的内皮 eNOS 活化及细胞重排均会被阻断。此外，基因敲除 glypican-1 后，仅仅影响 eNOS 的活化，细胞排列不受影响；而 syndecan-1 被敲除，则会抑制切应力诱导的细胞重排，对 eNOS 的活化不起作用。由此推断，syndecan-1 与细胞骨架相连，在传导流动切应力介导细胞排列中发挥主导作用；glypican-1 主要富集在细胞膜穴样凹陷中，在介导 eNOS 活化及 NO 释放中扮演重要角色。

除以上提到的机制外，切应力诱导的 NO 释放还可通过调控离子、氨基酸、生长因子等局部浓度来实现。研究表明，eNOS 对 Arg 的利用是有选择性的，它只结合胞外的 Arg 分子，催化产生 NO[49]。在此过程中，糖萼中的 HSPG 可能起到了向 ECs 表面富集 Arg 的作用。因为，大多数与 HSPG 结合的配体分子，在其结合部位均含有 Arg 残基；另外，HSPG 与 Arg 的结合力比 L-Lys 等其他阳离子氨基酸至少高 2.5 倍。

7.3 糖萼对重力变化的转导

7.3.1 重力变化对内皮细胞的影响

除流动切应力、静水压差和机械牵张外,重力对于维持心血管系统的正常功能同样重要。大量研究表明,ECs 的增殖调控具有重力依赖性。Spisni 等在 3G 超重环境下培养人脐静脉 ECs,24～48 h 后发现,超重抑制了 ECs 的增殖,且小窝蛋白-1(caveolin-1),环氧化酶 2 的表达量上调,NO 和前列环素的合成增多[50]。从而推断,ECs 细胞膜穴样凹陷及小窝蛋白-1 的磷酸化与重力的感受息息相关。Versari 等研究发现,超重和失重均能使人 ECs NO 合成量上调,且使细胞骨架发生重排;两者作用的差异在于,超重能刺激人 ECs 迁移,而失重则主要刺激 ECs 增殖,在促使细胞骨架重排的同时,失重条件会引起人 ECs 肌动蛋白总表达量下调[51]。Sumanasekera 等报道,超重条件下,人脐静脉 ECs 的紧密连接蛋白(occludin)表达下调,跨 ECs 电阻力下降,使得 ECs 的屏障功能减弱,进一步研究发现,此现象归咎于超重对 MAPK 的磷酸化的抑制效应[52]。Koyama 等的研究表明,超重可引起牛主动脉 ECs 小 G-蛋白(RhoA)的活化及 FAK 磷酸化,从而诱导 ATP 的释放及肌动蛋白的重排[53]。以上研究均提示我们,重力信号对于 ECs 功能的维持和调节是不可或缺的。

7.3.2 重力变化对血管平滑肌细胞表型的调控

VSMCs 位于血管中层,生理条件下,通过收缩或舒张来调节管腔尺寸,维持血压稳定。不仅如此,在怀孕、运动或血管损伤等过程中,VSMCs 的增殖、迁移行为对于血管重建十分重要。病理情况下,VSMCs 会一改"收缩"表型,转变为"合成型",细胞增殖、迁移速率增大,胞外基质合成增多,导致内膜增生、再狭窄及动脉粥样硬化等血管疾病的发生。研究表明,VSMCs 具有非常独特的表型转换能力[54]。更重要的,这种表型转换往往会受到多种因素的调节:生化因子如肝素、转录生长因子 β1、细胞外基质以及 ECs 等。此外,力学因素,包括流动切应力和拉伸等也会对 VSMCs 的表型转换造成影响。

为了阐明重力变化对 VSMCs 表型的影响,我们测定了旋转培养条件下,大鼠胸主动脉 VSMCs 的增殖、迁移、细胞周期(见图 7-17)及 NO 合成情况,并通过免疫荧光标记了细胞骨架的重排情况(见图 7-18),与此同时,检测了 VSMCs 表型相关基因的表达水平[55]。研究发现,重力矢量变化能抑制 VSMCs 的增殖和迁移,促进细胞凋亡及 NO 的释放,使细胞骨架发生重排。长时间(超过 72 h)作用还可促使 VSMCs 收缩表型的标志基因 SM-MHC 表达上调,与此同时,下调合成表型的标志基因 Vimentin,让体外培养的 VSMCs 具备向收缩表型转换的趋势。这些结果均表明,VSMCs 的表型调控具有重力依赖性。此项研究结果进一步暗示,宇航员长期暴露在失重环境下,VSMCs 的表型转换很可能是血管结构和功能发生重建的一种表现,与返地后立位耐力不良的发生有关。

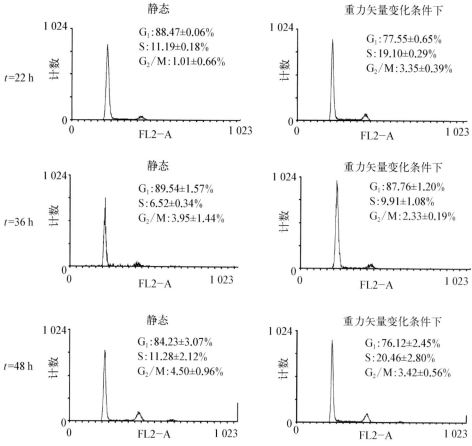

图 7 - 17　流式细胞术对静态和重力矢量变化条件下培养 22、36、48 h 的 RASMCs 细胞周期分析表明，重力矢量变化能促进 RASMCs 从 G₁ 期进入 S 期

G_1—DNA 合成前期；S—DNA 合成期；G_2/M—DNA 合成后期与分裂期

Figure 7 - 17　Flow cytometric analysis of cell cycle distribution for 22, 36, 48 h static or simulated microgravity exposure, showing that simulated microgravity evokes a significant shift from the G_1 phase of the cell cycle into the S phase

7.3.3　糖萼对重力变化的转导

如前所述，Syndecan 作为糖萼最主要的跨膜核心蛋白，可通过一些小分子[如埃兹蛋白(ezrin)、发动蛋白- 2(dynamin - 2)、结合蛋白(syntenin)以及 α -辅肌动蛋白(α - actinin)]与细胞骨架相连；Glypican 作为糖萼中的第 2 核心蛋白，则通过 GPI 锚定在细胞膜穴样凹陷(caveolae)中。而不论是细胞骨架还是穴样凹陷，都能在单细胞水平感知重力变化。因而，凭借糖萼与细胞骨架及穴样凹陷的紧密联系，有理由推测，其很可能也参与了重力变化的感知和转导。

为了验证上述猜想，我们采用旋转培养装置来改变重力矢量的方向，通过肝素酶Ⅲ特异性降解糖萼中的 HS 成分，并加入氯酸钠抑制糖萼的重新合成，研究了糖萼对于重力变化的响应情况，重点关注核心蛋白的表达，NOS 活化及 F - actin 的重构情况[56]。研究发现：① 重力变化可下调 VSMCs 表面的 HSPG 水平(见图7 - 19)，这主要是通过下调核心蛋白

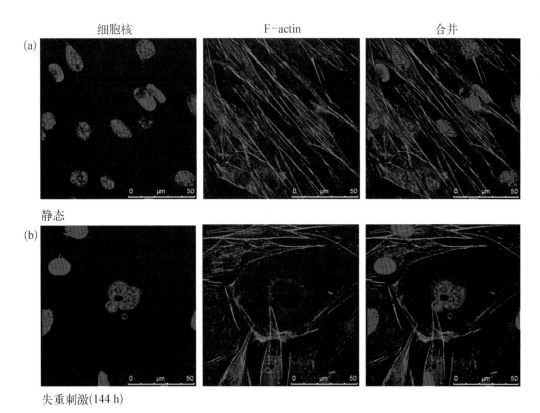

图 7 - 18 模拟失重效应引起 RASMC 细胞骨架重构

（a）正常重力下培养的 RASMC 呈现出规则的细胞骨架；（b）模拟失重效应下培养 144 h,细胞骨架受到一定程度的破坏,纤维机动蛋白含量减少

Figure 7 - 18 RASMC cytoskeleton staining

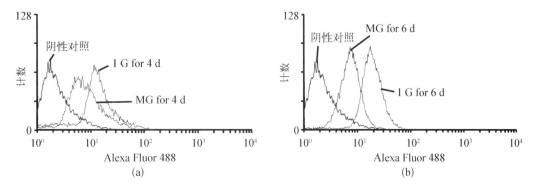

图 7 - 19 RASMC 在正常或重力变化条件下培养后,细胞表面硫酸肝素蛋白聚糖(HSPG)表达水平的流式细胞术测量结果

（a）在正常或重力变化条件下培养 4 d,HSPG 的表达量；（b）在正常或重力变化条件下培养 6 d,HSPG 的表达量

Figure 7 - 19 Flow cytometry analysis of cell surface HSPG under normal or altered gravitational conditions

Glypican-1 的表达,同时上调内源性肝素酶的水平,打破原有的合成-降解平衡所引起的。② 重力变化可引起 NOS 活化,然而具体的活化机制并非通过上调 NOS 蛋白的表达来实现,而是通过后翻译调控机制或者与调控蛋白的结合或解离来实现的(见图 7-20)。③ 重力变化可下调 F-actin 的水平。④ 以上重力变化对 VSMCs 的影响均依赖于糖萼的完整性。当糖萼遭遇破坏后,重力变化引起的各种反应均减弱乃至消失。由此可见,糖萼可感知重力变化,调控其自身的合成水平;另一方面,糖萼又可以将这种重力变化的信号转导至下游,进而影响 NOS 活化以及 F-actin 的合成。

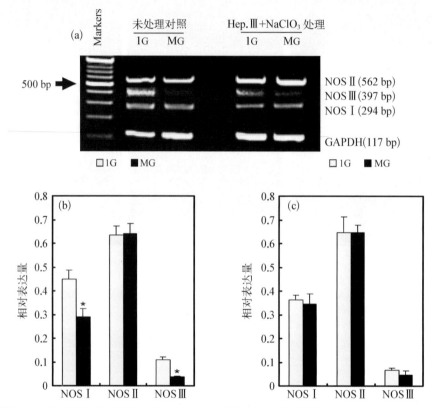

图 7-20 在 1G 或 MG 作用 24 h 后,3 种 NOS 亚型的 mRNA 表达水平
(a) RT-PCR 的凝胶电泳图;(b) 24 h MG 作用后可显著下调 NOS I 与 NOS III 的 mRNA 水平,而对 NOS II 影响不明显;(c) Hep.III + NaClO₃ 破坏糖萼后,3 种 NOS 亚型的表达水平均不受 MG 的影响
MG—模拟失重效应;NOS—一氧化氮合酶;Hep.III—肝素酶III。$p < 0.05$ vs 1G 组($n = 3 \sim 6$)
Figure 7-20 The mRNA expression of NOS I, NOS II, and NOS III after 24 h 1G or MG exposure

7.4 血流动力学环境与糖萼重构

糖萼的化学组成并非一成不变。据报道,除某些致动脉粥样硬化的因子,如氧自由基、氧化型低密度脂蛋白等可导致糖萼破坏外,血流动力学因素,尤其是血流产生的流动切应

力,也可对糖萼的合成造成影响。这一现象是 Gouverneur 等在体外培养的人脐静脉 ECs 中率先发现的[57]。他们的研究结果证实,流动切应力能促进 HA 的合成,进而起到强化管壁通透屏障的作用。在此基础上,Koo 等系统研究了两种切应力波形(一种具有动脉粥样硬化保护性,另一种是促动脉粥样硬化性)对糖萼各种组分表达的影响[58]。结果表明,这两种切应力波形对糖萼组分的影响各异:具有抗动脉粥样硬化性的切应力波形可促进硫酸肝素(HS)的合成,且 HS 在 ECs 表面分布均匀;而在促动脉粥样硬化切应力波形作用下的 ECs,其表面 HS 分布表现为无规则状态。有研究表明,在静态条件下,syndecan-1 位于细胞膜穴样凹陷外,glypican-1 则通过 GPI 锚在细胞膜脂筏和穴样凹陷中。当 ECs 暴露在切应力环境下 30 min,原本均匀分布的 HS、脂筏(lipid rafts)结构将往下游细胞的边界区富集,而CS、核心蛋白 syndecan-1、小窝蛋白 caveolin-1 并未见移动(见图 7-21)。当作用时间延长至 24 h 后,HS 又会恢复到均匀分布的状态(适应性重构)[59]。

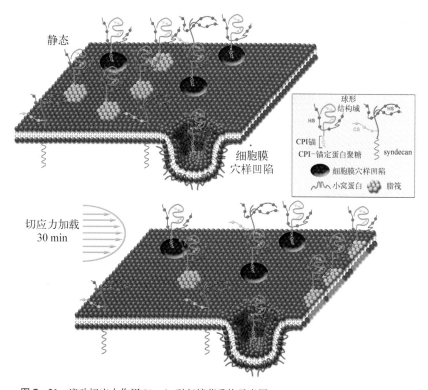

图 7-21　流动切应力作用 30 min 引起糖萼重构示意图
Figure 7-21　Fluid shear stress induces the clustering of HS via mobility of glypican-1 in lipid rafts

　　我们研究了 3 周尾吊大鼠模型中动脉血管及 ECs 糖萼的重建(remodeling)[60,61]。结果表明,尾吊模型中,体液向头胸部转移,伴随血流动力学因素的重新分布将引起雌性 SD 大鼠腹主动脉内膜显著增厚、内膜表面积增大、颈总动脉管径变小、管壁变厚和股动脉管径变大等一系列血管重建(见图 7-22)。与此同时,颈总动脉和腹主动脉 ECs 间隙处(远离细胞核)糖萼变厚,股动脉 ECs 顶部糖萼显著变薄(见图 7-23)。除厚度外,糖萼的覆盖率、糖莩相关成分的表达水平均发生区域性改变;有趣的是,糖莩覆盖率的变化与 VSMCs 收缩蛋白表达水平的改变表现出相关性。进一步证实了糖莩对于血流动力学环境变化的敏感性。我们推测,尾吊模型中,大鼠血管功能的重建很可能与糖莩的变化息息相关。首先,糖莩作为 EC 表面的物理性通透屏障,其尺寸的改变,将直接影响整个血管壁的通透性,进而影响血液和组织液的交换以及物质在血管和组织间的输运;其次,作为力感受器,糖莩尺寸或成分的细微变化,很可能会影响其力转导敏感性,继而通过调控 NO 的合成与释放,VSMC 的增殖/凋亡或表型转换,最终改变血管的舒缩能力。这一研究成果提示我们,失重环境下,糖莩的重建很可能是研究血管重建及返地后立位耐力不良发生机理的另一切入点。

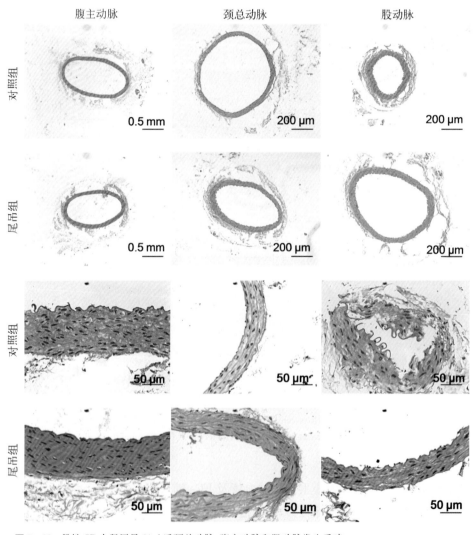

图 7 - 22 雌性 SD 大鼠尾吊 21 d 后颈总动脉、腹主动脉和股动脉发生重建

Figure 7 - 22 Representative photographs of the rat abdominal aorta, common carotid artery and the femoral artery stained by hematoxylin and eosin

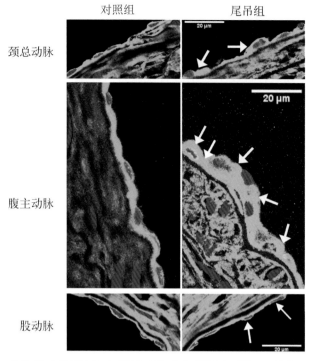

图 7 - 23　雌性 SD 大鼠尾吊 21 d 后颈总动脉、腹主动脉和股动脉 ECs 糖萼发生重建
绿色表示与 WGA - FITC 结合的糖蛋白;蓝色表示细胞核。箭头指出糖萼显著变化的
部位

Figure 7 - 23　Representative photographs of the rat abdominal aortic,common carotid
arterial and the femoral arterial endothelial glycocalyx stained by WGA - FITC

7.5　结语

7.5.1　酶处理方式研究糖萼力学信号转导的局限性

　　迄今为止,有关糖萼力学信号转导的研究均采用了酶处理的方式,即令糖萼中的某一或某些组分遭遇特异性破坏,通过与糖萼完整组进行对照,进而推断出那些被破坏的组分在力传导中所扮演的角色。需要指出的是,酶处理方式本身存在局限性[16]。首先,在用酶破坏细胞表面糖萼时,它破坏的往往不仅仅是细胞顶部即腔面的糖萼,同时也会对基底面的糖萼起作用,而细胞基底面的糖萼与整合素一起,是细胞外基质蛋白的主要受体。由此观察到的细胞响应很难区分究竟是由于顶部糖萼破坏起决定性作用,还是基底部的整合素起作用。因为,一般情况下,硫酸肝素酶(heparinases)或硫酸软骨素酶(chrondroitinases)的尺寸在 $70 \sim 80$ kDa,很容易通过体外培养的 ECs 到达细胞基底面。其次,在生理 pH 条件下,硫酸肝素酶和硫酸软骨素酶带有很强的正电荷(其等电点接近 9.0),而透明质酸酶则因其等电点在 4.5 左右带上了负电荷。因此,硫酸肝素酶和硫酸软骨素酶相比之下更容易通过糖萼层进入到细胞的基底面。当然,这些都依赖于细胞培养液的 pH 值。再次,若硫酸肝素酶和硫

酸软骨素酶这些带正电荷的酶竞争糖萼中的负电荷位点,从某种程度上会改变糖萼的空间构象,这引起的细胞生理功能的改变与酶处理破坏掉糖萼中特异性成分引起的变化相互独立,很难区分开来。综上所述,通过酶处理方式获得的有关糖萼力转导的证据,尤其是针对体外培养的细胞模型,在某种程度上还不够有说服力。详细阐明糖萼的力转导功能还需在微观尺度上寻求更加直接的证据。

7.5.2　利用体外培养的细胞模型来研究糖萼力学信号转导的合理性争议

考虑到活体显微术在观察直径超过 15 μm 的微血管床时分辨率上的局限性,Damiano 等尝试采用更高分辨率的近壁面的活体荧光微粒子图像测速仪(microparticle image velocimetry),对直径超过 20 μm 的微血管 ECs 糖萼厚度进行了估测[62]。这种技术的关键是事先通过颈动脉插管缓慢注入荧光微粒子悬浮液。尺度为 0.47±0.01 μm 的中性可悬浮荧光聚苯乙烯微球(ρ =1.05 g/cm³)是活体荧光微粒子图像测速技术观测微血管 ECs 糖萼的不错选择。其基本原理为,近壁面糖萼层的存在,使得微球随血流运动时,表面受到的水力拖拽(hydrodynamic drag force)并不均匀。通过捕捉微球的瞬时平移速度(instantaneous translational speeds)及径向位置(radial positions),便可获得微球周围流体近壁面的血流动力学信息,估算得到近壁面的速度剖面。糖萼的厚度便定义为从壁面到 0 速度值所在径向位置之间的距离。假设糖萼对血浆的水阻系数(hydraulic resistivity)为正无穷,即没有血浆能通过糖萼层的情况下,0 速度值所在的径向位置可通过将 μ-PIV 获得的已知速度信息作线性回归分析推算得到。基于此,Damiano 等测得小鼠提睾肌小静脉(直径在 24~41 μm)糖萼的厚度在 0.33~0.44 μm 的范围。进一步地,Potter 等用 μ-PIV 技术选取了直径(45±20 μm)稍大一点的小鼠提睾肌小静脉进行观测,得到的糖萼尺寸为 0.52±0.28 μm,与 Damiano 的结果非常接近。令人意外的是,Potter 等发现在体外静态培养的 ECs(脐静脉 ECs:0.03±0.04 μm,牛主动脉 ECs:0.02±0.04 μm)表面并不存在严格意义上完整的糖萼[63]。因此,Potter 等对采用体外培养的 ECs 模型用以研究微血管通透性、炎症反应、力学信号转导和动脉粥样硬化机理的合理性提出了革命性质疑,在学术界引起轰动。

基于此,Barakat 等也呼吁,在过去的 20 年,体外培养的细胞模型在研究血管 ECs 力学信号转导方面具有十分重要的价值。但需要注意的是,将体外模型中得到的结论用于在体情况还需十分谨慎[64]。

为了回应以上争议,Ebong 等在 2011 年发表的文献中,用快速冷冻置换透射电镜术(rapid freezing/freeze substitution transmission electron microscopy)的高空间分辨率优势,在保存糖萼水合结构的前提下,测得牛胸主动脉 ECs 表面糖萼厚度约为 11 μm 左右,较传统电镜技术 0.040 μm 的结果更为理想[12]。与此同时,免疫荧光的结果也表明,体外培养的 ECs 表面的确存在 HS、HA 及各种蛋白组分,用此模型来研究糖萼的生理功能及生物力学特性仍具有科学性。

7.5.3　展望

迄今为止,要彻底阐明糖萼的力学信号转导机制仍有很多问题亟待解决[16]:① GAG

侧链亚结构的揭示,这对显微技术提出了巨大挑战。②糖萼核心蛋白锚(anchors),如细胞膜穴样凹陷及脂筏,及跨膜区域的结构解析,这将有助于对力学信号转导机制的深入了解。③如何通过药理学或者生物学途径来提高糖萼的组分含量从而达到治疗血管疾病的目的。

Deng等认为,要真正阐明糖萼的力学信号转导机制,还必须回答以下3个问题:确定糖萼中力的空间分布,弄清糖萼受力后各种组分的变形状态,记录细胞对力响应的单分子事件[65]。

自1986年问世以来,原子力显微镜开创了细胞微观研究的新领域。在获取细胞表面形貌信息的同时,原子力显微镜最突出的贡献是对于细胞力学性质的测定。然而,相较于整体细胞,糖萼单层力学性质的测量仍具挑战性。传统的探针(sharp tip,$r = 10$ nm)在这种情况下并不适用。一方面是由于糖萼位于ECs表面,是一层极度脆弱的动态水合结构,在针尖与其接触面积小的情况下,局部压力过高,可能会导致糖萼的断裂;另一方面,从糖萼的微观结构来看,核心蛋白间距大约在20 nm左右,传统针尖在力学加载过程中,很可能戳穿糖萼,或者说通过糖萼核心蛋白间隙,直接作用在细胞膜上,如此便错过了糖萼的形貌和力学信息。

我们相信,随着成像技术的进步,光激活定位显微技术(photoactivated localization microscopy,PALM)、随机光学重构显微技术(stochastic optical reconstruction microscopy,STORM)、受激发射损耗显微技术(stimulated emission depletion,STED)、饱和结构照明显微技术(saturated structure illumination microscopy,SSIM)等超分辨率荧光显微技术的成熟与完善,糖萼精细三维结构的揭示指日可待。

(康红艳　邓小燕　刘肖)

参考文献

[1] Tarbell J M, Shi Z D, Dunn J, et al. Fluid mechanics, arterial disease, and gene expression[J]. Annu Rev Fluid Mech, 2014, 46(1): 591 – 614.

[2] Wang D M, Tarbell J M. Modeling interstitial flow in an artery wall allows estimation of wall shear stress on smooth muscle cells[J]. J Biomech Eng, 1995, 117(3): 358 – 363.

[3] Florian J A, Kosky J R, Ainslie K, et al. Heparan sulfate proteoglycan is a mechanosensor on endothelial cells[J]. Circ Res, 2003, 93(10): e136 – 142.

[4] van den Berg B M, Nieuwdorp M, Stroes E S, et al. Glycocalyx and endothelial (dys) function: From mice to men [J]. Pharmacol Rep, 2006, 58: 75 – 80.

[5] Chambers R, Zweifach B W. Intercellular cement and capillary permeability[J]. Physiol Rev, 1947, 27(3): 436 – 463.

[6] Copley A L. Hemorheological aspects of the endothelium-plasma interface[J]. Microvasc Res, 1974, 8(2): 192 – 212.

[7] Luft J H. Fine structures of capillary and endocapillary layer as revealed by ruthenium red[J]. Fed Proc, 1966, 25(6): 1773 – 1783.

[8] Klitzman B, Duling B R. Microvascular hematocrit and red cell flow in resting and contracting striated muscle[J]. Am J Physiol, 1979, 237(4): H481 – 490.

[9] Haldenby K A, Chappell D C, Winlove C P, et al. Focal and regional variations in the composition of the glycocalyx of large vessel endothelium[J]. J Vasc Res, 1994, 31(1): 2 – 9.

[10] Chappell D, Jacob M, Paul O, et al. The glycocalyx of the human umbilical vein endothelial cell: an impressive

structure ex vivo but not in culture[J]. Circ Res, 2009, 104(11): 1313 - 1317.

[11] Rostgaard J, Qvortrup K. Electron microscopic demonstrations of filamentous molecular sieve plugs in capillary fenestrae[J]. Microvasc Res, 1997, 53(1): 1 - 13.

[12] Ebong E E, Macaluso F P, Spray D C, et al. Imaging the endothelial glycocalyx in vitro by rapid freezing/freeze substitution transmission electron microscopy[J]. Arterioscler Thromb Vasc Biol, 2011, 31(8): 1908 - 1915.

[13] Vink H, Duling B R. Identification of distinct luminal domains for macromolecules, erythrocytes, and leukocytes within mammalian capillaries[J]. Circ Res, 1996, 79(3): 581 - 589.

[14] Fonseca S M, Ahmed S, Kemp T J, et al. Direct observation of oxygen depletion and product formation during photocatalysis at a TiO_2 surface using scanning electrochemical microscopy[J]. Chem Commun, 2003, 9 (8): 1002 -1003.

[15] Megens R T, Reitsma S, Schiffers P H, et al. Two-photon microscopy of vital murine elastic and muscular arteries. Combined structural and functional imaging with subcellular resolution[J]. J Vasc Res, 2007, 44(2): 87 - 98.

[16] Tarbell J M, Simon S I, Curry F R. Mechanosensing at the vascular interface[J]. Annu Rev Biomed Eng, 2014, 16 (1): 505 - 532.

[17] Nilsson J, Ksiazek T, Thyberg J, et al. Cell surface components and growth regulation in cultivated arterial smooth muscle cells[J]. J Cell Sci, 1983, 64(11): 107 - 121.

[18] van den Berg B M, Vink H, Spaan J A. The endothelial glycocalyx protects against myocardial edema[J]. Circ Res, 2003, 92(6): 592 - 594.

[19] Vink H, Duling B R. Capillary endothelial surface layer selectively reduces plasma solute distribution volume[J]. Am J Physiol Heart Circ Physiol, 2000, 278(1): H285 - 289.

[20] van Haaren P M, van Bavel E, Vink H, et al. Charge modification of the endothelial surface layer modulates the permeability barrier of isolated rat mesenteric small arteries[J]. Am J Physiol Heart Circ Physiol, 2005, 289(6): H2503 - 2507.

[21] Kang H, Fan Y, Sun A, et al. Compositional or charge density modification of the endothelial glycocalyx accelerates flow-dependent concentration polarization of low-density lipoproteins[J]. Exp Biol Med (Maywood), 2011, 236(7): 800 - 807.

[22] Damiano E R. The effect of the endothelial-cell glycocalyx on the motion of red blood cells through capillaries [J]. Microvasc Res, 1998, 55(1): 77 - 91.

[23] Pries A R, Secomb T W. Microvascular blood viscosity in vivo and the endothelial surface layer[J]. Am J Physiol Heart Circ Physiol, 2005, 289(6): H2657 - 2664.

[24] Constantinescu A A, Vink H, Spaan J A. Endothelial cell glycocalyx modulates immobilization of leukocytes at the endothelial surface[J]. Arterioscler Thromb Vasc Biol, 2003, 23(9): 1541 - 1547.

[25] Park P W, Reizes O, Bernfield M. Cell surface heparan sulfate proteoglycans: Selective regulators of ligand-receptor encounters[J]. J Biol Chem, 2000, 275(39): 29923 - 29926.

[26] Nieuwdorp M, van Haeften T W, Gouverneur M C, et al. Loss of endothelial glycocalyx during acute hyperglycemia coincides with endothelial dysfunction and coagulation activation in vivo[J]. Diabetes, 2006, 55(2): 480 - 486.

[27] Nieuwdorp M, Mooij H L, Kroon J, et al. Endothelial glycocalyx damage coincides with microalbuminuria in type 1 diabetes[J]. Diabetes, 2006, 55(4): 1127 - 1132.

[28] Mulivor A W, Lipowsky H H. Inflammation- and ischemia-induced shedding of venular glycocalyx[J]. Am J Physiol Heart Circ Physiol, 2004, 286(5): H1672 - 1680.

[29] Vink H, Constantinescu A A, Spaan J A. Oxidized lipoproteins degrade the endothelial surface layer: Implications for platelet-endothelial cell adhesion[J]. Circulation, 2000, 101(13): 1500 - 1502.

[30] van den Berg B M, Spaan J A, Rolf T M, et al. Atherogenic region and diet diminish glycocalyx dimension and increase intima-to-media ratios at murine carotid artery bifurcation[J]. Am J Physiol Heart Circ Physiol, 2006, 290(2): H915 - 920.

[31] Meuwese M C, Mooij H L, Nieuwdorp M, et al. Partial recovery of the endothelial glycocalyx upon rosuvastatin therapy in patients with heterozygous familial hypercholesterolemia[J]. J Lipid Res, 2009, 50(1): 148 - 153.

[32] Pahakis M Y, Kosky J R, Dull R O, et al. The role of endothelial glycocalyx components in mechanotransduction of fluid shear stress[J]. Biochem Biophys Res Commun, 2007, 355(1): 228 - 233.

[33] Hecker M, Mulsch A, Bassenge E, et al. Vasoconstriction and increased flow: Two principal mechanisms of shear stress-dependent endothelial autacoid release[J]. Am J Physiol, 1993, 265(3 Pt 2): H828 - 833.

［34］ Kang H, Fan Y, Deng X. Vascular smooth muscle cell glycocalyx modulates shear-induced proliferation, migration, and no production responses[J]. Am J Physiol Heart Circ Physiol, 2011, 300(1): H76 - 83.

［35］ Thi M M, Tarbell J M, Weinbaum S, et al. The role of the glycocalyx in reorganization of the actin cytoskeleton under fluid shear stress: A "bumper-car" model[J]. Proc Natl Acad Sci USA, 2004, 101(47): 16483 - 16488.

［36］ Moon J J, Matsumoto M, Patel S, et al. Role of cell surface heparan sulfate proteoglycans in endothelial cell migration and mechanotransduction[J]. J Cell Physiol, 2005, 203(1): 166 - 176.

［37］ Shi Z D, Abraham G, Tarbell J M. Shear stress modulation of smooth muscle cell marker genes in 2 - d and 3 - d depends on mechanotransduction by heparan sulfate proteoglycans and erk1/2[J]. PLoS One, 2010, 5(8): e12196.

［38］ Shi Z D, Wang H, Tarbell J M. Heparan sulfate proteoglycans mediate interstitial flow mechanotransduction regulating MMP - 13 expression and cell motility via FAK-ERK in 3D collagen[J]. PLoS One, 2011, 6(1): e15956.

［39］ Cancel L M, Fitting A, Tarbell J M. In vitro study of LDL transport under pressurized (convective) conditions[J]. Am J Physiol Heart Circ Physiol, 2007, 293(1): H126 - 132.

［40］ Sill H W, Chang Y S, Artman J R, et al. Shear stress increases hydraulic conductivity of cultured endothelial monolayers[J]. Am J Physiol, 1995, 268(2 Pt 2): H535 - 543.

［41］ Lakshminarayanan S, Gardner T W, Tarbell J M. Effect of shear stress on the hydraulic conductivity of cultured bovine retinal microvascular endothelial cell monolayers[J]. Curr Eye Res, 2000, 21(6): 944 - 951.

［42］ Lopez-Quintero S V, Amaya R, Pahakis M, et al. The endothelial glycocalyx mediates shear-induced changes in hydraulic conductivity[J]. Am J Physiol Heart Circ Physiol, 2009, 296(5): H1451 - 1456.

［43］ Kang H, Cancel L M, Tarbell J M. Effect of shear stress on water and LDL transport through cultured endothelial cell monolayers[J]. Atherosclerosis, 2014, 233(2): 682 - 690.

［44］ Squire J M, Chew M, Nneji G, et al. Quasi-periodic substructure in the microvessel endothelial glycocalyx: A possible explanation for molecular filtering? [J]. J Struct Biol, 2001, 136(3): 239 - 255.

［45］ Weinbaum S, Zhang X, Han Y, et al. Mechanotransduction and flow across the endothelial glycocalyx[J]. Proc Natl Acad Sci USA, 2003, 100(13): 7988 - 7995.

［46］ Tarbell J M, Pahakis M Y. Mechanotransduction and the glycocalyx[J]. J Intern Med, 2006, 259(4): 339 - 350.

［47］ Liu X, Fan Y, Deng X. Mechanotransduction of flow-induced shear stress by endothelial glycocalyx fibers is torque determined[J]. ASAIO J, 2011, 57(6): 487 - 494.

［48］ Ebong E E, Lopez-Quintero S V, Rizzo V, et al. Shear-induced endothelial NOS activation and remodeling via heparan sulfate, glypican - 1, and syndecan - 1[J]. Integr Biol (Camb), 2014, 6(3): 338 - 347.

［49］ Solomonson L P, Flam B R, Pendleton L C, et al. The caveolar nitric oxide synthase/arginine regeneration system for no production in endothelial cells[J]. J Exp Biol, 2003, 206(Pt 12): 2083 - 2087.

［50］ Spisni E, Toni M, Strillacci A, et al. Caveolae and caveolae constituents in mechanosensing: Effect of modeled microgravity on cultured human endothelial cells[J]. Cell Biochem Biophys, 2006, 46(2): 155 - 164.

［51］ Versari S, Villa A, Bradamante S, et al. Alterations of the actin cytoskeleton and increased nitric oxide synthesis are common features in human primary endothelial cell response to changes in gravity[J]. Biochim Biophys Acta, 2007, 1773(11): 1645 - 1652.

［52］ Sumanasekera W K, Sumanasekera G U, Mattingly K A, et al. Estradiol and dihydrotestosterone regulate endothelial cell barrier function after hypergravity-induced alterations in mapk activity[J]. Am J Physiol Cell Physiol, 2007, 293(2): C566 - 573.

［53］ Koyama T, Kimura C, Hayashi M, et al. Hypergravity induces ATP release and actin reorganization via tyrosine phosphorylation and rhoa activation in bovine endothelial cells[J]. Pflugers Arch, 2009, 457(4): 711 - 719.

［54］ Halayko A J, Solway J. Molecular mechanisms of phenotypic plasticity in smooth muscle cells[J]. J Appl Physiol (1985), 2001, 90(1): 358 - 368.

［55］ Kang H, Fan Y, Sun A, et al. Simulated microgravity exposure modulates the phenotype of cultured vascular smooth muscle cells[J]. Cell Biochem Biophys, 2013, 66(1): 121 - 130.

［56］ Kang H, Liu M, Fan Y, et al. A potential gravity-sensing role of vascular smooth muscle cell glycocalyx in altered gravitational stimulation[J]. Astrobiology, 2013, 13(7): 626 - 636.

［57］ Gouverneur M, Spaan J A, Pannekoek H, et al. Fluid shear stress stimulates incorporation of hyaluronan into endothelial cell glycocalyx[J]. Am J Physiol Heart Circ Physiol, 2006, 290(1): 458 - 462.

［58］ Koo A, Jr Dewey C F, Garcia-Cardena G. Hemodynamic shear stress characteristic of atherosclerosis-resistant regions promotes glycocalyx formation in cultured endothelial cells[J]. Am J Physiol Cell Physiol, 2013, 304(2):

C137 – 146.

［59］Zeng Y，Waters M，Andrews A，et al. Fluid shear stress induces the clustering of heparan sulfate via mobility of glypican – 1 in lipid rafts［J］. Am J Physiol Heart Circ Physiol，2013，305(6)：H811 – 820.

［60］Kang H，Sun L，Huang Y，et al. Regional specific adaptation of the endothelial glycocalyx dimension in tail-suspended rats［J］. Pflugers Arch，2015，467(6)：1291 – 1301.

［61］Kang H，Fan Y，Zhao P，et al. Regronal special modulation of the glycocalyx and smooth muscle cell contractile apparatus to conduit arteries of tail-suspended rats［J］. J Appl Physrol，2016，120：537 – 545.

［62］Smith M L，Long D S，Damiano E R，et al. Near-wall micro-PIV reveals a hydrodynamically relevant endothelial surface layer in venules in vivo［J］. Biophys J，2003，85(1)：637 – 645.

［63］Potter D R，Damiano E R. The hydrodynamically relevant endothelial cell glycocalyx observed in vivo is absent in vitro［J］. Circ Res，2008，102(7)：770 – 776.

［64］Barakat A I. Dragging along：The glycocalyx and vascular endothelial cell mechanotransduction［J］. Circ Res，2008，102(7)：747 – 748.

［65］邓小燕，康红艳.血管内皮细胞糖萼与力传导［J］.力学与实践，2010,32(1)：1 – 9.

8　心–血管蛋白质组学研究进展

近年来,随着人类基因组测序工作(人类基因组计划,Human Genome Project,HGP)的完成,生物医学的研究重心已经从揭示生命体的全部遗传信息转移到在整体、细胞、分子层次上研究生物功能,生物医学科学从此进入后基因组时代。一系列"组学"(omics)的概念被提出,如转录组学(transcriptomics)、蛋白质组学(proteomics)、免疫组学(immunomics)、代谢组学(metabonomics)、激酶组学(kinomics)等。由于蛋白质是遗传信息的功能载体和执行者,在执行生理功能时蛋白质的表现是多样的、动态的,并不像基因组那样基本固定不变,因此要对生命的复杂活动有全面和深入的认识,必然要在整体、动态、网络的水平上对蛋白质进行研究。2001 年,在公布人类基因组草图的同时,*Nature*、*Science* 分别发表了Abbott[1]、Fields[2]的评述与展望,将蛋白质组学的地位提到了前所未有的高度,认为蛋白质组学研究是后基因组时代生物科学研究的战略制高点。

蛋白质组(proteome)一词首先由澳大利亚学者 Williams 和 Wilkins 在 1994 年提出,源于蛋白质(protein)与基因组(genome)2 个词的组合,意指"proteins expressed by a genome",即"一个基因组所表达的全部蛋白质"[3]。之后,蛋白质组的概念更为具体精准,现在蛋白质组是指特定的细胞、组织、机体在特定的时间、空间内或特定的环境条件下(生理、病理等)表达的全部蛋白质。蛋白质组学研究的开展不仅是生命科学研究进入后基因组时代的里程碑,也是后基因组时代生命科学研究的核心内容之一。

虽然蛋白质组学问世仅 20 余年,但已经在发育、生理、病理、药理等众多研究领域取得巨大进展,尤其在疾病(肿瘤、心血管疾病、神经系统疾病等)发病机制研究、早期诊断、药物治疗靶标(biomarker)筛选以及治疗效果判定等方面取得了巨大的成果。1997 年召开的第1 届国际蛋白质组学会议,预测 21 世纪生命科学的重心将从基因组学转移到蛋白质组学,并提出蛋白质组学研究将为生命科学和医药学领域的研究带来新的生机。鉴于蛋白质组学的重要性发展和应用前景,西方各主要发达国家、各跨国制药集团竞相投入巨资建立蛋白质组研究中心,并全面启动蛋白质组计划。早在 1998 年,我国科学家就开始了肝脏蛋白质组的研究,并于 2002 年国际蛋白质组第 1 次研讨会上倡导并提出了开展人类肝脏蛋白质组计划的建议。2014 年 6 月 10 日,我国全面启动"中国人类蛋白质组计划"(China National Human Proteomic Project,CNHPP)。该计划以中国重大疾病的防治需求为牵引,发展蛋白质组研究相关设备及关键技术,绘制人类蛋白质组生理和病理精细图谱,构建人类蛋白质组"百科全书",全景式揭示生命奥秘,为提高重大疾病防诊治水平提供有效手段,进而为中国生物医药产业发展提供原动力。

在血管力学生物学领域,我们率先在国内外将蛋白质组学这一高通量研究技术应用于探讨应力诱导血管重建的分子机制,开展了"力-血管蛋白质组学"、"力-血管细胞磷酸化蛋白质组学"和基于组学数据的机械应力细胞内信号传导网络研究,并取得了一些重要研究成果。在研究中,我们将生物力学、蛋白质组学、生物信息学与分子生物学相关研究理念和研究技术相结合,开展了"生物学实验发现现象—力学生物信息学分析—生物学实验验证结论"多学科相结合的系统性研究(见图8-1)。

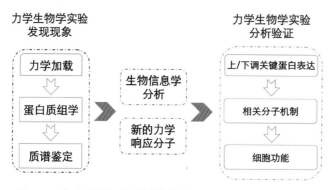

图 8 - 1 力-血管蛋白质组学研究策略
Figure 8 - 1 Flow chart of mechano-proteomic analysis in vascular system in our institute

此外,基于力-血管蛋白质组学研究,我们还揭示了 60 多种新的、可能参与了机械应力细胞内信号传导过程的信号分子,如 Rho 家族蛋白质磷酸化的调节因子 Rho GDP、解离抑制因子 α(Rho dissociation inhibitor α, Rho - GDIα)、活化激酶 C 受体 1(Receptor for activated C kinase 1, RACK1)、核骨架蛋白分子 Lamin A 和 Ras 超家族成员 Rab28 等。围绕上述力学响应分子开展了一系列分子生物学相关研究,深入探讨其在应力调控血管细胞功能中的作用及分子机制(详见后续章节)。这些研究工作为心血管疾病发病机制的揭示,以及高血压、动脉粥样硬化疾病临床诊断、治疗和疗效评价潜在靶点的寻找提供了一个全新的力学生物学视角。

8.1 血管蛋白质表达谱研究

蛋白质组学重要的研究目的之一是采用高通量的蛋白质组研究技术分析生物体内尽可能多乃至接近所有的蛋白质。这种研究模式称为蛋白质表达谱研究或"竭泽法"研究。该研究模式从大规模、系统性的角度来看待蛋白质组学,也更符合蛋白质组学的本质。然而,表达谱研究具有非常大的困难。首先,同一个体不同组织内的蛋白质组存在明显差异,并且同一组织内的蛋白质在不同生理(病理)环境下的蛋白质组亦存在明显差异,即蛋白质表达谱存在明显的空间和时间特异性;其次,虽然高通量、高灵敏度和高准确性的蛋白质组学研究技术近年来有了巨大进步,但在低丰度、疏水性等特殊蛋白质的分离、检测方法上仍存在很大困难。

虽然分析生物体内所有的蛋白质是一个非常困难的目标,但是仍有部分学者研究并尽可能多地展示了血管组织和血管细胞内表达的蛋白质。这些研究对于揭示血管组织、细胞的蛋白质具体组成、血管生理功能和血管疾病病理机制具有重要参考价值。

8.1.1　血管组织表达的蛋白质组研究

1986 年,Stastny 等[4]最先应用双向凝胶电泳(two dimensional electrophoresis,2DE)结合质谱分析(mass spectrometry,MS)分离鉴定了人类动脉粥样硬化斑块血管内膜组织的蛋白质表达谱。当时蛋白质组学的概念还没有被提出,Stastny 将其研究定义为探讨血管内膜组织内的蛋白质组成成分(protein composition)。由于实验条件限制,仅得到表达于血管内膜组织的 12 个蛋白质,并归为 3 类:第 1 类为血管骨架蛋白,包括肌动蛋白、原肌球蛋白;第 2 类为糖蛋白;第 3 类为来源于血浆的蛋白质,包括白蛋白、IgG、α1 抗胰蛋白酶、转铁蛋白、β 珠蛋白、载脂蛋白 A、纤维蛋白原和抗糜蛋白酶。

2001 年,McGregor 小组[5]应用 2DE 结合 MS 检测了人类大隐静脉中膜的蛋白质表达谱,并建立了大隐静脉中膜血管组织的 2DE 参考图谱(见图 8-2)。该图谱显示并鉴定了 149 个蛋白质点。同时公布的还有其相对分子质量、等电点等参数信息。

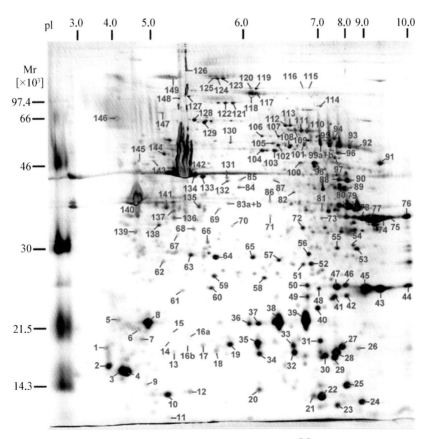

图 8-2　McGregor 等公布的人类大隐静脉中膜 2DE 参考图谱[5]
Figure 8-2　Reference 2DE gel revealed by McGregor, et al

8.1.2 血管细胞表达的蛋白质组研究

2003 年,Bruneel 等[6]应用 2DE 分离结合 MS 分析技术,研究了体外培养人类脐静脉血管内皮细胞(human umbilical vein endothelial cells,HUVECs)表达的蛋白质谱,得到 45 种蛋白质并建立了 HUVECs 的 2DE 参考图谱。随后,Mayr 等[7]研究了体外培养小鼠主动脉血管平滑肌细胞(vascular smooth muscle cells,VSMCs)的蛋白质表达谱。由于当时 2DE 第一向等电聚焦电泳(isoelectric focusing electrophoresis,IEF)分离的载体-固化 pH 值梯度(immobilized pH gradient)胶条技术的进步和产品商品化,本次建立的 VSMCs 参考图谱质量较之前血管组织和 HUVECs 的 2DE 参考图谱有了巨大进步(见图 8 - 3)。Mayr 等揭示了 267 种体外培养的小鼠主动脉 VSMCs 表达的蛋白质。

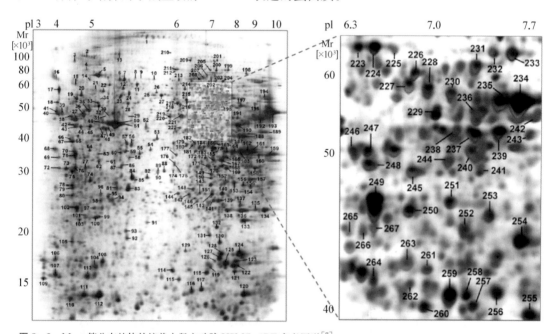

图 8 - 3 Mayr 等公布的体外培养小鼠主动脉 VSMCs 2DE 参考图谱[7]

Figure 8 - 3 Reference 2DE gel revealed by Mayr, et al

2005 年,Dupont 等[8]研究了体外培养人类内乳动脉 VSMCs 内表达的蛋白质谱和细胞分泌的蛋白质谱,2DE 定位并鉴定了 83 种 VSMCs 内的蛋白质和 18 种 VSMCs 分泌的蛋白质。

上述血管组织和血管细胞表达蛋白质参考图谱的建立,对于血管蛋白质组学的初期研究者具有重要意义。然而,通过对一系列图谱的分析不难看出,上述研究距离揭示血管组织或细胞内"全部蛋白质"还具有非常大的差距。这主要有以下 3 方面原因:① 蛋白质存在复杂的翻译后修饰以及蛋白质与蛋白质之间的相互作用;② 同一个体不同组织、细胞内的蛋白质组存在明显差异;③ 迄今蛋白质组学研究仍不具备像基因组研究中的大规模基因组测序技术和高通量的基因芯片技术相类似的技术基础,这主要是由于 DNA 大规模的高通量研究是建立在 4 种碱基及其配对性质相对单一和简单的原则基础上,但对蛋白质的识别和鉴定的原则要复杂得多。

随着对蛋白质组学理解的深入和具体工作的开展,人们逐渐认识到在短时间内查清人类3万多基因编码的所有蛋白质,建立人类不同组织、细胞内蛋白质组学完整文库的困难非常巨大,条件尚未成熟。因此,在初步探讨了部分血管组织和血管细胞的蛋白质表达谱之后,更多的后续研究转为"细胞在一定阶段或与某一生理(病理)现象相关的所有蛋白质",通过比较不同条件下血管组织或细胞内差异表达的蛋白质谱,鉴定得到了许多参与疾病发病机制的分子,为疾病的临床诊断和治疗提供了大量潜在靶标分子。

8.2　力学刺激条件下血管的比较蛋白质组学研究

近年来,应用蛋白质组学研究方法,筛选、鉴定不同生理、病理条件下蛋白质在表达数量、表达水平和修饰状态上的差异,已逐渐成为许多学者的研究焦点。这一研究策略以比较、发现有差异的蛋白质谱为主要目标,称为比较蛋白质组学研究或"功能法"研究。

比较蛋白质组学的研究对象是在不同条件下变化了的蛋白质组,更易于从时、空、量、效方面动态、整体、深入地研究生理状态下同一组织/细胞在不同发育阶段,或同一组织/细胞在不同个体间,或同一基因组在不同组织/细胞间,以及病理情况下疾病不同发展阶段的蛋白质表达模式和功能模式的变化情况。通过运用蛋白质组学研究技术,比较病变组织/细胞与其起源的正常组织/细胞,或疾病发展不同阶段组织中蛋白质在表达数量、表达水平和修饰状态上的差异,可以发现与病变相关的特异蛋白质。这些疾病相关的特异蛋白质不仅可为研究疾病发病机制提供线索,而且可作为疾病诊断和治疗的生物标志物。因此,比较蛋白质组学在各种因素对机体、组织或细胞影响的分子机制研究等方面显示了较大的优势。

为此,我们率先将比较蛋白质组学理念和技术引入血管重建力学生物学分子机制的研究,探讨了不同应力条件下血管组织差异表达的蛋白质谱,筛选到了参与血管重建的重要应力响应分子,并构建了可能的细胞内应力信号传导网络。

8.2.1　高血压诱导的血管组织差异表达蛋白质组

高血压是严重危害人类生命健康的心血管疾病之一。高血压疾病过程中,动脉血管壁所承载的机械应力异常增高,血管组织周向张应力(应变)明显增加[9]。因此,我们应用自发性高血压大鼠(spontaneously hypertensive rat,SHR)模型,将比较蛋白质组学研究引入异常增高的周期性张应变在高血压血管重建病理机制中的研究。应用SHR与同品系正常血压Wistar - Kyoto大鼠(WKY)胸主动脉,我们建立并优化了大鼠血管组织蛋白质组学样品的制备方法,之后遵循分离—分析—鉴定3步流程,建立了基于2DE、MS和生物信息学方法(蛋白质数据库)的比较蛋白质组学研究方法,筛选得到了可能参与高血压血管重建的蛋白质(见图8-4)[10]。

比对18周龄SHR和同周龄WKY大鼠2DE谱图,共检测到50个表达水平有差异的蛋

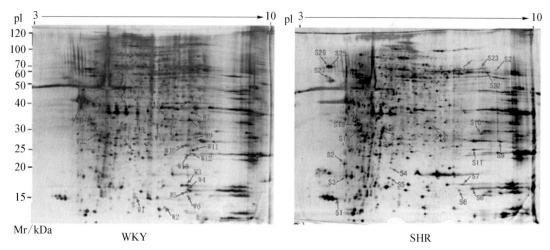

蛋白点编号以 S 为首的即在 SHR 中表达较 WKY 高的点,以 W 为首的点则为在 WKY 中表达较 SHR 高的点

图 8 - 4　18 周龄 SHR 与 WKY 大鼠胸主动脉蛋白质 2DE 图谱,箭头标注的是在该种属大鼠胸主动脉高表达的蛋白质点
Figure 8 - 4　2DE gels of aorta from 18 - week SHR and WKY. The arrow marked the proteins highly expressed in aorta from the respective rats

白质点(组间 3 块 2DE 胶蛋白质点灰度值的均值相差大于等于 2 倍作为筛选"门槛"),其中 13 个点仅在 SHR 表达,14 点在 SHR 表达水平明显高于 WKY,而 10 个点仅在 WKY 高表达,13 个点在 WKY 表达水平明显高于 SHR。上述蛋白按照 NCBI 数据库报道的功能主要分为 4 大类:细胞骨架及其调控蛋白,细胞内信号传导分子,参与胞质分裂过程的蛋白和参与新陈代谢的酶。

在信号通路蛋白中,我们关注了 Rho 家族蛋白质磷酸化的调节因子 Rho - GDIα(S17,见图 8 - 4)[10]。由于该分子在血管组织的表达、功能及其与力学刺激的关系均不明了,围绕这一新型力学敏感分子,我们展开了一系列后续研究工作,提示 Rho - GDIα 可能成为高血压、动脉粥样硬化疾病诊断、临床治疗和疗效评价的潜在靶点,而具有重要意义(详见后续章节)。

除 Rho - GDIα 外,SHR 和 WKY 血管组织内比较蛋白质组学的研究还筛选鉴定了其他多种可能参与了高血压诱导血管重建分子机制的蛋白质分子。围绕这些分子的后续研究,对于了解 SHR 和 WKY 的遗传和生物学特性,深入探讨高血压血管重建的病理机制具有重要意义,并有可能为找到防治心血管疾病血管重建的药物靶标提供力学生物学实验基础。

8.2.2　切应力诱导的血管组织差异表达蛋白质组

研究表明异常切应力刺激在动脉粥样硬化血管重建过程中起重要作用,然而,其分子机制涉及复杂的细胞内信号网络,因此仍未完全阐明。我们应用血管组织应力培养模型,对于体外培养的大鼠胸主动脉分别施加了 1.5 Pa(15 dyn/cm²)的正常切应力(normal shear stress,NSS)和 0.5 Pa(5 dyn/cm²)的低切应力(low shear stress,LowSS)力学刺激,应用前期建立的 2DE、MS 和生物信息学差异蛋白质组学经典研究方法,探讨了不同切应力作用下、大鼠动脉血管重建过程中血管组织蛋白质组的变化,筛选 LowSS 影响 VSMCs 功能、调控血管重建的关键蛋白质。

在前期 SHR 与 WKY 大鼠血管组织比较蛋白质组学实验方法的基础上,通过对蛋白样品制备、IEF 参数和凝胶染色条件的优化,NSS 组 2DE 凝胶图分离得到 2 338±34 个蛋白点,LowSS 组得到 2 102±48 个蛋白点,总共得到 1 870 个匹配的蛋白点。这为分离鉴定更多的在不同切应力条件下血管组织内差异表达的蛋白质奠定了良好的基础(见图 8-5)[11]。

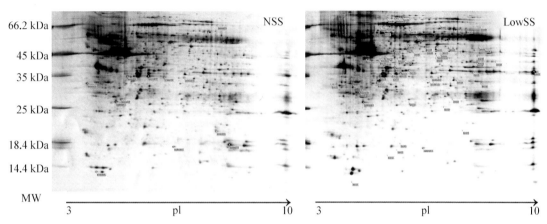

图 8-5 不同切应力(NSS vs LowSS)条件下体外培养大鼠胸主动脉蛋白质 2DE 图谱
绿色标注的是在该切应力条件下培养大鼠胸主动脉高表达的蛋白质点
NSS—正常切应力;LowSS—低切应力
Figure 8-5 2DE gels of aorta cultured under different shear stress

不同切应力条件下培养血管组织比较蛋白质组学研究寻找到 78 个差异表达的蛋白点(以组间 3 块 2DE 胶蛋白质点灰度值的均值相差大于等于 2 倍作为筛选"门槛"),其中有 9 个点在正常切应力组中表达丰度高,有 69 个点在低切应力组中表达丰度高(见图 8-5)。依据上述蛋白质在 NCBI 上的功能,分为以下 9 类:细胞骨架及其调控蛋白,细胞内信号传导分子,参与新陈代谢的酶,细胞外基质及其调控蛋白,DNA 损伤修复分子,调控蛋白质相互作用的分子,生长因子相关蛋白,蛋白质泛素降解相关蛋白和其他(见图 8-6)。

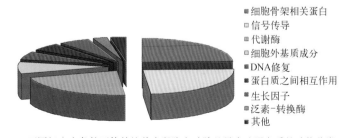

- ■ 细胞骨架相关蛋白
- □ 信号传导
- ▨ 代谢酶
- ▨ 细胞外基质成分
- ■ DNA修复
- ▨ 蛋白质之间相互作用
- ▨ 生长因子
- ▨ 泛素-转换酶
- ■ 其他

图 8-6 不同切应力条件下体外培养大鼠胸主动脉差异表达蛋白质的功能分类
Figure 8-6 The functional classification of proteins differentially expressed in aorta cultured under different shear stress

有趣的是,不同切应力条件下培养血管组织的比较蛋白质组学研究也发现了 Rho - GDIα 这一蛋白质分子,提示其能够响应多种力学刺激,是一种重要的力学信号传导分子[12,13]。

基于上述差异表达的蛋白质,我们应用 Ingenuity Pathways Analysis(IPA)软件(详见 8.4.1 节)构建了可能的应力信号传导网络(见图 8-7),并针对其中可能参与细胞间信息交流的分泌型蛋白-血小板源性生长因子 BB(platelet derived growth factor BB,PDGF - BB)和转化生长因子(transforming growth factor β1,TGF - β1)展开了深入研究。

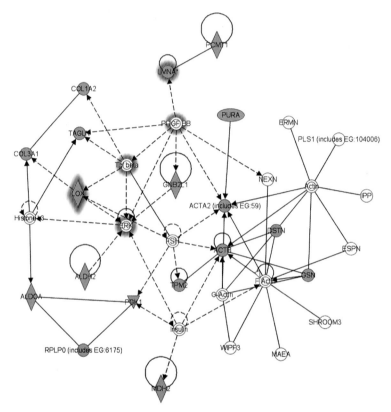

图 8-7 基于在 NSS 和 LowSS 条件下培养血管差异表达的蛋白质,IPA 分析和预测到的可能的应力信号传导网络

Figure 8 - 7 Based on proteins differentially expressed in aorta cultured under NSS and LowSS, IPA revealed a potential mechanotransduction network

PDGF - BB 在 VSMCs 表型转换和增殖调节中有非常重要的作用。研究发现,PDGF - BB 诱导的 VSMCs 增殖、迁移和分化表型转化,参与了地高辛抑制的血管内膜新生[14]。PDGF - BB 可以通过促进 VSMCs 的有丝分裂而上调其增殖,使用拮抗剂可以阻断这一过程[15]。

TGF - β1 通过控制血管细胞的生长参与心血管系统的重建。TGF - β1、TGF - β1 相关肽和 TGF 结合蛋白(latent TGF - β binding proteins,LTBP)组成了 TGF - β1 复合体。LTBP 可以同 VSMCs 表面蛋白结合,刺激 VSMCs 迁移增加。LTBP 在血管内膜的表达比在中膜高,因此可以趋化 VSMCs 从中膜迁移到内膜,促进血管重建[16]。动物实验发现,血管紧张素诱导血管成形术后的血管重建也是通过 TGF-β/Smad 信号通路实现的[17]。

这些研究提示 PDGF-BB 和 TGF-β1 在血管细胞功能中具有重要作用。不同切应力条件下培养血管的比较蛋白质组学结合 IPA 分析的结果表明,PDGF-BB 对 TGF-β1 具有可能的调控作用,并围绕这两个分子构成了一个调控网络,但该调控作用以及网络是否在生物体真实存在及其在血管功能中的作用尚不清楚。因此,在后续实验中,我们对于基于比较蛋白质组学和生物信息学预测的 PDGF-BB/TGF-β1 调控关系及其在血管细胞功能中的作用,开展了分析验证和功能探讨的相关分子生物学实验。

8.2.2.1 LowSS 诱导 ECs 和 VSMCs 分泌 PDGF-BB 和 TGF-β1

应用联合培养平行平板流动腔系统加载不同切应力刺激后,用 ELISA 试剂盒分别检测 ECs 和 VSMCs 培养液中 PDGF-BB 和 TGF-β1 的浓度。结果发现,与 NSS 加载组相比,LowSS 加载 6 h 时 ECs 的培养液中 PDGF-BB 的浓度增高,TGF-β1 浓度无差异;VSMCs 的培养液中 PDGF-BB 和 TGF-β1 在两种切应力加载下浓度均无差异。切应力加载 12 h 和 24 h 时,LowSS 加载组 ECs 和 VSMCs 的培养液中 PDGF-BB 和 TGF-β1 浓度均比 NSS 加载的对照组高(见图 8-8)。结果表明,LowSS 诱导了 ECs 和 VSMCs 的 PDGF-BB 和 TGF-β1 合成分泌。

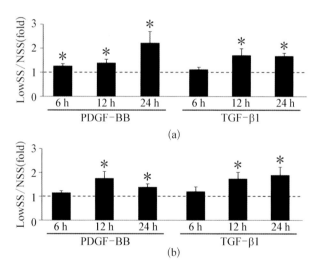

--- 表示 NSS 条件下的分泌量被标准化为 1,* $p < 0.05$

图 8-8 LowSS 加载 6、12、24 h 诱导 ECs(a) 和 VSMCs(b) 的 PDGF-BB、TGF-β1 分泌

Figure 8-8 LowSS induced the secretion of PDGF-BB and TGF-β1 from ECs (a) and VSMCs (b)

8.2.2.2 LowSS 诱导 ECs 和 VSMCs 增殖和迁移

与 NSS 加载相比,LowSS 促进了 ECs 和 VSMCs 的增殖和迁移(见图 8-9)。这一作用与以往报道的 LowSS 诱导血管重建相一致。

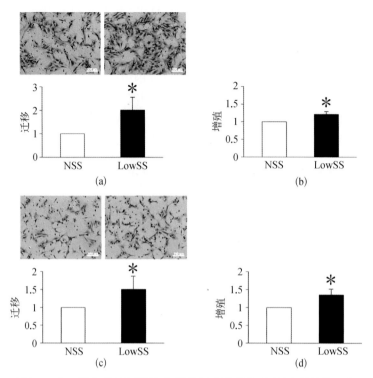

图8-9 LowSS加载12 h促进ECs迁移(a)和增殖(b),VSMCs的迁移(c)和增殖(d)也增加,* $p < 0.05$

Figure 8-9 12-hour application of LowSS increased migration of (a) and proliferation (b) of ECs. The migration (c) and proliferation (d) of VSMCs were also increased

8.2.2.3 抑制ECs的PDGF-BB阻断了LowSS诱导的ECs和VSMCs增殖和迁移

在LowSS条件下,干扰ECs合成PDGF-BB发现,抑制ECs分泌PDGF-BB的同时,其分泌的TGF-β1也减少[见图8-10(a)]。上述结果表明,蛋白质组学和IPA预测的网络中PDGF-BB对TGF-β1表达的调控作用,在这里得到了验证。且干扰ECs合成PDGF-BB逆转了LowSS诱导的ECs的迁移和增殖,提示PDGF-BB在切应力调控ECs功能中具有重要作用[见图8-10(b)(c)]。

此外,干扰ECs合成PDGF-BB同时也降低联合培养的VSMCs分泌PDGF-BB和TGF-β1[见图8-10(d)],提示ECs分泌的PDGF-BB可以通过旁分泌作用调节邻近VSMCs合成PDGF-BB和TGF-β1的能力,并参与VSMCs功能调控[见图8-10(e)(f)]。

在LowSS条件下,对ECs进行TGF-β1的RNA干扰抑制了ECs合成和释放PDGF-BB[见图8-10(a)(b)],有趣的是,在VSMCs没有检测到旁分泌来源的TGF-β1对细胞增殖和迁移功能的影响。上述结果提示,在VSCMs,基于比较蛋白质组学和IPA预测PDGF-BB对于TGF-β1的调控作用是真实存在的;而在ECs,除预测的PDGF-BB对于TGF-β1调控作用外,TGF-β1对于PDGF-BB也具有反相的调控作用。

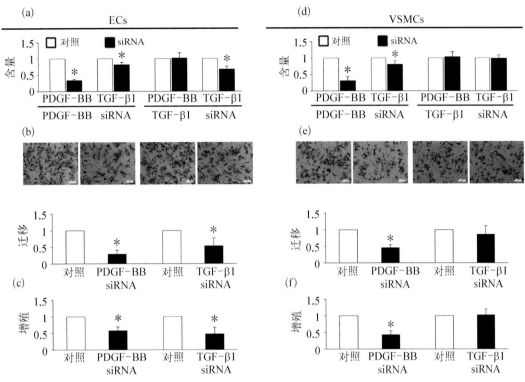

图 8 - 10　干扰 ECs 合成 PDGF - BB 或 TGF - β1 后施加 LowSS,对 ECs 和联合培养 VSMCs 合成 PDGF - BB 和 TGF - β1,以及细胞迁移和增殖的影响,* $p<0.05$

Figure 8 - 10　Repression of PDGF - BB or TGF - β1 in ECs which then subjected to LowSS, modulates the secretion of PDGF - BB and TGF - β1 from ECs and co-cultured VSMCs, and regulates cell migration and proliferation

　　综上所述,基于高通量蛋白质组学数据的生物信息学分析能够为后期深入的分子生物学研究提供一定的指导,然而生物信息学分析结果的可靠性和准确性,以及在不同组织/细胞中的作用和功能需要后期分子生物学的深入研究。

8.3　磷酸化蛋白质组学及其在应力信号转导研究中的应用

　　蛋白质存在翻译后修饰(post-translational modifications,PTMs)和蛋白质组学的复杂性是重要的研究难题。蛋白质翻译后修饰是指细胞中的蛋白质被成功翻译后,在蛋白质序列上的一个或数个氨基酸残基上发生的共价修饰,如磷酸化、酰基化及甲基化等。人类基因组测序结果表明,人类大约有 30 000～50 000 种基因,而人体复杂的生物功能和调控需要数量更为庞大的执行分子。细胞内许多蛋白质的功能都是通过动态的翻译后修饰来实现的,因此蛋白质翻译后修饰对生物功能的调控发挥着至关重要的作用。蛋白质翻译后修饰能够影响蛋白质的构象、调控蛋白质间的相互作用以及细胞定位,从而使得蛋白质的结构更为复杂、功能更为完善、调节更加精细、作用更加专一。

　　在蛋白质的翻译后修饰过程中,可逆性磷酸化/去磷酸化修饰是生物体内最为常见,也是最为重要的一类。蛋白质的可逆性磷酸化和去磷酸化修饰在多种细胞内信号传导过程中起着开/关作用，调节着包括细胞周期、受体介导的信号传导、细胞分化、增殖、转化、代谢及神经和肌肉活动等几乎全部生命过程[18,19]。

对可逆性磷酸化修饰蛋白质的深入探索催生了一个新的"组学"概念——磷酸化蛋白质组学(phosphoproteomics)，即力求从整体角度探测并确定细胞及组织中全部具有磷酸化修饰的蛋白质所处状态及相关变化，从而更深入地发掘生命活动规律，探讨生命活动本质。

8.3.1　蛋白质的磷酸化翻译后修饰

蛋白质磷酸化修饰是指在磷酸化激酶的作用下将 ATP 的磷酸基转移到蛋白质特定氨基酸上的过程，是生物体内最为重要的翻译后修饰之一。1992 年，Fisher 和 Krebs 因为发现蛋白质可逆性磷酸化在生物调节机制中的重要作用而获得诺贝尔生理学医学奖。Fisher 和 Krebs 研究发现，生物体内蛋白质的磷酸化修饰是一个瞬时且可逆的过程。通过磷酸化修饰可以改变蛋白质的空间构象，从而影响蛋白质的定位、活性及其与其他蛋白的相互作用。在真核生物，蛋白质磷酸化修饰仅发生在酪氨酸(tyrosine，Tyr)、丝氨酸(serine，Ser)和苏氨酸(threonine，Thr)残基上，其中丝氨酸和苏氨酸残基发生的磷酸化分别占总磷酸化的 90% 和 10% 左右，酪氨酸残基发生磷酸化的比例非常低，不足 0.05%[18,19]。

蛋白质的可逆性磷酸化过程在细胞内信号传导过程中发挥了重要作用。在力学信号转导方面，现有研究结果显示，机械应力刺激首先激活细胞膜上的感受器，由此开始细胞内系列生化事件的级联放大效应，如 VSMC 细胞膜表面的整合素与胞浆内的细胞骨架成分 Paxillin、黏着斑激酶组成的复合体，感受应力刺激后可以引起自身磷酸化，从而通过小 GTP 蛋白 Ras/Rac 的磷酸化引发下游细胞内信号传导网络中多种蛋白质分子磷酸化水平的变化，调控基因表达和蛋白质合成，并最终诱导 VSMCs 分化、增殖及凋亡等生物学效应[20-22]。细胞膜上还存在另一种应力感受复合体——生长因子受体，由血小板内皮细胞黏附分子-1、血管内皮细胞钙黏蛋白和血管内皮细胞生长因子 2 型受体(vascular endothelial growth factor receptor 2，VEGFR2)组成，切应力作用后能够引起 VEGFR2 第 801 位和第 1 175 位酪氨酸残基磷酸化，并通过 PI-3K(phosphatidylinositol-3-OH kinase)激活 Akt，从而引起下游多种信号传导分子及细胞骨架分子的磷酸化或去磷酸化，将应力信号转导入细胞核[23,24]。提示，在机械应力信号向细胞内转导过程中多种蛋白质分子的磷酸化和去磷酸化修饰起着开/关作用。

以往的研究初步揭示了细胞膜上应力感受器、细胞骨架分子及细胞内信号传导分子的不同磷酸化状态参与了应力调控的血管重建。然而，有关细胞信号传导通路中蛋白质磷酸化的传统研究主要是通过分子生物学、生物化学或细胞遗传学方法，对某一种或几种激酶及其底物进行探讨。这样，往往难以全面、综合地评价细胞内复杂的调控网络和蛋白质调控因子的磷酸化水平及程度。机械应力的细胞内信号传导过程中究竟涉及哪些蛋白质，这些蛋白质的磷酸化状态发生了怎样的变化，应力刺激通过改变哪些关键因子磷酸化水平引起 VSMCs 不同的生物学效应，更是值得深入探讨。

8.3.2　磷酸化蛋白质组学研究现状

虽然,蛋白质组学技术能够全面、有效地鉴定组织内的蛋白质并确定其相对丰度,但仅凭丰度并不能正确地反映蛋白质的功能,因为许多蛋白质的活性是通过磷酸化修饰进行调节的(尤其在细胞应答应力刺激过程中),而通过磷酸化调节蛋白质活性时其总量通常并不发生变化[18]。此外,生物体内通过可逆性磷酸化修饰参与细胞内信号传导的蛋白质通常仅占细胞内蛋白质总量的不足 10%。因而,应用传统蛋白质组学技术分离、鉴定差异表达的蛋白质过程中,磷酸化蛋白往往由于表达丰度低而得不到有效显示。从不同应力条件下血管组织的比较蛋白质组学研究结果可以看出,鉴定得到的蛋白质分子中,绝大多数是参与细胞能量代谢的酶、细胞骨架蛋白和分泌蛋白等"终末"效应蛋白,仅得到 Rho - GDIα 和 RACK1 这 2 种参与细胞内蛋白质磷酸化调节的蛋白质分子。如何从大量蛋白质表达数据中获得更有价值的功能蛋白质组学信息,规模化地识别和鉴定细胞或组织内所有被磷酸化修饰的、有活性的蛋白质,进而开展磷酸化蛋白质组学相关研究就显得尤为重要。

磷酸化蛋白质组学运用蛋白质组学的理念研究磷酸化蛋白质,从整体上观察细胞或组织中全部蛋白质磷酸化修饰的状态及其变化,能够从更深入、更接近生命活动本质的层次去发现、探讨生命活动的规律及重要的生理和病理现象。近年来,随着磷酸化蛋白质分离纯化[25]和 MS 鉴定技术[26]的不断改进,动态的磷酸化全谱分析和大规模、高通量鉴定磷酸化蛋白质的研究日益成为可能。

我们将稳定同位素活细胞培养技术(stable isotope labeling by amino acids in cell culture,SILAC)进行扩展,将其应用于张应变加载不同时间对 VSMCs 磷酸化蛋白质组调控作用的研究。将磷酸化蛋白质组学新技术引入到应力调控血管细胞功能分子机制的研究,从而为血管稳态生理机制和血管重建病理机制的探讨提供一个全新的力学生物学视角。

8.3.3　张应变调控血管平滑肌细胞功能的磷酸化蛋白质组学研究

应力刺激作用于 VSMCs 进而调控细胞功能,这一病理过程虽被广泛研究但其信号转导机制仍然不明。结合磷酸化蛋白质组学高通量、大规模的显著优点,我们开展了基于磷酸化蛋白质组学方法探究时间序列下 VSMCs 应力信号转导网络的相关研究。

由于 SILAC 技术仅能对 3 组样品进行标记,我们借助交叉对照的实验方法区分 5 个不同张应变加载时长下(0 min,15 min,30 min,1 h,6 h)细胞磷酸化蛋白质的表达谱。张应变加载实验分两组进行,第一组同位素标记的轻($^{12}C_6\,^{14}N_4$ 精氨酸和 $^{12}C_6\,^{14}N_2$ 赖氨酸)、中($^{13}C_6\,^{14}N_4$ 精氨酸和 $^{13}C_6\,^{14}N_2$ 赖氨酸)、重($^{13}C_6\,^{15}N_4$ 精氨酸和 $^{13}C_6\,^{15}N_2$ 赖氨酸)细胞分别加载 10%、1.25 Hz 的张应变 0 min、15 min 和 30 min;第二组同位素标记的轻($^{12}C_6\,^{14}N_4$ 精氨酸和 $^{12}C_6\,^{14}N_2$ 赖氨酸)、中($^{13}C_6\,^{14}N_4$ 精氨酸和 $^{13}C_6\,^{14}N_2$ 赖氨酸)、重($^{13}C_6\,^{15}N_4$ 精氨酸和 $^{13}C_6\,^{15}N_2$ 赖氨酸)细胞分别加载 10%、1.25 Hz 的张应变 0 min、1 h 和 6 h。两组细胞分别裂解、富集、提取磷酸化蛋白并等量混合,之后用于 MS 分析,得到了时间序列的磷酸化蛋白质表达全谱。最后通过均一化每组中的静止组(张应变加载 0 min)数据将两组实验结合起来,得到均一化的

5 个加载时长：0 min、15 min、30 min、1 h、6 h 下 VSMCs 内磷酸化蛋白质的动态表达全谱（见图 8-11）。

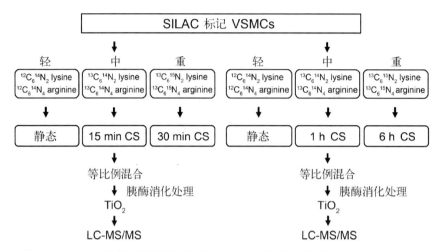

图 8-11　SILAC 探讨张应变加载不同时间后 VSMCs 磷酸化蛋白质组的实验流程图

Figure 8-11　Grouping method of SILAC and cyclic stretch (CS) application

8.3.3.1　生理性张应变加载不同时间下 VSMCs 的磷酸化蛋白质表达谱热图及位点分析

通过磷酸化蛋白质组学研究，我们得到了张应变调控的 829 个磷酸化肽段表达谱以及 349 个磷酸化位点信息。其中，316 处磷酸化发生于丝氨酸残基(pS)，30 处位于苏氨酸残基(pT)及 3 处发生于酪氨酸残基(pY)，pS∶pT∶pY 的比例为 90.5% ∶8.6% ∶0.9%。

在后续研究中，我们发现在 5 个时相点(0 min，15 min，30 min，1 h，6 h)均检测到，且与静止对照相比在任意时相点表达量上调或下调 1.5 倍的磷酸化肽段，将其定义为张应变加载条件下磷酸化水平显著差异的肽段，共有 122 个（见图 8-12）。

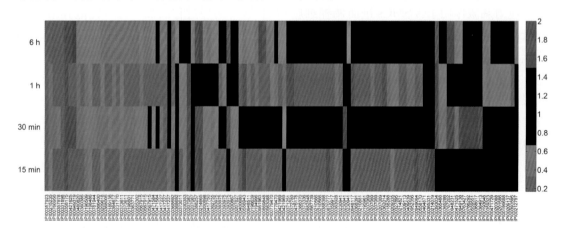

图 8-12　张应变加载条件下磷酸化水平显著差异蛋白质的热图分析

Figure 8-12　Heatmap of dynamic phosphorylation profiles induced by cyclic stretch application

8.3.3.2   生理性张应变加载条件下差异表达的磷酸化蛋白质功能分析

应用 DAVID 数据库对张应变调控的差异表达磷酸化蛋白质进行功能注解和分类,显示上述蛋白质所参与的最主要的细胞功能是磷酸化(在 90 个蛋白质中有 48 个参与此项功能);第二大功能分类显示为乙酰化作用(90 个中的 43 个差异蛋白质参与此项功能);之后依次为细胞质组分(21 个),卷曲螺旋(11 个),细胞骨架组分(7 个),连接及应激反应。以上结果显示,张应变加载能通过磷酸化、乙酰化等蛋白质的转录后修饰引发细胞内多项功能及结构(如细胞骨架)的改变。

8.3.3.3   生理性张应变加载对蛋白激酶 C 家族和 Akt 磷酸化的影响

应用分子生物学方法,我们验证了磷酸化蛋白质组学中生理性张应变对蛋白激酶 C(protein kinase C,PKC)家族以及 Akt 磷酸化的时间动态作用。

p-PKC θ 在生理性张应变加载过程中表达量发生显著变化,具体表现为短、长时相的两次显著激活,即短时相(15 min,30 min)被首次激活,并在张应变加载 1 h 时恢复正常水平,之后 p-PKC θ 于长时相(6 h,12 h,24 h)被再次激活,且此次激活较短时相更为强烈(见图 8-13)。表明 PKC θ 的磷酸化激活在张应变诱导的 VSMCs 信号传导网络中可能发挥重要作用。

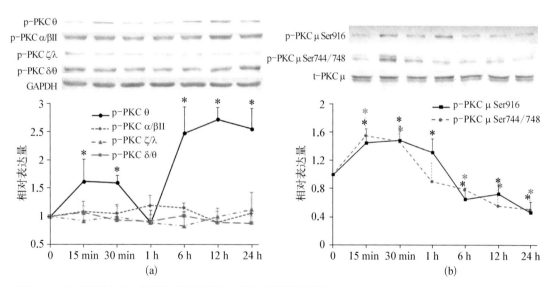

图 8-13   生理性张应变加载不同时间对 PKCs 家族磷酸化情况的影响
每个点的数据以均值±标准差表示;* 表示与张应变加载前(0)相比,$p < 0.05$
Figure 8-13   The effect of 10%-1.25 Hz cyclic-stretch on the phosphorylation of PKCs

p-PKD/PKC μ Ser916 和 p-PKD/PKC μ Ser744/748 均能够被 10%、1.25 Hz 的生理性张应变短时相激活,之后在长时相 6 h、12 h、24 h 其磷酸化受到抑制。但张应变对 p-PKD/PKC μ Ser916 的激活持续时间较 p-PKD/PKC μ Ser744/748 更长,显示为 1 h 时仍被显著激活(见图 8-13)。结果表明,周期性张应变不仅能够直接作用于 PKD/PKC μ 的

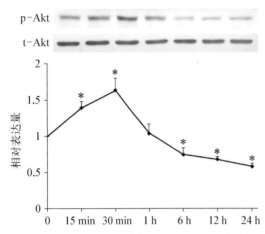

图 8 - 14 生理性张应变加载不同时间对 Akt 磷酸化情况的影响

每个点的数据以均值±标准差表示；* 表示与张应变加载前(0)相比，$p < 0.05$

Figure 8 - 14 The effect of 10%-1.25 Hz cyclic-stretch on the phosphorylation of AKT

Ser916 位点使其发生自身磷酸化，还能通过一系列应力信号传导引发 PKD/PKC μ Ser744/748 位点的共磷酸化效应。此共磷酸化过程可能依赖于上游激酶(包括新型 PKCs)的磷酸化，且其去磷酸化过程较 Ser916 位点更为快速。

而 PKC 家族其他成员 PKC α/β、PKC ζ/λ 和 PKC δ/θ 在整个张应变的加载过程中磷酸化水平均未发生显著变化(见图 8 - 13)。

对于 Akt 磷酸化过程，张应变加载在短时间(15 min，30 min)显著促进 Akt 的磷酸化，并在 30 min 达到顶峰；之后随着张应变加载时间的延长，其磷酸化水平逐渐降低，长时相时表现为显著抑制(见图 8 - 14)。表明张应变对 Akt 的激活是瞬时、短暂的效应。

对磷酸化蛋白质组学动态、全谱的研究，不仅有利于从分子和网络的水平上探明维持正常 VSMCs 功能及血管稳态的机制，还为理解心血管疾病的发病机理、寻找其药物靶标提供了力学生物学实验依据。

8.4 力-血管蛋白质组研究中的生物信息学

随着人类蛋白质组计划的不断进展，产生了海量的蛋白质组数据，因而对于数据的处理、检索、信息挖掘提出了更高挑战；与此同时，计算生物学技术也在飞速发展。在蛋白质组学研究过程中，无论是数据库建立、信息检索、蛋白质数据比对、MS 数据分析，还是蛋白质功能分析、结构预测、蛋白质相互作用网络的构建，均与生物信息学和生物计算方法存在广泛的交叉融合。

生物数据的挖掘和生物模型的分析构建等生物信息学和生物计算方法已成为蛋白质组学研究的重要工具。在蛋白质组学实验过程中，经常涉及大量的图像、数据分析处理技术，如 2DE 胶图的比对分析、MS 分析、蛋白质序列匹配等。在对蛋白质组学产生的大量生物学数据进行深入发掘、寻找其中潜在相互作用关系的研究过程中，同样需要各种生物信息学和生物计算方法进行后续的数据分析。利用生物信息学和生物计算方法，结合网络技术对蛋白质组学大数据进行深入分析和挖掘成为必然选择。

世界多国已建立广泛的蛋白质组学研究相关数据库，如瑞士生物信息中心建立的蛋白质分析专家系统(ExPASY)，开发、集成了一系列蛋白质研究相关生物信息学分析软件及在线服务；美国国家生物技术信息中心(NCBI)提供了蛋白质序列、结构比对和分析整合系统；通用电器集团开发了 2DE 胶图分析软件 IamgeMaster 2D Platinum；Matrix Science 公司开发了 Mascot 基于肽指纹图谱和二级 MS 数据搜索数据库,等等。我们基于自身的"力-血管蛋白质组学"研究数据,也开展了一系列生物信息学分析,研究了参与力学刺激调控细胞功能的相关蛋白质功能分析、聚类等研究,并构建了力学刺激调控血管细胞功能的可能的机械应力细胞内信号传导网络。

8.4.1　基于组学数据的蛋白功能分析

8.4.1.1　张应变条件下差异表达磷酸化蛋白质 GO 功能分析

Gene Ontology(GO)是目前应用非常广泛的蛋白质功能分析数据库,按照参与的生物过程(biological process)、分子功能(molecular function)和所处的细胞位置(cellular component)等,较为全面地概括了分子的功能信息。

应用该数据库,我们对于张应变加载条件下的磷酸化蛋白质组学数据进行了 GO 功能注解和分析(见图 8 - 15)[27]。

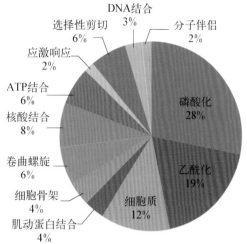

图 8 - 15　张应变加载条件下差异表达的磷酸化蛋白质 GO 功能分类

Figure 8 - 15　Functional categories of differentially phosphorylated proteins

8.4.1.2　张应变条件下差异表达磷酸化蛋白质模糊 C 均值聚类算法(FCM)聚类分析

应用 MATLAB 中 fcm 函数,我们对差异表达的磷酸化蛋白质进行了模糊 C 均值聚类(fuzzy c-means,FCM)分析。FCM 是一种软划分聚类方法,最初从硬聚类方法中优化而来。通过设置两个参数 c(拟划分的类别数)和 m(模糊参数),FCM 首先为每一个差异表达磷酸化蛋白质分配 c 个分属于不同类别的隶属度(介于 0 和 1 之间);之后算法通过迭代将表达谱分配到距离其最近的聚类中心。迭代结束后返回隶属度矩阵,某个磷酸化蛋白质最终分配在其 c 个隶属度中最大那个所在的类别中。在此过程中,模糊参数 c 的设置对其聚类的稳定性非常重要。相较于硬区分算法如 k-means 聚类、自组织映射和层级聚类算法等,FCM 聚类分析提供的模糊参数 m 能够限制异常态的数据对整体聚类结果的最终影响,从而使得聚类结果可信且稳定。我们设置了不同的聚类参数,并确定当聚类类别 m 为 6,模糊参数 c 为 2,最大迭代次数为 100,当 2 次迭代差异小于 e^{-5} 时停止迭代[27](见图 8 - 16,部分数据未发表)。

m 为 6,模糊参数 c 为 2 的 FCM 聚类结果中,类别 A 中的蛋白质在张应变加载 0~6 h 过程中出现两次明显激活(磷酸化水平升高),分别在短时相 30 min 和长时相 6 h。类别 B 中的蛋白质则在整个张应变加载过程中磷酸化处于被抑制状态。类别 C 和类别 D 中蛋白质的磷酸化水平都在长时相恢复到正常水平,但类别 C 中蛋白质的磷酸化水平在短时相受到抑制,而类别 D 为短时相被激活。类别 E 的显著特征是在 1 h 时磷酸化出现非常显著的升高,而类别 F 则以在整个张应变加载条件下磷酸化一直居高不下而区别于其他。

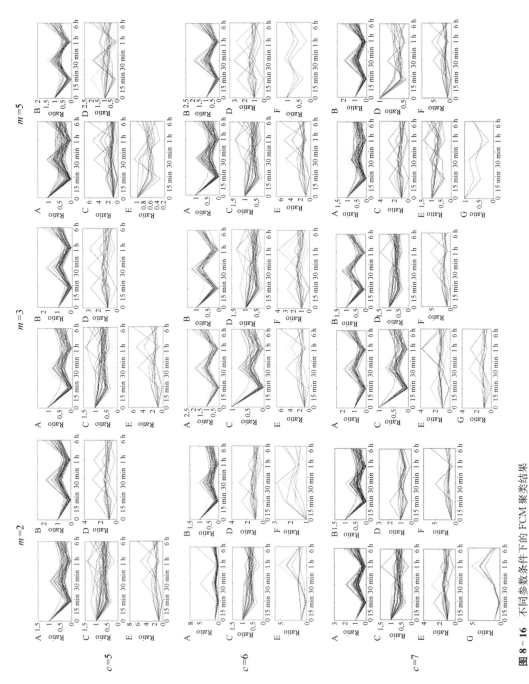

图 8 - 16 不同参数条件下的 FCM 聚类结果

Figure 8 - 16 The clustering results by Fuzzy c-means analysis using different parameters

8.4.1.3 应力条件下差异表达蛋白质 IPA 分析

IPA(Ingenuity Pathways Analysis)软件以 Ingenuity Knowledge Base 高度结构化且内容丰富的生物学和化学发现为基础,可实现基因表达、小 RNA(MicroRNA,miRNA)和单核苷酸多态性(single nucleotide polymorphism,SNP)微阵列及代谢组学、蛋白质组学和测序实验数据的分析、整合和理解。利用 IPA 可以搜索有关基因、蛋白质、化学物质和药物以及实验系统相互作用模型构建的目标信息。数据分析和搜索性能有助于理解数据、特定靶点或候选生物标记物在更大的生物学或化学系统中的重要性。其显著的优势在于可以提供一些新的、提示性的信号网络,这是其他经典信号通路分析软件或数据库所不具备的功能。

为进一步细化力-血管蛋白质组学和力-VSMCs 磷酸化蛋白质组学揭示的数据,更好地了解机械应力对血管功能的影响,我们运用 IPA 软件对组学数据进行深入分析,得到了不同力学加载条件下差异表达蛋白质参与的疾病和功能,并将此整合。

其中,从 IPA 对力-VSMCs 磷酸化蛋白质组学进行的时间序列相关功能的比较分析可以看出,差异表达的磷酸化蛋白质可能参与多项疾病和细胞功能(见图 8-17,自上而下按照显著性 p 值由小到大排列)。除心血管疾病外,周期性张应变还参与细胞组分的装配和构成、细胞功能的维持、癌症、细胞形态及运动、细胞-细胞间信号传导等。以上结果显示,张应变能够激发细胞内和细胞间复杂的信号传导,从而导致细胞组分、形态、运动以及细胞功能发生相应的改变,最终诱发多种疾病,如癌症及心血管疾病等。因此,生理性张应变对于细胞功能及血管稳态的维持发挥着至关重要的作用。

8.4.2 基于组学数据的信号网络分析

生命体具有非常复杂的结构和功能,细胞内多种生物分子之间相互作用构成了非常复杂的调控网络。传统的仅仅对于一个或几个生物分子的研究,已经不能满足科学发展的需要,人们需要考虑更多的生物分子之间更加复杂的相互关系,而描述这种复杂关系的重要工具就是网络。因此,建立蛋白质网络模型成为一项非常重要的任务和目标。

8.4.2.1 差异表达磷酸化蛋白质参与的信号通路

为进一步探究周期性张应变通过哪些信号通路调控 VSMCs 功能及维持血管稳态,我们运用 IPA 软件分析了差异表达的磷酸化蛋白质参与调控的细胞内信号通路(canonical pathways)。其结果显示差异表达的磷酸化蛋白质所参与的主要信号通路有:integrin-linked kinase(ILK)信号通路,actin 细胞骨架信号通路,心血管系统中 NO 信号通路,蛋白激酶(protein kinase,PK)信号通路,醛固酮信号通路,以及 Rho 蛋白调控的基于 actin 的细胞运动通路等(见图 8-18)。

8.4.2.2 建立 VSMCs 张应变条件下的磷酸化信号网络

为了在更大尺度上研究细胞受力条件下蛋白质磷酸化的动态特征,我们构建了大鼠 VSMCs 在张应变作用下的磷酸化信号网络。首先,将差异表达蛋白质输入 String 数据库,

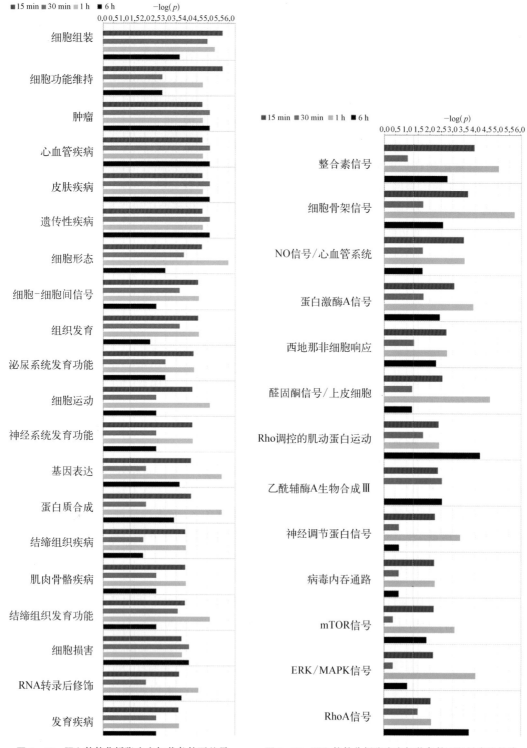

图 8-17 IPA 软件分析张应变加载条件下差异表达磷酸化蛋白质的功能

Figure 8-17 Functional analysis of phosphor-proteomic data using IPA

图 8-18 IPA 软件分析张应变加载条件下差异表达的磷酸化蛋白质参与的信号通路

Figure 8-18 Comparison canonical pathways of phosphor-proteomic data using IPA

并结合磷酸化位点与磷酸激酶的信息,构造出静态的蛋白质网络。然后,根据磷酸化蛋白质组学实验所得到的表达值,进行离散化,得到基于布尔网络动态信号网络(见图 8-19)。在这个网络中,一个蛋白质在某个时刻受力组相对于静态组磷酸化表达值上调,则该时刻的节点值为 1,如果下调值为 −1,无明显差异则值为 0。将此方法应用于整个力- VSMCs 磷酸化蛋白质组的数据,可以得到一个大的在整个细胞层次上的磷酸化信号网络及其随时间的动态变化信息。

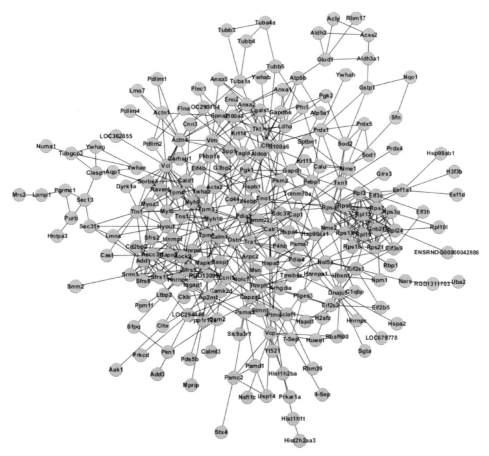

图 8-19　张应变加载条件下差异表达的磷酸化蛋白质参与的信号网络

Figure 8-19　Mechanotransduction networks based on phosphoproteomic data

8.4.2.3　切应力条件下血管细胞的转录调控

以不同切应力条件下血管组织差异表达的力-血管蛋白质组学数据为基础,以转录调控网络为切入点,我们进一步分析了不同切应力条件下培养血管组织内差异表达的蛋白质可能通过哪些转录因子影响细胞内基因表达网络。我们整合了 BioGRID、HPRD、KEGG、IntAct、Reactome 以及 DIP 共 6 个数据库中关于蛋白质相互作用的数据,构建了人的蛋白质相互作用网络。之后根据蛋白质数据库查询结果,获得了蛋白质组学得到的大鼠不同切应力作用下血管组织差异表达蛋白在人蛋白中的同源蛋白,将这些蛋白在构建的相互作用网络中搜索,得到和这些蛋白具有相互作用关系的邻接蛋白。根据 GO 数据库的注释,在差异蛋白及其邻接蛋白中,共有 39 个蛋白为转录因子或辅助转录因子。另外,我们根据 Andersson 等研究者对人脐静脉内皮细胞在不同切应力和压力下的基因表达微阵列的实验数据[28],筛选出了 LowSS 和 NSS 条件下,具有差异表达的基因,其中,差异表达是指具有 2 倍以上 mRNA 表达值差异,取对数值之后相差为 1。筛选得到 165 个与切应力作用相关的基因。

然后,采用研究所建立的平均三元互信息的方法[29],计算 LowSS 下差异表达蛋白及其邻接蛋白与 LowSS 下差异表达基因的相关关系,即基因共表达网络。之后,采用非线性微分方程模型与网络辅助回归分析,进一步模拟了 39 个转录因子和辅助转录因子对 165 个切应力相关基因的调控关系。网络辅助回归分析可以得到每个靶基因对应的可能的(辅助)转录因子。在回归分析中,靶基因表达值的模拟主要由排在前面的 2 个转录因子决定,把每个靶基因排名前 2 位的转录因子视为调控该基因的真正的转录因子。然后统计每个转录因子调控的切应力相关靶基因的数量,我们认为,调控越多切应力相关基因的表达,则该转录因子就越有可能是切应力相关的转录因子。这样我们可以得到描述切应力调控血管细胞蛋白表达,进而引起细胞基因表达变化的信号转导与转录调控耦合的信号网络(见图 8 - 20)。

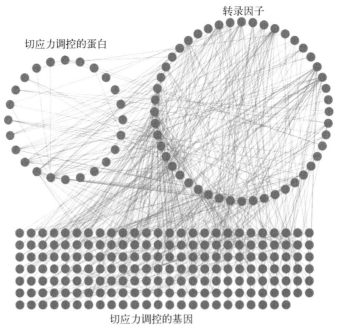

图 8 - 20 切应力条件下信号转导与转录调控耦合网络

Figure 8 - 20 Coupling network of signal transduction and transcriptional regulation under shear stress application

8.5 结语

传统分子生物学研究由于只能探讨应力对细胞内少数蛋白质分子的影响及相互作用,

难以全面、综合地评价细胞内部复杂的响应和调控机制。蛋白质组学是生物领域的一种新技术。它研究在特定时间或环境条件下某个细胞或某个组织的基因组表达的全部蛋白质及其相互作用；同时，由于蛋白质不仅是多种致病因子对机体作用的靶分子，也是大多数药物作用的靶标乃至是直接的药物。因此，近年来新兴的蛋白质组学为全面、系统、动态化、网络化探讨生命现象、揭示疾病发病机制以及寻找药靶提供了重要技术平台。

虽然基于蛋白质组学和网络的概念，国内外学者已开展了大量研究工作探讨血管组织/细胞的"应力-生长"行为的调控机制，但是该机制是通过细胞内多种蛋白质参与的十分复杂、动态的网络来实现的。现有的研究仍然难以全面、综合地描述细胞应力信号传导网络。尤其是翻译后修饰相关的蛋白质组学研究仍处于起步阶段，动态、定量化的全谱分析和大规模、高通量的研究翻译后修饰蛋白质仍然是今后亟待解决的科研问题。

此外，依据现有数据建立的机械应力细胞内信号传导网络在生物体内的验证和功能分析还远未完成；基于组学数据的更为高效准确的新理论、新算法、新软件还有待建立；蛋白质组学与基因组学、转录组学等学科的交叉整合，在系统生物学的研究模式下探讨力学刺激与生命现象和疾病过程的关系。上述问题的研究，有望成为血管力学生物学研究的重要学科前沿，并将为从生物力学的角度揭示正常血液循环、血管生长、衰老的自然规律，阐明心血管疾病的发病机理，寻求防治心脑血管疾病的新途径提供重要的力学生物学依据。

（齐颖新　姜宗来）

参 考 文 献

[1] Abbott A. And now for the proteome[J]. Nature，2001，409(6822)：747.

[2] Fields S. Proteomics in genomeland[J]. Science，2001，291(5507)：1221－1224.

[3] Wasinger V C，Cordwell S J，Cerpa-Poljak A，et al. Progress with gene — product mapping of the Mollicutes：Mycoplasma genitalium[J]. Electrophoresis，1995，16(7)：1090－1094.

[4] Stastny J，Fosslien E，Jr Robertson A L. Human aortic intima protein composition during initial stages of atherogenesis[J]. Atherosclerosis，1986，60(2)：131－139.

[5] McGregor E，Kempster L，Wait R，et al. Identification and mapping of human saphenous vein medial smooth muscle proteins by two-dimensional polyacrylamide gel electrophoresis[J]. Proteomics，2001，1(11)：1405－1414.

[6] Bruneel A，Labas V，Mailloux A，et al. Proteomic study of human umbilical vein endothelial cells in culture[J]. Proteomics，2003，3(5)：714－723.

[7] Mayr U，Mayr M，Yin X，et al. Proteomic dataset of mouse aortic smooth muscle cells[J]. Proteomics，2005，5(17)：4546－4557.

[8] Dupont A，Corseaux D，Dekeyzer O，et al. The proteome and secretome of human arterial smooth muscle cells[J]. Proteomics，2005，5(2)：585－596.

[9] Williams B. Mechanical influences on vascular smooth muscle cell function[J]. J Hypertens，1998，16(12 Pt 2)：1921－1929.

[10] Bian Y L，Qi Y X，Yan Z Q，et al. A proteomic analysis of aorta from spontaneously hypertensive rat：Rho－GDI alpha upregulation by angiotensin Ⅱ via AT1 receptor[J]. Eur J Cell Biol，2008，87(2)：101－110.

[11] Qi Y X，Jiang J，Jiang X H，et al. PDGF－BB and TGF－β1 on cross-talk between endothelial and smooth muscle cells in vascular redodeling induced by low shear stress[J]. Proc Natl Acad Sci USA，2011，108(5)：1908－1913.

[12] Qi Y X，Qu M J，Long D K，et al. Rho－GDP dissociation inhibitor alpha downregulated by low shear stress promotes vascular smooth muscle cell migration and apoptosis：a proteomic analysis[J]. Cardiovasc Res，2008，80(1)：114－122.

[13] Qi Y X, Qu M J, Yan Z Q, et al. Cyclic strain modulates migration and proliferation of vascular smooth muscle cells via Rho – GDIα, Rac1 and p38 pathway[J]. J Cell Biochem, 2010, 109(5): 906 – 914.

[14] Yan G, Wang Q, Hu S, et al. Digoxin inhibits PDGF – BB-induced VSMC proliferation and migration through an increase in ILK signaling and attenuates neointima formation following carotid injury[J]. Int J Mol Med, 2015, 36(4): 1001 – 1011.

[15] Waltenberger J, Uecker A, Kroll J, et al. A dual inhibitor of platelet-derived growth factor beta-receptor and Src kinase activity potently interferes with motogenic and mitogenic responses to PDGF in vascular smooth muscle cells. A novel candidate for prevention of vascular remodeling[J]. Circ Res, 1999, 85(1): 12 – 22.

[16] Kanzaki T, Shiina R, Saito Y, et al. Role of latent TGF – beta 1 binding protein in vascular remodeling[J]. Biochem Biophys Res Commun, 1998, 246(1): 26 – 30.

[17] Zeng W, Chen W, Leng X, et al. Chronic angiotensin –(1 – 7) administration improves vascular remodeling after angioplasty through the regulation of the TGF – beta/Smad signaling pathway in rabbits[J]. Biochem Biophys Res Commun, 2009, 389(1): 138 – 144.

[18] Manning G, Whyte D B, Martinez R, et al. The protein kinase complement of the human genome[J]. Science, 2002, 298(5600): 1912 – 1934.

[19] Ubersax J A, Jr Ferrell J E. Mechanisms of specificity in protein phosphorylation[J]. Nat Rev Mol Cell Biol, 2007, 8(7): 530 – 541.

[20] Sakamoto N, Ohashi T, Sato M. Effect of fluid shear stress on migration of vascular smooth muscle cells in cocultured model[J]. Ann Biomed Eng, 2006, 28(4): 512 – 518.

[21] Li C, Xu Q. Mechanical stress-initiated signal transduction in vascular smooth muscle cells in vitro and in vivo[J]. Cell Signal, 2007, 19(5): 881 – 891.

[22] Wernig F, Mayr M, Xu Q. Mechanical stretch-induced apoptosis in smooth muscle cells is mediated by beta1 – integrin signaling pathways[J]. Hypertension, 2003, 41(4): 903 – 911.

[23] Tzima E, Irani-Tehrani M, Kiosses W B, et al. A mechanosensory complex that mediates the endothelial cells response to fluid shear stress[J]. Nature, 2005, 437(7057): 426 – 431.

[24] Urbich C, Stein M, Reisinger K, et al. Fluid shear stress-induced transcriptional activation of the vascular endothelial growth factor receptor – 2 gene requires Sp1 – dependent DNA binding[J]. FEBS Lett, 2003, 535(1 – 3): 87 – 93.

[25] Bodenmiller B, Mueller L N, Mueller M, et al. Reproducible isolation of distinct, overlapping segments of the phosphoproteome[J]. Nat Methods, 2007, 4(3): 231 – 237.

[26] Cantin G T, Yates J R 3rd. Strategies for shotgun identification of post-translational modifications by mass spectrometry[J]. J Chromatogr A, 2004, 1053(1 – 2): 7 – 14.

[27] Yang Y C, Wang X D, Huang K, et al. Temporal Phosphoproteomics to Investigate the Mechanotransduction of Vascular Smooth Muscle Cells in Response to Cyclic Stretch[J]. J Biomech, 2014, 47(15): 3622 – 3629.

[28] Andersson M, Karlsson L, Svensson P A, et al. Differential global gene expression response patterns of human endothelium exposed to shear stress and intraluminal pressure[J]. J Vasc Res, 2005, 42(5): 441 – 452.

[29] Wang X D, Qi Y X, Jiang Z L. Reconstruction of transcriptional network from microarray data using combined mutual information and network assisted regression[J]. IET Systems Biology, 2011, 5(2): 95 – 102.

9 切应力条件下血管内皮细胞与平滑肌细胞的相互作用及其机制

血管壁是由内皮细胞（endothelial cells，ECs）、血管平滑肌细胞（vascular smooth muscle cells，VSMCs）、成纤维细胞等细胞成分和细胞外基质（extracellular matrix，ECM）通过自-旁分泌作用相互偶联形成的主动整合性器官。血管 ECs 和 VSMCs 解剖结构相邻，功能上两者之间存在相互作用（cell to cell interaction）。这种细胞间的相互作用对于维持血管的结构和功能稳定十分重要[1]。

一般来说，细胞间的作用方式有 2 种：一是通过细胞之间的密切接触，包括直接接触，即相对小分子质量的离子或代谢物通过缝隙连接（gap junction）在细胞间进行信息传递；二是通过细胞间的体液性信息联系，即旁分泌方式。生理状态下，血管壁 ECs 和 VSMCs 除了细胞间的相互交流外，同时还不断地受到血流动力学的作用。一般认为，ECs 除受到血流产生的壁面切应力作用外，还受到周向张应力（变）的作用。同样，VSMCs 位于血管中膜，在体 VSMCs 不直接接受切应力作用，主要受到的是周向张应变作用。也有研究提示，切应力可以通过内弹力膜上的孔作用于 VSMCs，而且靠近内弹力膜窗口处的 VSMCs 所受的切应力水平明显高于那里的 ECs 所受的切应力水平[2]。显然，在体血管 ECs 和 VSMCs 所处的力学微环境非常复杂。

血液和血管壁、血管壁各细胞间相互作用的结果，表现为血管壁细胞表型、形态结构与功能的改变，即发生血管重建。血管重建是动脉粥样硬化、高血压、脑卒中、心肌梗死、血管旁路移植术及气囊血管成形术后的血管再狭窄等疾病的共同发病基础和基本的病理过程。血管 ECs 与 VSMCs 之间相互作用在其中发挥十分重要的作用。然而，切应力条件下，ECs 与 VSMCs 之间相互作用的力学生物学机制远未得到阐明。本章介绍了血管 ECs 与 VSMCs 之间相互作用对血管细胞功能的影响，探讨了在切应力条件下，血管 ECs 与 VSMCs 之间相互作用及其机制以及对血管重建的影响。

9.1 血管内皮细胞与平滑肌细胞联合培养新模型

为了研究血管 ECs 与 VSMCs 之间相互作用，早期国外曾有多位学者建立了好几种 ECs 与 VSMCs 细胞联合培养（即共培养，co-culture）模型，这些模型开始基本上是将这两种细胞混合培养,直到 1996 年 Malek 等将多孔聚乙烯(polyethylene terephthalate,PET)膜用于联合培养模型,改进了实验方法,实现了在联合培养后可以将这两种细胞分离,分别用于后续的细胞分子生物学检测实验[3-6]。同年,我们从国外引进了 PET 膜,在国内首次建立了血管 ECs 与 VSMCs 联合培养模型,将 VSMCs 和 ECs 分别种植在 PET 膜的上面和下面,PET 膜厚为 10 μm,有许多直径为 0.4 μm 的微孔(160 万个/cm^2)。VSMCs 的突起与 ECs 可通过小孔相接触,膜两侧的培养液也可通过小孔互相沟通[7]。也就是说,这种 PET 膜类似于体内血管壁的内弹力膜,提供了 VSMCs 和 ECs 紧密相互作用的结构条件,更好地模拟了这两种细胞的在体解剖结构关系。同时,我们很快将该模型应用于平行平板流动腔中,实现了在血管 ECs 与 VSMCs 联合培养状态下,即在模拟 ECs 与 VSMCs 在体结构环境的条件下给 ECs 侧施加流体切应力,为切应力条件下血管 ECs 与 VSMCs 相互作用研究创造了实验条件[8](详见第 5 章)。之后,在有关血管 ECs 与 VSMCs 相互作用及其力学生物学研究中普遍应用了这种细胞联合培养平行平板流动腔模型。

9.2 联合培养对内皮细胞和血管平滑肌细胞的影响

应用血管 ECs 与 VSMCs 联合培养模型,可以研究在同一体系内 VSMCs 和 ECs 的相互影响[9,10]。在该模型中,血管 ECs 与 VSMCs 可以通过 2 种方式相互交流:一是直接接触,即 VSMCs 和 ECs 能通过微孔形成细胞连接(见图 9-1);二是非接触方式,即 VSMCs 和 ECs 不发生直接接触,通过孔隙实现可溶性分泌因子的相互交流。

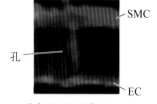

蓝色:DAPI;红色:F-actin

图 9-1 VSMCs 和 ECs 通过微孔形成细胞连接[3]

Figure 9-1 ECs contact with cocultured with VSMCs via micropore in PET membrane

9.2.1 与血管平滑肌细胞联合培养内皮细胞的形态

血管 ECs 的生长状态受 VSMCs 的影响。研究结果显示,单独培养的 ECs 开始贴壁时,细胞形态主要为多边形,胞质饱满,细胞微丝大多分布于胞质中,也有少量成束分布,排列无方向性。加入 VSMCs 或 VSMCs 的条件培养基培养 24 h 后,ECs 呈明显伸长的改变,单层、排列无极性,细胞边界清楚,细胞胞质中微丝大多数为束状与细胞长轴平行排列,这种形态特征与体内生理状态下的 ECs 形态更为接近[11]。

9.2.2 联合培养改变细胞黏附功能

细胞黏附于细胞外基质(extracellular matrix, ECM)是组织发生与形成最重要的早期阶段,只有当细胞与 ECM 发生适当的黏附后,细胞才能进行迁移、增殖和分化。一般来说,细胞先黏附(adhesion)→后铺展(spreading)→再去黏附(deadhesion)→最后爬行(crawling),构成了细胞移动和迁移的全过程,显然,细胞黏附是细胞迁移的起始步骤。不仅如此,细胞通过对 ECM 的黏附,建立广泛的应力细胞信号转导网络,调节细胞的各种功能。

细胞与 ECM 黏附的部位叫作黏着斑(focal adhesions,FAs),黏着斑属于锚定连接,ECM 基质表面与细胞膜的距离在 10~15 nm 之间,FAs 的外表面有整合素(integrin)等受体蛋白,在其内表面有踝蛋白、桩蛋白(paxillin)、黏着斑蛋白以及张力蛋白等,这些蛋白和细胞骨架相连[12]。FAs 就是通过调节细胞骨架(如肌动蛋白微丝、微管)和细胞膜受体蛋白(如整合素)之间的相互作用,调节细胞与 ECM 黏附。

整合素是位于细胞表面的一大类跨膜受体蛋白,由 α、β 两种亚基通过非共价键组成的异二聚体(heterodimers),已发现有 20 多种整合素存在[13]。整合素的细胞外结构域与其相应的 ECM 蛋白结合,整合素的胞内结构域不仅与骨架蛋白相互作用,而且和 FAs 中的信号分子相互作用[14]。这样,整合素把细胞内外联系起来,成为细胞内外信息传递的桥梁。整合素通过与不同的配体结合激活不同的信号转导途径,在调节细胞黏附和迁移中起重要作用。

桩蛋白的分子质量为 68 kDa,主要定位于 FAs,有结合 FAs 蛋白(vinculin)和肌动蛋白(actin)的作用。人类桩蛋白基因定位于染色体 12q24,有 11 个外显子。桩蛋白分子中含有多种结构域,能够和一系列的信号蛋白和结构蛋白结合,介导应力细胞信号[15]。已发现其在细胞黏附和迁移过程中发挥重要作用。

细胞骨架主要包括肌动蛋白微丝(filamentous actin,F-actin)、微管(microtubule)和中间纤维,其排列影响细胞表面与 ECM 之间的相互作用,在细胞的运动中起重要作用。肌动蛋白细胞骨架由肌动蛋白丝和特异性的肌动蛋白结合蛋白组成,其中 F-actin 的聚集促进了细胞迁移前沿的片状伪足和丝状伪足的形成,肌球蛋白的收缩产生 FAs 的牵引力并促进细胞尾部的收回[16],故肌动蛋白细胞骨架在细胞运动中起关键作用。微管是真核细胞独有,且普遍存在的结构,是纤毛、鞭毛等运动性器官的组成部分,也是中心粒的组成部分。微管的基本单位是 α 和 β 微管蛋白。真核细胞的形态变化、黏附、细胞的突触与定向运动等都与微管蛋白的聚合与解聚有关。在对活细胞的观察中表明微管与 FAs 之间的锚定可以延迟 FAs 的形成或促进 FAs 的解聚[17]。而当用肌球蛋白收缩的抑制剂处理细胞,可以出现与前者类似的 FAs 解聚现象。进一步的实验证明,当缺乏微管的去极化细胞用同样的肌球蛋白抑制剂进行不对称处理后,可以被极化和诱发定向运动[18]。微管对细胞极性的影响可能通过向黏着位点运送肌球蛋白收缩的拮抗分子来调节 FAs 的代谢。此外,当用秋水仙碱(colchicines)和紫杉酚(taxol)改变细胞内微管骨架的聚合状态时,会引起细胞边缘的由桩蛋白所形成 FAs 以及扁平伪足的解聚[19]。

总之,在细胞黏附过程中,细胞和 ECM 之间黏着斑的动态变化、细胞内骨架蛋白的动态组装、细胞周围基质的重塑等以及这些反应涉及的复杂的信号调节,都在细胞黏附和铺展中起重要作用。我们利用联合培养模型,对与细胞黏附的相关结构作了以下探讨。

9.2.2.1 与 VSMCs 联合培养 ECs 的细胞外基质的变化

在体 ECs 的形态、排列方向以及细胞内肌动蛋白微丝重组的研究发现,ECs 抗应力和黏附能力与 ECs 的形态及细胞内 F-肌动蛋白排列密切相关[11,18],而且研究发现,ECM 中的某些成分,如纤维黏连蛋白(fibronectin,Fn)、层黏连蛋白(laminin,Ln)和 Ⅳ 型胶原

（collangen type Ⅳ,Col Ⅳ）可能通过调节 ECs 骨架的重组进一步促进 ECs 的黏附。为了探讨与 VSMCs 联合培养 ECs 的 ECM 组成及构筑方式有何变化，我们应用 VSMCs 与 ECs 联合培养模型，观察了与 VSMCs 联合培养 ECs 的 ECM 变化。免疫荧光细胞化学实验显示，静态条件下单独培养的 ECs 分泌的 Fn 和 Ln 均主要以颗粒的形式存在于细胞核周围，纤丝较少，联合培养 ECs 的 Fn 和 Ln 除在细胞核周围以颗粒的形式存在外，主要以纤丝的形式存在于细胞外，且纤丝相互交织成网状。单独培养的 ECs 及联合培养 ECs 的 Col Ⅳ 构筑方式均无明显的不同，主要是以颗粒的形式存在于细胞核周围。联合培养 ECs 分泌的 Fn 和 Ln 的量明显高于单独培养 ECs，而 Col Ⅳ 含量减少，明显低于单独培养的 ECs[20]。

9.2.2.2 ECs 对 VSMCs 黏附、铺展的影响及机制

（1）ECs 诱导 VSMCs 黏附和铺展。VSMCs 和 ECs 联合培养 12 h 后，通过黏附实验，发现大部分单独培养的 VSMCs 黏附 30 min 后，仍然呈圆形或椭圆形，而且在 90 min 时仅有少部分细胞开始铺展。与 ECs 联合培养的 VSMCs 在 30 min 时除了圆形和椭圆形细胞外，还可观察到有相对伸展的细胞，大部分的细胞在 90 min 时已呈现出典型的铺展状态，呈长梭形。结果表明，与 ECs 联合培养的 VSMCs 的黏附与铺展能力比单独培养状态下显著提高（见图 9-2）[21]。

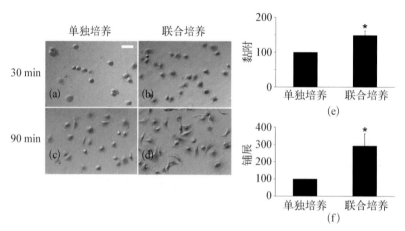

图 9-2 与 ECs 的联合培养诱导 VSMCs 黏附和铺展
(a)～(d)：VSMCs 单独培养与 ECs 联合培养，12 h 后，细胞黏附实验，光学显微镜下观察 VSMCs 的黏附及铺展，标尺 = 50 μm；(e) 黏附的 VSMCs 计数；(f) 铺展的 VSMCs 计数；结果表示为 mean±SD，* $p < 0.05$ vs 对照组，$n \geqslant 3$
Figure 9-2 EC-coculture induces VSMC adhesion and spreading

（2）ECs 诱导的 VSMCs 的黏附和铺展依赖 β_1-integrin。整合素是通过其构象的改变（affinty）或改变与 ECM 的亲和力（avidity），调节细胞的黏附、铺展和迁移。我们的研究发现，与 ECs 联合培养后，无论在 RNA 水平还是蛋白水平，VSMCs β_1-integrin 的表达都明显增加，通过流式细胞技术还检测到联合培养显著激活 VSMCs 表面 HUTS21 表达（该抗体特异性识别细胞表面激活的 β_1-integrin 抗体）。用 β_1-integrin 的特异性功能抑制剂

P5D2,阻断 VSMCs 上整合素 β₁ 亚基与 ECM 的作用,联合培养所引起的 VSMCs 黏附和铺展随之降低,说明 β₁ - integrin 参与调节了 ECs 诱导的 VSMCs 黏附和铺展[21]。

（3）ECs 调节 VSMCs 应力纤维的形成和 FAs 的聚集。单独培养 12 h(VSMC/∅)和联合培养 12 h(VSMC/EC)的 VSMCs,种植到预铺有纤维粘连蛋白(fibronectin)的培养板中,分别在 30 min、60 min、90 min 3 个时间点,用免疫荧光实验技术,在激光共聚焦显微镜下检测红色荧光(F - actin)及绿色荧光(paxillin)的表达。结果如图 9 - 3 所示,单独培养的 VSMCs,从形态上来看,60min 可观察到细胞胞浆周围有红色 F - actin 丝状应力纤维出现,伴随着绿色散状分布的 paxillin,但直到 90min 时才在细胞胞浆周围或整个细胞胞浆内看到应力纤维形成,呈网状排列,未集聚成束,典型的 paxillin 结构在大小和数量上明显比联合培养的 VSMCs 少。而联合培养的 VSMCs,30 min 就可观察到在细胞胞浆周围有红色 F - actin 应力纤维出现及点状分布的 paxillin 绿色荧光,60 min 就可观察到清晰的应力纤维,分布在

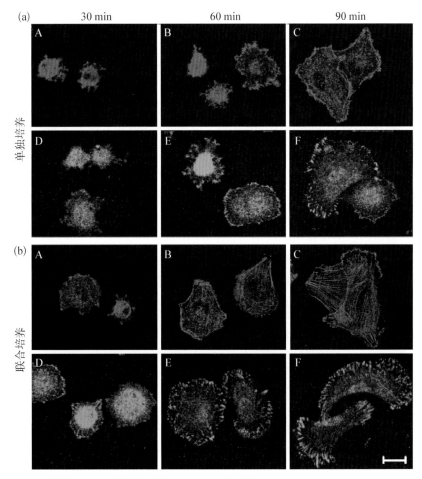

图 9 - 3　ECs 诱导 VSMCs 黏着斑的聚集和 F - actin 的形成
VSMCs 单独培养(control)与联合培养(coculture)12 h 后,将细胞种植到预铺有 fibronectin 的培养板中,30 min、60 min、90 min 激光共聚焦显微镜下免疫荧光结果(红色为 F - actin,绿色为 paxillin);标尺 = 20 μm
Figure 9 - 3　The effects of EC - coculture on the assembly of focal adhesions and stress fibers in VSMCs

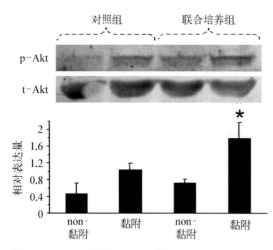

图 9 - 4 Akt 在黏附的 VSMCs 激活

VSMCs 单独培养（control）与联合培养（coculture）12 h 后，将细胞种植到预铺有 fibronectin 的培养板中，30 min 时收集黏附的和没有黏附的细胞，Western Blot 检测 VSMCs 磷酸化 Akt 表达；结果表示为 mean±SD，* $p <$ 0.05 vs 对照组，$n \geqslant 3$

Figure 9 - 4 Akt is activated in attached VSMCs

细胞胞浆周围多呈车轮状排列，90 min 多数细胞已完全铺展开，胞浆内有大量的应力纤维沿细胞长轴成束状排列，从 60 min 到 90 min，伴随应力纤维在胞浆周围和胞浆内的出现，paxillin 结构在数量上也不断增多，在体积上不断增大[21]。

（4）PI3K/Akt 信号通路参与调节 ECs 诱导的 VSMCs 黏附和铺展。我们发现，与单独培养相比，与 ECs 的联合培养的确可以使刚黏附的 VSMCs 显著表达磷酸化蛋白激酶 B（PKB 或 Akt）（见图 9 - 4）。用磷酯酰肌醇 3 激酶（phosphatidylinositol 3 - kinase，PI3K）的不可逆抑制剂 wortmannin、细胞外调节蛋白激酶（extracellular regulated protein kinases，ERK）抑制剂 PD98059，p38 抑制剂 SB202190 预孵育 VSMCs，只有 wortmannin 明显抑制了联合培养条件下 VSMCs 黏附和铺展。说明了 PI3K/Akt 信号通路参与调节 ECs 诱导的 VSMCs 黏附和铺展[21]。

综上所述，可以得到如下结果：① 与单独培养相比，ECs 联合培养明显促进了 VSMCs 的黏附、铺展；② 与单独培养相比，ECs 联合培养明显促进 VSMCs 整合素-β_1 亚型（β1 - integrin）表达；③ 与单独培养相比，在 VSMCs 的黏附和铺展过程中，ECs 明显诱导了 VSMCs F - actin 重组和黏着斑的聚集；④ β1 - integrin、PI3K/Akt 信号通路在 ECs 诱导 VSMCs 黏附、铺展中起关键作用。

另外，Jacot 等应用共培养模型，比较了有内皮损伤的部位和完整内皮条件下，联合培养的 VSMCs 增殖能力的变化。结果发现，内皮损伤部位的 VSMCs 增殖能力更强，是完整内皮部位的 3 倍。结果说明，内膜的损伤诱导 VSMCs 的增殖更强烈[22]。

9.2.2.3　VSMCs 对 ECs 黏附的影响及机制

（1）VSMCs 诱导 ECs 黏附及 FAs 面积增加。经单独培养（∅/EC）和联合培养（VSMC/EC）12 h 的 ECs，细胞黏附实验发现，联合培养后的 ECs 黏附能力比单独培养状态下 3 个时间点（30 min、60 min、90 min）均有显著提高，分别增加了 52%、62% 和 73%。结果表明，VSMCs 与 ECs 联合培养明显促进了 ECs 黏附细胞的数目和黏附速度［见图9-5(a)］[23]。通过检测 paxillin，可以观察细胞的黏附过程中 FAs 的动态变化过程，从 30 min 到 90 min，联合培养的 ECs 在胞浆周围和胞浆内的这一结构在数量上不断增多，在体积上不断增大，而单独培养 ECs，形成的 FAs 大小和数量上明显减少［见图 9 - 5(c)］。另外，我们定量测定了 ECs 黏附过程中所形成的 FAs 面积和 FAs 面积与整个细胞面积之比，结果发现，随着黏附时间的增加，与 VSMCs 联合培养的 ECs 无论是 FAs 形成的面积之和或 FAs 面积与整个细胞面积之比都明显高于单独培养的 ECs,说明 VSMCs 通过促进 FAs 的面积增加促进 ECs 黏附。

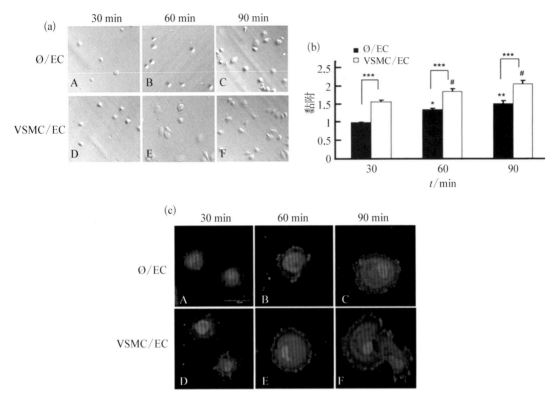

图 9 - 5　VSMCs 促进联合培养 ECs 黏附

单独培养(Ø/EC)和联合培养(VSMC/EC)12 h 后,细胞黏附实验,30 min、60 min、90 min 时间点:(a)光学显微镜下观察到的 ECs 黏附;(b)为计数统计图,* $p<0.05$, ** $p<0.01$, vs Ø/EC at 30 min;# $p<0.01$, vs VSMC/EC at 30 min;*** $p<0.01$, VSMC/EC vs Ø/EC at each time point;(c)激光共聚焦显微镜下 ECs 免疫荧光结果,红色为 paxillin,标尺=20 μm

Figure 9 - 5　Effcts of the co-cultured VSMCs on EC adhesion

(2) VSMCs 对 ECs 微管聚合的影响。微管作为一种主要的细胞骨架成分,其聚合状态的改变在维持细胞形态及依赖整合素的细胞黏附过程都起到重要的调控作用。定量检测 ECs 微管单体(tubulin)和微管骨架(microtubule)的含量,用微管骨架/微管单体的比值来评价单独培养(Ø/EC)和联合培养(VSMC/EC)12 h 后 ECs 的微管聚合状态。

如图 9 - 6(a)所示,与 VSMCs 联合培养之后 ECs 的微管骨架/微管单体比值降低了约 37%。这就表明与 VSMCs 联合培养 12 h 后,ECs 的微管聚集状态有所降低,加速了微管动态的组装和去组装状态。微管的乙酰化修饰与微管稳定性有关,为验证这一点,在 ECs 与 VSMCs 联合培养前,预先孵育了曲古抑菌素 A(trichostatin A,TSA),乙醇为对照,然后分别提取聚合微管和微管单体。结果如图 9 - 6(a)所示,对 ECs 进行 TSA 处理以抑制组蛋白去乙酰化酶(histone deacetylase,HDAC)活性后,多聚微管的比例明显上调,说明 VSMCs 对 EC 黏附的诱导作用可能通过调节 ECs 微管骨架的聚集程度到一个合适的水平,使 ECs 的黏附能力增加。重复黏附实验,经 TSA 处理的 ECs,联合培养后,黏附能力被抑制[见图 9 - 6(b)][23]。

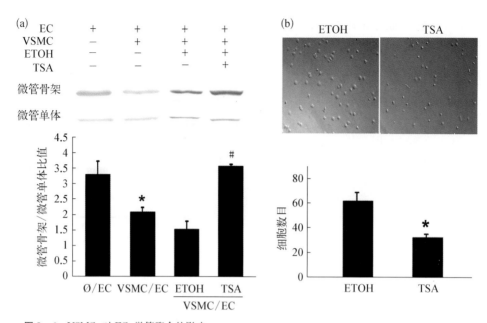

图 9 - 6   VSMCs 对 ECs 微管聚合的影响

ECs 预孵育曲古抑菌素 A(TSA)和乙醇(ETOH)后,继续单独培养(Ø/EC)和联合培养(VSMC/EC) 12 h,(a) ECs 微管单体和微管骨架的表达,* $p<0.05$ vs Ø/EC;# $p<0.01$ vs VSMC/EC in ETOH; (b) 与 VSMCs 联合培养 ECs 黏附实验结果,* $p<0.05$ vs VSMC/EC in ETOH;结果表示为 mean± SD,$n \geqslant 3$

Figure 9 - 6   Effects of co-cultured VSMCs and TSA on EC microtubule cytoskeleton polymerization (a) and adhesion (b)

(3) VSMCs 激活 ECs 的 p - paxillin 和 ERK1/2 MAPK 信号通路。在与 VSMCs 联合培养 12 h 时,ECs 的 ERK1/2 与 paxillin 明显被激活,当用成纤维细胞(FB)代替 VSMCs 与 ECs 联合培养时,ERK1/2 与 paxillin 的激酶活性与单独培养的 ECs 相比无显著变化。这一结果表明,VSMCs 对 ECs 黏附的诱导可能是通过 ERK1/2 MAPK 信号通路的激活,并进一步活化 FAs 形成蛋白 paxillin 而实现的,且 VSMCs 影响 ECs 的激酶活性具有细胞特异性[见图 9 - 7(a)][23]。

为了进一步验证与 VSMCs 联合培养 ECs 的 paxillin 激活是由 ERK1/2 MAPK 信号通路所调节的,我们用 ERK1/2 的特异性抑制剂抑制该激酶活性,然后检测 paxillin 的活性变化。结果发现,抑制剂 PD98059 预孵育 ECs 20 min,与 VSMCs 联合培养条件下,ECs 的 p - paxillin 表达被抑制[见图 9 - 7(b)],验证了与 VSMCs 联合培养 ECs 的 paxillin 激活是由 ERK1/2 MAPK 信号通路所调节的假设。预孵育 TSA 的联合培养 ECs 的 paxillin 磷酸化水平降低了约 50%,而 ERK1/2 的磷酸化水平降低了约 35%,表明 paxillin 和 ERK 的活化受到 HDAC 的影响[见图 9 - 7(c)][23]。

综上所述,我们发现了与 VSMCs 联合培养可以促进 ECs 的黏附能力,并探讨了其中可能的调控机制,如图 9 - 8 所示。结果表明,在 ECs 和 VSMCs 联合培养模型中,VSMCs 在促进 ECs 黏附的同时降低了 ECs 微管骨架的聚合水平,激活 ECs 的 MAPK 信号通路,并进一步提高 paxillin 磷酸化水平。当用 TSA 处理 ECs,促进了细胞微管骨架的聚集,可以抑制上述调控作用。这些结果有助于我们深入了解血管壁组成细胞 ECs 和 VSMCs 之间的相互作用,为进一步探讨切应力对与 VSMCs 联合培养 ECs 迁移的影响及其细胞骨架机制奠定基础[23]。

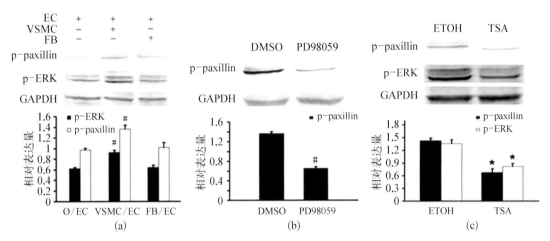

图 9 - 7　VSMCs 诱导 ECs ERK 和 paxillin 的活化
(a) 单独培养(Ø/EC)、与 VSMCs 联合培养(VSMC/EC)、与成纤维细胞(FB)联合培养(FB/EC)12 h,ECs 的 p - ERK 和 p - paxillin 表达,# $p<0.05$ vs Ø/EC 和 FB/EC;(b) PD98059 预孵育 ECs,与 VSMCs 联合培养 ECs 的 p - paxillin 表达,# $p<0.05$ vs VSMC/EC in DMSO;(c) TSA 预孵育 ECs,与 VSMCs 联合培养 ECs 的 p - ERK 和 p - paxillin 表达,* $p<0.05$ vs VSMC/EC in ETOH;结果表示为 mean±SD,$n \geqslant 3$

Figure 9 - 7　Effects of VSMCs and fibroblasts on phosphorylation of paxillin and ERK1/2 in ECs

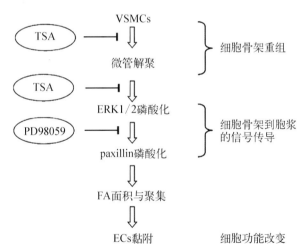

图 9 - 8　VSMCs 通过调节微管动态聚合来影响 paxillin、ERK 信号通路促进 ECs 黏附的示意[22]

Figure 9 - 8　Schematic diagram outlines that the co-cultured VSMCs promote EC adhesion via microtubule dynamics and activation of paxillin and ERK pathway

9.2.3　联合培养诱导细胞表型转换

Fillinger 等[5]较早建立了接触型共培养体系,结果发现联合培养的 VSMCs 细胞形态上呈细长纺锤形,而单独培养的 VSMCs 较为肥大,ECs 对联合培养的 VSMCs 早期增殖有促进作用。也有报道,单独培养的 VSMCs 生长呈"谷-峰"外观,即以合成表型为主,而在联合培养体系中,VSMCs 多为长梭形外观,即以收缩表型为主[9]。Nackman 等通过对相关信号机制的研究,发现 ECs 与 VSMCs 的相互作用可以减少 ECs 的纤溶酶原激活物抑制因子

(plasminogen activator Inhibitor - 1, PAI - 1)释放,抑制转化生长因子-β(transforming growth factor -β, TGF -β)的激活,从而阻止 VSMCs 向合成型转换[10]。Brown 等的研究提示,ECs 能显著增强 VSMCs 平滑肌肌球蛋白重链(smooth muscle myosin heavy chain, SM -MHC)、平滑肌肌动蛋白-α(α smooth muscle actin, α - SMA)、平滑肌分化特异性抗原 (smoothlin)、细胞周期依赖蛋白(P27 kip)等分化标志蛋白的表达,促进 VSMCs 向收缩型转换。wortmannin 能抑制 ECs 诱导的这些分化蛋白的表达,用 myrAkt 重组腺病毒转染 VSMCs,发现 myrAkt 对 VSMCs 的表型调节类似于 ECs 的调节,证明了 Akt 在 ECs 诱导 VSMCs 分化中的作用[17]。

9.2.4 联合培养影响细胞炎症和血管生成等相关基因表达

联合培养的 VSMCs 与单独培养的 VSMCs 相比,血管内皮生长因子(vascular endothelial growth factor, VEGF)、血小板衍生因子 AA(platelet derived growth factor - AA, PDGF - AA)、血小板衍生因子 BB(platelet derived growth factor - BB, PDGF - BB)、TGF -β1 和 β - actin 的基因转录增加, PDGF - BB 和 TGF -β 的蛋白水平也增高;联合培养 的 ECs 和单独培养的 ECs 相比, PDGF - AA、PDGF - BB 和 TGF -β 表达无差别,但 VEGF 的基因转录和蛋白表达明显高于单独培养的 ECs,说明 ECs 和 VSMCs 间的相互交流影响 血管生成有关的基因和蛋白的表达。

Chiu 等应用接触型共培养模型,发现与 VSMCs 的联合培养可以诱导 ECs 黏附分子细 胞间黏附分子-1(intercellular cell adhesion molecule - 1, ICAM - 1),血管细胞黏附分子-1 (vascular cell adhesion molecule 1, VCAM - 1)和 E 选择素(E - selectin)基因的表达[24]。他 们又用 DNA 芯片结合 PCR 方法,对炎症相关基因(458 种)进行检测,发现 VSMCs 可以影 响 ECs 23 种炎症相关基因的表达变化(其中 18 种基因上调,5 种下调),18 种上调的基因 是: ICAM - 1、VCAM - 1、CD44、NK - 4、环氧酶(cyclo-oxygen-ase - 2, COX - 2)、生长相关 性癌基因- 1(growth-regulated oncogene - 1, GRO - 1)、生长相关性癌基因- 3(growth-regulated oncogene - 3, GRO - 3)、白细胞介素(interleukin - 1β, IL - 1β)、白细胞介素 6(interleukin - 6, IL - 6)、cathepsin C、组织因子(tissue factor, TF)、凝血因子Ⅱ受体样蛋白 1 (coagulation factor Ⅱ receptor-like - 1)、单核细胞趋化蛋白- 1(monocyte chemotactic protein 1, MCP - 1)、单核细胞趋化蛋白- 2(monocyte chemotactic protein 2, MCP - 2)、单核 细胞趋化蛋白- 3(monocyte chemotactic protein 3, MCP - 3)和单核细胞趋化蛋白- 4 (monocyte chemotactic protein 4, MCP - 4)。进一步研究还发现,这些基因的表达变化受转 录因子核因子κB(nuclear factor κB, NF - κB)的调节。结果提示,联合培养条件下, VSMCs 通过激活 NF - κB 通路调节 ECs 炎症相关基因表达,从而调控 ECs 与单核细胞的黏附[25]。

Zitman - Gal 等运用非接触联合培养模型,加入糖基化人血清白蛋白(advanced glycation end products-human serum albumin, AGE - HSA)孵育 24 h,模拟糖尿病环境,比 较了单独培养和联合培养条件下,炎症反应标志物硫氧还蛋白互作蛋白(thioredoxin-interactingprotein, TXNIP)、IL - 6、IL - 8 和转录因子 KLF(Krüppel-like factors, KLF)家族 的表达。结果发现, VSMCs 能明显促进 ECs TXNIP 表达、抑制 KLF2 表达;而 ECs 能明显

抑制 VSMCs TXNIP 和 KLF2 表达。AGE - HAS 环境下,联合培养的培养基中 IL - 6、IL - 8蛋白的分泌与单独培养条件下无明显变化[26]。这些结果,为探讨糖尿病血管炎症反应提供参考。

9.2.5 联合培养诱导 β-链蛋白的磷酸化

β-链蛋白(β-Catenin)作为一种多功能的蛋白质,广泛存在于各种类型的细胞中,在细胞的增殖、分化和凋亡等方面发挥重要的调节作用。Chang 等用接触型共培养模型,发现 ECs 与 VSMCs 的相互作用可以通过缝隙连接蛋白 43(Cx43)/Fer 通路激活 ECs 位于细胞质和细胞核的 β-Catenin Tyr142、Ser45/Thr41 磷酸化位点,从而诱导 ECs VCAM-1 的表达,促进内皮与单核细胞黏附。如果用 VSMCs 条件培养基孵育 ECs,只能激活 ECs 胞膜的 β-Catenin Ser45/Thr41 磷酸化位点,从而降低血管内皮钙黏素(vascular endothelial cadherin,VE - cadherin)依赖的细胞连接,增强 ECs 的渗透性,降低内皮功能,这一过程与条件培养基中 VSMCs 分泌的骨形态发生蛋白家族(bone morphogenetic proteins,BMPs)有关,由骨成型蛋白受体Ⅱ(BMPRⅡ)/Smad5 通路调控(见图 9 - 9)[3]。说明 ECs 和 VSMCs 的交流方式不同(细胞间有直接接触或旁分泌),对 β-Catenin 的作用有差别,可引起不同的内皮功能调控。

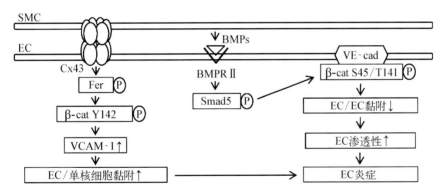

图 9 - 9 VSMCs 与 ECs 相互作用通过 β-Catenin 的磷酸化调节 ECs 的功能示意图[3]

Figure 9 - 9 Schematic diagram showing distinct mechanisms of EC β - catenin phosphorylation and the subsequent modulation in EC inflammation through direct contact and paracrine interactions with VSMCs

9.3 切应力条件下内皮细胞与血管平滑肌细胞的相互作用及其机制

ECs 与 VSMCs 是血管壁的主要细胞成分。ECs 的管腔面与血流直接接触,受到流体切应力的作用,其基底面又与 VSMCs 相邻,ECs 与 VSMCs 之间的相互交流(cross-talk)在血管生理功能的维持和血管重建中扮演着重要的角色。由于力学因素在血管重建中起重要调控作用,因此探讨切应力条件下,ECs 与 VSMCs 相互交流的力学生物学机制就显得尤为必要。由于在体条件下生理环境复杂,实验条件不易控制,人们往往通过 VSMCs 或 ECs

体外单独培养,精确控制不同的实验条件,开展它们的生物学特性及其相关机制研究。关于应力对 ECs 和 VSMCs 的作用,以往的研究多集中于切应力对单独培养 ECs 的影响以及机械张应变对单独培养 VSMCs 的作用。这些研究显然忽略了 ECs 与 VSMCs 的相互作用。如前所述,为了更好地模拟在体条件下 ECs 与 VSMCs 的结构位置关系及相互作用方式,国内外学者建立了多种联合培养模型,以研究在同一体系内这两种细胞的相互影响。近十多年来,我们在 ECs 与 VSMCs 联合培养模型的基础上,建立了 ECs 与 VSMCs 联合培养的平行平板流动腔系统,对切应力条件下 ECs 与 VSMCs 相互作用及其力学生物学机制进行了一系列研究。

9.3.1 切应力对与血管平滑肌细胞联合培养内皮细胞凝血和抗凝血因子的影响

在早期研究中,我们对新生小牛主动脉 ECs 与 VSMCs 进行联合培养,并应用联合培养的平行平板流动腔系统,对 ECs 施加不同大小的流体切应力,结果发现,ECs 在单独培养时呈多边形(即"铺路石"样),在与 VSMCs 联合培养时呈长梭形,但排列无极性;在切应力的作用下,与 VSMCs 联合培养的 ECs 形态更加伸长,沿流体切应力方向重新排列,细胞肌动蛋白微丝(应力纤维)主要位于细胞核周围,与切应力方向平行呈束状排列[27]。联合培养的 ECs 在切应力作用下 Fn 和 Ln 的含量增多,细胞 Fn 纤丝的重组包括纤丝的聚集和排列[28]。

在此基础上,我们还观察了切应力对与 VSMCs 联合培养 ECs 的凝血和抗凝血因子分泌的影响。ECs 作为抗血栓形成的天然屏障,能分泌多种与凝血和抗凝血有关的因子,如 vWF(von willebrand factor)、前列环素(prostacyclin,PGI2)、组织纤溶酶原激活物(tissue-plasminogen activator,t - PA)和纤溶酶原激活物抑制剂(PAI - 1)等。其中,vWF,即凝血因子Ⅷ相关抗原,是 ECs 特有的一种多聚体糖蛋白,也常常作为鉴定 ECs 的特异性标志物。ECs 释放的 vWF 可进入血循环与凝血因子Ⅷ结合,以循环复合物的形式存在。在内皮损伤后,vWF 介导血小板吸附于血管内膜,促进理性止血和局部的血栓形成。同时,vWF 也与 ECs 的黏附功能有关。PGI2 是前列腺素代谢途径中的一个重要产物,是最强的血小板聚集抑制因子。ECs 是合成和释放 t - PA 的主要部位,t - PA 是体内重要的活化物之一,它可与纤维蛋白结合,增强 t - PA 对纤溶酶原的激活和催化,形成的纤溶酶作用于纤维蛋白,促进血栓溶解。血管 ECs 也能合成和释放 PAI - 1,PAI - 1 快速形成酶/抑制物复合物,抑制 t - PA 的活性。因此,t - PA 和 PAI - 1 是一对纤溶调节剂,对血栓的形成与溶解起着重要作用。

研究结果表明:① 与 VSMCs 联合培养 ECs 的 vWF 减少,VSMCs 的存在可抑制 ECs 的 vWF 表达,施加生理范围切应力后,则这种抑制作用更明显。② 不同大小的切应力对与 VSMCs 联合培养 ECs 的 PGI2 释放均具有明显刺激作用,在施加切应力的瞬间,PGI2 的释放速率迅速增加达到峰值并快速下降,其下降速度与切应力大小有关,表示切应力及 VSMCs 的存在对 ECs 的 PGI2 释放具有协同作用,短时间内释放的大量 PGI2 对血管损伤时血栓的形成有明显抑制作用。③ 静态条件下,与 VSMCs 联合培养 EC 的 t - PA 分泌量增多,PAI - 1 的分泌量减少,在 24 h 内 t - PA 和 PAI - 1 的分泌量均与时间呈正相关。切应力作用下,联合培养 ECs 分泌 t - PA 的能力进一步增强,且从 6 h 开始就存在显著性差异,可见 VSMCs 可刺激 ECs 分泌 t‐PA,切应力进一步增强了这一作用。结果表明,切应力与 VSMCs 通过直接或间接的途径影响联合培养 ECs 合成和释放 vWF、PGI2、t‐PA 和 PAI‐1,使其抗凝血和血栓的能力增强[29-32]。

9.3.2 切应力抑制内皮细胞诱导的血管平滑肌细胞迁移及其 PI3K/Akt 的调控作用

VSMCs 迁移行为异常是动脉粥样硬化、血管成形术和支架内再狭窄(in-stent restenosis)以及静脉旁路移植后阻塞等临床常见血管病变的共同病理表现之一。VSMCs 从血管中膜迁移到内膜,进而增殖并分泌 ECM 参与新生内膜的形成。包括机械应力、生长因子在内的多种生化和物理刺激均影响 VSMCs 迁移。探讨影响和调控 VSMCs 迁移的机制对于理解心血管疾病的发病机制有重要的理论和实际意义。所以,有必要观察流体切应力在完整内膜条件下,即有 ECs 存在的情况下切应力对 VSMCs 迁移的影响。

为了探讨切应力对与 ECs 联合培养 VSMCs 迁移的影响及其机制,我们应用 ECs 和 VSMCs 联合培养平行平板流动腔系统,对 ECs 施加 15 dyn/cm² 生理性的切应力,以 Transwell 法检测细胞迁移能力,免疫印迹法定量检测相关蛋白,研究了切应力对与 ECs 联合培养的 VSMCs 迁移的影响及 PI3K/Akt 信号转导途径在其中的作用。

9.3.2.1 切应力抑制 ECs 诱导的 VSMCs 迁移及 Akt 的磷酸化

单独培养的 VSMCs(VSMC/Ø)、与 ECs 联合培养的 VSMCs(VSMC/EC),以及应用平行平板流动腔系统对联合培养的 VSMCs 的 ECs 面施加 15 dyn/cm² 的切应力(VSMC/EC+SS),12 h 后,分别检测各组 VSMCs 迁移能力及磷酸化 Akt 表达。结果显示(见图 9‐10),ECs 促进 VSMCs 迁移,而切应力抑制了 ECs 的这种作用。ECs 联合培养能长效刺激 VSMCs Akt 磷酸化,但切应力作用于 ECs 面后,VSMCs 的 P‐Akt 未见激活[33]。

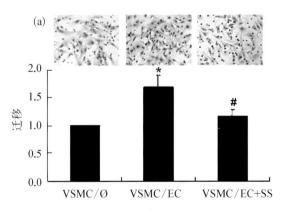 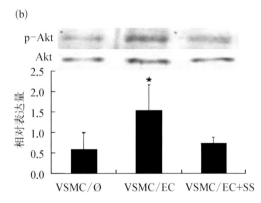

图 9‐10 切应力抑制了 ECs 诱导的 VSMCs 迁移及 Akt 磷酸化
VSMCs 单独培养(VSMC/Ø)、与 ECs 联合培养(VSMC/EC)、ECs 面加载 15 dyn/cm² 切应力(VSMC/EC+SS),12 h 后,(a)VSMCs 迁移实验结果;(b)VSMCs Akt 磷酸化;结果表示为 mean±SD,* $p < 0.05$ vs VSMC/Ø;# $p < 0.05$ vs VSMC/EC,$n \geqslant 3$

Figure 9‐10 VSMCs cultured alone in static condition (the control VSMC/Ø),VSMCs cocultured with ECs were maintained in static condition (VSMC/EC) or exposed to a shear stress of 1.5 Pa for 12 h (VSMC/EC+SS)

Redmond 等[34]利用另外一种 ECs 和 VSMCs 联合培养模型,观察了脉动切应力对 VSMCs 迁移的影响。这个联合培养模型的载体是一种类似于体内毛细血管样的管状结构,管的厚度大约是 150 μm,ECs 和 VSMCs 分别种植在管道的两面。利用这一模型,他们同样也观察到切应力在联合培养条件下抑制了 VSMCs 的迁移。除此之外,Liu 等[35]在大鼠体内观察到,在血管壁主要接受层流切应力刺激的部位,VSMCs 的迁移能力明显得到抑制,而在其他部位如血管弯曲、分叉及涡流部位,VSMCs 的迁移能力明显增强。以上体内和体外实验都说明,生理条件的切应力对血管壁呈现抗动脉粥样硬化的作用。但是,Redmond 等的研究并未观察到在无切应力条件下,ECs 可以诱导 VSMCs 迁移,可能是用于联合培养的血管样结构管壁厚度达到 150 μm,完全阻断了 ECs 和 VSMCs 之间的直接接触,影响了两种细胞之间的信息交流导致的。

Brown 等[17]研究发现,ECs 通过激活 VSMCs 的 PI3K/Akt 信号通路,从而诱导 VSMCs 分化。切应力可以激活 ECs Akt 的活性,从而抑制 ECs 凋亡[36]。ECs 可以激活 VSMCs 的 PI3K/Akt 信号通路,这一点在我们的实验中也得到证实[见图 9 - 10(b)],那么这条信号通路是否参与调节 ECs 诱导的 VSMCs 迁移呢? 用 PI3K 特异性抑制剂 wortmnnin 阻断 PI3K 活性,一方面抑制了 Akt 的磷酸化,另一方面 ECs 诱导的 VSMCs 的迁移也同样受到抑制,说明 ECs 刺激的 VSMCs Akt 的活化是 wortmnnin 敏感的,证明 PI3K 在 ECs 诱导的 VSMCs 迁移中起重要作用。为更进一步证实 Akt 在 VSMCs 迁移中的作用,用 Akt 抑制剂 Akti(特异性抑制 Akt 的磷酸化,对上游的 PI3K 活性没有影响),阻断了 ECs 诱导的 VSMCs Akt 的磷酸化,并一定程度上抑制了 ECs 诱导的 VSMCs 迁移,说明 PI3K - Akt 通路调节了 VSMCs 迁移。此外,还观察到 ECs 刺激 VSMCs Akt 的活化时间框架,与 ECs 诱导 VSMCs 迁移的时间框架一致,切应力降低 VSMCs Akt 的磷酸化与其抑制 VSMCs 迁移的时间框架也是一致的,都是 12 h。这些结果说明,ECs 对 VSMCs 的诱导作用和切应力的抑制作用都是长时效应(long-term)。

虽然,ECs 可以诱导 VSMCs 一个长时相持续的 Akt 的磷酸化,但当 ECs 面加载切应力后,未能激活 VSMCs P - Akt,可能是加载切应力后,特异的激活 ECs 某种信号通路,这种信号通路拮抗了 ECs 激活 VSMCs Akt 的磷酸化。另外,实验也观察到,切应力可以抑制 ECs 诱导的 VSMCs 迁移,同时也抑制了 ECs 刺激的 VSMCs 中 Akt 的磷酸化,虽然切应力抑制 ECs 刺激的 VSMCs 中 Akt 的磷酸化的准确机制并不清楚,但至少可以说明切应力抑制联合培养的 VSMCs Akt 的活化有助于切应力抑制 ECs 诱导的 VSMCs 迁移。

9.3.2.2 ECs 与 VSMCs 直接接触的相互作用在 VSMCs 迁移中起重要作用

为了搞清楚细胞间密切接触的作用,我们又平行增加了以下实验:一是用 PET 膜将 VSMCs 与 ECs 人为隔开,阻断细胞之间的直接接触,如图 9 - 11 所示;二是收集静止条件下,ECs 与 VSMCs 联合培养 12 h 后的培养基,用这一条件培养基孵育静态下单独培养的 VSMCs。结果发现,一旦 ECs 和 VSMCs 之间的近距离相互作用或直接接触被阻断,VSMCs 迁移就不再增强。另外,用 VSMCs 代替 ECs,即 VSMCs 与 VSMCs 联合培养 12 h 后,VSMCs 的迁移数目与相同时相点静态 VSMCs 的迁移数目基本相同。这些结果说明,

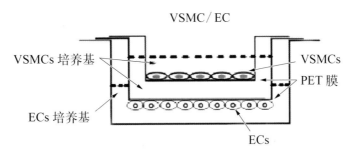

图 9 - 11 VSMCs 与 ECs 隔开培养示意图

Figure 9 - 11 Schematic diagram of the separated coculture model of VSMCs and ECs, in which VSMCs are plated on insert continuously bathed by adjacent ECs, without physical contact

只有 ECs 与 VSMCs 细胞间有密切接触,才能诱导 VSMCs 的迁移[33]。

分析其原因,除直接接触对 VSMCs 的影响外(我们也曾在电镜切片中观察到,VSMCs 的细胞质突起可以穿过 PET 膜的 $0.4~\mu m$ 孔道,与 ECs 接触),还有就是体液因子的局部浓度对 VSMCs 的调节起关键作用。VSMC/EC 的联合培养,2 种细胞被极薄的 PET 膜隔开,从 ECs 释放的体液因子可以以最快的速度和最短的距离作用于 VSMCs,而且体液因子在这种条件下可以达到最高的瞬时浓度。在隔开的联合培养方式中,VSMCs 和 ECs 的距离明显增大;条件培养基孵育是从 VSMC/EC 中收集长达 12 h 后的条件培养基,这些因素均导致体液因子对 VSMCs 作用的有效浓度降低,有效瞬时浓度的降低就导致了相应的体液因子不起作用。因此,这两种条件均未能诱导 VSMCs 迁移。由此更加证明了,细胞之间的直接接触或密切接触对细胞的功能有重要的调节作用。

综上所述,这部分研究发现:① VSMCs 与 ECs 静态联合培养能明显促进 VSMCs 迁移,生理大小的切应力明显抑制了 ECs 诱导的 VSMCs 迁移;② ECs 和 VSMCs 直接(或几乎直接)接触的相互作用在 VSMCs 迁移中起重要作用;③ ECs 能激活 VSMCs 磷酸化 Akt 表达,生理大小切应力抑制了 Akt 的磷酸化,PI3K/Akt 信号通路在 VSMCs 迁移中起关键作用。

9.3.3 切应力对与 VSMCs 联合培养 ECs 增殖、迁移的影响及其细胞骨架机制

9.3.3.1 切应力对与 VSMCs 联合培养 ECs 增殖的影响

姜晓华等[37]应用平行平板流动腔系统对单独培养的 ECs 以及与 VSMCs 联合培养的 ECs 施加 $15~dyn/cm^2$ 的正常切应力,Western blot 技术检测反映细胞增殖能力的分子-增殖细胞核抗原(proliferating cell nuclear antigen,PCNA)的表达及细胞内信号传导分子 Akt 的磷酸化水平。静态条件下,以单独培养 ECs 为对照组,将 ECs 与 VSMCs 隔开培养,并应用 TGF - β1 封闭性抗体,观察 TGF - β1 在 VSMCs 诱导 ECs 增殖中的作用。结果发现正常切应力抑制了 ECs 增殖及 p - Akt 表达,VSMCs 在与 ECs 联合培养及隔开培养时均明显促进 ECs 增殖及 p - Akt 表达。正常切应力部分逆转了联合培养 VSMCs 诱导的 ECs 增殖和 p - Akt 表达,而 TGF - β1 封闭性抗体能够拮抗隔开培养 VSMCs 诱导的 ECs 增殖和

p‑Akt 表达。表明正常切应力可视为血管的保护因子,抑制 ECs 增殖,VSMCs 通过旁分泌作用诱导了 ECs 增殖,TGF‑β1 及 Akt 信号分子参与了其调节过程。

9.3.3.2 切应力对与 VSMCs 联合培养 ECs 迁移的影响及其细胞骨架机制

在血管发育、血管新生以及血管内膜损伤(如球囊损伤和动静脉移植)修复等过程中,均出现 ECs 的迁移。ECs 迁移受生物、化学和物理等多种体内外因素的调控,研究 ECs 的迁移行为及其调控机制,阐明 ECs 迁移的力学生物学机制对于深入了解心血管活动和疾病发生的本质有重要意义,且可以为发展心血管疾病有效的防治措施提供理论依据。生理状态下,ECs 与 VSMCs 这两种细胞本身相互影响,同时又持续受到血流动力学的作用,因此,研究 ECs 的迁移行为,应该考虑相关的力学因素及 VSMCs 的影响。我们应用 ECs 与 VSMCs 联合培养的平行平板流动腔,研究了切应力对与 VSMCs 联合培养 ECs 迁移的影响及其细胞骨架机制,即 HDAC/乙酰化微管信号途径在其中的作用[38]。

(1)切应力对与 VSMCs 联合培养的 ECs 微管骨架重构的影响。黄朗献[39]等利用联合培养平行平板流动腔系统,观察切应力(15 dyn/cm²)作用下与 VSMCs 联合培养的 ECs 的微管聚集的变化,结果发现,静态联合培养组,ECs 微管骨架的排列是稀疏、发散和无规律的,切应力加载后诱导了 ECs 微管的重构,微管骨架变得有序,且朝切应力的方向规律地排列。切应力能够促进 ECs 的微管聚集,切应力作用下的 ECs 内多聚微管的数量增加,切应力作用 3 h,ECs 内多聚微管的数量达到峰值,之后开始下降,也就是说切应力诱导和促进了 ECs 的微管骨架发生重构(聚集)。结果表明,微管可能是机械应力刺激作用的靶标,切应力可能通过它改变 ECs 的形态,影响细胞的黏附与迁移等功能。

(2)切应力和 VSMCs 诱导 ECs 的迁移及 HDAC6 的激活。单独培养的 ECs(Ø/EC)、与 VSMCs 联合培养的 ECs(VSMC/EC)以及应用平行平板流动腔系统对联合培养的 ECs 面施加 15 dyn/cm² 的切应力(VSMC/EC＋SS),12 h 后,检测各组 ECs 的迁移能力及 HDAC6 表达。结果表明,VSMCs 促进了 ECs 迁移,而生理大小的切应力对 ECs 的迁移具有同样促进效应,但当这两种影响因素同时存在时,它们对 ECs 的迁移能力的影响并未显现出叠加效应。与单独培养的 ECs 相比,与 VSMCs 联合培养能长效刺激 ECs 的 HDAC6 表达增加。当正常水平的切应力加载于单独培养的 ECs 时,切应力也可以诱导 HDAC6 表达增加,但切应力作用于联合培养的 ECs 后,HDAC6 的表达水平接近于施加了切应力的单独培养 ECs 的水平(见图 9‑12)。说明,VSMCs 和切应力都可以诱导 ECs 的 HDAC6 表达,但两种诱导因素同时存在时 HDAC6 的表达水平并不存在倍增效应。

另外,应用免疫荧光的方法检测乙酰化微管在 Ø/EC、VSMC/EC 的 ECs 表达分布的变化,如图 9‑13 所示,在静止状态,单独培养组的 ECs 中,乙酰化微管不仅在胞核周围聚集,而且在胞浆中也有一定程度的分布。而当 ECs 与 VSMCs 联合培养后,乙酰化微管主要聚集在细胞核的边缘。结果显示,VSMCs 不仅影响微管的乙酰化水平,也影响乙酰化微管的分布状态。由于 HDAC6 可以通过对 α 微管蛋白(α‑tubulin)的去乙酰化而降低微管的稳定程度,从而调节细胞迁移,提示切应力和 VSMCs 对 ECs 迁移的诱导可能是通过激活 HDAC6 表达,从而抑制了微管乙酰化,促进了微管骨架的动态聚合过程而实现的[38]。

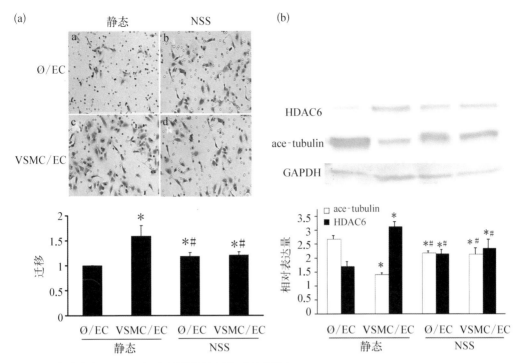

图 9 - 12 切应力和 VSMCs 对 ECs 迁移及 HDAC6 表达的影响

静态(static)和切应力(NSS)条件下，ECs 单独培养(Ø/EC)、与 VSMCs 联合培养(VSMC/EC)12 h，(a)各组 ECs 迁移结果，$*$ $p<0.05$ vs Ø/EC＋static；$\#$ $p<0.05$ vs VSMC/EC＋static；(b) ECs 的 HDAC6 和乙酰化微管蛋白(ace-tubulin)表达，$*$ $p<0.05$ vs Ø/EC＋static，$\#$ $p<0.01$ vs VSMC/EC＋static；结果表示为 mean$\pm SD$，$n\geqslant 3$

Figure 9 - 12 Effect of shear stress and VSMCs on migration and expression of HDAC6 in ECs

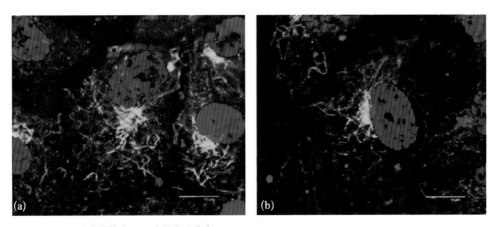

图 9 - 13 乙酰化微管在 ECs 中的表达分布

(a) 单独培养 ECs；(b) 联合培养 ECs，标尺 = 10 μm

Figure 9 - 13 The distribution of acetylated tubulin in ECs was showed by immunofluorescence

如图 9 - 14 所示，我们还发现，HDAC6 表达水平的上升，伴随着一个时间依赖的微管乙酰化水平的降低。联合培养后 5 min 时，引起 HDAC6 的瞬时表达增强，且随着联合培养时间的增加而持续增强。在 6 h 时，ECs 的 HDAC6 表达仍出现显著的高水平，接近对照组 3 倍左右，ECs 微管乙酰化水平约降低 50％左右。结果表明，VSMCs 对 ECs 的 HDAC6 表达和微

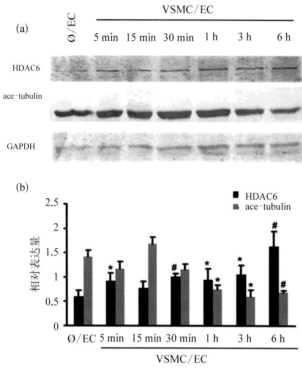

图 9 - 14 　与 VSMCs 联合培养呈时间依赖调节 ECs HDAC6 和乙酰化微管的表达

ECs 与 VSMCs 联合培养不同时间点以单独培养的 ECs(Ø/EC)为对照，ECs 的 HDAC6 和 ace-tubulin 表达；结果表示为 mean ± SD, $*$ $p<0.05$ vs Ø/EC；$\#$ $p<0.01$ vs Ø/EC, $n \geqslant 3$

Figure 9 - 14 Time courses of HDAC6 and acetylated tubulin expression in ECs activated by the cocultured VSMC

管乙酰化修饰水平的诱导效应具有时间依赖性，短时间内激活后，其表达水平随时间的延长而不断提高[38]。

（3）HDAC6 和微管乙酰化调控 ECs 的迁移。为了探讨 HDAC6/微管乙酰化信号通路是否在 ECs 的迁移中起作用，分别用 HDAC6 抑制剂三丁酸甘油酯（tributyrin，TB）和 RNA 干扰技术抑制 HDAC6 的表达，观察它们对 VSMCs 诱导的 ECs 迁移能力和 ECs 的 HDAC6 表达的影响。结果三丁酸甘油酯和 HDAC6 siRNA 片段都可以显著抑制诱导 VSMCs 的 ECs 迁移。同时，我们观察了抑制剂和特定的 HDAC6 siRNA 片段对 ECs 的 HDAC6 和乙酰化微管表达的影响。结果 HDAC6 抑制剂 TB 及针对 HDAC6 的 RNA 干扰都能有效抑制 VSMCs 诱导的 ECs 内 HDAC6 活化和乙酰化微管水平的降低。以上结果表明，VSMCs 可能是通过 HDAC6/微管乙酰化信号通路调控 ECs 的迁移[38]。

综上所述，得到如下结果：① VSMCs 与 ECs 静态联合培养能明显促进 ECs 迁移，生理大小的切应力同样可以诱导 ECs 迁移，但 VSMCs 与 ECs 联合培养同时加载生理大小的切应力，并不能进一步促进 ECs 迁移；② 生理大小切应力和 VSMCs 通过激活联合培养 ECs 的 HDAC6 表达，从而降低 ECs 的微管乙酰化水平即微管聚合水平，实现对 ECs 迁移的调控。

9.3.4　切应力条件下 microRNAs 在内皮细胞与血管平滑肌细胞相互交流中的作用及其机制

MicroRNAs(miRs)是近年来发现的一类 19～25 个碱基的内源性非编码单链 RNA 小分子，通过和靶基因 mRNA 的 3′非翻译区（untranslated region，UTR）配对结合，通过 mRNA 降解或蛋白质翻译抑制发挥负调控基因表达的作用。目前证实人类的 miRs 有 1 000 余种，人类约 60% 的基因转录受 miRs 的精细调节。近年来研究发现许多的 miRs 参与调节 VSMCs 生理和病理条件下的表型转化，从而促进 VSMCs 分化与增殖。miRs 通过调节基因转录后的 mRNA 和/或蛋白水平可精确地调节血管系统的分子网络。研究 miRs 对 VSMCs 表型转化及分化的影响及对认识血管疾病的发生机制具有重要意义。

9.3.4.1 miR-143/145 在切应力条件下 ECs 与 VSMCs 相互交流中的作用

研究表明,miR-143/145 是由双顺反子基因簇编码的 2 个高度保守的 miRs,在 VSMCs 高表达,对 VSMCs 的分化具有关键的调节作用[40]。Hergenreider 等首先观察到 miR-143/145 在 ECs 也有表达,而且正常切应力(20 dyn/cm^2)加载后,可以明显上调 ECs miR-143/145 表达,这种上调依赖切应力对转录因子 KLF2 的表达调控。用非接触型联合培养模型,他们还观察到 ECs 经旁分泌途径,通过高表达 miR-143/145 调节 VSMCs 表型。这些结果可以帮助我们理解,切应力通过转录因子 KLF2 调节 VSMCs 表型转换中的相关 miRNA 机制(见图 9-15)[41]。

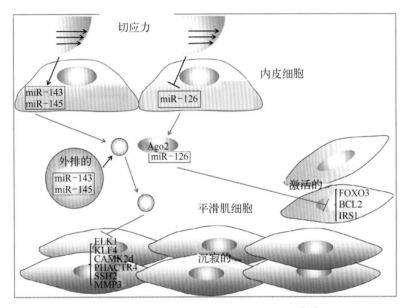

图 9-15 切应力通过 ECs 的 miRs 调节 VSMCs 表型的模式图[41]

Figure 9-15 Schematic diagram showing the modulation of gene expression and phenotype of smooth muscle cells by shear stress via endothelial cells

9.3.4.2 miR-126 在切应力条件下 ECs 与 VSMCs 相互交流中的作用

miR-126 在血管 ECs 特异性高表达,在 ECs 的发育、增殖、迁移和血管形成的过程中起调节作用,具有维持血管正常形态和执行血管正常功能的作用[42]。利用流动腔系统,Zhou 等[43]研究发现,ECs 和 VSMCs 相互作用是以旁分泌方式促进 ECs 分泌 miR-126,miR-126 可以调节 VSMCs 上插头转录因子(forkhead transcription factor,FOXO3)、B 淋巴细胞瘤-2 基因(B-cell lymphoma-2,BCL2)和胰岛素受体底物 1(insulin receptor substrate 1,IRS1)靶基因表达,而切应力加载可以抑制这一过程。共培养条件下,ECs 通过旁分泌上调 VSMCs miR-126 的表达水平,ECs 分泌的 miR-126 通过抑制 VSMCs 的 FOXO3、BCL2 和 IRS1 表达,增加 VSMCs 的 PCNA 和细胞周期蛋白 A(CyclinA)表达,降低细胞周期蛋白 p21 表达,从而诱导了 VSMCs 的增殖、细胞周期进展和凋亡(见图 9-15)。

另外,这一结果在动物体内也得到证实,他们观察到在小鼠血管分叉和低切应力部位 miR-126 高表达(比正常部位高出 3 倍),miR-126 敲除可以明显抑制鼠颈动脉内膜斑块形成(低切应力段)。这些结果证明了 miR-126 在应力调控血管壁功能中起重要作用。

9.3.4.3 切应力抑制 VSMCs 诱导的 ECs 抗炎症相关 miRs 表达

当 VSMCs 由收缩表型转换为合成表型后,可以激活与之相邻的 ECs 促炎症信号及相关基因表达,导致内皮失功能,这是动脉粥样硬化发生的早期步骤。Chen 等[44]将 ECs 与合成型 VSMCs 共培养,发现可以增加 ECs 的抗炎症 miRs,如 miR-146a、miR-708、miR-451 和 miR-98 的表达,当 ECs 面加载正常切应力($12\ dyn/cm^2$,24 h)后,可以抑制上调的 miR-146a、miR-708、miR-451 和 miR-98。进一步机制探讨发现,合成型 VSMCs 通过 NF-κB 途径调节 miR-146a、miR-708、miR-451 和 miR-98 表达。这些 miRs 直接作用于靶基因白介素 1 受体关联激酶(interleukin 1 receptor associated kinase,IRAK)、IκB 激酶 (IκB kinase γ,IKK-γ)、白细胞介素 6 受体(interleukin 6 receptor,IL-6R)和 IKK 复合物 (conserved helix-loop-helix ubiquitous kinase,CHUK),负性调节 NF-κB。切应力可以通过整合素途径调控 miR-146a、miR-708、miR-451 和 miR-98 表达,其中 miR-146a 表达是通过整合素 β1/β3(β1/β3 Integrin)-核因子 E2 相关因子 2(Nrf2)-NF-κB 途径(见图 9-16)。这一结果显示,miR-146a 可能是单核/巨噬细胞中炎症反应的重要负调控子,而且可能起着保护作用,可以避免发生过度的炎症以致形成动脉粥样硬化。

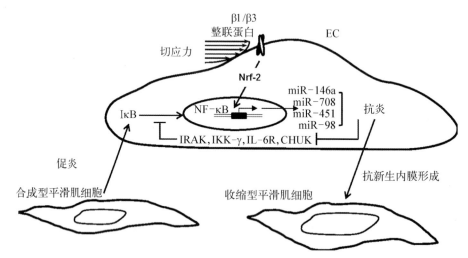

图 9-16 切应力抑制合成型 VSMCs 诱导的 ECs miRNA 表达机制模式图[44]

Figure 9-16 A schematic diagram of the mechanisms underlying SMC- and shear-modulations in EC miR expression

9.3.5 切应力条件下炎症相关基因在内皮细胞与血管平滑肌细胞相互交流中的作用及机制

静态条件下,VSMCs 能诱导 ECs 黏附分子 ICAM-1、VCAM-1 和 E-选择素(E-selectin)基因的表达,当切应力(12 dyn/cm²)加载 6 h 后,可以抑制这些基因的表达[24,25,45]。Chiu 还证明切应力加载后,同样可以下调静态条件下 VSMCs 诱导的 ECs 炎症相关基因的表达,18 种上调基因都被抑制,这与切应力条件下抑制了 ECs p65、p50 表达及 NF - κB - DNA 的结合有关,但具体机制不明。说明生理大小层流可以通过抑制血管 ECs 炎症基因表达,从而抑制 ECs 与单核细胞的黏附,发挥抗炎作用,保护血管功能[25]。

Chiu 等对其中的 E - 选择素进行进一步研究发现,VSMCs 与 ECs 的相互作用可以诱导许多细胞因子的释放,而 E - 选择素的表达与其中 IL - 6 和 IL - 1β 的分泌增多有关,这一过程受 JNK 和 p38 信号通路调节,并依赖 NF - κB 的激活,切应力加载后可以抑制 VSMCs 激活 IRAK/gp130、JNK/p38 和 NF - κB 通路,从而抑制 E - 选择素的表达(见图 9 - 17)[45]。

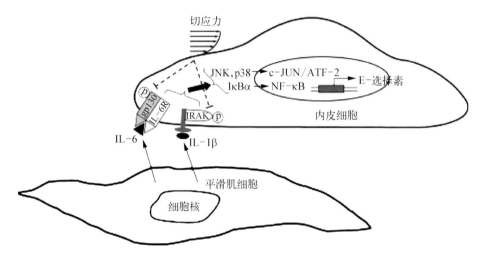

图 9 - 17　切应力抑制 VSMCs 诱导的 ECs E - 选择素表达模式图[42]

Figure 9 - 17　Schematic representation of the signaling pathways regulating SMC - induced E - selectin expression in ECs and its inhibition by shear stress

在正常生理状态下,大动脉的血流切应力在 10~70 dyn/cm² 之间。动脉粥样硬化容易发生在血管的分支和弯曲部位,这些部位的特点是血流从正常的层流转变为扰动流,血液切应力不均匀而且分布不规则。在这些区域,切应力一般为 4 dyn/cm² 左右。上述的研究多集中在正常切应力(normal shear stress,NSS),而低切应力(low shear stress,LowSS)调控动脉粥样硬化血管重建的力学生物学机制尚未阐明。

我们应用双向凝胶电泳结合质谱分析的差异蛋白质组学方法,比较了正常切应力(15 dyn/cm²)和低切应力(5 dyn/cm²)作用下培养血管差异表达的蛋白质谱(筛选并鉴定出 43 个差异表达的蛋白质),并通过 IPA 计算推测出可能参与血管细胞内切应力信号转导网络,同时对其中的 PDGF - BB、TGF - β1[46,47]、活化激酶 C 受体 1(receptor for activated C kinase 1,RACK1)[48-50]、胰岛素样生长因子(insulin-like growth factors,IGFs)等[51]进行了探讨。

9.3.6　低切应力条件下 PDGF - BB 和 TGF - β1 在内皮细胞与血管平滑肌细胞相互交流中的作用及其机制

我们在前期取得的低切应力诱导下血管差异蛋白质组学数据基础上,依据生物信息学分析所预测的蛋白质相互作用网络,应用 ECs 与 VSMCs 联合培养的平行平板流动腔系统,对 ECs 面分别施加 NSS 和 LowSS,研究预测网络中提示的分泌型蛋白 PDGF－BB 和 TGF－β1 及其相关核基质蛋白(Lamin A)、血凝素样氧化低密度脂蛋白受体(lectin-like oxidized low density lipoprotein receptor,LOX)和磷酸化 ERK1/2 在 ECs 和 VSMCs 相互交流中的作用及其机制[46]。

9.3.6.1　低切应力条件下联合培养细胞 PDGF－BB、TGF－β1、Lamin A、LOX 和磷酸化 ERK1/2 表达的变化

ECs 和 VSMCs 联合培养条件下,NSS 和 LowSS 加载后,用 ELISA 试剂盒分别检测 ECs 和 VSMCs 侧培养液中 PDGF－BB 和 TGF－β1 的浓度。结果发现,与正常切应力加载组相比,低切应力加载 6 h 时 ECs 的培养液中 PDGF－BB 的浓度增高,TGF－β1 浓度无差异;VSMCs 的培养液中 PDGF－BB 和 TGF－β1 在两种切应力加载下浓度均无差异。切应力加载 12 h 和 24 h 时,低切应力加载的 ECs 和 VSMCs 的培养液中 PDGF－BB 和 TGF－β1 浓度均比正常切应力加载的对照组高[见图 9－18(a)(b)]。结果表明,低切应力诱导了 ECs 和 VSMCs 的 PDGF－BB 和 TGF－β1 合成分泌[46]。

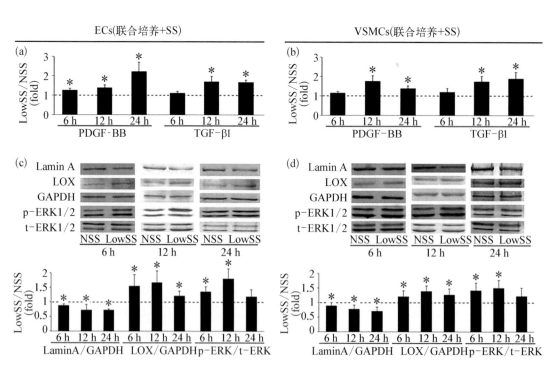

图 9－18　LowSS 条件下联合培养细胞 PDGF－BB、TGF－β1、Lamin A、LOX 和磷酸化 ERK1/2 表达变化
(a)(b) 切应力加载后,ELISA 检测 ECs 和 VSMCs PDGF－BB、TGF－β1 分泌;(c)(d) 切应力加载后,Western Blot 检测 ECs 和 VSMCs Lamin A、LOX 及 ERK1/2 磷酸化水平;----代表 NSS 条件下的表达量被标准化为 1,结果表示为 mean±SD,* $p < 0.05$ vs NSS,$n \geqslant 3$

Figure 9－18　The effects of LowSS on the secretion of PDGF－BB and TGF－β1, the expression of Lamin A and LOX, and ERK1/2 phosphorylation in the co-cultured ECs and VSMCs

Western blot 检测发现,低切应力条件下 ECs 和 VMSCs 的 Lamin A 表达明显降低,LOX 表达增高。这部分结果和前期蛋白组学的结果非常一致,说明低切应力下调了 Lamin A 的表达,上调了 LOX 的表达。与正常切应力加载组相比,低切应力加载 6 h、12 h 时,ECs 和 VMSCs 的 ERK1/2 磷酸化水平上调,但在 24 h 时 ERK1/2 磷酸化水平则无变化[见图 9 - 18(c)(d)][46]。

9.3.6.2 低切应力促进联合培养的细胞迁移和增殖

低应力加载 12 h,Transwell 法检测 ECs 和 VSMCs 迁移能力。结果显示,与正常切应力加载相比,低切应力加载 12 h 促进了 ECs 和 VSMCs 迁移。以 BrdU ELISA 试剂盒检测 DNA 合成发现,与正常切应力加载相比,低切应力加载 12 h 促进了 ECs 和 VSMCs 增殖[46]。

9.3.6.3 联合培养 VSMCs 通过 PDGF - BB 和 TGF - β1 正反馈调控低切应力诱导的 ECs 迁移和增殖

(1) 在低切应力条件下,对 ECs 进行 PDGF - BB、TGF - β1 抑制[见图 9 - 19(a)(b)],应用特异性 RNA 干扰法,抑制 ECs 合成和分泌 PDGF - BB 后,发现 ECs 和与之联合培养的 VSMCs 的 Lamin A 合成增加,LOX 和磷酸化 ERK1/2 合成减少,迁移和增殖减弱;而对 ECs 进行 TGF - β1 的 RNA 干扰,抑制 ECs 的 LOX、磷酸化 ERK1/2 的表达以及迁移和增殖,但联合培养的 VSMCs 的相关蛋白表达以及迁移和增殖均无明显变化。这说明,ECs 合成和分泌的 PDGF - BB 对 ECs 本身和联合培养的 VSMCs 都有作用,但 ECs 合成和分泌的 TGF - β1 只对 ECs 本身起作用,对联合培养的 VSMCs 不起作用。

(2) 在低切应力条件下,对 VSMCs 进行 PDGF - BB、TGF - β1 抑制。由于 RNA 干扰实验方法的应用受到了联合培养应力加载模型的限制(如果在 VSMCs 侧进行 RNA 干扰,因为 PET 膜的另一侧已经种上 ECs,故 siRNA 片段会通过 PET 膜上的微孔对 ECs 造成影响,从而影响实验结果),因此,我们选择用中和性抗体对 VSMCs 进行孵育,达到抑制 PDGF - BB 和 TGF - β1 的合成和分泌[见图 9 - 19(c)(d)],结果发现,TGF - β1 的中和抗体增加了联合培养 ECs 的 Lamin A 表达,PDGF - BB 的中和抗体则无这种效果。两种蛋白的中和性抗体都能够降低联合培养 ECs 的 LOX 和磷酸化 ERK1/2 的表达,抑制细胞迁移和增殖。PDGF - BB 的中和抗体能够增强 VSMCs 的 Lamin A 表达,降低 LOX 和磷酸化 ERK1/2 的表达,抑制细胞的迁移和增殖。TGF - β1 的中和抗体对于 VSMCs 则无这些作用。这说明,VSMCs 合成和分泌的 PDGF - BB 和 TGF - β1 都对联合培养的 ECs 有作用,VSMCs 合成和分泌的 PDGF - BB 对 VSMCs 本身起作用,VSMCs 合成和分泌的 TGF - β1 对 VSMCs 本身不起作用。

上述结果表明:低切应力诱导 ECs 和 VSMCs 的 PDGF - BB 和 TGF - β1 分泌,Lamin A 表达降低,LOX 和磷酸化 ERK1/2 表达增高,细胞增殖和迁移能力增强。干扰 ECs 的 PDGF - BB 表达,发现 LowSS 所诱导的 ECs 和 VSMCs 的 Lamin A,LOX 和磷酸化 ERK1/2 蛋白表达、细胞增殖和迁移被抑制;而干扰 ECs 的 TGF - β1 的表达,则对低切应力

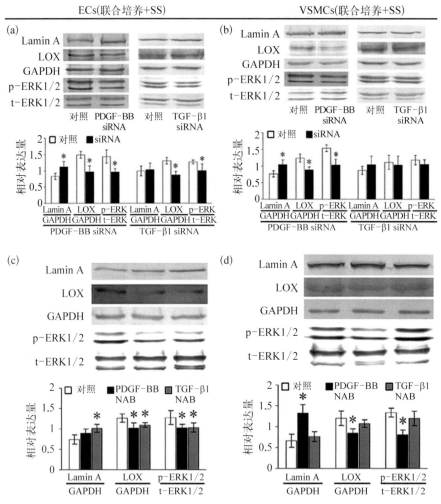

图9-19 LowSS条件下,抑制PDGF-BB和TGF-β1合成和分泌,细胞Lamin A、LOX和磷酸化ERK1/2表达变化

(a)(b) 对ECs进行PDGF-BB和TGF-β1 siRNA干扰,LowSS加载12 h,Western Blot检测ECs和VSMCs Lamin A、LOX及ERK1/2磷酸化水平;(c)(d) 对VSMCs用PDGF-BB和TGF-β1中和性抗体孵育(NAB),LowSS加载12 h,Western Blot检测ECs和VSMCs的Lamin A、LOX及ERK1/2磷酸化;结果表示为mean±SD,* $p < 0.05$ vs对照组,$n = 4$

Figure 9-19 In LowSS, PDGF-BB and TGF-β1 target siRNA transfection or incubation of PDGF-BB and TGF-β1 NAB, modulates the expression of Lamin A and LOX, and ERK1/2 phosphorylation in the cocultured ECs and VSMCs

所诱导的VSMCs的上述变化无影响;应用中性抗体分别封闭VSMCs的PDGF-BB和TGF-β1的作用,则抑制了低切应力所诱导的ECs的上述变化。结果表明,PDGF-BB和TGF-β1在低切应力诱导的ECs和VSMCs相互交流中发挥不同作用,ECs通过分泌PDGF-BB调节VSMCs的功能,而VSMCs则通过分泌TGF-β1正反馈调节ECs的功能。

另外,除IPA提示的PDGF-BB、TGF-β1、Lamin A、LOX和ERK1/2之间的相互作用外,上述实验结果提示了IPA未能发现的2种相互作用通路:① PDGF-BB能够直接调控ECs和VSMCs的ERK1/2磷酸化;② TGF-β1能够直接调控ECs的Lamin A的表达。

这也说明,基于高通量组学数据的生物信息学分析能够为后期深入的生物学研究提供一定的指导,然而生物信息学分析获得结果的可靠性和准确性,以及在不同组织中的作用和功能需要后期生物学的深入研究探讨[47]。

综上所述,低切应力显然在动脉粥样硬化的血管重建中发挥着重要作用,ECs 和 VSMCs 的相互作用影响低切应力诱导的血管重建。低切应力上调 ECs 分泌 PDGF - BB 和 TGF - β1,但这两种分子在低切应力诱导的血管重建中起不同的作用。低切应力诱导 ECs 产生的 PDGF - BB 上调 VSMCs 的 PDGF - BB 和 TGF - β1 表达,VSMCs 通过 TGF - β1 正反馈调控 ECs。ECs 产生的 TGF - β1 不仅通过旁分泌作用调控 VSMCs,还可能通过 VSMCs 的旁分泌或自分泌作用调节 ECs 的迁移和增殖。ERK1/2 的激活以及 LOX 和 Lamin A 的表达可能参与了 PDGF - BB 和 TGF - β1 调控的细胞迁移和增殖(见图 9 - 20)[47]。

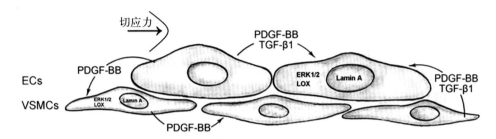

图 9 - 20 低切应力条件下 PDGF - BB 和 TGF - β1 在 ECs 和 VSMCs 相互交流中的作用及其机制[47]
Figure 9 - 20 The roles of PDGF - BB and TGF - β1 involve in the interactions between ECs and VSMCs under low shear stress

9.3.7 低切应力诱导血管 RACK1 表达及其对内皮细胞和平滑肌细胞增殖的影响

活化激酶 C 受体 1(receptor of activated C kinase 1,RACK1)在低切应力作用下的血管组织中呈高表达,表明 RACK1 可能作为一种新的力学敏感因子参与了 LowSS 诱导的血管重建过程。为了验证这一假说,我们随后利用平行平板流动腔系统,探讨了 RACK1 在血管壁细胞增殖中的作用,结果显示:与正常切应力相比,低切应力诱导了联合培养 ECs 和 VSMCs 的 RACK1 表达,且低切应力诱导 ECs 的 RACK1 表达在先,诱导 VSMCs 的 RACK1 表达在后;抑制 ECs 和 VSMCs 的 RACK1 表达引起细胞的增殖下调;抑制 ECs 和 VSMCs 的 RACK1 表达上调了 Akt 的磷酸化水平[48]。我们进一步研究后还发现,VSMCs 的 RACK1 表达在静态和受力条件下均受到联合培养的 ECs 影响,且 LowSS 诱导的 VSMCs 的 RACK1 表达依赖于 VSMCs 与 ECs 的直接接触,另外,RACK1 还通过 PI3K/Akt 信号通路参与切应力对 VSMCs 凋亡的调控[49]。我们又对 RACK1 下游信号分子蛋白激酶 C(protein kinase C,PKC) α/βII、蛋白激酶 D (protein kinase D,PKD) 916 的磷酸化水平进行了检测,发现 LowSS 诱导的 RACK1 表达,可活化 ECs 和 VSMCs PKC α/βII、PKD 等多种细胞内信号分子,参与调节细胞增殖。上述结果表明,低切应力可诱导 ECs 和 VSMCs 的 RACK1 表达,且 RACK1 的表达变化与细胞增殖、凋亡相关,表示 RACK1 通过调控血管细胞的增殖、凋亡,参与了低切应力诱导的血管重建,其调控作用可能与 Akt、PKC α/βII、PKD 916 有关[50]。

9.3.8 低切应力诱导内皮细胞的 IGF - 1 表达对血管平滑肌细胞增殖的影响

IGFs 是一类多功能细胞增殖调控因子,在细胞的分化、增殖、个体的生长发育中具有重要的促进作用。我们应用平行平板流动腔系统,对联合培养的大鼠 ECs 和 VSMCs 分别施加 NSS 和 LowSS,加载时间 12 h,观察了 IGF - 1 在 ECs 影响 VSMCs 增殖中的作用[51]。结果发现:① 与 NSS 相比,LowSS 诱导了联合培养 ECs 的 IGF - 1 表达及联合培养 VSMCs 的胰岛素样生长因子 1 受体(IGF - 1R)磷酸化、Akt 磷酸化和去乙酰化酶 Sirtuin - 2 (Sirt2)表达;② LowSS 条件下,抑制 ECs 的 IGF - 1 表达引起联合培养 VSMCs 的 IGF - 1R 磷酸化、Akt 磷酸化和 Sirt2 表达水平下降,导致联合培养 VSMCs 增殖能力下降。

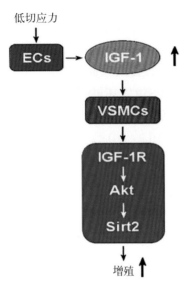

图 9 - 21 低切应力诱导的 ECs IGF - 1 表达促进 VSMCs 增殖的可能信号通路[51]

Figure 9 - 21 Possible signaling pathway that participates in the proliferation of VSMCs increased by LowSS-induced endothelial insulin-like growth factor - 1 expression

上述结果表明,IGF - 1 在 LowSS 诱导的 ECs 影响 VSMCs 增殖的过程中起到非常重要的调控作用。如图 9 - 21 所示,LowSS 直接作用于联合培养 ECs,诱导了 ECs 的 IGF - 1 高表达,验证了力-血管蛋白质组学分析所得 LowSS 诱导血管细胞高表达 IGF - 1 的结论。ECs 高表达的 IGF - 1 通过 ECs 与 VSMCs 间的交流,进而激活联合培养 VSMCs 的 IGF - 1R 磷酸化,通过 IGF - 1R/Akt/Sirt2 信号通路促进 VSMCs 增殖。

9.4 结语

切应力条件下非常复杂,涉及很多因素,其分子机制有待更深入阐明。本章仅仅从近些年的相关研究中,归纳总结了我们所做的工作,以及国外在血管 ECs 与 VSMCs 相互作用方面有关 miRNA、炎症相关基因等的研究结果,希望在此基础上,能够发现新的力学敏感分子和信号调控分子,进一步揭示应力条件下血管细胞的信号转导机制,丰富血管重建的力学生物学理论。

(王汉琴 王燕华 张炎 姜宗来)

参考文献

[1] Tarbell J M, Shi Z D, Dunn J, et al. Fluid mechanics, arterial disease, and gene expression[J]. Annu Rev Fluid Mech, 2014, 46: 591 - 614.

[2] Tada S, Tarbell J M. Flow through internal elastic lamina affects shear stress on smooth muscle cells (3D

simulations)[J]. Am J Physiol Heart Circ Physiol，2002，282(2)：H576 - H584.

[3] Chang S F，Chen L J，Lee P L，et al. Different modes of endothelial-smooth muscle cell interaction elicit differential β - catenin phosphorylations and endothelial functions[J]. Proc Natl Acad Sci USA，2014，111(5)：1855 - 1860.

[4] Malek A M，Izumo S. Mechanism of endothelial cell shape change and cytoskeletal remodeling in response to fluid shear stress[J]. J Cell Sci，1996，109(4)：713 - 726.

[5] Fillinger M F，Sampson L N，Cronenwett J L，et al. Coculture of endothelial cells and smooth muscle cells in bilayer and conditioned media models[J]. J Surg Re，1997，67(2)：169 - 178.

[6] Redmond E M，Cahill P A，Sitzmann J V. Flow-mediated regulation of G - protein expression in cocultured vascular smooth muscle and endothelial cells[J]. Arterioscler Thromb Vasc Biol，1998，18(1)：75 - 83.

[7] 姜宗来,陈双红,张炎.内皮细胞平滑肌细胞联合培养的新模型[J].中国学术期刊文摘,1999,5(1)：80 - 81.

[8] 丛兴忠,姜宗来,李玉泉,等.用于内皮细胞与平滑肌细胞联合培养的流动腔系统[J].医用生物力学,2001,16(1)：1 - 5.

[9] Powell R J，Cronenwett J L，Fillinger M F，et al. Endothelial cell modulation of smooth muscle cell morphology and organizational growth pattern[J]. Ann Vasc Surg，1996，10(1)：4 - 10.

[10] Nackman G B，Bech F R，Fillinger M F，et al. Endothelial cells modulate smooth muscle cell morphology by inhibition of transforming growth factor-beta1 activation[J]. Surgery，1996，120(2)：418 - 425.

[11] 姜宗来,陈双红,张炎,等.与平滑肌细胞联合培养的内皮细胞的形态学和生长增殖[J].解剖学报,2000,31(3)：274 - 276.

[12] Chen H C，Appeddu P A，Parsons J T，et al. Interaction of focal adhesion kinase with cytoskeletal protein talin[J]. J Biol Chem，1995，270(28)：16995 - 16999.

[13] Xie B，Zhao J，Kitagawa M，et al. Focal adhesion kinase activates Stat1 in integrin-mediated cell migration and adhesion[J]. J Biol Chem，2001，276(22)：19512 - 19523.

[14] Sastry S K，Horwitz A F. Integrin cytoplasmic domains：mediators of cytoskeletal linkages and extra- and intracellular initiated transmembrane signaling[J]. Curr Opin Cell Biol，1993，5(5)：819 - 831.

[15] Turner C E. Paxillin and focal adhesion signalling[J]. Nature Cell Biology，2000，2(12)：E231 - E236.

[16] Cooper J A，Schafer D A. Control of actin assembly and disassembly at filament ends[J]. Curr Opin Cell Biol，2000，12(1)：97 - 103.

[17] Brown D J，Rzucidlo E M，Merenick B L，et al. Endothelial cell activation of the smooth muscle cell phosphoinositide 3 - kinase/Akt pathway promotes differentiation[J]. J Vasc Surg，2005，41(3)：509 - 516.

[18] Kaverina I，Krylyshkina O，Gimona M，et al. Enforced polarisation and locomotion of fibroblasts lacking microtubules[J]. Current Biology，2000，10(12)：739 - 742.

[19] Hu Y L，Haga J H，Miao H，et al. Roles of microfilaments and microtubules in paxillin dynamics[J]. Biochem Biophys Res Commun，2006，348(4)：1463 - 1471.

[20] 李玉泉,姜宗来,张炎,等.与血管平滑肌细胞联合培养的内皮细胞外基质构筑及含量的变化[J].第二军医大学学报,2000,21(11)：1011 - 1013.

[21] Wang H Q，Bai L，Shen B R，et al. Coculture with endothelial cells enhances vascular smooth muscle cell adhesion and spreading via activation of betal-integrin and phosphatidylinositol 3 - kinase/Akt[J]. Eur J Cell Biol，2007，86(1)：51 - 62.

[22] Jacot J G，Wong J Y. Endothelial injury induces vascular smooth muscle cell proliferation in highly localized regions of a direct contact co-culture system[J]. Cell Biochem Biophys，2008，52(1)：37 - 46.

[23] Wang Y H，Yan Z Q，Shen B R，et al. Vascular smooth muscle cells promote endothelial cell adhesion via microtubule dynamics and activation of paxillin and the extracellular signal-regulated kinase (ERK) pathway in a co-culture system[J]. Eur J Cell Biol，2009，88(11)：701 - 709.

[24] Chiu J J，Chen L J，Lee P L，et al. Shear stress inhibits adhesion molecule expression in vascular endothelial cellsinduced by coculture with smooth muscle cells[J]. Blood，2003，101(7)：2667 - 2674.

[25] Chiu J J，Chen L J，Chang S F，et al. Shear stress inhibits smooth muscle cell-induced inflammatory gene expression inendothelial cells：role of NF - kappaβ[J]. Arterioscler Thromb Vasc Biol，2005，25(5)：963 - 969.

[26] Zitman-Gal T，Green J，Korzets Z，et al. Kruppel-like factors in an endothelial and vascular smooth muscle cell coculturemodel：impact of a diabetic environment and vitamin D[J]. In Vitro Cell Dev Biol Anim，2015，51(5)：470 - 478.

[27] 姜宗来,丛兴忠,李玉泉,等.切应力作用下与血管平滑肌细胞联合培养的内皮细胞的形态学[J].第二军医大学学报,

2000,21(11)：1007 - 1010.

[28] 李玉泉,姜宗来,张炎,等.切应力对与血管平滑肌细胞联合培养的内皮细胞外基质的构筑及含量的影响[J].生物医学工程学杂志,2002,19(1)：45 - 47.

[29] 陈双红,姜宗来,张炎,等.与平滑肌细胞联合培养的内皮细胞的抗凝血因子,黏附分子[J].解剖学报,2000,31(4)：347 - 350.

[30] 张炎,丛兴忠,姜宗来,等.切应力作用下联合培养的血管内皮细胞血管假性血友病因子的含量变化[J].第二军医大学学报,2000,21(11)：1017 - 1019.

[31] 丛兴忠,姜宗来,李玉泉,等.切应力作用下与血管平滑肌细胞联合培养的内皮细胞的前列环素分泌变化[J].第二军医大学学报,2000,21(11)：1014 - 1016.

[32] 李玉泉,姜宗来,张炎,等.切应力作用下联合培养的血管平滑肌细胞对内皮细胞分泌 t - PA 和 PAI - 1 的影响[J].解剖学报,2000,31(z1)：93 - 96.

[33] Wang H Q, Huang L X, Qu M J, et al. Shear stress protects against endothelial regulation of vascular smooth muscle cell migration in a coculture system[J]. Endothelium, 2006, 13(3)：171 - 180.

[34] Redmond E M, Cullen J P, Cahill P A, et al. Endothelial cells inhibit flow-induced smooth muscle cell migration：role of plasminogen activator inhibitor - 1[J]. Circulation, 2001, 103(4)：597 - 603.

[35] Liu S Q, Goldman J. Role of blood shear stress in the regulation of vascular smooth muscle cell migration[J]. IEEE Trans Biomed Eng, 2001, 48(4)：474 - 483.

[36] Dimmeler S, Assmus B, Hermann C, et al. Fluid shear stress stimulates phosphorylation of Akt in human endothelial cells：involvement in suppression of apoptosis[J]. Circ Res, 1998, 83(3)：334 - 341.

[37] 姜晓华,姚庆苹,姜隽,等.切应力与血管平滑肌细胞对内皮细胞增殖的影响及 TGF - β1 与 p - Akt 信号通路在其中的作用[J].医用生物力学,2010,25(5)：316 - 320.

[38] Wang Y H, Yan Z Q, Qi Y X, et al. Normal shear stress and vascular smooth muscle cells modulate migration of endothelial cells through histone deacetylase 6 activation and tubulin acetylation[J]. Ann Biomed Eng, 2010, 38(3)：729 - 737.

[39] 黄朗献,白玲,王汉琴,等.切应力对与血管平滑肌细胞联合培养的内皮细胞微管骨架重构的影响[J].医用生物力学,2006,21(4)：254 - 258.

[40] Cordes K R, Sheehy N T, White M P, et al. miR - 145 and miR - 143 regulate smooth muscle cell fate and plasticity [J]. Nature, 2009, 460(7256)：705 - 710.

[41] Hergenreider E, Heydt S, Tréguer K, et al. Atheroprotective communication between endothelial cells and smooth muscle cells through miRNAs[J]. Nat Cell Biol, 2012, 14：249 - 256.

[42] Wang S, Aurora A B, Johnson B A, et al. The endothelial-specific microRNA miR - 126 governs vascular integrity and angiogenesis[J]. Dev Cell, 2008, 15(2)：261 - 271.

[43] Zhou J, Li Y S, Nguyen P, et al. Regulation of vascular smooth muscle cell turnover by endothelial cell-secreted microRNA - 126：role of shear stress[J]. Circ Res, 2013, 113(1)：40 - 51.

[44] Chen L J, Chuang L, Huang Y H, et al. MicroRNA mediation of endothelial inflammatory response to smooth muscle cellsand its inhibition by atheroprotective shear stress[J]. Circ Res, 2015, 116(7)：1157 - 1169.

[45] Chiu J J, Chen L J, Lee C I, et al. Mechanisms of induction of endothelial cell E-selectin expression by smooth muscle cells and its inhibition by shear stress[J]. Blood, 2007, 110(2)：519 - 528.

[46] Qi Y X, Jiang J, Jiang X H, et al. PDGF - BB and TGF - β1 on cross-talk between endothelial and smooth muscle cells in vascular remodeling induced by low shear stress[J]. Proc Natl Acad Sci USA, 2011, 108(5)：1908 - 1913.

[47] 姜隽.血管平滑肌细胞与内皮细胞相互交流的力学生物学机制[D].上海：上海交通大学,2013.

[48] 纪素英.低切应力诱导血管细胞活化激酶 C 受体 1 表达及其在细胞增殖中的作用[D].上海：上海交通大学,2011.

[49] 陆奇明.低切应力诱导血管细胞活化激酶 C 受体 1 的表达及其意义[D].上海：上海交通大学,2012.

[50] 沈岩,王璐,韩悦,等.活化激酶 C 受体 1 在切应力调控血管平滑肌细胞增殖中的作用[J].医用生物力学,2014,29(6)：491 - 497.

[51] Wang L, Han Y, Shen Y, et al. Endothelial insulin-like growth factor - 1 modulates proliferation and phenotype of smooth muscle cells induced by low shear stress[J]. Ann Biomed Eng, 2014, 42(4)：776 - 786.

10 周期性张应变与血管平滑肌细胞功能的调节

血管重建(remodeling)是一个动态过程,包括血管壁细胞的去分化、迁移、增殖、凋亡以及细胞外基质成分合成、降解及重新排列等过程。内皮细胞(endothelial cells,ECs)和血管平滑肌细胞(vascular smooth muscle cells,VSMCs)是构成血管壁的主要细胞成分。正常状态下,VSMCs 处于主要行使收缩功能的收缩表型,但在动脉硬化和高血压等疾病发生时,受各种刺激因素和生长因子的作用,VSMCs 可发生表型转化(phenotypic transformation),由收缩表型去分化为合成表型,增殖和分泌能力增强,并从中膜迁移至内膜后大量增殖,导致血管重建。很多研究表明,VSMCs 功能的改变是动脉粥样硬化、血管成形术后再狭窄和高血压等血管壁增厚或管腔狭窄性心血管疾病共同的病理学基础之一。

在心血管系统中,血管壁持续受到左心室射出的脉动血流产生的力学刺激,其中,ECs 所承受的以切应力为主,VSMCs 则以周向张力为主。研究显示,这些力学因素参与调节血管重建的发生、发展过程。因此,探讨力学因素如何参与血管重建过程对动脉硬化、再狭窄和高血压等心血管疾病的预防和治疗具有积极的作用。

本章首先简要介绍了 VSMCs 的生物学特征及周期性张应变的基本概念;重点介绍了周期性张应变对 VSMCs 分化、增殖、凋亡和迁移等功能的调节,其中着重介绍了张应变对 VSMCs 分化的影响及机制。同时,概述了张应变可以诱导多种干细胞分化为 VSMCs,为组织工程血管中 VSMCs 的来源提供更广阔的实验依据,并强调了由张应变调控的 VSMCs 的分化及其力学生物学机制研究还有待进一步解决的关键科学问题。

10.1 周期性张应变与血管平滑肌细胞表型转化

10.1.1 血管平滑肌细胞表型转化的基本概念

VSMCs 位于血管壁中膜,其表型具有多样性和可变性的特点。骨骼肌和心肌细胞一旦分化后即失去增殖能力,VSMCs 与这些细胞不同,其分化呈可逆状态。VSMCs 根据结构和功能的不同,可人为地分为收缩型(分化型,differentiated VSMCs)和合成型(未分化或去分化型,dedifferentiated VSMCs)2 种表型。当血管受到损伤或炎性因子等刺激,或者体外培养的 VSMCs 受到生长因子等刺激时,VSMCs 会从分化型转化为去分化型并获得增殖能力,这个过程称为表型转化或去分化[1]。

研究表明,VSMCs 的这 2 种表现型可能代表了共存于血管壁内一系列不同表现型的 2 个极端类型,它们对自分泌和旁分泌因子、基质和力学刺激等有着不同的反应,并表达出不同的基因和蛋白。收缩表型是其中的成熟类型,分化程度高,正常成人动脉的 VSMCs 以收缩表型为主,主要功能是维持血管的弹性和收缩血管,增殖、迁移能力差或无增殖和迁移能力,细胞围绕血管壁周向排列并呈典型梭形或条带状,含有丰富的肌丝,合成能力无或差,体积相对较小,粗面内质网和高尔基体等细胞器较少。合成表型属于不成熟类型,分化程度低或未分化,形态上类似成纤维细胞,呈扁平形,细胞体积比收缩型大,肌丝含量少,合成和分泌基质蛋白能力强,粗面内质网、核糖体和高尔基体等细胞器增多,主要功能是增殖、迁移入内膜形成病理改变和合成基质[2,3]。由 VSMCs 表型转化所引发的血管重建是血管再狭窄和动脉粥样硬化等血管病变发生发展的根本原因之一。

10.1.2　血管平滑肌细胞表型标志蛋白

(1) 平滑肌 α-actin(smooth muscle-α-actin,SM-α-actin)是 VSMCs 中普遍存在的含量丰富的蛋白质,在收缩型细胞中呈优势表达,而在合成型细胞中含量甚微,在 VSMCs 的发育过程中,细胞经历了由增殖型向收缩型的表型转化。当处于胚胎发育初始时,β-actin 在细胞中呈优势表达,随着发育的进行,SM-α-actin 与 β-actin 的比值逐渐升高。当细胞最终分化成熟时,SM-α-actin 成为细胞中含量最多的蛋白质,标志着 VSMCs 分化的完成[4]。SM-α-actin 在静止而不迁移的 VSMCs 中高表达,是 VSMCs 分化早期特异性的标志物,也是应用最多的收缩型标志蛋白。

(2) 肌球蛋白重链(myosin heavy chain,MHC)的相对分子质量约为 200 kDa,是肌球蛋白的分子主干。目前已发现平滑肌肌球蛋白重链(SM-MHC)含有多种异构体,分化成熟的 SM-MHC 具有 SM1 和 SM2 两种异构体,此两种异构体在未分化成熟表型中的含量相对较少。由此,肌球蛋白量和质的变化也成为 VSMCs 在分化过程中的主要变化,并且是作为 VSMCs 形态和性质改变的指标[5]。

(3) 肌动蛋白相关蛋白 SM22α 因编码一种 22 kDa 的平滑肌特异性蛋白而得名,推测是一种钙离子结合蛋白,存在于很多脏器以及 VSMCs 中,且一般只表达于处于分化表型的 VSMCs 中。SM22α 既不像 SM-α-actin 存在多种组织亚型,也不像 MHC 具有不同剪切亚型,因而有利于进行表达模式分析。这些特点使得 SM22α 成为研究 VSMCs 分化和表型转化的一个重要标志基因[6]。

(4) 调宁蛋白(calponin)的相对分子质量约为 34 kDa,是平滑肌组织的特有蛋白。最初,它是作为一种参与平滑肌收缩的肌动蛋白的结合蛋白,从鸡砂囊平滑肌组织中分离提取出来的[7]。进一步研究发现,调宁蛋白是一个具有多种功能的蛋白家族,与许多疾病的发生发展都有密切联系。调宁蛋白按其等电点的大小可分为 3 种异构体:碱性调宁蛋白(h1-calponin,PI 8~10)、中性调宁蛋白(h2-calponin,PI 7~8)和酸性调宁蛋白(acidic-calponin,PI 5~6)。碱性调宁蛋白特异地表达于终末分化和非增殖性平滑肌细胞中[8,9],其在平滑肌组织中的含量与原肌球蛋白相似，为肌动蛋白的 1/7。通常当作收缩型平滑肌细胞的一个标志分子，并认为参与平滑肌细胞的收缩功能[10,11]。

（5）骨桥蛋白（osteopontin，OPN）是 1983 年 Herring 等最早从骨基质中分离出的一种磷酸化的糖蛋白，富含唾液酸，其分子中有一个含 Arg - Gly - Asp - Ser 的结构域，通过这一区域，骨桥蛋白可与组织中的钙离子、羟基磷灰石结合而发挥作用；此外，OPN 还能作为一种细胞因子，与其受体 avβ3 整合素结合参与细胞信号转导。Viedt 等[12]采用原位杂交和 Northern blotting 方法，认为 OPN 的 mRNA 在正常动脉中不存在，在 AS 中的表达程度随着粥样硬化程度的增加而增加，因此可当作合成型平滑肌细胞的一个标志分子。

（6）上皮调节蛋白（epiregulin）是表皮生长因子（epidermal growth factor，EGF）家族中最后发现的成员。Toyoda 等[13]于 1995 年首次报道从小鼠成纤维细胞的培养液中分离到该物质，这是一个 46 肽，能抑制某些肿瘤细胞的生长，包括 HeLa、表皮癌细胞 A431 和肺癌细胞 A549。另一方面，epiregulin 又促进成纤维细胞和其他多种细胞的生长。此外，Northern 杂交研究表明，小鼠的 epiregulin 仅在胚胎早期有表达，因此它可能参与了胚胎早期发育调控。Takahashi 等[14]证明 epiregulin 从动脉粥样硬化形成因素刺激的 VSMCs 中释放，是 VSMCs 去分化的主要自分泌和旁分泌因子。

综上所述，在收缩型标志物中，SM - α - actin 是文献中应用最多的标志物，其次是 calponin、SM22α 和 SM - MHC。还有，结蛋白（desmin）、钙调蛋白结合蛋白（caldesmon）、平滑肌细胞特异性抗原（smoothelin）[15-17]，以及合成型标志物中的 OPN 和 epiregulin 也是应用较多的标志物。此外，尚有较少应用的或性质未完全确定的标志蛋白可参考表 10 - 1。

表 10 - 1　VSMCs 表型转化主要标志蛋白[18]

Table 10 - 1　The major marker proteins of VSMC differentiation

收缩型 VSMCs 主要标志物	合成型 VSMCs 主要标志物
h -钙调蛋白结合蛋白（h - caldesmon）	l -钙调蛋白结合蛋白（l - caldesmon）
平滑肌肌球蛋白重链（SM - MHC）	平滑肌肌球蛋白轻链（SMemb）
α -平滑肌肌动蛋白（α - SM - actin）	骨桥蛋白（osteopontin）
调宁蛋白（h - calponin）	epiregulin（EGF 家族成员）
肌动蛋白相关蛋白 SM22α	波形蛋白（vimentin）[19,20]
结蛋白（desmin）[15]	
纽蛋白（vinculin/metavinculin）	
原肌球蛋白（α -、β - tropomyosin）	
平滑肌细胞分化特异性抗原（smoothelin）	
α1 整合素（α1 integrin）	

10.1.3　血管平滑肌细胞的基本力学微环境

在体环境中，血管不断处于血液流动产生的生物力学的作用下。血管壁的所有成分，包括 ECs、VSMCs 和细胞外基质（extracellular matrix，ECM），均处于力学微环境之中，主要受

3 种血流动力学刺激：一是沿血管长轴方向的切应力(shear stress)；二是周期性周向张应力(circumferential stress)，即周期性牵张(cyclic stretch)，血管相应的变形为周期性张应变(cyclic strain)；三是压力，即法向应力(normal stress)。其中，ECs 表面所承受的以切应力为主，VSMCs 则以周向张应力为主[21,22]。研究表明，这些力学因素会参与调节血管重建的发生发展、稳定等病理生理过程。

在过去的十几年里，阐明力学因素如何对细胞分化产生影响已经受到国内外学者的广泛关注。而且，如何调控好血管壁细胞的分化将对动脉粥样硬化等血管疾病的预防和治疗以及在血管组织工程中的应用都具有重要的理论和实际意义。国内外很多作用于细胞的体外力学加载模型都试图模拟在体环境中 VSMCs 所受到的周期性张应变的力学作用，其中应用较多且商品化的是 Flexercell 细胞张应变加载系统实现的细胞周期性牵拉模型。在这个模型中，VSMCs 种植在底部是可形变的弹性硅胶膜的六孔培养板上。在进行实验的时候，六孔培养板放置在连有真空泵的基板上，当真空泵运作时，培养板底部的弹性硅胶膜能发生可控的周期性形变，从而对贴壁生长在培养板底部膜上的细胞施加了周期性张应变，对细胞所施加张应变的幅度、频率和作用时间等基本实验参数均可由计算机控制调节(详见第 5 章)。该模型可以很好地模拟体内 VSMCs 受到的脉动血流产生的周期性张应变的作用[5,23]。本章所叙述的周期性张应变对 VSMCs 功能影响的结果，几乎全部采用了该模型，实现了对 VSMCs 施加不同幅度、频率和作用时间的周期性张应变作用。

10.1.4 周期性张应变对血管平滑肌细胞表型转化的影响及机制

虽然，VSMCs 从分化状态到去分化状态表型的调节是血管重建的关键，但迄今为止，表型转化和调节因素与细胞信号转导之间的确切关系尚未完全明了。在众多影响血管壁细胞表型转化的信号通路中，丝裂原活化蛋白激酶(mitogen-activated protein kinases, MAPKs)、磷酯酰肌醇 3 激酶(phosphatidylinositol 3 - kinase, PI3K)和整合素(integrin)途径是讨论和研究细胞信号转导较多的 3 个通路。这些途径的激活会诱出细胞增殖、分化、发育，炎性反应和凋亡等反应。

10.1.4.1 p38 MAPK 信号通路

静息状态下 p38 MAPK 主要分布于细胞胞浆，激活后转移至细胞核内调节基因表达。多种外界信号包括紫外线、细胞因子、机械牵张及生理应激等可使 p38 MAPK 活化，即第 180、182 位点酪氨酸和苏氨酸的磷酸化。在机械张应力诱导的 VSMCs 表型转化过程中，p38 信号通路被认为起着重要的信号传导作用。Tock 等[22]研究发现，机械牵张可以增加大鼠 VSMCs 的 α - actin 蛋白的表达和启动子的活动。同一条件下，牵张虽然都增强了细胞外调节蛋白激酶(extracellular regulated protein kinases, ERK)、c - Jun 氨基末端激酶(c - Jun N - terminal kinase, JNKs)、p38 MAPK 磷酸化的表达，但只有对 JNKs 或 p38 的抑制阻断了张应力诱导的启动子活动增强作用。结果表明，机械牵张导致了 VSMCs 向收缩表型的转化，机制为部分通过 p38 MAPK 级联通路。表明，在体情况下，p38 信号通路可能参与介导了张应变对 VSMCs 收缩表型的维持作用。然而，以往研究大多只侧重不同张应变时间和幅度对细胞的影响,忽略了张应变频率也是重要的组成因素。我们将牵张幅度设为定值,改变不同的加载频率,研究了周期性张应变频率对 VSMCs 表型的影响及机制[24],发现对体外培养的大鼠 VSMCs 分别施加 0.5 Hz、1 Hz 和 2 Hz、10%周期性张应变 24 h 后,相比静态组,3 种频率作用下的张应变都可以不同程度地诱导 VSMCs 收缩表型标志分子 α-actin、MHC、SM22α 和 h1-calponin 的 mRNA 或蛋白表达增高,其中以 1 Hz 的机械牵张作用最强(见图 10-1),而且与种植细胞的密度多少无关,即相同条件的张应变对高密度和低密度种植的 VSMCs 表型标志分子 h1-calponin 的影响效果相同,仍然是 1 Hz 作用最强(见图 10-2),进一步说明张应变频率的重要性,较低频率条件的张应变可以有效促进体外培养的合成表型 VSMCs 向收缩表型转化,并且存在最适张应变频率维持最强作用效果。同时结果也表示,在体情况下血管应有其最适频率,通过一定的信号途径维持 VSMCs 收缩表型蛋白的表达,从而防止 VSMCs 由收缩表型向合成表型过度转化,以维持血管结构和功能的稳定;组织工程血管构建中可以对 VSMCs 施加一定频率的张应变,以调节其表型转化,有利于提高种植效果。

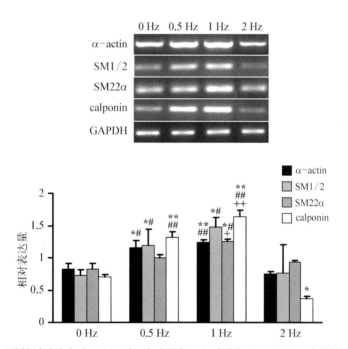

图 10-1 不同频率张应变对 VSMCs 表型标志蛋白 α-肌动蛋白(α-actin)、肌动蛋白相关(SM1/2、SM22α)和调宁蛋白(calponin)的 RNA 水平的影响;结果表示为 mean±SD,* $p<0.05$,** $p<0.01$ vs 0 Hz;# $p<0.05$,## $p<0.01$ vs 2 Hz;+ $p<0.05$,++ $p<0.01$ vs 0.5 Hz,$n<4$

Figure 10-1 Effects of mechanical strains on RNA level of differentiated markers

接着我们探讨张应变频率引起 VSMCs 不同程度表型转化的可能机制[24,25],发现不同频率张应变都可以时间依赖性诱导 VSMCs 的 p38、ERK、蛋白激酶 B(protein kinase B,PKB 或 Akt)信号分子活化,其中以 0.5 Hz 或 1 Hz 作用张应变最强(见图 10-3),以 1 Hz 张应变刺激 5~10 min 时 3 种激酶的活性分别会达到最高,之后慢慢下降并恢复到基础水平(见图 10-4)。此外,相比对照组和 2 Hz 张应变组,1 Hz 张应变可以抑制 Rho 激酶调节

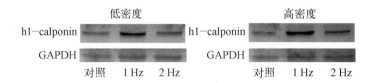

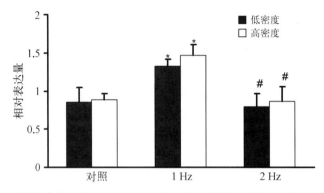

图 10-2　不同频率张应变对 h1-calponin 蛋白表达的影响,结果表示为 mean±SD,* $p<0.05$ vs 静态对照组,# $p<0.05$ vs 1 Hz 组,$n=3$

Figure 10-2　Western blotting for protein expression of h1-calponin of different frequency groups

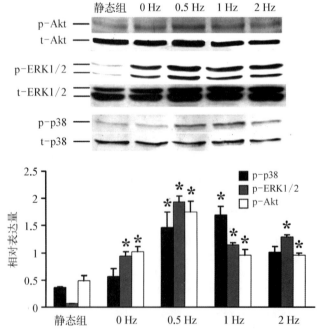

图 10-3　张应变频率依赖地刺激 VSMCs 的有丝分裂原蛋白激酶 p38、细胞外调节蛋白激酶(ERK1/2)和蛋白激酶 B(Akt)的活化

结果表示为 mean±SD,* $p<0.05$ vs 静态组,$n=3$

Figure 10-3　Effects of different frequencies of mechanical strains on p38，ERK1/2 and Akt activation

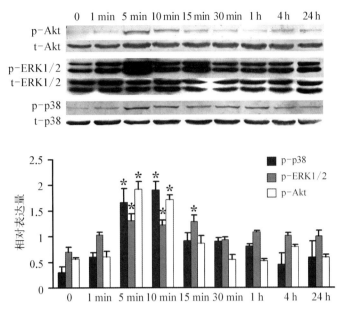

图 10 - 4 张应变时间依赖地刺激 VSMCs 的 p38、ERK1/2 和 Akt 的活化,结果表示为 mean±SD,* $p<0.05$ vs 0 min,$n=3$

Figure 10 - 4 Time-dependent activation of p38,ERK 1/2 and Akt induced by mechanical strains

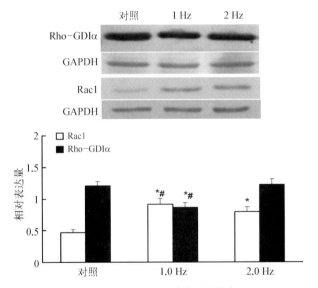

图 10 - 5 不同频率张应变对 VSMCs Rho - GDIα 蛋白表达的影响
结果表示为 mean±SD,* $p<0.05$ vs 静态对照组,# $p<0.05$ vs 2 Hz 组,$n=3$

Figure 10 - 5 Effects of different frequencies of mechanical strains on the expression of Rho - GDIα

蛋白——Rho - 鸟苷酸解离抑制因子 α(Rho - guanine nucleotide dissociation inhibitor alpha,Rho - GDIα)的表达(见图 10 - 5)。分别将上述 3 种信号分子的抑制剂作用于1 Hz、10%张应变作用的 VSMCs,发现只有 p38 信号通路阻断后,张应变引起的 VSMCs 表型转化被抑制,而 ERK 和 Akt 的抑制剂 PD 98059 和 wortmannin 虽然可以有效抑制各自的磷酸化水平,但并未影响张应变引起的收缩表型标志分子表达的改变(见图 10 - 6),表明张应

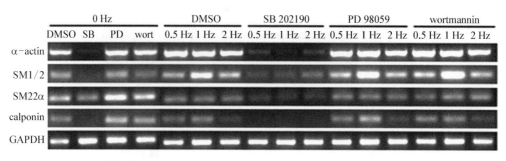

图 10 - 6　SB 202190 对不同频率张应变引起的表型标志分子 mRNA 表达的影响

Figure 10 - 6　SB 202190 inhibited the frequency of mechanical strain-induced the mRNA expression of contractile markers, neither PD 98059 nor wortmannin

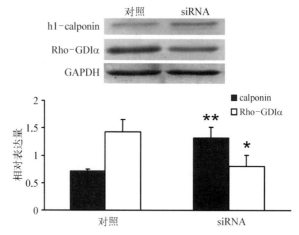

图 10 - 7　小 RNA 干扰 Rho - GDIα 后 h1 - calponin 的变化
结果表示为 mean±SD, * $p < 0.05$, ** $p < 0.01$ vs 对照组, $n = 3$

Figure 10 - 7　Rho - GDIα specific siRNA knock-down increased the expression of h1 - calponin

变引起的 VSMCs 表型转化只与 p38 信号通路有关,而与 ERK 或 Akt 通路无关。此外,我们用小 RNA 干扰方法抑制静止培养的 VSMCs 的 Rho - GDIα 表达,观察到 Rho - GDIα 被抑制后收缩表型标志分子 h1 - calponin 和磷酸化 p38 的表达都显著升高(见图 10 - 7 和图 10 - 8),与 1 Hz、10% 周期性张应变对 VSMCs 的作用结果一致(见图 10 - 2 和图 10 - 3)。由此推断,1 Hz 张应变可能通过抑制 Rho - GDIα 的表达,促进 p38 的活化来诱导 VSMCs 由合成表型向收缩表型转化。因为 Rho - GDIα 是 Rho 激酶调节蛋白,由此推测,在张应变诱导的 VSMCs 由合成表型向收缩表型转化过程中,Rho 激酶家族应该也会参与发挥作用,具体有哪些成员参与其中,有待进一步确认。

此外,我们也通过实验揭示了 VSMCs 表型标志分子表达的多少跟磷酸化 p38 含量的高低存在一定的相关性。如图 10 - 9 所示,当用低浓度的 p38 特异抑制剂 SB 202190 作用 VSMCs 的时候,磷酸化 p38 的含量相对较高,收缩表型标志分子 α - actin 的表达就比较高;当抑制剂浓度逐渐升高时,磷酸化 p38 的含量逐渐降低,α - actin 的表达也随之减少,即表型标志分子的表达量与磷酸化 p38 表达的多少呈正相关。结果进一步强调了 p38 信号通路在张应变诱导的 VSMCs 分化过程中的重要作用。

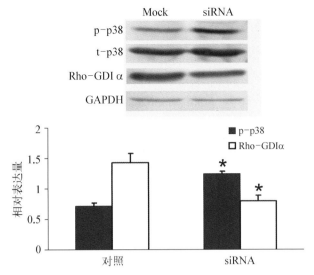

图 10 - 8 小 RNA 干扰 Rho - GDIα 后 p38 活性的变化
结果表示为 mean±*SD*，* *p*＜0.05 vs 对照组，*n*＝3

Figure 10 - 8 Rho - GDIα specific siRNA knock-down induced the phosphorylation of p38

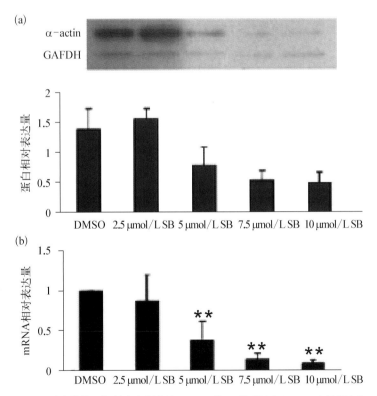

图 10 - 9 SB 202190 浓度依赖地抑制张应变诱导 VSMCs 的 α-肌动蛋白(α - actin)的蛋白和 mRNA 表达
(a) 免疫印迹法显示 SB 202190 对 α - actin 的蛋白表达影响；(b) RT - PCR 显示 SB 202190 对 α - actin 的 mRNA 表达的影响. 结果表示为 mean±*SD*，* *p*＜0.05，** *p*＜0.01 vs DMSO 对照组，*n* = 3

Figure 10 - 9 SB 202190 prevented the frequency of strain-induced the protein and mRNA expression of α - actin in a concentration-dependent pattern

10.1.4.2 ERKs 信号通路

ERKs 是另一个重要的 MAPK 家族成员,经典的 Ras/Raf/MEK/ERK 途径是多种类型细胞生长和转化的信号传导过程中的重要环节。该通路的激活不但在细胞的增殖中有重要的作用[26],还与胚胎干细胞(embryonic stem cells)、造骨细胞(osteoblastic cells)和 VSMCs 等多种来源细胞的分化密切相关[27,28]。研究表明,在机械应力诱导的细胞增殖或分化中 ERK1/2 信号通路也同样起介导作用。Chiu 等[29]应用小 RNA 干扰实验发现,大鼠主动脉 VSMCs 经 1 Hz,20% 张应变作用后可以激活 ERK 信号通路而后诱导 VSMCs 分化表达心肌蛋白 myocardin。Hu 等发现[30],1 Hz、16% 周期性张应变可以通过激活 ERKs 信号通路来抑制 miRNA - 145 的表达,从而调节体外培养的人主动脉 VSMCs 低表达收缩表型标志分子。我们的结果显示[24],不同频率、10% 周期性张应变可以时间依赖性激活 ERKs 信号通路(见图 10 - 4),并且 0.5 Hz 张应变作用下 ERKs 磷酸化表达最高,但施加该通路的特异抑制剂后,虽然磷酸化 ERKs 表达被显著抑制,但 VSMCs 的表型标志分子的蛋白表达并未发生明显变化(见图 10 - 6)。综合上述结果说明,在较高牵张幅度的张应力诱导的 VSMCs 分化中 ERKs 信号通路起到介导作用,而在较低牵张幅度的张应变作用下,ERKs 通路虽然会被激活,但并未参与调节张应变引起的 VSMCs 表型转化过程。推测,ERKs 信号通路被激活后可能参与细胞其他功能的调节或被其他信号分子抑制。

10.1.4.3 PI3K/Akt 信号通路

PI3K 途径由 G 蛋白偶联的受体介导激活质膜上的磷脂酶 C(phospholipase PLC),产生 1,4,5 -三磷酸肌醇(inositol 1,4,5 - trisphosphate, IP3)和二酰基甘油(diacyl glycerol,DG)两个胞内信使,分别激活 2 个信号传递途径即 IP3 - Ca^{2+} 和 DG -蛋白激酶 C(protein kinase C,PKC)途径,实现对外界信号的应答,从而影响细胞的代谢和行为。有文献报道,PI3K/Akt 在内皮细胞诱导的 VSMCs 表型转化中起着重要的信号传导作用[31]。关于 PI3K/Akt 途径是否参与调节力学因素介导的 VSMCs 分化,目前文献报道的不多。Desai 等发现[32],用 0.5 g 和 1 g 两种不同强度的张应力作用于犬的呼吸道平滑肌细胞,6 h 后,均可以将细胞拉长 50%~60%,同时促进收缩表型分子 SM - MHC 的表达,并抑制 Akt 的磷酸化。但当分别施加了 PI3K 和 Akt 的特异抑制剂后,0.5 g 低强度的张应变诱导的 SM - MHC 的表达增加被显著抑制,而 1 g 的高强度张应变诱导的 SM - MHC 高表达并未受到抑制,说明低强度的张应变可以通过阻断 PI3K/Akt 信号通路来促进呼吸道平滑肌细胞向收缩表型转化,同时也说明张应变强度大小对平滑肌细胞表型的维持具有很重要的作用。研究显示[24],对大鼠 VSMCs 分别施加不同频率(0.5 Hz、1 Hz 和 2 Hz)、相同牵拉幅度(10%)的周期性张应变后,3 种条件均可以时间依赖性诱导 Akt 磷酸化(见图 10 - 4),其中 0.5 Hz 张应变作用表达最高(见图 10 - 3),但当施加该通路的特异抑制剂后,VSMCs 的表型标志蛋白并未发生明显变化(见图 10 - 6),说明 PI3K/Akt 信号通路未参与调节张应变引起的 VSMCs 表型转化。经后续的实验表明[33],激活的磷酸化 Akt 可能参与介导了张应变诱导的 VSMCs 的迁移过程。

10.1.4.4 整合素信号通路

整合素(integrin)是位于细胞表面的一大类跨膜受体蛋白,由 α、β 两种亚基通过非共价键组成的异二聚体(heterodimers),已发现有 20 多种整合素存在[34]。整合素的细胞外结构域与其相应的细胞外基质(extracellular matrix,ECM)结合,细胞内结构域不仅与骨架蛋白相互作用,而且和 FAs 中的信号分子相互作用[35,36]。这样,整合素把细胞内外联系起来,成为细胞内外信息传递的桥梁。整合素通过与不同的配体结合激活不同的信号转导途径,在调节细胞增殖和分化中起重要作用。

研究表明,整合素一般是和 ECM 中相应配体结合,比如,$\alpha_1\beta_1$、$\alpha_2\beta_1$ 和 $\alpha_3\beta_1$ 等整合素亚型多与胶原结合;整合素亚型 $\alpha_4\beta_1$ 和 $\alpha_5\beta_1$、$\alpha_6\beta_1$ 和 $\alpha_7\beta_1$、$\alpha_V\beta_1$ 和 $\alpha_V\beta_3$ 分别与 Fn、Ln 和 Vn 结合;整合素亚型 $\alpha IIb\beta_3$ 和 $\alpha_V\beta_3$ 多与蛋白多糖结合。整合素与 ECM 的结合共同建立了适合细胞生存和活动的"微环境"(microenvironment)[37,38]。Wilson 等[37]用可溶性 fibronectin、整合素结合肽 GRGDTP 或抗 $\alpha_V\beta_5$ 和 β_3 抗体孵育新生大鼠的 VSMCs,从而阻断 ECM 和整合素的相互作用之后再施加张应变,发现张应变诱导的 VSMCs 的增殖受到抑制,说明张应变诱导的细胞增殖过程由特定的整合素亚型与 ECM 的相互作用介导。Sanchez‑Esteban 研究显示[39],对肺的上皮细胞施加张应变可以引起其分化,在施加了可溶性层黏连蛋白(laminin)肽(IKVIV 或 YIGSR)或抗 β_1、α_3 或 α_6 抗体后阻止 laminin 与相应的整合素亚型结合,发现张应变诱导的上皮细胞的分化受到抑制,显示整合素参与了张应变诱导的肺上皮细胞分化。

上述结果显示,在未来的组织工程中,整合素在构建人工血管中可能会有很好的应用前景。人们可以根据预期要构建的血管中 VSMCs 的类型(增殖能力强的合成表型或处于分化状态的收缩表型)选择相应的整合素结合多肽或抗体,从而影响 VSMCs 的表型。

10.1.4.5 微小 RNA

microRNAs(简写为 miRs)是在真核生物中发现的一类内源性的具有调控功能的非编码 RNA,其通过碱基互补配对的方式识别靶 mRNA,并根据互补程度的不同指导沉默复合体降解靶 mRNA 或者阻遏靶 mRNA 的翻译[40]。研究表明,miRs 参与调节多种细胞反应,包括发育、增殖和凋亡、脂肪代谢等。最近的报道显示,在张应变诱导的 VSMCs 分化过程中,多种 miRs 也参与发挥作用。如 Hu 等发现[30],1 Hz、16% 的周期性张应变可以通过抑制 miR145 来抑制 VSMCs 关键表型调节分子如 Kruppel 样因子(Kruppel-like factor 4,KLF4)的表达,从而抑制体外培养的人主动脉 VSMCs 表达收缩表型标志分子,进一步研究发现张应变是先激活 ERKs 信号通路,然后再抑制 miR145 的表达,最终实现调节 VSMCs 的表型转化。Turczyńska 等[41]也用 pressure myograph chamber 模型证明 miR144/451 在张应变诱导的 VSMCs 表型分化中起重要调节作用,此过程与腺苷酸活化蛋白激酶信号通路(activated protein kinase signaling pathway,AMP)密切相关。关于其他多种 miRs 在应力

308 ‖ 血管力学生物学 ————————————

引起的血管细胞功能改变中的作用,在本书后续章节中有详细介绍。

10.1.4.6 生长因子和细胞外基质

不同的生长因子和 ECM 对细胞的影响不尽相同。大量的研究结果让人们意识到细胞表型的转化或细胞的分化并不应只考虑机械牵张的作用,一些潜在的影响因素,如施加或不施加生长因子,培养板包被的细胞外基质的类型是否相同等,它们对细胞的作用也应该考虑在内,这样才能比较系统地反映细胞所受到的影响。此外,一些由力学刺激细胞而分泌到细胞外的细胞因子或生长因子如血小板衍生生长因子(platelet-derived growth factor,PDGF)和转化生长因子-β1(transforming growth factor-β,TGF-β1)等,也可能对细胞的功能产生一定的影响,这种自分泌或旁分泌的作用也是不容忽视的。

Ma 等发现[42],新生大鼠的 VSMCs 受机械牵张后 PDGFβ 受体表达上调,最终促使细胞去分化并增殖。相反,机械牵张的同时在 VSMCs 的培养液中施加 TGF-β,反而促进细胞分化,即细胞由合成表型转化为收缩表型[43]。此外,培养在包被着 I 型胶原、层黏连蛋白(laminin)或黏附因子 pronectin 的培养板上的细胞在施加机械牵张后也会向收缩表型分化[5,22,44]。然而,值得注意的是,应用 ECM 来研究细胞的分化要考虑细胞的来源,即VSMCs 来源于何种动物个体,是成年还是未成年的细胞等。关于 ECM 对细胞分化的影响形成 2 种不同的观点,跟细胞成年与否有着直接的关系。一种观点认为,增殖和分化高度依赖于它们所生长的基质的细胞类型是新生大鼠的 VSMCs;另外一种认为,基质对于细胞的分化是可以忽略的,并且细胞的增殖不依赖任何基质的细胞类型是成年大鼠的 VSMCs[22]。两种观点虽针锋相对,但不冲突,由此也给了人们在组织工程中构建人工血管以很好的提示:在早期血管构建过程中可以施加 PDGF 进行机械牵张促进细胞增殖,使 VSMCs 以最快的速度铺满管状支架,之后再施加 TGF-β 促使 VSMCs 向收缩表型转化,以期望达到在体血管中 VSMCs 的分化状态,即收缩表型状态。这种想法在 Stegemann 等[45]的研究中已经有所尝试。

为了研究不同频率张应变加载是否能刺激成年大鼠的 VSMCs 分泌生长因子从而调节VSMCs 的表型转化,我们无菌收集了作用于 VSMCs 不同频率张应变加载组的条件培养基,然后提取 RNA 检测其收缩表型标志分子 mRNA 的表达情况。结果发现,取自不同实验组的条件培养基并不能刺激 VSMCs 收缩表型标志分子的 mRNA 含量的改变,有频率组和对照组的表型标志分子的 mRNA 含量无显著差异,并且有频率组的条件培养基也不能让细胞的排列呈现一定的方向性。说明,条件培养基不能影响 VSMCs 的表型转化。同样的现象在 Tock 等和 Numaguchi 等的文章中也有所提及[22,46],他们发现,张应变加载组和静态对照组细胞的条件培养基并不能引起成年大鼠的 VSMCs 的 α-actin 的启动子和 ERK1/2 活性的变化,表明张应变刺激细胞分泌的细胞因子对成年大鼠的 VSMCs 几乎不起作用。我们推测,可能是因为分泌的细胞因子的量太少,达不到影响成熟的 VSMCs 表型发生改变的程度,而未成年大鼠的 VSMCs 因细胞的不成熟性,容易受到外界因素的影响,即使分泌的细胞因子的量比较少,也容易发生性状的改变。

10.1.5　周期性张应变对血管平滑肌细胞排列的影响及机制

在体的 VSMCs 处于收缩表型,围绕血管腔螺旋排列,呈现一定的方向性,行使收缩功能[3]。有文献报道,这种 VSMCs 的有序排列可能是由脉管的周期性牵张造成的,而这种周期性牵张则来自左心室产生的动脉压力波[31,47]。此外,有研究者用细胞面积的大小变化来辅助说明 VSMCs 表型的改变情况,收缩表型的 VSMCs 具有较小的表面积,而合成表型的 VSMCs 的表面积相对较大[31]。研究显示[24],相比静态对照组,周期性机械张应变可以诱导体外培养的合成型 VSMCs 由原来的无规则排列到呈现一定的方向性排列,即近似垂直于牵张方向排列(见图 10-10),且细胞的表面积明显变小。进一步研究发现,只有在施加了 p38 的特异性抑制剂之后,受机械牵张的 VSMCs 的表面积没有变小,但近似垂直于牵张方向的有序排列消失,细胞排列变得杂乱无章,而分别施加了 ERKs 和 Akt 抑制剂(PD98059 和 wortmannin)的 VSMCs 在周期性张应变作用下仍然排列近似垂直于牵张方向,细胞面积较小(见图 10-11)。此结果也被其他实验室报道[48],说明在周期性张应变诱导的 VSMCs 的有序排列中 p38 信号通路参与介导作用。

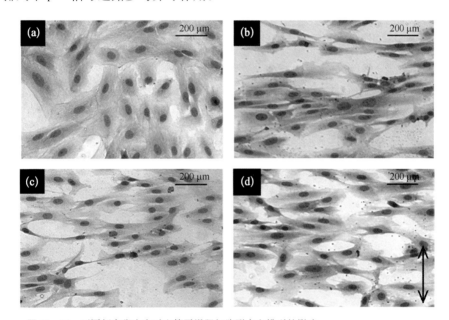

图 10-10　不同频率张应变对血管平滑肌细胞形态和排列的影响
(a) 0 Hz-24 h;(b) 0.5 Hz-24 h;(c) 1 Hz-24 h;(d) 2 Hz-24 h,VSMCs 排列方向与加载方向垂直(箭头所示为加载方向)
Figure 10-10　Effect of mechanical strain on morphology and alignment of VSMCs by hematoxylin and eosin

另外,我们引入角信息熵(angle information entropy,AIE)来评价细胞排列的规则程度,AIE 的值介于 0 和 1 之间,越接近于 0 表示细胞排列越有序,反之越接近于 1 代表越混乱[49,50]。研究发现,不同频率张应变作用下 VSMCs 的有序排列程度明显不同,与其他各组相比,0.5 Hz 组在 75°~90° 的角度区间内具有最大的细胞百分比,而 2.0 Hz 组的细胞排列角度在 4 个频率组内最小(见图 10-12),通过比对预测,1.25 Hz 的较低频率可以促使

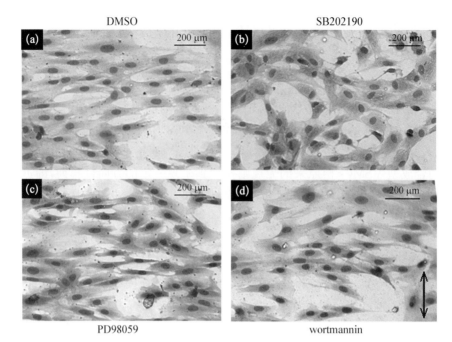

图 10 - 11 SB202190 抑制了张应变频率诱导的 VSMCs 排列的影响

（a）DMSO 对照组；（b）施加有丝分裂原蛋白激酶（p38）的抑制剂 SB202190 组；（c）施加细胞外信号调节激酶（ERK）的抑制剂 PD98059 组；（d）施加蛋白激酶 B（Akt）的抑制剂 wortmannin 组；× 400，标尺 = 200 μm

Figure 10 - 11 SB202190 prevented the frequency of strain-induced VSMC morphology changes

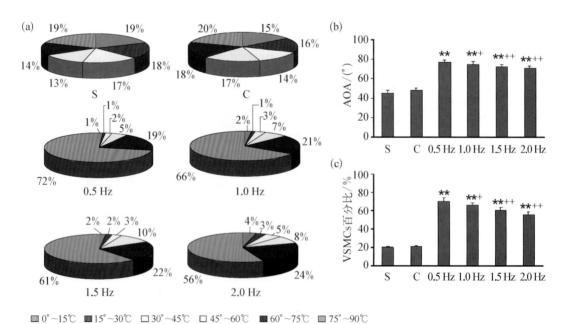

图 10 - 12 不同频率张应变作用下的 VSMCs 排列状况

（a）牵张 24 h 后各组位于测量角度区间内的细胞百分比；（b）各组细胞的平均朝向角度（AOA）；（c）位于 75°～90° 区间内的细胞百分比；结果表示为 mean±SD，** $p < 0.01$ vs C 组；+ $p < 0.05$；++ $p < 0.01$ vs 0.5 Hz 组，$n = 4$

Figure 10 - 12 Change of VSMC orientation after stretched under different frequencies

VSMCs 更有序排列(见图 10-13)。可能的机制研究结果显示,阻断信号分子 integrin-β1、p38 以及破坏细胞骨架微丝系统都可以显著影响周期性张应变诱导的 VSMCs 朝向改变。同时,我们还发现,破坏细胞骨架微丝系统可以使不同频率张应变作用下的 integrin-β1 活化受到抑制,阻断 integrin-β1 也可抑制 p38 活性以及细胞骨架微丝系统的聚合程度。结果表明,周期性张应变频率是 VSMCs 排列的重要调控因素,在一定范围内 VSMCs 排列应有其最敏感频率。Outside-in 及 inside-out 信号途径参与了不同频率张应变调控 VSMCs 排列的信号转导过程,完整的细胞骨架微丝系统可能是感受应变频率信号的关键结构。

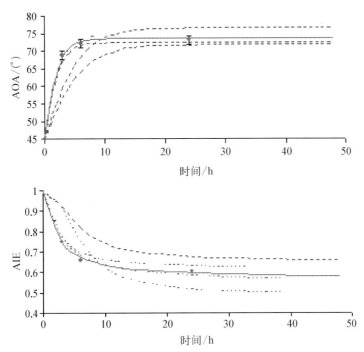

图 10-13 AOA 与 AIE 预测以及实验验证图中线条代表拟合曲线,点代表实验数据,$n = 7$

Figure 10-13 Prediction and experimental verification of AOA and AIE

10.1.6 周期性张应变与血管平滑肌细胞分化在组织工程中的应用

组织工程中制备人工血管所需种子细胞的来源及其培养过程中力学条件的选择是非常关键的。作为血管壁种子细胞的 VSMCs 除了直接从人体组织中分离获取,还可以通过干细胞定向诱导分化获得。

Hamilton 等报道[51],与静态组相比,骨髓祖细胞(bone marrow progenitor cells,BMPCs)在受到机械牵张作用 7 d 后,VSMCs 分化表型标志蛋白 α-actin 和 h1-calponin 表达升高,说明机械牵张可以诱导 BMPCs 向 VSMCs 转化。同样,人们也发现,间充质干细胞(mesenchymal stem cells,MSCs)在单轴(非等轴)机械牵张作用下会瞬时表达 α-actin 和 SM22α[52]。虽然这 2 个实验并未将干细胞完全转化为一个稳定的分化表型的 VSMCs 株,但所取得的实验结果鼓舞人心,为以后的血管组织工程中获得分化的 VSMCs 提供了很好的思路。更有意义的是,有研究发现[53],体外培养的 ECs 在 1 Hz、8% 的机械张应力作用 2 d

后,VSMCs 收缩表型标志蛋白 α－actin 和 SM22α 表达显著上升,分别是静态组的 5 倍和 2 倍,表明机械牵张可以诱导 ECs 转分化(trans-differentiation)为 VSMCs。

除了诱导多种类型细胞向 VSMCs 分化之外,有实验室对其他祖细胞进行周期性张应变作用,发现一定条件的张应变可以诱导不同来源细胞分别分化为肌肉细胞、骨骼肌细胞等不同类型的细胞。如 Egusa 等[54]对小鼠的骨髓源性间充质干细胞(bone marrow-derived mesenchymal stromal cells,BMSCs)施加 0.17 Hz、10％的单轴性张应变 48 h,发现 BMSCs 由无序排列变成有序排列,并且上调表达骨骼肌细胞标志分子,生肌因子(myogenic factor 5,Myf5)、成肌素 myogenin 和成肌调节因子(myogenic regulatory factor 4,MRF4)。Ahvaz 等[55]对培养在静电纺支架上的人膀胱平滑肌细胞(human bladder smooth muscle cells,hBSMCs)施加不同频率的周期性张应变,发现 0.1 Hz 的张应变可以诱导 hBSMCs 表达 Ⅰ/Ⅲ/Ⅳ型胶原、弹性蛋白和 α－actin,但在生理大小的牵张力作用下,这些分子的表达都被抑制。上述结果表明,选择合适的张应力条件诱导细胞分化,在复制如肌肉、骨骼、软骨、腱、韧带、人工血管和皮肤等各种组织中具有乐观的应用前景。

10.2 周期性张应变对血管平滑肌细胞增殖的影响及机制

VSMCs 由收缩表型去分化为合成表型,然后快速增殖被认为是动脉粥样硬化等血管疾病的重要病理过程。文献报道,不同条件的周期性张应变可以影响 VSMCs 的增殖能力。Kozai 等研究表明[56],对大隐静脉的 VSMCs 施加 25％张应变能诱导其增殖,同时张应变也可以激活 VSMCs 的 Rho/Rho－kinase、ERKs 和 PI3K/Akt 信号通路,当分别施加 3 种信号通路的抑制剂或转染 Akt 突变体后,VSMCs 的这种增殖能力受到抑制。说明 Rho/Rho－kinase、ERKs 和 PI3K/Akt 信号通路参与调节了张应变诱导的 VSMCs 的增殖。我们的 5－溴脱氧尿嘧啶核苷(BrdU)研究结果显示[57],对体外培养的大鼠 VSMCs 分别施加 1.25 Hz、5％和 1.25 Hz、15％的周期性张应变后,相比静态对照组,15％的张应变可以明显促进 VSMCs 的增殖,但 5％的张应变却抑制了 VSMCs 的增殖,差异显著($p < 0.05$)(见图 10－14)。结果很好地诠释了 Asanuma 和 Morrow 等[58,59]对生理性和病理性张应变的定义:15％的张应变为升高的或病理性牵张,5％的张应变为正常的或生理性牵张。由此可以解释,正常生理条件下的张应变可以有效抑制 VSMCs 的增殖,从而维持其收缩能力,有利于血管生理稳态。当出现高血压等病理性高牵张时,则收缩型 VSMCs 向合成型转化,并异常增殖,从而加速血管重建等病理过程。

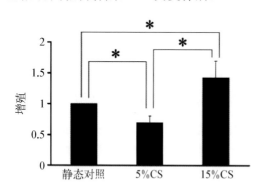

图 10－14 不同幅度张应变对 VSMCs 增殖的影响
结果表示为 mean±SD,* $p < 0.05$

Figure 10－14 The effect of different magnitudes of cyclic strain on proliferation of VSMC

　　我们进一步应用 Rho-GDIα 和 Rac 的小 RNA 干扰方法作用于 15% 张应力作用下的 VSMCs，发现 Rho-GDIα 被抑制后 VSMCs 的增殖能力提高，小 G 蛋白 Rac1 和 p38 活性也同时增强，当 Rac1 活性被抑制后，VSMCs 的增殖也被抑制，具有显著性差异（$p < 0.05$），但 Rho-GDIα 不被影响（见图 10-15）。结果显示，生理性张应变可能通过促进 Rho-GDIα 的表达来阻断磷酸化 Rac1 和 p38 的活化，从而抑制 VSMCs 的增殖，相反，病理性张应变则可能通过抑制 Rho-GDIα 的表达，诱导 Rac1 和 p38 的活化，从而促进 VSMCs 增殖，加速病理过程。

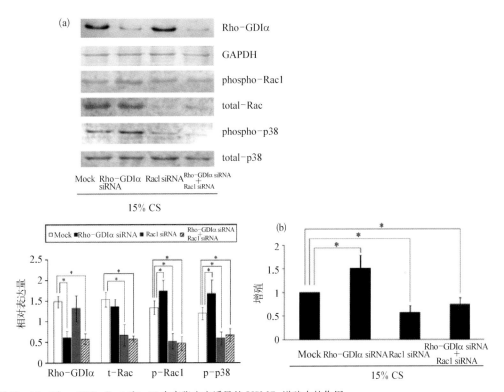

图 10-15　Rho-GDIα、Rac1 和 p38 在高张应变诱导的 VSMCs 增殖中的作用
(a) 15% 张应变作用于 VSMCs 并施加小 RNA 干扰 Rho-GDIα 和 Rac1 后，Rho-GDIα、Rac1 和 p38 的活性变化，$n = 3$，mean ± SD，与 mock 对照组相比，* $p < 0.05$；(b) 15% 张应变作用于 VSMCs 并施加小 RNA 干扰 Rho-GDIα 和 Rac1 后，VSMCs 增殖能力的变化，$n = 3$，mean ± SD，与 mock 对照组相比，* $p < 0.05$

Figure 10-15　The role of Rho-GDIα, Rac1, and p38 on migration and proliferation of VSMCs under 15%- cyclic- strain (CS) application

　　此外，我们在大鼠腹主动脉缩窄肾性高血压模型中发现[60]，相对于正常血压的大鼠，高血压大鼠的 VSMCs 增殖指标——增殖细胞核抗原（proliferating cell nuclear antigen，PCNA）、TGF-β1、缝隙连接蛋白 Cx43 和去乙酰化酶 Sirt1 和 Sirt2 的表达都明显上升（见图 10-16 和图 10-17）。

　　进一步研究发现，TGF-β1 可以诱导 VSMCs 的 Cx43 和 PCNA 的表达，并呈现一定的剂量和时间依赖性，即随着 TGF-β1 剂量的增大以及处理时间的延长，Cx43 的表达量呈增加趋势，与对照组比较差异显著，但 PCNA 的表达在 24 h 以内，相比对照组显著增高，但在 48 h 与对照组比较差异无统计学意义。此外，当施加 Sirt1 和 Sirt2 的抑制剂 salermide 抑制

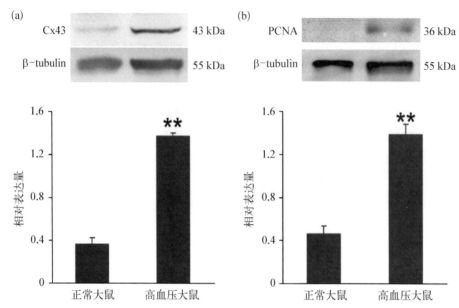

图 10 - 16　高血压大鼠胸主动脉缝隙连接蛋白 Cx43 蛋白表达和细胞增殖升高
（a）高血压大鼠与正常大鼠主动脉 Cx43 表达量的对比，mean±SD，与对照组相比，** $p<0.01$，$n = 3$；（b）高血压大鼠与正常大鼠主动脉的 PCNA 含量比较，mean±SD，与对照组相比，** $p<0.01$，$n = 6$

Figure 10 - 16　The effect of hypertension on expression of Cx43 and cell proliferation in rat

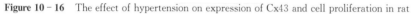

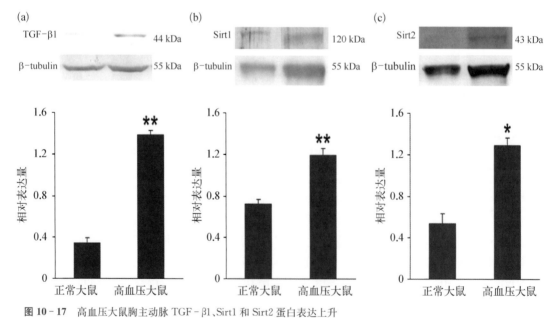

图 10 - 17　高血压大鼠胸主动脉 TGF - β1、Sirt1 和 Sirt2 蛋白表达上升
（a）高血压大鼠胸主动脉的 TGF - β1 表达，mean±SD，与对照组相比，** $p<0.01$，$n=4$；（b）高血压大鼠胸主动脉 Sirt1 的表达，** $p<0.01$，$n=6$；（c）高血压大鼠胸主动脉 Sirt2 的表达，* $p<0.05$，$n=4$

Figure 10 - 17　The effect of hypertension on expression of TGF - β1, Sirt1 and Sirt2 in rat

VSMCs 的 Sirt1/2 表达时，TGF-β1 诱导的 Cx43、PCNA、Sirt1 和 Sirt2 的表达均被抑制，与 TGF-β1 刺激未加抑制剂组比较差异显著（见图 10-18）。由此总结推测，高血压大鼠可能通过上调 VSMCs 的 Sirt1 和 Sirt2 蛋白的表达促进 TGF-β1 分泌，从而诱导 Cx43 的表达来促进细胞增殖。而 TGF-β1 与其受体结合后，如何通过细胞内的信号通路来影响 Sirt1/2 和 Cx43 的表达，还有待深入研究。

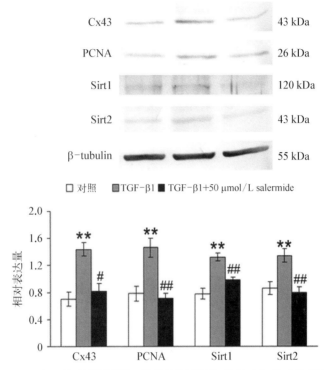

图 10-18　Salermide 抑制了 TGF-β1 诱导的 VSMCs 的 Sirt1 和 Sirt2 的表达，同时抑制了 Cx43 与 PCNA
mean±SD，与对照组比较，** $p<0.01$，$n=7,10$；mean±SD，与 TGF-β1 刺激未加抑制剂组比较，# $p<0.05$，## $p<0.01$，$n=7,10$

Figure 10-18　Inhibition effect of salermide on expression of Sirt1/2 and Cx43, PCNA induced by TGF-β1 in VSMCs

10.3　周期性张应变对血管平滑肌细胞凋亡的影响及机制

　　凋亡是细胞对环境的生理性、病理性刺激信号、环境条件的变化或缓和性损伤产生的有序变化的死亡过程。在高血压和动脉粥样硬化等病理过程中，VSMCs 凋亡和增殖的平衡对血管重建起着举足轻重的作用。细胞的异常凋亡会显著影响或加速血管重建过程[61]。引起细胞凋亡的 2 条经典途径分别称为外源性途径（extrinsic pathway）和内源性途径（intrinsic pathway）或线粒体途径（mitochondrial pathway）。外源性途径是由细胞表面的死亡受体如肿瘤坏死因子受体家族（tumour necrosis factor receptor，TNF）及其配体引发；内源性途径可以由许多应激条件、化学治疗药物或试剂引起线粒体功能改变启动细胞凋亡，2 条途径最终都是通过活化靶蛋白-含半胱氨酸的天冬氨酸蛋白水解酶（cysteinyl aspartate specific proteinase，caspase）家族引起细胞凋亡，如图 10 - 19 所示[61]。近几年来人们通过研究发现，除上述 2 条途径外，还有第 3 条途径是通过内质网应激导致先活化 caspase - 12，然后再进一步激活 caspase - 9 及其他 cascade，从而引起细胞凋亡[62]。

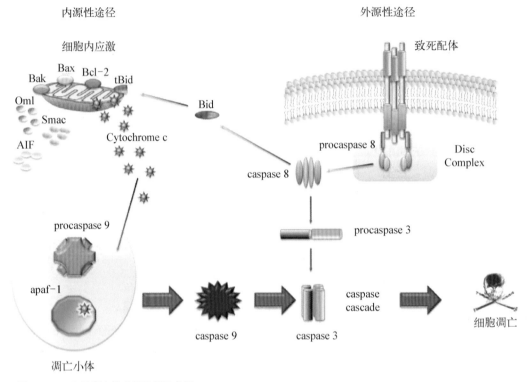

图 10 - 19 细胞凋亡的分子机制示意图

Figure 10 - 19 Schematic representation of the main molecular pathways leading to apoptosis

关于周期性机械张应变对细胞凋亡影响的研究报道相对较少且机制说法各异，推测可能与牵张频率、幅度大小、作用时间长短或细胞类型的不同有关[63-65]。Cheng 等[63]对体外培养的 Wistar 大鼠心肌细胞分别施加 1 Hz、10％或 20％的周期性张应变发现，相对 10％牵张幅度的张应变，20％的周期性张应变可以明显促进细胞凋亡，并且凋亡调节基因 TRB3（tribbles 3）的蛋白和 mRNA 表达明显升高，进一步研究发现，20％高牵张幅度的张应变可以通过激活 JNK 信号通路和生长停滞及 DNA 损伤基因 153（growth arrest and DNA damaged inducible gene - 153，GADD153）来上调 TRB3 的表达从而引起细胞凋亡。相反，在 Lee 等[65]的实验中高牵张幅度的张应变并没有促进小鼠真皮成纤维细胞凋亡，而是起抑制作用，他们对体外培养的成纤维细胞施加 0.5 Hz、20％张应变后，细胞凋亡被明显抑制，黏附能力增强，ERKs、JNK 和 Akt 信号通路被激活。将经过张应变作用的上述细胞移植到链脲霉素诱导的糖尿病小鼠体内可以有效加速损伤小鼠的修复过程。对比两组实验，在心肌细胞中 1 Hz、20％的张应变可以通过活化 JNK 促进细胞凋亡，而在成纤维细胞中虽然 JNK

通路被 0.5 Hz、20％张应变激活,但细胞凋亡却被抑制。同一条信号通路在两个实验中被激活,但对细胞凋亡却发挥着截然相反的作用,似乎有些矛盾,分析原因推测,可能不同频率的张应变除了激活相同的 JNK 信号通路之外,又活化了其他未知或未检测的信号分子参与调解细胞凋亡过程,从而导致出现相反的细胞凋亡现象。但是,相同的张应变条件作用于不同的细胞也会出现相反的结果。Zhang 等发现[62],同样是 0.5 Hz、20％的周期性张应变作用,大鼠的纤维环细胞的凋亡能力明显升高,可能的机制是张应变引起 NO 增加,导致内质网应激依赖性激活 caspase - 12,然后进一步活化 caspase 家族其他成员,最终启动细胞凋亡。由此可见,相同的张应变条件作用于不同的细胞产生不一样的作用效果与细胞类型的选择有很重要的相关性。

近几年,miRNA 在张应变诱导的 VSMCs 凋亡中的作用也引起了人们的重视。Song 等研究显示[66],1 Hz、16％的高牵张幅度的张应变可以增加 VSMCs 的 miRNA - 21 的表达并能轻微诱导部分 VSMCs 凋亡,当用 miR - 21 的抑制剂作用于牵拉的 VSMCs,则被诱导凋亡的细胞数目显著增加。但用 miR - 21 的抑制剂作用于静止态的 VSMCs,则凋亡细胞数目几乎不发生变化。结果显示,高牵张强度的张应变可能通过促进 miR - 21 的高表达来延缓细胞凋亡过程,从而使细胞出现过度增殖,加速血管重建过程。此外,他们还发现,16％的张应变可以抑制程序性死亡蛋白(programmed cell death protein,PDCD4)的表达,但当施加了 miR - 21 的抑制剂后再对 VSMCs 施加 16％张应变,则张应变对 PDCD4 的抑制作用被逆转,即施加了 miR - 21 的抑制剂后 16％的张应变促进了 PDCD4 的表达。另外,流式结果显示,在 1 Hz、16％张应变作用下,转染了 PDCD4 的 VSMCs 相对未转染组,凋亡细胞数目明显增加。由此,上述结果进一步显示,在体情况下,较高牵张幅度的张应变可能部分通过促进 miR - 21 的表达来抑制 PDCD4 蛋白的翻译过程,从而延缓 VSMCs 的凋亡,加速血管重建。

综合上述研究可得出结论,较高幅度的张应变牵张可以促进多种类型细胞凋亡,而较低频率的张应变牵张在一定条件下可以抑制细胞凋亡,促进细胞黏附、增殖,从而加速损伤细胞的修复过程,上述结论除了强调张应变作用的频率和幅度的重要性之外,还强调了细胞类型选择的重要性。

10.4 周期性张应变对血管平滑肌细胞迁移的作用及机制

VSMCs 从血管中膜向内膜迁移是导致动脉粥样硬化和血管术后再狭窄等多种血管疾病发生、发展的主要原因之一。VSMCs 的迁移受到诸如生长因子、炎性因子和机械应力等多种生物、化学和物理等因素的影响,其中血流动力学因素起着不容忽视的作用。因此,探讨机械应力调控 VSMCs 迁移的分子机制具有重要意义。综合已有研究报道,较高强度的张应变作用于 VSMCs 可以明显促进其迁移[33,67],其机制可以归纳为 2 种观点:其一认为,PDGF 受体—MAPK—MMP 途径介导的细胞从基质蛋白的去黏附是细胞迁移的关键[68,69];另外一种观点认为,PKCδ - paxillin — cytoskeleton 途径介导的细胞骨架的改变对

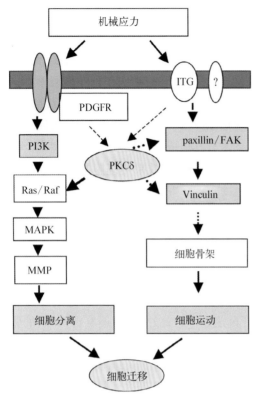

图 10 - 20 张应变诱导的细胞 PKCδ 依赖性迁移机制示意图[67]

Figure 10 - 20 Schematic representation of PKCδ - dependent migration stimulated by mechanical stress

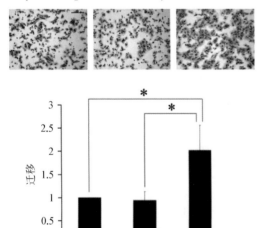

图 10 - 21 细胞小室侵袭实验(transwell)检测不同幅度张应变对 VSMCs 迁移的影响
结果表示为 mean±SD,与静态对照组比较,* $p <$ 0.05,** $p < 0.01$,$n = 4$,标尺= 25 mm

Figure 10 - 21 The effect of different magnitudes of cyclic strain (CS) on migration of VSMCs

细胞的运动非常重要[67]。两种观点虽然强调两条独立的信号途径介导细胞迁移,但也强调了胞质中的 PKCδ 可能在两个信号传导途径中起到桥梁的作用,如图 10 - 20 所示。但机械张应变如何引起 PKCδ 的活化继而分别向两种途径分化有待于进一步揭示。

由此可见,上述有关在周期性张应变作用下促进 VSMCs 迁移机制的 2 种观点并不冲突,相辅相成,并且应该还会有其他共同信号分子在其中发挥作用,有待于今后的进一步研究。

我们通过实验同时检测了 p38 MAPK、Rho 蛋白激酶成员 Rac1 及细胞骨架 F - actin 在张应变诱导的细胞迁移中的作用[57],发现对体外培养的大鼠 VSMCs 分别施加 1.25 Hz、5% 和 15% 的周期性张应变后,与静止对照组相比,5% 低牵张幅度张应变并未促进细胞迁移,但相比静态对照组和 5% 张应变组,15% 的高牵张幅度的张应变明显促进 VSMCs 的迁移(见图 10 - 21),与此同时抑制了 Rho - GDIα 的表达和促进了 Rac1 和 p38 的活化(见图 10 - 22),应用小 RNA 干扰方法分别抑制 Rho - GDIα 和 Rac1 的表达,发现 Rho - GDIα 被抑制后 VSMCs 迁移的数目增加,Rac1 和 p38 活性也同时增强,当 Rac1 的活性被阻断后,VSMCs 的迁移数目被抑制,但 Rho - GDIα 不被影响(见图 10 - 23)。结果说明,高强度张应变可能通过抑制 Rho - GDIα 的表达,诱导 Rac1 和 p38 的活化,从而促进 VSMCs 的迁移,加速病理过程。另外我们也发现,当用小 RNA 干扰抑制 Rho - GDIα 的表达后,VSMCs 的细胞骨架 F - actin 和桩蛋白 paxillin 重组被明显促进[见图 10 - 24 (b)],抑制 Rac1 后 VSMCs 的骨架重组被延缓[见图 10 - 24(c)],进一步说明,高强度张应变可以抑制 Rho - GDIα 表达,促进 Rac1 活化来调节细胞骨架重组,从而促进 VSMCs 的迁移。

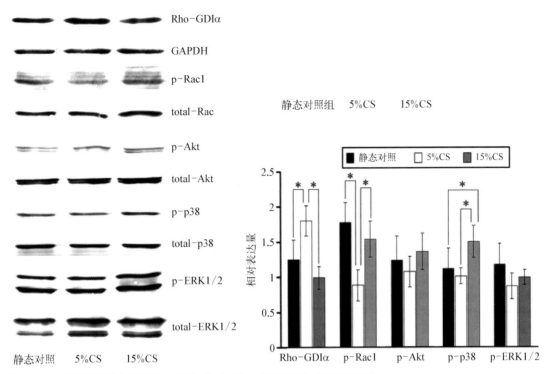

图 10 - 22 不同幅度张应变对 Rho - GDIα、Rac1、Akt、p38 和 ERK1/2 活性的影响
结果表示为 mean±SD，静态对照，5%CS 和 15%CS 组之间比较，$^* p < 0.05$，$n = 4$
Figure 10 - 22 The effect of different magnitudes of cyclic strain (CS) on expressions of Rho - GDIα, phospho - Rac1, phospho - Akt, phosphop38 and phospho - ERK1/2

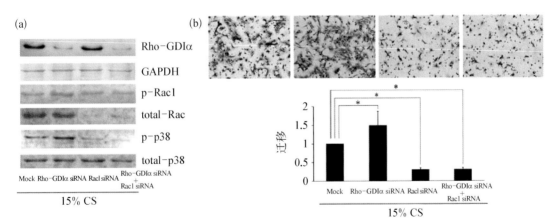

图 10 - 23 Rho - GDIα、Rac1 和 p38 在 15%周期性张应变诱导的 VSMCs 迁移中的作用
（a）siRNA 干扰 Rho - GDIα 和 Rac1 后，Rho - GDIα、Rac1 和 p38 的蛋白表达；（b）siRNA 干扰 Rho - GDIα 和 Rac1 后，VSMCs 迁移变化；结果表示为 mean±SD，与 Mock 组比较，$^* p < 0.05$，$n = 4$，标尺 = 25 mm
Figure 10 - 23 The role of Rho - GDIα, Rac1, and p38 on migration of VSMCs under 15%- cyclic - strain (CS) application

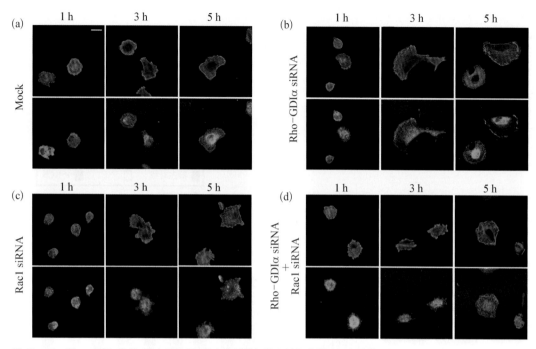

图 10-24 Rho-GDIα 和 Rac1 在 VSMCs 的应力纤维组装和局部黏附重组中的作用

(a) 实验对照组细胞的纤维状肌动蛋白(F-actin,红色显示)和桩蛋白(FAS,绿色显示)的显色图;(b) 小 RNA 干扰 Rho-GDIα 后 F-actin(红色)和 FAS(绿色)显色图;(c) 小 RNA 干扰 Rac1 后 F-actin(红色)和 FAS(绿色)显色图;(d) 小 RNA 同时干扰 Rho-GDIα 和 Rac1 后 F-actin(红色)和 FAS(绿色)显色图,标尺= 5 mm

Figure 10-24 The role of Rho-GDIα and Rac1 on stress fiber formation and focal adhesions (FAS) assembly in VSMCs

Akt 是细胞内重要的信号分子,在 VSMCs 的增殖、凋亡和迁移等方面起着重要作用。我们对培养的大鼠主动脉 VSMCs 分别施加 5% 和 15% 的张应变(1 Hz 频率)。在周期性张应变刺激下,细胞的 Akt 瞬时激活,受力 10 min 时其磷酸化水平达到峰值,且 Akt 的活化是张应变作用时间和幅度依赖的。与低张应变相比,高张应变条件下 VSMCs 的 Akt 活化程度更高。可见,VSMCs 的迁移能力与细胞的 Akt 磷酸化水平均受机械张应变的调控,高张应变诱导 VSMC 迁移,促进 Akt 的磷酸化。PI3K 的抑制剂 wortmannin 可阻断 Akt 磷酸化,并一定程度上抑制了高张应变诱导的 VSMCs 迁移(见图 10-25)。这一结果有力地证明了在机械张应变条件下,VSMCs 迁移与细胞的 Akt 活化存在密切的相关性。

细胞迁移与细胞骨架相关,细胞骨架除提供维持细胞形状和细胞极性所需的结构网架外,其具有的动力学特征还可以提供细胞移动所需的驱动力。VSMCs 的细胞骨架主要是由肌动蛋白和少量波形蛋白聚集形成的蛋白纤维交织而成的立体网格结构,其中肌动蛋白在细胞迁移中起关键作用。为了进一步研究机械张应变、Akt 活化和 VSMCs 迁移之间的关系,我们采用免疫荧光技术检测 VSMCs 在不同幅度机械张应变条件下肌动蛋白 F-actin 的排列变化,并使用 wortmannin 验证 Akt 的磷酸化是否影响 F-actin 的重组。如图 10-26 所示,在 15% 高张应变条件下,VSMCs 的 F-actin 肌丝较长,多为无分支,呈束状排列;而 5% 低张应变条件下,VSMCs 的 F-actin 肌丝排列杂乱无序。wortmannin 预孵育后,在高低张

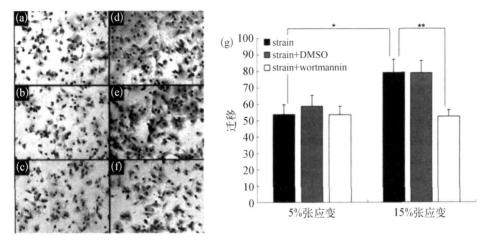

图 10 - 25 wortmannin 对张应变诱导对 VSMCs 迁移的影响

(a) 5%张应变组;(b) 5%张应变+DMSO 处理组;(c) 5%张应变+wortmannin 处理组;(d) 15%张应变组;
(e)15%张应变+DMSO 处理组;(f) 15%张应变+wortmannin 组;(g) 柱形图结果;结果表示为 mean±SD,
** $p < 0.01, n = 3$

Figure 10 - 25 The effect of wortmannin on strain-induced VSMCs Migration

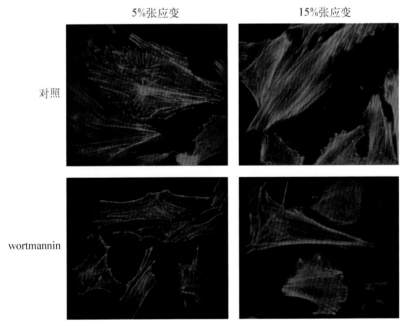

图 10 - 26 周期性张应变对 VSMCs F - actin 重组的影响

(F - actin 罗丹明标记的鬼笔环肽染色)

Figure 10 - 26 Immunofluorescent image of F - actin in VSMCs with different treatment

应变条件下,细胞中 F - actin 肌丝排列均呈现无序状态,聚合成簇肌丝较少。结果表明,Akt 的磷酸化参与了不同幅度机械张应变条件下 VSMCs 肌动蛋白骨架重组的调控。

组蛋白乙酰化修饰在调控基因表达中发挥重要作用。组蛋白去乙酰化酶(histone deacetylase,HDAC)调控组蛋白的乙酰化。研究显示,HDAC 调控细胞的增殖、分化、迁移等功能,然而,它是否参与张应力介导的 VSMCs 迁移,目前还不清楚。研究发现,10％周期性张应变刺激增加了组蛋白 3 的乙酰化程度,同时减少了 HDAC3 和 HDAC4 的表达,增加了 HDAC7 的表达,免疫荧光显示 HDAC3 位于 VSMCs 核内(见图 10 - 27)。这些结果说明乙酰化组蛋白 3 的表达在张应变刺激的 VSMCs 明显增加,而组蛋白去乙酰化酶 3、4 和 7 表达的变化可能与乙酰化组蛋白 3 的表达增加有关。

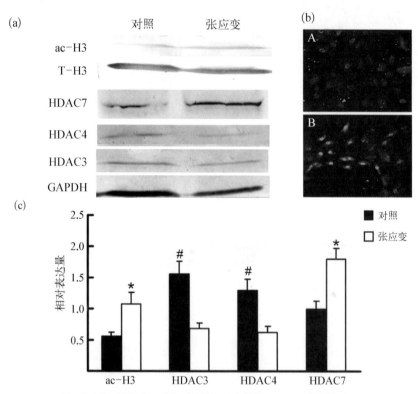

图 10 - 27　周期性张应变对 VSMCs 的 ac - H3、HDAC3、HDAC4、HDAC7 表达的影响
(a) 10％张应变处理 VSMCs 48 h 后,ac - H3、HDAC3、HDAC4、HDAC7 的蛋白表达;(b) 免疫荧光染色显示张应变刺激增加 VSMCs 核内 ac - H3 表达,A:静态对照组;B:10％张应变处理组;(c) 免疫印迹直方图
Figure 10 - 27　The effect of cyclic strain on expression of acetyl-histone H3, HDAC3, HDAC4, and HDAC7 in VSMCs

　　我们对 VSMCs 施加 10％幅度的正常张应变,导致其迁移能力降低,表示生理张应变抑制了 VSMCs 迁移。为了解组蛋白修饰是否与 VSMCs 迁移有关,我们使用 HDAC 抑制剂三丁酸甘油酯处理 VSMCs,结果发现,三丁酸甘油酯进一步抑制了张应变对 VSMCs 迁移能力的影响(见图 10 - 28)。结果显示生理范围内的张应变刺激抑制 VSMCs 迁移对于心血管有保护作用;而 HDAC 可能涉及调控 VSMCs 迁移。

　　由于三丁酸甘油酯抑制了张应变诱导的 VSMCs 迁移,我们进一步研究三丁酸甘油酯是否调控 HDAC 的表达。免疫印迹结果显示,三丁酸甘油酯抑制了 HDAC7 的表达,同时增加乙酰化组蛋白 3 的表达(见图 10 - 29)。结果显示,三丁酸甘油酯可能通过抑制 HDAC7 的表达,使 VSMCs 的乙酰化组蛋白 3 表达增加。

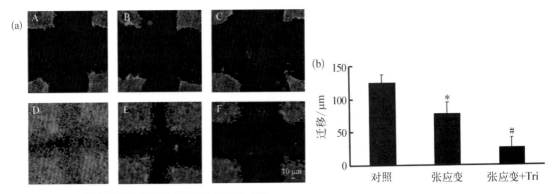

图 10-28　三丁酸甘油酯抑制张应变诱导的 VSMCs 迁移
（a）消毒枪头做十字划痕,细胞用碘化丙啶染色,光镜拍照：A、B、C 分别代表处理前的 VSMCs；D、E、F 代表对照、张应变加载和三丁酸甘油酯处理后张应变加载 48 h,迁移距离定义为 VSMCs 加载前后边缘差值的均值；（b）直方图显示 VSMCs 迁移变化的倍数

Figure 10-28　Tributyrin inhibits migration of VSMCs mediated by cyclic strain

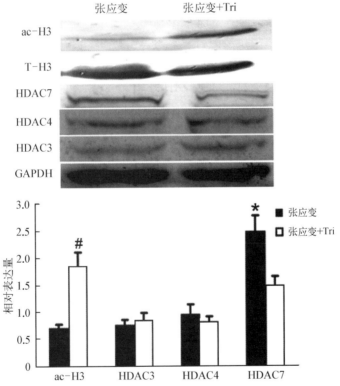

图 10-29　三丁酸甘油酯对 VSMCs 乙酰化组蛋白 3 和 HDAC7 表达的影响
VSMCs 用三丁酸甘油酯预处理 30 min,10%张应变加载 48 h

Figure 10-29　The effect of HDAC inhibitor trybutyrin on expression of acetyl-histone H3，HDAC3，4 and 7 in VSMCs

　　张应变作用改变了 VSMCs 基因表达,诱导了细胞的增殖、迁移、凋亡、分化等。组蛋白翻译后修饰是真核细胞基因表达调控机制之一。我们的研究显示,张应变作用使 VSMCs 乙酰化组蛋白 3 的表达增加,表明机械应力通过染色体重构修饰了与细胞迁移有关的基因

表达。而 HDAC3 与 HDAC4 的表达下调与 HDAC7 上调可以解释组蛋白 3 的高乙酰化。三丁酸甘油酯通过增加组蛋白 3 的乙酰化,而抑制 VSMCs 迁移,表明 HDAC 参与了张应变诱导的 VSMCs 迁移,HDAC 抑制剂对增殖性血管疾病具有潜在的临床转化意义。

10.5 结语

正常条件的血流动力学因素可维持血管 ECs 和 VSMCs 结构和功能的稳态,使血管功能最优化,以适应血压和血流的变化。异常血流切应力或周期性张应变刺激导致细胞适应性响应,引起细胞结构重建,使细胞压力或张力变化最小化,改变细胞信号通路和基因表达,进而调控细胞功能,以期维持血管自稳态。然而,在血管分叉或弯曲等几何结构复杂的区域,持续存在的异常力学因素作用下,这种细胞稳态的力学反馈调控机制未能起有效作用。因此,这些区域处于病理条件之下,如与吸烟、肥胖、高血糖症等其他危险因子叠加,即易患动脉粥样硬化等血管疾病。由此,深入开展心血管疾病血管重建的细胞力学生物学机制研究,将为有效防治心血管疾病提供新的力学生物学理论和实验依据。

血流动力学参与调节了血管壁细胞多种功能,包括增殖、迁移、分化和凋亡等。我们也通过大量实验阐明了不同频率或幅度的周期性张应变可以通过激活 p38、Akt 和 Rac1 等不同的信号途径来调控 VSMCs 的分化、增殖、迁移和凋亡等生理或病理现象。但是,除了考虑 VSMCs 主要受到机械张力和 ECs 主要受到切应力作用之外,人们还应该注意到 ECs 也受到垂直于腔面的压力的作用[21],VSMCs 受到一部分切应力作用,这种切应力除了可以显著抑制 VSMCs 的增殖[70],可能还有其他的尚未揭示的影响。同时,VSMCs 和 ECs 作为血管壁的主要组成细胞,ECs 的管腔面与血流直接接触,其基底面与 VSMCs 相邻,两者之间的相互作用(cross-talk)对血管的生长和功能起重要作用,这也是个不容忽视的环节。

在体条件下因血管壁细胞所处的生理环境复杂和实验条件不易控制,对其进行功能研究很难得到满意的结果。人们往往通过 VSMCs 或 ECs 体外培养,研究在不同的实验条件下这两种细胞的生物学特性。为了更好地模拟在体条件下这两种细胞的位置关系及相互作用方式,国内外学者建立了多种联合培养(coculture)模型,以研究在同一体系内 VSMCs 和 ECs 的相互影响[37,71]。此外,体外培养的 ECs 和 VSMCs 在生长及功能上与人体正常动脉的血管壁细胞相比有很多的不足。虽然不断有新的技术出现,如脉动流培养装置和三维培养装置等,但是改良体外细胞培养条件使之更符合在体生理环境仍将是今后研究的重点之一。

(曲明娟 姜宗来)

参考文献

[1] Lavigne M C, Ramwell P W, Clarke R. Growth and phenotypic characterization of porcine coronary artery smooth muscle cells[J]. In Vitro Cell Dev Biol Anim, 1999, 35(3): 136-143.

[2] Shanahan C M, Weissberg P L. Smooth muscle cell heterogeneity: patterns of gene expression in vascular smooth

muscle cells in vitro and in vivo[J]. Arterioscler Thromb Vasc Biol, 1998, 18(3): 333 - 338.

[3] Chamleycampbell J, Campbell G R, Ross R, et al. Smooth muscle cell in culture[J]. Physiol Rev, 1979, 59(1): 1 - 61.

[4] Glukhova M A, Frid M G, Koteliansky V E. Developmental changes in expression of contractile and cytoskeletal proteins in human aortic smooth muscle[J]. J Biol Chem, 1990, 265(22): 13042 - 13046.

[5] Reusch P, Waqdv H, Reusch R, et al. Mechanical strain increases smooth muscle and decreases nonmuscle myosin expression in rat vascular smooth muscle cells[J]. Circ Res, 1996, 79(5): 1046 - 1053.

[6] Hoggatt A M, Simon G M, Herring B P. Cell-specific regulatory modules control expression of genes in vascular and visceral smooth muscle tissues[J]. Circ Res, 2002, 91(12): 1151 - 1159.

[7] Takahashi K, Hiwada K, Kokubu T. Isolation and characterization of a 34000 - dalton calmodulin- and F - actin-binding protein from chicken gizzard smooth muscle[J]. Biochem Biophys Res Commun, 1986, 141(1): 20 - 26.

[8] Takahashi K, Nadal-Ginard B. Molecular cloning and sequence analysis of smooth muscle calponin[J]. J Biol Chem, 1991, 266(20): 13284 - 13288.

[9] Strasser P, Gimona M, Moessler H, et al. Mammalian calponin. Identification and expression of genetic variants[J]. FEBS Lett, 1993, 330(1): 13 - 18.

[10] Small J V, Gimona M. The cytoskeleton of the vertebrate smooth muscle cell[J]. Acta Physiol Scand, 1998, 164: 341 - 348.

[11] Morgan K G, Gangopadhyay S S. Invited review: cross-bridge regulation by thin filament-associated proteins[J]. J Appl Physiol, 2001, 91(2): 953 - 962.

[12] Viedt C, Soto U, Krieger-Brauer H I, et al. Differential activation of mitogen-activated protein kinases in smooth muscle cells by angiotensin Ⅱ: involvement of p22phox and reactive oxygen species[J]. Arterioscler Thromb Vasc Biol, 2000, 20(4): 940 - 948.

[13] Toyoda H, Komurasaki T, Uchida D, et al. Epiregulin a novel epidermal growth factor with mitogenic activity for rat primary hepatocytes[J]. J Biol Chem, 1995, 270(13): 7495 - 7500.

[14] Takahashi M, Hayashi K, Yoshida K, et al. Epiregulin as a major autocrine/paracrine factor released from ERK- and p38MAPK-activated vascular smooth muscle cells[J]. Circulation, 2003, 108(20): 2524 - 2529.

[15] Kacem K, Seylaz J, Aubineau P. Differential processes of vascular smooth muscle cell differentiation within elastic and muscular arteries of rats and rabbits: an immunofluorescence study of desmin and vimentin distribution[J]. Histochem J, 1996, 28(1): 53 - 61.

[16] D'Addario S F, Morgan M, Talley L, et al. H-Caldesmon as a specific marker of smooth muscle cell differentiation in some soft tissue tumors of the skin[J]. J Cutan Pathol, 2002, 29(7): 426 - 429.

[17] Krämer J, Aguirre-Arteta A M, Thiel C, et al. A novel isoform of the smooth muscle cell differentiation marker smoothelin[J]. J Mol Med, 1999, 77(2): 294 - 298.

[18] Sobue K, Hayashi K, Nishida W. Expressional regulation of smooth muscle cell-specific genes in association with phenotypic modulation[J]. Mol Cell Biochem, 1999, 190(1 - 2): 105 - 118.

[19] Worth N F, Rolfe B E, Song J, et al. Vascular smooth muscle cell phenotypic modulation in culture is associated with reorganisation of contractile and cytoskeletal proteins[J]. Cell Motil Cytoskeleton, 2001, 49(3): 130 - 145.

[20] Worth N F, Campbell G R, Campbell J H, et al. Rho expression and activation in vascular smooth muscle cells[J]. Cell Motil Cytoskeleton, 2004, 59(3): 189 - 200.

[21] Ballermann B J, Dardik A, Eng E, et al. Shear stress and the endothelium[J]. Kidney Int Suppl, 1998, 54(S67): S100 - S108.

[22] Tock J, van Putten V V, Stenmark K R, et al. Induction of SM-alpha-actin expression by mechanical strain in adult vascular smooth muscle cells is mediated through activation of JNK and p38 MAP kinase[J]. Biochem Biophys Res Commun, 2003, 301(4): 1116 - 1121.

[23] Birukov K G, Shirinsky V P, Stepanova O V, et al. Stretch affects phenotype and proliferation of vascular smooth muscle cells[J]. Mol Cell Biochem, 1995, 144(2): 131 - 139.

[24] Qu M J, Liu B, Wang H Q, et al. Frequency-dependent phenotype modulation of vascular smooth muscle cells under cyclic mechanical strain[J]. J Vasc Res, 2007, 44(5): 345 - 353.

[25] Qu M J, Liu B, Qi Y X, et al. Role of Rac and Rho - GDI alpha in the frequency-dependent expression of h1 - calponin in vascular smooth muscle cells under cyclic mechanical strain[J]. Ann Biomed Eng, 2008, 36(9): 1481 - 1488.

[26] Kavurma M M, Khachigian L M. ERK, JNK, and p38 MAP kinases differentially regulate proliferation and migration of phenotypically distinct smooth muscle cell subtypes[J]. J Cell Biochem, 2003, 89(2): 289 - 300.

[27] Buehr M, Smith A. Genesis of embryonic stem cells[J]. Philos Trans R Soc Lond B Biol Sci, 2003, 358(1436): 1397 - 1402.

[28] Matsuda N, Morita N, Matsuda K, et al. Proliferation and differentiation of human osteoblastic cells associated with differential activation of MAP kinases in response to epidermal growth factor, hypoxia, and mechanical stress in vitro[J]. Biochem Biophys Res Commun, 1998, 249(2): 350 - 354.

[29] Chiu C Z, Wang B W, Shyu K G. Effects of cyclic stretch on the molecular regulation of myocardin in rat aortic vascular smooth muscle cells[J]. J Biomed Sci, 2013, 20(1): 50.

[30] Hu B, Song J T, Qu H Y, et al. Mechanical stretch suppresses microRNA - 145 expression by activating extracellular signal-regulated kinase 1/2 and upregulating angiotensin-converting enzyme to alter vascular smooth muscle cell phenotype[J]. PLoS One, 2014, 9(5): e96338.

[31] Brown D J, Rzucidlo E M, Merenick B L, et al. Endothelial cell activation of the smooth muscle cell phosphoinositide 3 - kinase/Akt pathway promotes differentiation[J]. J Vasc Surg, 2005, 41(3): 509 - 516.

[32] Desai L P, Wu Y, Tepper R S, et al. Mechanical stimuli and IL - 13 interact at integrin adhesion complexes to regulate expression of smooth muscle myosin heavy chain in airway smooth muscle tissue[J]. Am J Physiol Lung Cell Mol Physiol, 2011, 301(3): L275 - L284.

[33] 朱好, 严志强, 沈宝荣, 等. 机械张应变诱导蛋白激酶 B 活化对血管平滑肌细胞迁移的影响[J]. 医用生物力学, 2006, 21(4): 259 - 261.

[34] Xie B, Zhao J, Kitagawa M, et al. Focal adhesion kinase activates Stat1 in integrin-mediated cell migration and adhesion[J]. J Biol Chem, 2001, 276(22): 19512 - 19523.

[35] Sastry S K, Horwitz A F. Integrin cytoplasmic domains: mediators of cytoskeletal linkages and extra- and intracellular initiated transmembrane signaling[J]. Curr Opin Cell Biol, 1993, 5(5): 819 - 831.

[36] Schwartz M A, Schaller M D, Ginsberg M H. Integrins: emerging paradigms of signal transduction[J]. Annu Rev Cell Dev Biol, 1995, 11(11): 549 - 599.

[37] Wilson E, Sudhir K, Ives H E. Mechanical strain of rat vascular smooth muscle cells is sensed by specific extracellular matrix/integrin interactions[J]. J Clin Invest, 1995, 96(5): 2364 - 2372.

[38] Kim B S, Nikolovski J, Bonadio J, et al. Cyclic mechanical strain regulates the development of engineered smooth muscle tissue[J]. Nat Biotechnol, 1999, 17(10): 979 - 983.

[39] Sanchez-Esteban J, Wang Y, Filardo E J, et al. Integrins beta1, alpha6, and alpha3 contribute to mechanical strain-induced differentiation of fetal lung type Ⅱ epithelial cells via distinct mechanisms[J]. Am J Physiol Lung Cell Mol Physiol, 2006, 290(2): L343 - L350.

[40] Ebert M S, Neilson J R, Sharp P A. MicroRNA sponges: competitive inhibitors of small RNAs in mammalian cells [J]. Nat Methods, 2007, 4(9): 721 - 726.

[41] Turczyńska K M, Bhattachariya A, Säll J, et al. Stretch-sensitive down-regulation of the miR - 144/451 cluster in vascular smooth muscle and its role in AMP-activated protein kinase signaling[J]. PLoS One, 2013, 8(5): e65135.

[42] Ma Y H, Ling S, Ives H E. Mechanical strain increases PDGF - B and PDGF beta receptor expression in vascular smooth muscle cells[J]. Biochem Biophys Res Commun, 1999, 265(2): 606 - 610.

[43] Chaqour B, Han J S, Tamura I, et al. Mechanical regulation of IGF - I and IGF - binding protein gene transcription in bladder smooth muscle cells[J]. J Cell Biochem, 2002, 84(2): 264 - 277.

[44] Kim B S, Mooney D J. Scaffolds for engineering smooth muscle under cyclic mechanical strain conditions[J]. J Biomech Eng, 2000, 122(3): 210 - 215.

[45] Stegemann J P, Nerem R M. Phenotype modulation in vascular tissue engineering using biochemical and mechanical stimulation[J]. Ann Biomed Eng, 2003, 31(4): 391 - 402.

[46] Numaguchi K, Eguchi S, Yamakawa T, et al. Mechanotransduction of rat aortic vascular smooth muscle cells requires RhoA and intact actin filaments[J]. Circ Res, 1999, 85(1): 5 - 11.

[47] Powell R J, Hydowski J, Frank O, et al. Endothelial cell effect on smooth muscle cell collagen synthesis[J]. J Surg Res, 1997, 69(1): 113 - 118.

[48] Li W, Chen Q, Mills I, et al. Involvement of S6 kinase and p38 mitogen activated protein kinase pathways in strain-induced alignment and proliferation of bovine aortic smooth muscle cells[J]. J Cell Physiol, 2003, 195(2): 202 - 209.

［49］ Shannon C E. A mathematical theory of communication［J］. Bell System Techn J, 1948, 27(3): 379 – 423.

［50］ Liu B, Qu M J, Qin K R, et al. Role of cyclic strain frequency in regulating the alignment of vascular smooth muscle cells in vitro［J］. Biophys J, 2008, 94(4): 1497 – 1507.

［51］ Hamilton D W, Maul T M, Vorp D A. Characterization of the response of bone marrow-derived progenitor cells to cyclic strain: Implications for vascular tissue-engineering applications［J］. Tissue Eng, 2004, 10(4): 361 – 369.

［52］ Park J S, Chu J S, Cheng C, et al. Differential effects of equiaxial and uniaxial strain onmesenchymal stem cells［J］. Biotechnol Bioeng, 2004, 88(3): 359 – 368.

［53］ Cevallos M, Riha G M, Wang X, et al. Cyclic strain induces expression of specific smooth muscle cell markers in human endothelial cells［J］. Differentiation, 2006, 74(9 – 10): 552 – 561.

［54］ Egusa H, Kobayashi M, Matsumoto T, et al. Application of cyclic strain for accelerated skeletal myogenic differentiation of mouse bone marrow-derived mesenchymal stromal cells with cell alignment［J］. Tissue Eng Part A, 2013, 19(5 – 6): 770 – 782.

［55］ Ahvaz H H, Mobasheri H, Bakhshandeh B, et al. Mechanical characteristics of electrospun aligned PCL/PLLA nanofibrous scaffolds conduct cell differentiation in human bladder tissue engineering［J］. J Nanosci Nanotechnol, 2013, 13(7): 4736 – 4743.

［56］ Kozai T, Eto M, Yang Z, et al. Statins prevent pulsatile stretch-induced proliferation of human saphenous vein smooth muscle cells via inhibition of Rho/Rho – kinase pathway［J］. Cardiovasc Res, 2005, 68(3): 475 – 482.

［57］ Qi Y X, Qu M J, Yan Z Q, et al. Cyclic strain modulates migration and proliferation of vascular smooth muscle cells via Rho – GDIalpha, Rac1, and p38 pathway［J］. J Cell Biochem, 2010, 109(5): 906 – 914.

［58］ Asanuma K, Magid R, Johnson C, et al. Uniaxial strain upregulates matrix-degrading enzymes produced by human vascular smooth muscle cells［J］. Am J Physiol Heart Circ Physiol, 2003, 284(5): H1778 – H1784.

［59］ Morrow D, Sweeney C, Birney Y A, et al. Cyclic strain inhibits Notch receptor signaling in vascular smooth muscle cells in vitro［J］. Circ Res, 2005, 96(5): 567 – 575.

［60］ 陈斯国, 吴宇奇, 李一帆, 等. 转化生长因子-β1 及 Sirt1/2 参与高血压诱导的血管平滑肌细胞缝隙连接蛋白-43 的表达及细胞增殖［J］. 生物物理学报, 2012, 28(9): 743 – 753.

［61］ Favaloro B, Allocati N, Graziano V, et al. Role of Apoptosis in disease［J］. Aging (Albany NY) 2012, 4(5): 330 – 349.

［62］ Zhang Y H, Zhao C Q, Jiang L S, et al. Cyclic stretch-induced apoptosis in rat annulus fibrosus cells is mediated in part by endoplasmic reticulum stress through nitric oxide production［J］. Eur Spine J, 2011, 20(8): 1233 – 1243.

［63］ Cheng W P, Wang B W, Lo H M, et al. Mechanical stretch induces apoptosis regulator TRB3 in cultured cardiomyocytes and volume-overloaded heart［J］. PLoS One, 2015, 10(4): e0123235.

［64］ Cheng J, Zhang J, Merched A, et al. Mechanical stretch inhibits oxidized low density lipoprotein-induced apoptosis in vascular smooth muscle cells by up-regulating integrin alphavbeta3 and stablization of PINCH – 1［J］. J Biol Chem, 2007, 282(47): 34268 – 34275.

［65］ Lee E, Kim D Y, Chung E, et al. Transplantation of cyclic stretched fibroblasts accelerates the wound-healing process in streptozotocin-induced diabetic mice［J］. Cell Transplant, 2014, 23(3): 285 – 301.

［66］ Song J T, Hu B, Qu H Y, et al. Mechanical stretch modulates microRNA21 expression, participating in proliferation and apoptosis in cultured human aortic smooth muscle cells［J］. PLoS One, 2012, 7(10): e47657.

［67］ Li C, Wernig F, Leitges M, et al. Mechanical stress-activated PKCdelta regulates smooth muscle cell migration［J］. FASEB J, 2003, 17(14): 2106 – 2108.

［68］ Hu Y, Böck G, Wick G, et al. Activation of PDGF receptor alpha in vascular smooth muscle cells by mechanical stress［J］. FASEB J, 1998, 12(12): 1135 – 1142.

［69］ Li C, Hu Y, Sturm G, et al. Ras/Rac-Dependent activation of p38 mitogen-activated protein kinases in smooth muscle cells stimulated by cyclic strain stress［J］. Arterioscler. Thromb. Vasc. Biol, 2000, 20(3): E1 – E9.

［70］ Sterpetti A V, Cucina A, Santoro L, et al. Modulation of arterial smooth muscle cell growth by haemodynamic forces［J］. Eur J Vasc Surg, 1992, 6(1): 16 – 20.

［71］ Qi Y X, Jiang J, Jiang X H, et al. PDGF – BB and TGF – β1 on cross-talk between endothelial and smooth muscle cells in vascular remodeling induced by low shear stress［J］. Proc Natl Acad Sci USA, 2011, 108(5): 1908 – 1913.

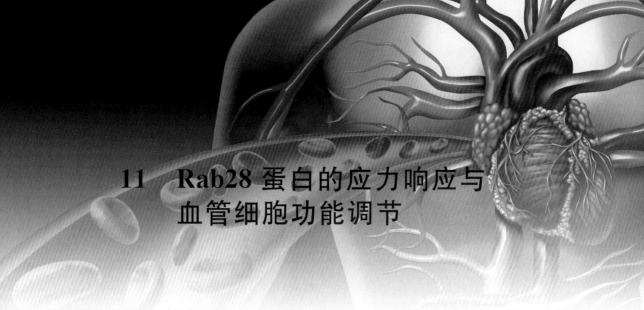

11　Rab28 蛋白的应力响应与血管细胞功能调节

在"力-血管蛋白质组学"研究中,我们发现,低切应力(low shear stress,LowSS)下血管组织的 Rab28 蛋白明显高表达[1]。推测在血管组织中 Rab28 可能具有力学响应的敏感性。

Ras GTP 酶是小 GTP 酶中数量最多的一个类别。根据它们的结构、序列和功能又分为6 个主要的家族,Rab 家族属于其中之一。Rab GTP 酶调节质膜运输的各个环节,包括囊泡形成、运输和融合等。Rab28 是 Rab 家族成员之一,它和家族其他成员的同源性约 40%,也可以说,它属于家族中的"远亲"。相对于其他成员,对于它的研究不多,而对它在动物细胞内的定位和功能更缺乏了解。

通过对体外培养的大鼠胸主动脉分别施加正常切应力和低切应力,双向凝胶电泳检测这两种条件下血管组织差异表达的蛋白质,经质谱鉴定 Rab28 属于其中之一,且主要由血管平滑肌细胞(vascular smooth muscle cells,VSMCs)所表达。后续的研究发现 LowSS 可能通过 ERK 通路影响 Rab28 的表达,进而调控 VSMCs 的迁移。

在腹主动脉缩窄高血压大鼠模型(肾型高血压模型,renal type hypertension model)的胸主动脉上检测到 Rab28 高表达。为了研究其在血管细胞内的定位与功能,探讨了它和高血压血管重建(remodeling)的联系,通过细胞张应变加载系统,对内皮细胞(endothelial cells,ECs)和 VSMCs 施加正常生理状态和高血压病理状态幅度的周期性张应变(cyclic strain)。结果显示,高张应变诱导了 VSMCs 的 Rab28 表达;用 VSMCs 的培养基培养静态的 ECs 后,后者的 Rab28 表达也增高。检测 VSMCs 的培养基发现,高张应变可促进VSMCs 自分泌血管紧张素Ⅱ(angiotensin Ⅱ,Ang Ⅱ)。Ang Ⅱ 既作用于 VSMCs 自身,又通过旁分泌作用于相邻的 ECs,上调 ECs 和 VSMCs 的 Rab28 表达。干扰 ECs 的 Rab28 表达可抑制 ECs 增殖,诱导其凋亡和迁移;干扰 VSMCs 的 Rab28 表达则抑制 VSMCs 迁移。

在 ECs 中,Rab28 和 NF-κB 存在细胞内共定位。ECs 处于饥饿状态时,NF-κB 和Rab28 主要分布在细胞核(cell nucleus)。干扰 ECs 的 Rab28 表达,NF-κB p65 亚基磷酸化水平下降,入核减少;抑制 NF-κB 活化,则造成 Rab28 表达下降。结果显示,NF-κB 活化机制中,Rab28 可能参与了 NF-κB 的入核过程;反之,NF-κB 活化后上调 Rab28 的表达。NF-κB 活化入核与 NF-κB 表达之间存在反馈调控。

这些研究结果说明,Rab28 与应力调控下的血管细胞功能之间具有密切的关系,对阐明血管重建的力学生物学机制有重要意义。

11.1 Rab28 蛋白概述

11.1.1 小 GTP 酶蛋白家族

小 GTP 酶(small GTPase)是一类能结合并水解三磷酸鸟苷(GTP)的水解酶类。它们是一类在细胞质中发现的异源三聚体 G 蛋白 α 亚基的类似物。和 G 蛋白 α 亚基不同之处在于,小 GTP 酶能够作为水解酶独立将 GTP 水解为二磷酸鸟苷(GDP)。

与 GTP 结合后 G 蛋白激活,当 GTP 水解成 GDP 后 G 蛋白则失活。GDP 与 GTP 可以相互转换,由此,G 蛋白便起到"开/关"作用。GTP 水解作用由 GTP 酶激活蛋白(GTPase activating proteins,GAPs)促成,而 GDP 转化为 GTP 由鸟嘌呤交换因子(guanine nucleotide exchange factors,GEFs)催化。激活 GEF 的同时即激活 G 蛋白,而激活 GAP 则将使 G 蛋白失活。鸟嘌呤解离抑制因子(guanine nucleotide dissociation inhibitors,GDI)可以保持小 GTP 酶的失活状态。

小 GTP 酶广泛地调控细胞功能,包括生长、分化、运动和囊泡运输等。

11.1.2 Ras 超家族

Ras GTP 酶是小 GTP 酶中数量最多的一个类别,因此称为 Ras 超家族(Ras superfamily GTPase),其成员超过 170 个。根据它们的结构、序列和功能又分成 6 个主要的家族,包括 Ras、Rho、Ran、Rab、Arf 和 Miro。Ras 家族本身再分成 6 个亚家族,包括 Ras、Ral、Rit、Rap、Rheo 和 Rad。

每个亚家族都有一个共同的 G 核心序列,这个核心决定了该亚家族核苷酸的交换能力及基本功能。而邻近的序列区则决定某具体 GTP 酶的特定功能,比如 Rho 亚家族特征性序列的功能是将酶结合到特定的效应蛋白 IQGAP 和 WASP 上。

Ras 家族一般与细胞增殖有关,Rho 和细胞的形态学有关,Ran 和细胞的核质运输(nuclear transport)有关,而 Rab 与 Arf 参与细胞的囊泡运输。最早的 Ras 是从大鼠肉瘤中发现的,Ras 即"rat sarcoma(大鼠肉瘤)"的缩写。ras 基因的突变可以造成 Ras 蛋白永久激活,导致细胞内信号系统处于始终活化的状态,最终可引发癌症。

11.1.3 Rab 家族

Rab 最早在芽殖酵母中发现,与细胞分泌有关。后来在大鼠大脑中发现基因同源的类似物,即命名为 Rab(Ras-like in rat brain)。目前鉴定出来的 Rab 有 70 余个。Rab GTP 酶调节质膜运输(membrane traffic)的许多环节,包括囊泡形成、囊泡运输以及囊泡融合等。

Rab 是膜外周蛋白,通过 1 个酯基与 1 个氨基酸之间的共价连接锚定在膜上。具体来讲,Rab 通过异戊二烯基团来锚定 C 端 2 个半胱氨酸。Rab 护卫蛋白(Rab escort proteins,REPs)通过与疏水的异戊二烯基结合,将新合成的 Rab 运送到适当的膜结构上。异戊二烯基能插入质膜,将 Rab 锚定在生物膜(包括囊泡和质膜)的细胞质侧。由于 Rab 蛋白是通过活动的 C 端区域锚定在膜上,因此形容为"绳子系着的气球"。

和其他的 GTP 酶一样,Rab 在无活性的 GDP 结合状态以及活性的 GTP 结合状态之间转换。GEF 催化 GDP 结合状态到 GTP 结合状态的转化,即激活 Rab。GAP 通过促进 Rab 内在的水解酶活性使之失活。REPs 只运输 GDP 结合状态的 Rab,Rab 的效应子非常多样化,由于每种 Rab 都有多种效应子,因此可以执行多种功能。

膜融合后,Rab 通过回收回到来源的质膜。GDP 解离抑制因子(GDP dissociation inhibitor,GDI)与 Rab 的异戊二烯基团结合,阻止 GDP 和 GTP 发生交换并将 Rab 送回原来的位置。Rab 蛋白如果存在异戊二烯化缺陷将导致病理状态,如无脉络膜症(choroideremia)。

11.1.3.1　Rab GTP 酶与膜运输

真核细胞细胞质内的功能区域由质膜分隔出各种细胞器,每一种细胞器负责一定的功能。细胞器之间的物质交换通过囊泡运输进行。尽管细胞内运输通路和所运输的物质非常复杂,物质运输的"交通管理"却是严格、精确的,物质运输具有精确性和高效性。每一种物质运输都有自己的调控因子,Rab 是主要的调控者[2,3]。Rab 调控膜运输的每一个环节,从物质运输的出发点形成运输囊泡,将囊泡运输到目的地,再促进囊泡和目的地的质膜融合。这个级联反应机制能够保证物质向正确的方向运输[4]。不同的 Rab 分子负责不同的运输通路,所以它们所调节的信号通路不会重叠,因而能够保证细胞内物质运输有条不紊。Rab 功能异常会导致从感染性疾病到癌症的多种疾病转变。

Rab 循环过程、Rab 指引囊泡运输的过程,以及如何确保运输囊泡到达正确位置的机制[5],如图 11-1 所示。新合成的 Rab 蛋白在护卫蛋白(REP)的指引下,在香叶酰-香叶酰(geranylgeranyl)转移酶处获得异戊二烯基尾巴(红色波浪形曲线),插入到目标膜是通过 GDI 解离因子(GDF)的作用从 GDI 上脱离以后实现的。

REP 将 Rab 运送到目标膜上。在整个过程中,Rab 是 GDP 结合状态。鸟嘌呤交换因子(GEF)催化 GDP 转化为 GTP,从而使 Rab 活化。于是,Rab 和相应的 GTP 酶活化蛋白(GAP)催化水解 GTP 成为 GDP。然后,Rab 在鸟氨酸解离抑制因子(GDI)的作用下从膜上脱离,准备进入下一个循环。

Rab 活化的级联反应可确保运输囊泡运送到指定部位。如图 11-2 所示:① RabA 插入到目标膜上,对应的 GEF 将它活化;② 活化的 RabA 募集下一个通路的 RabB 的 GEF,RabB 活化后执行两种功能;③ 募集 GAP 使 RabA 失活;④ 同时募集下一个通路的 RabC 的 GEF;⑤ 活化的 RabC 则募集 GAP 使 RabB 失活。不同的质膜表面带有特定的 Rab,因此 GAP 和 GEF 的交替作用保证反应在正确的质膜上进行。现将各个 Rab 的功能作如下简单介绍。

(1)物质输出。Rab1 调节内质网-高尔基体之间的物质运输,Rab2 则负责回收。Rab6 调控高尔基体-高尔基体之间的运输。Rab8、Rab10、Rab14 调控新合成的物质从高尔基体到质膜的运输,葡萄糖转运子 GLUT4 就通过这些 Rab 到达质膜。Rab3、Rab26、Rab27、Rab37 将分泌囊泡和分泌颗粒运出细胞,Rab27、Rab32、Rab38 负责黑色素的运输。

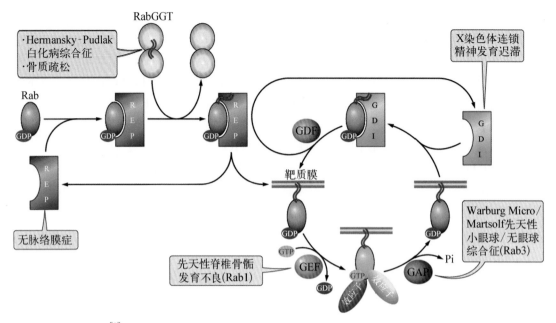

图 11 - 1 Rab 循环[5]

Figure 11 - 1 Rab cycle

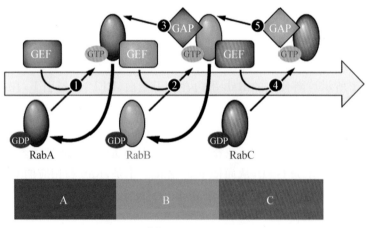

图 11 - 2 Rab 活化的级联反应[5]

Figure 11 - 2 The cascade reactions of Rabs activation

(2) 物质输入。多种 Rab 和内体(endosome)运输有关,大多数定位在早期的内体,并在那里活化。绝大多数早期的内吞过程都需要 Rab5 的存在,它介导了从早期的内体到内吞囊泡的融合。内体可以直接运送到溶酶体降解,此过程需要 Rab7 的作用;或者通过几种回收装置把囊泡内的物质运回质膜。Rab15 负责早期内体到回收内体的定向运输。Rab4 和 Rab11 调控内体回收的速度(前者加速,后者减速)。

(3) 特定物质的运输。Rab18 介导脂滴运输和细胞内脂质储存位置。Rab24 和 Rab33 介导细胞内组分进入早期自噬溶酶体结构,形成自噬溶酶体,继而定向运输到溶酶体或液泡。Rab21 和 Rab25 调控(控制着细胞黏附和细胞分裂)整合素的运输。Rab13 引导极性上皮细胞的紧密连接的形成和运输(紧密连接是极性细胞的顶端和基底外侧的分界线)。Rab23 在小鼠脊椎背腹侧发育时在下游负向调控 Shh 信号通路,它可能和 Shh 通路激活的转录因子存在相互作用,因此小鼠 Rab23 基因变异将导致颅骨闭合不全。Rab40 通过募集泛素化装置调控 Wnt 信号通路。

有几种 Rab 的功能还没有明确,比如 Rab35,它控制一种重要的细胞分裂因子的质膜回收。Rab34 和 Rab39 在高尔基体中发现,但不清楚它们的功能。我们讨论的研究对象 Rab28 在哺乳类动物种的细胞内定位和功能均尚未有报道。

11.1.3.2 Rab 与血管的功能调节

Rab 家族中部分成员参与一些调节血管功能的受体蛋白转运,如 Rab5 和 Rab7 参与血管内皮生长因子 2 受体(VEGF2R)的转运;Rab4、Rab5 参与 β 肾上腺素受体的转运;Rab4、Rab5、Rab7 和 Rab11 参与血管紧张素 II 受体的转运[6,7]。Rab 蛋白家族除与细胞囊泡运输有关,还参与细胞迁移过程。Rab 通过参与对成纤维细胞骨架成分肌动蛋白的重排,形成层状伪足使细胞迁移。受体酪氨酸激酶(RTK)与 Rab5、F - 肌动蛋白和辅肌动蛋白 - 4 形成复合体,使肌动蛋白纤维形成网络从而行使其功能。Rab5、Rab11 和 Rab7 都参与了神经元细胞的迁移行为。因此,已知 Rab 蛋白家族的部分成员与心血管功能(参与血压调节有关的受体转运)以及细胞迁移相关。然而,目前有关 Rab 蛋白家族的研究尚未关注力学因素对它的影响。

11.1.4 Rab28 的发现与已有研究

11.1.4.1 Rab28 的发现

Rab28 是 Rab 家族的成员,在动物组织,如大脑皮层、肝、肾、骨骼肌、脂肪组织、睾丸组织和尿道上皮等有表达。大鼠 cDNA 文库的分析结果表明,Rab28 与其家族的其他成员的基因同源性为 31%～33%,主要集中在 GTP 结合模序部分,而 Rab 家族中其他成员的基因同源性约为 40% 以上[8]。也可以说,Rab28 属于其家族中的"远亲"。因此,相对于 Rab 家族的其他成员而言,有关 Rab28 的研究鲜见报道,而对它在动物细胞内的定位和功能更缺乏了解。根据我们前期研究[9,10]发现,Rab28 具有力学响应的敏感性并且在大鼠高血压模型血管组织中表达显著增高,结合 Rab 蛋白家族其他成员的已知功能,我们假设 Rab28 可能与血管细胞的囊泡运输有关,影响细胞的物质转运。在高血压血管重建过程中,Rab 蛋白通过帮助受体蛋白的转运,参与调控细胞的功能,从而影响血管重建。

1996 年,Brauers 等通过 PCR 得到大鼠脂肪细胞和脑细胞的 cDNA 文库,在文库中发现了与 ras 基因相关的基因 rab28(此 rab28 基因不同于在植物学上的"Rab28"基因,植物学上的 Rab28 基因与植物脱落酸的 DNA 识别元件有关,不在我们的讨论范围)。通过基因序列推导得到的氨基酸序列,再对氨基酸序列进行分析,发现它是 Rab 蛋白家族成员,初始密码子读码框和 Rab 家族的其他 GTP 结合蛋白一致。它与该家族内其他成员序列的相似性(与 Rab1、Rab6、Rab11、Rab13 有 31%～33% 序列相同,主要集中在 GTP 结合区域),

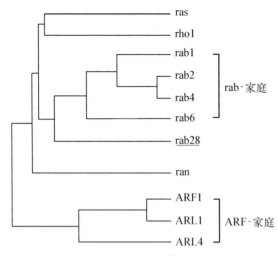

图 11-3 Rab 在家族树中的位置[8]

Ras 相关 GTP 酶分为 Ras、Rab、ARF、Ran 和 Rho 亚家族,Rab28 在 Rab 家族中处于边缘位置

Figure 11-3 Rab's family

比家族内其他的成员之间序列的相似性(>40%)要低。Rab28 的序列有几个特征:① 核苷酸结合区域以外的序列和其他的 Rab 相似性很低;② 相对保守的 PM1 和 PM3 区和其他的 Rab 不同;③ 序列 60 处含有 1 个少见的亮氨酸,108~110 的位置有 3 个氨基酸插入;④ N 端有一段 11 个氨基酸的亲水性片段,含有 5 个带负电的残基;⑤ 有高达 9 个潜在的磷酸化位点;⑥ C 端含有 1 个法尼基(farnesyl)模序,它虽然也出现在 Rab8 和 Rab13 中,但一般认为是 Rho 和 Ras 家族的特征(Valencia, et al, 1991)。总之,这些结构说明 Rab28 是 Rab 家族的一个"远亲"。它的功能可能和一般的 Rab 不同(见图 11-3)。

研究发现 Rab28 有 2 种:Rab28S 和 Rab28L(S 代表 short,L 代表 long)。它们之间的区别在于 Rab28L 的编码区多出 95 bp 的插入序列。这一段插入的序列导致了相应的蛋白质 C 端 30 个氨基酸的差异。两种 Rab28 分子与 GTP 结合部位的结构是相同的,它们的 C 端都含有法尼基化(farnesylation)序列;它们的不同在于延伸段的 13 个氨基酸,这些氨基酸可能影响 Rab 在细胞内分布的位置。通过对不同组织的 PCR 检测,发现 Rab28S 的 mRNA 存在于大多数人体组织(脑皮质、肝脏、肾脏、骨骼肌、脂肪组织、睾丸、泌尿系统上皮组织等),而 Rab28L 的 mRNA 主要存在于睾丸。两种 Rab28(Rab28L 和 Rab28S)都能快速地与放射性标记的 GTP 结合,并在 15 min 内达到反应平衡;这种结合能被无放射性标记的 GTP 完全抑制。它们在水解 GTP 的能力方面,并没有显著的差异。基于此结果推定,作为 GTP 酶,两种 Rab28 的基本功能是相同的。Rab 蛋白的 C 端属于高变区。C 端通过翻译后修饰或共翻译结合 1 个法尼基或香叶酰-香叶酰(geranylgeranyl)残基,令蛋白可以锚定在膜上。这段序列的差异使不同的 Rab 定位在不同的细胞器膜上。因此,两种 Rab28 可能有不同的细胞内定位,有可能在不同的信号通路中发挥作用。

11.1.4.2 Rab28 分子结构的特殊性

Ras 超家族都具有 1 个相同的蛋白质折叠和 1 种相近的核苷酸依赖的开关机制。与 GTP 结合后,Ras GTP 酶与下游效应蛋白之间的亲和力增加;随着 GTP 水解和磷酸化 Ras 构象改变,和效应蛋白之间的亲和力下降。Ras 蛋白本身只有较低的 GTP 酶活性和核苷酸交换效率,而细胞内一些因子可调控其活性,包括:① GTP 酶激活蛋白(GAPs),能够加速 GTP 水解,进入非活化状态;② 鸟嘌呤交换因子(GEFs),促进 GDP 转化为 GTP,进入活化状态;③ 鸟苷酸解离抑制因子(GDIs),通过抑制核苷酸交换延长非激活状态持续的时间,并将 GTP 酶结合到膜结构上。

Rab GTP 酶家族具有 70 多种蛋白,彼此序列差异很大。虽然如此,但它们在 5 个称为"Rab 家族模序"的区域(RabF1~RabF5)却表现出高度的序列保守性[11]。Lee 等[12]对 Rab28 进行了蛋白质晶体结构分析。Rab28 虽然具有 Rab GTP 酶的一般特点,但它又具有其他 Rab 所不具有的"核苷酸依赖的构象大幅度变化"(large nucleotide-dependent conformational change)。在分子开关(switch)2 的区域内存在的 1 个双甘氨酸令 Rab28 具有高度的结构可变性。双甘氨酸模序是 Arf 家族的特征,在 Rab 家族中仅见于 Rab28 和 Rab7b,可能影响它们的催化活性。

11.1.4.3　Rab28 的研究进展

(1) Rab28 在锥虫细胞中的功能。研究 Rab 家族的模式生物酿酒酵母(*Saccharomyces cerevisiae*)缺乏 Rab28,因此研究者选择布氏锥虫(*Trypanosoma brucei*)作为替代模型[13]。布氏锥虫在进化上与真核细胞接近(锥虫 Rab28 与人 Rab28 相同性为 49%,相似性为 58%),具有典型的内膜系统。锥虫具有通过胞膜折叠进行胞吞和胞吐的细胞器结构,称为鞭毛袋。

为研究其在细胞内的定位,将锥虫 Rab28 与血凝素的融合蛋白,及与 YFP 的融合蛋白在 BSF(循环期,为锥虫虫体在宿主循环系统中的生活周期)细胞中异位表达。对细胞进行间接免疫荧光分析发现在细胞后部靠近细胞核以及在细胞前部靠近动基体(kinetoplast,也称副基底小体,存在于锥虫的鞭毛和基底小体汇合处,是特化的线粒体,含有 DNA,能够自繁殖)的位置有离散的斑点状荧光。Rab28 阳性结构随着动基体分裂而复制并被分隔到子代细胞中。

在 PCF(循环前期,为锥虫虫体进入宿主循环系统前的生活周期)中表达 Rab28 融合蛋白时,它在细胞内的定位和在 BSF 中基本一致。

Rab28 与 Vps23(1 种 ESCRT 1 元件,ESCRT 为转运必需内吞体分选复合物)存在共定位。Rab28 与 p67 存在共定位,表明它定位于溶酶体或前溶酶体膜。Rab28 与 Vps23 有部分的共定位,与蛋白转运体(retromer)有较少的共定位。

敲除 Rab28 的锥虫细胞出现溶酶体功能缺陷。对 Rab28 进行 RNA 干扰 48 h,BSF 细胞的增殖复制明显下降,说明 Rab28 对维持细胞正常生理功能是必需的。在研究植物血凝素刀豆蛋白(ConA)内吞情况时发现,在敲除 Rab28 的锥虫细胞中,ConA 滞留在前溶酶体中,不能进入溶酶体。说明载运蛋白进入溶酶体需要 Rab28。用荧光激活细胞分选术(FACS)检测 Alexa - 633 -转铁蛋白的内吞,发现在 Rab28 干扰细胞中荧光强度的降幅达 67%,表明 Rab28 是受体介导的摄取过程所必需的。

Rab28 调节锥虫对细胞溶素的敏感性。细胞溶素(TLF)是一种高密度脂蛋白的片段,它将内体运输到锥虫的溶酶体。用不同浓度的人血清孵育细胞,Rab28 敲除的细胞对 TLF 的敏感性明显下降,RNA 干扰后的细胞比正常细胞的存活率高 41%。这是干扰 Rab28 后独有的现象,干扰另外一种晚期内体蛋白 VPS23 就无这种效果。

Rab28 是常态表面蛋白翻转所需要的。常态表面糖蛋白(ISG)是表面跨膜蛋白,存在泛素化修饰的降解。经过放线菌酮处理后 4 h,正常细胞的 ISG75 减少了 50%,干扰 Rab28 后细胞的 ISG 的下降则不足 10%。说明干扰 Rab28 后细胞不能有效地翻转 ISG。

干扰 Rab28 后细胞的回收内体和高尔基复合体表现出形态学异常。在干扰 Rab28 的细胞内，发现用内体回收结构发生了形态变化。抑制 Rab28 以后对高尔基复合体的形态有巨大的影响。高尔基体膜发生扩张、断裂，说明 Rab28 是维持高尔基复合体正常结构所需。而高尔基复合体的结构异常会影响多种运输通路障碍。用透射电子显微镜对细胞的超微结构进行观察，发现干扰 Rab28 后的细胞缺乏形态正常的高尔基复合体，在本来应该有高尔基复合体的地方，出现一些反常不规则的池状结构。此外，干扰 Rab28 后细胞中溶酶体结构也有轻微的异常。

干扰 Rab28 后 ESCRT 和蛋白转运体亚单位的表达下降。在哺乳动物细胞，回收蛋白转运体和介导内体到高尔基体的运输，VPS 26 是蛋白转运体元件之一。干扰 Rab28 后的细胞中 VPS 26 荧光降低，同时伴有蛋白量下降，说明 Rab28 表达影响 VPS 26 蛋白的稳定和（或）合成。而干扰 VPS26 的表达却不影响 Rab28 的表达。

VPS 23 是转运必需内吞体分选复合物（ESCRT 1）的元件之一。干扰 Rab28 后的细胞 VPS 23 荧光信号消失，蛋白表达也减少了 70%。说明干扰 Rab28 会导致 ESCRT 1 复合物的稳定性受到破坏。抑制 VPS 23 表达却不影响 Rab28 的表达。

在锥虫细胞中，Rab28 主要定位在晚期内吞结构中，说明它在这个区域发挥作用，参与溶酶体运输的物质分选。

（2）Rab28 基因突变引起常染色体隐形遗传性视网膜视锥-视杆营养不良（cone-rod dystrophy，CRD）。研究者通过纯合子定位法（homozygosity mapping）和外显子组测序（exome sequencing）确定了 arCRD 新的致病基因。外显子组测序显示在 3 个来自德国的 arCRD 患者中都有 1 个 Rab28 基因的纯合无意义突变（c.565C>T；p.Q189*）。此外，2 个摩洛哥犹太人后代患者中发现存在 1 个纯合无意义突变（c.409C>T；p.R137*）。两种突变在 176 和 118 个同种族对照中都未发现。2 个家族共 5 名患者都有黄斑色素沉着，进行性视敏度下降，视网膜色素上皮细胞萎缩，视网膜电流图表现为严重的视锥和视杆细胞反应下降。值得注意的是，之前的研究发现 ar Leber 先天性黑朦症和常染色体显性 CRD 的病例中，编码法尼基蛋白分子伴侣的 AIPL1 基因突变。和其他的 Rab 蛋白相似，Rab28 可能参与感光细胞的纤毛发生和/或视蛋白运输。研究说明了 Rab28 在感光功能上的重要作用，并显示其他 Rab 蛋白的突变也可能与视网膜营养不良的发生有关[14-16]。在西班牙 2 个家族中发现视锥-视杆营养不良也是因 Rab28 基因突变所致[17]。

11.2 低切应力条件下 Rab28 对血管细胞功能的调节

Rab 蛋白是 Ras 蛋白超家族中最大的亚家族，在从酵母、果蝇、小鼠到人类等各种真核生物中表达，参与了细胞增殖、凋亡和分化等多种功能的调控[18]，在细胞内囊泡运输的形成、运输、黏附和聚集中起重要作用[19]。Rab28 在植物学中研究较多[20]。近期研究表明，Rab28 的 mRNA 存在于人体多种组织中，如大脑皮层、肝、肾、骨骼肌、脂肪组织。放射性标记的 GTP 能够快速与 Rab28 结合，并在 15min 内达到反应平衡，且这种作用能够被无放射标记的 GTP 完全抑制,表明 Rab28 具有 GTP 酶活性[21]。我们发现,Rab28 在 LowSS 培养血管组织中表达水平明显升高,然而 Rab28 在动物细胞,尤其是血管细胞的功能目前仍不清楚。因此,应用 ECs/VSMCs 联合培养平行平板流动腔模型,继续深入探讨 Rab28 蛋白表达水平变化的分子生物学机制。

动脉粥样硬化血管重建受到生物、化学和物理等多种体内、外因素的影响,而发病机制尚未完全阐明。临床研究发现,血管重建部位多发生在动脉分叉、起始处,表明 LowSS 在血管重建的发生发展中起重要的作用[22,23]。国内外在 LowSS 诱导血管重建分子机制方面开展了许多工作。现有研究结果表明,机械应力刺激可以激活 VSMCs 和 ECs 膜表面多种应力感受器,如整合素、paxillin 和黏着斑组成的复合体[24]、血小板内皮细胞黏附分子-1、血管内皮细胞钙黏蛋白和血管内皮细胞生长因子 2 型受体组成的生长因子受体应力感受复合体、离子通道等[25]。上述感受器感受应力刺激后可以激活多种细胞信号转导通路,将应力信号转入细胞核,从而调控基因转录、蛋白质表达和细胞功能[26]。然而,LowSS 诱导血管重建的分子机制还远未阐明。

蛋白质组学(proteomics)技术能够研究在特定时间及环境条件下细胞或组织表达的全部蛋白质[27];在肿瘤疾病相关研究中最先得到广泛应用,鉴定了一批肿瘤相关蛋白,为肿瘤的早期诊断、药物靶点寻找、疗效判断和预后提供了重要依据[28]。在心血管相关疾病研究方面,Faber 等[29]开展了高血压大鼠[30]心肌肥厚差异蛋白质组学研究、鉴定,得到评价心肌肥厚程度的相关靶蛋白。White 等将蛋白质组学技术引入心肌缺血再灌注损伤疾病的研究,提出新的可能作为临床评估损伤程度的生物标记蛋白。我们在前期工作中,应用差异蛋白质组学结合生物信息学分析的方法,初步构建了可能的应力细胞信号转导网络,发现了一些在应力条件下细胞间信息交流和细胞信号转导过程中起重要作用的分子[1]。

我们应用双向凝胶电泳结合质谱分析的差异蛋白质组学方法[31-35],发现在血管组织中表达且功能尚未见报道的蛋白质——Rab28,其表达水平在 LowSS 培养血管组织内明显升高。之后,应用 ECs 和 VSMCs 联合培养切应力加载模型,在细胞水平探讨不同切应力条件下 ECs 和 VSMCs 的 Rab28 表达情况,并应用 RNA 干扰和特异性抑制剂等方法,研究 Rab28 在 VSMCs 迁移功能的作用及其机制。

11.2.1 低切应力上调培养血管组织和联合培养血管平滑肌细胞的 Rab28 表达

对体外培养大鼠胸主动脉分别施加 NSS($15\ dyn/cm^2$)和 LowSS($5\ dyn/cm^2$),双向凝胶电泳检测这 2 种切应力条件下血管组织差异表达的蛋白质。图 11-4(a)显示在 LowSS 条件下培养血管组织内表达灰度值较 NSS 组升高 2 倍以上的蛋白质点,经质谱鉴定该蛋白质为 Rab28[见图 11-4(b)]。

应用 ECs/VSMCs 联合培养平行平板流动腔系统,检测 NSS($15\ dyn/cm^2$)和 LowSS($5\ dyn/cm^2$)条件下,Rab28 在 ECs 和 VSMCs 这 2 类重要血管细胞中的表达水平。结果显示,与 NSS 相比,LowSS 加载 12 h 显著增加 VSMCs 的 Rab28 表达水平,但对 ECs 的 Rab28 表达却无显著影响(见图 11-5)。结果提示:LowSS 诱导的血管组织 Rab28 表达水平增加可能主要是由 VSMCs 的 Rab28 表达增加引起的[36]。

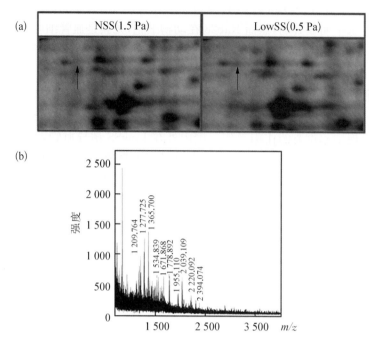

图 11-4 LowSS 促进体外培养血管组织 Rab28 蛋白表达

（a）双向凝胶电泳显示差异表达的蛋白质点(↑指示)；（b）质谱鉴定显示该蛋白质为 Rab28

Figure 11-4 LowSS increased the expression of Rab28 in the cultured aorta

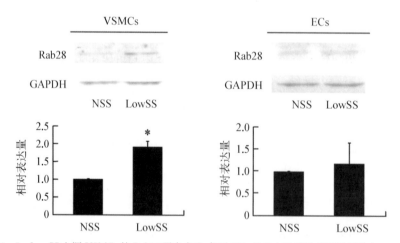

图 11-5 LowSS 上调 VSMCs 的 Rab28 蛋白表达，但对 ECs 的 Rab28 表达却无明显影响，

*与 NSS 相比，$p < 0.05$

Figure 11-5 LowSS increased the expression of Rab28 in VSMCs，but not in ECs

　　细胞水平研究发现，LowSS 组 VSMCs 的 Rab28 表达水平明显高于 NSS 组，而 ECs 的 Rab28 表达水平在 2 种切应力加载条件下无明显变化。由于 ECs 仅以单层衬于血管内膜表面，而血管壁的大量细胞成分是位于中膜的 VSMCs。因此，LowSS 诱导的血管组织的 Rab28 表达水平增加可能主要是 VSMCs 的 Rab28 增加所引起的。上述组织水平与细胞水平研究均表明，切应力调控了 VSMCs 的 Rab28 蛋白表达水平，然而其机制尚不清楚。

11.2.2 低切应力上调联合培养血管平滑肌细胞迁移及 ERK 磷酸化

对联合培养 ECs/VSMCs 分别施加 NSS 和 LowSS 作用 12 h,Transwell 结果显示,与 NSS 加载相比,LowSS 明显上调 VSMCs 迁移能力[见图 11 - 6(a)],表明 LowSS 促进 VSMCs 迁移能力,参与了血管重建过程。

LowSS 加载还显著增加 VSMCs 细胞内信号传导分子(细胞外信号调节酶(extracellular signal-regulated kinase,ERK)磷酸化水平[见图 11 - 6(b)]。然而,LowSS 上调 Rab28 表达与 VSMCs 迁移增加和 ERK 磷酸化之间有何关系,目前尚不清楚。因此,后续研究将深入探讨 Rab28 表达水平变化在 VSMCs 迁移和 ERK 磷酸化调控中的作用。

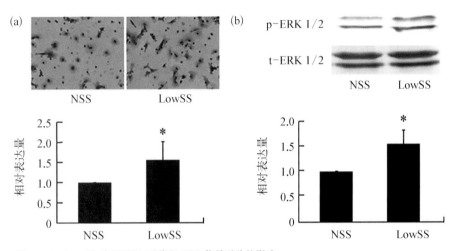

图 11 - 6 LowSS 对 VSMCs 迁移和 ERK 信号通路的影响
(a) LowSS 上调 VSMCs 的迁移能力;(b) LawSS 促进 VSMCs 的 ERK 磷酸化,* 与 NSS 相比,$p < 0.05$
Figure 11 - 6 LowSS promoted the migration of VSMCs and increased the phosphorylation of ERK in VSMCs

11.2.3 RNA 干扰抑制血管平滑肌细胞的 Rab28 表达,并抑制细胞的迁移

应用 RNA 干扰技术,特异性抑制静态培养 VSMCs 的 Rab28 表达[见图 11 - 7(b)]。Transwell 结果显示,特异性抑制 Rab28 表达能显著下调 VSMCs 迁移能力[见图 11 - 7(a)],但对细胞 ERK 磷酸化水平无显著影响[见图 11 - 7(b)]。结果表明切应力调控的 Rab28 表达水平变化可能参与了 VSMCs 迁移功能的调控,但 ERK 信号通道未受 Rab28 表达水平变化的调控。

由于 VSMCs 由中膜向内膜下层迁移增加是动脉粥样硬化斑块发生、发展的重要事件之一,而 LowSS 加载同时上调 VSMCs 迁移能力和 Rab28 表达,故探讨 Rab28 表达水平变化是否参与 VSMCs 迁移调控的分子机制。结果表明,应用 RNA 干扰特异性抑制 Rab28 表达能够显著降低 VSMCs 的迁移水平,说明 LowSS 可能通过增加 Rab28 表达水平变化上调

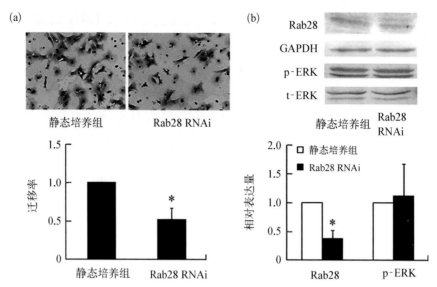

图 11 - 7 Rab28 RNA 干扰对 VSMCs 迁移和 ERK 信号通路的影响

(a) RNA 干扰 VSMCs 迁移;(b) RNA 干扰对 VSMCs 的 ERK 磷酸化水平无显著影响,＊与对照组相比,$p < 0.05$

Figure 11 - 7 Rab28 target RNA interference decreased the migration of VSMCs, but had no specific effect on the phosphorylation of ERK

VSMCs 迁移,从而诱导血管重建。

11.2.4 ERK 特异性抑制剂抑制血管平滑肌细胞的 ERK 磷酸化,抑制细胞迁移,并下调 Rab28 表达

应用 ERK 特异性抑制剂 PD98059 孵育静态培养 VSMCs,细胞 ERK 磷酸化水平显著降低[见图 11 - 8(b)]。Transwell 结果显示,特异性抑制 ERK 磷酸化能够显著下调 VSMCs 迁移能力[见图 11 - 8(a)],且细胞 Rab28 表达水平显著下降[见图 11 - 8(a)]。结果表明 ERK 可能作为 Rab28 的上游信号分子,其磷酸化水平变化可能通过调控 Rab28 表达影响 VSMCs 迁移功能。

ERK 作为一类重要的 MAPK 信号分子参与了多种类型细胞迁移过程的调控[37]。ERK 信号通路的抑制剂 PD98059 和 U0126 可以抑制多种类型细胞迁移[38]。Liu 等[39]研究表明,LowSS 能够激活酪氨酸蛋白激酶受体,并通过 ERK 调控 VSMCs 迁移功能。为了进一步探讨 Rab28 分子表达升高与 VSMCs 迁移能力改变之间的关系,观察 ERK 蛋白质磷酸化变化。Western blot 结果显示,同 Rab28 蛋白变化相一致,在 LowSS 作用后 ERK 磷酸化水平也显著升高,但 Rab28 特异性 RNA 干扰对 ERK 磷酸化水平无显著影响。结果显示,Rab28 调控的 VSMCs 迁移并不是通过调控 ERK 活性变化,推测 Rab28 是否为 ERK 的下游信号分子而参与 LowSS 诱导的 VSMCs 迁移。应用 ERK 特异性抑制剂 PD98059 抑制了 ERK 磷酸化水平,结果发现 VSMCs 迁移能力和 Rab28 表达水平均显著降低。

研究结果显示,LowSS 能够上调 VSMCs 的 Rab28 表达,诱导细胞迁移。但在体条件下,切应力主要作用于血管内膜单层排列的 ECs,ECs 如何感受切应力刺激并调控相邻的

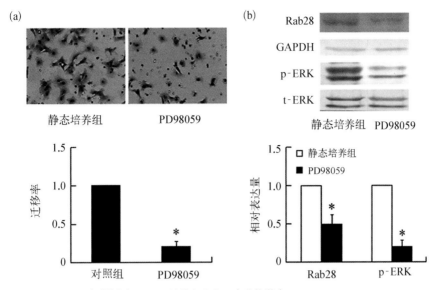

图 11 - 8 ERK 抑制剂对 VSMCs 迁移和 Rab28 表达的影响

（a）ERK 特异性抑制剂 PD98059 抑制 VSMCs 迁移；（b）特异性抑制剂下调 VSMCs 的 Rab28 蛋白表达水平，* 与对照组相比，$p<0.05$

Figure 11 - 8 PD98059，the target inhibitor of ERK MAPK，decreased the migration of VSMCs and expression of Rab28

VSMCs 功能目前尚不清楚。我们近期研究结果表明，机械张应变刺激诱导的血管紧张素 Ⅱ（angiotensin Ⅱ，Ang Ⅱ）能够通过旁分泌作用调控 VSMCs 和 ECs 迁移、增殖、凋亡等多种生物学功能[40]。切应力是否通过调控 ECs 合成和释放 Ang Ⅱ 等血管活性物质影响 VSMCs 功能，还有待进一步研究。

上述研究结果显示，LowSS 可能通过上调 VSMCs 的 ERK 信号分子的磷酸化水平，增加细胞的 Rab28 蛋白表达，从而诱导细胞迁移并参与动脉粥样硬化等血管重建过程。然而，切应力条件下 ERK、Rab28 调控 VSMCs 迁移的分子机制仍需要后续的深入研究，如 ERK 作为 MAPK 家族的重要成员，其通过哪些下游分子调控了 Rab28 蛋白的表达？ Rab28 作为一类具体功能仍不清楚的蛋白质，其表达水平如何调控 VSMCs 迁移功能的变化？ 开展 Rab28 在切应力调控 VSMCs 功能分子机制中的研究，对于深入了解心血管活动和疾病发生本质以及心血管疾病的防治具有重要的理论和临床意义。

11.3 高血压条件下 Rab28 对血管细胞功能的调控

根据前期研究[9,10]发现，Rab28 具有力学响应的敏感性并且在大鼠高血压模型血管组织中表达显著增高，结合 Rab 蛋白家族其他成员的已知功能，我们假设：Rab28 可能与血管细胞的囊泡运输有关，影响细胞的物质转运。在高血压血管重建过程中，Rab 蛋白可能通过帮助受体蛋白的转运，参与调控细胞的功能，从而影响血管重建。

为了研究 Rab28 在血管细胞内的定位与功能，探讨它与高血压血管重建之间的联系，选取雄性 SD 大鼠,用腹主动脉缩窄法制作高血压大鼠模型[41,42],观察血管 Rab28 表达与高血压血管重建的关系。然后,运用血管 ECs 与 VSMCs 体外张应变加载模型,模拟高血压时血管高周期性张应变作用下,ECs 和 VSMCs 的 Rab28 表达变化及其与 ECs 和 VSMCs 增殖、凋亡和迁移的关系;探讨张应变作用下,ECs 与 VSMCs 是如何进行相互信息交流,进而调控细胞 Rab28 的表达与功能。这一研究以动物整体器官组织观察现象,在细胞分子水平探讨机制,旨在明确 Rab28 在高血压血管重建中的作用及其力学生物学机制。

我们取 2～4 代的 ECs 和 4～7 代的 VSMCs,用 FX－4000T 细胞张应变加载系统(详见第 5 章),对 ECs 和 VSMCs 分别施加 1.25 Hz、5%(正常生理状态)和 15%(高血压病理状态)幅度的周期性张应变,加载时间为 24 h,以未加载的静态(0%)细胞为对照,无菌收集 BioFlex 培养板中的培养液(条件培养基)。用 ECs 的条件培养液培养静态培养的 VSMCs;用 VSMCs 的条件培养液培养静态生长的 ECs(见图 11－9),均在 CO_2 培养箱中培养 12 h。继而对细胞样品进行增殖、凋亡、迁移能力和蛋白免疫印迹检测。

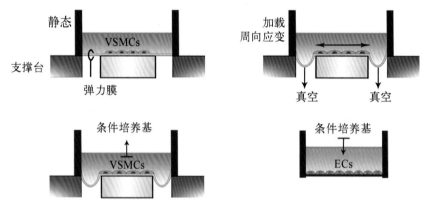

图 11－9 条件培养基的制备
应用 Flexcell 细胞张应变加载系统,对种植在弹性硅胶膜上的细胞施加周期性张应变(左上图,右上图)。加载结束后,采集加载后的细胞的培养液(左下图),作为条件培养基培养另一种细胞(右下图),观察这种细胞各种分子生物学和生物学指标的变化
Figure 11－9 The conditioned medium preparation

11.3.1 高血压大鼠血管组织的 Rab28 表达及血管壁细胞的增殖与凋亡

11.3.1.1 Rab28 在血管组织的分布

Rab28 蛋白自从 1996 年[8]发现至今,其在哺乳类动物细胞中的功能未知,甚至连它在细胞内的分布位置也无详细报道。我们着眼于从力学因素的影响,探讨它在血管重建中的作用及其机制。用腹主动脉缩窄法,复制了大鼠肾性高血压模型,发现高血压大鼠动脉血管组织的 Rab28 高表达。在颈总动脉、胸主动脉、腹主动脉和脾动脉中,颈总动脉的 Rab28 表达变化最大。在高血压下,颈总动脉的重建明显,我们进一步的工作探讨了高血压下 Rab28 表达变化和血管重建之间可能的关系。

免疫组织化学检测结果显示,Rab28 存在于血管环的全层,即 ECs 和 VSMCs 均有该蛋白的表达。在高血压大鼠的动脉组织的 Rab28 表达比正常血压大鼠高(见图 11－10)。

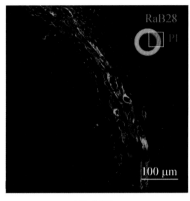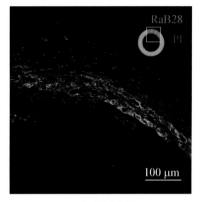

正常大鼠　　　　　　　　　　　　高血压大鼠

图 11 - 10　正常大鼠和高血压大鼠的胸主动脉的 Rab28 免疫组织化学染色
大鼠胸主动脉横切面内膜和中膜均有 Rab28 表达。高血压大鼠的动脉 Rab28 表达水平较正常大鼠增高。绿色荧光标记 Rab28,红色荧光 PI 标记细胞核。切片厚 7 μm,标尺=100 μm,$n>3$

Figure 11 - 10　Immunohistochemical staining against Rab28 in the thoracic arteries of the normotensive and the hypertensive rats

11.3.1.2　高血压大鼠颈总动脉组织的 Rab28 高表达

在正常和假手术这两组正常血压的大鼠颈总动脉的 Rab28 表达无明显差异;而与这两组正常血压大鼠相比,高血压大鼠颈总动脉的 Rab28 表达明显上升(见图 11 - 11)。由此可见,高血压诱导了动脉 Rab28 的高表达。

11.3.2　高张应变条件下内皮细胞和血管平滑肌细胞的 Rab28 表达

在体外细胞实验中,以 5% 的拉伸幅度模拟生理条件下血管壁细胞受到的张应变;以 15% 的拉伸幅度模拟高血压条件下血管壁细胞受到的张应变。蛋白免疫印迹结果显示,不同的张应变加载条件下(静态培养、5% 幅度张应变、15% 幅度张应变),ECs 的 Rab28 表达无明显变化;VSMCs 的 Rab28 表达则上调,且较大拉伸的幅度(15%)作用更强。

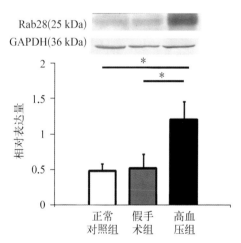

图 11 - 11　高血压大鼠颈总动脉组织的 Rab28 高表达
正常血压大鼠,包括正常大鼠(normal)和假手术组大鼠(sham),颈总动脉 Rab28 表达无显著差异;而高血压大鼠(hypertension)颈总动脉的 Rab28 表达明显增加。结果用 mean $\pm$ SD 表示。$n = 10$,$* p < 0.05$

Figure 11 - 11　Expression of Rab28 increases in the common carotid artery of the hypertensive rat

Western blot 结果显示,静态(0%)、正常张应变(5%)和高张应变(15%)组 ECs 的 Rab28 表达均无差异[见图 11 - 12(a)];而高张应变组 VSMCs 的 Rab28 表达明显高于静态(0%)和正常张应变(15%)组[见图 11 - 12(b)]。这一结果与动脉组织水平检测的结果一致。

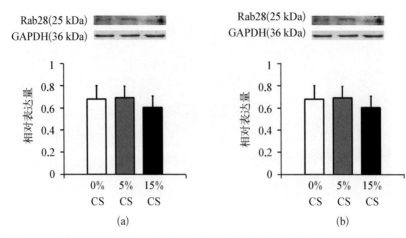

图 11 - 12　不同幅度的张应变下 ECs 的 Rab28 表达的无差异，VSMCs 的 Rab28 表达上调
(a) 不同幅度的张应变对 ECs 的 Rab28 表达没有显著影响；(b) 静态(0%)培养的细胞和 5% 幅度张应变的 VSMCs 之间，Rab28 的表达无明显差异；而在静态细胞和 15% 幅度张应变的细胞之间，以及 5% 幅度张应变的细胞和 15% 幅度张应变的细胞之间，Rab28 的表达均有差异。结果用 mean±SD 表示，* $p > 0.05$，CS 张应变，$n = 14$

Figure 11 - 12　Rab28 expressions in ECs subjected to different cyclic strain application indicate no difference

11.3.3　血管平滑肌细胞与内皮细胞相互交流对细胞 Rab28 表达的影响

11.3.3.1　ECs 的条件培养基对 VSMCs 的 Rab28 表达的影响

为了探讨 VSMCs 与 ECs 间的相互交流是如何影响细胞 Rab28 的表达，可以通过条件培养基的实验证明，这是一种基于细胞自分泌/旁分泌的作用。我们采集了施加张应变以后的 ECs 和 VSMCs 的培养基，作为条件培养基(conditioned medium)培养静态的血管壁细胞，即用 ECs 的条件培养基培养静态的 VSMCs，VSMCs 的条件培养基培养静态的 ECs。

我们比较了静态培养、5% 幅度张应变和 15% 幅度张应变的 ECs 的条件培养基对静态培养的 VSMCs 的 Rab28 表达的影响。结果表明，不同张应变加载下 ECs 的条件培养基对 VSMCs 的 Rab28 表达无影响；对 VSMCs 的增殖和凋亡亦无影响(见图 11 - 13)。结果表明，ECs 的条件培养基对于 VSMCs 的 Rab28 表达无促进作用。

11.3.3.2　VSMCs 的条件培养基对 ECs 的 Rab28 表达的影响

我们比较了静态培养、5% 幅度张应变和 15% 幅度张应变的 VSMCs 的条件培养基对静态培养的 ECs 的 Rab28 表达的影响。结果表明，张应变加载下的 VSMCs 条件培养基，促进了 ECs 的 Rab28 表达，而且 15% 幅度张应变比 5% 幅度张应变的效果更为明显；同时张应变加载下的 VSMCs 培养基，还促进了 ECs 的增殖，抑制其凋亡(见图 11 - 14)。结果表明 VSMCs 的条件培养基对 ECs 的 Rab28 的表达有促进作用。此时的条件培养基已经脱离了 VSMCs，其促进 ECs 的 Rab28 表达的作用是 VSMCs 分泌到条件培养基中的较稳定的活性

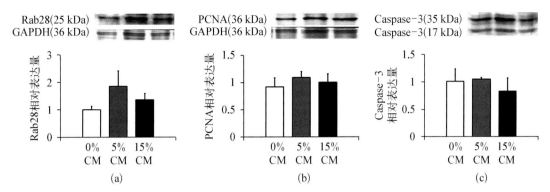

图 11 - 13 来自静态和受张应变加载后的 ECs 的条件培养基对 VSMCs 的 Rab28 表达和细胞生物学行为未见明显影响

(a) 静态 0%、5% 幅度的张应变和 15% 幅度的张应变下收集的 ECs 条件培养基对 VSMCs 的 Rab28 表达；(b) 增殖；(c) 凋亡。结果用 mean±SD 表示，$n=14$

Figure 11 - 13 The conditioned media of ECs show no significant effects on the VSMCs in Rab28 expression and biological behavior

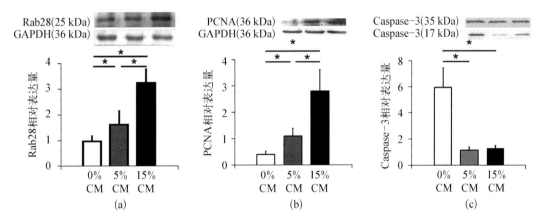

图 11 - 14 不同张应变条件下 VSMCs 的条件培养基对 ECs 的 Rab28 表达和细胞生物学行为的影响

(a) ECs 的 Rab28 表达；(b) ECs 的增殖；(c) 静态培养 ECs 的凋亡。结果用 mean±SD 表示，* $p<0.05$, $n = 7$

Figure 11 - 14 The conditioned media of VSMCs subjected to different cyclic strain show different effects on the ECs in Rab28 expression and biological behavior

物质所介导的。值得注意的一个特点是，在 VSMCs 条件培养基刺激作用下 ECs 的 Rab28 上调幅度大于 VSMCs 直接受张应变加载诱导其 Rab28 上调的幅度，推测 ECs 对于周围生化环境的变化具有更高的敏感性。

11.3.3.3 VSMCs 条件培养液中血管紧张素 Ⅱ 的检测和外源性 Ang - Ⅱ s 上调 ECs 的 Rab28 表达

血管紧张素 Ⅱ（Ang - Ⅱ）是最重要的血压调节因素之一，研究发现，对 VSMCs 施加张应变可诱导 VSMCs 自分泌 Ang - Ⅱ[43,44]。在本研究中，用 ELISA 检测不同张应变作用下的 VSMCs 的培养液中 Ang - Ⅱ 的浓度，结果发现张应变加载使 VSMCs 培养液中的 Ang - Ⅱ 浓度上升，且与 5% 的张应变相比，15% 的张应变加载的 VSMCs 的培养基中 Ang - Ⅱ 浓度最高（见图 11 - 15）。

为研究 VSMCs 条件培养基中的 Ang-Ⅱ是否为引起静态 ECs 的 Rab28 表达上调的原因,用 0～1 000 pg/ml 的外源性 Ang-Ⅱ孵育 ECs 12 h,Western blot 检测 ECs 的 Rab28 表达,发现外源性的 Ang-Ⅱ也上调 ECs 的 Rab28 表达。外源性 Ang-Ⅱ作用 12 h,上调 ECs 的 Rab28 的表达。在本实验所设定的浓度范围内,此效应与 Ang-Ⅱ的浓度呈正相关(见图 11-16)。

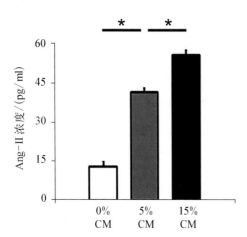

图 11-15　张应变加载增加了 VSMCs 培养液中 Ang-Ⅱ的浓度,结果用 mean±SD 表示,* $p<0.05$, $n=4$

Figure 11-15　Conditioned media of VSMCs subjected to cyclic strain contains Ang-Ⅱ

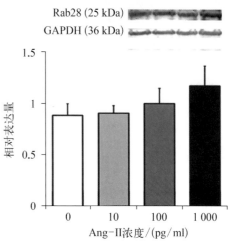

图 11-16　外源性 Ang-Ⅱ上调 ECs 的 Rab28 的表达,结果用 mean±SD 表示,$n=4$

Figure 11-16　Exogenous Ang-Ⅱ up-regualates the expression of Rab28 in the ECs

在 VSMCs 的条件培养基中分别加入血管紧张素Ⅱ的 1 型受体阻断剂(AT1R) 10^{-6} mol/L 伊贝沙坦(Irbesartan)和 10^{-5} mol/L 埃洛沙坦(Eprosartan),再对静止培养的 ECs 孵育。实验结果显示,5% 和 15% 张应变下的 VSMCs 条件培养基对 ECs 的 Rab28 表达上调的作用减弱了(见图 11-17)。这说明在 VSMCs 的条件培养基中,Ang-Ⅱ的存在对 ECs 的 Rab28 表达上调有一定作用,Ang-Ⅱ是促进 ECs 的 Rab28 表达的因素之一。

张应变施加于 VSMCs,通过细胞的力学转导机制,引起一系列生物活性物质的释放,如 TGF-β、PDGF 等。在本研究中,重点关注了血压调节相关的 Ang-Ⅱ。结果表明,15% 幅度的拉伸会促进 VSMCs 分泌 Ang-Ⅱ。用外源性的 Ang-Ⅱ可以上调 ECs 的 Rab28 表达。另一方面,在同时使用 Ang-Ⅱ 1 型受体拮抗剂 Eprosartan 和 Irbesartan 时,VSMCs 的条件培养基就丧失了促进 ECs 的 Rab28 表达的作用。这些结果表明,在高血压条件下,

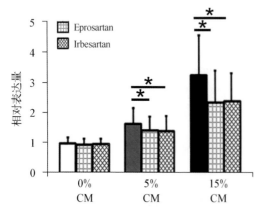

图 11-17　Ang-Ⅱ 1 型受体阻断剂(AT1R)能够部分阻断条件培养基对于 ECs 的 Rab28 表达的上调作用,结果用 mean±SD 表示,* $p<0.05$;$n=7$

Figure 11-17　Ang-Ⅱ type 1 receptor blockers (ARB) partly inhibits the inducement of conditioned media to ECs in Rab28 expression

VSMCs 至少可以通过分泌 Ang-Ⅱ,实现与 ECs 间的交流,进而促进 ECs 的 Rab28 表达。

11.3.3.4　siRNA 干扰 Rab28 表达,抑制 ECs 增殖,诱导其凋亡和迁移并抑制 VSMCs 迁移

（1）siRNA 干扰 Rab28 表达,抑制 ECs 的增殖,诱导其凋亡和迁移。脂质体 Lipofectamine 2000 转染 siRNA 干扰 ECs 的 Rab28 合成。BrdU 渗入显色法和 Western blot 检测核增殖抗原(PCNA)检测细胞增殖;Annexin V - FITC 染色结合流式细胞术和 Western blot 检测 Caspase-3 检测细胞凋亡;Transwell 技术检测细胞迁移。结果显示,干扰 Rab28 后,ECs 的增殖下调,凋亡上调,迁移增加(见图 11-18)。

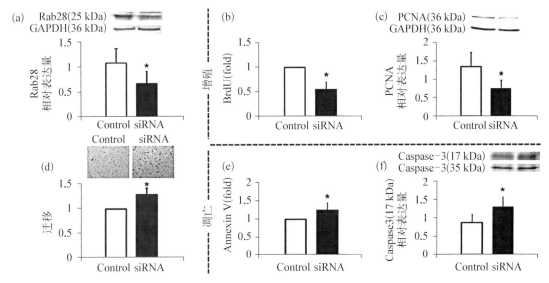

图 11-18　siRNA 干扰 ECs 的 Rab28 表达,抑制 ECs 增殖,诱导其凋亡和迁移
(a) siRNA 干扰 ECs 的 Rab28 表达;(b) 和(c) 细胞增殖下降(BrdU 法,Western blot);(d) 迁移能力增强(Transwell);(e) 和(f) 凋亡增高(Annexin V - FITC 法,Western blot)。结果用 mean±SD 表示,* $p < 0.05$;$n = 7$

Figure 11 - 18　The changes in the proliferation, apoptosis and migration of ECs under siRNA interferred Rab28 expression

（2）siRNA 干扰 Rab28 表达抑制 VSMCs 迁移。脂质体 Lipofectamine 2000 转染 siRNA 干扰 VSMCs 的 Rab28 合成。BrdU 渗入显色法和 Western blot 检测核增殖抗原(PCNA)检测细胞增殖;Annexin V - FITC 染色结合流式细胞术和 Western blot 检测 Caspase-3 检测细胞凋亡;Transwell 技术检测细胞迁移。结果发现,干扰 Rab28 后,VSMCs 的迁移受抑制,而其增殖和凋亡无明显变化(见图 11-19)。

在 Rab28 表达上调的情况下,组织/细胞的增殖水平也上调了。① 在高血压大鼠的动脉组织内,Rab28 表达增高,高血压血管重建中很重要的一点是内膜的增厚,这与中膜 VSMCs 的数量和其胶原分泌密不可分,在本研究的血管横切面上,就能够看出这样的趋势。通过对细胞核增殖抗原、Caspase-3 的检测,原位细胞增殖、原位细胞凋亡检测可以看到,高血压下血管壁细胞增殖与凋亡均上调了,但凋亡上调的幅度与增殖水平的增加相比要小,因此从宏观上讲,高血压下的血管壁是趋于增殖的。② 对 VSMCs 施加张应变的情况下,其

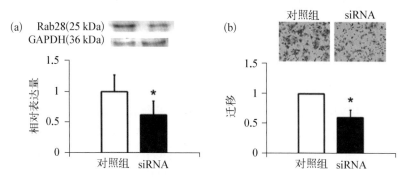

图 11 - 19 siRNA 干扰 VSMCs 的 Rab28 表达，抑制迁移

(a) VSMCs 的 Rab28 表达；(b) 迁移能力降低。结果用 mean±SD 表示，$^*p < 0.05$；$n = 4$

Figure 11 - 19 The migration of VSMCs is inhibited under siRNA interferred Rab28 expression

Rab28 蛋白的表达增高，VSMCs 的增殖水平也是上调的。③ 张应变加载条件下 VSMCs 的条件培养基可以诱导 Rab28 的表达上调，也可以上调 ECs 的增殖水平，下调其凋亡。在这些实验结果中，Rab28 的上调和组织/细胞增殖、凋亡水平的改变是彼此独立的现象，还是互有关联呢？我们通过 RNA 干扰抑制了 Rab28 的表达，发现 ECs 的增殖下降，而凋亡水平增高。此证据说明，Rab28 的表达，确实影响细胞的增殖水平。在 VSMCs 的 Rab28 RNA 干扰中，我们发现 Rab28 表达下调，还减弱了 VSMCs 的迁移能力。血管壁细胞的迁移，在许多血管病理过程中也起着关键的作用，如动脉粥样硬化、血管损伤的修复等。以上的工作表明 Rab28 参与了细胞增殖与迁移等重要生命活动，而我们还不知道它是在什么情况下、通过哪种途径来参与这些生物学过程的。

11.3.4 Rab28 在内皮细胞中的定位和分布

11.3.4.1 Rab28 与细胞内囊泡未见共定位

Rab28 是在 1996 年报道的一个 Rab 小 GTP 酶家族成员。在这个已经拥有 70 余成员的大家族中，约 20 个分子的功能已知，且都集中在胞浆中的物质运输上。细胞内的大分子运输是通过囊泡(vesicle)形式来完成的。大分子会分类、聚集到由双层质膜形成的脂质球体中，通过驱动蛋白的牵引，沿着胞浆内的细胞骨架蛋白(轨道)，运输到彼此相对独立的不同细胞器中，或者通过细胞膜释放到细胞外间隙去。在运输囊泡形成、出芽、运输、锚定、融合的过程中，不同的 Rab 分子担任着重要的角色，且不同的 Rab 分子，往往决定着运输囊泡的去向，如去往高尔基体、内质网、溶酶体的囊泡，皆有专门的 Rab 分子作为前导。作为功能未知的 Rab28，它的作用也会和囊泡运输有关吗？

Rab28 的表达可以是由 Ang-Ⅱ 所促进的。Ang-Ⅱ 主要是通过结合细胞膜表面的血管紧张素Ⅱ 1 型受体，激活它耦联的 $G_{q/11}$ 和 $G_{i/o}$ 激活磷脂酶 C(PLC)来提高细胞浆内的钙离子浓度最终引起一系列的细胞反应。Ang-Ⅱ 1 型受体($AT_{1A}R$)本质是 G 蛋白偶联受体(G protein coupled receptor, GPCR)，当它被激动剂(Ang-Ⅱ)激活后，会快速地磷酸化和内化(endocytosis)，从而对激动剂暂时失去敏感性(desensitization)。内化是由于在酸性的囊泡液中，$AT_{1A}R$ 和 G 蛋白偶联受体激酶（G protein coupled receptor kinase，GRKs）结合后去磷酸化，并且和抑制蛋白（arrestin）结合。Arrestin 与内涵素（clathrin）结合，后者包裹磷酸化 $AT_{1A}R$ 形成囊泡。Rab5 蛋白能促进早期囊泡的形成，并保持 $AT_{1A}R$ 在囊泡中。Rab7 蛋白会帮助早期囊泡锚定到溶酶体（lysosome）去，导致 $AT_{1A}R$ 降解；而 Rab11 则有助于形成循环囊泡（recycling vesicle），进而将 $AT_{1A}R$ 送回细胞膜表面而复敏（resensitization）。综上，Rab 蛋白家族成员对于 $AT_{1A}R$ 激活后失敏、内化（形成囊泡）、水解或复敏具有重要的指向性。Rab28 和 Ang-Ⅱ 之间的关系，也与 $AT_{1A}R$ 的囊泡运输有关吗？

Rab 家族的主要功能是参与细胞内物质运输，与囊泡的形成、运输、锚定和融合有关。因此，我们采用 FM4-64FX 染料对细胞内囊泡进行染色。在 $1×10^{-6}$ mol/L Ang-Ⅱ 对 ECs 进行刺激后 1 min、10 min、30 min 和 60 min 时，加入 FM4-64FX 进行囊泡染色，然后立即用 4% 多聚甲醛固定细胞，不进行透膜处理，按照免疫细胞化学的方法，用抗 Rab28 抗体标记细胞内的 Rab28。结果显示，Rab28 分布在细胞内，但与囊泡之间未见明确的共定位信号（见图 11-20）。

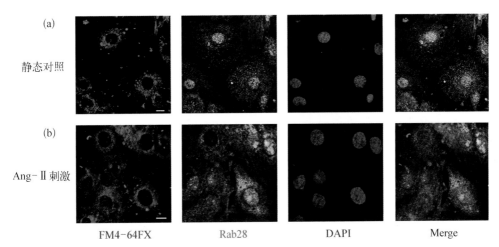

图 11-20　ECs 内吞囊泡与 Rab28 未见明确共定位
ECs 进行囊泡染色后固定，再进行 Rab28 免疫荧光标记。图中细胞内囊泡标记为红色，Rab28 标记为绿色。两者都分布在胞浆内，但未见明确的共定位信号（若有共定位，在叠加照片中红色和绿色荧光会重合，表现为黄色信号）。
(a) 静态生长的 ECs；(b) 用 $1×10^{-6}$ mol/L Ang-Ⅱ 刺激静态生长的 ECs，促进内吞囊泡形成，标尺＝10 μm
Figure 11-20　There is no significant co-localization of endocytosis vesicles and Rab28

对活性的 ECs 进行 Ang-Ⅱ 刺激后，随即进行囊泡染色，将细胞固定后，再用免疫细胞化学的方法对 Rab28 进行标记。结果并未发现细胞内的运输囊泡和 Rab28 明确的空间联系。但发现有一部分 Rab28 存在于细胞核内。

11.3.4.2　Rab28 可出现在细胞核

Rab28 出现在 ECs 胞浆中，而用 Lamin A 抗体标记细胞核的核膜，发现 Rab28 也可出现在细胞核内（见图 11-21）。

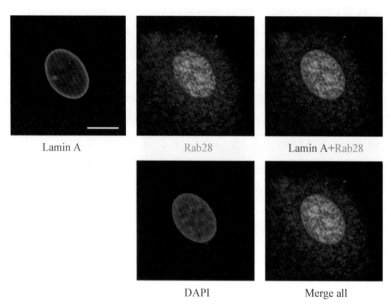

图 11 - 21　Rab28 出现在 ECs 细胞核
Lamin A 是细胞内核膜蛋白内侧面的核纤层蛋白,在本图中被标记为红色,Rab28
被标记为绿色,细胞核用 DAPI 标记为蓝色。叠加图可见以内核膜为界,Rab28 聚
集在 ECs 细胞核内。标尺＝10 μm
Figure 11 - 21　Nucleus distribution of Rab28 in ECs

11.3.4.3　Rab28 在细胞内的分布与细胞状态有关

Rab 出现的位置往往与其功能有关,因此我们检测了在不同状态下 Rab28 在细胞内的分布位置。当 ECs 用无血清的培养液同步化 24 h 后,Rab28 主要分布在细胞浆内。用含有 20% 胎牛血清的培养液培养同步化后的 ECs,Rab28 则出现在细胞浆和细胞核内。用 1×10^{-6} mol/L Ang - Ⅱ对 ECs 进行刺激后,Rab28 则主要出现在细胞核内(见图 11 - 22)。

在这部分工作中,ECs 用无血清的培养基培养 12 h,以达到"血清饥饿"状态,固定细胞后用免疫细胞化学技术标记 Rab28,显示 Rab28 多分布在胞浆内,胞核内分布很少;同样进行了血清饥饿的细胞用含有 20% 胎牛血清的培养基培养 12 h,固定细胞后用免疫细胞化学技术标记 Rab28,这种情况下 Rab28 不仅在胞浆中存在,胞核中也有;如果对使用含血清培养基培养的 ECs 进行外源性 Ang - Ⅱ刺激 12 h,固定细胞后用免疫细胞化学技术标记 Rab28,则观察到 Rab28 较多地聚集在胞核里,胞浆内分布较少。细胞处于不同的状态时,Rab28 位于不同的亚细胞区域,这些现象显示 Rab28 可能与细胞生命活动的调节有关。

在 Rab 蛋白家族中,所有功能已知的成员都定位在胞浆内,负责囊泡的定向运输;尚未有核内 Rab 蛋白的报道。在 Rab 家族所属的 Ras 超家族中,确有极个别的核内 Ras 蛋白(nuclear Ras)如 Ran、H - Ras 等。Ran(Ras - related nuclear protein)是一种 25 kDa 大小的蛋白,参与大分子物质(相对分子质量＞40 kDa 者)的细胞核运输及细胞的有丝分裂过程[45-50]。在细胞浆中,Ran 多以 GDP 结合的形式存在,在细胞核内则多以 GTP 结合形式存在。在胞核内的 Ran - GTP 的浓度是胞浆内的 200 多倍。

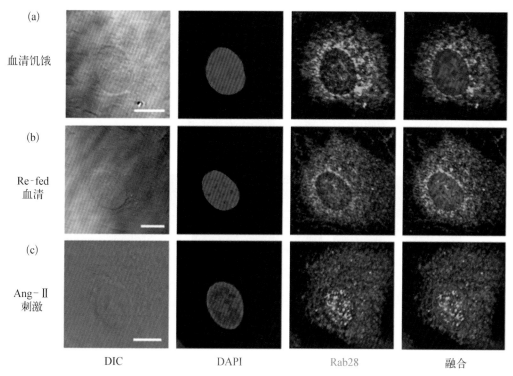

图 11 - 22　细胞状态影响 Rab28 的分布

(a) 用无血清的培养液饥饿 ECs 12 h 后，可见 Rab28 多分布在胞浆内；(b) 同样处理的细胞，用含有 20% 胎牛血清的培养液培养 12 h 后再进行观察，可见 Rab28 在胞浆、胞核内都有分布；(c) 进一步用 $1×10^{-6}$ mol/L Ang - II 刺激细胞后，可见 Rab28 聚集在胞核内。Rab28 标记为绿色，细胞核用 DAPI 标记为蓝色，标尺 = 10 μm

Figure 11 - 22　Intracellular distribution of Rab28 is related to the cell stage

　　大分子进入和离开细胞核都需要通过核膜（nuclear membrane）上的核孔（nuclear pore）[51-54]，这个过程是高选择性的。该蛋白质需要具备核定位信号（nuclear locating sequence，NLS），即一段由富含精氨酸和赖氨酸的短链结构。核定位信号将会被核转运蛋白[55,56]（karyopherin）所识别。核转运蛋白是输入蛋白[57]（importin）和输出蛋白（exportin）的统称，前者是帮助大分子进入细胞核的受体蛋白，后者则是帮助大分子离开细胞核的受体蛋白。核转运蛋白-运输物质复合体如何穿过核孔通道的过程还不是很清楚。现在已知转运蛋白与大多数的核孔蛋白通过在核孔中央通道中排列的苯丙氨酸-氨基乙酸（FG）重复序列接触；一些转运蛋白与特定的核孔蛋白有高度亲和性；Ran 不仅调控运输物质与转运蛋白之间的作用，也调控转运蛋白与核孔蛋白的相互作用；核转运蛋白可以双向通过核孔，但大多数只能单向携带运输物。

　　进入细胞核后，输入蛋白-运输物质复合体结合到 Ran - GTP 上，导致蛋白复合体结构发生变化，随之输入蛋白和运输物质分离（因为在胞浆里主要存在 Ran - GDP，因此输入蛋白-运输物质复合体在胞浆中是稳定的）。在胞核内，带有 NES 的待输出物质、输出蛋白和 Ran - GTP 会形成三聚复合体。复合体通过核孔进入细胞质后，其中的 Ran - GTP 将会水解，从而引发三聚体分离，释放出输出物质[58]。我们继而研究了 Rab28 与两种重要分子的细胞核运输过程的关系，包括新生 RNA 出核、NF - κB 入核。

11.3.4.4　新生 RNA 与 Rab28 未见共定位现象

在对 Rab28 的免疫荧光染色中发现,Rab28 在位于细胞核核仁处有荧光浓聚。因为核仁是合成新生 RNA 的部位,而 Rab 蛋白家族与细胞内物质运输有关,为了探讨 Rab28 是否与新生 RNA 的转运[45]有关,我们用 EU(一种脲嘧啶核苷类似物)对 ECs 活细胞进行孵育,EU 会渗入新合成的 RNA 中,将细胞固定后,通过化学反应将荧光基团连接到 EU 分子上,借此可检测到新合成的 RNA。结果发现,新生 RNA 与 Rab28 之间未见明确的共定位信号(见图 11-23)。

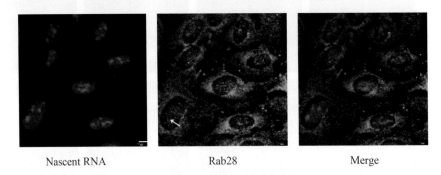

| Nascent RNA | Rab28 | Merge |

图 11-23　新生 RNA 与 Rab28 之间未见共定位现象
新合成的 RNA 标记为红色,Rab28 标记为绿色。在叠加图中,并未见新生 RNA 与 Rab28 空间上的共定位,标尺=10 μm

Figure 11-23　Negative results of co-localization of the nascent RNA and Rab28 immunofluorescence

11.3.5　Rab28 与 NF-κB 活化的关系

11.3.5.1　Rab28 与 NF-κB 存在细胞内共定位

目前尚未有 Rab 分布在细胞核的报道。我们实验发现,在 ECs 细胞核内有 Rab28 的分布。考虑到 Rab 成员所分布的位置和它们的功能有关,故推测 Rab28 可能在细胞核发挥作用。我们选择了经典的胞浆-胞核转运模式的核因子 kappa B(nuclear factor κ-light-chain-enhancer of activated B cells,NF-κB,见图 11-24)[59]作为研究对象,研究它与 Rab28 之间的关系。观察 Rab28 在胞浆-胞核中分布的规律。

用无血清的培养液同步化培养 ECs 24 h,使细胞生长停滞;固定细胞,免疫细胞化学标记细胞内 Rab28 和 p-NF-κB p65。结果显示,这两种分子在胞浆内存在共定位[见图 11-25(a)]。而用 1×10^{-6} mol/L Ang-Ⅱ刺激生长在含血清培养基中的 ECs;再固定细胞,免疫荧光标记这两种分子;则发现它们在胞核中存在共定位[见图 11-25(b)]。

在实验中,我们用 Ang-Ⅱ刺激 ECs 细胞,为了应答刺激,NF-κB 从细胞浆移动进入细胞核并激活许多与免疫反应有关的重要基因的转录[60,61]。NF-κB 由两类亚基形成同源或异源二聚体。一类亚基包括 p65(RelA)、RelB 和 C-Rel;另一类亚基包括 p50 和 p52。最常见的 NF-κB 亚基组成形式是 p65/p50 或 p65/p65。在一般情况下,为了确保 NF-κB 只适当的刺激激活,在细胞质中 NF-κB 与一种抑制蛋白 I-κB(inhibitor kappa B)结合。这种

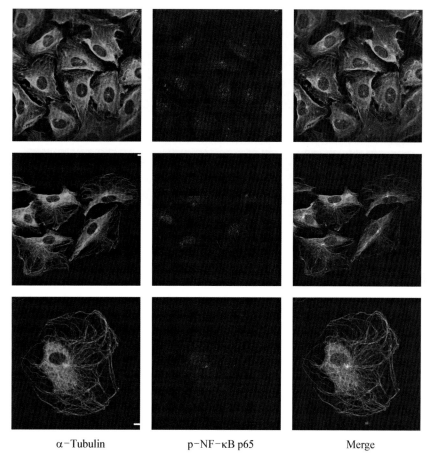

α-Tubulin　　　　　　p-NF-κB p65　　　　　　　Merge

图 11-24　细胞内微管与磷酸化 NF-κB p65 的运输
激活后的 NF-κB 进入细胞核需要先经过胞浆内的运输。图中 NF-κB(标记为红色)在 ECs
细胞核外一点浓集(图中红色高亮的点),该点是微管蛋白(α-Tubulin,标记为绿色)的组织中
心,即中心体所在位置。说明 NF-κB 在胞浆内是沿着微管运输的。标尺＝10 μm
Figure 11-24　The tubulin network and the transport of phosphor-NF-κB p65

结合阻止了 NF-κB 的 NLS 与 α 输入蛋白(importin α)之间的相互作用。当细胞接受刺激,
NF-κB-inducing kinase 磷酸化 I-κB kinase(IKK),IKK 磷酸化 I-κBα 的 Ser32 和
Ser36,随后被泛素-蛋白酶体途径降解。IKK 也可以磷酸化修饰 p65 亚基的 Ser536,增强其
转录活性。与 I-κB 分离后,NF-κB 的 NLS 允许与 α 输入蛋白的受体相互作用并进入细
胞核,在细胞核中激活靶基因的转录。I-κB 也是 NF-κB 作用的靶基因之一,新合成的
I-κB 包含 NLS 和 NES 序列,可以穿梭于胞核与胞浆之间。I-κB 进入胞核,在胞核内与
NF-κB 结合,屏蔽 NF-κB 的 NLS,同时屏蔽 I-κB 的 NLS;导致结合体被输送到细胞外,
而且保留在胞浆中,阻止 NF-κB 依赖的转录活化。这是一个快速应答的过程,对 I-κB 的
磷酸化和 NF-κB 的转运在细胞接受刺激后的几分钟内就可以完成。

我们发现,未受刺激的 ECs 中,NF-κB 和 Rab28 都处于细胞浆内;当存在 Ang-Ⅱ 的刺
激时,NF-κB 会激活而转移到细胞核内,此时的 Rab28 也聚集在细胞核内。在胞浆内和胞
核内,NF-κB 和 Rab28 都有共定位信号(标记两种分子的荧光重叠在一起)。NF-κB 和

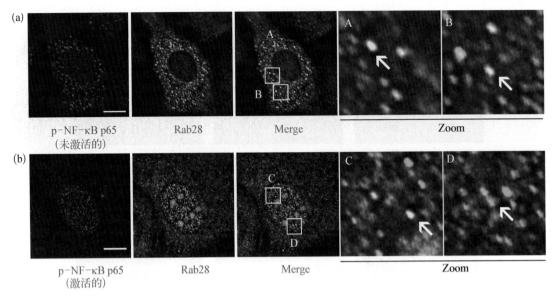

图 11 - 25 Rab28 与磷酸化 NF-κB p65 在细胞内共定位

(a) 在静态的 ECs 中，p-NF-κB p65(标记为红色)分布在胞浆中；此时 Rab28(标记为绿色)亦分布于细胞浆。叠加图中可见两种分子有部分共定位信号(黄色)，放大图像后可见黄色颗粒状共定位荧光；(b) 用 1×10^{-6} mol/L Ang-Ⅱ 刺激细胞后，p-NF-κB p65 转运进入细胞核；Rab28 也聚集在细胞核中。叠加图中可见这两种分子仍有部分共定位信号，提示这两种分子有可能同时进入细胞核。标尺＝10 μm

Figure 11 - 25 Co-localization of Rab28 and phosphor- NF-κB p65 in the ECs

Rab28 在胞浆-胞核之间的穿梭具有相似的模式，它们之间是否还有功能上的互动呢？

11.3.5.2 siRNA 干扰 Rab28 后 ECs 的 NF-κB 活化水平降低

我们对 ECs 进行了 Rab28 的 RNA 干扰，抑制 Rab28 的表达。siRNA 干扰 ECs 的 Rab28 表达后，p-NF-κB p65 磷酸化程度降低，p-NF-κB p65 进入细胞核减少。表示 Rab28 可能帮助 NF-κB 的活化[见图 11-26(a)~(d)]。

用抑制剂 Bay 11-7082 抑制 NF-κB 的活化，会引起 Rab28 的表达下降[见图 11-26 (e)(f)]。表示 Rab28 可能是 NF-κB 调控的靶基因。抑制 NF-κB 的活化还会导致 ECs 的增殖能力下降，凋亡水平上升，迁移能力增加；VSMCs 的迁移能力降低。这与抑制 Rab28 表达后对 ECs 和 VSMCs 的生物学行为改变相同。

p-NF-κB p65 是 NF-κB p65 的一种激活形式。在 PKA 和/或 MSK1 的作用下，NF-κB 的 p65 亚基的 536 丝氨酸(serine)位置被 IKK 磷酸化，增强 NF-κB 和转录协同激活因子(transcriptional coactivator)的相互作用，进而提高此转录因子的转录活性。

激活形态的 NF-κB 减少即表示能够进入胞核的 NF-κB 减少。从激活前后的 p-NF-κB p65 表达的免疫荧光情况看，未激活时 p-NF-κB p65 在细胞内的表达非常低，几乎处于不可见的程度；而受 TNF 刺激后 p-NF-κB p65 表达明显增高，且聚集在胞核中。我们通过蛋白免疫印迹检测，观察到 Rab28 表达抑制后，p-NF-κB p65 表达含量降低，说明 NF-κB 通路的活性受抑制，入核的 NF-κB 减少，说明 Rab28 调控了 NF-κB 的激活。用细胞免疫荧光染色检测到 Rab28 和 NF-κB 共定位的现象。

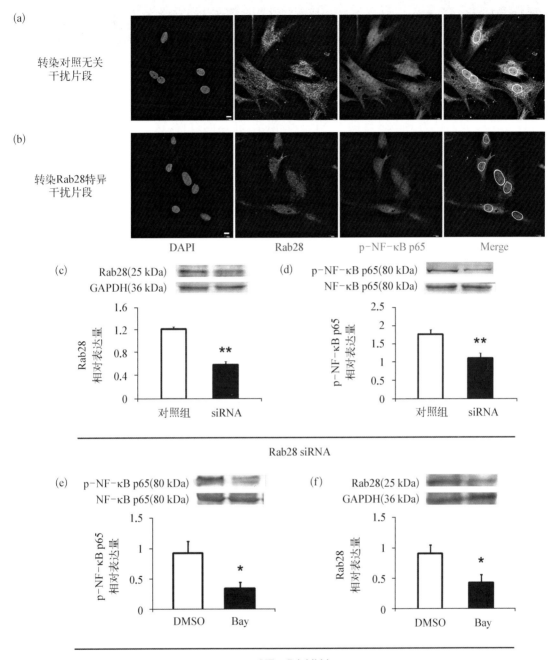

图 11 - 26 抑制 ECs 的 Rab28 表达导致 NF - κB 活化降低,抑制 NF - κB 活化导致 Rab28 表达下降

(a) 作为对照,用 Lipofectamine 2000 和无关 siRNA 片断转染 ECs。然后用 1×10^{-6} mol/L Ang - Ⅱ刺激 30 min。免疫荧光染色提示 NF - κB 明显活化。(b) 用 Lipofectamine 2000 和 Rab28 siRNA 片断转染 ECs。然后用 1×10^{-6} mol/L Ang - Ⅱ刺激 30 min。Rab28 表达下降,NF - κB 活化水平下降。(a)和(b)用同样的曝光时间拍摄。标尺 = 10 μm。(c) siRNA 干扰有效地降低 Rab28 的表达。(d) Rab28 表达降低之后,NF - κB 活化和核转运也明显下降。** $p < 0.01$,$n = 7$。(e) NF - κB的特异性抑制剂 Bay 11 - 7082 抑制 NF - κB 的活化。(f) 当 NF - κB 的活化被抑制时,Rab28 表达降低。* $p < 0.05$,$n = 7$,结果用 mean$\pm$SD 表示

Figure 11 - 26 Decrease of Rab28 expression attenuates activation of NF - κB, and inhibition of NF - κB impairs Rab28 expression in ECs

对 VSMCs 施加张应变,诱导其分泌 Ang-Ⅱ等活性物质。VSMCs 分泌的这些活性物质到细胞间质中(或条件培养液中),影响 ECs,导致 ECs 的 NF-κB 活化,进入细胞核。在这个过程中,Rab28 可能帮助了 NF-κB 的入核运输。NF-κB 与 DNA 反应元件结合后启动靶基因的转录,包括 Rab28 的转录,从而与 Rab28 之间形成一个正反馈控制系统。NF-κB 最后通过调控与细胞增殖、凋亡和迁移有关的基因转录引起细胞行为的变化(见图 11-27)。我们认为 Rab28 辅助了 NF-κB 激活-转运的过程,这一结果为细胞核运输的调控提供了新的实验数据。

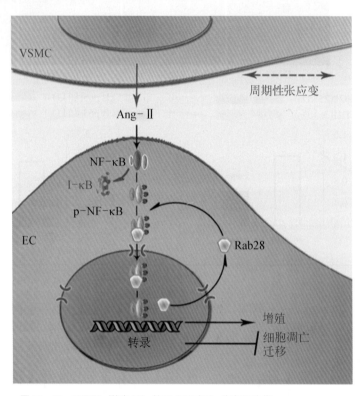

图 11-27 VSMCs 影响 ECs 的 Rab28 表达、分布和功能

Figure 11-27 Schematic drawing outlines the expression, intracellular distribution and functions of Rab28 in ECs

11.4 结语

在研究正常切应力环境和低切应力环境下血管差异蛋白质谱时我们注意到 Rab28 蛋白。这种蛋白从其结构特点而言属于小 GTP 酶,是参与细胞内物质质膜运输的 Rab 家族的一分子,但它在哺乳动物细胞中的功能尚不明确。

低切应力(LowSS)培养大鼠胸主动脉时,主要由血管壁的平滑肌细胞(VSMCs)表达 Rab28。Rab28 的表达和 VSMCs 的迁移有关:通过 RNA 干扰抑制 Rab28 表达时,VSMCs

迁移能力降低;而抑制 ERK 通路时,Rab28 的表达和 VSMCs 的迁移均下调。由此可知,LowSS 可能通过上调 VSMCs 的 ERK 磷酸化水平,增加 Rab28 的表达,进而诱导细胞迁移。

在模拟高血压的高周期性张应变环境下,VSMCs 的 Rab28 表达增高。以 VSMCs 的培养液作为条件培养基培养 ECs,促进了 ECs 的 Rab28 表达;通过对培养基的检测和抑制剂的使用,证实该作用是通过 VSMCs 旁分泌的 Ang - Ⅱ 发挥的。RNA 干扰实验证实 Rab28 上调 ECs 的增殖和迁移,下调其凋亡。与 NF - κB 的免疫荧光共定位、抑制剂和 RNA 干扰实验显示,Rab28 参与了 Ang - Ⅱ 刺激 NF - κB 激活和进入细胞核的过程。

我们的工作表明 Rab28 是一个具有力学响应特性的分子,在切应力和周向应变下发挥不同的作用。在低切应力环境下,它通过 p - ERK 途径调节 VSMCs 的迁移能力;在高周向应变的环境下,它通过参与 NF - κB 的核质转运调节 ECs 的迁移和增殖水平。我们对它与 NF - κB 的核运输之间的关系很感兴趣,因为 NF - κB 是一种重要的核因子,它几乎存在于所有类型的动物细胞并参与细胞对多种刺激(包括应激、细胞因子、自由基、紫外线、细菌或病毒抗原等)的响应。NF - κB 通路的不正常与发育异常、神经系统退行性病变、炎症、肿瘤和自身免疫疾病等密切相关。如果 Rab28 在 Ang - Ⅱ 刺激下促进 NF - κB 进入细胞核,调控与增殖、迁移有关的基因,那么在别的环境刺激下,它是否也有类似的作用? 它是通过怎样的机制协助 NF - κB 入核的呢? 它和 Ran GTP 酶的功能是否有联系? 这些都是今后值得研究的问题。

(姜隽　姜宗来)

参考文献

［1］ Qi Y X, Jiang J, Jiang X H, et al. PDGF - BB and TGF - β1 on cross-talk between endothelial and smooth muscle cells in vascular remodeling induced by low shear stress[J]. PNAS, 2011, 108(5): 1908 - 1913.

［2］ Smythe E. Direct interactions between rab GTPases and cargo[J]. Mol Cell, 2002, 9(2): 205 - 206.

［3］ Stenmark H. Rab GTPases as coordinators of vesicle traffic[J]. Nat Rev Mol Cell Biol, 2009, 10(8): 513 - 525.

［4］ Seabra M C, Wasmeier C. Controlling the location and activation of Rab GTPases[J]. Curr Opin Cell Biol, 2004, 16(4): 451 - 457.

［5］ Hutagalung A H, Novick P J. Role of Rab GTPases in membrane traffic and cell physiology[J]. Physiol Rev, 2011, 91(1): 119 - 149.

［6］ Seachrist J L, Laporte S A, Dale L B, et al. Rab5 association with the angiotensin Ⅱ type 1A receptor promotes Rab5 GTP binding and vesicular fusion[J]. J Biol Chem, 2002, 277(1): 679 - 685.

［7］ Dale L B, Seachrist J L, Babwah A V, et al. Regulation of angiotensin Ⅱ type 1A receptor intracellular retention, degradation, and recycling by Rab5, Rab7, and Rab11 GTPases[J]. J Biol Chem, 2004, 279(13): 13110 - 13118.

［8］ Brauers A, Schürmann A, Massmann S, et al. Alternative mRNA splicing of the novel GTPase Rab28 generates isoforms with different C-termini[J]. Eur J Biochem, 1996, 237(3): 833 - 840.

［9］ Qi Y X, Qu M J, Long D K, et al. Rho - GDP dissociation inhibitor alpha downregulated by low shear stress promotes vascular smooth muscle cell migration and apoptosis: a proteomic analysis[J]. Cardiovasc Res, 2008, 80(1): 114 - 122.

［10］ Qi Y X, Jiang J, Jiang X H, et al. PDGF - BB and TGF - β1 on cross-talk between endothelial and smooth muscle cells in vascular remodeling induced by low shear stress[J]. Proc Natl Acad Sci USA, 2011, 108(5): 1908 - 1913.

［11］ Pfeffer S R. Structural clues to Rab GTPase functional diversity［J］. Journal of Biological Chemistry, 2005,

280(16): 15485 – 15488.

[12] Lee S H, Baek K, Dominguez R. Large nucleotide-dependent conformational change in Rab28[J]. FEBS Lett, 2008, 582(29): 4107 – 4111.

[13] Lumb J H, Leung K F, Dubois K N, et al. Rab28 function in trypanosomes: interactions with retromer and ESCRT pathways[J]. J Cell Sci, 2011, 124(Pt22): 3771 – 3783.

[14] Roosing S, Rohrschneider K, Beryozkin A, et al. The farnesylated small GTPase RAB28 is mutated in autosomal recessive cone-rod dystrophy[J]. Investigative Ophtalmology and Visual Science, 2013, 54(6): 1228.

[15] Roosing S, Rohrschneider K, Beryozkin A, et al. Mutations in RAB28, encoding a farnesylated small GTPase, are associated with autosomal-recessive cone-rod dystrophy[J]. The American Journal of Human Genetics, 2013, 93(1): 110 – 117.

[16] Roosing S, Rohrschneider K, Beryozkin A, et al. European retinal disease consortium: Mutations in RAB28, encoding a farnesylated small GTPase, are associated with autosomal-recessive cone-rod dystrophy[J]. Am J Hum Genet, 2013, 93: 110 – 117.

[17] Riveiro-Álvarez R, Xie Y A, López-Martínez M, et al. New mutations in the RAB28 gene in 2 Spanish families with cone-rod dystrophy[J]. JAMA Ophthalmology, 2015, 133(2): 133 – 139.

[18] Wennerberg K, Rossman K L, Der C J. The Ras superfamily at a glance[J]. Journal of cell science, 2005, 118 (Pt5): 843 – 846.

[19] Zerial M, McBride H. Rab proteins as membrane organizers[J]. Nature reviews Molecular cell biology, 2001, 2(2): 107 – 117.

[20] Nieva C, Busk P K, Domínguez-Puigjaner E, et al. Isolation and functional characterisation of two new bZIP maize regulators of the ABA responsive gene Rab28[J]. Plant molecular biology, 2005, 58(6): 899 – 914.

[21] Lumb J H, Leung K F, DuBois K N, et al. Rab28 function in trypanosomes: interactions with retromer and ESCRT pathways[J]. Journal of Cell Science, 2011, 124(22): 3771 – 3783.

[22] Cunningham K S, Gotlieb A I. The role of shear stress in the pathogenesis of atherosclerosis[J]. Lab Invest, 2005, 85(1): 9 – 23.

[23] Gnasso A, Irace C, Carallo C, et al. In vivo association between low wall shear stress and plaque in subjects with asymmetrical carotid atherosclerosis[J]. Stroke, 1997, 28(5): 993 – 998.

[24] Li C, Xu Q. Mechanical stress-initiated signal transductions in vascular smooth muscle cells[J]. Cellular signalling, 2000, 12(7): 435 – 445.

[25] Tzima E, Irani-Tehrani M, Kiosses W B, et al. A mechanosensory complex that mediates the endothelial cell response to fluid shear stress[J]. Nature, 2005, 437(7057): 426 – 431.

[26] Hoger J H, Ilyin V I, Forsyth S, et al. Shear stress regulates the endothelial Kir2.1 ion channel[J]. Proc Natl Acad Sci USA, 2002, 99(11): 7780 – 7785.

[27] Fields S. Proteomics in genomeland[J]. Science, 2001, 291(5507): 1221 – 1224.

[28] Wulfkuhle J D, Liotta L A, Petricoin E F. Proteomic applications for the early detection of cancer[J]. Nature Reviews Cancer, 2003, 3(4): 267 – 275.

[29] Faber M J, Dalinghaus M, Lankhuizen I M, et al. Proteomic changes in the pressure overloaded right ventricle after 6 weeks in young rats: correlations with the degree of hypertrophy[J]. Proteomics, 2005, 5(10): 2519 – 2530.

[30] White M Y, Cordwell S J, McCarron H C, et al. Proteomics of ischemia/reperfusion injury in rabbit myocardium reveals alterations to proteins of essential functional systems[J]. Proteomics, 2005, 5(5): 1395 – 1410.

[31] 刘波,姜宗来,张炎,等.血管体外应力培养系统:一种新的血管生物力学实验模型[J].医用生物力学,2001,16(4): 225 – 229.

[32] Qi Y X, Qu M J, Long D K, et al. Rho – GDP dissociation inhibitor alpha downregulated by low shear stress promotes vascular smooth muscle cell migration and apoptosis: a proteomic analysis[J]. Cardiovascular Research, 2008, 80(1): 114 – 122.

[33] Candiano G, Bruschi M, Musante L, et al. Blue silver: a very sensitive colloidal Coomassie G – 250 staining for proteome analysis[J]. Electrophoresis, 2004, 25(9): 1327 – 1333.

[34] Kwan H Y, Leung P C, Huang Y, et al. Depletion of intracellular Ca^{2+} stores sensitizes the flow-induced Ca^{2+} influx in rat endothelial cells[J]. Circulation Research, 2003, 92(3): 286 – 292.

[35] 丛兴忠,姜宗来,李玉泉,等.用于内皮细胞与平滑肌细胞联合培养的流动腔系统[J].医用生物力学,2001,16(1): 1 – 5.

[36] 陆奇明,顾翔,姜晓华,等.Rab28 相关信号通路在低切应力诱导血管平滑肌细胞迁移中的作用[J].医用生物力学, 2014,29(1): 7 - 13.

[37] 袁琳,宋关斌,罗庆,等.ERK 信号分子介导周期机械拉伸诱导的骨髓间充质干细胞增殖[J].医用生物力学,2011, 26(3): 217 - 224.

[38] Webb D J, Nguyen D, Gonias S L. Extracellular signal-regulated kinase functions in the urokinase receptor-dependent pathway by which neutralization of low density lipoprotein receptor-related protein promotes fibrosarcoma cell migration and matrigel invasion[J]. Journal of Cell Science, 2000, 113(1): 123 - 134.

[39] Liu S Q, Goldman J. Role of blood shear stress in the regulation of vascular smooth muscle cell migration[J]. Biomedical Engineering, IEEE Transactions on, 2001, 48(4): 474 - 483.

[40] Jiang J, Qi Y X, Zhang P, et al. Involvement of Rab28 in NF - κB nuclear transport in endothelial cells[J]. PloS One, 2013, 8(2): e56076.

[41] Barton C H, Ni Z, Vaziri N D. Enhanced nitric oxide inactivation in aortic coarctation-induced hypertension[J]. Kidney Int, 2001, 60(3): 1083 - 1087.

[42] Xu C, Lee S, Singh T M, et al. Molecular mechanisms of aortic wall remodeling in response to hypertension[J]. J Vasc Surg, 2001, 33(3): 570 - 578.

[43] Li Q, Muragaki Y, Ueno H, et al. Stretch-induced proliferation of cultured vascular smooth muscle cells and a possible involvement of local renin-angiotensin system and platelet-derived growth factor (PDGF)[J]. Hypertens Res, 1997, 20(3): 217 - 223.

[44] Hu W Y, Fukuda N, Ikeda Y, et al. Human-derived vascular smooth muscle cells produce angiotensin Ⅱ by changing to the synthetic phenotype[J]. J Cell Physiol, 2003, 196(2): 284 - 292.

[45] Farina K L, Singer R H. The nuclear connection in RNA transport and localization[J]. Trends Cell Biol, 2002, 12(10): 466 - 472.

[46] Moore M S. Ran and nuclear transport[J]. J Biol Chem, 1998, 273(36): 22857 - 22860.

[47] Dasso M. Running on ran: Nuclear transport and the mitotic spindle[J]. Cell, 2001, 104(3): 321 - 324.

[48] Joseph J. Ran at a glance[J]. J Cell Sci, 2006, 119(17): 3481 - 3484.

[49] Yudin D, Fainzilber M. Ran on tracks-cytoplasmic roles for a nuclear regulator[J]. J Cell Sci, 2009, 122(5): 587 - 593.

[50] Wozniak R, Burke B, Doye V. Nuclear transport and the mitotic apparatus: an evolving relationship[J]. Cell Mol Life Sci, 2010, 67(13): 2215 - 2230.

[51] Bayliss R, Corbett A H, Stewart M. The molecular mechanism of transport of macromolecules through nuclear pore complexes[J]. Traffic, 2000, 1(6): 448 - 456.

[52] Rout M P, Aitchison J D. The nuclear pore complex as a transport machine[J]. J Biol Chem, 2001, 276(20): 16593 - 16596.

[53] Fahrenkrog B, Aebi U. The nuclear pore complex: Nucleocytoplasmic transport and beyond[J]. Nat Rev Mol Cell Biol, 2003, 4(10): 757 - 766.

[54] Strambio-De-Castillia C, Niepel M, Rout M P. The nuclear pore complex: bridging nuclear transport and gene regulation[J]. Nat Rev Mol Cell Biol, 2010, 11(7): 490 - 501.

[55] Mosammaparast N, Pemberton L F. Karyopherins: from nuclear-transport mediators to nuclear-function regulators [J]. Trends Cell Biol, 2004, 14(10): 547 - 556.

[56] Terry L J, Shows E B, Wente S R. Crossing the nuclear envelope: Hierarchical regulation of nucleocytoplasmic transport[J]. Science, 2007, 318(5855): 1412 - 1416.

[57] Wagstaff K M, Jans D A. Importins and beyond: non-conventional nuclear transport mechanisms[J]. Traffic, 2009, 10(9): 1188 - 1198.

[58] Stewart M. Molecular mechanism of the nuclear protein import cycle[J]. Nat Rev Mol Cell Biol, 2007, 8(3): 195 - 208.

[59] Gilmore T D. Introduction to NF - κB: players, pathways, perspectives[J]. Oncogene, 2006, 25(51): 6680 - 6684.

[60] Hayden M S, Ghosh S. Signaling to NF - κB[J]. Genes Dev, 2004, 18(18): 2195 - 2224.

[61] Perkins N D. Integrating cell-signalling pathways with NF - κB and IKK function[J]. Nat Rev Mol Cell Biol, 2007, 8(1): 49 - 62.

12　细胞核骨架蛋白的应力响应与血管细胞功能调节

　　细胞核位于细胞中央,直径为 $5\sim15\ \mu m$,是细胞内最大、刚度(stiffness)最高的细胞器,也是细胞内遗传物质储存的中心,机体内复制、转录等生物化学反应的场所。真核细胞的细胞核由脂质双分子层的膜结构包裹,该结构由内核膜(inner nuclear membrane,INM)与外核膜(outer nuclear membrane,ONM)组成,并镶嵌着核孔复合体(nuclear pore complexes,NPCs)。内、外核膜的厚度相同,均为 7.5 nm,2 层膜之间有直径为 $20\sim40$ nm 的核周隙(perinuclear space),ONM 与内质网相连,属于粗面型内质网的一部分,而 INM 属于一种特殊的内质网亚区,分布着多种膜整合蛋白。INM 下方具有一层 $25\sim50$ nm 厚的致密的蛋白网状结构,即由核纤层蛋白和核纤层结合蛋白(lamin binding proteins)组成的核纤层(nuclear lamina)(见图 12-1)[1,2]。细胞核骨架(nuclear envelope)是位于细胞核的蛋白纤维网架体系,包括位于 ONM 和 INM 上的跨膜蛋白(nuclear envelope transmembrane proteins,NETs),以及位于核浆内的网状核纤层结构[3]。

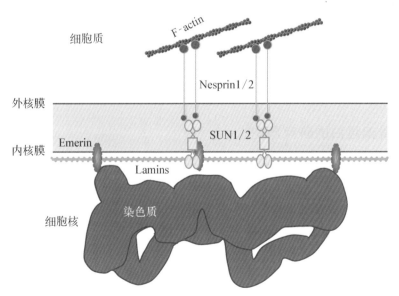

图 12-1　细胞核骨架蛋白分布示意图[2]

Figure 12-1　The structure of nuclear envelope

位于 ONM 的 Nesprin(nuclear envelope spectrin-repeat protein)蛋白 N 端与胞浆内的细胞骨架相连接,在细胞的有丝分裂、RNA 复制转运、细胞分化、细胞核膜稳定性方面起关键作用,在骨骼肌、心肌和血管平滑肌细胞(vascular smooth muscle cells,VSMCs)中表达较高[3]。镶嵌在 INM 的跨膜蛋白 SUN1(Sad1 and UNC-84 homology domain)和 SUN2 包含着 Sad1-UNC 同源序列(SUN),这个结构域位于蛋白 C 端,可以延伸到 INM 与 ONM 之间的区域;其 N 端位于核浆并与核纤层的 Lamin 家族蛋白相互连接[4]。Nesprin 蛋白和 SUN 蛋白是跨膜结构"核-细胞骨架连接复合体(linker of nucleoskeleton and cytoskeleton,LINC)"的核心成分,在空间结构上将细胞核和细胞骨架网络结构相连接[5]。Lamin A 是位于细胞核膜内侧面的核纤层的重要组成成分之一,核纤层的网状致密结构为细胞核内区域提供了稳定支撑。研究显示,Lamin A 不仅在维持细胞核结构和稳定性方面具有重要作用,同时还能直接或间接调控基因转录。体外实验显示,Lamin A 可直接与 30～40 bp 的裸露 DNA 非特异性结合,而大多数 Lamin A 对染色质 DNA 的作用是通过 Lamin A 结合蛋白 Emerin 实现的。研究表明,Emerin 与 Lamin A 结合后,可调节多种转录调控因子活性,如 barrier-to-autointegration factor(BAF)、germ-cell-less(GCL)和 BCL2-相关转录因子(BTF)等,从而调控基因转录[2]。近年的实验证实,Lamin A 缺失引起细胞核硬度降低、脆性增加,同时引起细胞迁移[6]和细胞凋亡[7]异常。

核骨架结构在细胞中不仅起到维持细胞核形态结构的支撑作用,还参与核内 DNA 复制、基因表达和染色体构建等一系列核功能调控。研究发现,核骨架蛋白与细胞分化等细胞功能以及癌症、心肌骨骼肌类疾病息息相关,但是其在力学感受中的机制目前尚不明确。

本章将简要概述真核细胞核骨架蛋白的分类、对细胞功能的影响,及其在疾病预防和治疗中的作用;重点介绍流体切应力和周期性张应变条件下,核骨架蛋白对血管细胞功能的影响及其相关调控机制。核骨架蛋白在心血管类疾病发病机制及其在临床诊断治疗中的意义仍有待进一步地深入研究。

12.1 核骨架蛋白的概述

12.1.1 核骨架蛋白的研究历史

对细胞核骨架的认识最早可以追溯到 1942 年 Mayer 和 Gulick 的工作,他们首次用大于 1 mol/L 的高浓度 NaCl 溶液抽提细胞核,得到了一种不溶性蛋白成分,称为残余蛋白[8]。继他们之后,对这种残余核蛋白有过不少光镜和电镜研究。1966 年,Fawcett 首次指出核内染色质之间并非是无序的核液,并把核内染色质之间的物质称为核基质。1969 年,Fernhard 发展了一种在原位情况下显示这种核基质的细胞化学方法——EDTA 退染技术[9],这一技术的出现是核骨架研究方法的一大进步。1974 年,美国的 Berezney 和 Coffey 从大鼠肝细胞核中分离出了一种非染色质蛋白纤维,包括核膜残存物、核膜下的核纤层、残留核仁以及贯穿在细胞核中的纤维蛋白结构。纤维直径差别较大,在 3～30 nm 之间,其化学成分复杂,主要成分是非组蛋白性的纤维蛋白，占 95％ 以上；由这样的纤维组成的精细网架体系被命名为细胞核基质（nuclear matrix/skeleton）。1975 年，他们又发现新合成的 DNA 能够紧密结合在核基质上，表明了核基质与核内 DNA 复制有着非常密切的关系[10]。从此，有关核骨架结构和功能的研究开始得到了广泛重视。

细胞骨架是位于细胞质内的蛋白纤维网架体系，是细胞的主要支撑结构；细胞骨架和核骨架通过核膜上的特定结合位点相互作用，这一位点即 LINC，是由 INM 与 ONM 上的某些蛋白形成的复合物，主要成分包括 Nesprin 蛋白、SUN 蛋白、Lamin 蛋白和 Emerin 蛋白。LINC 复合物不仅支撑起细胞核结构，并且提供了细胞骨架-LINC 复合体-核骨架的物理连接。这一跨核膜的复合体结构有可能作为一种力学感受器，将包括张力、压力或剪切力等外力刺激和细胞外基质的力学变化转化成生化信号，从而使细胞适应其外界物理环境的变化。

12.1.2 核骨架蛋白的分类及功能

12.1.2.1 Nesprin 家族

位于 ONM 的 Nesprin 蛋白，是 LINC 复合体中的重要组成成分之一，它包含 Nesprin1、Nesprin2、Nesprin3 和 Nesprin4 共 4 种表型。Nesprin1 又称 Syne - 1、Enaptin 或 Myne - 1，是在寻找 VSMCs 收缩表型特异性分化标记物的过程中发现的，也是首个被确认的 Nesprin 蛋白；之后的研究发现，Nesprin1 在成人骨骼肌肌肉神经连接突触以及平滑肌、心肌细胞的核膜上高表达[11]。Nesprin2 又称 Syne - 2 或 NUANCE，与 Nesprin1 有 60％ 以上的同源性，主要在 ONM 上表达，也在多种细胞的核浆中有表达。Nesprin1 和 Nesprin2 的相对分子质量较大，N 端包含能与细胞骨架 F - actin 相结合的钙结合蛋白同源域（calponin homology domains，CHD）。Nesprin3 和 Nesprin4 的相对分子质量较小，分别为 110 kDa 和 42 kDa，而且不包含 CHD 域。在结构上，Nesprin 家族蛋白均含有长度可变的骨架蛋白重复序列（spectrin repeat，SR）和碳端高度保守的 KASH（Klarsicht ANC - 1 and Syne Homology）跨膜域（见图 12 - 2）[12]。Nesprin1 和 Nesprin2 通过 N 端的 CHD 域与细胞骨架

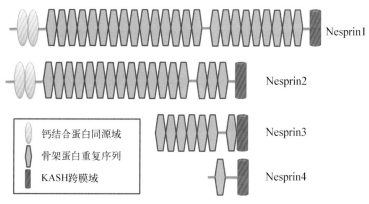

图 12 - 2 Nesprin 家族蛋白结构图[12]

Figure 12 - 2 The structure of Nesprin family

F-actin 相连接,而 Nesprin3 的 N 端与中间纤维相连,同时 Nesprin4 与细胞骨架微管相连接;通过上述连接,位于 ONM 的 Nesprin 家族将胞浆中的细胞骨架结构和细胞核建立了紧密连接。

12.1.2.2 SUN 家族

SUN 蛋白,又称 Sad1/UNC-84 蛋白,其所包含的 SUN 结构功能域因与酵母中的 Sad1 蛋白和线虫中的 UNC-84 蛋白有同源序列而得名[13]。从酵母到人类中都能发现含有 SUN 结构功能域的 SUN 蛋白家族成员,这也间接说明 SUN 蛋白具有相对保守的功能。SUN 蛋白定位在 INM 上,与 ONM 定位的 KASH 结构域连接形成跨膜的分子骨架,SUN 蛋白的 N 端在核浆侧与核纤层连接,保守的 C 端 SUN 结构域定位在内外核膜的间隙。SUN 蛋白在调节细胞核在细胞中的迁移和锚定[14]、DNA 损伤修复等过程中发挥着重要的作用[15]。

到目前为止,已确认的哺乳动物 SUN 蛋白有 5 个,包括 SUN1、SUN2、SUN3、SPAG4 和 SUN5。其中,SUN1 和 SUN2 蛋白是哺乳动物中最先确认的 SUN 蛋白家族成员,带有保守序列的 SUN 结构功能域,并在体内广泛表达,而 SUN3、SPAG4 和 SUN5 仅在睾丸中表达。SUN1 和 SUN2 均为 II 型跨膜蛋白,两者有 64% 的同源性。在哺乳动物中,SUN1 和 SUN2 通过核间隙的 SUN 结构域与 Nesprin1 和 Nesprin2 蛋白的 KASH 结构域相互作用,从而连接细胞核与细胞骨架。

12.1.2.3 Lamin 蛋白

Lamin 蛋白及 Lamin 结合蛋白是组成嵌在 INM 下方的核纤层结构的主要成分。Lamin 蛋白属于第 V 型中间纤维(intermediate filament,IF),主要分为 A 型和 B 型两种类型,在分化的细胞中广泛表达。其中,A 型核纤层蛋白分为 Lamin A 和 Lamin C 两种,均由同一基因 LMNA 编码,都包含由 360 个氨基酸组成的 α-螺旋杆功能区;Lamin A 和 Lamin C 结构的不同主要表现为 α-螺旋杆功能区 C 端的尾部长短不同[16]。B 型 Lamin 主要分为 Lamin B1、Lamin B2 和 Lamin B3,其中 Lamin B1 的编码基因是 LMNB1,而 Lamin B2 和 Lamin B3 的编码基因同为 LMNB2。Lamin 蛋白除了维持细胞核形态外,在细胞完成各项生理功能过程中均发挥着重要的作用,如细胞核的装配,直接或间接地与染色质相互作用,并在维持染色体结构、参与 DNA 复制转录和锚定核孔复合体等方面发挥了重要作用[17]。

LMNA 基因不同位点的突变和缺失及其编码蛋白 Lamin A/C 的异常引起一系列的人类遗传病,称为核纤层蛋白病,病变主要出现在骨骼肌、心肌、脂肪、骨和神经等组织,并能引起早衰症状。最常见的包括既可以常染色体显性又可以常染色体隐性遗传的遗传病:Emery-Dreifuss 肌营养不良症(Emery-Dreifuss muscular dystrophy,EDMD)和腓骨肌萎缩症 2 种类型[17]。

12.1.2.4 Emerin 蛋白

Emerin 蛋白是近年发现的真核细胞内核骨架蛋白的一种,由 EMD 基因编码,在

1994 年首次确认。Emerin 的相对分子质量为 34 kDa,是一种重要的 Ⅱ 型膜蛋白;其 N 端位于核浆,有一个包含 43 个残基的球状结构区域,该区域是维持 Emerin 稳定的唯一区域。Emerin 蛋白通过与 A 型 Lamins 相互作用,定位在骨骼肌及心肌的 INM;Emerin 蛋白有多种结合蛋白,不仅能与 Lamin A、SUN1、SUN2 和 Nesprin1 蛋白结合,还能与转录因子 BAF、GCL、Btf、Lmo7[18]和 β - catenin[19]等结合。

虽然 Emerin 广泛表达在人体的各个组织,但其突变时引起的 EDMD 只影响肘部、颈部和跟腱的挛缩,并逐渐发展为骨骼肌的萎缩,最严重者会由于心肌传导系统缺陷导致心跳停止。Emerin 缺失导致 EDMD 症的机制并不完全清楚,推测可能是由于其磷酸化异常导致的功能改变。例如,临床数据显示,大量患有 EDMD 病人体内 Emerin 蛋白的磷酸化 Y59 位点均有缺失;此外,其磷酸化的 Y59 位点还能抑制转录因子 GCL、Btf、Lmo7 与 Emerin 的结合,并影响其各自的靶基因[20]。

12.1.3　核骨架蛋白与人类疾病

人类遗传学的研究表明,Lamins、Emerin 或者 Nesprins 等核骨架蛋白的突变,会导致核纤层蛋白病或者核膜蛋白病,包括早衰综合征(hutchinson-gilford progeria syndrome, HGPS)、神经病变、脂肪代谢障碍、心脏和肌肉营养不良症等一系列严重的疾病[21]。

12.1.3.1　早衰症

Lamin A 和 Lamin C 的编码基因 LMNA 发生变异,可能是导致 HGPS 的最常见原因。HGPS 儿童在出生时是健康的,但是在生长发育的第 1 年,他们就与正常儿童表现出明显的不同,包括严重的生长阻滞以及缺乏皮下脂肪。大多数的 HGPS 儿童患有骨质疏松症,并多数在年龄不满 20 岁时由于心脏病发作或者中风导致死亡。此外,HGPS 还伴随多种病症的出现,包括恶病质、脱发和动脉粥样硬化。分析显示,LMNA 基因的单密码子突变导致内在剪接位点的改变,这就有可能产生内部缺失 150 个核苷酸的 Lamin AΔ150。与正常人类相比,HGPS 患者中 Lamin AΔ150 的表达是正常人的 160 倍以上。尽管在 HGPS 患者体内 Lamin A 和 Lamin C 的转录未发生改变,但 Lamin AΔ150 在晚期细胞中明显提高[22]。

12.1.3.2　EDMD

1962 年 Emery 和 Dreifuss 最早提出 EDMD(Emery - Dreifuss 型肌营养不良)的绝大多数患者为 X 连锁隐性遗传。EDMD 的症状有肘、颈、小腿处肌肉萎缩,伴有心脏受累。患者有约 30% 的肌细胞具有内在的中心核,一些细胞含有嗜碱性细胞浆,细胞核大而蓝染,并有明显的核仁。Fidzianska 等对患者的活检肌肉组织中异常细胞进行了超微结构的研究,发现其肌细胞核膜存在不同程度的异常,可见细胞核明显浓缩甚至核成分完全破坏。有许多细胞的核染色质成分流出进入细胞质中,表明核膜的完整性已破坏。Emerin 蛋白的免疫组织化学分析显示:正常个体的骨骼肌、心肌与平滑肌核膜染色为阳性,而 EDMD 患者骨骼肌和心肌免疫染色反应为阴性。与抗体发生反应的是一种相对分子质量为 34 kDa 的蛋白质,可以认为 EDMD 患者的肌细胞核膜特异性缺失 Emerin 蛋白质[23]。有趣的是,EDMD 同样可以由 LMNA 基因、Nesprin1、Nesprin2 突变引起,这表明几种蛋白之间可能发生相互作用共同行使功能[24]。

12.1.3.3 扩张性心肌病

扩张性心肌病(dilated cardiomyopathy,DCM)的特征为左或右心室或者双侧心室扩大,并伴有心室收缩功能减退,伴或不伴充血性心力衰竭。其病理学原因是由内在因素(基因突变)和外在因素共同参与形成的。基因突变导致的可遗传性 DCM,其与心肌细胞内核纤层相关蛋白突变存在密切关系。部分病例中,遗传性 DCM 的形成是 EMD 基因和 LMNA 基因突变造成的。EMD 突变在伴 x - EDMD 中发现,而 LMNA 的突变出现在常染色体显性和隐性 EDMD 中[25]。LMNA 编码 Lamin A/C,与 DCM 形成的关联最大[26]。LMNA 突变常形成严重的节律障碍、突发死亡和心力衰竭。

DCM 和 EDMD 均发生在有纹路的肌细胞中,患者的细胞表现出细胞核形态的异常以及核膜蛋白定位的改变,包括 Lamins、Nesprins 和 SUN 等蛋白的错误定位。动物实验结果显示,Lamin A/C 缺乏的小鼠会出现严重的 EDMD 和 DCM,并且在出生 4～8 周后就会死亡[27]。

12.1.3.4 其他疾病

最新的研究发现,核骨架蛋白特别是核纤层蛋白表达的改变,能够诱发多种癌症。Lamin A/C 的表达在乳腺癌、白血病、淋巴癌、结肠癌中均有下调[28,29]。百例癌症患者的基因组学结果显示,Lamin A/C、Nesprin1 和 Nesprin2 蛋白均发现了突变,证实了上述蛋白在癌症进程中的重要作用。这一发现也同样可以用来解释为什么癌症细胞的细胞核均会出现严重的形变;而细胞核的形变又促进了癌症进程,表示细胞核的力学特性的改变可能在癌症过程中发挥作用[30]。

Nesprin1 的突变还会造成常染色体隐性遗传的小脑失调[31];与其同家族的 Nesprin4 蛋白仅在分泌型上皮细胞和内耳细胞中表达,它的突变会导致高频听力的损失[32]。编码 B 型Lamin 的 LMNB1 基因突变会导致成年人的脑白质营养不良症,这种病症的特点是中枢神经系统的脱髓鞘[33];而 LMNB2 的突变会引起获得性局部脂肪代谢障碍,表现为皮下脂肪组织的逐渐减少[34]。

上述研究表明,核骨架蛋白的紊乱导致细胞核承受机械力能力下降,可引起包括心血管疾病等多种疾病的发生;但这一过程中核骨架蛋白调控相关转录过程紊乱的机制仍未完全阐明,仍需要进一步研究。

在我们的前期蛋白质组学研究中,取 Sprauge - Dawley(SD)大鼠的胸主动脉,置于血管体外应力培养系统中,保持入口压力为 100 mmHg,分别对体外培养血管施加正常切应力($NSS = 15 \ dyn/cm^2$)和低切应力($LowSS = 5 \ dyn/cm^2$)。结果显示,Lamin A 在 NSS 培养条件下表达水平明显高于 $LowSS$[35],表明细胞核骨架蛋白可能在力学因素调控血管细胞功能中起到重要作用。

12.2 核骨架蛋白在不同力学条件下对血管细胞功能的调节

核骨架蛋白承载着连接细胞核与细胞骨架的桥梁作用,并参与一系列细胞功能,诸如细胞内的核迁移及核定位、细胞骨架的重组、细胞的极性以及细胞迁移等。近期的多项研究结果显示,外力通过细胞骨架将力学信号从细胞外基质传导至细胞核。细胞核的力学特性及细胞核骨架蛋白在细胞功能中的作用引起了越来越多的关注。

12.2.1 细胞核骨架蛋白参与切应力调控的单独培养内皮细胞功能

外部的力学信号通过细胞膜—细胞骨架途径转导至细胞核,引起细胞核的形变。这一形变既可以改变染色体的结构,还可能诱导细胞核蛋白的构象改变。Dahl 等发现,流体的剪切力和压应力能够上调多种细胞系中与核糖体 DNA、RNA 结合的荧光融合蛋白在核内的运动,证实了外部加载的力学环境对染色体重组的作用[36]。另有研究显示,种植在基质软胶上的细胞,其承受的应力相对较小,而细胞骨架张力的减少又能影响 Lamin A/C 的磷酸化,最终影响细胞分化。这一实验结果显示,组织的硬度和应力能够上调 Lamin A 的表达水平,从而维持细胞核的稳定性;表示 Lamin A 表达水平和构型变化在细胞感受细胞外基质硬度、调控基因转录过程中亦具有重要作用[37]。Guilluy 等的研究结果显示,对细胞核直接施加应力刺激引起的细胞核形态改变,能够通过 LINC 蛋白 Nesprin 调控核骨架蛋白 Lamin A 和 Emerin 表达、分布和磷酸化[38]。

我们的前期蛋白质组学研究结果显示,血管组织中的 Lamin A 在 LowSS 条件下低表达[35]。而衬于血管壁内表面的内皮细胞是血流和血管壁的直接接触面,它持续受到血流动力学的作用,其中流体切应力是其最敏感和最主要的力学刺激因素。我们用平行平板流动腔系统对体外单独培养的大鼠胸主动脉 ECs 分别施加 15 dyn/cm² 的 NSS 和 5 dyn/cm² 的 LowSS,检测了 ONM 核骨架蛋白 Nesprin2、INM 核骨架蛋白 SUN1 和核纤层蛋白 Lamin A 在不同切应力水平的表达水平变化[39]。免疫印迹结果显示,与 NSS 相比,LowSS 作用 6 h、12 h 和 24 h 均显著下调了单独培养 ECs 的核骨架蛋白 Nesprin2、SUN1 和 Lamin A 的表达水平(见图 12-3)。

同时,我们应用原位 BrdU 法结合激光共聚焦显微镜,以及流式细胞仪检测细胞周期并计算增殖指数检测 ECs 的增殖(proliferation);利用 AnnexinV - FITC 和 PI 双标法结合流式细胞仪检测细胞凋亡(apoptosis)。结果发现,LowSS 能够显著上调 ECs 增殖和凋亡(见图 12-4),表示 LowSS 可能通过下调核骨架蛋白的表达最终调节 ECs 功能。

为了验证核骨架蛋白对 ECs 功能的调控,我们在静态条件下分别对 ECs 转染特异性的干扰片段,下调核骨架蛋白表达水平,并检测 ECs 增殖和凋亡的变化。如图 12-5 和图 12-6 所示,静态条件下,Nesprin2、SUN1 和 Lamin A 蛋白的表达水平降低,均显著诱导了 ECs 的增殖和凋亡。

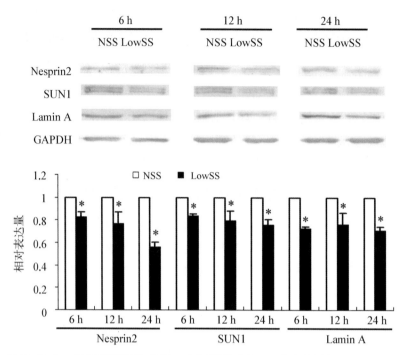

图 12 - 3 LowSS 显著下调 ECs 的 Nesprin2、SUN1 和 Lamin A 表达水平
结果表示为 mean±SD，* $p < 0.05$ vs NSS 组，$n = 5$

Figure 12 - 3 LowSS depressed the expressions of Nesprin2、SUN1 and Lamin A significantly

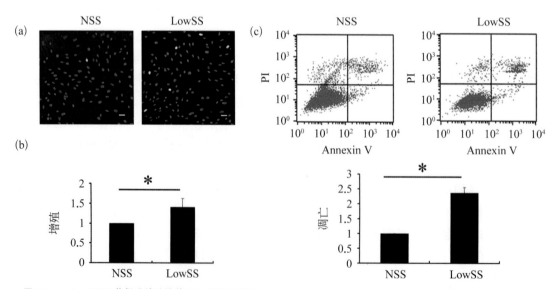

图 12 - 4 LowSS 显著促进单独培养 ECs 增殖和凋亡
（a）原位 BrdU 免疫荧光图，绿色为 BrdU 阳性细胞；（b）流式细胞仪检测细胞周期计算得到增殖指数；（c）细胞凋亡结果图。标尺= 40 μm，* $p < 0.05$ vs NSS 组，结果表示为 mean±SD，$n = 5$

Figure 12 - 4 LowSS upregulated the proliferation and apoptosis of monocultured ECs significantly

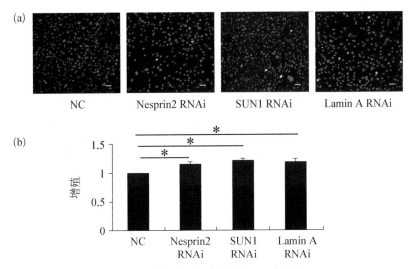

图 12-5   静态条件下抑制核骨架蛋白的表达显著诱导了 ECs 的增殖
(a) 原位 BrdU 免疫荧光图,绿色为 BrdU 阳性细胞;(b) 流式细胞仪检测细胞周期计算得到增殖
指数。标尺 = 40 μm,结果表示为 mean±SD,* p<0.05 vs 阴性对照组,n=5

Figure 12-5   The depressed expressions of NE proteins induced the proliferation of ECs in the static

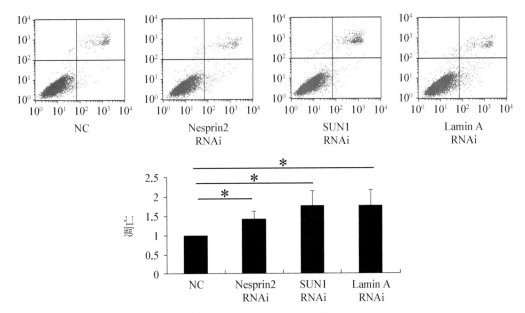

图 12-6   静态条件下抑制核骨架蛋白的表达显著诱导了 ECs 的凋亡
结果表示为 mean±SD,* p<0.05 vs 阴性对照组,n=5

Figure 12-6   The depressed expressions of NE proteins induced the apoptosis of ECs in the static

　　为了进一步研究在力学环境中核骨架蛋白对 ECs 功能的作用,我们构建了 Nesprin2 和 Lamin A 过表达质粒并转染 ECs,转染 36 h 后施加 LowSS 12 h。结果显示,与转染 pcDNA3.1 空载体质粒的对照组相比,LowSS 条件下,转染 Nesprin2 或 Lamin A 过表达质粒后,ECs 增殖和凋亡水平均显著下降(见图 12-7)。这一现象显示,低切应力会抑制

Nesprin2 和 Lamin A 蛋白水平,并诱导 ECs 增殖;而 Nesprin2 和 Lamin A 的过表达可以逆转低切应力诱导的 ECs 增殖。

上述结果共同显示,核骨架蛋白在 LowSS 影响 ECs 增殖和凋亡的过程中发挥重要作用。

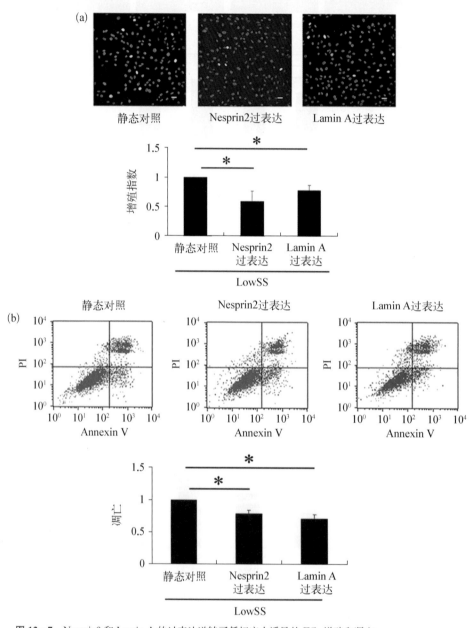

图 12-7　Nesprin2 和 Lamin A 的过表达逆转了低切应力诱导的 ECs 增殖和凋亡
(a) 低切应力条件下 Nesprin2 和 Lamin A 的过表达显著抑制了 ECs 的增殖,原位 BrdU 免疫荧光图(上图),流式细胞仪检测细胞周期计算得到增殖指数(下图),标尺 = 40 μm;(b) 低切应力条件下 Nesprin2 和 Lamin A 的过表达显著抑制了 ECs 的凋亡。转染 pcDNA3.1(+)空载体质粒的 ECs 作为对照组。结果表示为 mean±SD,* $p < 0.05$ vs 对照组,$n = 4$

Figure 12-7　Overexpressed Nesprin2 and Lamin A reversed the effects of LowSS on the proliferation and apoptosis of ECs

12.2.2 切应力条件下，核骨架蛋白在联合培养 ECs 和 VSMCs 功能调控中的作用

ECs 和 VSMCs 是构成血管壁的主要细胞成分，它们在维护血管的生理功能稳态（homeostasis）和病理性血管重建中均发挥着重要作用。LowSS 诱导的血管重建的主要病理表现是 VSMCs 由血管中膜层向内膜下迁移（migration）、增殖。那么，切应力的改变如何通过 ECs 引起 VSMCs 增殖、迁移、凋亡等功能变化呢？ECs 和 VSMCs 相邻，可以通过旁分泌的方式进行细胞间信息交流，即 ECs 合成并分泌多种血管活性物质，作用于 VSMCs 膜上的受体，从而影响 VSMCs 的基因表达及细胞功能。此时，ECs 与 VSMCs 的相互作用（cross-talk），在维持血管壁形态和功能中起非常关键的作用[35,40]。

ECs 在不同切应力的作用下，可分泌多种信号分子，诸如前列腺素[41]、一氧化氮（NO）[42]，调控 VSMCs 内 G 蛋白[43]以及一系列转录分子，包括核因子-κB（nuclear factor-κB，NF-κB）、早期生长反应因子[44]等，从而调控 VSMCs 的表型与增殖，引发动脉粥样硬化的发生。也有研究表明，联合培养的 VSMCs 可反作用于 ECs，施加 NSS 可抑制 VSMCs 诱导的 ECs 细胞黏附分子 ICAM-1、VCAM-1 和 E-selectin 的表达；在联合培养的成纤维细胞和 ECs 之间并无这种效应[45]。机械应力刺激会增加 ECs 旁分泌基底膜蛋白多糖抑制 VSMCs 增殖，并通过 ECs 自分泌的转化生长因子信号通路和细胞外信号调节激酶（extracellular signal-regulated kinase，ERK）信号途径调节 ECs 基底膜蛋白多糖的表达，从而调节 ECs 的生长[46]。这些研究都说明，ECs 感受切应力刺激，通过细胞间直接和间接信息交流，将切应力信号的变化传递给 VSMCs，影响 VSMCs 向血管内膜下迁移、增殖和凋亡，从而在血管重建与疾病发生过程中起着决定性的作用。

基于我们实验室前期血管组织差异蛋白质组学结合 Ingenuity Pathways Analysis（IPA）软件分析的结果显示，在应力条件下血小板源性生长因子-BB（platelet-derived growth factor BB，PDGF-BB）和转移生长因子（transforming growth factor-β1，TGF-β1）可能参与了 ECs 与 VSMCs 细胞间信息交流，并调控核骨架蛋白 Lamin A 表达。表示，应力调控的细胞间信息交流可能在核骨架蛋白调控中起重要作用。

将 ECs 和 VSMCs 分别种植在联合培养杯底的外侧和内侧，用平行平板流动腔系统进行力学加载后，用 ELISA 试剂盒分别检测 ECs 和 VSMCs 侧培养液中 PDGF-BB 和 TGF-β1 的浓度。结果发现，与 15 dyn/cm² 的 NSS 组相比，5 dyn/cm² 的 LowSS 诱导了 ECs 和 VSMCs 的 PDGF-BB 和 TGF-β1 合成分泌。Western blot 检测发现，LowSS 条件下 ECs 和 VMSCs 的 Lamin A 表达明显降低，此外 lysyl oxidase（LOX）表达水平和 ERK1/2 磷酸化水平亦受到 LowSS 加载调控（见图 12-8 和图 12-9）。

在 ECs 静态单独培养状态下，PDGF-BB 的重组蛋白（rPDGF-BB）和 TGF-β1 的重组蛋白（rTGF-β1）下调其 Lamin A 的表达，而上调 LOX 和磷酸化 ERK1/2 的表达（见图 12-10）。在 VSMCs 静态单独培养状态下，rPDGF-BB 抑制其 Lamin A 的表达，而增强 LOX 和磷酸化 ERK1/2 的表达（见图 12-11）。但是，rTGF-β1 对 VSMCs 的 Lamin A、LOX、磷酸化 ERK1/2 的表达无影响（见图 12-11）。

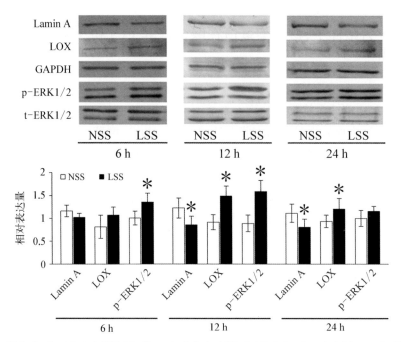

图 12 - 8　LowSS 加载 6 h、12 h、24 h 降低 ECs 的 Lamin A 表达，上调 LOX 的表达，6 h、12 h 上调 ERK1/2 磷酸化水平
结果用 mean±SD 表示，* $p<0.05$ vs NSS，$n=4$

Fig 12 - 8　In ECs，LowSS decreased the expression of Lamin A and increased the expression of LOX at 6，12，and 24 h. The phosphorylation of ERK1/2 was up‑regulated by LowSS at 6 and 12 h in ECs，but not at 24 h

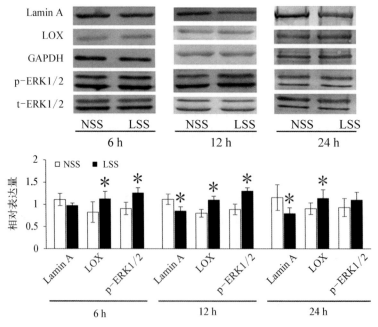

图 12 - 9　LowSS 加载 6 h、12 h、24 h 降低 VSMCs 的 Lamin A 表达，上调 VSMCs 的 LOX 表达，加载 6 h、12 h 上调 p‑ERK1/2 的表达
结果用 mean±SD 表示，* $p<0.05$ vs NSS，$n=4$

Figure 12 - 9　In VSMCs，LowSS decreased the expression of Lamin A and increased the expression of LOX at 6，12，and 24 h. The phosphorylation of ERK1/2 was up‑regulated by LowSS at 6 and 12 h in VSMCs，but not at 24 h

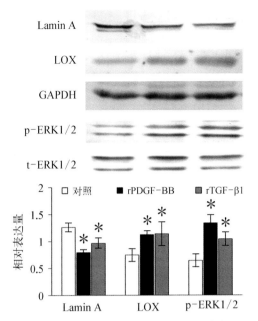

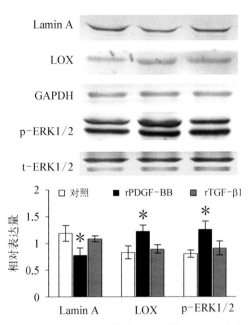

图 12 - 10　rPDGF - BB 和 rTGF - β1 降低 ECs Lamin A 的表达,增加 LOX 的表达和 ERK1/2 的磷酸化水平

结果用 mean±SD 表示,* $p < 0.05$ vs 对照组,$n = 4$

Figure 12 - 10　rPDGF - BB and rTGF - β1 decreased expression of Lamin A and increased expression of LOX and phospho - ERK1/2 of ECs

图 12 - 11　rPDGF - BB 降低 VSMCs 的 Lamin A 表达,增加 LOX 的表达和 ERK1/2 的磷酸化水平,但 rTGF - β1 则无这些效果

结果用 mean±SD 表示,* $p < 0.05$ vs 对照组,$n = 4$

Figure 12 - 11　rPDGF - BB decreased expression of Lamin A and increased expression of LOX and phospho - ERK1/2 of VSMCs. However, rTGF - β1 had no significant effect on protein expression of VSMCs

在 LowSS 条件下,ECs 的 PDGF - BB 的合成被抑制后,上调了 ECs 的 Lamin A 表达,下调了 LOX 和 p - ERK1/2 的表达(见图 12 - 12),干扰 ECs 的 TGF - β1 合成对 Lamin A 的表达无明显影响,降低了 LOX 和 p - ERK1/2 的表达(见图 12 - 12)。

LowSS 条件下对 ECs 进行 PDGF - BB 的 RNA 干扰后观察到的现象与静止状态相似,显示干扰 ECs 内 PDGF - BB 的表达后 LowSS 所诱导的 ECs 和 VSMCs 合成 PDGF - BB 和 TGF - β1被阻断了。不管是在静止状态还是在 LowSS 条件下,ECs 的 PDGF - BB 的合成被抑制后,ECs 和与之联合培养的 VSMCs 的 Lamin A 合成增加,LOX 和磷酸化 ERK1/2 合成减少。

在 LowSS 条件下,对 ECs 进行 PDGF - BB 的 RNA 干扰还可以上调联合培养的 VSMCs 的 Lamin A 表达,下调了 LOX 和 p - ERK1/2 的表达;对 ECs 进行 TGF - β1 的 RNA 干扰对联合培养的 VSMCs 的 Lamin A、LOX 和磷酸化 ERK1/2 的表达均无明显变化(见图 12 - 13)。

为了分析 LowSS 条件下 VSMCs 分泌的 PDGF - BB 和 TGF - β1 对于联合培养的 ECs 细胞核骨架蛋白 Lamin A 的影响,在进行切应力加载之前,用 PDGF - BB 和 TGF - β1 的中和抗体来分别阻断 VSMCs 分泌的 PDGF - BB 和 TGF - β1 对相邻 ECs 和 VSMCs 的作用。TGF - β1 的中和抗体增加了联合培养 ECs 的 Lamin A 表达,PDGF - BB 的中和抗体则无这种效果。两种蛋白的中和性抗体都能够降低联合培养 ECs 的 LOX 和磷酸化 ERK1/2 的表

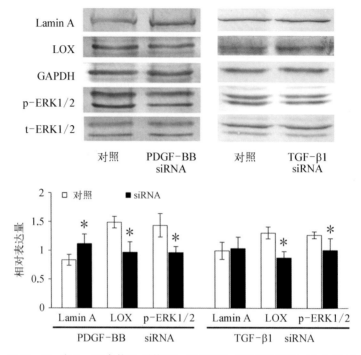

图 12 - 12　在 LowSS 条件下,干扰 ECs 的 PDGF - BB 或者 TGF - β1 合成,对
EC Lamin A、LOX 和 p - ERK 表达的影响
结果表示为 mean±SD,* $p<0.05$ vs 对照组,$n=4$

Figure 12 - 12　In LowSS,the effect of PDGF - BB or TGF - β1 target siRNA
transfection on the expression of Lamin A, LOX and p - ERK

达以及细胞迁移和增殖。PDGF - BB 的中和抗体能够增强 VSMCs 的 Lamin A 表达,降低 LOX 和磷酸化 ERK1/2 的表达,抑制细胞的迁移和增殖。TGF - β1 的中和抗体对于 VSMCs 则无这些作用。

综上,LowSS 上调 ECs 分泌 PDGF - BB 和 TGF - β1,通过 ECs 和 VSMCs 的相互作用影响 LowSS 诱导的血管重建。在这一过程中,PDGF - BB 和 TGF - β1 调控的 Lamin A 表达可能参与了切应力诱导的血管细胞迁移和增殖。

有报道称,在 C2C12 肌细胞中,LINC 复合物的降解减弱了细胞内从细胞骨架到细胞核的力学信号转导,并降低了拉伸所诱导的细胞增殖[47]。在 ECs 中,Nesprin 蛋白同样在 ECs 响应切应力的过程中发挥了重要作用。Nesprin3 的减少会造成细胞形态的改变,并削弱流场方向 ECs 的极性和迁移[48]。综合上述两部分研究结果,对单独培养的 ECs 施加 LowSS,其核骨架蛋白 Nesprin2、SUN 和 Lamin A 表达水平显著降低,最终影响 ECs 增殖和凋亡增加。另一方面,对联合培养的 ECs 侧施加 LowSS,显著抑制了联合培养的 ECs 和 VSMCs 的 Lamin A 表达,并诱导了 ECs 和 VSMCs 的增殖和迁移。这些结果不仅验证了血管组织中差异蛋白质组学的发现,证实了我们关于核骨架蛋白是新型力学敏感蛋白的猜想,并进一步提示,核骨架蛋白参与 LowSS 诱导的 ECs 与 VSMCs 功能改变,可能在动脉粥样硬化血管重建的发生、发展过程中起重要作用。

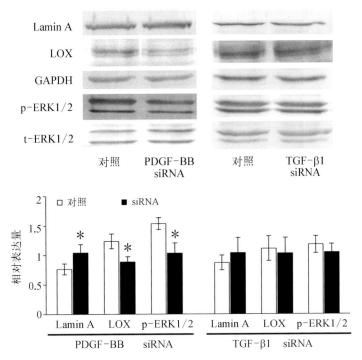

图 12 - 13 在 LowSS 条件下,干扰 ECs 的 PDGF - BB 或者 TGF - β1 合成,对
VSMCs 的 Lamin A、LOX 和 p - ERK 表达的影响
结果表示为 mean±SD, * p<0.05 vs 对照组,n=4
Figure 12 - 13 In LowSS, the effect of PDGF - BB or TGF - β1 target siRNA
transfection on the expression of Lamin A, LOX and p - ERK1/2 from co-
cultured VSMCs

12.2.3 细胞核骨架蛋白参与张应变调控的 VSMCs 功能

高血压(hypertension)过程中,动脉血管壁所承载的机械应力异常增高,血管组织周向张应力明显增加,引起血管壁细胞增殖、凋亡、迁移等多种功能改变以及细胞外基质成分变化,即发生血管重建(remodeling)[49]。VSMCs 作为血管壁中层主要细胞成分,主要承受着由于血流脉动引起的机械张应力(变)的作用。越来越多的研究表明,机械张应变能够通过多种方式调控 VSMCs 的形态、迁移、增殖和凋亡。

应用腹主动脉缩窄高血压大鼠动物模型(renal hypertension model),提取血管组织总蛋白并检测大鼠颈总动脉中 Emerin 和 Lamin A/C 的表达水平,我们研究了核骨架蛋白在张应变影响血管细胞功能中的作用[50]。BrdU 原位增殖实验显示,高血压大鼠颈总动脉的中膜 VSMCs 增殖明显增加[见图 12 - 14(a)]。同时,高血压大鼠血管组织中 Emerin 和 Lamin A/C 表达水平明显降低[见图 12 - 14(b)]。体外实验中,应用 FX - 4000 细胞张应变加载系统对体外培养的大鼠胸主动脉 VSMCs 分别施加 5%(正常生理状态)和 15%(模拟高血压状态)幅度、频率为 1.25 Hz 的周期性张应变(cyclic strain);结果显示,体外加载 15%周期性张应变模拟高血压病理条件下,VSMCs 的 Emerin 和 Lamin A/C 表达明显降低,利用 BrdU ELISA 法检测细胞增殖,发现 15%周期性张应变诱导 VSMCs 增殖能力上升(见图 12 - 15)。

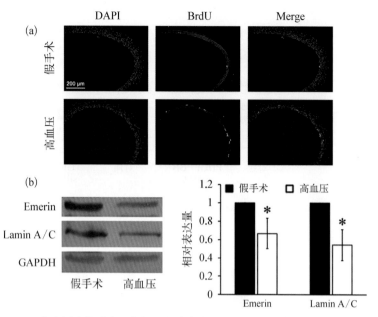

图 12 - 14 高血压和假手术组大鼠颈总动脉中膜 VSMCs 原位增殖结果、血管组织中 Emerin 和 Lamin A/C 的表达变化

(a) 腹主动脉缩窄一周后,高血压大鼠颈总动脉中膜 VSMCs 增殖;(b) 高血压大鼠血管组织中 Emerin 和 Lamin A/C 表达,结果表示为 mean±SD,* $p<0.05$ vs 假手术组,$n=5$

Figure 12 - 14 In situ proliferation and expression of Emerin and Lamin A/C in the common carotid artery of hypertensive rats and sham-treated controls

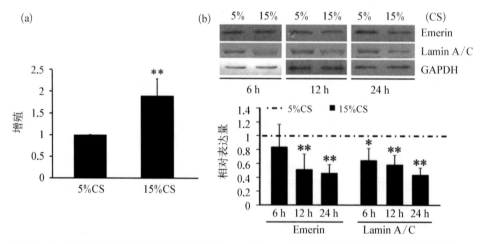

图 12 - 15 周期性张应变调控的核骨架蛋白 Emerin 和 Lamin A/C 表达变化参与诱导 VSMCs 增殖

(a) 15%张应变促进 VSMCs 增殖;(b) 15%张应变抑制核骨架蛋白 Emerin 和 Lamin A/C 的表达,结果表示为 mean±SD,* $p<0.05$,** $p<0.01$ vs 各自对照组,$n=5$

Figure 12 - 15 Cyclic strain modulated the expression of Nuclear envelope proteins Emerin and Lamin A/C,which participate in the stretch-induced proliferation of VSMCs in vitro

上述体内和体外两部分实验结果显示,高血压血管组织和高张应变(15%)加载 VSMCs 内核骨架蛋白 Emerin 和 Lamin A/C 表达水平降低,同时血管组织中及张应变条件下的 VSMCs 的增殖能力均显著上升,表明核骨架蛋白的表达水平的改变可能参与机械张应变调控的 VSMCs 细胞功能。

　　为了验证核骨架蛋白是否参与周期性张应变调控的 VSMCs 增殖,在静态条件下用特异性的干扰片段分别抑制 Emerin 和 Lamin A/C 的表达。由于 A 型核纤层蛋白 Lamin A 和 Lamin C 的编码基因同为 LMNA[16],因此干扰片段能够同时靶向调控 Lamin A 和 Lamin C 的表达[见图 12 - 16(a)(b)]。增殖结果显示,Emerin 或者 Lamin A/C 表达水平

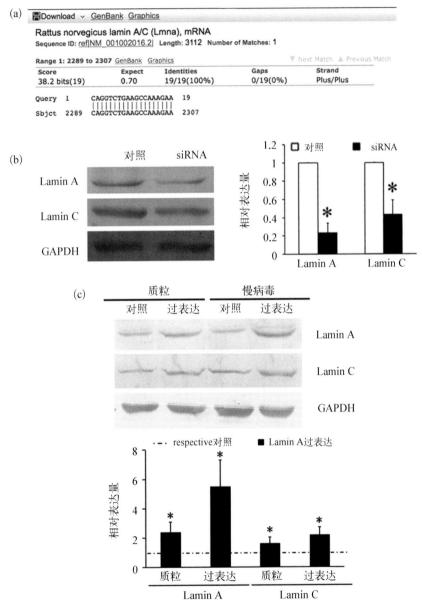

图 12 - 16　干扰片段、过表达质粒和慢病毒载体显著调控了 Lamin A 和 Lamin C 的蛋白水平
(a) 干扰片段靶向 Lamin A 和 Lamin C 共同的编码基因 LMNA;(b) 转染 Lamin A/C 的干扰片段,VSMCs 的 Lamin A 和 Lamin C 蛋白水平均下降;(c) Lamin A 的过表达质粒和慢病毒显著上调了 Lamin A 和 Lamin C 蛋白的表达,结果表示为 mean$\pm$SD,$*$　$p<0.05$ vs 各自对照组,$n>4$

Figure 12 - 16　The expressions of Lamin A and Lamin C are regulated by the siRNA, overexpression plasmid or lentivirus

的降低均诱导了静态条件下 VSMCs 的增殖。另一方面，依据 Lamin A 蛋白的完整编码区域(complete coding sequence,CDS)设计引物并构建过表达质粒，显著上调 Lamin A 表达，但同时对 Lamin C 蛋白的表达水平亦存在作用，显示核骨架蛋白分子间可能存在相互作用[见图 12-16(c)]。将 VSMCs 分别转染 Emerin 和 Lamin A 的过表达质粒，结果显示，静态条件下，Emerin 或者 Lamin A 蛋白的高表达显著性抑制了 VSMCs 的增殖。

此外，为了进一步确认力学条件下核骨架蛋白在调控 VSMCs 功能中的作用，首先，将 VSMCs 分别转染 Emerin 和 Lamin A/C 的特异性干扰片段，然后进行 5%周期性张应变的加载，结果显示，与干扰无关片段组的 VSMCs 相比，特异性下调 Emerin 和 Lamin A/C 的表达，VSMCs 增殖能力显著上升[见图 12-17(a)(b)]。另一方面，对转染 Emerin 或者 Lamin A 过表达质粒的 VSMCs 施加 15%的高张应变，Emerin 或者 Lamin A 蛋白水平的提高能够逆转高张应变诱导的 VSMCs 增殖[见图 12-17(c)(d)]。综合上述两部分结果表明，机械张应变能够通过改变核骨架蛋白的表达水平调控 VSMCs 的细胞功能。

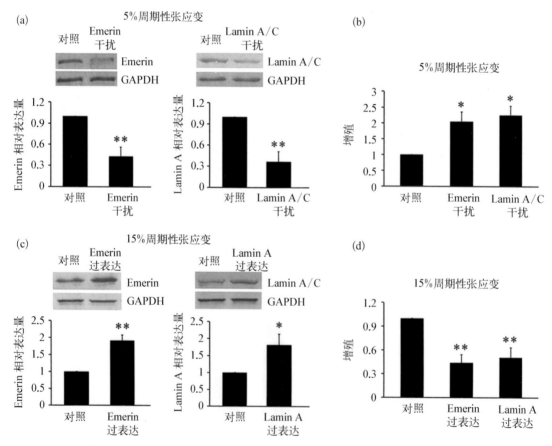

图 12-17 周期性张应变通过调节核骨架蛋白 Emerin 和 Lamin A/C 的蛋白表达变化调控 VSMCs 增殖功能
(a) 5%张应变条件下，Emerin 或者 Lamin A/C 的特异性干扰片段显著抑制了其表达；(b) 5%张应变条件下，抑制核骨架蛋白 Emerin 和 Lamin A/C 的表达诱导了 VSMCs 增殖；(c) 15%张应变条件下，转染 Emerin 或者 Lamin A 的过表达质粒，其蛋白水平显著上升；(d) 15%张应变条件下，转染 Emerin 或者 Lamin A/C 的过表达质粒能够抑制周期性张应变诱导的 VSMCs 增殖，结果表示为 mean±SD，* $p<0.05$，** $p<0.01$ vs 各自对照组，$n=6$
Figure 12-17 Cyclic strain modulates the proliferation of VSMCs via NE proteins in vitro

研究表明,多种细胞在不同的力学条件下 Lamin A/C 蛋白的表达水平均会发生变化,并且参与影响细胞功能。例如,生长在不同硬度基质上的人骨髓间充质干细胞和神经胶质瘤细胞 U251,其 Lamin A/C 和 Lamin B 蛋白表达水平发生变化,并且这些差异表达的蛋白参与调控细胞的迁移和存活能力[51]。此外,Lamin A 还参与调控不同硬度的培养基质对间充质干细胞分化的影响[37]。研究中发现,除了 Lamin A/C 蛋白之外,Emerin 蛋白同样能够感受不同条件的机械牵拉最终影响 VSMCs 的增殖功能。Lammerding 等发现,Lamin A 基因敲除小鼠和 Emerin 基因敲除小鼠来源的胚胎成纤维细胞存在细胞核缺陷,并且某些力学激活基因的转录出现错误[52]。我们从高血压大鼠模型(在体实验)及体外培养 VSMCs 并进行张应变加载(体外实验)两方面,证实病理性的高张应变抑制 Emerin 和 Lamin A/C 的表达;并最终诱导高血压状态下 VSMCs 增殖。另一方面,通过对高血压大鼠颈总动脉周围注射慢病毒包装的 Emerin 或 Lamin A 的过表达质粒,发现与阴性对照组相比,Emerin 和 Lamin A 过表达显著抑制了高血压大鼠颈总动脉中膜层细胞的增殖(见图 12 - 18),这一结果进一步验证了上述结论。

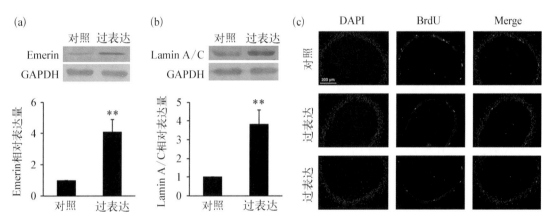

图 12 - 18 注射慢病毒包装的 Emerin 或者 Lamin A 的过表达质粒,大鼠颈总动脉 Emerin 或者 Lamin A 的蛋白水平显著上升[(a)(b)];(c)BrdU 原位免疫荧光结果显示,Emerin 或者 Lamin A 过表达显著抑制了高血压大鼠颈总动脉中膜层 VSMCs 增殖,结果表示为 mean±SD,** $p<0.01$ vs NC(阴性对照组),$n = 6$

Fig 12 - 18 Immunofluorescence staining against BrdU revealed that locally injected lentiviruses of Emerin or Lamin A remarkably decreased VSMC proliferation in the media of common carotid arteries of the hypertensive rats

曾有文献报道,将 C2C12 细胞种植在 fibronectin 包被过的硅胶膜上,施加 15% 的周期性牵拉并通过活细胞成像系统进行实时观察。结果发现牵拉时细胞核会发生明显的转位,牵拉中止时细胞核并不会回到原位,而是在下一次牵拉时继续朝另一个方向移动。而抑制核骨架蛋白 Nesprin 和 SUN 的表达,牵拉后的细胞核则不会发生位置变化[47],细胞核的转位是细胞迁移等功能改变的最初生理变化,该报道中核骨架蛋白被抑制后,牵拉引起的细胞功能的改变也受到了抑制。Lombardi 等的研究中,构建 Nesprin 的显性抑制突变体转染小鼠的胚胎成纤维细胞,其胞内的力学信号传导被破坏,并造成细胞迁移功能紊乱[53]。综合我们从切应力和周期性张应力两方面对血管细胞进行力学刺激,几种重要的核骨架蛋白 Nesprin2、Lamins 和 Emerin 在体外模拟的病理条件下均表达下降。关于核骨架蛋白的这一新发现,证实了 LINC 蛋白在连接胞内和细胞核力学传导过程中的重要作用,从另一个角度提供了诠释力学作用影响细胞功能的新通路。

12.3 核骨架蛋白通过调控转录因子调节血管细胞功能

12.3.1 切应力条件下,核骨架蛋白调控的转录因子

核骨架蛋白不仅在维持细胞核结构和稳定性方面具有重要作用,同时还能调节多种转录因子活性,从而调控基因转录[2]。研究显示,INM 核骨架蛋白成分可与转录因子形成物理上的相互作用,以将转录因子与染色质隔绝开来,此过程可调节多条信号转导通路,从而影响细胞的基因表达过程[54]。此外,这种相互作用还会限制转录因子靠近其靶基因,从而限制这些转录因子的反式激活/抑制作用。

研究显示,Nesprin2 的降低使核内 β - catenin 含量减少,从而影响 β - catenin 依赖的转录调控,最终影响细胞间的黏附[55];LINC 复合物的干扰可以终止力学牵拉诱导的 NF - κB 的磷酸化以及转录因子 MyoD 的转录水平[47]。我们为了探讨核骨架蛋白在响应力学刺激后调控血管细胞功能的机制,采用转录因子活性芯片(Panomics 公司,Protein/DNA ArraysI)技术检测受核骨架蛋白调控的转录因子;该芯片能够同时检测 54 种转录因子活性的变化。应用特异性的 RNAi 干扰技术和转染过表达质粒技术,分别下调或上调 ECs 核骨架蛋白 Nesprin2 和 Lamin A 的表达,收集转染后的细胞并抽提核蛋白,制备转录因子结合探针,将收集的探针与转录因子芯片杂交;HRP 标记的链亲和素抗体与化学发光底物反应,利用 X 射线将胶片曝光后,用扫描仪扫描胶片上的图像并转换为 TIFF 格式的灰度图片,运行 ScanAlyze 软件,将 TIFF 的图片点阵转化为数字型数据,得到表达变化上调 2 倍以上或者下调 0.5 倍以下的点为有显著变化的点。如图 12 - 19 所示,(a)图代表芯片不同位置上不同的转录因子,且每个转录因子有 4 个重复;(b)、(c)、(d)图分别为阴性对照组、干扰 Nesprin2 的 ECs 组和干扰 Lamin A 的 ECs 组的芯片扫描图。ScanAlyze 软件分析得到 Nesprin2 干扰组和 Lamin A 干扰组发生显著性变化的转录因子,如图 12 - 20(b)所示,Nesprin2 干扰组活性增长 3 倍以上的转录因子为 SMAD - 3/4(1)和 TFIID(2),活性降低 1/3 的为 GATA(3);如图 12 - 20(c)所示,Lamin A 干扰组活性降低 1/3 以下的转录因子为 Stat - 5(1)、TR(2)、SRE(3)、Stat - 4(4)和 Stat - 6(5)。

另一方面,将转染 Nesprin2 和 Lamin A 过表达质粒的 ECs 进行芯片检测,如图 12 - 21 所示,(a)图代表芯片不同位置上不同的转录因子,且每个转录因子有 4 个重复;(b)、(c)、(d)图分别为对照组、过表达 Nesprin2 的 ECs 组和过表达 Lamin A 的 ECs 组的芯片扫描图。ScanAlyze 软件分析得到 Nesprin2 过表达组和 Lamin A 过表达组发生显著性变化的转录因子,如图 12 - 22(b)所示,Nesprin2 过表达组活性增长 3 倍以上的转录因子为 GAS/ISRE(1),活性降低 1/3 的转录因子为 Brn - 3(2)、TFIID(3)、CDP(4)和 CBF(5);如图 12 - 22(c)所示,Lamin A 过表达组活性增长 3 倍以上的转录因子为 GAS/ISRE(1)、Stat - 5(2)、Ets - 1/Pea - 3(3)、Pbx - 1(4)、p53(5)、NF - κB(6)、Pax - 5(7)、IRF - 1(8)、GATA(9)、NF - 1(10)、Stat - 6(11)、FAST - 1(12)、Smad/SBE(13)、Myc/Max(14)和 OCT(15)。

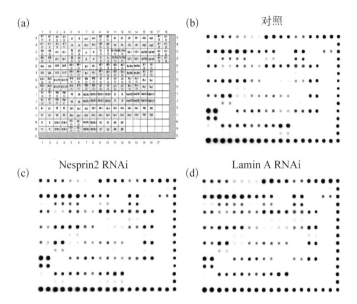

图 12 - 19　下调 Nesprin2 和 Lamin A 表达的 ECs 转录因子芯片图
(a) 转录因子的位点图；(b)(c)(d) 分别为阴性对照组、Nesprin2 干扰组和 Lamin A 干扰组的蛋白芯片结果图

Figure 12 - 19　Chemiluminescence images of the Protein/DNA array

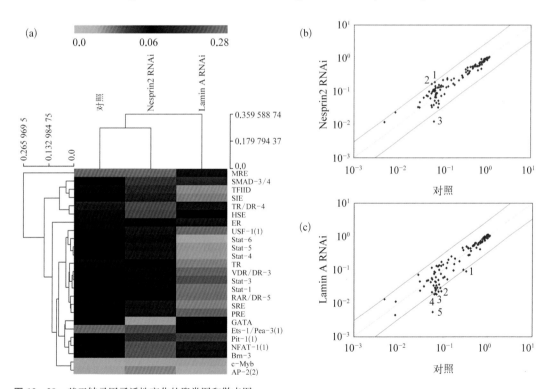

图 12 - 20　基于转录因子活性变化的聚类图和散点图
(a) Nesprin2 或者 Lamin A 蛋白 RNAi 后，转录因子活性变化上升超过 2 倍或者下降低于 0.5 倍的聚类分析图，不同颜色提示不同转录因子的相对活性；(b)(c) Nesprin2 或者 Lamin A 表达水平被抑制后，活性发生显著变化的转录因子

Figure 12 - 20　The clustering analysis and scatter diagram based on Protein/DNA interaction array

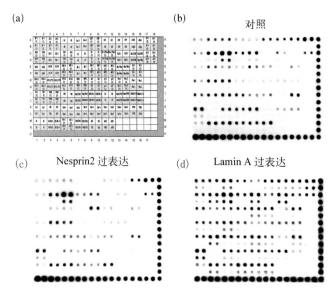

图 12 - 21 上调 Nesprin2 和 Lamin A 表达的 ECs 转录因子芯片化学发光图
(a) 转录因子的位点图;(b)(c)(d) 分别为对照组、Nesprin2 过表达组和Lamin A 过
表达组的蛋白/DNA 芯片结果图

Figure 12 - 21 Chemiluminescence images of the Protein/DNA array

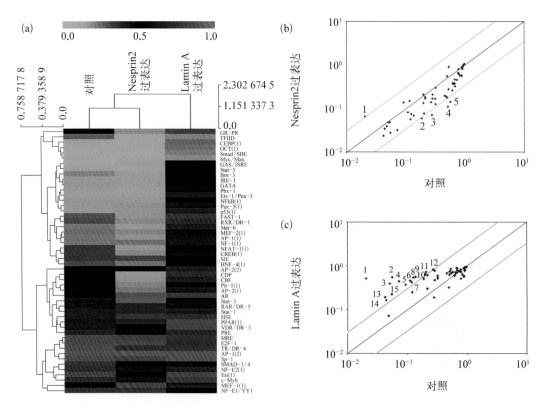

图 12 - 22 基于转录因子活性变化的聚类图和散点图
(a) Nesprin2 或者 Lamin A 蛋白过表达后,转录因子活性变化上升超过 2 倍或者下降低于 0.5 倍的聚类分析图,不同颜
色提示不同转录因子的相对活性;(b)(c) Nesprin2 或者 Lamin A 蛋白过表达后,部分转录因子活性发生显著变化

Figure 12 - 22 The clustering analysis and scatter diagram based on Protein/DNA interaction array

为了确认 Nesprin2 和 Lamin A 调控的下游转录因子,我们综合两部分芯片结果,总结出变化趋势一致的转录因子,分别是 3 个下调 Nesprin2 升高 2 倍以上且上调 Nesprin2 降低 0.5 倍以下的转录因子 AP‑2、TFIID 和 HSE,下调 Lamin A 降低 0.5 倍以下且上调 Lamin A 升高 2 倍以上的转录因子 PRE、RAR/DR‑5、SIE、Stat‑1、Stat‑3、Stat‑5、Stat‑6、TR/DR‑4、VDR/DR‑3 和 MRE。基于芯片的结果,我们又进行了后续的实验验证工作,确认了切应力条件下参与调控 ECs 功能的转录因子(见图 12‑23),分别是受 Nesprin2 调控的转录因子 AP‑2 和 TFIID,以及被 Lamin A 调控的下游转录因子 Stat‑1、Stat‑3、Stat‑5 和 Stat‑6 影响。

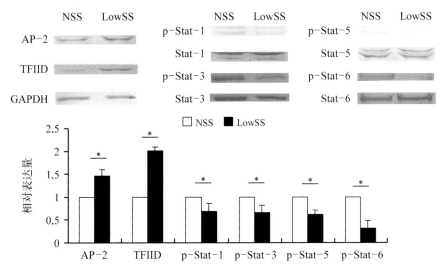

图 12‑23 LowSS 诱导 AP‑2 和 TFIID 的表达,并抑制了 Stat‑1、Stat‑3、Stat‑5 和 Stat‑6 的磷酸化水平
结果表示为 mean±SD,* $p < 0.05$ vs NSS,$n=4$

Figure 12‑23 LowSS induced the expressions of AP‑2 and TFIID, but depressed the phosphorylation of Stat‑1, Stat‑3, Stat‑5 and Stat‑6

此外,我们还对 ECs 分别转染 Nesprin2 和 Lamin A 过表达质粒,并加载 LowSS 12 h。结果显示,在 LowSS 条件下,与转染空质粒的对照组 ECs 相比,Nesprin2 过表达组 ECs 的 AP‑2 和 TFIID 显著下降(见图 12‑24),Lamin A 过表达组 ECs 的 Stat‑1、Stat‑3、Stat‑5 和 Stat‑6 的磷酸化水平显著上升(见图 12‑25)。结果显示,Nesprin2 和 Lamin A 的过表达均能够逆转 LowSS 对其下游转录因子的调控作用。

已有研究表明,Lamin A/C 与 c‑Fos 结合,使其定位于核边缘,可抑制转录因子参与到转录当中去。c‑Fos 与 c‑Jun 组成转录因子激活蛋白 1(AP1),AP1 参与到多种重要的细胞功能之中,包括细胞增殖和分化[56]。另一类可受到 Lamin 影响的转录因子是 OCT1 (octamer-binding transcription factor)。OCT1 定位于核边缘,其与胶原酶基因表达的抑制相关[57]。除了核纤层蛋白 Lamin A,哺乳动物中约有 15 种 INM 核骨架蛋白可能参与到与转录因子之间的相互作用。MAN1 是一种 INM 整合蛋白,其含有 N‑LEM 结构域、2 个跨膜结构、1 个 C‑RNA 识别模体。多项研究显示,MAN1 和 Smad 转录因子可相互作用。

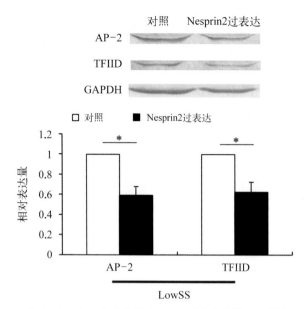

图 12 - 24　LowSS 条件下 Nesprin2 过表达抑制 ECs 的转录因子 AP - 2 和 TFIID 表达
结果表示为 mean±SD,* $p<0.05$ vs 对照组,$n=4$

Figure 12 - 24　Nesprin2 overexpression of ECs significantly depressed the expressions of AP - 2 and TFIID under LowSS

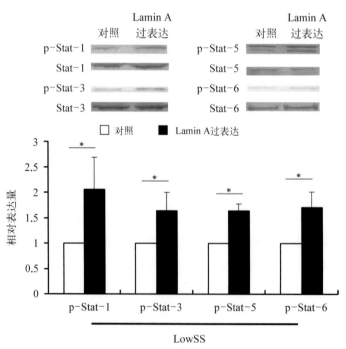

图 12 - 25　LowSS 条件下,Lamin A 过表达诱导 ECs 的转录因子 AP - 2 和 TFIID 表达
结果表示为 mean±SD,* $p<0.05$ vs 对照组,$n=4$

Figure 12 - 25　Lamin A overexpression of ECs significantly induced the phosphorylation of Stat - 1, Stat - 3, Stat - 5 and Stat - 6 under LowSS

Smads 可调控 TGF - β、骨形成蛋白（bone morphogenic protein，BMP）和激活素（activin）信号途径[58]。MAN1 也可以与其他的几种转录因子相互作用，包括转录因子 GCL、BTF 和 BAF[59]。实验中，我们通过芯片筛选并在静态干扰以及切应力条件下验证，找到了受核骨架蛋白 Nesprin2 和 Lamin A 表达水平调控的转录因子。

12.3.2　周期性张应变条件下，核骨架蛋白调控的转录因子

近年来研究发现，核骨架蛋白能够直接与染色质相结合，且不同核骨架蛋白与染色质的亲和力不同，表明细胞内核骨架蛋白表达模式的不同可能参与了细胞核内染色质的定位和细胞功能调控。McCord 等[60]研究 Lamin A/C 缺陷患者成纤维细胞核，发现其染色质分布异常可能与突变后 Lamin A/C 与基因组结合能力显著下降有关。高分辨率显微成像技术显示，Lamin A、Emerin 蛋白能够与特定染色质区域直接结合，调控染色质空间分布、DNA 转录和复制[61]。Zullo 等[62]研究发现，Lamin A 与染色质的结合可能具有一定的 DNA 序列特异性。上述研究显示，核骨架蛋白与 DNA 的直接结合可能参与了其表达水平变化对转录因子活性的调控。

Emerin 蛋白定位于骨骼肌、心肌和平滑 INM，富含丝氨酸，该蛋白质最早作为 EDMD 的相关分子被发现。一般认为，EDMD 的致病机理是由于 Emerin 蛋白突变导致核膜空洞和核骨架网络的缺失，从而改变细胞核弹性，进而引起结构性病变。Lamin A 对于 Emerin 蛋白的正确定位是必不可少的，在缺乏 Lamin A 的细胞中，Emerin 被错误定位于内质网中[63]。Emerin 蛋白的 N 端突出于细胞核质中，C 端则通过疏水区固定在 INM 上，具有稳定核纤层的功能。大鼠的 Emerin 蛋白由 260 个氨基酸残基组成，其 cDNA 具有一个 780 bp 的开放阅读框，5′端上游具有 CpG 岛，是转录因子的潜在识别位点。Emerin 蛋白 N 端具有 LEM 超家族保守结构域，该结构域存在于哺乳动物的 LAP2 蛋白和 MAN1 蛋白中，在与 Lamin A/C 的结合中起到重要作用，同时与 DNA 结合蛋白的自组装阻碍因子 BAF 有相互作用[64]。

Lamin A 蛋白可直接或者间接地与染色质相互作用，维持染色体的空间结构，并参与 DNA 复制转录[16]；Emerin 蛋白不仅能与 Lamin A 等核骨架蛋白相结合，还能够与转录因子等相结合，影响其结构和细胞核内定位，从而调控基因转录。然而，目前这一过程并未完全阐明。为了研究核骨架蛋白调控 VSMCs 增殖的分子机制，我们运用染色质免疫共沉淀和芯片（CHIP - on-chip）结合生物信息学手段进行分析，利用这种方法可以将 VSMCs 内的蛋白质和 DNA 交联，超声波将其打碎为染色质小片段，再分别用 Emerin 或者 Lamin A/C 的特异性抗体将其沉淀，特异性的富集与目的蛋白沉淀的 DNA 片段，并通过对目的片段的纯化与检测，获得与 Emerin 或者 Lamin A/C 蛋白相互作用的 DNA 信息。我们检测得到 1 046 个与 Lamin A/C 结合的 DNA 序列，以及 1 030 个与 Emerin 结合的 DNA 序列。应用 GO 分析（gene ontology annotation）将这些被特异性沉淀 DNA 序列进行分类（见图 12 - 26），发现与 Emerin 相结合的 DNA 片段参与的主要功能为蛋白质磷酸化、调节细胞质成分、乙酰化、与核苷酸结合和锌指蛋白；与 Lamin A/C 相结合的 DNA 片段主要参与的功能为磷酸化蛋白、调控细胞质、细胞核、乙酰化以及与核苷酸结合。

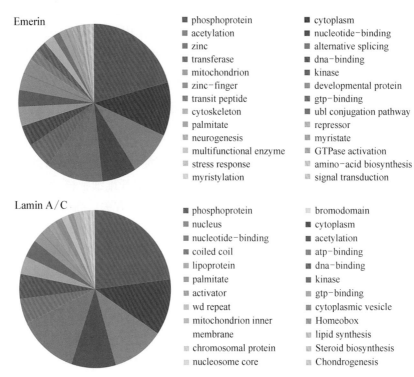

图 12 - 26　应用基因本体分析,将与 Emerin 或 Lamin A/C 特异性结合的 DNA 片段功能进行分类

Figure 12 - 26　Gene Ontology (GO) annotations showing the primary functional categories of the DNA segments immunoprecipitated with Emerin or Lamin A/C

　　为了分析这些与 Emerin 或 Lamin A/C 结合的 DNA 序列是否还有转录因子结合位点,我们又利用 MEME(Multiple Em for Motif Elicitation)和 DREME(Discriminative Regular Expression Motif Elicitation)软件对上述 DNA 序列进行 MOTIF 生物信息学分析。研究揭示,Emerin 蛋白结合的 DNA 片段包含 3 个转录因子结合位点 motif：CCNGGA,CCMGCC 和 ABTTCCG;Lamin A/C 蛋白结合的 DNA 片段包含另外 3 个转录因子结合位点 motif：CVGGAA,GCCGCYGC 和 DAAGAAA(见图 12 - 27)。

　　为了验证与核骨架蛋白 Emerin 或 Lamin A/C 结合的 DNA 序列是否参与调控 VSMC 的增殖功能,利用 IPA 软件预测、染色质免疫共沉淀结合 qPCR 实验以及蛋白质- DNA 芯片技术进行了深入探究。首先应用 IPA 软件分析能够与 Emerin 或 Lamin A/C 免疫共沉淀的转录因子参与的生物功能,其中有 6 个与 Emerin 相结合的转录因子、4 个与 Lamin A/C 相结合的转录因子曾有报道参与 VSMC 增殖[见图 12 - 25(c)]。应用 Protein/DNA array 转录因子活性芯片技术,检测了这 10 个改变 Emerin 和 Lamin A/C 蛋白表达后可能参与调控 VSMC 增殖的转录因子活性。芯片的结果显示,抑制 Emerin 和 Lamin A/C 的表达,4 个与增殖相关的转录因子活性上升。此外,将不同牵拉条件下的 VSMC 提取 DNA 进行 qPCR 检测发现,与 5% 牵拉相比,15% 牵拉抑制了 Emerin 蛋白与转录因子 E2F1、IRF1、KLF4 和 SP1 启动子区域的结合,以及 Lamin A/C 蛋白与转录因子 E2F1、IRF1、KLF4、KLF5、SP1

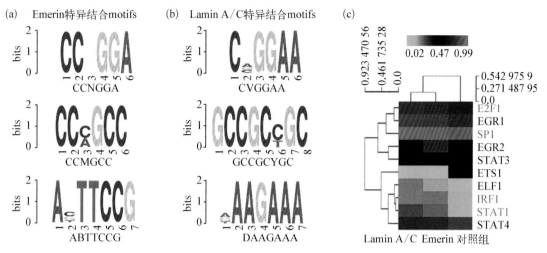

图 12-27 与 Emerin 和 Lamin A/C 特异结合的 DNA 片段中的转录因子 motifs

（a）与 Emerin 结合的 DNA 片段中的转录因子 motifs；（b）与 Emerin 和 Lamin A/C 结合的 DNA 片段中的转录因子 motifs；（c）10 个可能参与调控 VSMCs 增殖的转录因子

Figure 12-27 Motifs of transcription factors enriched in DNA segments binding with Emerin and Lamin A/C

和 STAT1 启动子区域的结合。这些最新研究成果揭示,周期性张应变可能通过改变核骨架蛋白与转录因子启动子区域的结合能力,调控多种转录因子活性,从而调控细胞增殖。

关于 Emerin 蛋白的研究大多关注骨骼肌和心肌,而对 VSMCs 的研究甚少。其他研究发现,MRTF-A 是一种心肌蛋白相关的力学敏感转录因子,在心脏的发育过程中发挥重要作用。Lamin A/C 和 Emerin 的减少会降低细胞核与细胞骨架微丝的活力,并导致转录因子 MRTF-A 的活性降低以及其转位能力的减弱[65];这一结果也说明 Lamin A/C 和 Emerin 引起的细胞核结构的改变,能够直接影响基因调控。在 Brosig 等的研究中,将 C2C12 细胞转染 Nesprin 和 SUN 蛋白的显性失活突变体,核骨架蛋白发生降解,NF-κB 通路激活;说明核骨架复合物 LINC 的降解会造成细胞核的无序以及细胞骨架的重组,从而间接影响到转录调控[47]。

另一方面,核骨架蛋白还能够直接与染色体或者多种转录调控子相互作用,例如 Nesprin2 可以和 α-catenin、ERK1/2 结合[55],Lamin A/C 与 pRb、c-Fos 和 ERK1/2 相结合[66],Emerin 和 β-catenin、BAF 及 GCL 相互作用[67]。上述结果都表明,细胞核的结构、塑变性、细胞核与骨架间的力学信号传递,均在细胞内力学转导信号通路中发挥着重要作用。

为了证实核骨架蛋白对 ECs 细胞核结构的影响,我们分别对 ECs 进行 Nesprin2 和 Lamin A 的 RNAi,应用透射电镜技术观察 ECs 的细胞核核膜结构。如图 12-28 所示,对照组的细胞双层核膜结构清晰、连续,而 Nesprin2 或 Lamin A 低表达的细胞中,其核膜结构降解明显。从缺乏 Emerin 蛋白的 EDMD 患者体内分离出的肌肉组织,在电镜下可见畸形的核膜和异染色质结构,并且机械强度很低,容易破碎[23],也证明了缺乏 Emerin 蛋白会使细胞的机械结构变得脆弱。以上现象均表明,核骨架蛋白在支撑细胞核正常结构、维持核膜完整性方面的重要作用。

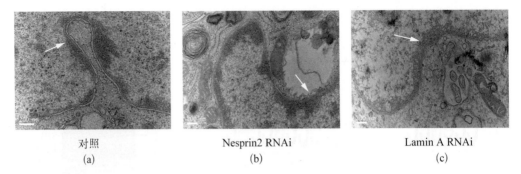

对照　　　　　　　　　　Nesprin2 RNAi　　　　　　　　Lamin A RNAi

(a)　　　　　　　　　　　(b)　　　　　　　　　　　　(c)

图 12 - 28　Nesprin2 和 Lamin A 表达水平的降低引起 ECs 核膜结构降解

(a) 对照组的双层膜结构清晰连续；(b)(c) Nesprin2 或者 Lamin A 蛋白水平的下调造成核膜结构的降解

Figure 12 - 28　Down-regulation of Nesprin2 or Lamin A caused the degradation of nuclear envelope by transmission electron microscope (TEM) analysis

12.4　结语

　　整合素受体将细胞外基质和细胞骨架相连接，LINC 复合物又构建起细胞骨架与细胞核之间的桥梁；通过这些胞内的物理连接，细胞外的力学刺激可诱发细胞核的形变，造成染色质构象的改变并直接调控转录及基因的表达，最终影响细胞功能。综上所述，细胞核的形状、结构或刚度等力学指标与细胞的功能和表型具有高度的相关性，核骨架蛋白在力学刺激调控的血管生理性稳态和病理性重建过程中都起到了重要作用。越来越多的实验结果表明，细胞核本身能够响应力学刺激，并调控转录、改变细胞功能。哺乳动物的细胞中含有 100 种以上的核骨架蛋白，但大部分都未深入研究，其功能尚未阐明，例如支撑核骨架的力学特征蛋白——核纤层、核肌动蛋白、肌球蛋白和肌联蛋白均未深入地研究。这些蛋白质的结构和功能在染色质的三维结构和转录活性中可能发挥重要作用，但其中的机制尤其是在力学环境下的分子机制仍有待进一步阐明。力学因素调控的核骨架蛋白表达水平变化是否影响其与 DNA 结合的能力，与不同核骨架蛋白结合的 DNA 片段具有何种序列特性，不同种核骨架蛋白之间是否能够相互作用参与力学信号转导，以及血管重建过程中涉及的转录调控机制，这些问题也有待于我们进行后续的深入探讨。

　　此外，随着科学技术的不断发展，今后研究细胞核力学感应机制的手段越来越多，如动态识别三维的核构象，通过活细胞成像来观察染色体结构和转录过程并定位基因等。深入了解细胞核的力学生物学机制，了解细胞核如何传递和参与细胞和组织对力学刺激和周围的物理环境的应答反应，研究细胞核骨架蛋白相关疾病的发病机制，揭示异常应力诱导动脉粥样硬化和高血压血管重建的分子机制，能够为心血管疾病的临床诊断和治疗提供重要的实验依据。

（韩悦　齐颖新）

参考文献

[1] Dahl K N, Ribeiro A J, Lammerding J. Nuclear shape, mechanics, and mechanotransduction[J]. Circ Res, 2008, 102(11): 1307 - 1318.

[2] Holaska J M. Emerin and the nuclear lamina in muscle and cardiac disease[J]. Circ Res, 2008, 103(1): 16 - 23.

[3] Rothballer A, Kutay U. The diverse functional LINCs of the nuclear envelope to the cytoskeleton and chromatin[J]. Chromosoma, 2013, 122(5): 415 - 429.

[4] Lei K, Zhang X, Ding X, et al. SUN1 and SUN2 play critical but partially redundant roles in anchoring nuclei in skeletal muscle cells in mice[J]. Proc Natl Acad Sci USA, 2009, 106(25): 10207 - 10212.

[5] Razafsky D S, Ward C L, Kolb T, et al. Developmental regulation of linkers of the nucleoskeleton to the cytoskeleton during mouse postnatal retinogenesis[J]. Nucleus, 2013, 4(5): 399 - 409.

[6] Lee J S, Hale C M, Panorchan P, et al. Nuclear lamin A/C deficiency induces defects in cell mechanics, polarization, and migration[J]. Biophys J, 2007, 93(7): 2542 - 2552.

[7] Wolf C M, Wang L, Alcalai R, et al. Lamin A/C haploinsufficiency causes dilated cardiomyopathy and apoptosis-triggered cardiac conduction system disease[J]. J Mol Cell Cardiol, 2008, 44(2): 293 - 303.

[8] Mayer D T, Gulick A. The nature of the proteins of cellular nuclei[J]. J Biol Chem, 1942, 146(2): 433 - 440.

[9] Monneron A, Bernhard W. Fine structural organization of the interphase nucleus in some mammalian cells[J]. J Ultrastruct Res, 1969, 27(3): 266 - 288.

[10] Berezney R, Coffey D S. Nuclear protein matrix: association with newly synthesized DNA[J]. Science, 1975, 189 (4204): 707.

[11] Mislow J M, Kim M S, Davis D B, et al. Myne - 1, a spectrin repeat transmembrane protein of the myocyte inner nuclear membrane, interacts with Lamin A/C[J]. J Cell Sci, 2002, 115(1): 61 - 70.

[12] Dipen R, Shanahan C M. Nesprins: from the nuclear envelope and beyond[J]. Expert Rev Mol Med, 2013, 15: e5.

[13] Hagan I, Yanagida M. The product of the spindle formation gene sad1 + associates with the fission yeast spindle pole body and is essential for viability[J]. J Cell Biol, 1995, 129(4): 1033 - 1047.

[14] Bone C R, Tapley E C, Gorjánácz M, et al. The Caenorhabditis elegans SUN protein UNC - 84 interacts with lamin to transfer forces from the cytoplasm to the nucleoskeleton during nuclear migration[J]. Mol Biol Cell, 2014, 25(18): 2853 - 2865.

[15] Misteli T, Soutoglou E. The emerging role of nuclear architecture in DNA repair and genome maintenance[J]. Nat Rev Mol Cell Biol, 2009, 10(4): 243 - 254.

[16] Andrés V, González J M. Role of A-type lamins in signaling, transcription, and chromatin organization[J]. J Cell Biol, 2009, 187(7): 945 - 957.

[17] Mercuri E, Poppe M, Quinlivan R, et al. Extreme variability of phenotype in patients with an identical missense mutation in the Lamin A/C gene: from congenital onset with severe phenotype to milder classic Emery-Dreifuss variant[J]. Arch Neurol, 2004, 61(5): 690 - 694.

[18] Holaska J M, Rais-Bahrami S, Wilson K L. Lmo7 is an emerin-binding protein that regulates the transcription of emerin and many other muscle-relevant genes[J]. Hum Mol Genet, 2006, 15(23): 3459 - 3472.

[19] Markiewicz E, Tilgner K, Barker N, et al. The inner nuclear membrane protein emerin regulates beta-catenin activity by restricting its accumulation in the nucleus[J]. EMBO J, 2006, 25: 3275 - 3285.

[20] Holaska J M, Wilson K L. Multiple roles for emerin: implications for Emery-Dreifuss muscular dystrophy[J]. Anat Rec A Discov Mol Cell Evol Biol, 2010, 288(7): 676 - 680.

[21] Maraldi N M, Capanni C, Cenni V, et al. Laminopathies and lamin-associated signaling pathways[J]. J Cell Biochem, 2011, 112(4): 979 - 992.

[22] Rodriguez S, Coppedè F, Sagelius H, et al. Increased expression of the Hutchinson-Gilford progeria syndrome truncated lamin A transcript during cell aging[J]. Eur J Hum Genet, 2009, 17(7): 928 - 937.

[23] Fidziańska A and Hausmanowa-Petrusewicz I. Architectural abnormalities in muscle nuclei. Ultrastructural differences between X-linked and autosomal dominant forms of EDMD[J]. J Neurol Sci, 2003, 210(1 - 2): 47 - 51.

[24] Isermann P, Lammerding J. Nuclear mechanics and mechanotransduction in health and disease[J]. Curr Biol, 2013, 23(24): R1113 - 1121.

[25] Kimura A. Contribution of genetic factors to the pathogenesis of dilated cardiomyopathy: the cause of dilated

cardiomyopathy: genetic or acquired? (genetic-side)[J]. Circ J, 2011, 75(7): 1756 - 1765.

[26] Gupta P, Bilinska Z T, Sylvius N, et al. Genetic and ultrastructural studies in dilated cardiomyopathy patients: a large deletion in the lamin A/C gene is associated with cardiomyocyte nuclear envelope disruption[J]. Basic Res Cardiol, 2010, 105(3): 365 - 377.

[27] Sullivan T, Escalante-Alcalde D, Bhatt H, et al. Loss of A-type lamin expression compromises nuclear envelope integrity leading to muscular dystrophy[J]. J Cell Biol, 1999, 147(5): 913 - 920.

[28] Foster C R, Przyborski S A, Wilson R G, et al. Lamins as cancer biomarkers[J]. Biochem Soc Trans, 2010, 38(1): 297 - 300.

[29] de Las Heras J I, Batrakou D G, Schirmer E C. Cancer biology and the nuclear envelope: a convoluted relationship [J]. Semin Cancer Biol, 2013, 23(2): 125 - 137.

[30] Friedl P, Wolf K, Lammerding J. Nuclear mechanics during cell migration[J]. Curr Opin Cell Biol, 2011, 23(1): 55 - 64.

[31] Gros-Louis F, Dupré N, Dion P, et al. Mutations in SYNE1 lead to a newly discovered form of autosomal recessive cerebellar ataxia[J]. Nat Genet, 2007, 39(1): 80 - 85.

[32] Roux K J, Crisp M L, Liu Q, et al. Nesprin 4 is an outer nuclear membrane protein that can induce kinesin-mediated cell polarization[J]. Proc Natl Acad Sci USA, 2009, 106(7): 2194 - 2199.

[33] Padiath Q S, Saigoh K, Schiffmann R, et al. Lamin B1 duplications cause autosomal dominant leukodystrophy[J]. Nat Genet, 2006, 38(10): 1114 - 1123.

[34] Hegele R A, Cao H, Liu D M, et al. Sequencing of the reannotated LMNB2 gene reveals novel mutations in patients with acquired partial lipodystrophy[J]. Am J Hum Genet, 2006, 79(2): 383 - 389.

[35] Qi Y X, Jiang J, Jiang X H, et al. PDGF - BB and TGF - β1 on cross-talk between endothelial and smooth muscle cells in vascular remodeling induced by low shear stress[J]. Proc Natl Acad Sci USA, 2011, 108(5): 1908 - 1913.

[36] Booth-Gauthier E A, Alcoser T A, Yang G, et al. Force induced changes in subnuclear movement and rheology[J]. Biophys J, 2012, 103(12): 2423 - 2431.

[37] Swift J, Ivanovska I L, Buxboim A, et al. Nuclear Lamin A scales with tissue stiffness and enhances matrix-directed differentiation[J]. Science, 2013, 341(6149): 1240104.

[38] Guilluy C, Osborne L D, van Landeghem L, et al. Isolated nuclei adapt to force and reveal a mechanotransduction pathway in the nucleus[J]. Nat Cell Biol, 2014, 16(4): 376 - 381.

[39] Han Y, Wang L, Yao Q P, et al. Nuclear envelope proteins Nesprin2 and Lamin A regulate proliferation and apoptosis of vascular endothelial cells in response to shear stress[J]. BBA Mol Cell Res, 2015, 1853(5): 1165 - 1173.

[40] Wang H Q, Huang L X, Qu M J, et al. Shear stress protects against endothelial regulation of vascular smooth muscle cell migration in a coculture system[J]. Endothelium, 2006, 13(3): 171 - 180.

[41] Tsai M C, Chen L, Zhou J, et al. Shear stress induces synthetic-to-contractile phenotypic modulation in smooth muscle cells via peroxisome proliferator-activated receptor alpha/delta activations by prostacyclin released by sheared endothelial cells[J]. Circ Res, 2009, 105(5): 471 - 480.

[42] Goto M, Mochizuki S. Plasma detection of NO by a catheter[J]. Med Biol Eng Comput, 2008, 46(5): 509 - 516.

[43] Chien S. Mechanotransduction and endothelial cell homeostasis: the wisdom of the cell[J]. Am J Physiol Heart Circ Physiol, 2007, 292(3): H1209 - 1224.

[44] Chiu J J, Usami S, Chien S. Vascular endothelial responses to altered shear stress: pathologic implications for atherosclerosis[J]. Ann Med, 2009, 41(1): 19 - 28.

[45] Chiu J J, Chen L J, Lee C I, et al. Mechanisms of induction of endothelial cell E-selectin expression by smooth muscle cells and its inhibition by shear stress[J]. Blood, 2007, 110(2): 519 - 528.

[46] Baker A B, Ettenson D S, Jonas M, et al. Endothelial cells provide feedback control for vascular remodeling through a mechanosensitive autocrine TGF - β signaling pathway[J]. Circ Res, 2008, 103(3): 289 - 297.

[47] Brosig M, Ferralli J, Gelman L, et al. Interfering with the connection between the nucleus and the cytoskeleton affects nuclear rotation, mechanotransduction and myogenesis[J]. Int J Biochem Cell Biol, 2010, 42(10): 1717 - 1728.

[48] Morgan J T, Pfeiffer E R, Thirkill T L, et al. Nesprin - 3 regulates endothelial cell morphology, perinuclear cytoskeletal architecture, and flow-induced polarization[J]. Mol Biol Cell, 2011, 22(22): 4324 - 4334.

[49] Touyz R M. Vascular remodeling, retinal arteries, and hypertension[J]. Hypertension, 2007, 50(4): 603 - 604.

［50］ Qi Y X，Yao Q P，Huang K，et al. Nuclear envelope proteins modulate proliferation of vascular smooth muscle cells during cyclic stretch application［J］. Proc Natl Acad Sci USA，2016，113(19)：5293 – 5298.

［51］ Harada T，Swift J，Irianto J，et al. Nuclear lamin stiffness is a barrier to 3D migration，but softness can limit survival［J］. J Cell Biol，2014，204(5)：669 – 682.

［52］ Lammerding J，Hsiao J，Schulze P C，et al. Abnormal nuclear shape and impaired mechanotransduction in emerin-deficient cells［J］. J Cell Biol，2005，170(5)：781 – 791.

［53］ Lombardi M L，Jaalouk D E，Shanahan C M，et al. The interaction between nesprins and sun proteins at the nuclear envelope is critical for force transmission between the nucleus and cytoskeleton［J］. J Biol Chem，2011，286(30)：26743 – 26753.

［54］ Heessen S，Fornerod M. The inner nuclear envelope as a transcription factor resting place［J］. EMBO Rep，2007，8(10)：914 – 919.

［55］ Neumann S，Schneider M，Daugherty R L，et al. Nesprin – 2 interacts with α – catenin and regulates Wnt signaling at the nuclear envelope［J］. J Biol Chem，2010，285(45)：34932 – 34938.

［56］ Ivorra C，Kubicek M，Gonzalez J M，et al. A mechanism of AP – 1 suppression through interaction of c-Fos with Lamin A/C［J］. Genes Dev，2006，20(3)：307 – 320.

［57］ Imai S，Nishibayashi S，Takao K，et al. Dissociation of Oct – 1 from the nuclear peripheral structure induces the cellular aging-associated collagenase gene expression［J］. Mol Biol Cell，1997，8(12)：2407 – 2419.

［58］ Bengtsson L. What MAN1 does to the Smads. TGFβ/BMP signaling and the nuclear envelope［J］. FEBS J，2007，274(6)：1374 – 1382.

［59］ Mansharamani M，Wilson K L. Direct binding of nuclear membrane protein MAN1 to emerin in vitro and two modes of binding to barrier-toautointegration factor［J］. J Biol Chem，2005，280(14)：13863 – 13870.

［60］ McCord R P，Nazario-Toole A，Zhang H，et al. Correlated alterations in genome organization，histone methylation，and DNA-lamin A/C interactions in Hutchinson-Gilford progeria syndrome［J］. Genome Res，2013，23(2)：260 – 269.

［61］ Solovei I，Wang A S，Thanisch K，et al. LBR and lamin A/C sequentially tether peripheral heterochromatin and inversely regulate differentiation［J］. Cell，2013，152(3)：584 – 598.

［62］ Zullo J M，Demarco I A，Piqué-Regi R，et al. DNA sequence-dependent compartmentalization and silencing of chromatin at the nuclear Lamina［J］. Cell，2012，149(7)：1474 – 1487.

［63］ Muchir A，van Engelen B G，Lammens M，et al. Nuclear envelope alterations in fibroblasts from LGMD1B patients carrying nonsense Y259X heterozygous or homozygous mutation in Lamin A/C gene［J］. Exp Cell Res，2003，291(2)：352 – 362.

［64］ Bengtsson L and Wilson K L. Barrier-to-autointegration factor phosphorylation on Ser – 4 regulates Emerin binding to Lamin A in vitro and Emerin localization in vivo［J］. Mol Biol Cell，2006，17(3)：1154 – 1163.

［65］ Ho C Y，Jaalouk D E，Vartiainen M K，et al. Lamin A/C and emerin regulate MKL1 – SRF activity by modulating actin dynamics［J］. Nature，2013，497(7450)：507 – 511.

［66］ Ho C Y，Lammerding J. Lamins at a glance［J］. J Cell Sci，2012，125(9)：2087 – 2093.

［67］ Wilson K L，Berk J M. The nuclear envelope at a glance［J］. J Cell Sci，2010，123(12)：1973 – 1978.

13 SIRT 蛋白在应力调控血管细胞功能中的作用

Sirtuin(SIRT)是一系列 NAD＋依赖的去乙酰化酶,属于组蛋白去乙酰化酶家族 (histone deacetylases,HDAC)第 3 类。组蛋白翻译后修饰是表观遗传学(epigenetics)中的一种重要调控机制,DNA 序列未发生改变,而是通过 HDAC 与组蛋白乙酰转移酶(HAT)共同精细动态调控组蛋白的乙酰化,从而抑制和促进基因的表达。不同于前两类 HDAC, SIRT 除了乙酰基转移功能,同时具有 ADP -核糖转移酶的功能。最初,SIRT 蛋白家族引起关注是因为它们与寿命延长密切相关。研究表明,SIRT 通过卡路里限制(calorie restriction),从而对防治许多与衰老相关的疾病有益,如心血管系统疾病、癌症和 Ⅱ 型糖尿病等。哺乳动物 SIRT 家族包括 7 个亚类(SIRT 1～7),它们有明显的组织与细胞内分布的特异性,功能涉及多种类型细胞的代谢、老化、增殖、分化和凋亡等。在心血管系统疾病中, SIRT 家族的功能初见端倪。SIRT1 对血管内皮细胞(endthelial cells,ECs)和血管平滑肌细胞(vascular smooth muscle cells,VSMCs)的功能有重要调控作用,SIRT1 还参与血管新生。最近的研究显示,SIRT1 和 SIRT6 还参与了心肌病的发生发展。

机械应力能够调控血管细胞功能,是维持心血管系统稳态的重要因素,异常机械应力诱导心血管疾病的发生。随着研究的深入,机械应力调控血管细胞功能的机制也逐渐丰富。 SIRT 蛋白既能通过表观遗传学调控机制,调控组蛋白乙酰化,从而调控基因表达,又能对很多非组蛋白,如 p53 和 NF - κB 进行去乙酰化调控,参与到经典信号转导网络中而发挥作用。因此,SIRT 蛋白在机械应力调控血管细胞功能中也必然发挥重要作用。已有的研究发现,SIRT1 是力学敏感蛋白,受到血流动力学因素的调控。层流切应力通过磷酸腺苷活化蛋白激酶(AMPK)和 SIRT1 调控了内皮源性一氧化氮合酶(eNOS),从而维持血管稳态[1]。研究发现,切应力条件下,SIRT1 和 Cx40 互相调控[2]。另外,有研究报道 Cx40 和 eNOS 能够构成蛋白复合体[3]。这些研究结果表明,SIRT1 是切应力调控血管细胞功能的一个关键分子。SIRT1 还参与了切应力对内皮祖细胞分化的调控,并且这一过程还受到 micRNA34a 的调控[4]。SIRT 家族的其他亚型在心血管领域研究还很少,而且 SIRT 蛋白在病理状态下的力学因素对血管细胞功能调控中的作用尚未见报道,这都是值得深入探讨的科学问题。

本章简要概述了 SIRT 蛋白家族的分类功能和研究现状,重点介绍了 SIRT 蛋白在机械应力对血管细胞功能调控中的作用及相关调控机制,旨在丰富心血管疾病的发病机制,并为寻找治疗心血管疾病靶标提供新的角度和思路。

13.1　SIRT 蛋白概述

1984 年,在酵母中发现了第 1 个 SIRT 蛋白,因为它能够和某些蛋白结合从而使靶蛋白受到抑制,所以命名为沉默信息调节因子(silent information regulator, SIRT)[5]。到 1997 年,发现 SIRT 能够影响酵母的寿命[6]。2001 年发现上调 SIRT-2 基因也能够延长线虫寿命[7]。2004 年在果蝇中,也发现了这一现象[8]。这些结果激发了人们对 SIRT 蛋白家族的研究兴趣,在随后的近 10 年内,SIRT 的细胞定位、酶活性功能、作用底物或者靶蛋白、在各种组织中的不同功能,以及在多种疾病中的作用都得到了广泛研究。

13.1.1　哺乳动物 SIRT 蛋白分类及亚细胞定位

如表 13-1 所示,SIRT1 是唯一一个在细胞核和细胞浆都表达的 SIRT 亚型。值得注意的是,在不同组织和机体不同阶段 SIRT1 表达有差异。在神经元中 SIRT1 主要分布于细胞浆,精母细胞中只位于细胞核,在室管膜细胞(ependymal cell)细胞核和细胞浆都存在。而 SIRT1 在小鼠胚胎时心肌细胞只位于细胞核,但是在成年小鼠中心肌细胞核浆都表达。进一步的研究发现,SIRT1 存在核浆穿梭现象,例如抑制胰岛素通路时,SIRT1 从细胞核就会转移入胞浆,从而调控细胞分化和死亡等过程[9]。SIRT2 主要位于细胞浆,能使微管蛋白去乙酰化,但是有丝分裂期 SIRT2 进入细胞核帮助组蛋白 H4K16 位点去乙酰化,从而调控凝聚染色质(condensed chromation)的形成[10]。SIRT3、SIRT4 和 SIRT5 位于线粒体,主要参与能量生成和维持内环境稳定。SIRT6 和 SIRT7 分别位于异染色质和核仁。在细胞 G1 期的时候,而不是 S 期,SIRT6 也出现在核仁[11]。

表 13-1　哺乳动物 SIRT 蛋白分类、细胞定位及已知调控的靶蛋白
Table 13-1　The cellular location and targets proteins of SIRT

名　称	细胞定位	酶活性	靶　蛋　白
SIRT1	细胞核,细胞浆	去乙酰化酶	FOXO1, FOXO3, PGC1α, p53, Notch, HIF1α, LXR, FXR, SREBP1c, NF-κB, PPAR-γ, LKB1, etc
SIRT2	细胞浆	去乙酰化酶	FOXO1, PAR-3, PEPCK, tubulin
SIRT3	线粒体	去乙酰化酶,核糖转移酶	OXPHOS complexes, SOD2, LCAD, HMGCS2, GDH, IDH2, PIP2, ACADL, FOXO3, ACSS2, OTC, GLUD1, etc
SIRT4	线粒体	核糖转移酶	GDH
SIRT5	线粒体	去乙酰化酶,核糖转移酶	CPS1
SIRT6	细胞核	去乙酰化酶,核糖转移酶	H3K9, H3K56, NF-κB, AP-1
SIRT7	核仁	去乙酰化酶	

SIRT 家族的酶活性主要表现在两方面,如表 13-1 所示,SIRT1、2、3、5、6 和 7 有去乙酰化酶活性,SIRT3、4 和 6 还有 ADP 核糖转移酶活性。SIRT 的去乙酰化酶活性是 NAD+ 依赖性的。当运动、禁食或者卡路里限制,NAD+ 水平增加,进而 SIRT 活性增加。当 NAD+ 还原为 NADH,就会降低 SIRT 的活性,即 NAD+/NADH 的比例对调控 SIRT 的活性非常重要。

SIRT 蛋白家族的主要功能如下:① 调节染色质结构和稳定性,SIRT1 能够催化 H3K9Ac、H3K14Ac、H4K16Ac 等组蛋白赖氨酸残基上的去乙酰化反应,从而改变核小体的稳定性,SIRT2 调控细胞周期,SIRT6 具有修复损伤 DNA 的功能;② 促进细胞存活,防止由应激引起的细胞程序性死亡和细胞凋亡;③ 与内分泌系统一起调节个体代谢稳态;④ 调节细胞分化和个体发育。SIRT 蛋白家族通过催化组蛋白与转录因子去乙酰化或 ADP-核糖转移反应实现其生物学功能[12],其去乙酰化及 ADP-核糖转移催化反应,如图 13-1 所示。

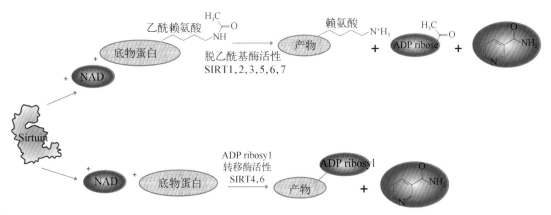

图 13-1 SIRTs 催化的蛋白去乙酰化与 ADP-核糖转移反应过程[12]

Figure 13-1 Enzymatic activity of the human SIRTs. Sirtuinscatalyse a unique deacetylation reaction in which NAD is consumed as a co-substrate

然而,因为 SIRT 各亚型的定位和酶活性不同,它们的功能也各有侧重。应用基因敲除技术,研究 SIRT 的功能。结果发现,如图 13-2 所示,SIRT1 敲除小鼠多数会在围产期死亡,并且易发生视网膜、骨和心血管系统损害;SIRT3 敲除小鼠一般会发现 AceCS2 活性、ATP 和线粒体蛋白乙酰化水平改变;SIRT4 敲除后线粒体谷氨酸脱氢酶(GDH)活性增强;SIRT5 敲除发生鸟氨酸循环缺陷;SIRT6 敲除会出现早老综合征,严重低血糖,一般 4 周左右死亡;SIRT7 敲除后小鼠寿命缩短并患心肌病。当 SIRT1 和 SIRT6 敲除后,小鼠不能存活,这也说明 SIRT1 和 SIRT6 对寿命的影响更为巨大,功能更关键。

在针对 SIRT 蛋白的研究中,多数都关注在营养控制后,包括禁食和卡路里限制等,SIRT 蛋白对代谢的调控。如图 13-3 所示,营养控制后,在脑、肝脏、胰腺、脂肪组织和骨骼肌等代谢旺盛的器官,SIRT 通过抑制脂肪生成,促进骨骼肌脂肪酸氧化和脂肪组织脂解,调控脂肪代谢;通过调控胰腺胰岛素分泌维持血糖稳定,同时抑制骨骼肌对糖分的摄取;促进肝脏鸟氨酸循环、脂肪酸氧化和糖异生作用,总之 SIRT 在能量应激(energy stress)时,协同作用,调控代谢,对维持内环境稳定发挥了重要作用。

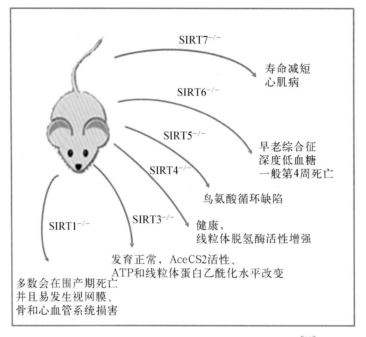

图 13 - 2 应用小鼠基因敲除模型研究 SIRT 家族各亚型的功能[13]

Figure 13 - 2 Mouse knockout models as tools for exploring SIRT function

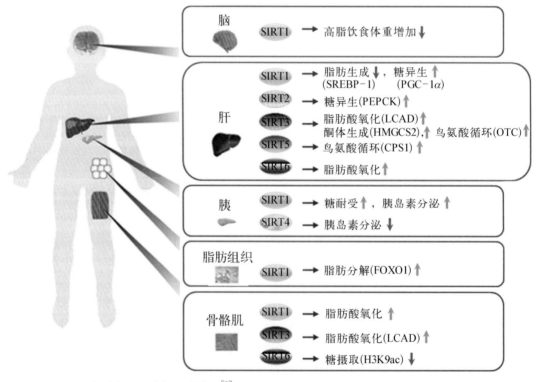

图 13 - 3 SIRT 在不同组织对代谢的调控作用[5]

Figure 13 - 3 Metabolic functions of mammalian SIRTs in different tissues

13.1.2 SIRT1 在心血管疾病中的作用

图 13-4 详细总结了现有研究中所揭示 SIRT1 参与调控的各种疾病以及相关信号通路。从图中可见,SIRT1 通过调控 NF-κB、FOXO 家族以及其他重要的信号分子,参与肥胖、Ⅱ型糖尿病、神经退行性病变、癌症、炎性关节病变、骨质疏松、生殖系统病变和与衰老相关疾病的发生发展[14]。

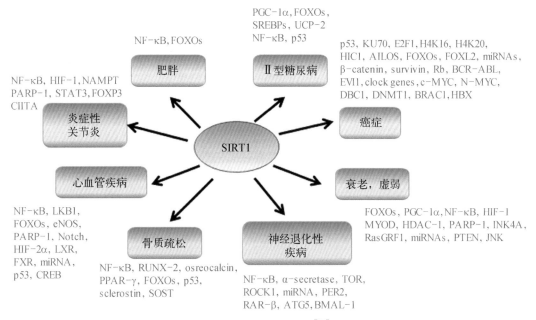

图 13-4 SIRT1 参与的各种与衰老相关的疾病及可能的信号通路[14]

Figure 13-4 The numerous SIRT1 targets and regulatory proteins that are involved in various diseases of aging

在心血管系统,SIRT1 发挥作用可能通过直接作用也可能通过间接作用。间接作用主要是通过控制肝、胰腺、骨骼肌和脂肪组织的代谢,从而降低心血管疾病的患病风险。而直接作用主要有以下几个方面:

(1) SIRT1 抑制心血管系统细胞衰老。研究表明,SIRT1 激活能够抑制 ECs、VSMCs 和巨噬细胞等心血管系统细胞衰老。刘德培实验室关于 SIRT1 在心血管系统中的作用发表了一系列工作。他们发现,过表达 SIRT1 可以抑制高糖诱导的 HUVECs 衰老,而抑制 SIRT1 则促进衰老。此外,与野生型糖尿病小鼠相比,ECs 特异性 SIRT1 转基因小鼠中内皮衰老标志物 PAI-1 的表达降低[15]。为了进一步研究 SIRT1 在血管老化过程中的作用,他们建立了 40 周的链脲霉素(STZ)诱导的糖尿病小鼠模型。这些小鼠颈动脉中的细胞衰老标志物(p53、p21 和 PAI-1)的表达显著增加,而 ECs 特异性 SIRT1 转基因能显著降低 p53、p21 和 PAI-1 的表达,而且 ECs 特异性 SIRT1 转基因小鼠动脉的氧化应激损伤显著降低,并伴有 p66Shc 表达降低和 Mn SOD 表达升高[16]。这些结果显示在内皮细胞中,SIRT1 的抗衰老作用与对抗氧化应激有关。通过抑制血管慢性炎症以及血管活性氧(reactive oxygen species,ROS)系统,SIRT1 也能延缓 VSMCs 的衰老[17]。SIRT1 激活剂白藜芦醇(resveratrol,RSV)可以抑制血管紧张素 Ⅱ(angiotensin Ⅱ，Ang Ⅱ) 引起的 p53 和 p21 表达,延缓平滑肌细胞衰老[18]。RSV 能够降低 Ⅰ 型糖尿病小鼠主动脉中的细胞衰老,逆转衰老导致的 SIRT1 表达下调、p53 乙酰化增加及 p21 表达增多[19]。RSV 还能逆转高脂/高糖导致的大鼠主动脉中 ROS 增加和细胞衰老[20]。在整体实验中,这些结果也得到了验证。例如,长时间的卡路里限制激活 SIRT1,可以延缓恒河猴心血管疾病的发生[21]。当然,还需要更多的动物实验证明 SIRT1 在血管细胞衰老中的确切作用及其机制。另外,心血管干细胞和/或祖细胞也参与细胞衰老和血管老化[22]。Chen 等发现,多种应激可增加内皮祖细胞凋亡和衰老,伴有 SIRT1 表达显著下降,而 SIRT1 可减少内皮祖细胞的衰老和凋亡[23]。然而,SIRT1 在血管祖细胞衰老中的作用仍需进一步研究。

(2) SIRT1 减轻炎症反应。目前认为,慢性炎症与心血管病的发生关系密切,可能是一个重要致病因素,核因子-κB(NF-κB)是一种能与免疫球蛋白 κ 轻链基因的增强子 κB 序列特异结合的蛋白因子,活化的 NF-κB 可诱导大量的炎症分子表达,如细胞因子(如 TNFα、IL-6 和 IL-1β)、趋化因子(如 MCP-1)和黏附分子(如 VCAM-1、ICAM-1),在炎症反应中发挥重要作用。Yeung 等证实,SIRT1 可直接去乙酰化 NF-κB 的 Rel A/p65 亚基的 301 位赖氨酸,并抑制 NF-κB 的活性[24]。在老龄大鼠的主动脉中,能量限制上调 SIRT1 的表达能够抑制 NF-κB 的活性和促炎基因的表达[25]。体外培养的人冠状动脉 ECs 中,RSV 处理或者过表达 SIRT1 能抑制 NF-κB 及促炎细胞因子的表达[26]。除了 NF-κB,SIRT1 还能调控另 1 个氧化还原敏感转录因子激活蛋白-1(transcription factor activator protein 1,AP-1),SIRT1 直接与 AP-1 的主要亚基 c-Fos 和 c-Jun 相互作用,抑制巨噬细胞 AP-1 的转录活性,其结果是 SIRT1 降低了环氧合酶-2 的表达和减少前列腺素 E2 的产生[27]。这揭示存在一种新的机制参与 SIRT1 抑制炎症反应的过程。

(3) SIRT1 抑制动脉粥样硬化发生。动脉粥样硬化是冠心病和脑卒中的主要病理基础。大量研究显示,代谢紊乱、氧化应激增加和炎症在动脉粥样硬化中起着重要作用。研究证实,过表达 SIRT1,或者用 SIRT1 激活剂白藜芦醇刺激,都会阻滞动脉粥样硬化斑块的形成。在体内实验中,内皮特异性过表达 SIRT1 通过上调 eNOS 的表达抑制高脂诱导的 apo E$^{-/-}$小鼠主动脉斑块的发生发展。在体外,过表达 SIRT1 通过显著增加 eNOS 的表达,减少氧化低密度脂蛋白诱导的 HUVECs 凋亡[28]。新生内膜形成在动脉粥样硬化、支架内再狭窄、静脉旁路移植失败和移植血管病变等过程中发挥关键作用。VSMC 增殖与迁移是新生内膜形成的细胞学基础,应用 VSMCs 特异性 SIRT1 转基因小鼠构建颈总动脉结扎和颈总动脉金属丝损伤模型,发现的动脉新生内膜和 VSMC 增殖明显减少,说明 SIRT1 具有抑制新生内膜形成的作用。体外 SIRT1 过表达导致细胞周期蛋白 D1(cyclinD1)和基质金属蛋白酶 9(MMP-9)的表达降低,抑制 VSMCs 停滞在 G1/S 期和迁移,而且此作用通过去乙酰化 c-Fos 和 c-Jun 来实现[29]。SIRT1 还可以通过抑制 NF-κB 信号途径减少氧化低密度脂蛋白的内皮受体(lectin-like Ox-LDL receptor 1,LOX-1)的表达,阻滞巨噬细胞向泡沫细胞的转变而预防动脉粥样硬化的发生[30]。鉴于 ECs、VSMCs 和巨噬细胞在动脉粥样硬化发生的病理生理过程中的重要作用,SIRT1 可能是新的干预动脉粥样硬化性疾病的潜在靶点。

(4) SIRT1 对血管的形成和发育也有作用。在胚胎发育阶段,敲除 SIRT1 并不影响

ECs 的成管功能,但是会减弱缺血后血管再生的能力。这主要是和 SIRT1 的底物之一 FOXO1 有关[31]。SIRT1 还能抑制 Notch,从而影响血管新生和心脏二尖瓣的形成[32]。SIRT1 参与调控内皮祖细胞为主的血管新生过程,并且受到 miR - 34a 的调控[33]。抑制 miR - 34a,上调内皮祖细胞的 SIRT1,可以作为治疗冠心病的一种潜在策略。

(5) SIRT1 抑制缺氧和氧化应激反应。缺氧激活 SIRT1 的表达和活性,激活下游缺氧诱导因子 2α(hypoxia inducible factor - 2 alpha,HIF - 2α),促进脯氨酸羟化酶区域蛋白 2(prolyl hydroxylase domain protein 2,PHD2)的降解,从而控制了各种与氧化应激反应相关的代谢,细胞生存和新生血管形成[34]。HUVECs 过表达 SIRT1 可以抑制高糖诱导的 p66Shc 表达上调。内皮特异性的 SIRT1 转基因能够产生较少氧自由基,改善内皮功能,下调 p66Shc 表达,并且此作用是 SIRT1 通过去乙酰化 p66Shc 启动子区域的组蛋白 H3 实现的,LKB1,FOXO3a,p53 等也参与其中[15]。

(6) SIRT1 还参与了多种心肌病的发生发展或者保护。研究表明,SIRT1 激活 PI3K/Akt 信号通路,进一步促进运动或者血管紧张素 Ⅱ 导致的心肌肥大[35],还有研究认为 SIRT1 促进心肌肥大与过氧化物酶增殖激活的受体(peroxisome proliferator activated receptors,PPARα)相关[36]。SIRT1 在心肌缺血再灌注修复中发挥保护作用。实验证明,心肌特异过表达 SIRT1 的小鼠与正常小鼠相比,心肌梗死面积明显减少;而敲除 SIRT1 的小鼠,心肌梗死面积显著增加。这可能与 FOXO1 相关[37]。SIRT1 的激活剂白藜芦醇还能缓解糖尿病后期出现的心肌广泛性坏死,可能与上调肌浆钙 ATP 酶活性有关[38]。

13.1.3 SIRT6 在心血管疾病中的作用

SIRT6 相对于 SIRT1 来说,与 Sir 的同源性比较差,如小鼠 SIRT6 与酵母的 Sir 同源性只有 25%。人类的 SIRT6 基因定位于第 19 号染色体(19p13.3),编码一种含有 355 个氨基酸残基的蛋白质,相对分子质量约为 39.1 kDa,等电点 9.12。SIRT6 与其他 SIRT 亚型结构有相似性,但比较特异的是,具有一个单螺旋结构,能够与 ADPr 和 NAADPr 作用。这样就会导致它同时具备 2 种酶活性:NAD+依赖的乙酰基转移酶活性和 ADP 核糖基转移酶活性,后者活性非常弱。细胞定位发现主要位于细胞核,可能与异染色质区和细胞核的功能有密切关系。组织学定位表明,SIRT6 在脑、心、肝、胸腺、卵巢和骨组织含量丰富。研究表明,SIRT6 在血管中含量也很丰富,并且位于 VSMCs 细胞核。SIRT6 主要参与了 DNA 修复,维持基因组稳定;参与代谢,维持葡萄糖稳态,调节糖酵解,甘油三酯合成和脂代谢。参与炎症反应,能够抑制 NF - κB 信号通路。

对于 SIRT6 的了解,远没有 SIRT1 那样广泛与系统。SIRT6 主要调控与衰老、代谢和炎症反应相关的疾病。如图 13 - 5 所示,SIRT6 可能参与许多生物学过程,如维持端粒体稳定、DNA 修复、有氧糖酵解和核糖体合成。改变 SIRT6 会引起上述生物学过程的异常,会直接或者间接影响某些疾病的发生发展过程,例如,慢性阻塞性肺病(chronic obstructive pulmonary disease)和癌症。特异敲除 SIRT6 的肝脏,糖酵解和三羧酸循环都异常增强,从而导致脂肪肝的发生,值得注意的是,这一过程受到 SIRT1 与 FOXO3 和核呼吸因子(nuclear respiratory factor 1,NRF - 1)组成的复合物的调控[39]。

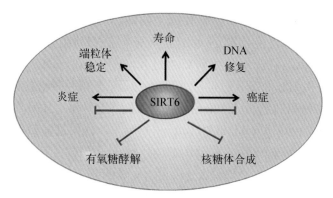

图 13 - 5 SIRT6 可能参与的信号通路和疾病[40]

Figure 13 - 5 The numerous various diseases of SIRT6 involved in

研究显示，SIRT6 参与了心肌肥大和心肌梗死的发生。在心肌肥大模型中，SIRT6 表达上调，但是乙酰化酶活性下降。进一步体外实验发现，SIRT6 是通过抑制 NF - κB 信号通路从而防止心肌肥大的[41]。NAD+合成增加，SIRT6 活性增强，也会防止心肌肥大[42]。另外，也有研究认为，SIRT6 通过抑制 IGF - Akt 通路预防心肌肥大，并且特异调控了 c - jun[43]。但是在心肌梗死再灌注模型中，研究者发现，应用 NAD＋合成关键酶，如烟酰酸磷酸基转移酶（nicotinamide phosphoribosyl transferase）的抑制剂或抑制 SIRT6 的表达，均能够减少心肌梗死面积，并且伴随中性粒细胞浸润的减少和氧化应激反应的减弱。这些研究说明，SIRT6 是对心肌肥大起保护作用的，但是降低 SIRT6 的表达却对心肌梗死治疗有益[44]。

SIRT6 还参与调控 ECs 衰老和炎症反应。正常 ECs，抑制 SIRT6 表达，会抑制 eNOS，激活 ICAM - 1 和 p21，还有很多炎症相关基因，并且抑制血管新生和端粒体稳定，使细胞周期停滞，从而加快 ECs 的衰老过程（见图 13 - 6）[45]。但是，关于 SIRT6 在 VSMCs 中的表达和作用之前未见报道。我们的研究发现，SIRT6 在 VSMCs 中含量丰富，定位于细胞核，并且对力学刺激敏感，调控了张应变诱导的 VSMCs 分化过程。

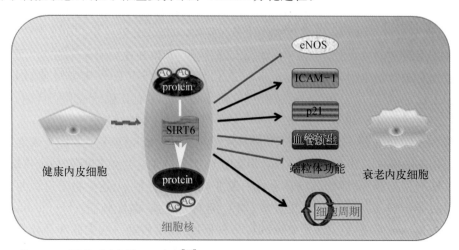

图 13 - 6 SIRT6 参与调控 ECs 衰老[45]

Figure 13 - 6 SIRT6 prevents endothelial senescence

13.2　流体切应力通过 SIRT1 调控血管内皮细胞增殖

ECs 衬于血管壁的内表面,与血流直接接触,能感受血流动力学的变化。生理状态下的应力刺激使血管壁细胞的增殖和凋亡处于动态的平衡,以维持血管形态结构和功能的稳定。有大量研究报道,生理条件下的流体切应力对维持 ECs 的基因表达和蛋白质合成、形态以及功能起着至关重要的作用,如生理条件的层流切应力抑制 ECs 增殖。然而,这些体外实验研究大多数只关注了切应力对单独培养的 ECs 的影响,ECs 单独培养模型不能真实反映 ECs 的在体状态。在体 ECs 除了受到流体切应力的作用,必然也会受到与之相邻的 VSMCs 的影响,而且它们两者之间的交流对维持血管的形态和功能起着重要作用。但是,对于 VSMCs 存在的情况下,切应力对 ECs 增殖的影响如何,目前尚不清楚。SIRT1 除了组蛋白去乙酰化酶活性,还能够转移很多非组蛋白的乙酰基,所以它有着广泛的作用底物,从而参与很多生理和病理过程。在血管力学生物学研究中,正常层流切应力($12\ \mathrm{dyn/cm^2}$)能够调控 SIRT1,从而促进 eNOS 的乙酰化,这个过程是 AMPK 调控 eNOS 磷酸化的前提,进而调控 ECs 增殖[1]。以上研究说明,SIRT1 是力学敏感蛋白,我们应用 ECs 与 VSMCs 联合培养的流动腔系统观察了在单独培养和联合培养条件下切应力对 ECs 增殖的影响,并且探讨缝隙连接蛋白和 SIRT1 在其中的作用。

13.2.1　正常切应力抑制血管内皮细胞增殖

将单独培养的 ECs(Φ/EC)和与 VSMCs 联合培养的 ECs(VSMC/EC)同时加载 $15\ \mathrm{dyn/cm^2}$,加载时间 12 h,分别以静态的单独培养的 ECs 和与 VSMCs 联合培养的 ECs 作为对照。细胞增殖采用 2 种方法进行评估。应用 BrdU(5 -溴脱氧尿嘧啶核苷)方法,原理是在细胞培养时加入 BrdU,BrdU 可代替胸腺嘧啶在 DNA 合成期(S 期)进入细胞核,而后利用抗 BrdU 单克隆抗体,POD 染色,显示增殖细胞。这种方法很敏感,且直接反映细胞增殖情况,但其缺点是不能在联合培养杯的底部直接加入 BrdU,即不能在 ECs 受力之后直接检测细胞的增殖状态,只能把 ECs 消化下来后接种到 96 孔板中,检测 ECs 受力之后对 BrdU 的利用,借以反映 ECs 增殖的能力。因此,我们还同时应用流式细胞术检测细胞周期,它的原理是根据 DNA 染色强度反映细胞整体所处周期。在本实验中,当细胞受切应力加载结束后,即刻固定细胞,再应用流式细胞术检测细胞周期。这样,将 BrdU 法和流式细胞术这两种方法结合就能比较准确和客观地反映切应力对 ECs 增殖的调控作用。即无论是否存在 VSMCs,生理水平的切应力均明显抑制了 ECs 增殖。尽管 VSMCs 促进了 ECs 增殖,但是生理水平的切应力能够扭转这种影响(见图 13 - 7)。

13.2.2　正常切应力促进内皮细胞的 SIRT1 表达,抑制 Cx40 表达

Western blot 检测切应力对 SIRT1 和 connexin 各亚型的表达。如图 13 - 8 所示,无论是单独培养还是联合培养,切应力增强了 ECs 的 SIRT1 表达,并抑制了其 Cx40 的表达。正

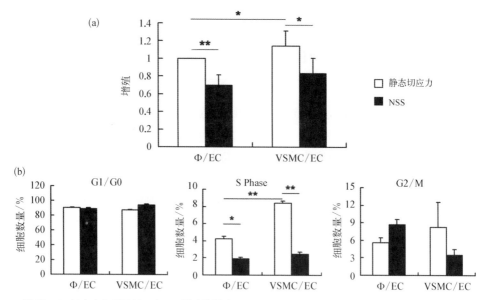

图 13 - 7 切应力和 VSMCs 对 ECs 增殖的影响

（a）应用 BrdU 方法检测新合成的 DNA；（b）流式细胞技术检测细胞周期,结果表示为 mean±SD,
* $p<0.05$, ** $p<0.01$, $n=5$

Figure 13 - 7 The effects of NSS and VSMCs on EC proliferation

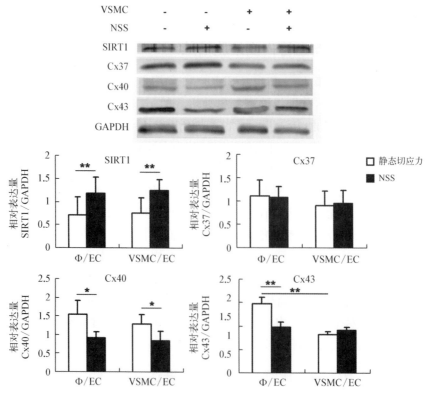

图 13 - 8 切应力对 SIRT1 和缝隙连接蛋白的影响

结果表示为 mean±SD, * $p<0.05$, ** $p<0.01$, $n=5$

Figure 13 - 8 The effect of NSS on the expression of SIRT1 and Connexins

常层流切应力调控了 ECs 的 Cx40 和 Cx43 表达,而对 Cx37 无显著影响。出现这种结果有可能是因为切应力和 VSMCs 作为正常生理条件下影响 ECs 的因素,都使 Cx43 表达下调,即使 Cx43 维持在一个较低水平。然而,切应力和 VSMCs 两者并无叠加作用,即 VSMCs 已经使 ECs 的 Cx43 处于较低水平,再加载切应力时,ECs 的 Cx43 不会再降低了。

13.2.3 正常切应力通过 SIRT1 和 Cx40 抑制内皮细胞增殖

为了确定 SIRT1、Cx40 和 Cx43 在联合培养模型中,对 ECs 增殖调控中的作用,我们还利用 RNA 干扰技术,特异抑制与 VSMCs 联合培养 ECs 的 SIRT1,以非特异干扰组作为对照,实验组和对照组同时加载正常切应力(15 dyn/cm²)12 h,之后检测 ECs 增殖的变化,以及 ECs 中 SIRT1、Cx40 和 Cx43 的表达变化。结果显示,抑制 SIRT1 的表达后,ECs 增殖增加;并且 Cx40 表达升高,这说明特异抑制 SIRT1 扭转了正常切应力对 ECs 增殖的抑制作用,并且 Cx40 也参与其中(见图 13 - 9)。

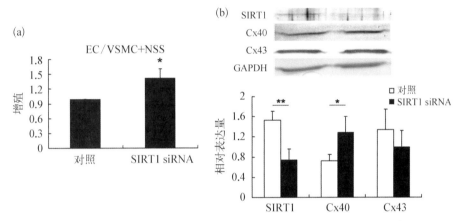

图 13 - 9 干扰 SIRT1 促进切应力条件下联合培养的 ECs 的增殖,并激活了 Cx40 的表达
(a) 干扰 SIRT1 使 ECs 增殖增加;(b) 抑制了 SIRT1 的表达,激活了 Cx40 的表达,结果表示为 mean±SD,* p<0.05,** p<0.01 vs 对照组,n=5
Figure 13 - 9 The siRNA specific for SIRT1 induced the proliferation of ECs co-cultured with VSMCs and exposed to NSS for 12 hours

为了进一步确定 SIRT1、Cx40 和 Cx43 在联合培养模型中,对 ECs 增殖调控中的作用,我们用 SIRT1 的激活剂 RSV,预处理与 VSMCs 联合培养的 ECs,24 h,以 RSV 的溶剂无水酒精组作为对照,实验组和对照组分别静置 12 h,之后检测 ECs 增殖的变化,以及 ECs 中 SIRT1、Cx40 和 Cx43 的表达变化。RSV 是一种自然产生的多酚类化学物质,广泛存在于一些植物中,如浆果、葡萄和花生,它是一种含有芪类结构的非黄酮多酚类化合物。作为 SIRT1 的激活剂,在抗细胞衰老、抑制动脉粥样硬化发生等方面的功效已经得到公认。它可能的机制是通过降低乙酰化底物的酶结合 Km 值,增强酶活性;当 RSV 与 SIRT1 结合时构象发生变化,从而增强细胞的存活。值得注意的是,RSV 对细胞的增殖影响与作用时间和浓度有关。我们的结果显示 50 μmol/L RSV 刺激与 VSMCs 联合培养的 ECs,SIRT1 激活,抑制 ECs 增殖,Cx40 表达降低。这说明 RSV 起到了和正常切应力一样的作用,激活了 SIRT1 的表达,从而抑制了 ECs 的增殖,并且 Cx40 在这一过程中发挥作用(见图 13 - 10)。

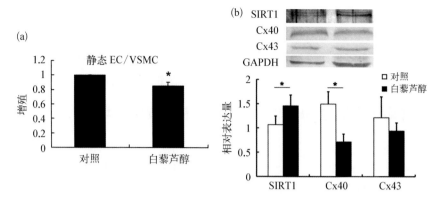

图 13 - 10 Resveratrol 抑制 ECs 增殖并抑制了 Cx40 的表达
(a) EC/VSMC 静态联合培养；(b) 联合培养 ECs 的 SIRT1、Cx40 和 Cx43 的表达，结果表示为 mean±SD，* $p<0.05$，vs 对照组，$n=8$

Figure 13 - 10 Resveratrol modulates EC proliferation and the expression of Cx40

　　无论是 ECs 单独培养模型还是 ECs 与 VSMCs 联合培养模型，即不论 VSMCs 是否存在，正常切应力对 ECs 的增殖均有抑制作用。切应力激活 SIRT1，在 ECs 单独培养时，同时抑制 Cx40 和 Cx43，而在联合培养模型中，仅抑制 Cx40。SIRT1 和 Cx40 存在相互调控关系，它们共同参与了正常切应力对 ECs 增殖的抑制作用（见图 13 - 11）。我们新的研究结果将有助于进一步了解切应力参与调控 ECs 功能的力学生物学机制。

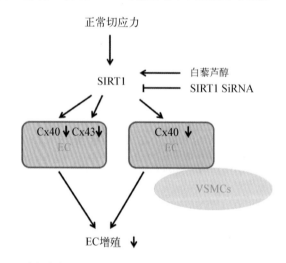

图 13 - 11 正常切应力通过 SIRT1 和 Cx40 抑制 ECs 增殖示意图
Figure 13 - 11 Schematic drawing outlines the possible signaling pathway of SIRT1 and Cx40 in shear stress inhibiting ECs proliferation

13.3 周期性张应变通过 SIRT1 和 SIRT6 调控血管平滑肌细胞分化

　　VSMCs 作为血管壁中层主要细胞成分，承受着由于血流脉动引起的机械张应变。VSMCs 与其他终末分化细胞不同，它仍具有一定的分化特性，能在分化表型（differentiation phonotype)和去分化表型(dedifferentiation phonotype)间转换。VSMCs 分化表型即收缩表型,其特征是 VSMCs 成梭形,肌丝含量丰富,表达特异性收缩表型基因和蛋白,并具有较低的增殖能力;而去分化表型又称合成表型,其特征是 VSMCs 体积较大,收缩表型基因和蛋白含量低,并具有较强的增殖和迁移能力。当细胞受到各种刺激,包括细胞因子、细胞间接触变化、细胞黏附、胞外基质作用、损伤刺激和机械应力,VSMCs 可能会从正常的收缩表型向合成表型转化,这个过程叫去分化。这种表型转化与高血压、动脉粥样硬化和支架术后再狭窄等心血管疾病的病理血管重建过程均有密切的关系。

研究表明,机械张应变能够通过多种方式调控 VSMCs 的形态、迁移、增殖和凋亡。机械张应变不但能通过直接方式刺激细胞膜表面的力学感受器,引起胞浆内信号分子的转导,还能通过刺激细胞分泌细胞因子,再通过细胞表面的化学感受器引起下游信号分子的转导。已有的研究显示,机械张应变可以刺激 VSMCs 分泌多种细胞因子,这些细胞因子通过自分泌和旁分泌的方式影响细胞功能。例如,张应变通过刺激 VSMCs 分泌血管内皮生长因子(vascular endothelial growth factor,VEGF),从而抑制 VSMCs 增殖系列基因的表达[46];但也有文献报道,新生大鼠的 VSMCs 受到 1 Hz 周期性张应变后,细胞增殖上调,这个过程就是张应变刺激 VSMCs 分泌血小板衍生生长因子(platelet-derived growth factor,PDGF)诱导的[47]。还有文献报道,张应变通过血管紧张素Ⅱ(angiotensin Ⅱ)和转化生长因子 β1(transforming growth factor - β1,TGF - β1)介导了 VSMCs 胞外基质的合成[48]。大量研究表明,生长因子能够直接影响 VSMCs 功能,包括 VSMCs 的分化。例如,PDGF 促进 VSMCs 向合成表型转化[49],相反 TGF - β 抑制 VSMCs 的增殖和迁移,且促进 VSMCs 收缩表型基因表达[50]。TGF - β 使胞内受体激活型 Smad(receptor-activated smads,R - Smad)磷酸化,包括 Smad1、Smad2、Smad3、Smad5 和 Smad8,磷酸化的 R - Smad 与共同通路型 Smad(Co - Smad,包括 Smad4)共同组成复合物,转移入细胞核后,可能与其他辅助因子一起调节基因的表达[51]。然而,机械张应变如何调控 VSMCs 分泌 TGF - β,进而又影响自身表型转化的力学生物学机制还不清楚。

13.3.1   周期性张应变促进血管平滑肌细胞分泌 TGF - β1

我们前期的实验结果显示,周期性张应变促进 VSMCs 由合成表型向收缩表型转化,是一个促分化的因素。同时发现,周期性张应变促进 SIRT1 和 SIRT6 表达增加。为探索其中的机制,我们假设周期性张应变加载后的 VSMCs 能够分泌 TGF - β1,用 TGF - β1 ELISA 试剂盒检测牵拉之后的 VSMCs 培养液上清,同样时间接种并保持静态的细胞作为对照。应用标准蛋白,定量上清中 TGF - β1 的绝对浓度,结果发现,张应变组上清中 TGF - β1 浓度为 867.6±50.6 pg/ml,而静态对照组的浓度仅为 460.4±87.9 pg/ml,张应变组增加了将近 1 倍(见图 13 - 12)。并且单独用 TGF - β1

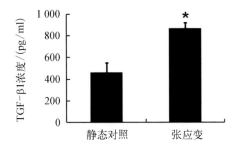

图 13 - 12   周期性张应变促进 VSMCs 分泌 TGF - β1
VSMCs 受力 24 h 后,用 ELISA 方法定量检测细胞培养液上清内 TGF - β1,结果表示为 mean±SD, * p<0.05 vs 对照组,n=5
Figure 13 - 12   Cyclic strain increased the secretion of TGF - β1

刺激静态培养的 VSMCs,促进 VSMCs 分化,并且 SIRT1 和 SIRT6 都增高。这说明 TGF -
β1 的旁分泌和自分泌作用可能参与周期性张应变对 VSMCs 分化的调控。

13.3.2 周期性张应变激活 SIRT1 调控 VSMCs 分化

VSMCs 分化是一个多种信号通路共同调控的复杂过程,周期性张应变和 TGF - β1 都
起作用,那么它们是通过何种机制共同调控 VSMCs 分化的? 首先发现周期性张应变能够
促进 SIRT1 表达(见图 13 - 13)。鉴于 SIRT1 对组蛋白及多种非组蛋白底物乙酰化调控,从
而参与多种细胞分化调控。通过干扰和过表达 SIRT1,结果发现,SIRT1 能够特异调控周期

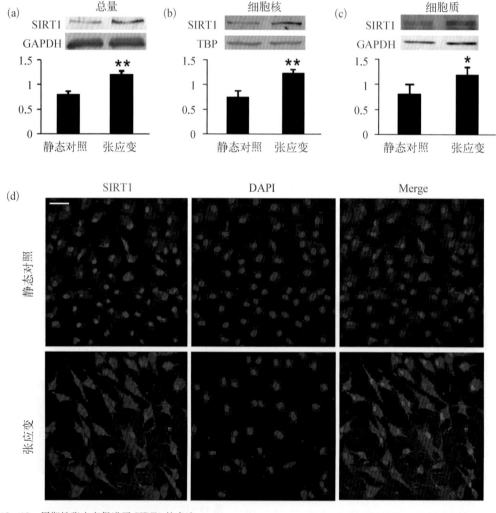

图 13 - 13 周期性张应变促进了 SIRT1 的表达
(a) 张应变促进 SIRT1 在 VSMCs 中的总量表达;(b) 张应变促进 SIRT1 在 VSMCs 细胞核中的表达;(c) 张应变促进
SIRT1 在 VSMCs 细胞质中的表达,结果表示为 mean±SD, * $p < 0.05$, ** $p < 0.01$ vs 静态对照组,$n = 5$;(d) 免疫荧光进
一步证明受力之后促进 SIRT1 在 VSMCs 细胞核和细胞质中的表达,标尺=50 μm
Figure 13 - 13 Cyclic strain regulates the expression of SIRT1 in VSMCs

性张应变引起的 VSMCs 分化过程。FOXOs 家族成员在血管形成和血管稳态维持中执行的功能有所不同,研究表明 FOXO1 或 FOXO3a 的过表达和持续激活,显著抑制体外培养的 ECs 的迁移和血管形成,FOXO4 抑制平滑肌收缩表型基因的表达和促进迁移。图 13-14 和图 13-15 显示干扰 SIRT1 抑制 FOXO3a,促进 FOXO4 的表达,抑制了 VSMCs 分化;而过表达 SIRT1 则促进 FOXO3a,抑制 FOXO4 的表达,促进了 VSMCs 分化。

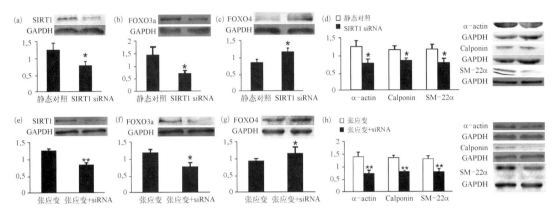

图 13-14 干扰 SIRT1 后,抑制了 VSMCs 分化标志分子 α-actin、SM22α 和 Calponin 的表达

(a)(e) 静态和张应变条件下,转染 SIRT1 特异干扰片段,SIRT1 表达被抑制;(b)(f) 静态和张应变条件下,干扰 SIRT1 后抑制了 FOXO3a;(c)(g) 干扰 SIRT1 后促进了 FOXO4 表达;(d)(h) 干扰 SIRT1 后抑制了 VSMCs 分化标志分子 α-actin、SM22α 和 Calponin 的表达,结果表示为 mean±SD,* $p<0.05$ vs 对照组,$n=5$

Figure 13-14 The effect of SIRT1 knockdown with siRNA on the expression of contractile phenotypic markers in VSMCs

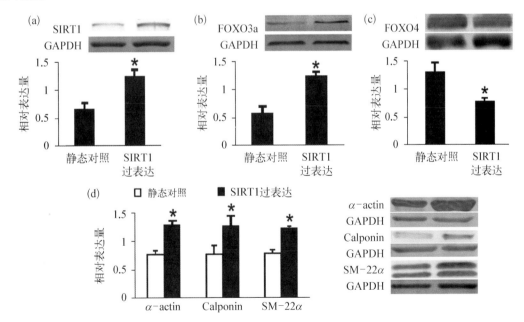

图 13-15 过表达 SIRT1 后,促进 VSMCs 分化标志分子 α-actin、SM22α 和 Calponin 的表达

(a) 转染 SIRT1 过表达质粒,SIRT1 表达增加;(b) 过表达 SIRT1 后促进了 FOXO3;(c) 过表达 SIRT1 抑制了 FOXO4 表达;(d) 过表达 SIRT1 后促进了 VSMCs 分化标志分子 α-actin、SM22α 和 Calponin 的表达,结果表示为 mean±SD,* $p<0.05$ vs 对照组,$n=5$

Figure 13-15 The effect of SIRT1 overexpression on the expression of contractile phenotypic markers in VSMCs

13.3.3 周期性张应变激活 TGF-β1/Smad/SIRT6/c-fos 和 ICAM-1 调控 VSMC 分化

通过在牵拉条件下干扰 SIRT6,发现 VSMCs 分化标志分子都下降,TGF-β1 分泌没有变化,而且干扰 SIRT6 后,Smad2 和 Smad5 磷酸化水平和总蛋白均无显著变化。但是 Smad4 却被抑制。结合上一结果,说明 SIRT6 虽然不能调控 VSMCs 的 TGF-β1 和 R-Smad 表达,但 SIRT6 可以通过影响 Smad4,从而影响 TGF-β1/Smad 信号通路。

SIRT6 与其他 SIRT 亚型结构有相似性,但比较特异的是,具有一个单螺旋结构,能够与 ADPr 和 NAADPr 作用。这样就会导致它同时具备 2 种酶活性:NAD+依赖的乙酰基转移酶活性和 ADP 核糖基转移酶活性。作为去乙酰化酶,SIRT6 能够使组蛋白 H3 的 K56 和 K9 位点去乙酰化,从而影响特异靶基因。例如,SIRT6 与 NF-κB 的亚单位 RelA 启动子结合,从而抑制 NF-κB 信号通路[52]。研究显示,过表达 SIRT6 的转基因小鼠会寿命延长,同时血浆中胰岛素样生长因子(insulin-like growth factor 1,IGF-1)浓度下降,有趣的是这种现象只在雌鼠中存在,而雄鼠未见显著差异[53]。在心血管研究领域,Sundaresan 等发现,SIRT6 可以通过抑制 c-jun,从而阻滞 IGF-1 通路,而抑制心肌肥厚的发生[44]。c-fos 和 c-jun 组成 AP-1。在大鼠新生的动脉 VSMCs 中,力学刺激明显激活了 c-jun 的表达,而未影响 c-fos[54]。另有研究报道,在大鼠肠系膜平滑肌中,20%的张应变快速激活 c-fos 的表达[55]。我们研究发现,张应变刺激明显激活 c-fos 的表达,而对 c-jun 无影响;并且抑制 SIRT6 后,也是 c-fos 受到抑制,但是 c-jun 未见显著变化。这可能是因为 c-fos 直接与 SIRT6 的转录启动子结合,直接激活 SIRT6 的翻译过程[56]。ICAM-1 是一种与免疫球蛋白相似的细胞表面黏附因子。它在多种细胞中都有表达,如 ECs 和 VSMCs[57]。很多刺激因素能够影响 ICAM-1 的表达,包括细胞因子和机械应力。例如,在人脐静脉 ECs 中,TGF-β1(1 ng/ml)使 ICAM-1 表达升高[58]。在人牙周膜细胞中,也发现张应变能够激活 ICAM-1 的表达[59]。我们的实验发现,张应变可以激活 VSMCs 的 ICAM-1 表达,并且抑制 SIRT6 之后降低了 ICAM-1 的表达。研究报道,低密度脂蛋白是通过 AP-1(c-fos/c-jun)途径激活 ICAM-1 的表达[60]。我们发现,干扰 SIRT6 后,会抑

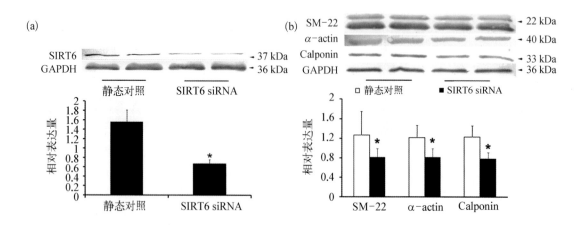

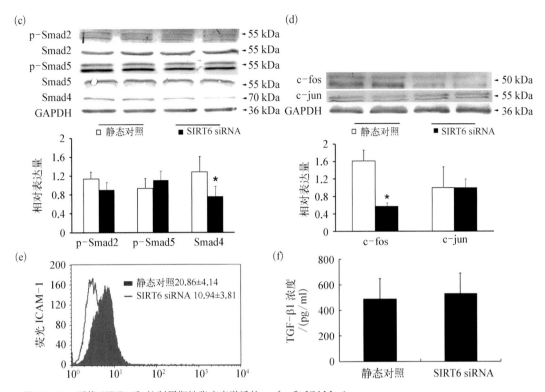

图 13-16　干扰 SIRT6 后,抑制周期性张应变激活的 c-fos 和 ICAM-1
VSMCs 转染 SIRT6 特异干扰片段(100 nmol/ml)之后受力 24 h。(a) 用 ELISA 检测 TGF-β1 浓度;(b) 干扰 SIRT6 后降低了分化标志分子表达;(c) 干扰 SIRT6 后降低了 Smad4 表达;(d) 干扰 SIRT6 后降低了 c-fos 表达; (e) 干扰 SIRT6 后降低了 ICAM-1 表达,结果表示为 mean±SD,* $p < 0.05$

Figure 13-16　SIRT6-specific siRNA transfection inhibited the effect of cyclic strain on VSMC differentiation via c-fos and ICAM-1

制周期性张应变激活的 c-fos 和 ICAM-1,这说明周期性张应变可能是通过 SIRT6、ICAM-1 和 c-fos 而影响 VSMCs 分化的(见图 13-16)。

　　综合以上结果,SIRT1 和 SIRT6 在周期性张应变诱导的 VSMCs 收缩表型分化中起到关键作用。周期性张应变通过刺激 VSMCs 分泌 TGF-β1,TGF-β1 又通过自分泌和旁分泌的方式影响 SIRT1 和 SIRT6 的表达,且干扰 SIRT1 会影响 FOXO4 和 FOXO3a 的表达,干扰 SIRT6 会抑制信号分子 c-fos、ICAM-1 和 Smad4 的变化(见图 13-17)[61]。这些新的研究结果将对探讨周期性张应变诱导 VSMCs 分化的力学生物学机制有重要意义。

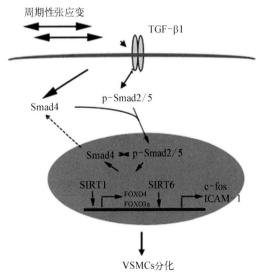

图 13-17　周期性张应变通过 TGF-β1-Smad-SIRT6 引起 VSMCs 分化的示意图

Figure 13-17　Schematic drawing outlines the possible signaling pathway of TGF-β1-Smad-SIRT6

13.4 结语

如前所述,在过去 20 年中,对 SIRT 蛋白家族的广泛研究使我们对这一家族蛋白的重要性有了一定的认识。从最初认为 SIRT 蛋白与寿命和营养条件改变(卡路里限制)的疾病相关,到后来发现 SIRT 蛋白在多种疾病中都发挥重要作用。然而,这些研究有很多矛盾的和不清楚的地方。例如,大量研究已经证明 SIRT1 参与卡路里限制引起的对机体的保护作用。我们知道卡路里限制也会带来很多副作用,如生殖能力减弱和骨质疏松症。但是,过表达 SIRT1 的研究中对这些副作用均未提及。还有,关于 SIRT 活性的测定,无论在体内还是体外研究目前尚无精确的方法可用。现有研究都是依赖评估 NAD+ 的浓度或者通过 SIRT 调节底物的量来评估 SIRT 蛋白活性。由于 SIRT 各亚型的底物有重叠现象,所以这些结果不能反映精确的单一 SIRT 蛋白的活性。再者,究竟是什么分子调节 SIRT 蛋白表达和激活它们的活性? 不同 SIRT 蛋白的激活是协同作用还是互相竞争拮抗? 换句话说,SIRT 蛋白各亚型之间的相互影响也不清楚。

虽然还有很多问题尚未十分清楚,但是 SIRT 蛋白无疑是介导能量限制效应的最有潜力的候选分子。因此,通过调节 SIRT 蛋白从而改善心血管系统的功能是非常好的思路。生理条件下,血流动力学因素是调控血管细胞功能和维持血管稳态的重要因素,SIRT1 在其中的作用初见端倪。但是,SIRT 家族的其他亚型在心血管领域研究还很少,尤其是病理状态下的力学因素对血管细胞功能调控中的作用尚未见报道,这是一个值得深入探讨的研究方向。另外,由于基础研究和临床应用之间还存在一定距离,很多在动物模型上得到的数据并不一定适用于人类,更多的与 SIRT 蛋白相关的转化医学研究将有助于使其作为保护血管和抑制动脉粥样硬化的潜在靶点变成现实。相信在今后的几年中,随着对 SIRT 家族更深入的研究,这些问题都会有答案,那么 SIRT 家族才能成为真正的"长寿基因"。

(姚庆苹　姜宗来)

参考文献

[1] Chen Z, Peng I C, Cui X, et al. Shear stress, SIRT1, and vascular homeostasis[J]. Proc Natl Acad Sci USA, 2010, 107(22): 10268-10273.

[2] Yao Q P, Qi Y X, Zhang P, et al. SIRT1 and connexin40 mediate the normal shear stress- induced inhibition of the proliferation of endothelial cells co-cultured with vascular smooth muscle cells[J]. Cell Physiol Biochem, 2013, 31(2-3): 389-399.

[3] Howitz K T, Bitterman K J, Cohen H Y, et al. Small molecule activators of sirtuins extend Saccharomyces cerevisiae lifespan[J]. Nature, 2003, 425(6954): 191-196.

[4] Cheng B B, Yan Z Q, Yao Q P, et al. Association of SIRT1 expression with shear stress induced endothelial progenitor cell differentiation[J]. J Cell Biochem, 2012, 113(12): 3663-3671.

[5] Pillarisetti S. A review of SIRT1 and SIRT1 modulators in cardiovascular and metabolic diseases[J]. Recent Pat Cardiovas Drug Discov, 2008, 3(3): 156-164.

[6] Tissenbaum H A, Guarente L. Increased dosage of a sir-2 gene extends life span in Caenorhabditiselegans[J].

Nature，2001，410(6825)：227 - 230.

［7］ Rogina B，Helfand S L. Sir2 mediates longevity in the fly through a pathway related to calorie restriction[J]. Proc Natl Acad Sci USA，2004，101(45)：15998 - 16003.

［8］ Tanno M1，Sakamoto J，Miura T，et al. Nucleocytoplasmic shuttling of the NAD+- dependent histone deacetylase SIRT1[J]. J Biol Chem，2007，282(9)：6823 - 6832.

［9］ Vaquer A，Scher M B，Lee D H，et al. SIRT 2 is a histone deacetylase with preference for histoneH4 Lys16 during mitosis[J]. Genes Dev，2006，20(10)：1256 - 1261.

［10］ Michishita E，Park J Y，Burneskis J M，et al. Evolutionarily conserved and nonconserved cellular localizations and functions of human SIRT proteins[J]. Mol Biol Cell，2005，16(10)：4623 - 4635.

［11］ Finkel T，Deng C X，Mostoslavsky R. Recent progress in the biology and physiology of sirtuins[J]. Nature，2009，460(7255)：587 - 591.

［12］ Lavu S，Boss O，Elliott P J，et al. Sirtuins — novel therapeutic targets to treat age-associated diseases[J]. Nat Rev Drug Discov，2008，7(10)：841 - 853.

［13］ Sebastián C，Satterstrom F K，Haigis M C. From sirtuin biology to human diseases：An update[J]. J Biological Chem，2012，287(51)：42444 - 42452.

［14］ Alonso F，Boittin F X，Beny J L，et al. Loss of connexin40 is associated with decreased endothelium-dependent relaxations and eNOS levels in the mouse aorta[J]. Am J Physiol Heart Circ Physiol，2010，299(5)：H1365 - 1373.

［15］ Zhou S，Chen H Z，Wan Y Z，et al. Repression of p66[Shc] expression by SIRT1 contributes to the prevention of hyperglycemia- induced endothelial dysfunction[J]. Circ Res，2011，109(6)：639 - 648.

［16］ Chen H，Wan Y，Zhou S，et al. Endothelium-specific SIRT1 over-expression inhibits hyperglycemia-induced upregulation of vascular cell senescence[J]. Sci China Life Sci，2012，55(6)：467 - 473.

［17］ Gao P，Xu T T，Lu J，et al. Overexpression of SIRT1 in vascular smooth muscle cells attenuates angiotensin Ⅱ-induced vascular remodeling and hypertension in mice[J]. J Mol Med (Berl)，2014，492(4)：347 - 357.

［18］ Ichiki T，Miyazaki R，Kamiharaguchi A，et al. Resveratrol attenuates angiotensin Ⅱ-induced senescence of vascular smooth muscle cells[J]. Regul Pept，2012，177(1 - 3)：35 - 39.

［19］ Orimo M，Minamino T，Miyauchi H，et al. Protective role of SIRT1 in diabetic vascular dysfunction[J]. Arterioscler Thromb Vasc Biol，2009，29(6)：889 - 894.

［20］ Tang Y，Xu J，Qu W，et al. Resveratrol reduces vascular cell senescence through attenuation of oxidative stress by SIRT1/NADPH oxidase-dependent mechanisms[J]. J Nutr Biochem，2012，23(11)：1410 - 1416.

［21］ Colman R J，Anderson R M，Johnson S C，et al. Caloric restriction delays disease onset and mortality in rhesus monkeys[J]. Science，2009，325(5937)：201 - 204.

［22］ Minamino T，Komuro I. Vascular aging：insights from studies on cellular senescence，stem cell aging，and progeroid syndromes[J]. Nat Clin Pract Cardiovasc Med，2008，5(10)：637 - 648.

［23］ Chen J，Xavier S，Moskowitz-Kassai E，et al. Cathepsin cleavage of sirtuin 1 in endothelial progenitor cells mediates stress-induced premature senescence[J]. Am J Pathol，2012，180(3)：973 - 983.

［24］ Yeung F，Hoberg J E，Ramsey C S，et al. Modulation of NF - kappa B-dependent transcription and cell survival by the SIRT1 deacetylase[J]. EMBO J，2004，23(12)：2369 - 2380.

［25］ Csiszar A，Labinskyy N，Podlutsky A，et al. Vasoprotective effects of resveratrol and SIRT1：attenuation of cigarette smoke-induced oxidative stress and proinflammatory phenotypic alterations[J]. Am J Physiol Heart Circ Physiol，2008，294(6)：H2721 - 2735.

［26］ Kim J W，NO J K，Ikeno Y，et al. Age related changes in redox status of rat serum[J]. Arch Gerontol Geriat，2002，34(1)：9 - 17.

［27］ Zhang R，Chen H Z，Liu J J，et al. SIRT1 suppresses activator protein - 1 transcriptional activity and cyclooxygenase - 2 expression in macrophages[J]. J Biol Chem，2010，285(10)：7097 - 7110.

［28］ Zhang Q J，Wang Z，Chen H Z，et al. Endothelium-specific overexpression of class Ⅲ deacetylase SIRT1 decreases atherosclerosis in apolipoprotein E-deficient mice[J]. Cardiovascular Research，2008，80(2)：191 - 199.

［29］ Li L，Zhang H N，Chen H Z，et al. SIRT1 acts as a modulator of neointima formation following vascular injury in mice[J]. Circ Res，2011，108(10)：1180 - 1189.

［30］ Do G M，Kwon E Y，Kim H J，et al. Long-term effects of resveratrol supplementation on suppression of atherogenic lesion formation and cholesterol synthesis in apo E-deficient mice[J]. Biochem Biophys Res Commun，2008，374(1)：55 - 59.

[31] Potente M, Ghaeni L, Baldessari D, et al. SIRT1 controls endothelial angiogenic functions during vascular growth [J]. Genes Dev, 2007, 21(20): 2644 - 2658.

[32] Sciacca S, Pilato M, Mazzoccoli G, et al. Anti-correlation between longevity gene SirT1 and Notch signaling in ascending aorta biopsies from patients with bicuspid aortic valve disease[J]. Heart Vessels, 2012, 28(2): 268 - 275.

[33] Tabuchi T, Satoh M, Itoh T, et al. MicroRNA - 34a regulates the longevity-associated protein SIRT1 in coronary artery disease: effect of statins on SIRT1 and microRNA - 34a expression[J]. Clin Sci (Lond.), 2012, 123(3): 161 - 171.

[34] Dioum E M, Chen R, Alexander M S, et al. Regulation of hypoxia-inducible factor2α signaling by the stress-responsive deacetylase sirtuin1[J]. Science, 2009, 324(5932): 1289 - 1293.

[35] Sundaresan N R, Pillai V B, Wolfgeher D, et al. The deacetylase SIRT1 promotes membrane localization and activation of Akt and PDK1 during tumorigenesis and cardiac hypertrophy[J]. Sci Signal, 2011, 4(182): ra46.

[36] Oka S, Zhai P, Alcendor R, et al. Suppression of ERR targets by a PPARα/Sirt1 complex in the failing heart[J]. Cell Cycle, 2012, 11(5): 856 - 864.

[37] Hsu C P, Zhai P, Yamamoto T, et al. Silent information regulator1 protects the heart from ischemia/reperfusion [J]. Circulation, 2010, 122(21): 2170 - 2182.

[38] Sulaiman M, Matta M J, Sunderesan N R, et al. Resveratrol, an activator of SIRT1, upregulates sarcoplasmic calcium ATPase and improves cardiac function in diabetic cardiomyopathy[J]. Am J Physiol Heart Circ Physiol, 2010, 298(3): H833 - H843.

[39] Gracia-Sancho J, Jr Villarreal G, Zhang Y, et al. Activation of SIRT1 by resveratrol induces KLF2 expression conferring an endothelial vasoprotective phenotype[J]. Cardiovasc Res, 2010, 85(3): 514 - 519.

[40] Houtkooper R H, Pirinen E, Auwerx J. Sirtuin as regulators of metabolism and health span[J]. Nat Rev Mol Cell Biol, 2012, 13(4): 225 - 238.

[41] Yu S S, Cai Y, Ye J T, et al. Sirtuin 6 protects cardiomyocytes from hypertrophy in vitro via inhibition of NF - κB-dependent transcriptional activity[J]. Br J Pharmacol, 2013, 168(1): 117 - 128.

[42] Kim H S, Xiao C, Wang R H, et al. Hepatic-specific disruption of SIRT6 in mice results in fatty liver formation due to enhanced glycolysis and triglyceride synthesis[J]. Cell Metab, 2010, 12(3): 224 - 236.

[43] Sundaresan N R, Vasudevan P, Zhong L, et al. The sirtuin SIRT6 blocks IGF - Akt signaling and development of cardiac hypertrophy by targeting c-Jun[J]. Nat Med, 2012, 18(11): 1643 - 1650.

[44] Cai Y, Yu S S, Chen S R, et al. Nmnat2 protects cardiomyocytes from hypertrophy via activation of SIRT6[J]. FEBS Lett, 2012, 586(6): 866 - 874.

[45] Shen J, Ma W, Liu Y. Deacetylase SIRT6 deaccelerates endothelial senescence[J]. Cardiovasc Res, 2013, 97(3): 391 - 392.

[46] Schad J F, Meltzer K R, Hicks M R, et al. Cyclic strain upregulates VEGF and attenuates proliferation of vascular smooth muscle cells[J]. Vasc Cell, 2011, 3(1): 21 - 31.

[47] Wilson E, Mai Q, Sudhir K, et al. Mechanical strain induces growth of vascular smooth muscle cells via autocrine action of PDGF[J]. J Cell Biol, 1993, 123(3): 741 - 747.

[48] Li Q, Muragaki Y, Hatamura I, et al. Stretch-induced collagen synthesis in cultured smooth muscle cells from rabbit aortic media and a possible involvement of angiotensin II and transforming growth factor-beta[J]. J Vasc Res, 1998, 35(2): 93 - 103.

[49] Tallquist M, Kazlauskas A. PDGF signaling in cells and mice[J]. Cytokine Growth Factor Rev, 2004, 15(4): 205 - 213.

[50] Li H X, Han M, Bernier M, et al. Krüppel-like factor 4 promotes differentiation by transforming growth factor-beta receptor-mediated Smad and p38 MAPK signaling in vascular smooth muscle cells[J]. J Biol Chem, 2010, 285(23): 17846 - 17856.

[51] Heldin C H, Moustakas A. Role of Smads in TGF - β signaling[J]. Cell Tissue Res, 2012, 347(1): 21 - 36.

[52] Kawahara T L, Michishita E, Adler A S, et al. SIRT6 links histone H3 lysine 9 deacetylation to NF-kappaB-dependent gene expression and organismal life span[J]. Cell, 2009, 136(1): 62 - 74.

[53] Kanfi Y, Naiman S, Amir G, et al. The sirtuin SIRT6 regulates lifespan in male mice[J]. Nature, 2012, 483 (7388): 218 - 221.

[54] Morawietz H, Ma Y H, Vives F, et al. Rapid induction and translocation of Egr - 1 in response to mechanical strain in vascular smooth muscle cells[J]. Circ Res, 1999, 84(6): 678 - 687.

［55］ Lyall F, Deehan M R, Greer I A, et al. Mechanical stretch increases proto-oncogene expression and phosphoinositide turnover in vascular smooth muscle cells[J]. J Hypertens, 1994, 12(10): 1139 – 1145.

［56］ Min L, Ji Y, Bakiri L, et al. Liver cancer initiation is controlled by AP – 1 through SIRT6 – dependent inhibition of survivin[J]. Nat Cell Biol, 2012, 14(11): 1203 – 1211.

［57］ Lee H M, Kim H J, Won K J, et al. Contribution of soluble intercellular adhesion molecule – 1 to the migration of vascular smooth muscle cells[J]. Eur J Pharmacol, 2008, 579(1 – 3): 260 – 268.

［58］ Suzuki Y, Tanigaki T, Heimer D, et al. TGF – β1 causes increased endothelial ICAM – 1 expression and lung injury [J]. J Applied Physiol(1985), 1994, 77(3): 1281 – 1287.

［59］ Saminathan A, Vinoth K J, Wescott D C, et al. The effect of cyclic mechanical strain on the expression of adhesion-related genes by periodontal ligament cells in two-dimensional culture[J]. J Periodontal Res, 2012, 47(2): 212 – 221.

［60］ Sinclair D A, Guarente L, Extrachromosomal rDNA circles-a cause of aging in yeast[J]. Cell, 1997, 91(7): 1033 – 1042.

［61］ Yao Q P, Zhang P, Qi Y X, et al. The role of SIRT6 in the differentiation of vascular smooth muscle cells in response to cyclic strain[J]. Internat J Biochem Cell Biol, 2014, 49(1): 98 – 104.

14　G蛋白偶联受体激酶的应力响应与血管细胞功能调节

血管壁细胞,包括血管内皮细胞(endothelial cells,ECs)和血管平滑肌细胞(vascular smooth muscle cells,VSMCs),如何将细胞外力学刺激转化为细胞内生物化学活动,即应力信号转导(mechanotransduction),是应力诱导血管重建力学生物学机制研究的关键之一。大量研究显示,ECs和VSMCs细胞膜表面存在多种机械应力感受器(mechano-sensor),如由整合素与胞浆内的细胞骨架成分Paxillin、黏着斑激酶组成的复合体[1],由血小板内皮细胞黏附分子-1、血管内皮细胞钙黏蛋白和血管内皮细胞生长因子2型受体组成的复合体[2],以及Kir2.1 K^+离子通道[3]等。上述应力感受器感受应力刺激后通过小GTP酶家族、PI3K/Akt和细胞骨架分子等细胞内信号通路,将应力信号传导入细胞核,调控细胞分化、增殖、凋亡及迁移等生物学行为。应力刺激的细胞信号转导是一个十分复杂的调控网络,其机制还远未阐明。

我们应用差异蛋白质组学方法,探讨了不同切应力条件下培养血管组织内差异表达的蛋白质谱,并应用稳定同位素标记赖氨酸活细胞培养(stable isotope labeling by amino acids in cell culture,SILAC)技术结合shot gun质谱,分析了应力加载不同时间后VSMCs磷酸化蛋白质表达谱。基于上述组学数据,应用生物信息学分析方法,我们初步构建了机械应力可能的细胞内信号传导网络,并应用分子生物学方法对其中的部分网络进行了验证,发现了一些在应力条件下细胞间信息交流和细胞内信号传导过程中起重要作用的分子[4-6]。应用生物信息学方法对上述蛋白质组学数据进行分析,结果显示,除整合素复合体和生长激素复合体外,G蛋白偶联受体(G-protein coupled receptors,GPCRs)及其相关信号通路在切应力和张应变调控血管细胞功能中均起到重要作用(见图14-1和图14-2)。已证实,哺乳动物所有GPCRs的活性调控和细胞信号转导均涉及一类丝氨酸/苏氨酸激酶-G蛋白偶联受体激酶(G-protein coupled receptor kinases,GRKs)[6]。

在本章中,我们将重点讨论GRKs的力学响应以及对血管细胞功能的调节作用。首先从GRKs的发现、成员、分布、结构组成、作用方式和调节方式等方面对GRKs进行概要介绍,之后,结合我们的研究结果探讨血管细胞GRKs对流体切应力和周期性张应变的响应,以及GRKs相关信号通路在应力调节血管细胞功能中的作用及其机制,最后讨论GRKs在与力学因素相关心血管疾病(如高血压和动脉粥样硬化)中的作用。

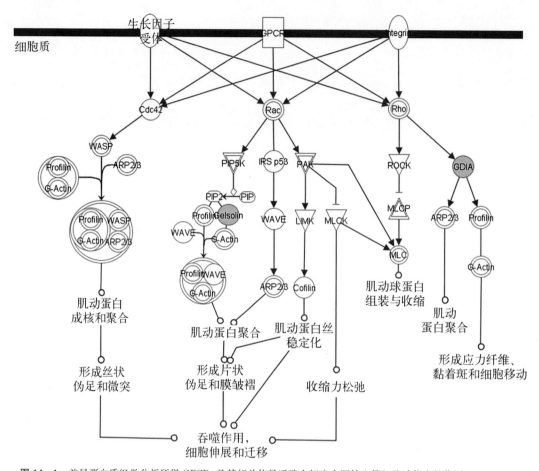

图 14-1 差异蛋白质组学分析所得 GPCRs 及其相关信号通路在切应力调控血管细胞功能中的作用

Figure 14-1 The role of GPCRs related signaling pathways in regulating the function of blood vessel cells under shear stress from the analysis of differential proteomics and bioinformatics

14.1 GRKs 概述

14.1.1 GRKs 的发现、成员以及分布

如图 14-3 所示,GPCR 信号途径的终止是一个典型的 2 步终止机制:GRKs 磷酸化活化的受体,首先将其 GPCRs 转化为阻遏蛋白(arrestin)的高亲和性靶点;arrestin 继而屏蔽受体的胞质面,阻止 G 蛋白的结合和活化[7]。GRKs 通过启动 GPCRs 受体减敏(desensitization)过程,并通过与 β-arrestin 的协同作用介导 GPCRs 定位于细胞膜网格蛋白小窝,诱导 GPCRs 经由胞吞作用的内化(internalization)或降解,从而调控 GPCRs 及其相关腺苷酸环化酶、蛋白激酶 C(protein kinase C,PKC)和小 GTP 酶信号通路活性[8]。

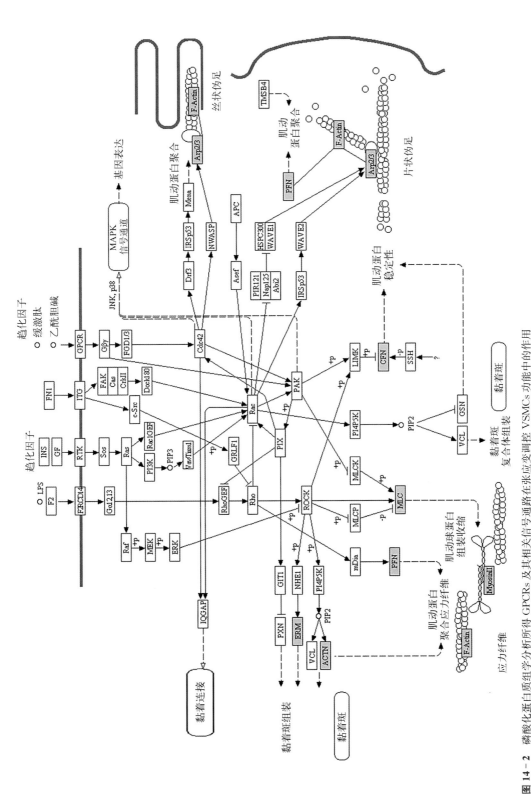

图 14－2　磷酸化蛋白质组学分析所得 GPCRs 及其相关信号通路在张应变应调整 VSMCs 功能中的作用

Figure 14－2　The role of GPCRs related signaling pathways in regulating the function of VSMCs under stretch strain from the analysis of phosphoproteomics and bioinformatics

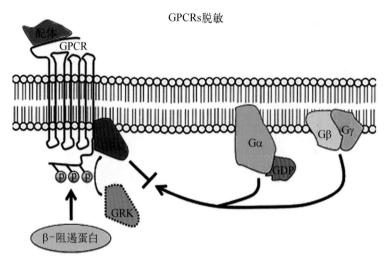

图 14 - 3 GPCRs 失活机制[6]

Figure 14 - 3 The deactivation mechanism of GPCRs

1975 年,Weller 等发现了视蛋白激酶(opsin kinase),也就是 GRK1,它可以选择性磷酸化视紫红质(rhodopsin)。1986 年,Benovic 等又发现了 β-肾上腺素受体激酶(β-adrenergic receptors kinase,β-ARK),也就是现在的 GRK2,它可以磷酸化活化的 β-肾上腺素受体(β-adrenergic receptors,β-AR)。1989 年,Benovic 等对 GRK2 进行的克隆揭示 GRK2 属于 AGC 激酶家族的 Ser/Thr 蛋白激酶亚家族。随后,这一家族又相继发现了 GRK3、GRK4、GRK5、GRK6 和 GRK7 几个成员。GRK 家族的成员都包含一个中心催化结构域,两侧分别是包含一个 RGS(regulator of G protein signaling)同源结构域的氨基末端和一个长度可变的羧基末端。N 端与受体的识别以及细胞内膜锚定等有关,而 C 端与亚细胞定位以及膜的结合和转位有关[9]。

根据序列同源性和组织分布特异性,GRKs 又进一步分为 3 个亚家族:视紫红质激酶(GRK1 和 GRK7)、β-ARKs(GRK2 和 GRK3)和 GRK4 亚家族(GRK4、GRK5 和 GRK6)。有关 GRKs 各亚型细胞特异性分布的信息还比较有限,已知 GRK1,GRK7 特异性分布于视网膜,GRK4 主要分布于肾脏和睾丸,GRK2、GRK3、GRK5 和 GRK6 分布于多种组织和细胞[10]。

我们在前期实验中检测了 GRK2、GRK3、GRK5 和 GRK6 蛋白在大鼠胸主动脉及体外分离培养的大鼠胸主动脉 ECs 和 VSMCs 中的表达情况,发现 GRK2、GRK5 和 GRK6 均有表达,但 GRK3 无表达,这与 Tiruppathi 等的报道相一致[11]。

14.1.2　GRKs 的结构组成

人类视紫红质激酶 GRK 亚家族基因包含 4 个外显子,β-ARK 亚家族有 21 个,而GRK4 亚家族有 16 个。尽管所有的 GRK 基因都是多外显子结构,但是仅有 GRK4 亚家族存在选择性剪切。人类的 GRK4 蛋白存在 4 种剪接体,而 GRK6 有 3 种剪接体。如图14-4所示,所有的 GRKs 都是多结构域蛋白,都包括一个由约 25 个氨基酸组成的 GRK 家族特有的 N 端结构域。接着是 RGS 同源结构域（RH）和 Ser/Thr 蛋白激酶结构域（KD），其中 500～520 个残基是所有 GRKs 共有的。GRKs 的 N 末端以及 KD 中的一些接触受体的残基参与了 GPCRs 对 GRKs 的变构激活[12]，其他蛋白与 N 末端的结合会抑制受体依赖性的激酶活化。

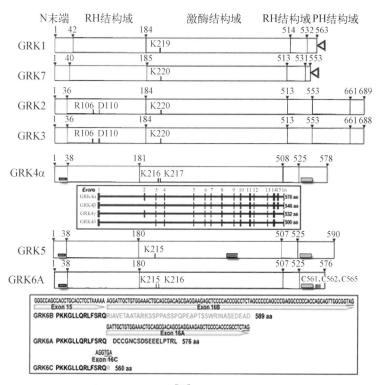

图 14 - 4　GRKs 各亚型的结构组成[13]

Figure 14 - 4　Structure of each subtype of GRKs

C 末端包含的结构元件与它们的膜定位有关。GRK1 和 GRK7 携带短的异戊烯化序列，介导它们与膜的连接。GRK2 和 GRK3 包含可以与 G 蛋白 βγ 相互作用的 PH（pleckstrin homology）结构域，它们的膜定位是信号依赖性的，活化受体产生的 G 蛋白 βγ 将 GRK2 和 GRK3 招募到活化受体处，以便受体的磷酸化。GRK4 和 GRK6 携带棕榈酰化位点，GRK5 和 GRK6 含有与脂质结合的正电荷位点，这些位点增强它们与脂质双分子层的结合以及激酶活性[14]。

14.1.3　GRKs 的作用方式

GRKs 最早发现源于其可以磷酸化活化的 GPCRs，屏蔽受体的胞质面来阻遏 G 蛋白的结合以及增加 arrestin 的亲和性，从而终止 G 蛋白介导的信号通路。但是，随后人们发现 GRKs 不仅仅只有这一种作用方式，它们还可以磷酸化多种非 GPCRs 以及以非磷酸化的方式和许多蛋白相互作用，下面我们将分别阐述 GRKs 的 3 种不同作用方式。

14.1.3.1 磷酸化活化的 GPCRs

GRKs 可以磷酸化活化的 GPCRs，它们区别于其他激酶最显著的特征便是它们的活化依赖其靶点的功能状态，即 GRKs 可以有效地磷酸化活化的 GPCRs。与活化受体的对接可以直接激活 GRKs，这种受体依赖性的激活并不是固定配对的，因为 GRK2 也可以通过一种严格的光依赖性方式有效地磷酸化视紫红质。GRKs 这种共同的作用方式依赖于它们共同的结构特征，因此允许很少种类的 GRKs 来磷酸化大量结构不同的受体。有趣的是，Rankin 等发现 GRK4α 是目前唯一一个有持续活性的 GRK 亚型，它可以磷酸化非激活的 GPCRs[15]。

14.1.3.2 磷酸化非 GPCRs 底物

近些年来研究发现 GRKs 可以和许多种非 GPCRs 底物相互作用并磷酸化它们，这增加了 GRKs 可以参与的信号传递过程。这些非 GPCRs 底物包括：单次跨膜结构域的受体酪氨酸激酶（PDGFRβ）、单次跨膜结构域的 Ser/Thr 激酶、死亡受体（death receptors）、Toll 样受体（toll-like receptors）、转录因子以及接头蛋白（adapter proteins）等。现在还不确定这些作用方式是一些特例还是 GRKs 的常规作用方式，如果 GRKs 确实不仅仅能使 GPCRs 脱敏，还可以与如此多的底物相互作用，那么它们可能在细胞生长、增殖、运动和凋亡以及免疫反应、癌症和发育中都起到十分重要的作用。

有关这种方式的一种解释是只有结合 GPCR 的活性 GRKs 可以磷酸化其附近的其他蛋白，如 Usui 等发现内皮素受体（endothelin receptors）活化的 GRK2 可以磷酸化 IRS-1[16]。另外的解释是一些非 GPCRs 底物可以通过类似于或者区别于 GPCRs 的方式激活 GRKs，如 GRK6A 可以通过其 C 末端与 Na$^+$/H$^+$ 交换子调节因子（Na$^+$/H$^+$ exchanger regulatory factor）的 PDZ 结构域相互作用，从而磷酸化该因子[17]。GRKs 还可以磷酸化其他种类的细胞表面受体，如 GPCR 超家族的 Smoothened（Smo）；也可以磷酸化多种受体相关蛋白，改变它们与受体的结合以及活性，如 GRK5 可以直接磷酸化 arrestin-2，继而抑制 Src 的活性[18]。

14.1.3.3 以非磷酸化的方式调节蛋白

GRKs 可以通过与蛋白的直接相互作用而不需要它们的激酶活性来调控许多信号蛋白，也即起到支架蛋白的作用。GRKs，尤其是 GRK2 和 GRK3，是含有大量结构域的蛋白，它们可以通过不同的结构域与许多蛋白相互作用形成以 GRKs 作为支架的蛋白复合体数量。虽然已有研究关注了 GRKs 的此类调控机制，但这种复合体如何组装以及这种相互作用的生理病理意义仍未阐明且尤为重要。

（1）通过 RH 结构域使受体脱敏。GRKs 的 N 末端含有一个 RGS 蛋白同源的区域，即 RH 结构域。GRK2 和 GRK3 的 RH 结构域可以结合并屏蔽活化的 Gα$_q$ 亚基。GRK1 和 GRK4 亚家族也含有结构相似的 RH 结构域，虽然无报道称它们可以与任何 Gα 结合，但是这些结构域存在于所有 GRKs 中，表示它们应该具有重要的生理意义[19]。

（2）通过其他机制。GRK2 和 GRK3 的 C 末端也含有 Gβγ 结合位点，这一位点之前一直被认为是用来识别活化的 GPCRs 的。但是后来发现 Gβγ 结合的 pleckstrin 同源结构域有类似 RH 结构域的作用，可以屏蔽活化的 Gβγ 亚基[20]。GRKs 还可以通过支架作用来调节其他信号蛋白。GRK2 可以结合 MEK 或包含 MEK 的信号蛋白复合体，并通过趋化因子受体 CCR2B 负向调节 ERK 的活性[21]。GRK2 还可以通过 C 末端的位点直接结合并抑制 Akt 的活性及其磷酸化能力[22]。

14.1.4　GRKs 的调节方式

跟其他酶类的调节方式一致，对 GRKs 的调节也是通过酶活性和表达水平两个方面。

14.1.4.1　GRKs 的活性调节

跟许多激酶一样，GRKs 的活性也受磷酸化作用和蛋白-蛋白相互作用的调节。Gβγ 亚基可以激活 GRK2 和 GRK3，此外 Gβγ 的结合对 GRK2 的激酶结构域还有别构调节作用[23]，GRK2 和 GRK3 也可以受带负电的磷脂质（如磷酸肌醇）的调节。不同的是，GRK4 亚家族不被 Gβγ 激活，它们可以通过与磷脂质（如磷脂酰肌醇- 4,5 -二磷酸，PIP_2）的结合而活化[24]。此外，PKC 可以磷酸化 GRK5 的 C 末端，从而抑制其活性，而 GRK2 则激活。GRK1 可以在 Ser_{488} 和 Thr_{489} 位点发生分子内自磷酸化，从而降低 GRK1 的活性。钙调蛋白（Calmodulin）、窖蛋白- 1(caveolin - 1)、肌动蛋白(actin)等可以通过直接结合来影响 GRKs 的活性。另外，GRK2 的 Cys_{340} 位点还可以被 S -亚硝基硫醇和一氧化氮合酶 S -亚硝基化，从而抑制活性。

14.1.4.2　GRKs 表达水平的调节

GRKs 的表达水平受包括力学因素在内的多种因素调节，并随病理条件的改变而改变，多种人类疾病均可以改变 GRKs 的表达水平，某些情况下涉及转录调控，而其他情况下涉及转录后调控，即蛋白浓度的改变并不伴随 mRNA 的改变。

（1）对 GRKs mRNA 水平的调控。许多疾病都会引起 GRKs mRNA 水平的变化。有报道称，在大动脉平滑肌细胞系中，一些诱导血管收缩和肥大的试剂可以显著增强 GRK2 启动子的活性，而一些促炎症因子（如 IL - 1β、TNF - α 和 IF - γ 等）则有相反的效应[25]。这些结果表明 GRK2 的表达在转录水平上受到多种信号转导途径的控制，这种方式在很多病理条件下可能引起 GRK2 表达水平的改变。

（2）对 GRKs 降解的调控。GRKs 另一个非常重要的表达水平调节机制就是对其稳定性的调控。GRK2 是一个"短命"蛋白，它可以泛素化并被蛋白酶体(proteasome)降解[26]。在多种不同的系统和细胞中，当 GPCRs 受激动剂刺激后，GRKs 的周转性增强。而持续的 GPCRs 的活化会导致稳态 GRKs 水平的下降，并且干扰 GRK2 的降解促进 GPCRs 的脱敏。与 GPCRs 活性相关的 GRK2 的降解需要 β - arrestin 作为支架来募集 c - Src 激酶以及需要 GRK2 酪氨酸残基的磷酸化。此外，MAPK 介导的磷酸化与 c - Src 共同调节 GRK2 的蛋白酶体降解途径。c - Src 和 MAPK 对 GRK2 的调节都必须有 β - arrestin 的参与。

（3）microRNA 对 GRKs 的调控。microRNA(miR)是长度约为 20~24 个核苷酸的细胞内生性小 RNA,具有多种重要的调节作用,每个 miR 可以调节多个靶基因,几个 miRs 也可以共同调节 1 个基因。

为了验证 GRKs 的表达水平是否受 miR 的调控,我们使用了 miRanda(http：//www. microrna.org/microrna/home.do),PicTar(http：//pictar.mdc-berlin.de/)和 TargetScan(http：//www.targetscan.org/)3 个预测网站,根据评分预测得到了 miR-19a、miR-19b、miR-27a 和 miR-217 这 4 种可以靶向结合到 GRK6 3′-非编码区(3′-untranslated region,3′ UTR)的 miRs [序列比对见图 14-5(a)]。我们接着向 ECs 分别转染 4 种 miR 的 mimics 片段,48 h 后检测 GRK6 的蛋白表达水平。如图 14-5(b)所示,与对照组相比转染 miR-27a 和 miR-217 mimics 可以显著抑制 GRK6 蛋白表达水平,而转染 miR-19a 和 miR-19bmimics 对 GRK6 蛋白表达水平无显著影响。上述结果提示,GRKs 的表达水平也受到 miRs 的调控。

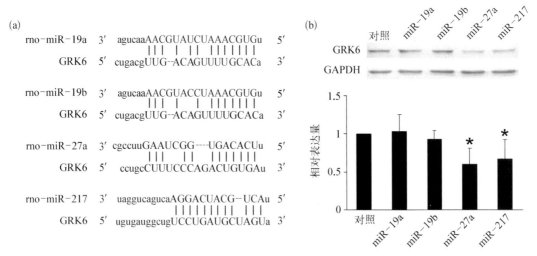

图 14-5 miR-19a、miR-19b、miR-27a 和 miR-217 mimics 对 ECs 中 GRK6 表达的影响
(a) miR-19a、miR-19b、miR-27a、miR-217 和 GRK6 3′ UTR 的序列对比;(b) 对 ECs 转染 4 种 miR 的 mimics,通过 western blot 方法检测 ECs 中 GRK6 的表达。* $p < 0.05$ vs 对照组
Figure 14-5 The effect of miR-19a, miR-19b, miR-27a, and miR-217 mimics on the expression of GRK6 in ECs

然后,我们对 miR-27a 对 GRK6 的调控作用进行了进一步的验证。图 14-5a 显示了 miR-27a 和 GRK6 3′ UTR 之间的序列比对。我们通过向 ECs 中转染浓度为 100 nmol/L 的 miR-27a mimics 和 inhibitor 证实了 miR-27a 对 GRK6 表达的抑制作用。转染 miR-27a mimics 可以显著降低 GRK6 的 mRNA 及蛋白表达,而转染 miR-27a inhibitor 则显著增加了 GRK6 的 mRNA 及蛋白表达(见图 14-6)。我们接着又通过双荧光素酶报告基因实验对 miR-27a 的作用进行了进一步验证。我们在 HEK 293T 细胞中共转染了 GRK6 野生型 3′ UTR 和 miR-27a mimics,24 h 和 48 h 后,我们发现其荧光素酶活性与共转染 GRK6 野生型 3′ UTR 和 miR-27a 阴性对照组相比显著下降,但是当共转染突变型 3′ UTR(miR-27a 与 GRK6 结合的连续 7 个结合位点发生突变,即 MUT7,或 miR-27a 与 GRK6 结合的全部 12 个结合位点发生突变,即 MUT12,见表 14-1)时,无此抑制现象(见图 14-7)。上述结果表明,GRKs 的表达水平确实受到 miRs 的调控。

表 14 - 1   野生型和突变型 GRK6 3′ UTR 序列(两者的不同之处用红色表示)
Table 14 - 1   The sequences of the GRK6 wild-type 3′ UTR and GRK6 mutated 3′ UTR

	Mutation Sites
WT	…cctagcCTTtcCCagACTGTGAt…
MUT7	…cctagcCTTtcCCagTGACACTt…
MUT12	…cctagcGAAtcGGagTGACACTt…

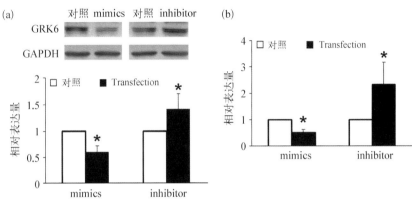

图 14 - 6   转染 miR - 27a mimics 和 inhibitor 48 h 后 ECs 中 GRK6 的表达情况
(a) 用 western blot 检测 ECs 中 GRK6 的蛋白表达;(b) 用 qPCR 检测 ECs 中 GRK6 的水平。* $p<0.05$ vs 对照组
Figure 14 - 6   The expression of GRK6 in the ECs transfected with miR - 27a mimics and inhibitor for 48 h

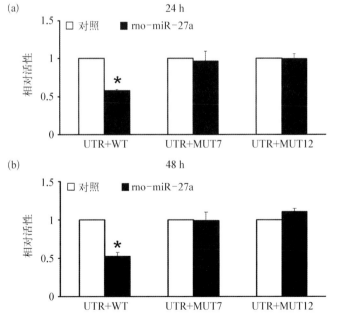

图 14 - 7   共转染 GRK6 WT、MUT7 或 MUT12 3′ UTR 和 miR - 27a mimics 或 NC 24 h 和 48 h 后 HEK 293T 细胞中的荧光活性
* $p<0.05$ vs 对照组
Figure 14 - 7   Luciferase activity in the HEK 293T cells 24 h and 48 h after co-transfection with GRK6 WT，MUT7，or MUT12 3′ UTR and the miR - 27a mimics compared with co-transfection with NC

14.2 力学因素对 GRKs 的调控

14.2.1 GRKs 参与切应力对血管细胞功能的调节

ECs 位于血管的内表面,直接与血流相接触,持续并直接地感受血流切应力的作用[27]。ECs 感受切应力后会激活下游的信号通路,继而调控基因的表达,并最终改变 ECs 的结构和功能。

人体不同部位动脉的切应力大小和类型是不同的[28]。在血管的直部,切应力有明确的方向,稳定的层流切应力可诱导抑制 ECs 增殖的激酶抑制因子的表达,从而保护血管不易发生动脉粥样硬化;正常切应力(normal shear stress,NSS)对于维持血管稳态至关重要。相反,在血管的分叉和弯曲处的切应力无明确的方向,表现为扰动的低切应力刺激;异常切应力可打破血管细胞增殖和凋亡的动态平衡,导致血管壁结构和功能的改变,异常切应力的持续作用可导致促动脉粥样硬化形成,即发生了血管重建。

为了验证 GRKs 是否参与低切应力(low shear stress,LowSS)诱导的血管重建,我们应用平行平板流动腔系统对联合培养的大鼠胸主动脉 ECs/VSMCs 施加 12 h 的 NSS 和 LowSS,然后分别检测联合培养的 ECs 和 VSMCs 中 GRK2、GRK5 和 GRK6 的表达变化情况。如图 14-8 和图 14-9 所示,与 NSS 相比,LowSS 条件下联合培养的 ECs 和 VSMCs 中的 GRK2、GRK5 和 GRK6 的表达均显著下降。上述结果表明,LowSS 可以抑制大鼠胸主动脉 ECs 和 VSMCs 中 GRK2、GRK5 和 GRK6 的表达。

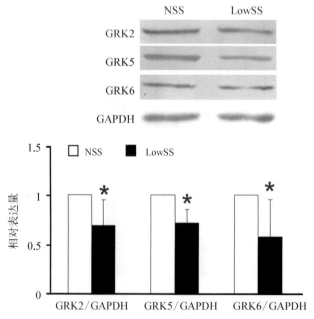

图 14-8 用 western blot 检测不同切应力对联合培养 ECs 中 GRK2、GRK5 和 GRK6 表达的作用,* $p < 0.05$

Figure 14-8 The expression of GRK2, GRK5 and GRK6 under different shear stress in co-cultured ECs by western blot

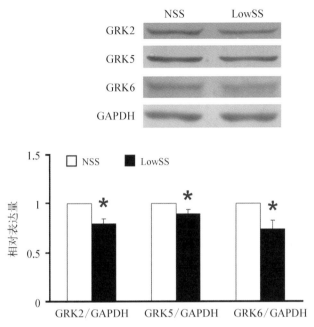

图 14 - 9 用 western blot 检测不同切应力对联合培养 VSMCs 中 GRK2、GRK5 和 GRK6 表达的作用，* p＜0.05

Figure 14 - 9 The expression of GRK2, GRK5 and GRK6 under different shear stress in co-cultured VSMCs alone by western blot

然后，我们又用 GRK6 的 siRNA 分别转染 ECs 和 VSMCs，以抑制 GRK6 的表达水平，发现抑制 GRK6 的表达后，ECs 和 VSMCs 的增殖水平显著上升（见图 14 - 10 和图 14 - 11）。上述结果表明，GRK6 对 ECs 和 VSMCs 的增殖起到负向调控作用。上述结果揭示了 GRKs 及其信号通路可能在 LowSS 诱导的血管细胞增殖中起到重要作用。

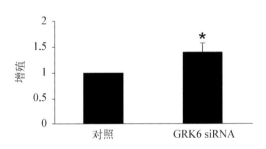

图 14 - 10 ECs 转染 GRK6 的 siRNA 抑制了 GRK6 的表达，可以显著增加 ECs 的增殖水平，* p＜0.05

Figure 14 - 10 GRK6 target siRNA transfection significantly increased the proliferation of ECs

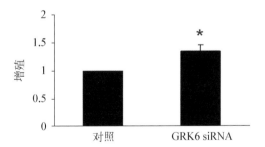

图 14 - 11 VSMCs 转染 GRK6 的 siRNA 抑制了 GRK6 的表达，可以显著增加 VSMCs 的增殖水平，* p＜0.05

Figure 14 - 11 GRK6 target siRNA transfection significantly increased the proliferation of VSMCs

虽然，已有研究提示 GRKs 在心血管相关疾病中起到重要作用，但是目前尚未见到有关 GRKs 参与切应力调控血管重建的报道。Zheng 等和 Ahmed 等的研究提示了 GRK6 和胰岛素样生长因子 1(insulin-like growth factor - 1，IGF - 1)信号通路的关系[29,30]，而我们前期的实验证实了 IGF-1 及其相关信号通路在 LowSS 诱导血管重建中的作用[31]，故我们首先探讨 IGF-1 是否通过 GRK6 参与血管重建。我们发现，LowSS 可以促进 ECs 分泌 IGF-1，以及抑制 VSMCs 的 GRK6 表达和促进 VSMCs 增殖和表型转化，但 LowSS 诱导 ECs 分泌的 IGF-1 并不能直接通过 GRK6 调控 VSMCs 的增殖和表型转化，而是通过 IGF-1R/Akt/Sirt2 信号途径。由于 Zheng 等和 Ahmed 等的研究表明 GRK6 可以促进 IGF-1R 的降解以及抑制 Akt 的活性[29,30]，因此，我们推测在 LowSS 条件下，GRK6 表达量的下降可以通过减少 IGF-1R 的降解及增加 Akt 的活性，继而增强 IGF-1 相关信号通路参与的血管重建，但具体的机制仍需要进一步的验证。

14.2.2　GRKs 参与周期性张应变对血管细胞功能的调节

正常生理状态下，体内大动脉的周向张应变在 5%～10%；而在高血压状态下，动脉所承受的周向应力持续增高，高血压患者肱动脉承受的张应变可高达 15%。这种高张应变会引起血管壁细胞的表型、自分泌和旁分泌以及增殖和凋亡等功能发生改变。在高张应变作用下，血管壁细胞增殖和凋亡速率加快，并发生炎症和间质纤维化，最终引起血管重建。

Malhotra 等的研究提示，双轴机械牵张能够促进新生鼠心肌细胞 GRK2 磷酸化激活[8]，表明心肌细胞的 GRKs 可能参与了张应变力学刺激的细胞信号转导。我们应用 SILAC 结合质谱技术所获得的张应变加载不同时间 VSMCs 磷酸化蛋白质组学数据显示，蛋白激酶 PH 结构域在张应变调控 VSMCs 功能中可能起重要作用，而已知 GRK2 和 GRK3 的 C 末端具有保守的 PH 结构域。上述心肌细胞 GRKs 研究结果和本实验室前期蛋白质组学的结果均显示，GRKs 可能作为一类重要的力学敏感因子参与细胞感受张应变机械应力刺激，调控细胞功能。

14.2.2.1　周期性张应变通过旁分泌调控 ECs 的 GRK6 表达

为了验证张应变对 GRKs 的作用，我们首先对 ECs 施加 24 h 不同幅度的周期性张应变（0%、5% 和 15%）。与静态组（static）相比，施加周期性张应变（无论 5% 或 15%）可以略微抑制 ECs 中 GRK6 的表达，但是该差异无显著性。同时，5% 周期性张应变组 ECs 中 GRK6 的表达水平与 15% 周期性张应变组相似（见图 14-12）。该结果表明，周期性张应变对 ECs 中 GRK6 的表达无直接影响。

考虑到在体条件下 ECs 也会受到邻近 VSMCs 的调控，我们接着检测了 VSMCs 在高周期性张应变条件下对 ECs 的旁分泌调控。我们对 VSMCs 分别施加 24 h 不同幅度的周期性张应变，接着用所得到的条件培养基（conditional medium，CM）刺激 ECs 24 h。结果显示，与 5%-CM 刺激组相比，对 VSMCs 施加幅度为 15% 的周期性张应变所得到的 CM 可以显著降低 ECs 中 GRK6 的表达（见图 14-13）。此外，通过对 PCNA 表达量的分析[见图 14-14(a)]以及 BrdU ELISA 方法[见图 14-14(b)]，我们发现对 VSMCs 施加幅度为 15% 的周期性张应变所得到的 CM 可以显著促进 ECs 增殖。此外，与用静态条件下的 CM 刺激组相比，5%-CM 刺激可以显著增加 ECs 的 GRK6 表达，而 15%-CM 刺激可以显著降低 ECs 的 GRK6 表达（见图 14-13）。

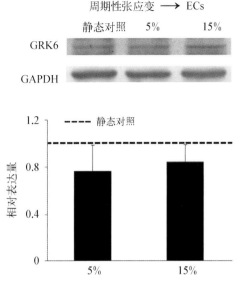

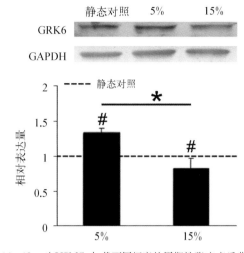

图 14-12　不同幅度的周期性张应变对 ECs 的 GRK6 表达的直接作用
对 ECs 分别施加 0%（静态组 static）,5% 和 15%的张应变 24 h；western blotting 法检测 ECs 的 GRK6 表达；"----"代表静态组的数值标准化为 1

Fihure 14-12　The direct effect of different cyclic strain on GRK6 expression in ECs

图 14-13　对 VSMCs 加载不同幅度的周期性张应变后获得的条件培养基（CM）对 ECs 的 GRK6 表达的作用
对 VSMCs 分别施加 0%（静态组 static）,5% 和 15%的张应变 24 h，用获得的条件培养基刺激 ECs 24 h；western blotting 法检测 ECs 的 GRK6 表达；"----"代表静态组的数值标准化为 1；$^*p < 0.05$ vs 5%，$^\#p < 0.05$ vs static（静态组）

Figure 14-13　The effect of condition medium（CM）from VSMCs exposed to different cyclic strain on GRK6 expression in ECs

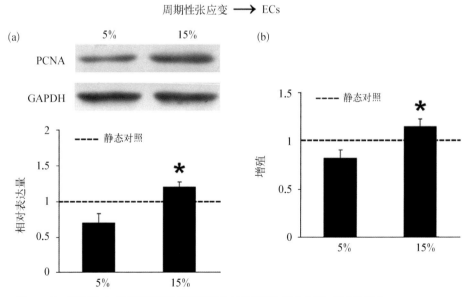

图 14-14　VSMCs 加载不同幅度的周期性张应变后获得的 CM 对 ECs 增殖的影响
对 VSMCs 分别施加 0%（静态组 static）,5% 和 15%的张应变 24 h，用获得的条件培养基刺激 ECs 24 h；(a) western blotting 法检测 ECs 的 PCNA 表达；(b) 通过 BrdU ELISA 法检测 ECs 增殖；"----"代表静态组的数值标准化为 1；$^*p < 0.05$ vs 5%

Figure 14-14　The effect of condition medium（CM）from VSMCs exposed to different cyclic strain on the proliferation of ECs

上述结果表明,施加于 VSMCs 的高周期性张应变可以通过旁分泌方式抑制 ECs 的 GRK6 表达,并引起 ECs 的异常增殖。

ECs 和 VSMCs 这两种组成血管壁的主要细胞可以通过旁分泌的方式相互交流(cross talk),且 ECs 与 VSMCs 间的信息交流在维持血管壁形态和功能方面起着十分重要的作用。例如,Baker 等发现机械应力可以通过促进 ECs 自分泌转化生长因子 β(transforming growth factor β,TGF - β)调控 ECs 产生基底膜聚糖和硫酸乙酰肝素糖胺聚糖,进而通过旁分泌方式抑制 VSMCs 增殖[32]。Soe 等发现 VSMCs 分泌的亲环素 A 可以激活 ECs,促进细胞的生长、凋亡以及促进炎症反应[33]。除了生长因子等小分子蛋白类物质,近年来人们发现 miRs 也可以在细胞外分泌,参与细胞间的交流。Zhou 等发现,ECs 分泌的 miR - 126 可以作为一种关键的细胞间调控因子,促进 VSMCs 的更新(turnover),而有抗动脉粥样硬化形成作用的层流切应力可以减少 miR - 126 的分泌[34]。Deng 等的研究表明,肺动脉高压可以通过促进 VSMCs 的 miR - 143 表达,进而促进 VSMCs 迁移以及抑制 VSMCs 凋亡,另外,miR - 143 还可以作为血管重建过程中的旁分泌调节因子,通过外泌体(exosomes)转移到 ECs 中,诱导 ECs 的迁移和血管新生[35]。

我们前期的研究表明,LowSS 可以促进 ECs 和 VSMCs 分泌血小板衍生生长因子 BB(platelet derived growth factor BB,PDGF - BB)和 TGF - β1 并促进 ECs 和 VSMCs 的增殖和迁移,PDGF - BB 参与了 ECs 对 VSMCs 的旁分泌调控,而 TGF - β1 则参与了 VSMCs 对 ECs 的反馈调节[4]。我们还发现,高周期性张应变可以促进 VSMCs 分泌血管紧张素 Ⅱ(angiotensin Ⅱ,Ang Ⅱ),进而通过旁分泌作用促进 ECs 中 Rab28 的表达,并最终影响 ECs 的增殖、迁移和凋亡[36]。

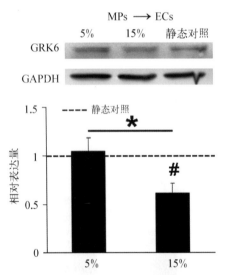

图 14 - 15 VSMCs 加载不同幅度的周期性张应变后获得的 VSMC - MPs 对 ECs 的 GRK6 表达的作用
对 VSMCs 分别施加 0%(静态组 static)、5% 和 15%的张应变 24 h,用获得的 VSMC - MPs 刺激 ECs 24 h;western blotting 法检测 ECs 的 GRK6 表达;"----"代表静态组的数值标准化为 1;* $p < 0.05$ vs 5%,# $p < 0.05$ vs static(静态组)

Figure 14 - 15 The effect of VSMC - MPs from VSMCs exposed to different cyclic strain on GRK6 expression in ECs

14.2.2.2 微体对 GRK6 表达的作用

近期的研究表明,微体(microparticles,MPs)在细胞间交流中起到十分重要的作用[37];因此,我们继续研究了对 VSMCs 施加周期性张应变后,平滑肌源性微体(VSMC - derived microparticles,VSMC-MPs)在 VSMCs 对 ECs 的旁分泌调节中的作用。我们对 VSMCs 分别施加 24 h 不同幅度的周期性张应变,然后收集了各自的 CM,并从中分离得到了 VSMC - MPs,并用以刺激 ECs。与 5%周期性张应变条件下产生的 VSMC - MPs 相比,15%周期性张应变条件下产生的 VSMC - MPs 可以抑制 ECs 的 GRK6 表达(见图 14 - 15),并促进 ECs 的增殖(见图 14 - 16)和成管能力(见图 14 - 17)。

机体内大部分细胞都可以产生细胞外囊泡

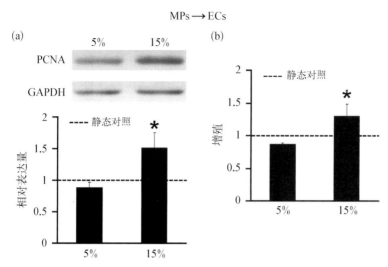

图 14‐16　VSMCs 加载不同幅度的周期性张应变后获得的 VSMC‐MPs 对 ECs 增殖的影响
对 VSMCs 分别施加 0%（静态组 static）、5% 和 15% 的张应变 24 h，用获得的 VSMC‐MPs 刺激 ECs 24 h；(a) western blotting 法检测 ECs 的 PCNA 表达；(b) 通过 BrdU ELISA 法检测 ECs 增殖；"‐‐‐‐"代表静态组的数值标准化为 1；* $p<0.05$ vs 5%

Figure 14‐16　The effect of VSMC‐MPs from VSMCs exposed to different cyclic strain on the proliferation of ECs

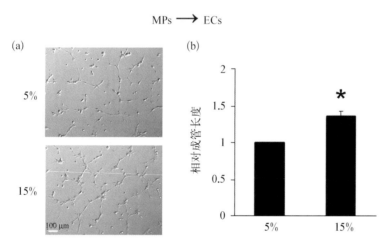

图 14‐17　VSMCs 加载不同幅度的周期性张应变后获得的 VSMC‐MPs 对 ECs 成管能力的影响
对 VSMCs 分别施加 5% 和 15% 的张应变 24 h，用获得的 VSMC‐MPs 刺激 ECs 6 h；(a) 不同条件下 ECs 的成管状态；标尺＝100 μm；(b) 用 Image Pro‐Plus 对成管的长度进行定量分析；* $p<0.05$ vs 5%

Figure 14‐17　The effect of VSMC‐MPs from different cyclic strain on tube formation of ECs

（extracellular vesicles，EVs），依据其直径大小 EVs 分为 3 种类型：凋亡小体、MPs 和外泌体[38]。上述研究中，我们主要关注了 MPs 这一参与细胞间信息交流的 EVs。MPs 的大小为 100~1 000 nm，最早被认为是一种无用的细胞尘埃，近年来人们对于 MPs 的认识逐步深入，证实 MPs 能够向邻近的细胞传递生物信息并在心血管疾病中起到重要的作用[38]。

与静态条件下产生的 VSMC‐MPs 相比，5% 周期性张应变条件下产生的 VSMC‐MPs 对 ECs 的 GRK6 表达无显著作用，而 15% 周期性张应变条件下产生的 VSMC‐MPs 可以显著降低 ECs 的 GRK6 表达（见图 14‐15）。CM 刺激和 VSMC‐MPs 刺激对 ECs 的

GRK6 表达的影响在静态条件下和 5% 周期性张应变条件下的不同提示,生理性周期性张应变对 ECs 的 GRK6 表达的调控可能还涉及其他的调控机制。而我们上述的研究揭示了高血压条件下 VSMCs 响应高周期性张应变调控 ECs 功能的一种通过 VSMC - MPs 的新机制。结果表明,VSMC - MPs 参与了病理性高周期性张应变条件下 VSMCs 通过旁分泌方式对 ECs 的 GRK6 表达和细胞功能的调节。

14.2.2.3　GRK6 对细胞功能的作用

在后续研究中,我们又深入探讨了变化的 GRK6 在 ECs 功能调控中的可能作用机制。首先,我们分别对 ECs 转染 GRK6 特异性 siRNA 及 GRK6 高表达慢病毒(Lv - GRK6)。48 h 后发现转染 GRK6 特异性 siRNA 抑制 GRK6 表达可以促进 ECs 增殖,而转染 Lv - GRK6 过表达 GRK6 可以抑制 ECs 增殖(见图 14 - 18),这表明了 GRK6 对 ECs 增殖的负向调控作用。

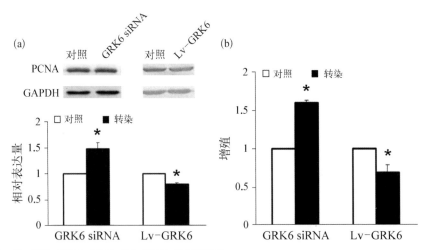

图 14 - 18　转染 GRK6 siRNA 48 h 后 ECs 的增殖情况
(a) western blotting 法检测 ECs 的 PCNA 表达;(b) BrdU ELISA 法检测 ECs 增殖;* $p < 0.05$ vs 对照组
Figure 14 - 18　The proliferation of ECs transfected with miR - 27a mimics and inhibitor for 48 h

我们还使用 Ingenuity Pathway Analysis(IPA)软件分析得到了调控 ECs 功能的 GRK6 的靶蛋白。这一生物信息学分析揭示了 50 个 GRK6 的靶分子,其中 37 个参与调控细胞增殖,18 个参与调控血管新生(见表 14 - 2 和图 14 - 19)。上述结果表明 GRKs 在张应变调控血管细胞功能中起到重要作用。

表 14 - 2　通过 IPA 软件对 GRK6 的靶分子进行功能分类
Table 14 - 2　Functional classification of the target molecules of GRK6 analyzed by IPA

功能分类	靶　分　子
血管新生	ADRB2, AGTR1, C3AR1, C5AR1, CCR5, CXCR2, DRD2, EDNRA, EDNRB, EGFR, ERK1/2, F2R, FSHR, ITGA5, LTB4R, MMP2, MMP9, TBXA2R
细胞凋亡	ADRA1B, ADRB2, AGTR1, C3AR1, C5AR1, Calmodulin, CCDC8, CCR5, CXCR2, DDB1, DRD2, EDNRA, EDNRB, EGFR, ERK1/2, F2R, FSHR, GNAI2, GRM1, Hsp90, HSP90AA1, HSP90AB1, ITGA5, KCNIP3, MMP2, MMP9, MPO, RHO, SNCA, SNCB, SNCG, TBXA2R, VIPR1

（续表）

功能分类	靶　分　子
蛋白结合	Calmodulin，CCR5，CXCR2，EGFR，ERK1/2，F2R，Hsp90，ITGA5，MMP2，MPO，P2RY12，PLC，SLC6A3，VIPR1
细胞坏死	ADRA1B，ADRB2，AGTR1，C3AR1，C5AR1，Calmodulin，CCDC8，CCR5，CXCR2，DDB1，DRD2，EDNRA，EDNRB，EGFR，ERK1/2，F2R，FSHR，GNAI2，GRM1，Hsp90，HSP90AA1，HSP90AB1，ITGA5，KCNIP3，MMP2，MMP9，MPO，P2RY12，PLC，RHO，SLC6A3，SNCA，SNCB，SNCG，TBXA2R，VIPR1
细胞分化	ADRB2，C3AR1，C5AR1，CCR5，CXCR2，DRD2，EDNRA，EDNRB，EGFR，ERK1/2，F2R，FSHR，G protein，GIT1，HSP90AA1，HSP90AB1，ITGA5，MLF1，MMP2，MMP9，P2RY12，PLC，SNCA
内吞作用	ADRB2，CCR5，EGFR，HSP90AA1，MMP9，PLC，SNCA，SNCB，SNCG
归巢	AGTR1，C3AR1，C5AR1，CCR5，CXCR2，DRD2，EDNRA，EDNRB，EGFR，ERK1/2，F2R，GIT1，GNAI2，GPR183，GPSM1，ITGA5，LTB4R，MMP2，MMP9，PLC，VIPR1
细胞迁移	ADRB2，Beta Arrestin，C3AR1，C5AR1，Calmodulin，CCR5，CHRM3，CXCR2，DRD2，EDNRA，EDNRB，EGFR，ERK1/2，F2R，G protein，GIT1，GNAI2，GPR183，GPSM1，Hsp90，HSP90AA1，HSP90AB1，ITGA5，LTB4R，MMP2，MMP9，MPO，P2RY12，PLC，RHO，SNCA，SNCG，TBXA2R，VIPR1
细胞增殖	ADRA1B，ADRB2，AGTR1，C3AR1，C5AR1，Calmodulin，CCDC8，CCR5，CHRM3，CXCR2，DDB1，DRD2，EDNRA，EDNRB，EGFR，ERK1/2，F2R，FSHR，G protein，GIT1，GNAI2，GPR183，Hsp90，HSP90AA1，HSP90AB1，ITGA5，KCNIP3，LTB4R，MMP2，MMP9，PLC，RCVRN，SHMT2，SNCA，SNCG，TBXA2R，VIPR1

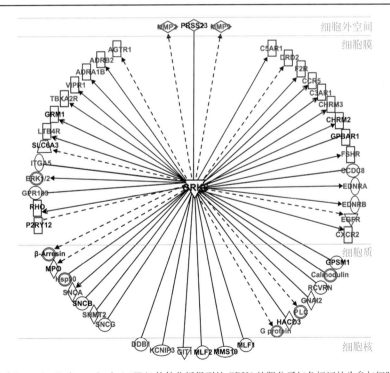

图 14 - 19　通过 Ingenuity Pathway Analysis(IPA)软件分析得到的 GRK6 的靶分子红色标记的为参与细胞调控的分子

Figure 14 - 19　The target molecules of GRK6 analyzed by using Ingenuity Pathway Analysis (IPA) software

14.3 GRKs 在与力学因素相关心血管疾病中的作用

近年来,GRKs 表达水平和活性变化在与力学因素密切相关的高血压、动脉粥样硬化疾病发生、发展中的作用逐渐引起人们的重视,通过研究 GRKs 在高血压和动脉粥样硬化发病机制中的作用,希望为上述心血管疾病的诊断和治疗提供新的靶点。

14.3.1 GRKs 和动脉粥样硬化

动脉粥样硬化是一种发生在中动脉到大动脉的慢性炎症性疾病,典型特征是动脉血管壁中氧化低密度脂蛋白的积累以及炎症细胞的不断渗入。单核细胞从内皮炎症位点进入并分化为巨噬细胞,巨噬细胞积累胆固醇形成泡沫细胞[39]。因此,通过单核细胞和巨噬细胞的不断募集和分化,脂纹损伤发展和生长为纤维脂质斑块。T 淋巴细胞和 VSMCs 迁移形成新的内膜和纤维帽,包裹一个由脂质沉积物和泡沫细胞成分组成的核心。坏死细胞的积累导致了一个非细胞坏死核心的形成,并被纤维帽所稳定。晚期的动脉粥样硬化斑块涉及金属基质蛋白酶参与的纤维帽的钙化和降解,这使得斑块非常容易破损。不稳定的斑块破裂释放含有易形成血栓物质的病变到循环系统中,并激活血小板和凝血级联系统,导致血栓在斑块处形成[40],进而导致血管堵塞,阻碍血流,继而导致心肌梗死等灾难性后果。

在动脉粥样硬化的发病机制中,与 GRKs 密切相关的趋化因子信号通路在白细胞募集(leukocyte trafficking)过程中起到重要的作用。斑块微环境中趋化因子的产生导致炎症细胞的募集,而趋化因子的信号传递则通过它们各自的 GPCRs。趋化因子和趋化因子受体涉及动脉粥样硬化起始阶段白细胞黏附,斑块的发展和退化。激活的趋化因子受体可被 GRKs 磷酸化,从而与 G 蛋白解偶联并发生受体内化。GRK2、GRK3、GRK5 和 GRK6 在免疫细胞中都有高表达,它们的表达水平受炎症反应的调控。体外研究发现促炎症因子 IL-6 和 IFN-γ 可以下调人类外周血单核细胞(peripheral blood mononuclear cells,PBMCs)中 GRK2 的表达,风湿性关节炎患者的 PBMCs 和多发性硬化症小鼠模型的脾细胞中也低表达 GRK2 和 GRK6[41]。GRK2$^{+/-}$ T 淋巴细胞在受 CCL3 和 CCL4 刺激后增殖能力上升,这表明了在体条件下促炎症因子水平的增加可以降低 GRK2、GRK5 和 GRK6 的活性[42]。GRK6$^{-/-}$ 中性粒细胞表现出增强的钙信号和对 LTB4 和 CXCL12 的趋药性[43,44]。纯合子 GRK2$^{+/-}$ 小鼠是胚胎致死的,杂合子 GRK2$^{+/-}$ T 淋巴细胞的钙动员、迁移以及 Akt 和 ERK 信号均增强[45]。这些结果表明定向的 GRK2$^{+/-}$ 缺失可以增强趋化因子信号途径,促进炎症细胞的募集和动脉粥样硬化斑块的形成。另外,GRK2$^{-/-}$ 小鼠循环系统中单核细胞减少,而斑块中巨噬细胞增加。

与 GRK2 相对应,GRK5 也表现出抗动脉粥样硬化活性。Wu 等研究发现,通过单核细胞/巨噬细胞和 VSMCs 两种不同类型的细胞调节机制,GRK5$^{-/-}$ ApoE$^{-/-}$ 小鼠的斑块区域较对照组 ApoE$^{-/-}$ 小鼠明显增加[46]。在 VSMCs 中,GRK5 可以促进 PDGFRβ(一种促进动脉粥样硬化的非 GPCR 受体)在溶酶体内的降解,从而减少 PDGF 介导的 VSMCs 增殖和迁移。GRK5$^{-/-}$ 单核细胞受 CCL2(CCR2 的配体)和 CSF-1(CSFR-1 的配体)刺激后的迁移能力增加。CCL-2介导的白细胞的迁移有助于动脉粥样硬化斑块的发展,并导致 GRK5$^{-/-}$ ApoE$^{-/-}$小鼠斑块中巨噬细胞的含量上升。这些发现提出了单核细胞在迁移通过内皮层后滞留和迁出以及限制动脉粥样硬化斑块形成的可能机制。

因此,GRKs在动脉粥样硬化的发生、发展中起到重要作用。对GRKs及其相关信号通路的深入研究,对于阐明动脉粥样硬化的发病机理具有重要的意义。

14.3.2　GRKs 和高血压

在高血压状态下,增高的外周阻力导致动脉压的上升,血管响应和血压间的稳态由复杂的细胞信号网络调控。在已知的由受体和信号分子组成的调节血管响应的信号网络中,GPCRs起到重要的作用并成为治疗高血压的重要靶点,而GPCRs的磷酸化脱敏则由GRKs完成。

在体条件下,我们使用腹主动脉缩窄型高血压大鼠模型检测了ECs中GRK6的表达量以及ECs的增殖水平,以未结扎的假手术大鼠作为对照组。1周后分离得到大鼠的胸主动脉(thoracic aorta,TA)和颈总动脉(common carotid artery,CCA)用以检测。结果显示,高血压大鼠胸主动脉和颈总动脉ECs中GRK6的mRNA和蛋白表达量显著下降(见图14-20和图14-21),而ECs增殖水平显著上升(见图14-22)。

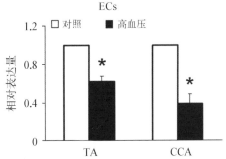

图 14-20　高血压大鼠和假手术组大鼠胸主动脉(TA)和颈总动脉(CCA) ECs 的 GRK6 mRNA 表达,* $p<0.05$ vs 对照组

Figure 14-20　The mRNA expression of GRK6 in the ECs of the TA and CCA from hypertensive rats and controls

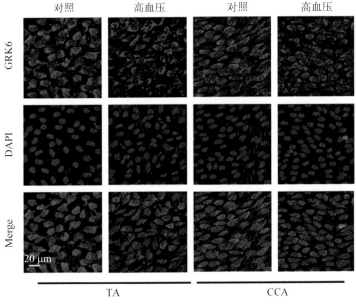

图 14-21　免疫荧光检测高血压大鼠(hypertension)和假手术组大鼠(control)胸主动脉 (TA)和颈总动脉(CCA)ECs 中 GRK6 的表达,标尺 = 20 μm

Figure 14-21　The expression of GRK6 in the ECs of the TA and CCA from hypertensive rats and controls detected by immunofluorescence

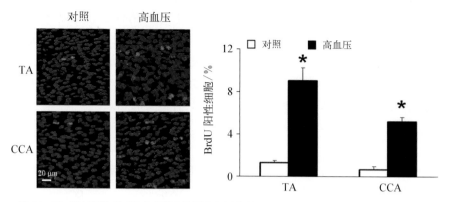

图 14-22　通过原位 BrdU 免疫荧光检测高血压大鼠(hypertension)和假手术组大鼠胸主动脉
(TA)和颈总动脉(CCA)ECs 的增殖
标尺 = 20 μm，* p＜0.05 vs 对照组

Figure 14-22　The proliferation of ECs in the TA and CCA from hypertensive rats and controls
detected by *in situ* BrdU immunofluorescence

　　ECs 的正常功能对维持血管稳态起到极其重要的作用。ECs 功能紊乱，如异常增殖、迁移、凋亡、排列、分泌和基因表达，与许多血管疾病有着密切关系[47]。在高血压初期，ECs 的代偿性增殖可能参与了血管组织对高血压适应性改变，但是持续升高的血压所诱导的 ECs 过度增殖会导致血管病理性重建以及高血压相关并发症，如动脉粥样硬化[48]。

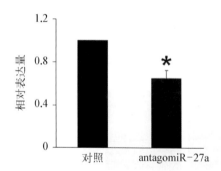

图 14-23　注射 antagomiR-27a 降低 CCA 的 miR-27a 水平
在高血压大鼠的左颈总动脉周围注射 antagomiR-27a，并在右颈总动脉周围注射 antagomiR NC，作为对照组(control)，1 周后，qPCR 检测左/右颈总动脉的 miR-27a 水平。* p＜0.05 vs 对照

Figure 14-23　Injection of antagomiR-27a decreased the level of miR-27a. The level of miR-27a in the left and right CCA was detected by qPCR, * p＜0.05 vs 对照组

　　上述结果表明，GRK6 对 ECs 的增殖有重要作用。我们接着通过注射靶向调控 GRK6 表达的 miR 抑制物(antagomiR-27a，即 miR-27a 的抑制物)，探究在体条件下 miR-27a 及 GRK6 对高血压 ECs 异常增殖的作用。我们在高血压大鼠的左颈总动脉周围注射 antagomiR-27a，并在右颈总动脉周围注射 antagomiR NC(阴性对照)，1 周后取左右颈总动脉用以检测。结果显示，注射 antagomiR-27a 降低左颈总动脉 miR-27a 表达(见图14-23)，可以显著增加 ECs 中 GRK6 的表达(见图14-24)。同时，注射 antagomiR-27a 也显著逆转了高血压造成的 ECs 过度增殖[见图 14-25(a)]。此外，我们还对高血压大鼠进行了 2 周的 antagomiR-27a 以及 antagomiR NC 局部颈总动脉周围注射，用以在体检测 antagomiR-27a 的长时相作用。结果显示，注射 2 周后，antagomiR-27a 同样可以显著抑制 ECs 异常增殖，并且未发现明显的副作用[见图 14-25(b)]。这些结果证明了在高血压大鼠的动脉局部降低 miR-27a 的表达可以通过增加 ECs 中 GRK6 的表达来降低 ECs 异常增殖。

　　miR-27a 是一类重要的分泌型 miR，参与了多种生理和病理过程。Jaiswal 等研究发现 miR-27a 可以通过 Lucena-derived MPs 从 Lucena 细胞系转移到共培养的受体细胞中

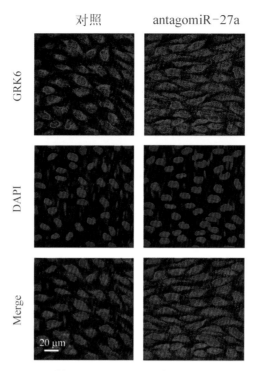

图 14-24 注射 antagomiR-27a 增加 CCAECs 的 GRK6 表达
在高血压大鼠的左颈总动脉周围注射 antagomiR-27a,并在右颈总动脉周围注射 antagomiR NC,作为对照组(control),1 周后,用免疫荧光检测左/右颈总动脉 ECs 的 GRK6 表达;标尺= 20 μm
Figure 14-24 Injection of antagomiR-27a increased the level of miR-27a

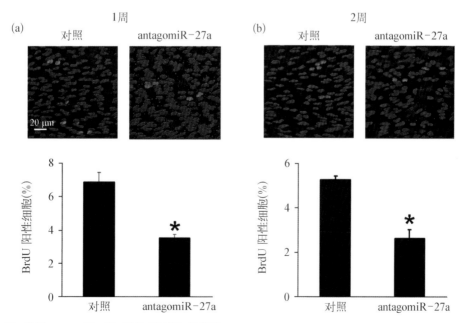

图 14-25 注射 antagomiR-27a 逆转 CCAECs 的增殖
在高血压大鼠的左颈总动脉周围注射 antagomiR-27a,并在右颈总动脉周围注射 antagomiR NC,作为对照组(control),1 周和 2 周后,用原位 BrdU 免疫荧光检测左/右颈总动脉的 ECs 增殖; * p <0.05 vs 对照组,标尺= 20 μm
Figure 14-25 Injection of antagomiR-27a attenuated the level of miR-27a

(乳腺癌和肺癌模型)[49]。Ovchinnikova 等发现在有早期肾疾病的急性心衰竭病人体内循环系统中 miR-27a 的含量显著降低[50]。Saha 等证明了酒精肝病人体内单核细胞源性细胞外囊泡携带的 miR-27a 可以将不成熟的单核细胞极化为 M2 巨噬细胞[51]。上述报道分别证明了分泌型 miR-27a 的作用机制或临床意义。而我们的结果不仅揭示了高血压条件下分泌型 miR-27a 调控 ECs 功能的机制,还揭示了一种高血压条件下治疗 ECs 异常增殖的潜在途径。

同时,我们还发现了 miR-27a 的直接靶蛋白 GRK6 参与了高血压条件下 VSMCs 分泌的 miR-27a 对 ECs 增殖的调节,提示了 GRK6 在 ECs 中的保护性作用。目前,有一些相似的研究报道了 GRKs 对于血压的保护作用。Oliver 等发现人类淋巴细胞中 GRK3 的表达与血压负相关,提示了 GRK3 在调节血压中的保护作用,这一发现也在转基因小鼠中得到了证实[52]。Tutunea-Fatan 等发现 GRK2 特异性敲除的小鼠会出现自发性高血压并影响血管的 GPCR 信号传递,他们的结果表明当缺少 GRK2 时,对血管紧张度的调节机制会偏向血管收缩[53]。

然而,GRKs 对血压的调控具有多重效应,也有一些与上述研究不同的报道。Eckhart 等证实在小鼠的 VSMCs 中组织特异性过表达 GRK2,可以减弱 β-AR 诱导的血管舒张,以及增加静息血压,并伴有以血管中膜明显增厚为特征的血管重建[54]。Izzo 等发现原发性高血压患者和自发性高血压大鼠(spontaneously hypertensive rat,SHR)的淋巴细胞以及 VSMCs 中 GRK2 的表达水平和活性均上升[55]。Avendano 等发现 GRK2 半敲除的小鼠对 NO 的利用率升高,从而抑制 Ang Ⅱ 诱导的高血压[56]。Morris 等发现 RNA 干扰或结构域突变抑制大鼠肠系膜上动脉 VSMCs 的 GRK2 表达或活性后,内皮素诱导的 Ca^{2+} 内流明显减弱[57]。还有研究报道,VSMCs 组织特异性表达 GRK5 的转基因小鼠也呈现高血压症状[58]。在 HEK293 细胞中高表达 GRK2、GRK3 和 GRK5 可以使多巴胺 D_1R 脱敏,抑制 GRK6 可以阻止 D_1R 脱敏[59,60]。

选取的模型不同,检测的组织和细胞也各有不同,再加上 GRKs 不同的表型在不同的组织和细胞中的功能也不尽相同,这些因素导致了上述不同的研究结果。但是,GRKs 在高血压中的重要作用是可以肯定的,而有关的机制仍需进一步的研究。

14.4 结语

综上所述,心血管疾病是危害人类生命健康的重要疾病,血管重建是其共同的发病基础和基本的病理过程。力学因素直接、明显地影响血管重建,但其中的力学生物学机制迄今仍需深入探讨。目前,已有学者提出,探讨 GRKs 在高血压和动脉粥样硬化病理机制中的作用,有望为上述心血管疾病早期诊断和临床治疗提供新的靶点[61]。然而,GRKs 在高血压和动脉粥样硬化发生、发展中的分子机制,尤其是它在介导应力诱导 ECs 和 VSMCs 功能变化中的作用,目前仍不清楚。

研究 GRKs 及其相关信号调控网络在应力诱导血管重建中的作用及其机制,实现对

GRKs 相关细胞力学信号转导和基因转录调控的数学模拟与动力学分析,不仅对于揭示正常血液循环的生物力学机理,研究异常应力诱导高血压和动脉粥样硬化血管重建的分子机制,认识血管生长、衰老的自然规律具有重要作用,而且对于阐明心血管疾病的发病机理以及提供诊断、治疗(包括新型药物和新技术的研发)都将有重要的理论和实际意义。

(王璐　齐颖新)

参考文献

[1] Chiu J J, Chien S. Effects of disturbed flow on vascular endothelium: pathophysiological basis and clinical perspectives[J]. Physiol Rev, 2011, 91(1): 327 – 387.

[2] Tzima E, Irani-Tehrani M, Kiosses W B, et al. A mechanosensory complex that mediates the endothelial cells response to fluid shear stress[J]. Nature, 2005, 437(7057): 426 – 431.

[3] Hoger J H, Ilyin V I, Forsyth S, et al. Shear stress regulates the endothelial Kir2.1 ion channel[J]. PNAS, 2002, 99(11): 7780 – 7785.

[4] Qi Y X, Jiang J, Jiang X H, et al. Paracrine control of PDGF – BB and TGF – β1 on cross-talk between endothelial cells and vascular smooth muscle cells during low shear stress induced vascular remodeling[J]. PNAS, 2011, 108(5): 1908 – 1913.

[5] Qi Y X, Qu M J, Long D K, et al. Rho-GDP dissociation inhibitor alpha downregulated by low shear stress promotes vascular smooth muscle cell migration and apoptosis: a proteomic analysis[J]. Cardiovasc Res, 2008, 80(1): 114 – 122.

[6] Belmonte S L, Blaxall B C. G protein coupled receptor kinases as therapeutic targets in cardiovascular disease[J]. Circ Res, 2011, 109(3): 309 – 319.

[7] Krupnick J G, Gurevich V V, Benovic J L. Mechanism of quenching of phototransduction: binding competition between arrestin and transducin for phosphorhodopsin[J]. J Biol Chem, 1997, 272(29): 18125 – 18131.

[8] Malhotra R, D'Souza K M, Staron M L, et al. Gαq-mediated activation of GRK2 by mechanical stretch in cardiac myocytes: the role of protein kinase C[J]. J Biol Chem, 2010, 285(18): 13748 – 13760.

[9] Pitcher J A, Inglese J, Higgins J B, et al. Role of beta gamma subunits of G proteins in targeting the beta-adrenergic receptor kinase to membrane-bound receptors[J]. Science, 1992, 257(5074): 1264 – 1267.

[10] Metaye T, Gibelin H, Perdrisot R, et al. Pathophysiological roles of G-protein-coupled receptor kinases[J]. Cell Signal, 2005, 17(8): 917 – 928.

[11] Tiruppathi C, Yan W, Sandoval R, et al. G protein-coupled receptor kinase – 5 regulates thrombin-activated signaling in endothelial cells[J]. Proc Natl Acad Sci USA, 2000, 97(13): 7440 – 7445.

[12] Huang C C, Tesmer J J. Recognition in the face of diversity: interactions of heterotrimeric G proteins and G protein-coupled receptor (GPCR) kinases with activated GPCRs[J]. J Biol Chem, 2011, 286(10): 7715 – 7721.

[13] Gurevich E V, Tesmer J J, Mushegian A, et al. G protein-coupled receptor kinases: More than just kinases and not only for GPCRs[J]. Pharmacol Ther, 2012, 133(1): 40 – 69.

[14] Jiang X, Benovic J L, Wedegaertner P B. Plasma membrane and nuclear localization of G protein coupled receptor kinase 6A[J]. Mol Biol Cell, 2007, 18(8): 2960 – 2969.

[15] Rankin M L, Marinec P S, Cabrera D M, et al. The D1 dopamine receptor is constitutively phosphorylated by G protein-coupled receptor kinase 4[J]. Mol Pharmacol, 2006, 69(3): 759 – 769.

[16] Usui I, Imamura T, Babendure J L, et al. G protein-coupled receptor kinase 2 mediates endothelin – 1 – induced insulin resistance via the inhibition of both Galphaq/11 and insulin receptor substrate – 1 pathways in 3T3 – L1 adipocytes[J]. Mol Endocrinol, 2005, 19(11): 2760 – 2768.

[17] Hall R A, Spurney R F, Premont R T, et al. G protein-coupled receptor kinase 6A phosphorylates the Na^+/H^+ exchanger regulatory factor via a PDZ domain-mediated interaction[J]. J Biol Chem, 1999, 274(34): 24328 – 24334.

[18] Cheng S, Maier D, Neubueser D, et al. Regulation of smoothened by Drosophila G-protein-coupled receptor kinases[J]. Dev Biol, 2010, 337(1): 99 – 109.

[19] Lodowski D T, Tesmer V M, Benovic J L, et al. The structure of G protein-coupled receptor kinase (GRK) – 6

defines a second lineage of GRKs[J]. J Biol Chem, 2006, 281(24): 16785 – 16793.

[20] Raveh A, Cooper A, Guy-David L, et al. Nonenzymatic rapid control of GIRK channel function by a G protein-coupled receptor kinase[J]. Cell, 2010, 143(5): 750 – 760.

[21] Luo J, Busillo J M, Benovic J L. M3 muscarinic acetylcholine receptor mediated signaling is regulated by distinct mechanisms[J]. Mol Pharmacol, 2008, 74(2): 338 – 347.

[22] Liu S, Premont R T, Kontos C D, et al. A crucial role for GRK2 in regulation of endothelial cell nitric oxide synthase function in portal hypertension[J]. Nat Med, 2005, 11(9): 952 – 958.

[23] Lodowski D T, Barnhill J F, Pyskadlo R M, et al. The role of G beta gamma and domain interfaces in the activation of G protein-coupled receptor kinase 2[J]. Biochemistry, 2005, 44(18): 6958 – 6970.

[24] Boguth C A, Singh P, Huang C C, et al. Molecular basis for activation of G protein-coupled receptor kinases[J]. EMBO J, 2010, 29(19): 3249 – 3259.

[25] Ramos – Ruiz R, Penela P, Penn R B, et al. Analysis of the human G protein-coupled receptor kinase 2(GRK2) gene promoter: regulation by signal transduction systems in aortic smooth muscle cells[J]. Circulation, 2000, 101(17): 2083 – 2089.

[26] Vroon A, Heijnen C J, Lombardi M S, et al. Reduced GRK2 level in T cells potentiates chemotaxis and signaling in response to CCL4[J]. J Leukoc Biol, 2004, 75(5): 901 – 909.

[27] Chien S. Mechanotransduction and endothelial cell homeostasis: The wisdom of the cell[J]. Am J Physiol Heart Circ Physiol, 2007, 292(3): H1209 – H1224.

[28] Chiu J J, Chen L J, Chen C N, et al. A model for studying the effect of shear stress on interactions between vascular endothelial cells and smooth muscle cells[J]. J Biomech, 2004, 37(4): 531 – 539.

[29] Zheng H, Worrall C, Shen H, et al. Selective recruitment of G protein-coupled receptor kinases (GRKs) controls signaling of the insulin-like growth factor 1 receptor[J]. Proc Natl Acad Sci USA, 2012, 109(18): 7055 – 7060.

[30] Ahmed M R, Bychkov E, Kook S, et al. Overexpression of GRK6 rescues L – DOPA – induced signaling abnormalities in the dopamine-depleted striatum of hemiparkinsonian rats[J]. Exp Neurol, 2015, 266: 42 – 54.

[31] Wang L, Han Y, Shen Y, et al. Endothelial insulin-like growth factor – 1 modulates proliferation and phenotype of smooth muscle cells induced by low shear stress[J]. Ann Biomed Eng, 2014, 42(4): 776 – 786.

[32] Baker A B, Ettenson D S, Jonas M, et al. Endothelial cells provide feedback control for vascular remodeling through a mechanosensitive autocrine TGF – β signaling pathway[J]. Circ Res, 2008, 103(3): 289 – 297.

[33] Soe N N, Sowden M, Baskaran P, et al. Acetylation of cyclophilin A is required for its secretion and vascular cell activation[J]. Cardiovasc Res, 2014, 101(3): 444 – 453.

[34] Zhou J, Li Y S, Nguyen P, et al. Regulation of vascular smooth muscle cell turnover by endothelial cell-secreted MicroRNA – 126: role of shear stress[J]. Circ Res, 2013, 113(1): 40 – 51.

[35] Deng L, Blanco F J, Stevens H, et al. MicroRNA – 143 activation regulates smooth muscle and endothelial cell crosstalk in pulmonary arterial hypertension[J]. Circ Res, 2015, 117(10): 870 – 883.

[36] Jiang J, Qi Y X, Zhang P, et al. Involvement of Rab28 in NF – κB nuclear transport in endothelial cells[J]. PLoS One, 2013, 8(2): e56076.

[37] Loyer X, Vion A C, Tedgui A, et al. Microvesicles as cell-cell messengers in cardiovascular diseases[J]. Circ Res, 2014, 114(2): 345 – 353.

[38] Jaiswal R, Gong J, Sambasivam S, et al. Microparticle-associated nucleic acids mediate trait dominance in cancer[J]. FASEB J, 2012, 26(1): 420 – 429.

[39] Charo I F, Ransohoff R M. The many roles of chemokines and chemokine receptors in inflammation[J]. N Engl J Med, 2006, 354(6): 610 – 621.

[40] Croce K, Libby P. Intertwining of thrombosis and inflammation in atherosclerosis[J]. Curr Opin Hemato, 2007, 14(1): 55 – 61.

[41] Lattin J, Zidar D A, Schroder K, et al. G-protein coupled receptor expression, function, and signaling in macrophages[J]. J Leukoc Biol, 2007, 82(1): 16 – 32.

[42] Vroon A, Heijnen C J, Kavelaars A. GRKs and arrestins: regulators of migration and inflammation[J]. J Leukoc Biol, 2006, 80(6): 1214 – 1221.

[43] Kavelaars A, Vroon A, Raatgever R P, et al. Increased acute inflammation, leukotriene B4 – induced chemotaxis, and signaling in mice deficient for G protein-coupled receptor kinase 6[J]. J Immunol, 2003, 171(11): 6128 – 6134.

[44] Vroon A, Heijnen C J, Raatgever R, et al. GRK6 deficiency is associated with enhanced CXCR4 mediated neutrophil

chemotaxis in vitro and impaired responsiveness to G - CSF in vivo[J]. J Leukoc Biol，2004，75(4)：698 - 704.

[45] Penela P，Murga C，Ribas C，et al. Mechanisms of regulation of G protein-coupled receptor kinases (GRKs) and cardiovascular disease[J]. Cardiovasc Res，2006，69(1)：46 - 56.

[46] Wu J H，Zhang L，Fanaroff A C，et al. G protein-coupled receptor kinase - 5 attenuates atherosclerosis by regulating receptor tyrosine kinases and 7 - transmembrane receptors[J]. Arterioscler Thromb Vasc Biol，2012，32(2)：308 - 316.

[47] Cines D B，Pollak E S，Buck C A，et al. Endothelial cells in physiology and in the pathophysiology of vascular disorders[J]. Blood，1998，91(10)：3527 - 3561.

[48] Kim J，Hwangbo C，Hu X，et al. Restoration of impaired endothelial myocyte enhancer factor 2 function rescues pulmonary arterial hypertension[J]. Circulation，2015，131(2)：190 - 199.

[49] Jaiswal R，Gong J，Sambasivam S，et al. Microparticle-associated nucleic acids mediate trait dominance in cancer[J]. FASEB J，2012，26(1)：420 - 429.

[50] Ovchinnikova E S，Schmitter D，Vegter E L，et al. Signature of circulating microRNAs in patients with acute heart failure[J]. Eur J Heart Fail，2016，18(4)：414 - 423.

[51] Saha B，Momen-Heravi F，Kodys K，et al. MicroRNA cargo of extracellular vesicles from alcohol-exposed monocytes signals naive monocytes to differentiate into M2 macrophages[J]. J Biol Chem，2016，291(1)：149 - 159.

[52] Oliver E，Rovira E，Monto F，et al. beta-Adrenoceptor and GRK3 expression in human lymphocytes is related to blood pressure and urinary albumin excretion[J]. J Hypertens，2010，28(6)：1281 - 1289.

[53] Tutunea-Fatan E，Caetano F A，Gros R，et al. GRK2 targeted knock-down results in spontaneous hypertension，and altered vascular GPCR signaling[J]. J Biol Chem，2015，290(8)：5141 - 5155.

[54] Eckhart A D，Ozaki T，Tevaearai H，et al. Vascular targeted overexpression of G protein-coupled receptor kinase - 2 in transgenic mice attenuates beta-adrenergic receptor signaling and increases resting blood pressure[J]. Mol Pharmacol，2002，61(4)：749 - 758.

[55] Izzo R，Cipolletta E，Ciccarelli M，et al. Enhanced GRK2 expression and desensitization of betaAR vasodilatation in hypertensive patients[J]. Clin Transl Sci，2008，1(3)：215 - 220.

[56] Avendano M S，Lucas E，Jurado-Pueyo M，et al. Increased nitric oxide bioavailability in adult GRK2 hemizygous mice protects against angiotensin Ⅱ-induced hypertension[J]. Hypertension，2014，63(2)：369 - 375.

[57] Morris G E，Nelson C P，Standen N B，et al. Endothelin signalling in arterial smooth muscle is tightly regulated by G protein-coupled receptor kinase 2[J]. Cardiovasc Res，2010，85(3)：424 - 433.

[58] Keys J R，Zhou R H，Harris D M，et al. Vascular smooth muscle overexpression of G protein-coupled receptor kinase 5 elevates blood pressure，which segregates with sex and is dependent on Gi-mediated signaling[J]. Circulation，2005，112(8)：1145 - 1153.

[59] Tiberi M，Nash S R，Bertrand L，et al. Differential regulation of dopamine D1A receptor responsiveness by various G protein-coupled receptor kinases[J]. J Biol Chem，1996，271(7)：3771 - 3778.

[60] Fraga S，Luo Y，Jose P，et al. Dopamine D1 - like receptor-mediated inhibition of Cl/HCO_3^- exchanger activity in rat intestinal epithelial IEC - 6 cells is regulated by G protein coupled receptor kinase 6(GRK 6)[J]. Cell Physiol Biochem，2006，18(6)：347 - 360.

[61] Zhang P，Mende U. Regulators of G - protein signaling in the heart and their potential as therapeutic targets[J]. Circ Res，2011，109(3)：320 - 333.

15 microRNA 在应力调控血管细胞功能中的作用

　　血管所承载的切应力和周期性张应变在调控血管重建过程中发挥重要作用。前面章节已经讲述了 Rab28 蛋白、Sirt 蛋白家族、BK 通道、细胞核骨架蛋白和 G 蛋白偶联受体相关信号通路等在应力调控血管细胞功能中具有重要作用,从而参与血管重建的调节。此外,研究发现,一类非编码——微小 RNA(microRNA,简称 miRNA)在应力调控血管细胞功能中也发挥重要作用。

　　miRNA 是一类由内源基因编码的长度约为 22 个核苷酸的非编码单链 RNA 分子,其通过降解靶 mRNA 或者阻遏 mRNA 进行蛋白质翻译,完成转录后基因调节过程[1]。现有的研究结果已经证实,miRNAs 参与了很多生物学过程并发挥重要作用,如肿瘤生成(oncogenesis)、细胞增殖(proliferation)、细胞凋亡(apoptosis)、细胞分化(differentiation)以及维持心血管稳态(homeostasis)等[2],可以认为 miRNAs 参与了大多数生物学过程并在其中发挥不可替代的调节功能。

　　本章首先介绍 miRNAs 的概况、生物合成、作用方式以及靶标预测;之后介绍 miRNAs 与心血管疾病之间的联系,以及切应力敏感的内皮源性 miRNA;最后,围绕我们所研究的 miRNAs 分子,介绍其在应力调控血管细胞功能中的作用及其相关机制。

15.1 miRNAs 概述

　　miRNAs 研究始于 20 世纪 90 年代。1993 年,Victor Ambros 等在研究 lin-4 基因时发现了第 1 个 miRNA。他们在分离 lin-4 基因时,发现分离出来的物质并不是可以编码蛋白质的 mRNA,而是一种含有 22 个核苷酸的非编码 RNA,且这种非编码 RNA 可以和 lin-14 基因 mRNA 的 3′非编码区(3′UTR)进行多个碱基序列部分互补配对[3],这种多个碱基序列部分互补配对作用方式可以抑制 lin-14 基因 mRNA 的翻译。当时认为,lin-4 小RNA 只是线虫特有的,直到 2000 年人们才发现第 2 个具有此特征的小 RNA——let-7,let-7 可以通过抑制 lin-41 基因而促进线虫发育转变[4]。随后的研究表明,let-7 RNA 保守地存在于多种物种间,let-7 RNA 可以和其他"时空性小 RNA"一起调控不同动物的发育[5]。之后的研究结果揭示,lin-4 和 let-7 是存在于线虫、果蝇以及人类细胞中的一个非常大类的小分子 RNA 家族的组成部分。新发现的这类小分子 RNA 和 lin‐4、let‐7 很相似，只是在物种发育的不同阶段、不同类型细胞中具有不同的调控作用[6]。此后，研究人员开始使用"microRNA"一词来代指此类调控小 RNA[6]。

为了便于规范记录、研究此类调控小 RNA，科学家们制定了 miRNA 的标准命名系统：使用前缀"miR"后跟一个连字符和一个数字进行命名，数字往往表示其实验发现和命名的先后顺序。例如，miR‐33 有可能是在 miR‐33 之前发现并命名的。大写"miR‐"是指 miRNA 的成熟形式，而小写形式"mir‐"则指代 miRNA 前体（pre‐miRNA）和初级 miRNA（pri‐miRNA），"MIR"则是指编码 miRNA 的基因。对于具有 1 或 2 个核苷酸差异，其他序列全部相同的 miRNA，则通过标注一个小写字母加以区分，例如，miR‐33a 和 miR‐33b，均由 SREBP 基因转录产生，只是序列中个别碱基有差异。部分完全相同的成熟 miRNA，是由基因组中的不同部位转录而来的 pre‐miRNA、pri‐miRNA 产生的，所以需要附加连字符和数字进行后缀，例如 hsa‐mir‐194‐1 和 hsa‐mir‐194‐2 产生相同的成熟 miRNA（hsa‐miR‐194），但是两者转录自基因组中的不同区域，因而加以区分。对于不同物种来源的 miRNA，使用 3 个字母前缀进行区分，例如，hsa‐miR‐33 是人源（homo sapiens）的 miRNA；rno‐miR‐33 是大鼠来源（rattus norvegicus）的 miRNA；mmu‐miR‐33 则是小鼠来源（mus musculus）的 miRNA。其他常见的前缀还包括病毒来源的"V"（miRNA 由病毒基因组编码）和果蝇来源的"D"（miRNA 由果蝇基因组编码）。当 2 个成熟的 miRNA 源于相同的 pre‐miRNA 发卡结构的 2 个臂，并且具有相似的含量时，标以‐3p 或‐5p 后缀进行区分，如 hsa‐miR‐33‐3p 和 hsa‐miR‐33‐5p。然而，通常从发卡结构的一个臂成熟的 miRNA 含量远远高于从另一个臂成熟的 miRNA，在这种情况下通常使用星号表示低含量的 miRNA，如 miR‐672 和 miR‐672*，具有相同的 pre‐miRNA 发卡，但 miR‐672* 在细胞中的含量远远低于 miR‐672。

15.1.1　miRNAs 生物合成

自 miRNAs 发现以来，科学家一直在研究 miRNAs 是如何合成的。现有的研究结果显示，miRNAs 是由自身基因或者内含子产生。

通常情况下，编码 miRNAs 的基因位于编码蛋白质基因的内含子、非编码蛋白质基因以及长的非编码基因的外显子中。但是也存在一些例外，在一些有义序列中也可以发现 miRNAs。大多数情况下 miRNA 作为独立单元进行转录，然而在某些情况下，miRNA 会与宿主基因一起转录，这提供了一种耦联调节 miRNA 和编码蛋白质基因的方式。整个 miRNA 生物合成过程包括了转录、核内加工、出核、细胞质加工以及形成 RNA 诱导的沉默复合物（RNA‐induced silencing complex，RISC）（见图 15‐1）[7]。通常情况下，RNA 聚合酶 Ⅱ 转录 MIR 形成初级 miRNA（pri‐miRs），Drosha 复合物将 pri‐miRs 加工成前体 miRNA（pre‐miRs），pre‐miRs 被 Exportin‐5 转运出细胞核并在细胞质内被 Dicer 复合物加工成 miR 双链结构[8,9]。成熟的 miR 掺入 RNA 诱导的沉默复合物，介导转录后的靶 mRNA 翻译抑制以及脱腺苷和降解[8,9]。

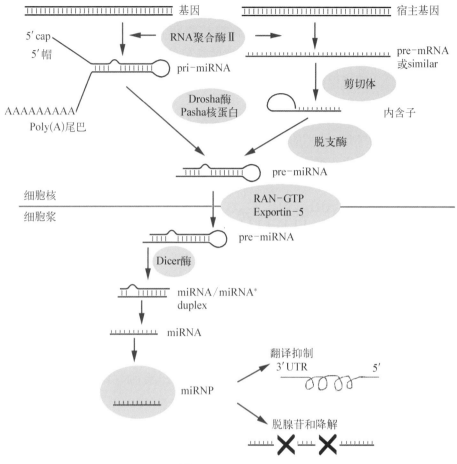

图 15 - 1　miRNA 生物合成的示意图[7]

Figure 15 - 1　Schematic diagram of miRNA biogenesis

15.1.1.1　miRNAs 转录

RNA 聚合酶Ⅱ(Pol Ⅱ)结合到 miRNA 基因启动子区域,所得转录物 5′端被特定核苷酸修饰(5′加帽),3′端再进行多聚腺苷酸化[poly(A)尾],然后再进行剪接。动物的 miRNA 基因最初转录为 RNA 发卡(茎环)结构一个臂的一部分,再依次形成含数百个核苷酸的 miRNA 前体(pri - miRNA)。当在 3′非编码区发现发卡环前体时,此转录本既可以作为初级 pri - miRNA 形成 miRNA,也可以作为 mRNA 合成蛋白质,因而此转录本具有双向调节基因的功能[8-10]。RNA 聚合酶Ⅲ(Pol Ⅲ)也可以转录部分 miRNA 基因,其特征为转录上游含有 Alu 的序列、转移 RNA(tRNA)以及哺乳动物广泛散布的重复启动子单元[11]。

15.1.1.2　miRNAs 核内加工

单个 pri - miRNA 大约由 70 个核苷酸组成(见图 15 - 2),这发卡结构可以包含 1~6 个 miRNA 前体(pre - miRNA)。

脊椎动物中核蛋白 DGCR8(无脊椎动物中称为"Pasha")可以识别 pri - miRNA 发卡结

构的双链 RNA。DGCR8 与切割 RNA 的蛋白质 Drosha 结合形成"微处理器"复合物。在这复合物中,DGCR8 朝向 Drosha 酶的催化核糖核酸酶Ⅲ(RNase Ⅲ)结构域,通过切割 pri-miRNA 发卡结构中 11 个左右的核苷酸来释放发卡结构,所得产物 3′末端具有 2 个核苷酸的突出端,该突出端包括 3′羟基和 5′磷酸基团,通常将其称为 pre-miRNA(见图 15-2 左侧)[8-10]。

在编码 mRNA 的宿主基因(host gene)中(见图 15-2 右侧),pre-miRNA 直接从内含子中剪出,需要被称为"Mirtrons"的"微处理器"复合物参与。最初研究显示,"Mirtrons"只存在于果蝇和线虫中,而近年来研究发现其在哺乳动物中也存在[12]。

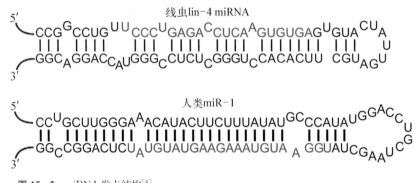

图 15-2 miRNA 发卡结构[8]
科学家发现的第 1 个 miRNA——线虫 lin-4 miRNA 以及人类 miR-1 的茎环结构(红色部分为成熟 miRNAs 的序列)
Figure 15-2 miRNA stem loop structures

核内 RNA 编辑完成后,有大约 16% 的 pre-miRNA 仍然会发生改变。最常见的是,腺苷脱氨酶(ADARs)作用于 RNA,催化腺苷转变为肌苷。RNA 编辑亦可以中断核内处理过程,例如,pri-miR-142 可以被核糖核酸酶 Tudor-SN 降解,从而改变其下游过程[13]。改变的下游过程包括:细胞质 miRNA 的加工以及 miRNA 特异性的靶标,例如,在中枢神经系统中可以通过改变 miR-376 的种子区域来改变其特异性靶标[13]。

15.1.1.3 miRNAs 出核

pre-miRNA 发卡被胞核胞质穿梭器 Exportin-5(XPO5 基因编码)转运出细胞核。Exportin-5 蛋白是 Karyopherin 蛋白家族的一个成员,其通过识别 pre-miRNA 发卡 3′端的 2 个核苷酸突出端(由 RNase Ⅲ酶 Drosha 处理 pri-miRNA 后留下)来完成转运过程[9]。Exportin-5 介导的转运过程是能量依赖性的,其通过消耗 GTP,然后结合 Ran 蛋白,通过核孔复合物移位,最终介导 pre-miRNA 发卡转运至细胞质[9,14]。

EXP5-Ran-GTP 复合物的晶体结构结果显示,EXP5、Ran 和 GTP 三者形成"棒球手套状"结构,pre-miRNA 置于其中,从而促进 pre-miRNA 与带正电的内表面相互作用[14]。在"棒球手套状"结构的底部存在基本的隧道结构,其与 pre-miRNA 的 3′端的 2 个核苷酸突出端强烈相互作用。这种隧道状结构与早期生物化学分析的结果一致:EXP5 识别长度大于 14bp 的含有短的 3′突出端(即长度为 1~8 个核苷酸)的 dsRNA 发卡[14]。敲除 XPO5

可以导致 miRNA 含量降低而 pre‑miRNA 也不会积累,这表明 EXP5 不仅可以转运 pre‑miRNA,而且还可以保护其在核中免受降解[14]。

最近的报告发现,在 DNA 损伤时 pre‑miRNA 出核以 ATM 依赖的方式增加。ATM 激活 Akt,进而磷酸化核孔蛋白 NUP153[14]。这导致 NUP153 和 EXP5 之间的相互作用增加[14]。在一些肿瘤中,XPO5 发生突变,EXP5 的 C‑末端截短而不能运输 pre‑miRNA,成熟 miRNA 的表达水平全面降低[14]。与其他 miRNA 生物发生因子相比,EXP5 调控作用的研究较不充分[14]。还需要更多的研究来探究是否存在任何其他辅助调节因子来参与 EXP5 对 pre‑miRNA 的转运过程,也要研究是否存在其他的 pre‑miRNA 转运因子[14]。研究表明,EXP1(也称为 CRM1)可以转运一些非标准的 pre‑miRNA(例如 pre‑mir‑320)[14]。

15.1.1.4　miRNAs 细胞质加工

在细胞质中,Ⅲ型 RNase Dicer 切割 pre‑miRNA 发卡。这种核糖核酸内切酶可以和发卡的 5′和 3′末端相互作用,切除 3′和 5′臂的连接段,从而产生一个含 22 个核苷酸的双链 miRNA‑miRNA*(未被掺入链,见 15.1.1.5 节)。在加工过程中,发卡整体长度和环的大小影响 Dicer 酶的处理效率,双链 miRNA‑miRNA* 自身也影响裂解效率。RNase Ⅲ蛋白通常需要与 dsRBD 蛋白相互作用来发挥功能[14]。

一些富含 G 的 pre‑miRNA 可以采用 G‑四链体结构来取代典型的发卡结构。例如,人的 pre‑miRNA92b 采用的就是 G‑四链体结构,其在细胞质中对 Dicer 酶介导的裂解具有抗性[15]。尽管双链体的任一链都可以成为一个有功能的 miRNA,但通常只有 1 条链掺入到 RISC 中,在此 RISC 中 miRNA 与其靶 mRNA 相互作用,完成调控功能[8‑10]。

15.1.1.5　RNA 诱导的沉默复合物

成熟的 miRNA 是 RISC 的一个组成部分,RISC 中还包括 Dicer 酶和许多相关的蛋白质,RISC 也称为 miRNA 核糖核蛋白复合物(miRNP),RISC 与掺入的 miRNA 有时也称为"miRISC"[8‑10]。Dicer 酶加工 pre‑miRNA,同步进行双链解旋。通常只有 1 条链掺入 miRISC,选择掺入哪一条链由热力学不稳定性以及相对于另一条链较弱的碱基配对性能来决定[16]。茎‑环的位置也会影响掺入链的选择[17]。另一条未掺入的链称为过客链,加星号(*)表示,由于其不稳定性,通常会降解。在一些情况下,双链体的 2 条链都可能成为具有功能的 miRNA,用于靶向调控不同的 mRNA 群体[18]。

Argonautes 蛋白(Agos)家族成员是 RISC 功能的核心。Argonautes 蛋白是 miRNA 诱导的沉默过程所必需的分子,其包含 2 个保守的 RNA 结合结构域:PAZ(Piwi/Argonaute/Zwille)结构域以及 PIWI 结构域,PAZ 结构域可以结合成熟 miRNA 单链的 3′末端;PIWI 结构域在结构上类似于核糖核酸酶 H,可以与引导链的 5′端相互作用而发挥功能。2 个结构域结合成熟的 miRNA,锚定后使其与靶 mRNA 相互作用。一些 Argonautes,如人的 Ago2,可以直接切割靶转录本;Argonautes 也可以招募更多蛋白质来实现翻译抑制。人类基因组编码 8 种 Argonautes 蛋白,按照序列相似性可以分为 2 个家族:AGO 家族和 PIWI 家族。

RISC 的其他组分包括 TRBP[人类免疫缺陷病毒反式激活响应 RNA 结合蛋白]，PACT(干扰素诱导的蛋白激酶蛋白激活剂)，SMN 复合物，FMRP(脆性 X 智力低下蛋白)，Tudor - SN(Tudor 葡萄球菌含有核酸酶结构域的蛋白)，DNA 解旋酶 MOV10，TNRC6B(含 RNA 识别基序的蛋白)等。

15.1.2 miRNAs 作用方式

miRNAs 广泛存在于动植物以及一些病毒中，具有 RNA 沉默和转录后调控基因表达的作用。真核细胞核 DNA 以及特定病毒(以 DNA 为基因组)可以编码 miRNA，而 miRNA 通过与 mRNA 分子进行碱基互补配对而完成调控功能。miRNAs 对 mRNA 的调控方式包括：① 将 mRNA 裂解成 2 段；② 通过缩短 mRNA 的 poly(A) 尾部使其不稳定；③ 通过核糖体减少 mRNA 的有效翻译。除了一些从 RNA 转录区域形成的 miRNA(其可以通过 RNA 自身折叠形成短的发卡结构来完成调控作用)，大部分 miRNA 类似于 siRNA 的 RNAi 作用途径(siRNA 从双链 RNA 的较长区域产生)。大部分 miRNA 在植物和动物体中都具有高度保守性(见图 15 - 3)，例如不同物种间的 miRNA - 33 序列基本相同，尤其是与 mRNA 互补配对发挥调控作用的种子区域(见图 15 - 3 红色部分)，在不同物种间种子区域保持了高度一致性。因而，miRNA 被认为是基因调控进化史上的重要的活化石。然而植物和动物体内的 miRNA 都保有了各自的作用方式。植物 miRNA 通常通过与靶 mRNA 进行完全互补配对，通过对靶转录物进行切割来完成基因抑制作用。与此不同，动物 miRNA

>rno-miR-33-5p	MIMAT0000812	GUGCAUUGUAGUUGCAUUGCA
		ACGUAAC
>oan-miR-33-5p	MIMAT0006817	GUGCAUUGUAGUUGCAUUG
>hsa-miR-33a-5p	MIMAT0000091	GUGCAUUGUAGUUGCAUUGCA
>mmu-miR-33-5p	MIMAT0000667	GUGCAUUGUAGUUGCAUUGCA
>gga-miR-33-5p	MIMAT0001100	GUGCAUUGUAGUUGCAUUGC
>mml-miR-33a	MIMAT0002392	GUGCAUUGUAGUUGCAUUG
>ptr-miR-33a	MIMAT0002393	GUGCAUUGUAGUUGCAUUG
>hsa-miR-33b-5p	MIMAT0003301	GUGCAUUGCUGUUGCAUUGC
>xtr-miR-33a	MIMAT0003680	GUGCAUUGUAGUUGCAUUG
>xtr-miR-33b	MIMAT0003681	GUGCAUUGUUGUUGCAUUG
>oan-miR-33-5p	MIMAT0006817	GUGCAUUGUAGUUGCAUUG
>mml-miR-33b-5p	MIMAT0006173	GUGCAUUGCUGUUGCAUUGC
>ptr-miR-33b	MIMAT0008108	GUGCAUUGCUGUUGCAUUGC
>bta-miR-33a	MIMAT0009294	GUGCAUUGUAGUUGCAUUGCA
>cfa-miR-33b	MIMAT0009862	GUGCAUUGCUGUUGCAUUGC
>mdo-miR-33-5p	MIMAT0012754	GUGCAUUGUAGUUGCAUUGCA
>eca-miR-33b	MIMAT0013037	GUGCAUUGCUGUUGCAUUGC
>eca-miR-33a	MIMAT0013189	GUGCAUUGUAGUUGCAUUGCA
>oan-miR-33-5p	MIMAT0006817	GUGCAUUGUAGUUGCAUUG

图 15 - 3　不同物种间的 miRNA - 33 序列

Figure 15 - 3　miRNA - 33 sequences of different species

一般通过 5′端的 6～8 个核苷酸(称为种子区域)来识别靶 mRNA,这种识别方式无法诱导 miRNA 对靶 mRNA 进行切割,而组合调控是动物 miRNA 发挥功能的一个主要特征。对一个特定的 miRNA 而言,其可能有数百种不同的靶 mRNA,而一个特定的靶标又可能是由多个 miRNA 分子调控的。对高度保守的脊椎动物的 miRNA 的分析表明,这些 miRNA 平均约有 400 个保守的靶标。同样,实验表明单个 miRNA 可以降低数百个特定 mRNA 的稳定性,进而抑制数百个蛋白质的表达。

15.1.3　miRNAs 靶标预测

miRNA 能够靶向结合蛋白质编码基因的 mRNA,负向控制 mRNA 翻译或诱导其降解。如何准确识别 miRNA 的靶标对于研究 miRNA 的功能至关重要,科学工作者发明了很多预测 miRNAs 靶标的工具。

常见的用于预测 miRNA 靶基因的相关工具包括:① Cupid,一种特异性预测人类 miRNA 靶基因的工具,其通过测量乳腺癌细胞系中 mRNA 和蛋白的表达水平来显著提高 miRNA 靶标的预测精度;② DIANA－microT 3.0,算法基于几个参数分别独立计算每个 miRNA,将保守和非保守的 miRNA 识别元素融入最后的评分中,可以用于人和小鼠的 miRNA 靶基因预测;③ MicroTar,一种基于 miRNA 与靶标互补性和热力学数据的动物 miRNA 靶标预测工具;④ miRror,基于组合调控的概念,整合基于互补算法的多种 miRNA 资源,形成一个统一的统计框架;⑤ PicTar,组合的 miRNA 靶标预测,适用于脊椎动物; ⑥ RNA22,第 1 个提供了预测人、小鼠、蛔虫和果蝇的蛋白质编码基因转录本的链接,通过 cDNA 图谱可视化预测靶标,也可以找到多个 miR 的共同靶标;⑦ RNAhybrid,一个用于查找长和短 RNA 杂交的最小自由能的工具;⑧ Sylamer,通常用于从微阵列表达数据中寻找显著富集或者显著降低的 miRNA 或 siRNA 种子序列;⑨ TAREF,通过预测的目标位点的侧翼区衍生的多个特征信息来识别 miRNA 靶标(传统的结构预测方法实现不了),它还提供了一个选项,可以使用编码模式来细化筛选;⑩ TargetScan,搜索所有匹配 miRNA 种子区的位点来预测 miRNA 靶标。对于果蝇和线虫,预测结果的排名基于进化保守的概率。对于斑马鱼,预测结果的排名是基于位点数量、位点类型、位点上下文等。对于哺乳动物,用户可以选择是否根据其保守性或位点数量、类型和上下文进行预测排名。对于哺乳动物和线虫,用户可以选择超出保守位点,考虑对所有位点进行预测。

一般情况下,我们联合使用 2～3 个预测工具,选取这些预测工具共有的预测靶标,然后作进一步分析、实验,其中 PicTar 和 TargetScan 是我们常用的预测工具。

15.2　miRNAs 与心血管疾病

正常水平的 miRNAs 在真核细胞生理功能的调控中有重要作用;异常表达的 miRNAs 与很多疾病的发生、发展密切相关,以 miRNAs 为靶标的疾病发病机理以及诊断治疗研究在如火如荼地开展中。miR2Disease 数据库整理了 miRNAs 调节紊乱与人类疾病之间的关系。本章节主要关注了 miRNAs 与心血管疾病之间的联系。

15.2.1　miRNAs 与心脏疾病

研究揭示,miRNAs 在心脏疾病发生发展过程中发挥重要作用。miRNAs 表达谱的研究表明,在心肌疾病患者心脏中,特定的 miRNA 的表达水平发生变化,预示其参与了心肌疾病。条件性抑制小鼠心脏的特定 miRNA,可以用于探讨心脏特定 miRNA 的功能。在动物模型上对特定的 miRNA 研究发现,无论是在心脏发育还是在病理条件下,miRNA 都发挥重要的作用。

15.2.1.1　miRNAs、心脏结构重建和心脏衰竭

心肌重建(remodeling),如心肌细胞肥大和纤维化,是心肌梗死和心脏衰竭等心脏疾病的重要病理表现。构建 Dicer 酶缺失的模型小鼠,探讨所有 miRNAs 在小鼠心脏胚胎发育和正常运转中的作用。结果显示,Dicer 酶缺失可以导致成年小鼠双心室扩大和纤维化、肌细胞肥大、诱导胎儿转录程序失调而引发死亡[19]。这些结果表明,miRNAs 在心肌重建中起到重要调节作用。

心脏组织表达丰度高的 miRNAs 如 miR - 133 和 miR - 1,与心肌重建具有密切联系。Carè 等[20]报道,在小鼠和人体心脏组织中,miR - 133 和 miR - 1 的表达含量与心肌肥厚之间具有负相关关系,实验中使用 miRNA 的拮抗剂或者模拟物来调节 miRNA 的含量后,结果进一步印证了这一结论。AntagomiRs(也称为 anti - miRs)是 miRNAs 反义的寡核苷酸,可以螯合成熟的 miRNA 导致其功能性抑制。研究表明,单次输注 miR - 133 antagomiR 可以诱导小鼠心肌肥厚[20]。

研究证实,miR - 25 可以抑制肌浆网钙吸收泵 SERCA2a,证实其可能成为潜在的临床治疗靶点[21]。Wahlquist 等[21]研究表明增加 miR - 25 的表达水平可以抑制心脏功能。更重要的是,在小鼠心脏衰竭模型中,使用 miR - 25 antagomiR 抑制 miR - 25 表达以后可以有效地恢复心脏功能、显著提高小鼠生存率。此外,anti - miR - 25 可以抑制心肌纤维化、促使心肌细胞大小正常化。研究表明,心脏成纤维细胞分泌 miRNAs 可以作为心肌细胞肥大的旁分泌调节剂[22]。

15.2.1.2　miRNAs 和心律失常

心房纤维性颤动(atrial fibrillation,AF)是一类常见的心律失常,尤其好发于老年人群,是多种病理变化的终末期表现。早期研究证明,AF 患者心房组织 miR - 1 的表达水平显著低于正常人。现有研究表明,AF 患者心房组织样品中 miR - 328 的表达水平比正常人高3.5倍,过表达 miR - 328 可以增强 AF 的易发性,敲除小鼠的 miR - 328 则可以降低 AF 的发生概率[23],这预示 miR - 328 具有治疗人类 AF 的潜能。

15.2.2　miRNAs 与动脉粥样硬化

现有的很多结果显示,miRNA 可以作为动脉粥样硬化的新的调节因子。在动脉粥样

硬化的各个阶段,以及在不同细胞类型、不同条件的刺激下,miRNAs 表达种类以及含量不尽相同。现已有很多综述总结了 miRNA 在动脉粥样硬化疾病中的作用,最近也有一些关于流体剪切力调控的 miRNA 在血管重建(remodeling)中的作用的综述。越来越多的证据表明,miRNA 参与内皮细胞(endothelial cells,ECs)功能、细胞因子响应和血管炎症调节。

15.2.2.1 内皮源性 miRNAs 与动脉粥样硬化

miRNA 在各种生理、病理刺激下调节内皮功能和血管炎症。miRNA 在 ECs 活化和功能障碍中的调节作用,为控制动脉粥样硬化等慢性炎症疾病提供了新的靶标和治疗机会。

众所周知,血管内皮由一单层排列的 ECs 组成,是血管组织与血液进行交流的窗口。当 ECs 暴露于各种损伤环境时,如高血压、高血糖和低壁面切应力等,这些损伤环境诱导 ECs 活化、功能障碍和血管炎症,进而引发包括动脉粥样硬化在内的一系列疾病。我们在此简述了常见的损伤环境——细胞因子、老化、高血糖和高血压调控的内皮源性 miRNA 在 ECs 激活、功能障碍以及动脉粥样硬化中的作用,对于我们密切关注的切应力在其中的调控作用将在本章后续部分详细叙述。

(1)细胞因子。研究发现,miR-126 可以结合到血管细胞黏附分子-1(VCAM-1)的 3′UTR 区,降低 VCAM-1 在 ECs 中的表达,进而抑制白细胞和 ECs 的黏附作用效果。随后的研究结果显示,当受试者进行高脂肪膳食后,miR-126 亦可以有效抑制由甘油三酯刺激而升高的 VCAM-1[24]。在临床上,患有中风的年轻患者以及具有冠心病的患者,其循环血液中的 miR-126 含量出现显著下降[25]。上述研究均提示 miR-126 可能是调节人类血管功能的重要保护性因子。

研究发现,miR-181b 可以通过靶向调节 importin-α3 来调控 NF-κB 介导的血管炎症,TNF-α 和脂多糖都可以有效降低离体培养 ECs 以及在体主动脉内膜 miR-181b 的表达[26]。功能获得以及功能丧失实验显示,在活化的 ECs 中,miR-181b 可以通过靶向调节 importin-3 调控 NF-κB 信号传导途径进而参与 NF-κB 调控的基因的表达。全身性注射 miR-181b 的模拟物可以产生和抑制 NF-κB 活化一致的效果,表现为有效降低 EC 活性、白细胞募集以及肺部炎症,动物的存活率提高大约 50%[27]。与此相反,miR-181b 的抑制剂则可以加剧炎症,并增加 NF-κB 调控的基因的表达[27]。高脂饮食喂养 ApoE−/− 小鼠时,miR-181b 在 ECs 和血浆中的表达都下降。在 ApoE−/−/NF-κB 荧光素酶转基因小鼠中,脂质体包裹的 miR-181b 模拟物全身给药可以使 ApoE−/− 小鼠主动脉内膜的 miR-181b 的表达含量上升 2.3 倍,生物发光成像实验结果显示其抑制了主动脉弓 NF-κB 的信号通路以及 NF-κB 调控的基因。每周静脉注射 miR-181b 可以显著抑制动脉粥样硬化病变,降低促炎症基因的表达,减少病灶巨噬细胞的积累。值得注意的是,miR-181b 可以有效抑制靶基因 importin-α3,特别可以减少血管 ECs 病变部位 NF-κB 的核转位。miR-181b 可以通过抑制 NF-κB 信号通路作用对动脉粥样硬化损伤形成保护作用。这些发现表明,过表达 miR-181b 可能提供了一种新的治疗动脉粥样硬化的方法。

其他参与细胞因子诱导 EC 活化的 miRNAs 还包括 miR-31 和 miR-17-3p,它们分别特异性结合 E-选择素(E-selectin)和细胞间黏附分子-1(ICAM-1)的 3′UTRs 诱导其降解。

(2) 老化。ECs 老化是包括动脉粥样硬化在内的心血管疾病发生的主要危险因素之一。对早期和晚期人脐静脉 ECs 的研究结果显示,miR-146a、miR-181a、miR-26a 以及 miR-221 可以调节 ECs 衰老[28]。晚期 EC 细胞 miR-146a 的表达含量减少,过表达 miR-146a 可以降低 NADPH 氧化酶 4 和 β 半乳糖苷酶的表达,进而改善 EC 衰老状况[28]。ECs 衰老也受 miR-217 和 miR-34a 调控[11]。miR-34a 的表达随着年龄增加而增加,同时参与了心脏衰老的机制[28]。总之,多种 miRNAs 在 ECs 衰老过程中均发挥重要作用。

(3) 高血糖和糖尿病。Ⅱ型糖尿病是心血管疾病的重要危险因素之一,而且 ECs 功能障碍和血管炎症也都与Ⅱ型糖尿病的发病机制具有紧密联系。现已发现多个 miRNAs 对于糖尿病条件下 ECs 功能具有调控作用。

研究表明,高糖诱导心肌微血管 ECs 表达 miR-320[29]。抑制心肌微血管 ECs 的 miR-320 可以促进其增殖和迁移,对糖尿病患者受损血管新生有影响。研究发现,高糖可以增加 ECs 的 miR-503 表达[30]。同样,在链脲佐菌素诱导的糖尿病小鼠中,缺血肢体肌肉富含 ECs,ECs 内 miR-503 的表达含量显著增加,局部抑制 miR-503 则可以促进血管损伤愈合,帮助缺血肢体血流恢复通畅[30]。

(4) 高血压。高血压也会影响 ECs 功能,并且是动脉粥样硬化等心血管疾病发生发展的重要影响因素。在自发性高血压大鼠中,miR-125a-5p 和 miR-125b-5p 的表达含量降低,内皮素 1(endothelin-1)因此而出现上升[31]。在内皮 miR-21 特异性基因敲除的小鼠中,小鼠舒张压降低[32]。此外,miR-21 缺失后小鼠主动脉弹性减少,胸主动脉壁厚和主动脉刚度增加。在分子水平上,缺失 miR-21 后结缔组织生长因子(CTGF)、基质金属蛋白酶 2(MMP2)和基质金属蛋白酶 10(MMP10)等表达含量增加,而 p-Smad2、p-Smad5 和金属蛋白酶 4 组织抑制剂(TIMP4)等表达含量减少。这些数据表明,内皮 miR-21 可以通过调节转化生长因子(TGF)β1 信号通路在血管重构中起到关键作用[16]。

血管紧张素Ⅱ调节 ECs 多个方面的功能,血管紧张素Ⅱ作用后,ETS-1 表达发生变化,它的靶基因 VCAM-1、单核细胞趋化蛋白-1(MCP-1)和 Fms 样酪氨酸激酶 1(FLT-1)表达含量增加,这可导致动脉粥样硬化病变形成。现有的研究证明,miR-155 在血管紧张素Ⅱ调控 ECs 的 ETS-1 信号过程中具有重要作用。例如,血管紧张素Ⅱ作用后,miR-155 直接作用于 ETS-1,进而导致 VCAM-1、MCP-1 以及 FLT-1 的表达含量降低,白细胞(Leukocyte)-ECs 的相互作用以及 ECs 的迁移都出现显著下降[33]。此外,miR-155 也减少了血管 ECs 的 ERK1/2 的活化,并通过靶向调控血管紧张素Ⅱ 1 型受体来减弱细胞凋亡。miR-155 抑制 BACH1(HO-1 基因的转录抑制剂)后诱导血红素氧合酶 1(HO-1)表达,进而在心血管疾病(包括动脉粥样硬化)中起到保护性作用[28]。尽管上述研究揭示 miR-155 在 EC 功能中起到保护作用,亦有其他研究报告它可能促进 ECs 功能障碍。在脐静脉 ECs 中,过表达 miR-155 作用于内皮型一氧化氮合酶(eNOS)的 3′UTR,降低 eNOS 和 NO 表达,抑制人乳内动脉乙酰胆碱诱导的内皮依赖性血管舒张,而 miR-155

抑制剂升高 ECs 保护性因子 eNOS 和 NO 的表达,促进乙酰胆碱诱导的内皮依赖性血管舒张[34]。

15.2.2.2 免疫细胞 miRNAs 与动脉粥样硬化

免疫细胞包括单核细胞/巨噬细胞、树突状细胞以及 T 淋巴细胞和 B 淋巴细胞等,在动脉粥样硬化病理过程中起到关键作用[35]。研究表明,miRNA 可以调控单核细胞/巨噬细胞的脂质摄取和炎症介质的表达,参与动脉粥样硬化发生发展[35]。

在动脉粥样硬化发生过程中,miR-155 除了可以调控内皮 NOS3 表达[36],也可以作为巨噬细胞功能的调控中心。在 ApoE$^{-/-}$ 小鼠中,miR-155 在颈动脉部分结扎部位下方的巨噬细胞中高度表达。此外,白细胞缺失 miR-155 后可以抑制动脉粥样硬化斑块的形成,而非造血细胞缺失 miR-155 将不影响斑块进程[37]。在巨噬细胞中,miR-155 通过抑制 B 细胞淋巴瘤 6,反过来增强趋化因子配体 2 的表达[38]。巨噬细胞缺失 miR-155 后可以增加胆固醇外流,这一过程独立于 ATP 结合盒转运体 1(ABCA1)和 ATP 结合盒转运体 G1[37]。

在动脉粥样硬化病变部位,特别是在其中的巨噬细胞中,miR-342-5p 表达含量明显上调[39]。抑制巨噬细胞 miR-342-5p 表达可以特异性减弱促炎症细胞因子诱导的 NOS2 的表达。miR-342-5p 靶向作用于 AKT1,从而降低促炎症反应[23]。此外,AKT1 也可以反向控制 miR-155 的表达[35]。在 ApoE$^{-/-}$ 小鼠中,使用 antagomiRs 拮抗 miR-155 可以通过增加 AKT1 减缓动脉粥样硬化发展。

值得注意的是,关于免疫细胞 miRNA 在动脉粥样硬化作用中的研究主要集中在 miRNA 如何调节巨噬细胞功能。在体情况下 miRNA 在动脉粥样硬化发生、发展过程中如何调节 T 细胞、B 细胞或树突状细胞功能仍存在大量研究空白,因而值得关注。

15.2.2.3 血管平滑肌细胞 miRNAs 与动脉粥样硬化

关于 miR 在动脉粥样硬化中如何调节血管平滑肌细胞(vascular smooth muscle cells, VSMCs)功能的研究比较少。研究表明,miR-663 参与调节了人 VSMCs 表型转换和新生内膜的形成[40]。miR-145 是一种在 VSMCs 中表达丰富的 miRNA[41],参与调节 VSMCs 的命运和重建(remodeling)。在 ApoE$^{-/-}$ 小鼠中,慢病毒转染 miR-145 至 VSMCs 后可以抑制动脉粥样硬化病变的产生,使斑块形成更稳定的表型(较少的巨噬细胞、厚的纤维帽、减少坏死核心以及增加胶原含量等)[42]。在 Ldlr$^{-/-}$ 小鼠中,全身遗传性缺失 miR-143/145 可以防止动脉粥样硬化的发生、发展[43]。

我们的最新研究关注了力学条件下静脉 VSMCs 的 miRNA 表达情况,以及力敏感的静脉平滑肌源性 miRNA 对静脉移植内膜增生的影响,这些研究结果试图为临床静脉移植内膜增生疾病提供一种潜在的治疗新靶标。本章的后续部分将详细阐述这方面的研究结果。

15.3 切应力敏感的内皮源性 miRNAs

15.3.1 miRNAs 与切应力诱导的内皮细胞激活和动脉粥样硬化

动脉粥样硬化病变容易发生于动脉分支、分岔以及弯曲处,这些部位的血流具有扰动流、低壁面切应力的特征。ECs 感受异常力学刺激、呈现渗透性增加和高度增殖的状态是动脉粥样硬化易发区域形成的重要机制。扰动流通过调节细胞连接蛋白的表达和分布以增强血管 ECs 通透性,特别是促进 ECs 炎症反应相关信号通路活化,增加相关基因表达以及调控细胞功能[20]。体外和体内实验也发现,不同的流体方式可以调控 miRNAs 表达,进而影响细胞功能。

与静态对照相比,正常切应力促进脐静脉 ECs 内 miR-10a、miR-19a、miR-29c 以及 miR-181b 等 35 个 miRNAs 分子表达,同时降低 26 个 miRNAs 分子表达。在正常切应力上调的 miRNAs 中,miR-19a 通过结合 cyclin D1 的 $3'$UTR 抑制其表达,该机制可能参与了生理条件下 ECs 低增殖状态的维持[44]。在类似的研究中,24 h 正常切应力诱导 8 个 miRNAs 分子上调以及 13 个 miRNAs 分子下调,上调的 miR-23b 通过减少 E2F1 表达和 Rb 的磷酸化抑制 ECs 增殖[45]。

分析比较主动脉弓小弯侧(动脉粥样硬化好发区域,血流为低壁面切应力的扰动流)和降主动脉(非动脉粥样硬化好发区域,血流为正常切应力的层流)ECs 的 miRNAs,结果显示,miR-10a 在动脉粥样硬化好发区域表达含量降低[46],而 miR-10a 可以抑制 IκBα 蛋白酶体降解,进而抑制经典的 NF-κB 信号通路[46]。miR-21 则在振荡切应力条件下表达上升[47],上升的 miR-21 可以诱导促炎症基因的表达,进而增强白细胞-ECs 之间的黏附作用[47]。此外,正常切应力还可以减少 miR-92a 的表达,而扰动流促进其表达[48]。miR-92a 通过靶向抑制转录因子 KLF2 的表达来下调内皮 NO 的产生。小鼠颈动脉转染 miR-92a 后,血流介导的血管舒张被抑制[48]。抑制 miR-92a 可以增强 KLF4 的表达,进而减弱 TNF-α 刺激产生的 ECs 活化以及白细胞-ECs 之间的相互作用[49]。

15.3.2 切应力通过 miRNA 调控细胞交流

自从 20 世纪 90 年代 miRNA 发现以来,内皮源性 miRNA 发现可以转入 VSMCs 并影响 VSMCs 的功能。miRNA 成为不同种类细胞之间相互交流的一种媒介,并在细胞相互交流过程中发挥重要调控作用。miRNAs 参与了切应力条件下不同细胞之间的交流,并在细胞功能调节中发挥作用。

15.3.2.1 切应力通过 miR-126 调控细胞交流

研究表明,在血管抗动脉粥样硬化区域,ECs 感受高的切应力,内皮源性 miR-126 位于 ECs 内,ECs 下层的 VSMCs 维持静止状态。在动脉分叉处,扰动流可以诱导 ECs miR-126

结合 Argonaute2 蛋白质并分泌出细胞,然后转入 ECs 下层的 VSMCs,结合 VSMCs 的 FOXO3、BCL - 2 以及 IRS1 基因 mRNA 的 3′-非翻译区,从而抑制 FOXO3、BCL - 2 以及 IRS1 基因蛋白的表达[50]。通常情况下,FOXO3、BCL2 和 IRS1 可以维持 VSMCs 处于静止状态,所以当 miR - 126 抑制这些基因表达以后就可以激活 VSMCs 并促进其增殖,进而诱导新生内膜增生(见图 15 - 4)。

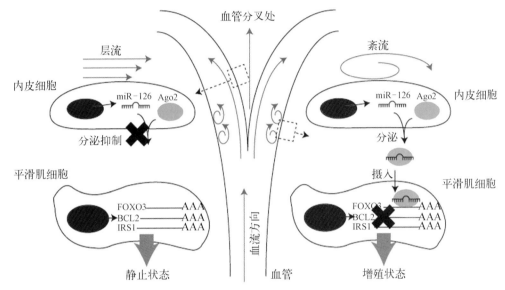

图 15 - 4   在血管动脉粥样硬化好发区域,分泌的 miR - 126 可以诱导 VSMCs 增殖[50]

Figure 15 - 4   Secreted miR - 126 in atheroprone regions of the vasculature induces VSMC proliferation

有研究显示,分泌的 miR - 126 被 ECs 摄入后具有预防动脉粥样硬化的作用[51],然而,当 miR - 126 进入 VSMCs 以后,动脉粥样硬化程度明显加深。通常在体条件下 ECs 表达较多 miR - 126,而 VSMCs 几乎不表达 miR - 126。因此在促动脉粥样硬化形成的环境下即使有一小部分 miR - 126 从 ECs 分泌转入 VSMCs 也会对 VSMCs 功能产生影响[50]。

在小鼠颈动脉结扎模型中,基因敲除 miR - 126 可以有效抑制内膜新生。而对 miR - 126 基因敲除小鼠注射含有 miR - 126 的蛋白质复合物培养液上清时,小鼠的内膜增生被诱发。因此,在临床上抑制 miR - 126 转移到 VSMCs 可能是治疗新生内膜增生的一个潜在方法。然而需要注意的是,当囊泡包埋的 miR - 126 转移到 ECs 时动脉粥样硬化可以得到有效缓解[51],抑制 miR - 126 转移到 ECs 会增加动脉粥样硬化,因此应促进 miR - 126 转移到 ECs。

当诱发动脉粥样硬化的因素出现时,大量的炎性细胞侵入血管,此时由 ECs 分泌的 miR (包括 miR - 126)也会被白细胞摄入,这些 miR 转入白细胞也可能参与了动脉粥样硬化病理过程。

15.3.2.2   切应力通过 miR - 143/145 调控细胞交流

切应力可以促进人脐静脉 ECs 的 KLF2 的表达,KLF2 表达含量上升后又可以促进 miR - 143/145 的表达。在人脐静脉内皮细胞(HUVECs)中,正常剪切应力促进 miR - 143/

145 表达含量上升是通过 KLF2 介导的,正常切应力以及高表达 KLF2 都可以促进细胞外囊泡中 miR－143/145 含量上升。细胞外囊泡可以将内皮源性的 miR－143/145 转入VSMCs。细胞外囊泡包裹 miR－143/145 转入 VSMCs 以后可以抑制 miR－143/145 靶基因以及去分化相关基因的表达,从而诱导 VSMCs 去分化,形成可以诱发动脉粥样硬化形成的 VSMCs 表型[52]。

15.4　miR－33 调控移植静脉新生内膜增生的力学生物学机制

研究表明,miRNA 可以调节 VSMCs 增殖,在血管壁病理性重建过程中发挥重要作用[53-55]。Brock 等[54]证实,使用胆固醇修饰的 miR－20a 拮抗剂可以有效降低人肺动脉VSMCs 的增殖,抑制缺氧诱发的肺动脉高压血管重建。而在球囊损伤模型中,miR－133a可以诱导新生内膜 VSMCs 增殖、迁移和表型转化[55]。研究显示,在移植静脉内膜增生过程中 VSMCs 增殖明显,与此同时 miR－21 的表达含量显著上升,敲除 miR－21 则可以缓解移植静脉内膜增生,因而 miR－21 可能成为治疗静脉移植内膜增生的潜在靶标[33]。虽然这些研究表明,miRNA 在 VSMCs 病理性血管重建(包括静脉移植)过程中发挥关键作用,但周期性张应变诱导 VSMCs 增殖的分子机制,尤其是 miRNA 在周期性张应变条件下诱导静脉VSMCs 增殖以及移植静脉新生内膜增生过程中的作用仍不清楚。

体内和体外实验已经证明 miR－33 可以调节多种细胞的增殖。近些年的研究发现,miR－33 与人类肝脏再生密切相关[56];抑制 miR－33 可以促进 WM35 和 WM451 细胞系增殖[57];miR－33 也可以通过 p53 通路调控造血干细胞的自我更新,进而预防和治疗造血功能障碍[58]。但是,miR－33 是否调节 VSMCs 增殖,尤其是在周期性张应变环境下(动脉环境下的周期性张应变)的血管静脉 VSMCs 增殖以及其对于移植静脉内膜增生的作用,目前还不得而知。

在此,基于研究结果我们将阐述周期性张应变条件(动脉环境下的周期性张应变)下miR－33 在调节静脉 VSMCs 增殖以及静脉移植内膜增生过程中的作用及其力学生物学机制[59]。

15.4.1　移植静脉内膜增生、细胞增殖以及 miR－33 表达

15.4.1.1　移植静脉内膜增生

采用患者自体静脉作为移植供体进行搭桥是一种方便、有效以及常用的技术[60]。然而,当把静脉移植到动脉环境以后,移植静脉将受到动脉环境下相对高压力和高流速的血流动力学因素影响,其力学环境发生显著变化[61]。静脉移植手术后,动脉环境较高的周期性张应变可以诱导移植静脉 VSMCs 过度增殖和迁移,进而导致内膜增生以及管腔闭塞,最终可以导致旁路移植手术失败[62]。

为了了解 SD 大鼠静脉移植以后静脉血管在动脉环境发生血管重建情况,我们构建了

"套管法"大鼠静脉移植模型(具体方法详见第 5 章),将 SD 大鼠左侧的颈外静脉移植到颈动脉,右侧静脉作为对照,分别在移植 1 周、2 周和 4 周后观察移植静脉内膜增生情况。

移植 1 周、2 周和 4 周后,取移植静脉以及对侧静脉血管样品进行石蜡切片,随后使用 Elastin-Van Gesion 染色方法分别对对照组、1 周组、2 周组以及 4 周组血管石蜡切片样品进行染色,观察血管重建以及内膜增生情况。染色结果表明,移植血管在移植 1 周、2 周以及 4 周以后都发生血管重建[见图 15-5(a)]。移植 1 周、2 周和 4 周以后移植静脉出现显著增生,4 周组移植静脉血管内膜增生尤其明显[见图 15-5(b)][59]。这些研究结果表明,当大鼠静脉移植到动脉环境后,其迅速承受到动脉环境的周期性张应变,导致移植静脉在短期内发生血管重建,内膜增生,进而影响血管的通畅,血管失去正常功能,导致静脉移植手术失败。如何缓解移植静脉内膜增生成为手术成败以及影响临床搭桥手术患者手术后血管通畅时间长短的关键。

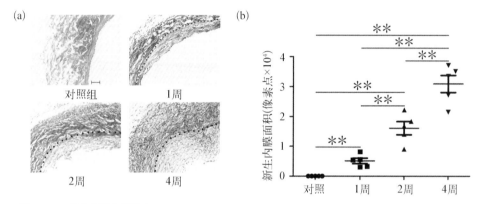

图 15-5　移植静脉内膜增生
(a) 移植静脉出现血管重建,发生明显内膜增生;(b) 定量分析移植静脉内膜增生。结果表示为 mean ±SD,** $p < 0.01$ vs 对照组,$n = 5$
Figure 15-5　The expression of miR-33 in vein grafts

15.4.1.2　移植静脉血管细胞增殖

移植静脉内膜增生与其中的静脉细胞增殖密切相关,检测在体静脉细胞的增殖可以反映出移植静脉内膜增生情况,也可以掌握血管重建情况。

Brdu 原位细胞增殖实验用于检测移植静脉血管细胞增殖。与对侧颈外静脉血管相比,移植 1 周、2 周和 4 周以后移植静脉血管细胞出现显著增殖[见图 15-6(a)][59]。定量分析结果显示:1 周、2 周和 4 周组移植静脉血管细胞均出现显著增殖,而 2 周组移植静脉血管细胞增殖尤为明显[见图 15-6(b)][59]。

15.4.1.3　移植静脉血管的 miR-33 表达量下降

miR-33 嵌于内固醇调节元件结合蛋白(SREBPs)基因内含子序列中,是一个高度保守的家族,包括 miR-33a 和 miR-33b 这 2 种形式。从果蝇到人类,miR-33a 都高度保守存在。而 miR-33b 在啮齿类等低等哺乳动物中缺失。在大鼠中,只存在一种亚型的 miR-33

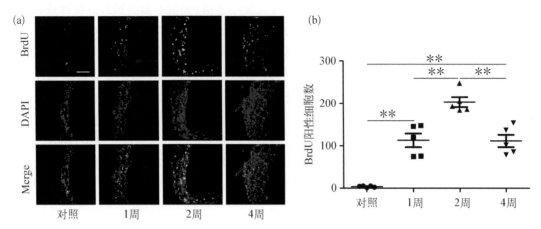

图 15 - 6　移植静脉血管细胞增殖
(a) Brdu 原位细胞增殖实验用于检测移植静脉血管细胞增殖;(b) 定量分析移植静脉细胞增殖。BrdU 呈绿色,4,6 - diamidino - 2 - phenylindole(DAPI)染细胞核(蓝色)。结果表示为 mean±SD,** $p<0.01$ vs 对照组,$n = 5$

Figure 15 - 6　Cell proliferation in grafted veins

(这和人类中的 miR - 33a 高度保守),其位于大鼠 SREBP - 2 基因内含子 15 中。因而,目前关于 miR - 33 的研究主要集中于 miR - 33a。我们的研究在大鼠中展开,由于大鼠基因中只存在 miR - 33a 这种 miR - 33,故本文中的 miR - 33 特指 miR - 33a。

目前,关于 miR - 33 的研究工作主要集中于胆固醇外流和脂质代谢,在体使用 miR - 33 的拮抗剂 antagonism 或者基因水平敲除 miR - 33 可以显著提高动物循环的高密度脂蛋白胆固醇含量[63]。miR - 33 除了与胆固醇外流和脂质代谢关系密切,其与细胞增殖和细胞周期进程以及人类肝脏再生也有密切联系[56]。miR - 33 也可以通过 p53 途径调节造血干细胞的自我更新,并可以预防和治疗造血障碍[58]。Salinas 等的研究结果显示,抑制内源性的 miR - 33 可以促进 Huh7 和 A549 细胞增殖[56]。涉及 miR - 33 在静脉移植中的作用研究,目前尚未见有报道。

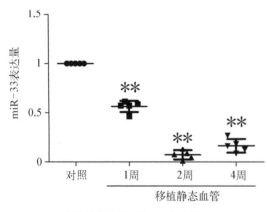

图 15 - 7　移植静脉血管 miR - 33 表达量
移植静脉的 miR - 33 表达量降低。结果表示为 mean± SD,** $p<0.01$ vs 对照组,$n = 5$

Figure 15 - 7　miR - 33 expression level in the grafted veins

为了研究 miR - 33 在移植静脉内膜增生过程中的作用,我们检测了移植静脉的 miR - 33 表达情况。静脉移植到动脉环境 1 周、2 周和 4 周后,收取移植静脉以及对侧静脉血管样品,使用 Trizol 提取血管总 RNA,然后进行 RT - PCR 来检测各组血管中 miR - 33 的相对表达含量。结果显示,与自身对侧颈静脉相比较,移植 1 周、2 周和 4 周后的静脉血管 miR - 33 的表达量均显著下降(见图 15 - 7)[59]。这一研究结果揭示 miR - 33 可能在移植静脉内膜增生过程中发挥重要作用,由于静脉 VSMCs 增殖在静脉移植内膜增生过程中发挥重要作用,因此,需要了解

miR‑33 是否对静脉 VSMCs 增殖具有影响以及其可能的机制。

15.4.2　miR‑33 调控静脉平滑肌细胞增殖

大鼠静脉 VSMCs 的增殖在移植静脉内膜增生过程中发挥重要作用,因而了解 miR‑33 对大鼠静脉 VSMCs 增殖的影响可以帮助了解 miR‑33 对移植静脉内膜增生的作用。

15.4.2.1　miR‑33 调控静脉平滑肌细胞增殖

为了检验 miR‑33 是否可以调控静脉 VSMCs 增殖,我们离体培养了大鼠颈外静脉 VSMCs,分别使用 rno‑miR‑33 模拟物(mimics,MI)以及 rno‑miR‑33 抑制剂(inhibitor,IN),观察细胞增殖情况。

CCK‑8 实验结果显示(见图 15‑8):与对照组(negative control,NC)转染组相比,转染 100 nmol/L 的 rno‑miR‑33 MI 都可以显著抑制静脉 VSMCs 增殖;与 inhibitor NC 转染组相比,转染 100 nmol/L 的 rno‑miR‑33 IN 可以有效促进静脉 VSMCs 增殖[59]。

与此同时,使用 BrdU 掺入实验来进一步验证 miR‑33 对静脉 VSMCs 的增殖作用。BrdU 免疫荧光结果显示:与 NC 转染组相比,rno‑miR‑33 MI 可以显著抑制静脉 VSMCs 增殖;与 IN NC 转染组相比,rno‑miR‑33 IN 可以有效促进静脉 VSMCs 增殖[见图 15‑9(a)][59]。

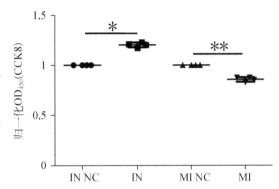

图 15‑8　miR‑33 调控离体静脉 VSMCs 增殖
CCK‑8 实验显示,miR‑33 影响静脉 VSMCs 增殖。结果表示为 mean±SD,* $p<0.05$,** $p<0.01$ vs 对照组,$n = 4$

Figure 15‑8　miR‑33 regulates proliferation of venous VSMCs in vitro

此外,我们使用了 BrdU‑Elisa 实验来展开进一步验证,BrdU‑Elisa 实验得到了类似的结果[见图 15‑9(b)][59]。

这些研究结果显示,miR‑33 的表达含量与静脉 VSMCs 增殖具有负相关性。这与 Salinas 等在 Huh7 和 A549 细胞中取得的结果一致[56],也与 Zhou 等在 WM35 和 WM451 细胞系中取得的结果一致[57]。总之,现有的研究结果以及我们的实验结果都显示:miR‑33的表达含量与静脉 VSMCs 增殖具有负相关性,这也预示 miR‑33 对于细胞增殖的作用与细胞类型之间无必然关系。然而,需要进一步实验来确认 miR‑33 是如何调控静脉 VSMCs 的增殖。

15.4.2.2　miR‑33 靶向作用于 BMP3

miR‑33 可以通过调控不同的靶基因来影响细胞功能。在体实验显示,miR‑33 通过调控 ABCA1 基因来影响高密度脂蛋白表达,其也可以通过抑制周期蛋白依赖性激酶 6(CDK6)和细胞周期蛋白 D1(CCND1)基因的表达来降低细胞增殖和细胞周期进程[56]。我

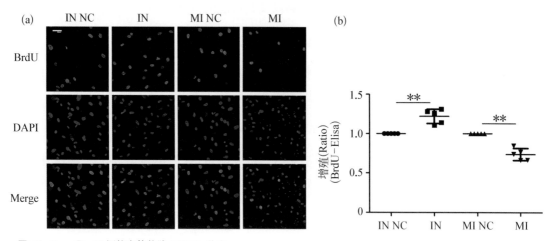

图 15 - 9　miR - 33 调控离体静脉 VSMCs 增殖

(a) BrdU 掺入实验显示,miR - 33 调节静脉 VSMCs 增殖;(b) BrdU - Elisa 实验证实 miR - 33 调控静脉 VSMCs 增殖。结果表示为 mean±SD,** $p<0.01$ vs 对照组,$n = 4$

Figure 15 - 9　miR - 33 regulates proliferation of venous SMC in vitro

们需要寻找到在静脉 VSMCs 中被 miR - 33 调控并可以促进静脉 VSMCs 增殖的基因。

　　我们应用 PicTar(http：//www. pictar. org/)、TargetScan(http：//www. targetscan. org/) 以及 miRanda(http：//www. microrna.org) 这 3 个网站寻找 miR - 33 潜在的靶基因。这 3 个网站预测结果均显示,BMP3 是 miR - 33 潜在的靶标。miR - 33 的序列在不同种属间具有高度保守型,各个种属的 miR - 33 与 BMP3 的 3′- UTR 结合的序列是相同的(见图 15 - 3 和图 15 - 10(a))[59]。

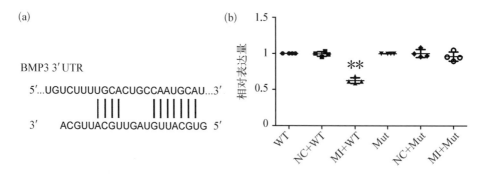

图 15 - 10　miR - 33 靶向作用于 BMP3

(a) 网站预测;(b) 双荧光素酶报告实验。结果表示为 mean±SD,** $p<0.01$ vs 对照组,$n = 4$

Figure 15 - 10　miR - 33 targets BMP3

　　使用双荧光素酶报告实验来验证算法预测的结果,将 BMP3 序列以及其特异位点突变序列一起转入双荧光素酶报告基因,结果显示,miR - 33 MI 可以显著降低插入有 BMP3 序列的荧光素酶活性,而 miR - 33 MI 对转入有 BMP3 突变序列的荧光素酶活性没有影响,这表明 miR - 33 可以靶向作用于 BMP3 的 3′- UTR[见图 15 - 10(b)][59]。

　　用 miR - 33 特异性 MI 和 IN 作用于静脉 VSMCs 来进一步证明 miR - 33 对于 BMP3 的作用效果。Western 结果显示,miR - 33 MI 过表达 miR - 33 可以有效降低细胞 BMP3 的

表达含量以及 Smad2 和 Samd5 的磷酸化水平［见图 15‑11(a)(b)］,而抑制剂则可以有效升高 BMP3 的表达含量以及 Smad2 和 Samd5 的磷酸化水平［见图 15‑11(c)(d)］。

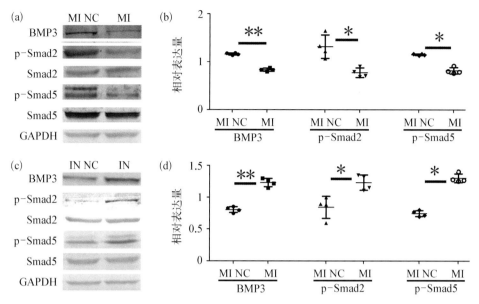

图 15‑11 miR‑33 负向调控 BMP3 表达
(a) 静脉 VSMCs 转染 miR‑33 模拟物,检测 BMP3 信号通路表达情况;(b) 定量分析 BMP3、p‑Smad2 以及 p‑Smad5;(c) 静脉 VSMCs 转染 miR‑33 抑制剂,检测 BMP3 信号通路表达情况;(d) 定量分析 BMP3、p‑Smad2 和 p‑Smad5。结果表示为 mean±SD, * $p<0.05$, ** $p<0.01$ vs 对照组, $n=4$

Figure 15‑11 miR‑33 negatively regulates the expression of BMP3

这些研究结果表明 BMP3 是 miR‑33 的靶基因,其可以在静脉 VSMCs 中被 miR‑33 反向调控。可是 BMP3 是否参与了 miR‑33 调控的静脉 VSMCs 细胞增殖以及其是否在移植静脉内膜增生过程中发挥重要作用尚未可知,需要进一步实验进行阐述。

15.4.2.3 移植静脉的 BMP3 信号通路被激活

BMP3 是转化生长因子 β(TGF‑β)超家族的一员[62],其可以通过 TGF‑β/激活素信号转导通路促进间充质干细胞增殖。我们的实验已经证明:BMP3 是 miR‑33 的靶基因,其可以在静脉 VSMCs 中被 miR‑33 反向调控,而 miR‑33 又可以反向调控静脉 VSMCs 增殖。因而我们猜测,BMP3 可以促进静脉 VSMCs 增殖,在移植静脉中 BMP3 信号通路有可能被激活。移植 1 周、2 周和 4 周后,收取移植静脉以及对侧静脉血管样品,匀浆,收集血管蛋白,然后使用 Western blotting 法检测 BMP3 信号通路相关分子表达情况。结果显示,移植 1 周、2 周和 4 周后,移植静脉的 BMP3 以及 Smad2 和 Samd5 的磷酸化水平均显著上升［见图 15‑12(a)(b)］[59]。这预示 miR‑33‑BMP3 信号通路有可能参与移植静脉内膜增生过程。

15.4.2.4 BMP3 促进静脉平滑肌细胞增殖

现有的研究结果表明,BMP3 可以通过 TGF‑β/激活素信号传导通路促进间充质干

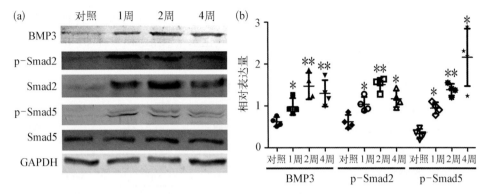

图 15 - 12　移植静脉 BMP3 蛋白表达水平
（a）移植静脉中 BMP3 信号通路相关分子表达情况；（b）定量分析 BMP3、p - Smad2 以及 p - Smad5 表达量。结果表示为 mean±SD，* $p<0.05$，** $p<0.01$ vs 对照组，$n = 4$

Figure 15 - 12　Protein expression of BMP3 in vein graft

胞增殖[64]。VSMCs 和 ECs 都可以释放 BMP 蛋白，BMP 蛋白在 VSMCs 中发挥重要作用[65]。为了研究 BMP3 是否影响静脉 VSMCs 的增殖，我们分别使用 BMP3 重组蛋白以及 siRNA 干扰片段作用于静脉 VSMCs，观察其对于静脉 VSMCs 增殖的效果。

　　BMP3 重组蛋白实验显示：无论使用 CCK8 试剂盒［见图 15 - 13（a）］还是 BrdU - Elisa 试剂盒［见图 15 - 13（b）］检测细胞增殖，都可以发现，100 ng/ml BMP3 重组蛋白可以有效促进 VSMCs 增殖［见图 15 - 13（a）（b）］[59]。无论使用 CCK8 试剂盒［见图 15 - 13（c）］还是

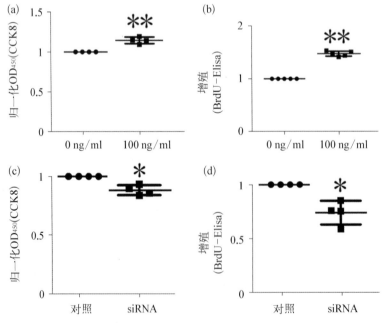

图 15 - 13　BMP3 调控静脉 VSMCs 增殖
BMP3 重组蛋白对静脉 VSMCs 增殖影响情况：（a）CCK8 检测；（b）BrdU - Elisa 检测。BMP3 siRNA 对静脉 VSMCs 增殖影响情况：（c）CCK8 检测；（d）BrdU - Elisa 检测。结果表示为 mean±SD，* $p<0.05$，** $p<0.01$ vs 对照组，$n = 4$

Figure 15 - 13　BMP3 modulates venous VSMCs proliferation

BrdU - Elisa 试剂盒［见图 15 - 13(d)］检测细胞增殖,都可以发现,使用 BMP3 siRNA 降低 VSMCs 中的 BMP3 可以有效抑制细胞增殖。这些结果表明 BMP3 可以有效调控静脉 VSMCs 增殖,其可能与 miR - 33 共同参与了移植静脉内膜增生过程[59]。

为了进一步探究 BMP3 在 miR - 33 调控静脉 VSMCs 增殖中的作用,确定 BMP3 在 miR - 33 调控静脉 VSMCs 增殖中的必要性。分别在 miR - 33 MI 转染下,观察 BMP3 重组蛋白对 VSMCs 增殖的影响;在 miR - 33 IN 转染下,观察 BMP3 siRNA 对 VSMCs 增殖的影响。

研究结果表明: 在 miR - 33 MI 转染下,CCK - 8 和 BrdU Elisa 检测结果均表明,BMP3 重组蛋白可以有效促进 VSMCs 增殖［见图 15 - 14(a)(b)］;在 miR - 33 IN 转染下,CCK - 8 和 BrdU Elisa 检测结果均表明,BMP3 siRNA 可以有效抑制 VSMCs 增殖［见图 15 - 14(c)(d)］[59]。

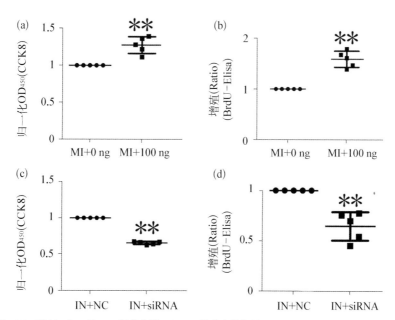

图 15 - 14　BMP3 在 miR - 33 调控静脉 VSMCs 增殖中的作用
在 miR - 33 MI 转染下,观察 BMP3 重组蛋白对 VSMCs 增殖的影响: (a) CCK8 检测;(b) BrdU - Elisa 检测。在 miR - 33 IN 转染下,观察 BMP3 siRNA 对 VSMCs 增殖的影响;(c) CCK8 检测;(d) BrdU - Elisa 检测。结果表示为 mean±SD,** $p<0.01$ vs 对照组,$n = 5$

Figure 15 - 14　BMP3 modulates venous VSMCs proliferation under miR - 33 transfection

15.4.2.5　BMP3 调控 Smad2 和 Smad5 磷酸化

为了进一步探明静脉 VSMCs 中 BMP3 与 Smad2 和 Smad5 之间的关系,我们分别用 BMP3 重组蛋白以及特异性 siRNA 干扰片段作用静脉 VSMCs,检测 Smad2 和 Smad5 以及其磷酸化水平表达量。

使用 BMP3 重组蛋白作用于静脉 VSMCs 1 h、3 h、6 h、12 h、24 h 后观察 Smad2 和 Smad5 的磷酸化水平。Western blotting 结果显示,BMP3 重组蛋白作用静脉 VSMCs 3 h 和 6 h 后,Smad2 和 Smad5 的磷酸化水平显著上升［见图 15 - 15(a)(b)］[59]。

使用 BMP3 特异性 siRNA 干扰片段进一步研究 BMP3 对 Smad2 和 Smad5 磷酸化水平的调控作用。实验结果显示,BMP3 特异性 siRNA 干扰片段可以降低这 2 个分子的磷酸化水平[见图 15-15(c)(d)][59]。

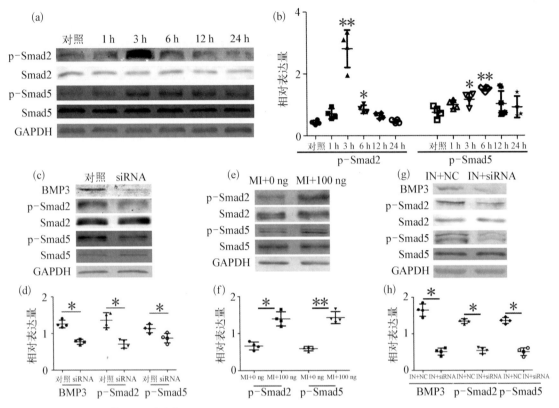

图 15-15 BMP3 调控 Smad 磷酸化

(a) BMP3 重组蛋白调控 Smad2 和 Smad5 磷酸化;(b) 定量分析 p-Smad2 和 p-Smad5;(c) BMP3 siRNA 调控 Smad2 和 Smad5 磷酸化;(d) 定量分析 p-Smad2 和 p-Smad5;(e) 在 miR-33 MI 转染下 BMP3 重组蛋白调控 Smad2 和 Smad5 磷酸化;(f) 定量分析 p-Smad2 和 p-Smad5;(g) 在 miR-33 IN 转染下 BMP3 siRNA 调控 Smad2 和 Smad5 的磷酸化;(h) 定量分析 p-Smad2 和 p-Smad5。结果表示为 mean±SD,$^* p < 0.05$,$^{**} p < 0.01$ vs 对照组,$n = 5$

Figure 15-15 BMP3 modulates phosphorylation of Smad2 and Smad5

为了研究 BMP3 在 miR-33 调控 Smad2 和 Smad5 磷酸化水平中的作用,确定 BMP3 在 miR-33 调控静脉 VSMCs 的 Smad2 和 Smad5 磷酸化水平过程中的必要性。分别在 miR-33 MI 转染下,观察 BMP3 重组蛋白对 Smad2 和 Smad5 磷酸化水平的影响情况;在 miR-33 IN 转染下,观察 BMP3 siRNA 对 Smad2 和 Smad5 磷酸化水平的影响情况。

研究结果表明:在 miR-33 MI 转染下,BMP3 重组蛋白可以有效促进 Smad2 和 Smad5 磷酸化水平[见图 15-15(e)(f)];在 miR-33 IN 转染下,BMP3 siRNA 可以有效抑制 Smad2 和 Smad5 磷酸化水平[见图 15-15(g)(h)][59]。

这些结果表明,Smad2 和 Smad5 作为 BMP3 的下游分子参与了 BMP3 调节的静脉 VSMCs 增殖过程。

15.4.3 miR‐33 调控静脉平滑肌细胞其他功能

15.4.3.1 miR‐33 调控静脉平滑肌细胞迁移

大鼠静脉 VSMCs 的迁移在移植静脉内膜增生过程中发挥重要作用,了解 miR‐33 对大鼠静脉 VSMCs 迁移的影响情况可以帮助了解 miR‐33 对移植静脉内膜增生的作用。

为了检验 miR‐33 是否可以调控静脉 VSMCs 迁移,我们离体培养了大鼠颈外静脉 VSMCs,分别使用 rno‐miR‐33 MI 以及 rno‐miR‐33 IN 作用于静脉 VSMCs,观察细胞迁移情况。

划痕法细胞迁移实验结果显示(见图 15‐16):与 IN NC 转染组相比,转染 100 nmol/L 的 rno‐miR‐33 IN 可以有效促进静脉 VSMCs 迁移;与 NC 转染组相比,转染 100 nmol/L 的 rno‐miR‐33 MI 可以显著抑制静脉 VSMCs 迁移。

我们的这一研究结果显示:miR‐33 不仅在调控静脉 VSMCs 增殖过程中发挥重要作用,还参与了静脉 VSMCs 的迁移过程,而静脉 VSMCs 的增殖和迁移对于移植静脉内膜增生至关重要。这预示 miR‐33 可能在移植静脉内膜增生过程中发挥重要作用。

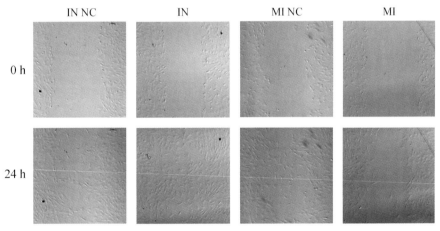

图 15‐16 miR‐33 调控离体静脉 VSMCs 迁移
与 IN NC 组相比,转染 100 nmol/L 的 rno‐miR‐33 IN 可以有效促进静脉 VSMCs 迁移;与 NC 组相比,转染 100 nmol/L 的 rno‐miR‐33MI 可以显著抑制静脉 VSMCs 迁移
Figure 15‐16 miR‐33 regulates migration of venous VSMCs in vitro

15.4.3.2 miR‐33 调控静脉平滑肌细胞凋亡

掌握 miR‐33 对于静脉 VSMCs 凋亡的调控作用可以帮助了解 miR‐33 是否调控移植静脉内膜增生。

为了检验 miR‐33 是否可以调控静脉 VSMCs 凋亡,我们离体培养了大鼠颈外静脉 VSMCs,分别使用 rno‐miR‐33 MI 以及 rno‐miR‐33 抑制剂 IN 作用于静脉 VSMCs,观察细胞凋亡情况。

利用 Annexin V‐FITC 和 PI 双标法结合流式细胞仪检测细胞凋亡,实验结果显示(见

图 15-17）：与 IN NC 转染组相比，转染 100 nmol/L 的 rno-miR-33 IN 可以有效抑制静脉 VSMCs 凋亡；与 NC 转染组相比，转染 100 nmol/L 的 rno-miR-33 MI 可以显著促进静脉 VSMCs 凋亡。

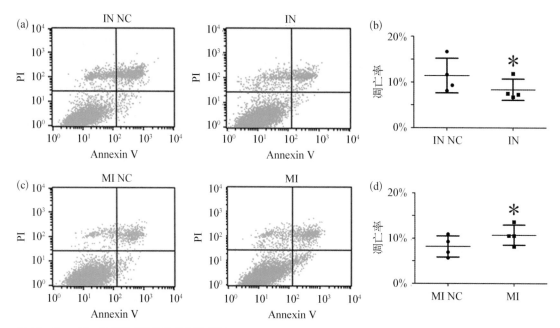

图 15-17 miR-33 调控离体静脉 VSMCs 凋亡

与 IN NC 转染组相比，转染 100 nmol/L 的 rno-miR-33 IN 可以有效抑制静脉 VSMCs 凋亡；与 NC 转染组相比，转染 100 nmol/L 的 rno-miR-33 MI 可以显著促进静脉 VSMCs 凋亡。结果表示为 mean±SD，* $p < 0.05$ vs 对照组，$n = 4$

Figure 15-17 miR-33 regulates apoptosis of venous VSMCs in vitro

我们的这一研究结果显示，miR-33 不仅参与静脉 VSMCs 增殖和迁移过程，还有效参与静脉 VSMCs 的凋亡过程，其通过抑制静脉 VSMCs 细胞凋亡，促进静脉 VSMCs 增殖和迁移来达到促进内膜增生的效果。高表达 miR-33 可以抑制 VSMCs 增殖和迁移，促进 VSMCs 的凋亡，从而存在潜在缓解内膜增生的作用。

15.4.4　周期性张应变调控静脉 VSMCs 增殖和 miR-33 表达

15.4.4.1　周期性张应变促进静脉平滑肌细胞增殖

Kozai 等[66]的研究结果表明，离体牵拉人大隐静脉 VSMCs，以模拟静脉所受到的动脉环境的周期性张应变。结果显示，周期性张应变可以通过促进细胞膜积累 RhoA 以及 P42/P44 丝裂原活化蛋白激酶（MAPK）和 Akt 的磷酸化，进而促进细胞增殖。而 TR3 核孤受体可以抑制周期性张应变诱导的静脉平滑肌细胞增殖[67]。我们猜测正常动脉环境的周期性张应变可以促进静脉 VSMCs 增殖。

为了模拟在体动脉环境，阐述动脉环境的周期性张应变在移植静脉内膜增生过程中的作用，我们离体培养了大鼠静脉 VSMCs，将处于 4～8 代之间的静脉 VSMCs 种植于

FlexCell 细胞培养板,使用 FX - 4000T 周期性张应变加载装置,给离体培养的大鼠静脉 VSMCs 施加 10%、1.25 Hz 的周期性张应变。牵拉 24 h 后,与静态组细胞比较,观察静脉 VSMCs 增殖。

CCK - 8[见图 15 - 18(a)]和 BrdU Elisa[见图 15 - 18(b)]结果显示,10%、1.25 Hz 的周期性张应变可以显著促进静脉 VSMCs 增殖[59]。这一结果表明 10% 的周期性张应变对于静脉 VSMCs 增殖具有促进作用,而静脉 VSMCs 增殖是移植静脉内膜增生的重要原因,因而 10% 的周期性张应变在移植静脉内膜增生过程中发挥重要作用。

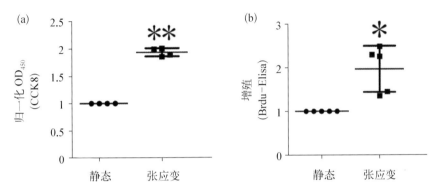

图 15 - 18 周期性张应变调控静脉平滑肌细胞增殖
周期性张应变促进静脉 VSMCs 增殖:(a) CCK8 检测;(b) BrdU Elisa 检测。结果表示为 mean±SD,
* $p < 0.05$, ** $p < 0.01$ vs 对照组,$n = 4$
Figure 15 - 18 The expression levels of miR - 33 in venous VSMCs is regulated by cyclic stretch

15.4.4.2 周期性张应变降低静脉平滑肌细胞的 miR - 33 表达

前面的研究结果表明,移植静脉出现内膜增生,增生的内膜中 miR - 33 的表达含量出现明显下降,预示 miR - 33 在力学条件下参与了移植静脉内膜增生,其可能参与了力学条件下静脉平滑肌细胞的增殖。为了验证 10%、1.25 Hz 周期性张应变(模拟在体环境中移植静脉受到的动脉压)对静脉 VSMCs 的 miR - 33 表达影响是否与在体一致,我们检测了静态组、周期性张应变牵拉 1 h、3 h 组以及 6 h 组静脉 VSMCs 的 miR - 33 表达情况。

RT - PCR 结果显示,和对照组相比,受到周期性张应变加载(1 h、3 h、6 h)的静脉 VSMCs 的 miR - 33 表达量显著下降(见图 15 - 19)[59]。

这一结果表明,10% 周期性张应变和 miR - 33 也与移植静脉内膜增生密切相关。

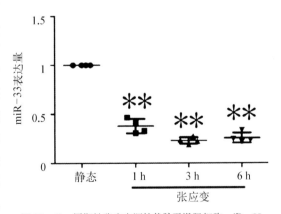

图 15 - 19 周期性张应变调控静脉平滑肌细胞 miR - 33 表达
牵拉 1 h、3 h、6 h 后静脉 VSMCs 的 miR - 33 表达量显著下降。结果表示为 mean±SD, ** $p < 0.01$ vs 对照组,$n = 4$
Figure 15 - 19 Cyclic strain modulates miR - 33 expression in venous VSMCs

15.4.4.3 周期性张应变激活静脉平滑肌细胞的 BMP3 信号通路

为了进一步验证 10%、1.25 Hz 周期性张应变对静脉 VSMCs 的 BMP3 信号通路的影响是否与在体一致,从而验证 miR‐33‐BMP3‐Smad 信号通路在周期性张应变条件下调节静脉 VSMCs 增殖以及移植静脉内膜增生中的作用。

将离体培养的大鼠静脉 VSMCs 种植于 FlexCell 细胞培养板,使用 FX‐4000T 周期性张应变加载装置系统牵拉静脉 VSMCs 6 h,12 h 以及 2 4 h。与静态组细胞比较,观察静脉 VSMCs 的 BMP3、p‐Smad2 以及 p‐Smad5 的表达情况。

Western blot 结果显示,与对照组相比,牵拉 6 h、12 h、24 h 后,静脉 VSMCs 的 BMP3 表达量显著上升,Smad2 的磷酸化水平在牵拉 6 h、12 h 后显著上升,Smad5 的磷酸化水平在牵拉 6 h、12 h、24 h 后显著上升[见图 15‐20(a)(b)][59]。

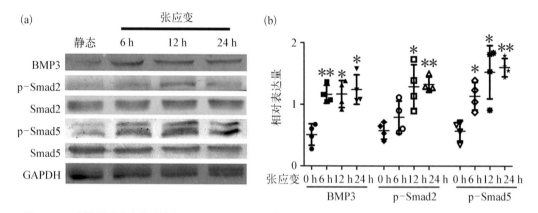

图 15‐20 周期性张应变激活静脉平滑肌细胞的 BMP3 信号通路
(a) 牵拉静脉 VSMCs 后 BMP3、p‐Smad2 以及 p‐Smad5 表达量;(b) 定量分析 BMP3、p‐Smad2 和 p‐Smad5。结果表示为平 mean±标准差,* $p<0.05$,** $p<0.01$ vs 对照组,$n = 4$
Figure 15‐20 Cyclic strain promotes BMP3, p‐Smad2 and p‐Smad5 expression

这些结果证实,10% 周期性张应变可以促进静脉 VSMCs 增殖。这些结果与前面得到的在体实验结果一致,这预示动脉环境的周期性张应变可能通过 miR‐33‐BMP3‐Samd 这一信号通路来调节 VSMCs 增殖,进而影响移植静脉内膜增生。

15.4.4.4 miR‐33 参与周期性张应变调控的平滑肌细胞增殖和 BMP3 信号通路

为了研究 miR‐33 在周期性张应变调控的平滑肌细胞增殖中的作用,给静脉 VSMCs 施加 10%、1.25Hz 周期性张应的同时转染 miR‐33 MI。

CCK‐8[见图 15‐21(a)]和 BrdU Elisa[见图 15‐21(b)]结果都显示,在 10%、1.25 Hz 的周期性张应变条件下,miR‐33 MI 可以显著抑制静脉 VSMCs 增殖。这一结果表明 miR‐33 参与周期性张应变调控的平滑肌细胞增殖过程[59]。

为了研究 miR‐33 在周期性张应变调控的平滑肌细胞 BMP3 信号通路中的作用,给静脉 VSMCs 施加 10%、1.25Hz 周期性张应变的同时转染 miR‐33 MI。

Western blot 结果显示[见图 15‐21(c)(d)],在 10%、1.25 Hz 的周期性张应变条件下,

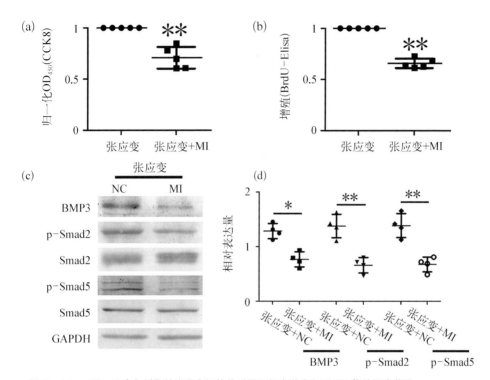

图 15-21 miR-33 参与周期性张应变调控的平滑肌细胞增殖和 BMP3 信号通路激活

miR-33 参与周期性张应变调控的平滑肌细胞增殖过程:(a) CCK8 检测;(b) BrdU ELISA 检测;(c) miR-33参与周期性张应变调控的平滑肌细胞 BMP3 信号通路激活过程;(d) 定量分析 BMP3、p-Smad2 以及 p-Smad5。结果表示为 mean±SD,* $p<0.05$,** $p<0.01$ vs 对照组,$n = 4$

Figure 15-21 Cyclic strain promotes venous SMC proliferation and BMP3 expression depended on miR-33

miR-33 MI 可以显著抑制 BMP3、p-Smad2 以及 p-Smad5 的表达。这一结果表明 miR-33 参与周期性张应变调控的 BMP3 信号通路这一过程[59]。

15.4.4.5 BMP3 参与周期性张应变调控的平滑肌细胞增殖和 Smad 磷酸化

为了研究 BMP3 在周期性张应变调控的平滑肌细胞增殖中的作用,给静脉 VSMCs 施加 10%、1.25Hz 周期性张应变的同时转染 BMP3 siRNA。

CCK-8[见图 15-22(a)]和 BrdU ELISA[见图 15-22(b)]结果都显示,在 10%、1.25 Hz 的周期性张应变条件下,BMP3 siRNA 可以显著抑制静脉 VSMCs 增殖。这一结果表明 BMP3 参与周期性张应变调控的平滑肌细胞增殖过程[59]。

为了研究 BMP3 在周期性张应变调控的平滑肌细胞 Smad 磷酸化中的作用,给静脉 VSMCs 施加 10%、1.25Hz 周期性张应变的同时转染 BMP3 siRNA。

Western blot 结果显示[见图 15-22(c)(d)],在 10%、1.25 Hz 的周期性张应变条件下,BMP3 siRNA 可以显著抑制 BMP3、p-Smad2 以及 p-Smad5 的表达。这一结果表明 BMP3 参与周期性张应变调控的 Smads 磷酸化这一过程[59]。

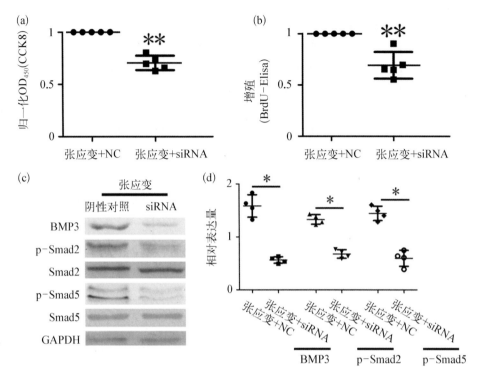

图 15 - 22 BMP3 参与周期性张应变调控的平滑肌细胞增殖和 Smads 磷酸化
BMP3 参与周期性张应变调控的平滑肌细胞增殖：（a）CCK8 检测；（b）BrdU ELISA 检测；
（c）BMP3 参与周期性张应变调控的平滑肌细胞 Smads 磷酸化；（d）定量分析 BMP3、p-Smad2 以及 p-Smad5。结果表示为 mean±SD，* $p < 0.05$，** $p < 0.01$ vs 对照组，$n = 4$

Figure 15 - 22 Cyclic strain promotes venous VSMC proliferation and Smads phosphorylation depended on BMP3

15.4.5 agomiR - 33 缓解移植静脉内膜增生

15.4.5.1 agomiR - 33 可以提高移植静脉血管 miR - 33 的表达含量

由于动脉血压（80～120 mmHg）显著高于静脉血压（估计为 0～30 mmHg），因而静脉移植以后移植静脉的力学环境发生了显著的变化[45]。由动脉压引起的血管周期性张应变在移植静脉内膜增生过程中发挥重要作用[45]。我们的结果也表明 10% 的周期性张应变可以促进静脉 VSMCs 增殖，调控移植静脉内膜增生。从已知的结果我们推断：miR - 33 - BMP3 - Samd 这一信号通路在移植静脉内膜增生过程中发挥重要作用。

为了进一步证明 miR - 33 参与了静脉移植内膜增生过程，我们对静脉移植大鼠在体注射 miR - 33 模拟物 agomiR - 33，观察其对移植静脉内膜增生的影响情况。

如图 15 - 23(a)所示，对静脉移植大鼠分别局部多点注射阴性对照（negative control，NC）和 agomiR - 33，28 d 以后收取移植静脉样品。用 Trizol 提取移植样品 RNA 后检测 miR - 33 含量，RT - PCR 结果显示，注射 agomiR - 33 的移植静脉的 miR - 33 表达量显著高于注射 NC 的移植静脉[见图 15 - 23(b)][59]。

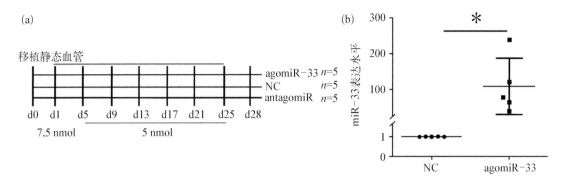

图 15-23 agomiR-33 可以提高移植静脉血管 miR-33 的表达含量

(a) agomiR-33 在体多点注射示意图;(b) 注射 agomiR-33 四周以后使用实时定量 RT-PCR 分析 miR-33 的表达含量。结果表示为 mean±SD,* $p < 0.05$ vs 对照组,$n = 5$

Figure 15-23 agomiR-33 upregulated miR-33 expression level in grafted vein

15.4.5.2 agomiR-33 降低移植静脉血管 BMP3 的表达

为了探讨 agomiR-33 是否影响移植静脉血管 BMP3 信号通路相关分子的表达,使用 Western blot 检测了 BMP3 表达含量以及 Smad2 和 Samd5 的磷酸化水平。

Western blot 结果显示,28 d 后,注射 agomiR-33 的移植静脉与注射 NC 的移植静脉相比,其 BMP3 表达含量以及 Smad2 和 Samd5 的磷酸化水平显著降低[见图 15-24(a)(b)][59]。

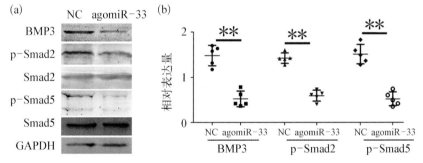

图 15-24 agomiR-33 降低移植静脉血管 BMP3 的表达

(a) 在体多点注射 agomiR-33 四周以后检测移植静脉血管 BMP3、p-Smad2 以及 p-Smad5;(b) 定量分析 BMP3、p-Smad2 以及 p-Smad5。结果表示为 mean±SD,** $p < 0.01$ vs 对照组,$n = 5$

Figure 15-24 agomiR-33 reduced BMP3 pathway in grafted vein

15.4.5.3 agomiR-33 缓解移植静脉内膜增生

为了研究 agomiR-33 是否影响移植静脉内膜增生,使用 Elastin-Van Gesion 染色方法检测静脉移植血管内膜增生情况。

Elastin-Van Gesion 染色结果显示,注射 28 d 后 agomiR-33 的移植静脉与注射 NC 的移植静脉相比,其内膜增生有所缓解[见图 15-25(a)(b)][59]。

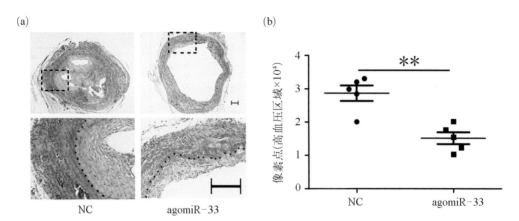

图 15 - 25 agomiR - 33 缓解移植静脉内膜增生

（a）Elastin - Van Gesion 染色检测 agomiR - 33 注射后移植静脉内膜增生情况；（b）定量分析移植静脉内膜增生。结果表示为 mean±SD，** $p < 0.01$ vs 对照组，$n = 5$

Figure 15 - 25 agomiR - 33 attenuates neointimal formation in grafted vessels

15.4.5.4 agomiR - 33 缓解移植静脉细胞增殖

为了研究 agomiR - 33 是否影响移植静脉细胞增殖，BrdU 原位细胞增殖实验用于检测静脉移植血管细胞增殖情况。

BrdU 原位细胞增殖实验结果显示，14 d 后注射 agomiR - 33 的移植静脉与注射 NC 的移植静脉相比，其细胞增殖能力显著降低（见图 15 - 26）[59]。

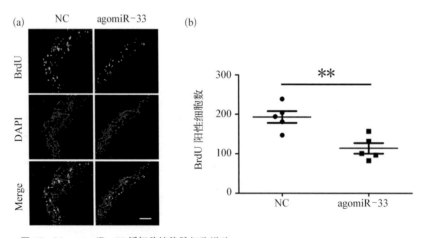

图 15 - 26 agomiR - 33 缓解移植静脉细胞增殖

（a）BrdU 原位细胞增殖实验检测注射 agomiR - 33 后移植静脉细胞增殖能力；（b）定量分析移植静脉细胞增殖情况。结果表示为 mean±SD，** $p < 0.01$ vs 对照组，$n = 5$

Figure 15 - 26 agomiR33 decreased cell proliferation in grafted vessels

15.4.5.5 antagomiR - 33 不影响移植静脉内膜增生

为了探讨 antagomiR - 33 是否影响移植静脉内膜增生，使用 Elastin - Van Gesion 染色方法检测静脉移植血管内膜增生情况。

Elastin - Van Gesion 染色结果显示，注射 28 d 后 antagomiR - 33 的移植静脉与注射 NC 的移植静脉相比，其内膜增生不显著（见图 15 - 27）[59]。

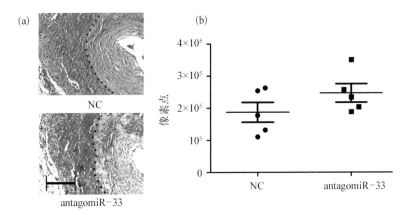

图 15 - 27 antagomiR - 33 不影响移植静脉内膜增生
(a) Elastin - Van Gesion 染色检测注射 antagomiR - 33 后移植静脉内膜增生情况；(b) 定量分析移植静脉内膜增生情况。结果表示为 mean±SD，n = 5
Figure 15 - 27 antagomiR - 33 does not affect neointimal formation in grafted vessels

15.4.5.6 antagomiR - 33 不影响移植静脉细胞增殖

为了探讨 antagomiR - 33 是否影响移植静脉细胞增殖，BrdU 原位细胞增殖实验用于检测移植静脉血管细胞增殖情况。

BrdU 原位细胞增殖实验结果显示，14 d 后注射 antagomiR - 33 的移植静脉与注射 NC 的移植静脉相比，其细胞增殖能力没有明显变化（见图 15 - 28）[59]。

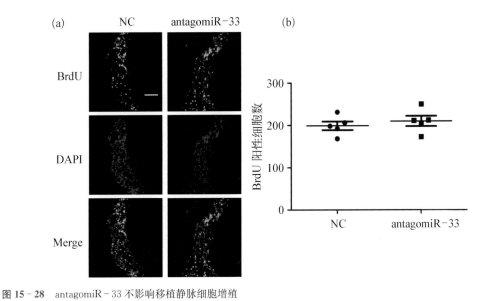

图 15 - 28 antagomiR - 33 不影响移植静脉细胞增殖
(a) BrdU 原位细胞增殖实验检测注射 antagomiR - 33 对移植静脉细胞增殖影响情况；(b) 定量分析移植静脉细胞增殖。结果表示为 mean±SD，n = 5
Figure 15 - 28 antagomiR - 33 slightly，but not significantly，increased cell proliferation in vein grafted for 2 weeks

15.4.6 BMP3 调控移植静脉内膜增生

15.4.6.1 BMP3 lentivirus 上调注射移植静脉 BMP3 的含量

为了研究 BMP3 在 agomiR‐33 调控移植静脉内膜增生中的作用,我们在移植静脉血管注射 agomiR‐33 的前提下注射 BMP3 lentivirus,观察 BMP3 lentivirus 是否可以上调移植静脉血管 BMP3 的表达含量。

Western blot 结果显示,28 d 后,与只注射 agomiR‐33 的移植静脉血管相比,注射 agomiR‐33 和 BMP3 lentivirus 的移植静脉血管 BMP3 的表达含量显著上升,BMP3 下游信号分子 p‐Smad2 和 p‐Smad5 的表达含量也显著上升(见图 15‐29)[59]。

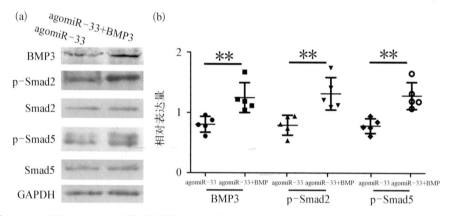

图 15‐29　BMP3 lentivirus 调控移植静脉 BMP3 信号通路
(a) 注射 agomiR‐33 和 BMP3 lentivirus 的移植静脉血管 BMP3、p‐Smad2 和 p‐Smad5 表达情况;(b) 定量分析 BMP3、p‐Smad2 以及 p‐Smad5。结果表示为 mean±SD,** $p < 0.01$ vs 对照组,$n = 4$
Figure 15‐29　BMP3 lentivirus induced the expression of BMP3, p‐Smad2 and p‐Smad5

15.4.6.2 BMP3 lentivirus 促进移植静脉内膜增生

为了研究 BMP3 在 agomiR‐33 调控移植静脉内膜增生中的作用,我们在移植静脉血管注射 agomiR‐33 的前提下注射 BMP3 lentivirus,观察 BMP3 lentivirus 是否可以促进移植静脉内膜增生。

Elastin‐Van Gesion 染色结果显示,与只注射 agomiR‐33 的移植静脉血管相比,注射 agomiR‐33 和 BMP3 lentivirus 的移植静脉其内膜增生明显(见图 15‐30)[59]。

15.4.6.3 BMP3 lentivirus 促进移植静脉细胞增殖

为了研究 BMP3 在 agomiR‐33 调控移植静脉细胞增殖中的作用,我们在移植静脉血管注射 agomiR‐33 的前提下注射 BMP3 lentivirus,观察 BMP3 lentivirus 是否可以促进细胞增殖。

BrdU 原位细胞增殖实验结果显示,与只注射 agomiR‐33 的移植静脉血管相比,注射 agomiR‐33 和 BMP3 lentivirus 14 d 后的移植静脉细胞增殖增加明显(见图 15‐31)[59]。

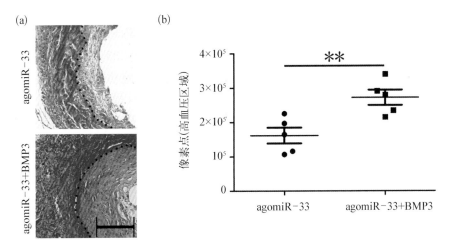

图 15 - 30 BMP3 lentivirus 促进移植静脉内膜增生
(a) Elastin - Van Gesion 染色检测注射 agomiR - 33 和 BMP3 lentivirus 后移植静脉内膜增生情况；
(b) 定量分析移植静脉内膜增生情况。结果表示为 mean±SD，** $p < 0.01$ vs 对照组，$n = 5$

Figure 15 - 30 Local injection of BMP3 lentivirus increased the neointimal hyperplasia in the vein graft treated with agomiR - 33

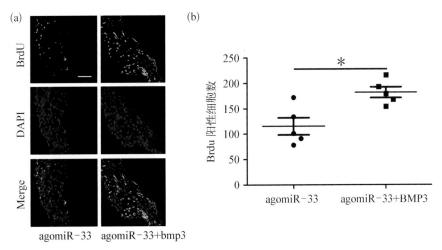

图 15 - 31 BMP3 lentivirus 促进移植静脉细胞增殖
(a) BrdU 原位细胞增殖实验检测注射 agomiR - 33 和 BMP3 lentivirus 后移植静脉细胞增殖情况；
(b) 定量分析移植静脉细胞增殖情况。结果表示为 mean±SD，* $p < 0.05$ vs 对照组，$n = 5$

Figure 15 - 31 BMP3 lentivirus increased cell proliferation in grafted vessels

15.5　结语

　　随着 miRNA 研究的深入，miRNA 的重要研究意义也逐渐明确，主要包括以下几个方面：① 分子标记，掌握正常细胞内 miRNAs 的表达水平，再检测未知或疾病状态细胞内 miRNAs 的表达水平，通过比对来监测细胞、器官的状态，也可以用于疾病诊断。② 通过对合成 miRNA 的基因进行修饰来改变特定 miRNA 的表达水平,进而改变该 miRNA 靶基因的表达量,最终影响细胞性状或器官的机能等。③ 人工合成 miRNA(artificial microRNA),如我们前面研究所涉及的 rno - miR - 33 mimics 以及 rno - miR - 33 inhibitor,这些都是人工合成的 miRNAs,它们可以转入细胞,用于研究 miRNAs 对细胞功能的影响,也可以实现对预想基因的调控;miRNA antagomiR(抑制剂)以及 agomiR(模拟物)在体注射,miRNA antagomiR 用于降低特定 miRNA 的表达含量,agomiR 用于提高特定 miRNA 的表达量,注射 miRNA antagomiR 或者 agomiR 后,对在体细胞 miRNA 下游基因进行调控,观察其对于相关疾病的治疗效果。

miRNA 的研究仍存在尚未完全阐明的机理有待后续研究,如揭示 miRNA 抑制翻译和引发 mRNA 降解的确切原因;掌握不同来源、位置以及循环体系中 miRNA 的作用;探寻绝对定量 miRNA 可靠、可重复的新方法;将 miRNA 的基础研究向临床疾病治疗转换。

具体到动脉粥样硬化的研究与治疗,miRNA 的作用也越来越多地被关注。miRNA 可以调控细胞信号网络中的多个靶基因,从而对生物学途径、细胞功能以及血管壁的动态平衡产生巨大影响。然而,要开发基于 miRNA 的治疗药物,还有很多方面需要进一步探讨:① 更多掌握 miRNA antagomiR 以及 agomiR 的药物动力学和药效学。② 确定 miRNA 的特定靶标以及该特定靶标的重要程度。③ 了解病理条件下 miRNA 作用的细胞类型以及特定功能。④ 革新各项技术,确保 miRNA 可以在组织中特异性递送,减少副作用的出现。⑤ 证明 miRNA 作为心血管疾病生物标记物可能优于现有心血管疾病生物标记物。⑥ 证明 miRNA 作为心血管疾病治疗靶标可能优于现有心血管疾病治疗药物。

总而言之,对于 miRNA 的研究,还有很多未知领域,未知领域既是挑战又是机遇,需要科学工作者以及临床医生等共同努力,知难而上!

(黄凯　齐颖新)

参考文献

[1] Ambros V. The functions of animal microRNAs[J]. Nature, 2004, 431(7006): 350 - 355.

[2] 程彬彬. SIRT1 与 microRNA - 34a 在切应力诱导内皮祖细胞分化中的作用及其机制[D]. 上海: 上海交通大学, 2014.

[3] Lee R C, Feinbaum R L, Ambros V. The C elegans heterochronic gene lin - 4 encodes small RNAs with antisense complementarity to lin - 14[J]. Cell, 1993, 75(5): 843 - 854.

[4] Slack F J, Basson M, Liu Z, et al. The lin - 41 RBCC gene acts in the C. elegans heterochronic pathway between the let - 7 regulatory RNA and the LIN - 29 transcription factor[J]. Mol Cell, 2000, 5(4): 659 - 669.

[5] Pasquinelli A E, Reinhart B J, Slack F, et al. Conservation of the sequence and temporal expression of let - 7 heterochronic regulatory RNA[J]. Nature, 2000, 408(6808): 86 - 89.

[6] Lagos-Quintana M, Rauhut R, Lendeckel W, et al. Identification of novel genes coding for small expressed RNAs [J]. Science, 2001, 294(5543): 853 - 858.

[7] Zan H, Tat C, Casali P. MicroRNAs in lupus[J]. Autoimmunity, 2014, 47(4): 272 - 285.

[8] Bartel D P. MicroRNAs: genomics, biogenesis, mechanism, and function[J]. Cell, 2004, 116(2): 281 - 297.

[9] Murchison E P, Hannon G J. miRNAs on the move: miRNA biogenesis and the RNAi machinery[J]. Curr Opin Cell Biol, 2004, 16(3): 223 - 229.

[10] Yi R, Qin Y, Macara I G, et al. Exportin - 5 mediates the nuclear export of pre-microRNAs and short hairpin RNAs

［J］. Genes Dev，2003，17(24)：3011 - 3016.

［11］ Faller M，Guo F. MicroRNA biogenesis：there's more than one way to skin a cat. Biochim［J］. Biophys Acta，2008，1779(11)：663 - 667.

［12］ Berezikov E，Chung W J，Willis J，et al. Mammalian mirtron genes［J］. Biochim Mol Cell，2007，28(2)：328 - 336.

［13］ Kawahara Y，Megraw M，Kreider E，et al. Frequency and fate of microRNA editing in human brain［J］. Nucleic Acids Res，2008，36(16)：5270 - 5280.

［14］ Ha M，Kim V N. Regulation of microRNA biogenesis［J］. Nat Rev Mol Cell Biol，2014，15(8)：509 - 524.

［15］ Mirihana Arachchilage G，Dassanayake A C，Basu S. A potassium ion-dependent RNA structural switch regulates human pre-miRNA 92b maturation［J］. Chem Biol，2015，22(2)：262 - 272.

［16］ Krol J，Sobczak K，Wilczynska U，et al. Structural features of microRNA (miRNA) precursors and their relevance to miRNA biogenesis and small interfering RNA/short hairpin RNA design［J］. J Biol Chem，2004，279(40)：42230 - 42239.

［17］ Lin S L，Chang D，Ying S Y，et al. Asymmetry of intronic pre-miRNA structures in functional RISC assembly［J］. Gene，2005，356：32 - 38.

［18］ Okamura K，Chung W J，Lai E C. The long and short of inverted repeat genes in animals：microRNAs，mirtrons and hairpin RNAs［J］. Cell Cycle，2008，7(18)：2840 - 2845.

［19］ Romaine S P，Tomaszewski M，Condorelli G，et al. MicroRNAs in cardiovascular disease：an introduction for clinicians［J］. Heart，2015，101(12)：921 - 928.

［20］ Carè A，Catalucci D，Felicetti F，et al. MicroRNA - 133 controls cardiac hypertrophy［J］. Nat Med，2007，13(5)：613 - 618.

［21］ Wahlquist C，Jeong D，Rojas-Munoz A，et al. Inhibition of miR - 25 improves cardiac contractility in the failing heart［J］. Nature，2014，508(7497)：531 - 535.

［22］ Bang C，Batkai S，Dangwal S，et al. Cardiac fibroblast-derived microRNA passenger strand-enriched exosomes mediate cardiomyocyte hypertrophy［J］. J Clin Invest，2014，124(5)：2136 - 2146.

［23］ Lu Y，Zhang Y，Wang N，et al. MicroRNA - 328 contributes to adverse electrical remodeling in atrial fibrillation［J］. Circulation，2010，122(23)：2378 - 2387.

［24］ Sun C，Alkhoury K，Wang Y I，et al. IRF - 1 and miRNA126 modulate VCAM - 1 expression in response to a high-fat meal［J］. Circ Res，2012，111(8)：1054 - 1064.

［25］ Fichtlscherer S，De Rosa S，Fox H，et al. Circulating microRNAs in patients with coronary artery disease［J］. Circ Res，2010，107(5)：677 - 684.

［26］ Sun X，Icli B，Wara A K，et al. MicroRNA - 181b regulates NF - kappaB - mediated vascular inflammation［J］. J Clin Invest，2012，122(6)：1973 - 1990.

［27］ Fagerlund R，Kinnunen L，Kohler M，et al. NF - κB is transported into the nucleus by importin α3 and importin α4［J］. J Biol Chem，2005，280(16)：15942 - 15951.

［28］ Sun X，Belkin N，Feinberg M W. Endothelial microRNAs and atherosclerosis［J］. Curr Atheroscler Rep，2013，15(12)：372.

［29］ Wang X H，Qian R Z，Zhang W，et al. MicroRNA - 320 expression in myocardial microvascular endothelial cells and its relationshipwith insulin-like growth factor - 1 in type 2 diabetic rats［J］. Clin Exp Pharmacol Physiol，2009，36(2)：181 - 188.

［30］ Caporali A，Meloni M，Vollenkle C，et al. Deregulation of microRNA - 503 contributes to diabetes mellitus-induced impairment of endothelial function and reparative angiogenesis after limb ischemia［J］. Circulation，2011，123(3)：282 - 291.

［31］ Li D，Yang P，Xiong Q，et al. MicroRNA - 125a/b - 5p inhibits endothelin - 1 expression in vascular endothelial cells［J］. J Hypertens，2010，28(8)：1646 - 1654.

［32］ Zhang X Y，Shen B R，Zhang Y C，et al. Induction of thoracic aortic remodeling by endothelial-specific deletion of microRNA - 21 in mice［J］. PLoS One，2013，8(3)：e59002.

［33］ Zhu N，Zhang D，Chen S，et al. Endothelial enriched microRNAs regulate angiotensin Ⅱ-induced endothelial inflammation and migration［J］. Atherosclerosis，2011，215(2)：286 - 293.

［34］ Sun H X，Zeng D Y，Li R T，et al. Essential role of microRNA - 155 in regulating endothelium-dependent vasorelaxation by targeting endothelial nitric oxide synthase［J］. Hypertension，2012，60(6)：1407 - 1414.

［35］ Loyer X，Mallat Z，Boulanger C M，et al. MicroRNAs as therapeutic targets in atherosclerosis［J］. Expert Opin

Ther Targets, 2015, 19(4): 489 – 496.

[36] Lee K S, Kim J, Kwak S N, et al. Functional role of NF – kappaB in expression of human endothelial nitric oxide synthase[J]. Biochem Biophys Res Commun, 2014, 448(1): 101 – 107.

[37] Du F, Yu F, Wang Y, et al. MicroRNA – 155 deficiency results in decreased macrophage inflammation and attenuated atherogenesis in apolipoprotein E-deficient mice[J]. Arterioscler Thromb Vasc Biol, 2014, 34(4): 759 – 767.

[38] Nazari-Jahantigh M, Wei Y, Noels H, et al. MicroRNA – 155 promotes atherosclerosis by repressing Bcl6 in macrophages[J]. J Clin Invest, 2012, 122(11): 4190 – 4202.

[39] Wei Y, Nazari-Jahantigh M, Chan L, et al. The microRNA – 342 – 5p fosters inflammatory macrophage activation through an Akt1 – and microRNA – 155 – dependent pathway during atherosclerosis[J]. Circulation, 2013, 127(15): 1609 – 1619.

[40] Li P, Zhu N, Yi B, et al. MicroRNA – 663 regulates human vascular smooth muscle cell phenotypic switch and vascular neointimal formation[J]. Circ Res, 2013, 113(10): 1117 – 1127.

[41] Xin M, Small E M, Sutherland L B, et al. MicroRNAs miR – 143 and miR – 145 modulate cytoskeletal dynamics and responsiveness of smooth muscle cells to injury[J]. Genes Dev, 2009, 23(18): 2166 – 2178.

[42] Lovren F, Pan Y, Quan A, et al. MicroRNA – 145 targeted therapy reduces atherosclerosis[J]. Circulation, 2012, 126(11 Suppl 1): S81 – 90.

[43] Sala F, Aranda J F, Rotllan N, et al. MiR – 143/145 deficiency protects against progression of atherosclerosis in Ldlr$^{-/-}$ mice[J]. Thromb Haemost, 2014, 112(4): 796 – 802.

[44] Qin X, Wang X, Wang Y, et al. MicroRNA – 19a mediates the suppressive effect of laminar flow on cyclin D1 expression in human umbilical vein endothelial cells[J]. Proc Natl Acad Sci USA, 2010, 107(7): 3240 – 3244.

[45] Wang K C, Garmire L X, Young A, et al. Role of microRNA – 23b in flow-regulation of Rb phosphorylation and endothelial cell growth[J]. Proc Natl Acad Sci USA, 2010, 107(7): 3234 – 3239.

[46] Fang Y, Shi C, Manduchi E, et al. MicroRNA- 10a regulation of proinflammatory phenotype in athero-susceptible endothelium in vivo and in vitro[J]. Proc Natl Acad Sci USA, 2010, 107(30): 13450 – 13455.

[47] Zhou J, Wang K C, Wu W, et al. MicroRNA – 21 targets peroxisome proliferators-activated receptor-α in an autoregulatory loop to modulate flow-induced endothelial inflammation[J]. Proc Natl Acad Sci USA, 2011, 108(25): 10355 – 10360.

[48] Wu W, Xiao H, Laguna-Fernandez A, et al. Flow-dependent regulation of Krüppel-like factor 2 is mediated by microRNA – 92a[J]. Circulation, 2011, 124(5): 633 – 641.

[49] Fang Y, Davies P F. Site-specific microRNA – 92a regulation of Krüppel-like factors 4 and 2 in atherosusceptible endothelium[J]. Arterioscler Thromb Vasc Biol, 2012, 32(4): 979 – 987.

[50] Zhou J, Li Y S, Nguyen P, et al. Regulation of vascular smooth muscle cell turnover by endothelial cell-secreted microRNA – 126: role of shear stress[J]. Circ Res, 2013, 113(1): 40 – 51.

[51] Zernecke A, Bidzhekov K, Noels H, et al. Delivery of microRNA – 126 by apoptotic bodies induces CXCL12-dependent vascular protection[J]. Sci Signal, 2009, 2(100): ra81.

[52] Hergenreider E, Heydt S, Treguer K, et al. Atheroprotective communication between endothelial cells and smooth muscle cells through miRNAs[J]. Nat Cell Biol, 2012, 14(3): 249 – 256.

[53] McDonald R A, White K M, Wu J, et al. miRNA – 21 is dysregulated in response to vein grafting in multiple models and genetic ablation in mice attenuates neointima formation[J]. Eur Heart J, 2013, 34(22): 1636 – 1643.

[54] Brock M, Samillan V J, Trenkmann M, et al. AntagomiR directed against miR – 20a restores functional BMPR2 signalling and prevents vascular remodelling in hypoxia-induced pulmonary hypertension[J]. Eur Heart J, 2014, 35(45): 3203 – 3211.

[55] Torella D, Iaconetti C, Catalucci D, et al. MicroRNA – 133 controls vascular smooth muscle cell phenotypic switch in vitro and vascular remodeling in vivo[J]. Circ Res, 2011, 109(8): 880 – 893.

[56] Cirera-Salinas D, Pauta M, Allen R M, et al. miR – 33 regulates cell proliferation and cell cycle progression[J]. Cell Cycle, 2012, 11(5): 922 – 933.

[57] Zhou J, Xu D, Xie H, et al. miR – 33a functions as a tumor suppressor in melanoma by targeting HIF – 1alpha[J]. Cancer Biol Ther, 2015, 16(6): 846 – 855.

[58] Herrera-Merchan A, Cerrato C, Luengo G, et al. miR – 33-mediated downregulation of p53 controls hematopoietic stem cell self-renewal[J]. Cell Cycle, 2010, 9(16): 3277 – 3285.

［59］ Huang K，Bao H，Yan Z Q，et al. MicroRNA－33 protects against neointimal hyperplasia induced by arterial mechanical stretch in the grafted vein［J］. Cardiovasc Res，2017，113(5)：488－497.

［60］ Goldman S，Zadina K，Moritz T，et al. Long-term patency of saphenous vein and left internal mammary artery grafts after coronary artery bypass surgery：results from a Department of Veterans Affairs Cooperative Study［J］. J Am Coll Cardiol，2004，44(11)：2149－2156.

［61］ Cheng J，Du J. Mechanical stretch simulates proliferation of venous smooth muscle cells through activation of the insulin-like growth factor－1 receptor［J］. Arterioscler Thromb Vasc Biol，2007，27(8)：1744－1751.

［62］ Deuse T，Hua X，Wang D，et al. Dichloroacetate prevents restenosis in preclinical animal models of vessel injury［J］. Nature，2014，509(7502)：641－644.

［63］ Najafi-Shoushtari S H，Kristo F，Li Y，et al. MicroRNA－33 and the SREBP host genes cooperate to control cholesterol homeostasis［J］. Science，2010，328(5985)：1566－1569.

［64］ Stewart A，Guan H，Yang K. BMP－3 promotes mesenchymal stem cell proliferation through the TGF－b/activin signaling pathway［J］. J Cell Physiol，2010，223(3)：658－666.

［65］ Zhou J，Lee P L，Tsai C S，et al. Force-specific activation of Smad1/5 regulates vascular endothelial cell cycle progression in response to disturbed flow［J］. Proc Natl Acad Sci USA，2012，109(20)：7770－7775.

［66］ Kozai T，Eto M，Yang Z，et al. Statins prevent pulsatile stretch-induced proliferation of human saphenous vein smooth muscle cells via inhibition of Rho/Rho-kinase pathway［J］. Cardiovasc Res，2005，68(3)：475－482.

［67］ de Waard V，Arkenbout E K，Vos M，et al. TR3 nuclear orphan receptor prevents cyclic stretch-induced proliferation of venous smooth muscle cells［J］. Am J Pathol，2006，168(6)：2027－2035.

16　BK 通道与周期性张应变诱导的血管平滑肌细胞分化

血管重建（remodeling）过程中，心血管细胞表现为细胞表型、形态结构与功能的改变，包括分化、迁移、增殖和凋亡功能异常。细胞分化（cell differentiation）是指同一来源的细胞逐渐产生出形态结构、功能特征各不相同的细胞类群的过程，其结果是在空间上细胞产生差异，在时间上同一细胞与其从前的状态有所不同[1]。细胞分化的本质是基因组在时间和空间上的选择性表达，通过不同基因表达的开启或关闭，最终产生标志性蛋白质。一般情况下，细胞分化过程是不可逆的。然而，在某些条件下，分化了的细胞也不稳定，其基因表达模式也可以发生可逆性变化，又回到其未分化状态，这一过程称为去分化（dedifferentiation）[2]。

血管平滑肌细胞（vascular smooth muscle cells，VSMCs）位于血管壁中膜，行使血管舒缩功能。它们主要感受血流脉动产生的作用于血管壁上的周期性牵张（cyclic stretch），而血管发生相应的变形，即为周期性张应变（cyclic strain）[3]。VSMCs 在血管重建过程中如何实现力学信号转导（mechanotransducion），从而参与 VSMCs 功能的调节是血管力学生物学研究的重要科学问题。

VSMCs 与其他终末分化细胞不同，它仍具有一定的分化特性，能在分化与去分化表型间转换。VSMCs 分化表型即收缩表型，其特征是 VSMCs 呈梭形，肌丝含量丰富，大量表达 α‐actin、calponin 和 SM22 等特异性收缩表型基因和蛋白，并具有较低的增殖能力；而去分化表型又称合成表型，其特征是 VSMCs 体积较大，收缩表型基因和蛋白含量低，并具有较强的增殖和迁移能力。当细胞受到各种刺激，包括细胞因子、细胞间接触变化、细胞黏附、细胞外基质作用、损伤刺激和机械应力，VSMCs 可能会从正常的收缩表型向合成表型转换[2]。这种细胞表型转换与高血压等心血管疾病的病理性血管重建过程均有密切的关系。总之，正常情况下 VSMCs 的结构及功能有利于调节血管舒缩。随着血压的升高，VSMCs 的分化功能发生变化，血管结构和功能重建。高血压时血管弹性减弱，不能正常调节血流变化，最终导致心血管疾病。由此可见，VSMCs 的分化表型对改善血管结构和功能以及心血管疾病的防治都具有重要意义。

目前已明确机械应力、生长因子及炎性因子刺激都可改变 VSMCs 分化功能，例如，生理性张应变可促进 VSMCs 分化[2]，血小板衍生生长因子（platelet derived growth factor，PDGF）等细胞因子则诱导 VSMCs 去分化[1]。这些力学和化学因素可能通过影响与收缩有关的信号分子参与调控 VSMCs 的表型转换（见图 16‐1）。

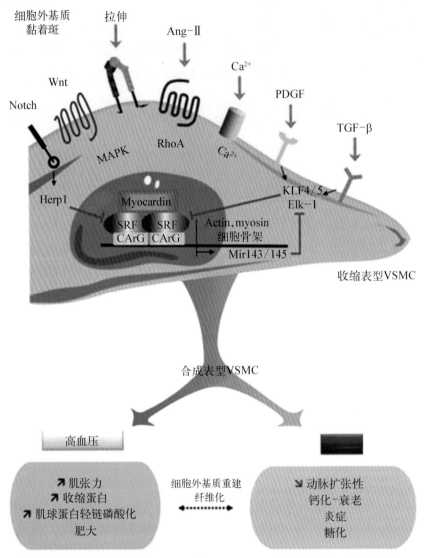

图 16-1 影响 VSMCs 表型转换的因素[1]

Figure 16-1 Many factors are associated with VSMC phenotype transformation

我们前期的研究中,通过给 VSMCs 施加模拟生理性和病理性的周期性张应变,结果发现,5%生理性张应变抑制 VSMCs 的增殖和迁移,15%病理性张应变则促进 VSMCs 的增殖和迁移[4]。我们进一步的研究发现(见图 16-2),与 5%张应变组相比,15%张应变组的 VSMCs 分化标志蛋白表达水平均显著降低[2]。因此,我们认为,张应变在诱导 VSMCs 表型转换、影响 VSMCs 分化中可能也有重要作用。另有研究表明,细胞骨架及膜蛋白也可将胞外信号转导至胞内并通过钙信号激活下游多条信号通路影响平滑肌的收缩[2]。当细胞受到外界刺激时,位于细胞膜的离子通道可能是最先感受到力学信号,并将之转导入细胞内转变为化学信号影响细胞功能的蛋白。大量研究表明,钾离子通道在各种器官及组织中的异常表达与许多疾病密切相关,而且离子通道基因突变也与心血管疾病有关。总之,心血管疾病危险因素聚集使 VSMCs 在异常的生长环境中发生表型转换,VSMCs 分化功能变化,从而影响血管正常结构和舒缩功能。

VSMCs 如何将外部的力学刺激信号转导入细胞内以及张应变如何影响 VSMCs 分化功能等是拟解决的关键科学问题。已有研究表明,细胞骨架和离子通道都可感受机械力学刺激[5]。许多研究同样证实了病理条件下钾离子通道对细胞的增殖、迁移及分化等功能均有影响[6]。因此,VSMCs 上广泛分布的钾离子通道对机械力信号的响应及基因表达和细胞功能的调控可能都发挥着重要作用。然而,钾离子通道种类繁多且结构复杂,同一钾离子通道中不同亚基的基因也各异。钾离子通道在张应变影响 VSMCs 分化功能中的作用及其诱发离子通道结构和功能异常的机制仍需深入研究。

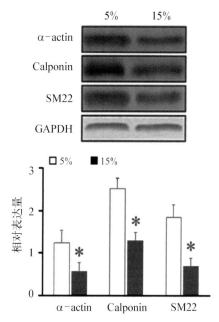

图 16-2 15%张应变诱导 VSMCs 去分化
与 5%张应变组相比,15%张应变加载显著降低 VSMCs 的 α-actin、Calponin 及 SM22 表达 * $p < 0.05$ vs 5%张应变组,$n = 4$

Figure 16-2 15% - strain induced VSMC dedifferentiation

钙依赖激活的大电导钾离子通道(large conductance calcium and voltage-activated potassium, BK)的表达及活性在高血压等心血管疾病中均有重要作用。已有研究报道,在鸡胚心肌细胞中,BK 通道具有力敏感特性,并且与 stress axis-regulated exons(STREX)剪接相关[7]。STREX 剪接的发生受到下丘脑-肾上腺皮质轴的调控,从 STREX 的命名可见其发生与应激相关[8],而机械力学刺激是使细胞产生应激反应的重要应激源。同时,也有研究表明,力敏感剪接会影响 BK 通道表达及活性并导致功能变化[8]。高血压时 BK 通道的表达及活性均有异常变化,但尚未见高血压与 STREX 剪接的相关报道,VSMCs 的 BK 通道力敏感在病理性张应变诱导细胞功能变化中的作用及其机制也尚不清楚。因此,研究不同张应变条件下 BK 通道力敏感的变化及对 VSMCs 分化功能的影响有助于阐明上述关键科学问题。

力学因素在心血管疾病中的重要作用已毋庸置疑,例如,运动锻炼可能通过增加剪切应力起到治疗的作用[9],并且研究也表明,运动后大鼠 VSMCs 的 BK 钾离子通道活性增加,这可增加血管对血压升高的代偿调控能力[9]。1992 年,Brayden 等发现,BK 钾离子通道在 VSMCs 大量表达,可调节血管张力[10]。近年来,流体切应力条件下也证明内皮细胞的 BK 通道和细胞增殖等功能相关[11]。有研究还通过高表达 BK 钾离子通道后发现其有助于增加血管弹性,有利于血管保持正常舒张和收缩[12]。这些研究都表明 BK 钾离子通道是机械力作用的靶点,但是否可以并如何利用 BK 钾离子通道的力敏感特性防治心血管疾病仍需深入研究。因此,我们从 BK 通道的组成结构、功能调控及其对 VSMCs 分化的影响等方面,讨论 BK 通道在血管力学生物学中的重要作用。

16.1 钾离子通道概述

16.1.1 钾离子通道的分类

钾离子通道是细胞膜上分布最广且类型最多的一类离子通道。钾离子通道名称分类复杂而不统一,主要与不同的分类依据有关,例如,电导、电压与电流特征、通道分子结构、氨基酸序列、通道蛋白的同源性等。根据离子通道的分子结构及细胞生理学特点可进行相对统一且标准的分类,主要分为以下几类:

(1) K_v 家族。电压敏感性钾通道又称电压依赖性钾通道,主要参与神经元兴奋性的产生和传播,影响神经递质的释放以及细胞增殖功能。研究表明缺氧性肺血管收缩机制与 K_v 型通道相关,低氧血症减弱外向性钾离子电流,使细胞膜去极化受抑,导致电压门控性钙离子通道激活,引起肺血管收缩[13]。

(2) K_{ca} 家族。又称钙激活钾通道,是钾离子通道家族中的一个重要组成部分。该通道是一个大家族,广泛分布于各种组织细胞。它具有电压和钙离子的双重门控机制,受到胞内钙离子浓度的调控,因此参与多种细胞生物学行为。该家族根据电导大小主要分为大电导、中电导和小电导 3 类。其中,主要分布于 VSMCs 中的大电导钾通道(BK),电导大,一般在 100～300 pS,因此与肌浆网中的钾通道共称为最大钾通道(maxi K channels),在体温调控以及血管弹性调节中都有重要作用[14]。主要分布于内皮细胞和 VSMCs 的中电导钾通道(IK),电导一般在 25～100 pS,影响细胞因子的分泌、细胞迁移及增殖等功能变化。主要存在于内皮细胞的小电导钾通道(SK),电导一般在 2～25 pS。与大电导钾离子通道相比,小电导钾离子通道超极化时的钾电流为慢成分。

(3) Kir 家族。又称内向整流钾通道。已发现有 12 个相应基因组成,分布于血管、胰腺、骨骼肌、神经元等组织[15]。其中,ATP 敏感性钾通道受神经递质或细胞内 ATP 水平的调控,主要是对静息电位起到控制作用,对动作电位无影响。ATP 敏感性钾通道可以分为 2 类:位于细胞膜上的 K_{ATP} 通道和位于线粒体膜上的 K_{ATP} 通道。ATP 敏感钾通道在正常生理条件下几乎不开放,只在心肌缺血或缺氧时开放才明显增加,起到保护心肌和抗心律失常的作用。

(4) 双 P 区型钾离子通道家族。包含 TREK1 和 TREK2 等机械门控性钾通道。双孔钾通道是一大类编码细胞膜背景钾电流的新型钾通道亚型超家族,对可兴奋细胞和不可兴奋细胞的静息电位均有影响。近几年已克隆出该通道家族,在疼痛和麻醉等方面运用较多。

16.1.2 钾离子通道的结构和功能

钾离子通道是细胞膜上的跨膜蛋白质分子。从 20 世纪 90 年代开始,关于组成不同离子通道的亚单位数量和形态甚至跨膜区域及基因调控均得到了深入研究,但离子通道的跨膜结构如何将外界的力与胞内信号传导途径联系起来尚需进一步探讨。近年来,关于离子通道亚单位蛋白的结构变化特点、功能区数量和特征以及引起通道功能动态变化的关键感受位点等都成为研究热点。

钾离子通道的基本分子结构具有许多共同特点。例如，大电导、中电导和小电导钾通道中每个通道都表现出不同的通道特性且结构略有不同，但分子结构中都有 2 个功能独特的区域，即保守的通道核心结构和特别长的与钙离子结合的 C 端。

钾离子通道可能通过改变离子浓度影响膜电位与细胞兴奋性，或是通过影响物理化学信号转导从而调控基因表达，在许多细胞功能的变化中发挥重要的作用。而细胞功能的改变与疾病的发生发展密切相关，因此，钾离子通道可能成为疾病治疗的新靶标[6]。

（1）钾离子通道与细胞增殖。钾离子通道主要从两方面影响细胞增殖的调控，一是参与了细胞外信号，如生长因子激活转录因子后以不同形式激活或抑制 DNA 的转录，通过调控细胞内基因表达从而影响细胞周期和增生的改变；二是通过改变增殖调控蛋白活性等细胞内信号，影响细胞增殖周期的蛋白功能。钾离子通道与肿瘤细胞增殖和有丝分裂密切相关，阻断钾离子通道可抑制小细胞肺癌、乳腺癌、前列腺癌等多种肿瘤细胞增殖，此外，中电导钾离子通道在冠状动脉 VSMCs 的增殖中也有重要作用[16]。

（2）钾离子通道与细胞凋亡。钾离子通道通过影响细胞膜钾离子电流变化从而激活细胞内某种信号传导通路，促使细胞周期向 S 期转换，引发凋亡。这可能与钾离子通道构型改变有关，也可能由于钾离子通道导致细胞外钙离子内流引起。钾离子通道通过影响细胞膜电位，导致细胞外钙离子进入细胞内，从而影响细胞信号传导通路及细胞功能。例如，电压依赖型钾离子通道参与了表皮生长因子（epidermal growth factor，EGF）介导的有丝分裂信号传导，并且是丝裂原活化蛋白激酶（mitogen-activated protein kinase，MAPK）信号通路中的重要组成部分[13]。

（3）钾离子通道与细胞迁移。Potier 等[17]发现与正常乳腺细胞相比，乳腺癌细胞迁移能力增强且伴有小电导钙激活钾离子通道（SK3）表达异常升高。降低 SK3 在乳腺癌细胞中的表达后则抑制肿瘤细胞的迁移，而再使 SK3 表达增加后迁移能力又随之增强。此外，$K_{Ca}3.1$ 通道促进黑色素瘤的侵袭，对其他细胞的迁移功能也有调控作用[18]。

（4）钾离子通道与细胞分化。亚细胞器如内质网上的钾离子通道活性变化及细胞内钙变化都对 VSMCs 分化有重要作用。钾离子通道可能通过影响细胞内钙信号激活的通路抑制 VSMCs 分化标志蛋白如 α‐actin 的表达，影响 VSMCs 表型的转换和平滑肌的收缩舒张功能。例如，$K_{Ca}3.1$ 通道也参与调控 VSMCs 的表型分化，抑制 $K_{Ca}3.1$ 通道活性可以改变 VSMCs 分化功能，减少球囊扩张术后血管再狭窄的发生[19]。

16.2　BK 通道结构与力敏感特性

BK 通道的活性及蛋白表达都影响其发挥调节血管弹性功能的作用。正常情况下，激活 BK 通道，血管舒张；抑制 BK 通道，血管收缩。众多关于 BK 通道组成结构及功能的研究表明了 BK 通道结构与生物物理功能之间的相关性[20]。在 BK 通道 α 亚基众多选择性剪接的位点中 STREX 剪接具有重要意义,这是因为 STREX 剪接增加可导致 BK 通道多种功能发生变化。此外,有学者也报道,STREX 剪接不仅影响 BK 通道的功能而且还会影响 BK 通道在细胞膜的表达和分布[21]。这可能是 BK 通道通过选择性剪接来适应外界环境,如温度和激素水平等众多因素的变化[8]。同理,STREX 剪接增加意味着 BK 通道对力学变化敏感。

16.2.1 BK 通道亚基组成

BK 通道由位于中央的 α 亚基和四周的 β 亚基组成四聚体结构,在许多组织细胞中都有表达[22]。BK 通道最早是在牛嗜铬细胞中发现的,后来大鼠和人类同源的通道蛋白被陆续克隆出来。BK 通道 α 亚基则是在果蝇中确定的,它由单一的 Slo 基因编码,共有 1 200 个氨基酸。β 亚基则有 4 个亚型,分别由 191 个、235 个、257～279 个和 210 个氨基酸组成。

如图 16-3 所示,BK 通道 α 亚基 N 端包含 7 个跨膜片段(S0～S6),细胞内 C 端则有 4 个疏水片断(S7～S10)。其中,片段 S1～S4 是电压感受器,片段 S5 和 S6 则共同形成离子流入流出的通路。钙离子敏感性以及磷酸化等主要的调节区域则与 C 端的 S7～S10 相关。

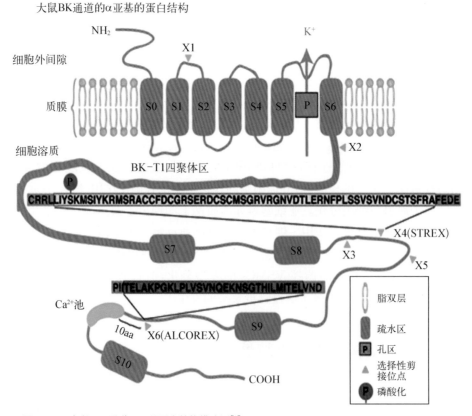

图 16-3　大鼠 BK 通道 α 亚基蛋白结构模式图[2]
胞内疏水区分为 S0～S10,选择性剪接位点包含 X1～X6
Figure 16-3　Protein structure of rat BK channel α-subunit

BK 通道的独特结构在于 S0 的 N 端位于胞外,含 800 个氨基酸残基,而细胞内的次级结构则具有高度同源性。C 末端的 RCK 是一个钾离子电导调节区,片断 S9 和 S10 形成的钙结合位点又称钙池(calcium bowl),该区域还有选择性剪接位点(alternative splicing sites)。

BK 通道的 β 亚基的氨基酸同源性比 α 亚基的同源性低。如图 16-4 所示,β 亚基的 N 端和 C 端均在细胞内,其主要是由不同的亚基与 α 亚基组合形成通道发挥调节功能。S0 是跨膜片段,和 S1～S6 共同影响着 β 亚基的调节功能。在 BK 通道 β 亚基基因敲除的小鼠模型中,BK 通道的 β 亚基缺失引起钙离子的敏感性变化可能影响结肠的结构及结肠平滑肌收缩功能。

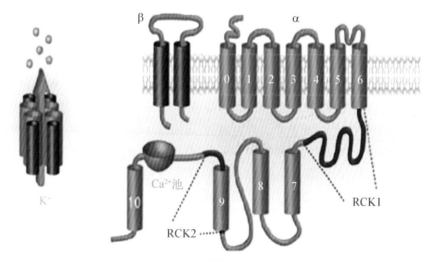

图 16-4 BK 通道 α 亚基和 β 亚基结构模式图[6]

Figure 16-4 Schematic diagrams of BK α-subunit and β-subunit structure

16.2.2 BK 通道 STREX 选择性剪接与力敏感

不同的通道单体组装为四聚体通道结构后,经过对一些附属结构修饰或转录后调控才具有正常的离子通道功能。选择性剪接常见于 BK 通道的转录后调控,就是对基因的转录物进行不同方式的剪接,从而使同一转录物具有不同的 mRNA 后经过蛋白的翻译表达,最终执行不同的功能。选择性剪接可以多种方式进行,STREX 剪接是通过使用不同的剪接位点使不同的外显子连接在一起的过程。因此,mRNA 剪接的不同可使 BK 通道功能产生明显的差异[8]。特别是 BK 通道 C 端中至少有 10 多个剪接位点,STREX 只是其中之一。

STREX 的 58 个氨基酸序列位于 BK 通道 α 亚基的 S8 和 S9 片断中(见图 16-3 和图 16-5)。Tang 和 Naruse 等证明了其与力敏感特性相关,删除 STREX 后力敏感性消失,其余特性未变[7]。为验证张应变改变 BK 通道力敏感增加 BK 通道活性的假设,我们将表达 Slo 基因的质粒(正常 BK 通道)和不含 STREX 序列的质粒(STREX delete 后的 BK 通道)分别转染入 HEK 细胞后,再分别在 5% 张应变和 15% 张应变的条件下检测 HEK-Slo 和 HEK-STREX delete 中 BK 通道的电生理变化。

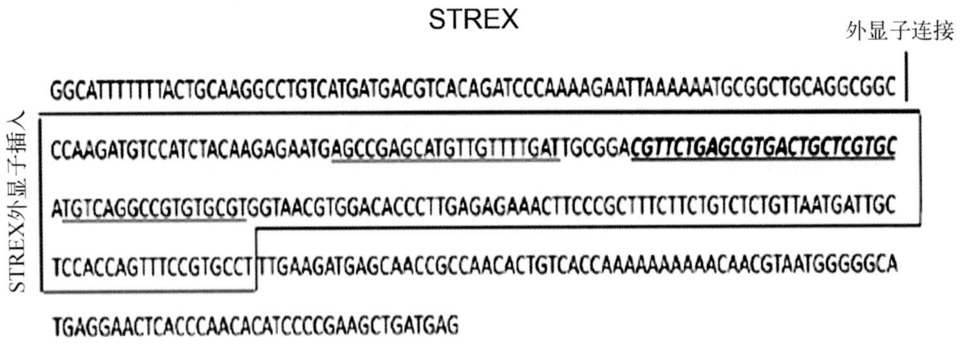

STREX

外显子连接

STREX外显子插入

GGCATTTTTTTACTGCAAGGCCTGTCATGATGACGTCACAGATCCCAAAAGAATTAAAAAAATGCGGCTGCAGGCGGC

CCAAGATGTCCATCTACAAGAGAATGAGCCGAGCATGTTGTTTTGATTGCGGA***CGTTCTGAGCGTGACTGCTCGTG***

ATGTCAGGCCGTGTGCGTGGTAACGTGGACACCCTTGAGAGAAACTTCCCGCTTTCTTCTGTCTCTGTTAATGATTGC

TCCACCAGTTTCCGTGCCT|TTGAAGATGAGCAACCGCCAACACTGTCACCAAAAAAAAAACAACGTAATGGGGGCA

TGAGGAACTCACCCAACACATCCCCGAAGCTGATGAG

图 16 - 5 STREX 剪接后插入的序列
两端为引物序列,中间重点标记的为探针序列
Figure 16 - 5 Alignment of STREX sequence(174 bp insert)

HEK 细胞中原本并无 BK 通道表达,将 BK 通道质粒转染入 HEK 细胞进行 BK 通道的电生理研究已得到广泛运用,且研究显示转染后的 HEK 细胞中 BK 通道的电生理特性与 VSMCs 中 BK 通道的特性并无差异。首先,我们运用膜片钳对转染 BK 通道质粒后的 HEK 细胞中的 BK 通道进行鉴定。如图 16 - 6 所示,全细胞记录显示,未转染 BK 通道质粒的 HEK 细胞无通道开放,而转染 BK 通道质粒的 HEK 细胞则可记录到典型的 BK 离子通道开放电流。全细胞记录显示,加入 BK 通道特异激活剂 NS1619 后,转染 BK 通道质粒组电流密度增加,未转染组依然无显著变化;加入 BK 通道特异拮抗剂 IBTX 后,转染 BK 通道质粒组电流密度显著降低,未转染组无显著变化。结果表明,转染 BK 通道质粒后的 HEK 细胞具有 BK 通道特性。

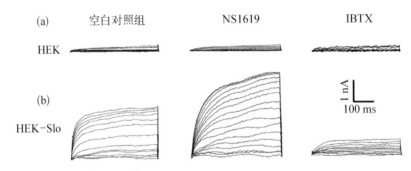

图 16 - 6 BK 通道在 HEK 细胞中的表达
(a) 转染对照质粒的 HEK cells 中空白对照组、BK 通道激活剂 NS1619 组和 BK 通道拮抗剂 IBTX 组的 BK 全细胞电流,NS1619 组和 IBTX 组均未见 BK 电流变化;(b) HEK - Slo 细胞中空白对照组、BK 通道激活剂 NS1619 组和 BK 通道拮抗剂 IBTX 组的 BK 全细胞电流,NS1619 显著增加 BK 电流,IBTX 显著抑制 BK 电流($n = 6$)
Figure 16 - 6 BK channel in HEK cells was identified

目前认为,STREX 剪接增加后,BK 通道蛋白表达减少[21]。BK 通道的表达和活性变化与高血压等心血管疾病密切相关,但尚不清楚高血压中 BK 通道的表达变化是否与 STREX 剪接及力敏感变化有关。研究发现,病理性张应变组的 BK 通道 α 亚基蛋白表达降低(见图 16 - 7),但 BK 通道活性增加。这种 BK 通道蛋白表达和活性相反的结果也见于其他学

者的研究中[23],他们发现,代谢综合征大鼠中 BK 通道 α 亚基蛋白表达增加,BK 通道的活性却降低。15％的张应变为何使 BK 通道 α 亚基蛋白表达降低活性却增加呢? 目前尚无研究明确提出具体机制,我们认为,这可能与 BK 通道选择性剪接有关。

首先,人类基因中大约有 40％的基因具有选择性剪接的形式,STREX 是其中之一,并且与力敏感变化有关。我们的结果表明,与 5％正常张应变相比,15％病理性张应变显著激活 VSMCs BK 通道,全细胞电流增加明显(见图 16-8)。为证明 STREX 的重要作用,我们分别记录 HEK-Slo 和 HEK-STREX delete 细胞在+40 mV 电压,胞内钙离子浓度为 1 μmol/L 的条件下,静态对照组、5％张应变组和 15％张应变组的单通道电流(见图 16-9 和图 16-10)。经 Boltzmann 非线性拟合后显示,在 HEK-Slo 细胞中与静态对照组和 5％张应变组相比,15％张应变组的 P_o-V 曲线显著左移(见图 16-11),在 HEK-STREX delete 细胞中与静态对照组和 5％张应变组相比,15％张应变组的 P_o-V 曲线左移,但差异不显著(见图 16-12)。

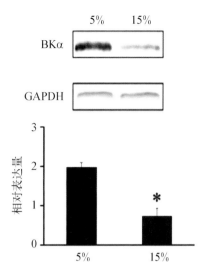

图 16-7　不同张应变条件下 VSMCs 的 BKα 亚基蛋白表达变化
与 5％张应变组相比,15％张应变组的 BKα 亚基蛋白表达显著降低 * $p<0.05$ vs 5％张应变组, $n=4$

Figure 16-7　The expression level of BK α-subunit in the 5％-strain and 15％-strain

为进一步检测不同张应变条件下 STREX 对 BK 通道电压依赖激活的影响,我们分别记录 HEK-Slo 和 HEK-STREX delete 细胞在胞内钙离子浓度为 1 μmol/L 的条件下,在静态对照组、5％张应变组和 15％张应变组随着钳制电压的升高 BK 电流的变化情况。全细胞记录显示,HEK-Slo 中 BK 通道随着电压的增加而显著激活,而 HEK-STREX delete 中 BK 通道活性的增加不显著(见图 16-13 和图 16-14)。经 Boltzmann 方程拟合的 I-V 曲线显示

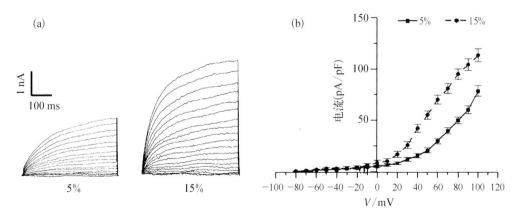

图 16-8　不同张应变对 VSMCs 电生理的影响
(a) 不同张应变条件下 VSMCs BK 全细胞电流随钳制电压增加而增加;(b) 与 5％张应变组相比,15％张应变组 BK 通道电流密度显著增加, $n=4$

Figure 16-8　BK current of VSMCs in the 5％-strain and 15％-strain

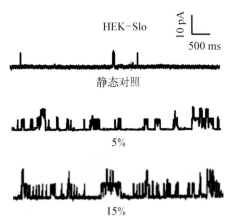

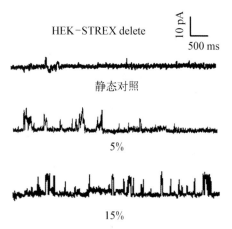

图 16-9 不同张应变条件下 HEK-Slo 细胞中 BK 单通道电流

在钙浓度为 1 μmol/L 的条件下,与静态对照组和 5% 张应变组相比,15% 张应变组的 BK 通道开放显著增加,$n = 6$

Figure 16-9 BK currents of HEK-Slo cells in 5%-strain and 15%-strain

图 16-10 不同张应变条件下 HEK-STREX delete 细胞中 BK 单通道电流

在钙浓度为 1 μmol/L 的条件下,5% 张应变组和 15% 张应变组中 HEK-STREX delete 细胞的 BK 单通道电流变化差异不显著,$n = 6$

Figure 16-10 BK currents of HEK-STREX delete cells in 5%-strain and 15%-strain

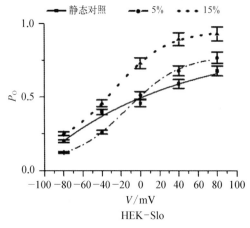

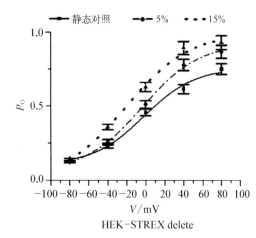

图 16-11 HEK-Slo 细胞的 P_o-V 曲线

不同钳制电压条件下,在 HEK-Slo 细胞中 15% 张应变组的 P_o-V 曲线(P_o 为通道开放率;V 为刺激电位)较 5% 张应变组和对照组明显左移,$n = 6$

Figure 16-11 P_o-V curve of HEK-Slo cells in 5%-strain and 15%-strain

图 16-12 HEK-STREX delete 细胞的 P_o-V 曲线

不同钳制电压条件下,HEK-STREX delete 细胞中与静态对照组和 5% 张应变组相比,3 组的 P_o-voltage 无显著差异,$n = 6$

Figure 16-12 P_o-V curve of HEK-STREX delete cells in 5%-strain and 15%-strain

在 HEK-Slo 中与静态对照组和 5% 张应变组相比,15% 张应变组 BK 电流密度显著增加,而在 HEK-STREX delete 中,3 组之间的 BK 电流密度无显著变化(见图 16-15 和图 16-16)。这些结果与日本学者在鸡胚心肌细胞中剔除 STREX 后 BK 通道丧失力敏感特性的结果一致[5]。这表明 STREX 剪接对于 BK 通道活性随张应变幅度的增加而增强具有重要作用,我们首次证明了不同张应变对 BK 通道 STREX 剪接的影响及其对 BK 通道的作用。

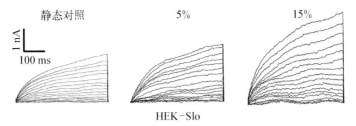

图 16 - 13 不同张应变条件下 HEK - Slo 细胞中 BK 通道的全细胞电流
静态对照组、5% 张应变组及 15% 张应变组中 HEK - Slo 细胞的 BK 全细胞电流。与静态对照组和 5% 张应变组相比，15% 张应变组中 BK 电流显著增加，$n = 6$

Figure 16 - 13 BK whole-cell currents of HEK - Slo cells in 5%- strain and 15%- strain

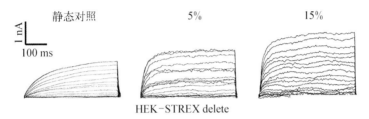

图 16 - 14 不同张应变条件下 HEK - STREX delete 细胞中 BK 通道的全细胞电流
静态对照组、5% 张应变组及 15% 张应变组中 HEK - STREX delete 细胞的 BK 全细胞电流。与静态对照组和 5% 张应变相比，15% 张应变组中 BK 电流增加，但差异不显著，$n = 6$

Figure 16 - 14 BK whole-cell currents of HEK - STREX delete cells in 5%- strain and 15%- strain

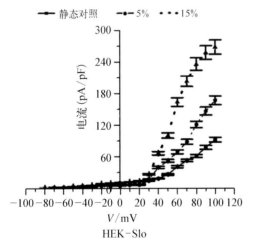

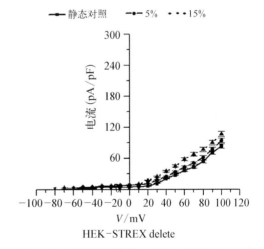

图 16 - 15 不同张应变条件下 HEK - Slo 细胞的 I - V 曲线
HEK - Slo 细胞中与静态对照组和 5% 张应变组相比，15% 张应变组 BK 电流密度显著增加，$n = 6$

Figure 16 - 15 I - V curve of HEK - Slo cells in 5%- strain and 15%- strain

图 16 - 16 不同张应变条件下 HEK - STREX delete 细胞的 I - V 曲线
HEK - STREX delete 细胞中与静态对照组和 5% 张应变组相比，15% 张应变组 BK 电流密度增加无显著差异，$n = 6$

Figure 16 - 16 I - V curve of HEK - STREX delete cells in 5%- strain and 15%- strain

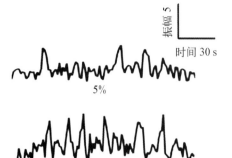

图 16 - 17 不同张应变条件下 VSMCs 中钙振荡的变化
与 5％张应变组的钙振荡频率相比，15％张应变组的钙振荡频率显著增加，$n = 6$

Figure 16 - 17 Calcium oscillation of VSMCs in the 5％- strain and 15％- strain

其次，选择性剪接可由环境的改变而发生[8]，如激素水平和信号分子变化。结果显示(见图 16 - 17)，15％病理性张应变组 VSMCs 中钙振荡显著增加，表明张应变引起细胞内钙信号的变化，而 Xie[8] 则发现钙信号与 BK 通道的 STREX 剪接密切相关。这进一步提示病理性张应变可能通过钙离子变化促进 BK 通道 STREX 剪接。

再者，选择性剪接导致 BK 通道功能多样性，可能与 STREX 剪接会降低 BK 通道蛋白表达有关[21]，STREX 剪接甚至会影响 BK 通道蛋白的分选和定位[23]。我们对不同张应变组 VSMCs 的 BKα 亚基进行 western blotting 及 IHC 检测后，结果显示(见图 16 - 7 和图 16 - 18)，5％张应变和 15％张应变组的 BKα 亚基表达及分布均有显著差异。与 5％张应变组相比，15％张应变组的 BKα 亚基蛋白水平显著降低，并且 BKα 亚基 mRNA 水平也降低。最重要的是，与 5％张应变组相比，15％张应变组的 STREX mRNA 水平显著升高。同时，15％张应变组的 STREX 在 BKα 亚基 mRNA 中的比例也显著增加。这些结果都表明，15％张应变组的 BK 通道蛋白表达降低与 STREX 剪接的发生相关。

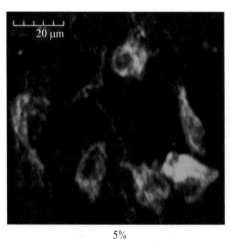
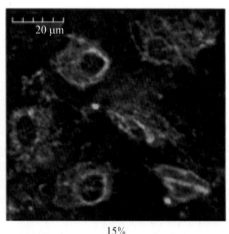

图 16 - 18 BKα 亚基在 5％张应变组和 15％张应变组的变化
Figure 16 - 18 IHC of BKα- subunit in 5％- strain and 15％- strain

结果表明，STREX 存在时 BK 通道开放随着张应变幅度的增加而显著增加。因此，通过与 5％张应变对比，15％张应变促进 STREX 剪接并且使 BK 通道对病理性增加的张应变更敏感。我们首次证明了 STREX 在不同张应变影响 VSMCs BK 通道活性变化中的重要作用。此外，关于 STREX 剪接也会影响通道磷酸化等改变，可能是细胞对外界刺激的适应性反应，也可能是导致细胞功能变化的诱因。这些研究表明离子通道可接收力学信号，

STREX 剪接可改变 BK 通道对力学刺激的响应,故我们认为病理性张应变诱导 VSMCs BK 通道的力敏感剪接与 BK 通道接受不同程度的力学刺激有关。

16.2.3　调控 BK 通道功能的机制

BK 通道的活性可从基因和非基因水平来调控。非基因水平包括通过环磷酸鸟苷 (cyclic guanosine monophosphate,cGMP)和一氧化氮(nitric monoxide,NO)等信号分子, 基因水平即通过可变性剪接位点突变来实现[7]。

(1)磷酸化。当细胞受到外界刺激或磷酸化状态发生变化都会改变离子通道的活性, 离子通道的活性变化又会影响下游的信号传导途径从而引起收缩和舒张功能异常。研究发现施加切应力后牛主动脉内皮细胞的钾通道开放,这可能由于 BK 通道磷酸化水平与细胞功能变化有关[24]。另有研究发现,BK 通道的蛋白激酶 A(protein kinase A,PKA)磷酸化位点突变后,PKA 激活 BK 通道的效应被逆转[25],这可能影响了 BK 通道 α 亚基 C 端的磷酸化调控区域。由此可见,通过翻译后修饰改变 BK 通道磷酸化可产生通道功能特异性。

(2)选择性剪接。除了磷酸化,BK 通道还可通过其他转录后修饰影响功能调控。研究发现,与 BK 通道功能密切相关的选择性剪接常发生于应激过程[21]。BK 通道的剪接位点在进化过程中非常保守,若是把其中的一个外显子(exoniensis,exon)缺失掉,会对 BK 通道的功能造成一定的影响。以 STREX 为例,不同种属间的差异不大[7],但 STREX 消失后离子通道随之失去力敏感特性。

因此,针对离子通道的剪接位点进行突变后,可能会使通道某些功能上调,也会使通道丧失某些功能。具有上调功能的突变位点可能通过改变对信号分子的敏感性与外界环境相适应,而当这种反馈机制不能代偿其他因素导致的细胞功能异常时则伴有疾病的发生。

选择性剪接会改变信号分子对离子通道的调控作用,如 STREX 的半胱氨酸酰化会影响膜定位相关的信号通路,STREX 剪接使 PKA 信号通路不能激活 BK 通道,而 STREX 剪接消失后 PKA 信号通路的抑制作用变为激活作用。

选择性剪接会影响 BK 通道的表达及活性,包括 BK 通道蛋白的合成和转运也可能受到影响。这是因为 BK 通道等膜蛋白是在内质网合成的,新合成蛋白被定位到膜上的信息或者膜蛋白的信号肽可能会受到选择性剪接的影响。当新合成的蛋白质不能准确分布于正确的区域,就会影响 BK 通道的表达及活性。Chen 等认为,BK 通道的选择性剪接会对 BK 通道在细胞膜上的表达产生负面影响,对 BK 通道的表达量或功能进行负调控[26]。我们的研究则是进一步探讨 STREX 选择性剪接在高血压等病理性张应变引起的 BK 通道表达及活性变化中的作用及机制。

选择性剪接会影响 BK 通道对钙激活的敏感性。BK 通道是一类对细胞内钙离子浓度敏感的钾通道,但 BK 通道受钙离子调节并非与钙调蛋白(calmodulin,CaM)结合。BK 通道的 C 端包含钙碗结构域和两个 RCK 结构域,其中钙碗结构域有钙离子结合位点,可与钙离子结合参与 BK 通道的激活。而 RCK 结构域对钙离子的结合以及敏感性都有重要的作用。研究发现,在 RCK 上不同的氨基酸残基突变可改变 BK 通道静息状态下对钙离子变化的敏感性[27], 如在 RCK 上的天冬氨酸(aspartic acid,Asp)突变为甘氨酸(glycine,Gly)后,增加了 BK 通道的钙离子敏感性。其他研究也认为选择性剪接的变化可能会导致 BK 通道功能多样性,影响电压及钙激活的特性[25]。并且,Mienville 证明了机械牵拉本身不会影响 BK 通道的钙敏感性[5]。这预示高血压等病理条件下 BK 通道对细胞内钙的调控能力变化可能与力敏感剪接直接相关。为了检测 STREX 对 BK 通道钙依赖激活的影响,我们分别记录 HEK - Slo 和 HEK - STREX delete 细胞在＋40mV 电压,胞内钙离子浓度分别为 0.01 μmol/L、0.1 μmol/L、1 μmol/L、10 μmol/L 和 100 μmol/L 的条件下,静态对照组、5％张应变组和 15％张应变组的 BK 电流变化。单通道记录如图 16 - 19 所示,HEK - Slo 中 BK 通道随着胞内钙离子浓度的增加而显著激活,而 HEK - STREX delete 中 BK 通道活性的增加不显著(见图 16 - 20)。

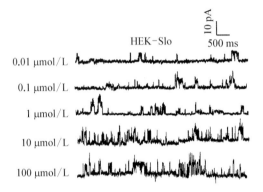

图 16 - 19 HEK - Slo 细胞中不同钙浓度对 BK 通道的影响

在＋40 mV 且钙浓度分别为 0.01 μmol/L、0.1 μmol/L、1 μmol/L、10 μmol/L 和 100 μmol/L 的条件下,HEK - Slo 细胞的 BK 单通道电流,$n = 6$

Figure 16 - 19 BK currents were changed with calcium in HEK - Slo cells

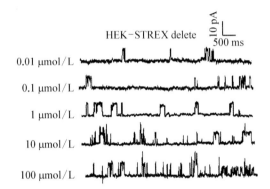

图 16 - 20 HEK - STREX delete 细胞中不同钙浓度对 BK 通道的影响

在＋40 mV 且钙浓度分别为 0.01 μmol/L、0.1 μmol/L、1 μmol/L、10 μmol/L 和 100 μmol/L 的条件下,HEK - STREX delete 细胞的 BK 单通道电流,$n = 6$

Figure 16 - 20 BK currents were changed with calcium in HEK - STREX delete cells

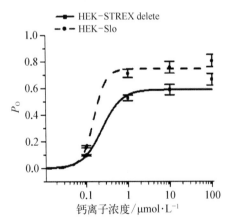

图 16 - 21 HEK - Slo 细胞和 HEK - STREX delete 细胞 P_o-钙曲线

不同钙浓度条件下 HEK - STREX delete 细胞 P_o-钙曲线较 HEK - Slo 细胞的 P_o-钙曲线右移,$n = 6$

Figure 16 - 21 The P_o- calcium curve of HEK - Slo cells and HEK - STREX delete cells were fitted using the Hill equation

经 Hill 方程拟合后(见图 16 - 21),与 HEK - Slo 相比,HEK - STREX delete 的 P_o-钙曲线显著右移,斜率变小,这提示 BK 通道钙敏感性的增强可能与 STREX 剪接有关。因此,我们认为,15％张应变促进 STREX 剪接后使 BK 通道对钙变化更敏感,活性显著增加,代偿性增强对 VSMCs 收缩功能的调控。

(3) 信号分子的影响。机械力学刺激可激活许多信号通路,而同一信号通路对不同的离子通道可能都会有影响,例如表皮生长因子可以激活电压依赖的钾离子通道,抑制该通道可以阻断表皮生长因子激活的 ERK 信号通路。而在胶质母细胞瘤细胞中 ERK 信号通路可调控 $K_{Ca}3.1$ 通道的基因表达。因此,心血管疾病中信号分子与离子通道的关系非常复杂,还需深入研究。

目前,已明确 cGMP、NO 可以激活或磷酸化 BK 通道[24]。PKA 也可激活 VSMCs 中的 BK 通道,Src 对 BK 通道活性的影响尚不确定。其余与力学刺激信号转导相关的通路中,包括细胞表面的 integrin 及细胞骨架也已经被证明可激活 BK 通道,参与收缩反应。

16.3 BK 通道在不同细胞中的表达及功能

研究发现,BK 通道的异常表达与高血压等心血管疾病以及神经系统疾病都密切相关[6]。BK 通道在其他细胞中也有重要作用。有学者在心肌细胞中发现大电导钾通道,并且对力敏感[7]。钾通道是心肌细胞动作电位复极的主要离子流,它们的变化对动作电位的形状和动作电位时程均有较大影响。Olesen 等首先对牛主动脉内皮细胞施加剪切力后发现钾通道电流产生[28]。Lansman 等[29]在血管内皮细胞中首先提出了力敏感离子通道的概念,通过微吸管吸附细胞膜并用负压调节细胞膜扩张的方法也发现了牵拉细胞膜的程度与膜电位变化相关。

VSMCs 上有电压依赖性钾通道、大电导钙激活的电压依赖性钾通道、ATP 敏感性钾通道和内向整流性钾通道 4 种通道。其中,大电导钙激活的电压依赖性钾通道(BK 通道)在血管平滑肌上大量表达,其表达及活性变化对细胞功能都有影响。目前对血管平滑肌中的 BK 通道研究较多,BK 通道的变化可能增加血管紧张度或者通过促使膜电位复极化至静息电位,维持血管舒张状态。因此,BK 通道在高血压中可能发挥重要的调节作用,但机械牵拉影响离子通道的机制仍不清楚。

BK 通道 α 亚基作为通道中的重要组成部分,其表达变化与高血压等疾病的发生密切相关[6]。并且,BK 通道 α 亚基发生选择性剪接也与细胞的功能变化密切相关[21]。研究表明 β 亚基也参与调控血管舒缩,但在 β 亚基缺失的情况下 BK 通道 α 亚基单独存在也可调控细胞功能[30]。α 亚基力敏感剪接对 BK 通道表达及活性的影响在调控细胞功能中是否有重要作用值得深入探讨。

BK 通道的活性变化可影响细胞内钙离子和信号分子,因此 BK 通道可能参与调控细胞功能。目前认为,VSMCs 迁移能力增强和去分化在血管重建过程中均有重要作用。我们进行细胞划痕实验后发现,BK 通道活性改变后显著影响了 VSMCs 迁移功能。结果显示,与静态对照组相比,NS1619 激活 VSMCs 后细胞迁移显著减少,IBTX 抑制 VSMCs 后细胞迁移显著增加(见图 16-22)。结果表明,BK 通道活性增加促进 VSMCs 分化,抑制 VSMCs 迁移,有助于减少或改善血管重建。

其他研究也表明,BK 通道活性变化可引起许多细胞功能变化。如 BK 通道激活剂 NS1619 能抑制细胞凋亡和增殖,而 BK 通道拮抗剂印度红蝎毒素 iberiotoxin(IBTX)则可促进细胞凋亡和增殖[31]。NS1619 是特异性激活 BK 通道的激活剂,可以使钾离子外流增加细胞超极化,促进动脉平滑肌血管舒张。IBTX 则是 BK 通道特异性拮抗剂,而大多数

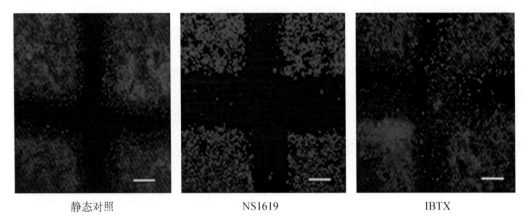

静态对照　　　　　　　　NS1619　　　　　　　　IBTX

图 16-22　BK 通道抑制剂促进 VSMCs 迁移
与空白对照相比，BK 通道激活剂 NS1619 刺激 VSMCs 后抑制迁移，BK 通道拮抗剂 IBTX 刺激 VSMCs 后迁移功能显著增强。$n = 6$，标尺 $= 20 \mu m$

Figure 16-22　Migration of VSMCs was increased by BK channel blocker

拮抗剂的作用与细胞内的信号传导有关。钙火花（calcium sparks）激活 BK 通道后通过拮抗剂阻断通道活性可负反馈调节钙变化，或者通过影响蛋白的磷酸化改变通道活性。Soder 等发现 NS1619 可以抑制膀胱逼尿肌的收缩，而 IBTX 则可阻断此效应[32]。因此，钾离子通道激活剂通过不同的途径增加 BK 通道开放后具有治疗疾病的作用[6]。而 BK 通道是否通过调节钙变化在 VSMCs 分化中发挥作用尚不清楚。为此，我们用 BK 通道激活剂 NS1619 和拮抗剂 IBTX 分别刺激 VSMCs 后检测钙振荡变化。如图 16-23 所示，与空白对照相比，BK 通道抑制剂 IBTX 显著增加 VSMCs 钙振荡；而与 BK 通道抑制剂 IBTX 相比，BK 通道激活剂 NS1619 对 VSMCs 作用后钙振荡频率显著减少。我们还进一步检测了 BK 通道激活剂 NS1619 和拮抗剂 IBTX 刺激 VSMCs 后分化指标的变化。结果发现：与静态对照相比，NS1619 激活 BK 通道后 VSMCs 分化指标 α-actin、calponin、SM22 水平均显著升高；IBTX 抑制 BK 通道后 VSMCs 分化指标 α-actin、calponin、SM22 水平均降低，差异无统计学意义，但与 NS1619 组相比 VSMCs 分化指标则均显著降低。结果表明，BK 通道的活性变化与 VSMCs 分化功能密切相关，BK 通道激活后减少 VSMCs 细胞内钙振荡，促进 VSMCs 分化。这一机制对高血压可起到负反馈调节作用，因而再次提示 BK 通道激活剂可能具有临床应用价值。

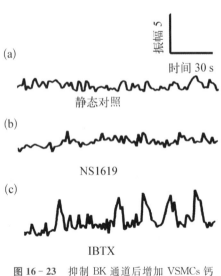

图 16-23　抑制 BK 通道后增加 VSMCs 钙振荡
（a）静态对照组 VSMCs 钙振荡频率；（b）NS1619 激活 BK 通道后 VSMCs 钙振荡频率未显著减少；（c）IBTX 抑制 BK 通道后 VSMCs 钙振荡频率显著增加，$n = 6$

Figure 16-23　Calcium oscillation of VSMCs was increased by BK blocker

16.4　ER stress 调控 BK 通道与血管平滑肌细胞功能

高血压是动脉粥样硬化等心血管疾病的重要危险因素之一。虽然，目前已从基因水平研究了高血压的病理机制，但是机体存在的应激状态也是不容忽视的因素。相对于动脉粥样硬化发病的炎症学说，内质网应激（endoplasmic reticulum stress，ER stress）在心血管疾病中的作用尚需深入研究。内质网是合成蛋白质，储存细胞内钙的场所。BK 通道蛋白的折叠、分拣和转运均受这个负责信号转导的细胞器调控[26]。当外界刺激使蛋白质合成或钙离子失稳等情况发生，内质网内的信号通路发生变化，引起细胞功能改变来适应新的环境，这一过程又称为 ER stress[33]。心血管疾病等病理条件下血管力学因素的变化很可能诱导 VSMCs 发生 ER stress。因此，ER stress 激活的信号分子可能是病理性机械应力促进动脉粥样硬化发生的潜在机制。以高血压为例，病理性增加的张应变以及钙离子浓度升高都与 ER stress 的产生息息相关，而且 BK 通道的力敏感剪接也可能受到病理性增加的张应变影响，并改变通道的活性及调节血管弹性的功能。目前，通过改善 ER stress 治疗高血压的方法尚不多见，Zeng 等已在动物水平证明了抑制 X-box 结合蛋白 1（xbp1）信号通路可以减少病理性剪切应力诱导的内皮细胞凋亡及动脉粥样硬化[34]。而张应变是否通过激活 ER stress/xbp1 信号通路，影响 BK 通道力敏感剪接及细胞功能变化值得进一步研究。

16.4.1　钙变化与 ER stress 的发生

细胞内钙信号产生的途径主要有 2 个：一是细胞外钙通过钙离子通道进入细胞内；二是细胞内钙库储存钙离子的释放。大多数细胞质中钙离子浓度只有 $0.1\ \mu mol/L$ 左右，与细胞外钙离子浓度相差 $3\sim4$ 个数量级。所以，当细胞受到外界刺激时，一般是胞外钙离子向细胞内流，增加胞质中钙离子浓度。但细胞内钙库对钙变化比较敏感，同时也会向细胞质内释放钙离子。因此，胞质中钙离子浓度会显著增加。

Xu 等报道，许多病理条件下，钙库排空和氧化应激等都会发生 ER stress[35]。而内质网可通过钙离子浓度变化激活钙释放途径发挥信号传递功能，即胞内钙库释放钙增加又会促进胞外钙离子内流，使细胞内钙超载，加剧 ER stress 程度。总之，细胞内钙离子浓度增加与 ER stress 关系密切。

外钙内流的途径主要是通过电压门控钙离子通道和配体门控钙离子通道过度开放[36]。钙库调控性钙通道（store-operated calcium channel，SOC）是内质网或肌浆网内钙库耗竭触发的一种介导外钙内流的钙通道。SOC 可被毒胡萝卜素（thapsigargin，TG）激活，意义在于当细胞受到引起钙库耗竭的刺激后能迅速使钙库再充灌，即使钙库处于耗竭状态，胞浆内的钙离子浓度仍然能维持在较高水平[33]。高血压时 VSMCs 的钙内流增加明显与激活钙离子通道密切相关。

内钙增加主要是通过细胞钙库释放。内质网钙储库可通过多条信号通路控制钙离子的流出和流入，如 $InsP_3$ 受体（inositol 1，4，5-trisphosphate receptor，$InsP_3$）和兰尼碱受体（ryanodine receptors，RyRs），从而调节细胞功能[33]。$InsP_3$ 可促进钙库释放钙离子，同时也参与外钙的内流。RyRs 则是引起细胞内钙库中钙离子释放的一类受体通道,受胞浆钙离子浓度的双重调节,随着胞浆钙离子浓度的增加先正反馈,然后再负反馈调节。只有当胞浆钙离子浓度超过生理浓度后才出现负反馈调节,而在生理浓度范围内,该类受体通道开放诱导钙离子释放。因此,RyRs 正反馈调节使胞内钙离子浓度增加。

根据促进 ER stress 发生的原因,ER stress 通路主要分为 3 种类型:由内质网中蓄积的未折叠或异常折叠蛋白质引起;激活的细胞核因子 κB 引起内质网过度负荷反应;由影响脂肪酸和胆固醇合成的固醇调节级联反应引起[33]。如 xbp1 等一系列信号通路都参与其中,最终都导致细胞内环境失衡。TG 则公认为是 ER stress 的诱导剂,其是直接通过内质网膜上的钙 ATP 酶(sarco endoplasmic reticulum calcium adenosine triphosphatase,SERCA),又称为内质网钙泵,影响细胞内钙变化引起 ER stress。TG 不同程度地抑制 SERCA 依赖的 ATP 酶后,细胞内钙离子浓度相应地增加,激活 ER stress 信号通路[33]。因此,TG 作用于细胞后诱导钙稳态失衡,不能使胞质内的钙离子逆浓度梯度转入内质网钙储库,不能维持胞内钙离子浓度的低水平。高血压的发生就与 VSMCs 的钙泵活性减弱,不能及时将钙离子从胞内泵出,丧失钙自稳平衡(calcium homeostasis)功能有关。TG 是常见的 ER stress 诱导剂,但其在 VSMCs 中的剂量效应关系尚未统一。因此,分别采用 2.5 $\mu mol/L$、5 $\mu mol/L$、10 $\mu mol/L$ 和 20 $\mu mol/L$ 的 TG 刺激 VSMCs。结果发现,与空白对照组相比,随着作用于 VSMCs 的 TG 浓度增加,ER stress 的标志蛋白 xbp1 表达水平也逐渐升高,10 $\mu mol/L$ 组开始显著升高。更重要的是 TG 使 xbp1 增加,BK 通道 α 亚基表达减少,STREX 增加的效应与 15% 病理性张应变组相同。这揭示病理性张应变可能通过 ER stress 促进 STREX 剪接而增加了 BK 通道的力敏感。

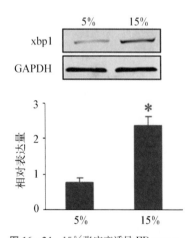

图 16-24 15% 张应变诱导 ER stress 与 5% 张应变组相比,15% 张应变组 ER stress 标志蛋白 xbp1 表达显著增加。* $p < 0.05$ vs 5% 张应变组,$n = 4$
Figure 16-24 15%-strain induced ER stress

目前认为,VSMCs 处于 ER stress 状态会引起细胞功能异常及血管重建[35]。这可能与细胞内钙超载对血管收缩与舒张影响较大有关,故也可作为高血压病理机制之一。外界环境刺激可能诱导细胞内钙超载发生,例如切应力使细胞内钙离子变化,并通过调节蛋白的磷酸化修饰影响细胞的功能[35]。因此,张应变条件下也可能引起细胞内钙振荡并与 VSMCs 分化功能变化相关。但 15% 张应变组细胞内钙振荡增加是否与 ER stress 有关尚不清楚,我们的研究通过检测 ER stress 标志蛋白 xbp1 在不同张应变组中的表达来明确 15% 张应变是否导致 VSMCs 处于 ER stress 状态,如图 16-24 所示,与 5% 张应变组相比,15% 张应变组的 xbp1 蛋白水平显著升高。这揭示 15% 张应变促进了 ER stress/xbp1 通路的激活。

16.4.2　钙变化与 BK 通道

BK 通道是钙依赖激活的钾通道,细胞内钙离子浓度升高,促进 BK 通道开放;激活的

BK 通道通过抑制钙离子内流,防止细胞内钙离子浓度过度增加,和细胞内钙泵共同维持细胞内钙水平稳定,起到保护细胞功能的作用。因此,钙离子变化与 BK 通道的关系非常密切。钙离子变化主要从以下几方面影响 BK 通道。

首先,钙离子增加可激活 BK 通道。从在红细胞上发现细胞内钙离子变化能调控钾离子外流后,大量研究表明 BK 通道的开放受很多因素的调节,钙火花是其中之一[37]。钙火花可激活 BK 通道,这是细胞内钙离子释放增加形成的钙离子流引起的,不同钙离子浓度可能引起钾离子通道的不同状态,钾离子通道的开放可能随钙离子浓度的增加而增加。当细胞内钙释放增加,肌动蛋白发生磷酸化促进血管收缩。同时,BK 通道感应到内源性钙离子的增加而激活,从而发挥调节血管弹性的功能。因此,从对 BK 通道的激活及功能而言,细胞内钙泵释放增加钙离子浓度对 BK 通道具有重要作用。

其次,钙离子浓度增加可促进 BK 通道的力敏感剪接。钙信号是重要的第二信使,其促进选择性剪接也是细胞把外界刺激信号转导入细胞内的一种形式。目前已确定钙信号参与10 余个基因的选择性剪接,STREX 是其中之一[8]。TG 促进钙库排空可增加某些位点选择性剪接,而钙拮抗剂 nifedipine 则可抑制选择性剪接,这表明细胞内钙调控选择性剪接有浓度依赖的特点。Xie 等则认为钙信号可能通过钙调素依赖性蛋白激酶 IV(calmodulin-dependent protein kinases IV,CaMK IV)通路影响 STREX 剪接[8]。但即使是同一个剪接位点,产生钙信号的方式不同或在不同种类的细胞中都会对选择性剪接造成不同的影响。

由此可见,细胞内钙在细胞功能的变化中有重要作用,而 BK 通道与钙离子变化也关系密切。一方面,BK 通道激活可抑制钙离子通道开放影响细胞内钙离子变化,另一方面,钙信号还参与调控 BK 通道力敏感剪接。因此,张应变可能通过钙信号变化影响 BK 通道力敏感剪接及功能。我们在 ER stress 模型中检测选择性剪接的变化,结果显示,与空白对照组相比,静态条件下 10 μmol/L TG 作用于 VSMCs 后 splice xbp1 mRNA 显著增加,而且不论是在静态条件下还是在 5% 张应变和 15% 张应变条件下,10 μmol/L TG 作用于 VSMCs 后 STREX mRNA 均显著增加。同时,我们也检测了 BK 通道 α 亚基蛋白的表达,结果发现,随着作用于 VSMCs 的 TG 浓度增加,与空白对照组相比 BK 通道 α 亚基蛋白表达水平逐渐降低,10 μmol/L 组降低较显著。并且 10 μmol/L TG 刺激 VSMCs 后,不论是在静态对照组还是在 5% 张应变组和 15% 张应变组,与各自空白对照相比,BK 通道 α 亚基蛋白的表达均显著降低,STREX mRNA 显著增加。TG 促进 BK 通道 α 亚基蛋白水平下降表明 15% 张应变组 BK 通道 α 亚基蛋白表达降低与 ER stress 及选择性剪接有关。

ER stress 的产生会影响内质网中的钙储备和钙释放、膜蛋白和分泌蛋白的合成以及正常的细胞功能[33],这与 ER stress 增加细胞内钙离子激活许多信号通路有关,并且不同条件引起的 ER stress 可能会激活不同的信号分子。Cheng 等发现,VSMCs 在张应变刺激后表达 ER stress 标志蛋白之一的 CHOP 含量增加[38]。Zeng 等则发现,扰动剪切应力也会导致 ER stress 的另一标志蛋白 xbp1 表达及剪接均增加[34]。xbp1 是 ER stress 信号通路中一个重要的转录因子,xbp1 剪接增加也可作为 ER stress 的标志。Shao 等报道,糖尿病大鼠模型中 xbp1 发生剪接促进了氧化应激和细胞外基质合成增加,而干扰 xbp1 后则能逆转此效应[39]。

因此,首先我们通过检测 ER stress 标志蛋白 xbp1 在不同张应变组中的表达来明确 15% 张应变是否导致 VSMCs 处于 ER stress 状态。然后,为明确 xbp1 在 ER stress 诱导 BK 通道变化中的作用,我们应用 RNA 干扰抑制 xbp1 表达后检测 BK 通道 α 亚基 STREX 剪接和 BK 通道 α 亚基表达的变化。结果表明,在静态对照组、5% 张应变和 15% 张应变组 干扰 xbp1 后 BK 通道 α 亚基蛋白表达均显著增加,15% 张应变组 STREX mRNA 水平显著 降低,更重要的是 TG 使 xbp1 增加,BK 通道 α 亚基表达减少,STREX 增加的效应与 15% 病理性张应变组相同。

16.4.3　ER stress 与细胞功能

保持细胞内钙平衡有 2 条途径:一是依赖细胞质膜的钙泵、钠钙交换及质膜钙通道;二 是细胞内钙库。内质网是细胞内最主要的钙库,对保持细胞内钙平衡具有重要作用。保持 细胞内钙水平稳定非常重要,一旦钙离子储存和释放功能异常必然会影响蛋白质的正确合 成和翻译后修饰,从而改变细胞的凋亡和分化等多种细胞功能。因此,ER stress 常伴钙超 载和细胞功能异常。而用内质网钙泵钙- ATP 酶抑制剂 TG 诱导 ER stress 后同样证实了 细胞凋亡增加与钙离子变化相关[40]。

ER stress 诱导的信号通路主要有 3 条,分别是 PERK(protein kinase R - like ER kinase)、ATF6(activating transcription factor 6)和 IRE1(inositol-requiring enzyme 1)通 路[33]。ER stress 一直被认为与细胞凋亡密切相关,但具体的信号通路尚未明确。2013 年 有报道,xbp1 剪接增加后促进内皮细胞中自噬小体形成,反之,干扰 xbp1 后则减少[41]。由 此可见,xbp1 是维持内质网钙库内钙稳态和细胞正常功能的重要转录因子。鉴于 ER stress 可通过 xbp1 发生剪接进而激活下游信号通路影响细胞功能,故为了阐述张应变诱导 VSMCs 分化的机制,我们进一步检测 ER stress 在张应变诱导 VSMCs 分化中的作用,特别 是 xbp1 在其中的作用。同样,以 2.5 μmol/L、5 μmol/L、10 μmol/L 和 20 μmol/L 的 TG 刺 激 VSMCs 诱导 ER stress 后,检测了 VSMCs 分化指标 α - actin、calponin、SM22 蛋白水平。 结果显示,随着 TG 浓度增加 VSMCs 分化指标蛋白表达减低,10 μmol/L 组降低较显著。 而且,在 10 μmol/L TG 刺激 VSMCs 后,不论是在静态对照组,还是在 5% 张应变组和 15% 张应变组,与各自空白对照相比,TG 作用后 VSMCs 分化指标 α - actin、calponin、SM22 水 平均显著降低。干扰 xbp1 后,不论是在静态对照组,还是在 5% 张应变组和 15% 张应变组, 与各自空白对照相比,xbp1 减少后 VSMCs 分化指标 α - actin、calponin、SM22 水平均显著 升高。我们还发现,干扰 xbp1 后,TG 引起 VSMCs 分化指标表达变化的效应逆转。 VSMCs 分化指标 α - actin、calponin、SM22 水平随 xbp1 减少而显著升高的结果表明,xbp1 参与调控了 VSMCs 分化功能。这些结果显示,病理性张应变可能通过 ER stress 激活 xbp1 诱导 VSMCs 去分化。

总之,ER stress 发生伴随细胞内钙离子异常增加,而钙信号又与 BK 通道选择性剪接关 系密切。在此之前,虽有研究表明 ER stress 促进选择性剪接并与疾病的发生密切相关,但 尚不清楚其在病理性张应变中的作用及机制。我们的上述结果表明,ER stress 在病理性张 应变诱导的 BK 通道变化和 VSMCs 去分化中均有重要作用。

此外,Dickhout 等认为,ER stress 可能是通过细胞内钙增加影响 VSMCs 凋亡[42]。Wertz 等的工作直接证实了内质网钙库排空在细胞凋亡中的重要作用[43],通过用 EGTA 螯合胞外的钙,同时建立一种胞内钙的钳制状态,结果发现,TG 作用细胞后导致的内质网钙库排空是发生细胞凋亡的直接和首要原因。由此可见,细胞内钙稳态调节中,细胞内钙库的动员及细胞内钙释放可能是最早且最关键的环节。我们的结果显示,病理性张应变诱导 ER stress 并影响 VSMCs 钙振荡在 VSMCs 功能变化中起重要作用,但是除 ER stress 促进细胞内钙库释放增加细胞内钙外,细胞外钙引起钙变化也是钙信号中的组成部分。因此,我们继续探讨了细胞外钙在张应变诱导 VSMCs 钙信号变化中的作用。我们在无钙培养基条件下检测了 VSMCs 的钙振荡,与正常培养基条件下的钙振荡相比,无钙培养基条件下钙振荡频率均显著减少。如图 16-25 所示,与静态对照组相比,NS1619 组和 IBTX 组中均未见明显的钙振荡,表示细胞外钙在钙振荡的形成中有重要作用,在无钙培养基条件下,BK 通道的活性变化对钙振荡无显著影响。

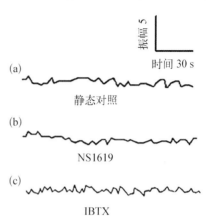

图 16-25 无钙培养基条件下 VSMCs 的钙振荡变化

(a) 静态对照组;(b) NS1619 组;(c) IBTX 组,$n = 4$

Figure 16-25 Calcium oscillation was disappeared in calcium-free DMEM

目前认为,细胞内钙水平的短暂升高可能不足以引起细胞凋亡,因为细胞功能改变不仅需要钙离子浓度增加到一定阈值,而且需要维持较长时间。这也可能是单独的钙内流增加或细胞内钙升高却不能诱发凋亡的原因。在无钙培养基条件下,我们的结果表明(见图 16-26):与 5%张应变组相比,15%张应变组的 BK 通道 α 亚基表达显著降低,并且分化指标表达也显著降低。这显示与细胞外钙相比,张应变诱导细胞内钙持续增加影响 BK 通道 α 亚基及 VSMCs 分化功能。

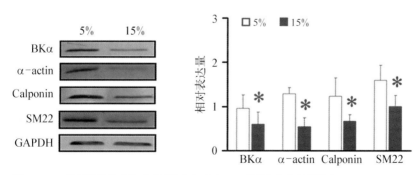

图 16-26 无钙培养基条件下不同张应变对 BKα 亚基及分化指标的影响

无钙培养基条件下对 VSMCs 施加张应变后,与 5%张应变组相比,15%张应变组的 BKα 亚基蛋白、VSMCs 分化指标 α-actin、Calponin 及 SM22 表达均显著减少。* $p < 0.05$ vs 5%张应变组,$n = 4$

Figure 16-26 BK α-subunit and VSMC differentiation markers were down-expression in 15%-strain with calcium-free DMEM

综上所述,阐明 ER stress 这种病理性应激反应中细胞内钙变化的原因及信号通路对研究细胞功能变化的机制具有重要意义。Adolph 等认为,xbp1 是 ER stress 众多通路中最保守的一个,并且可能对分化功能有影响,如参与了神经元分化[44]。研究还发现,xbp1 在 plasma cell 分化中也有作用[45]。Celli 等通过用 TG 建立了 ER stress 模型,证明了内质网钙库释放引起的 ER stress 激活 xbp1 转录因子并且在 keratinocyte 的分化中有重要作用[46]。我们的结果则表明 VSMCs 分化指标的蛋白表达与 ER stress 促进的细胞内钙库释放有关,xbp1 在 VSMCs 分化中有重要的作用。由于与细胞外钙相比,细胞内钙在调控细胞凋亡中可能起主要作用,目前需要进一步探讨的是细胞外钙对细胞分化功能的影响。为此,我们在无钙培养基的条件下深入研究后发现,TG 刺激 VSMCs 后,不仅使 BK 通道 α 亚基表达显著降低,而且与空白对照相比 VSMCs 分化指标 α-actin、calponin、SM22 蛋白水平也同时显著降低。由此可见,与正常培养基结果相比,无钙培养基条件下细胞外钙离子内流减少可抑制钙振荡频率,但不影响 BK 通道 α 亚基及 VSMCs 分化指标表达随细胞内钙离子浓度的增加而减少。这些研究表明,ER stress 增加细胞内钙库释放在 VSMCs 分化中起主要作用。

16.5　BK 通道与平滑肌细胞分化功能

VSMCs 的功能主要是收缩和合成细胞外基质[47],因而有较强的适应外界环境变化以及维持正常血压的能力[48]。研究表明,生理性张应变促进 VSMCs 分化标志蛋白 α-actin、calponin 和 SM22 的表达,有助于 VSMCs 和血管保持正常的结构和功能[49]。随着持续升高的张应变刺激,VSMCs 从收缩表型向合成表型转换[2],伴随 VSMCs 中收缩蛋白表达下降,抑制细胞正常收缩,分泌细胞外基质增多,促进细胞迁移从而参与了血管重建[48]。因此,高血压时为适应病理性增加的张应变,VSMCs 合成和分泌功能代偿性增强,血管结构和功能改变最终导致血管重建[48]。血压升高是引起血管重建的始动因素,VSMCs 去分化则参与了血管重建的全过程。

钙离子通道和钾离子通道都在血管舒缩调节中有重要作用。VSMCs 去极化促进血管收缩时,钙离子通道起主要作用,VSMCs 超极化促进血管舒张则主要是通过钾离子通道激活发挥调节作用[50]。BK 通道参与了生理及病理条件下血管张力的调节。高血压时血管舒缩功能失调,BK 通道 α 亚基基因敲除小鼠已经证实了 BK 通道与高血压密切相关[51]。而且,BK 通道表达及活性的变化对细胞的增殖、迁移和分化功能也都有影响。尽管研究已发现,BK 通道的 β 亚基是调控 VSMCs 分化的转录因子-血清反应因子(serum response factor,SRF)和心肌素(myocardin,MYOCD)的靶标蛋白[48],但是 BK 通道调节 VSMCs 分化功能的力学生物学机制尚不清楚。我们的研究通过不同张应变条件下 STREX 力敏感剪接的变化进一步探讨 BK 通道 α 亚基在张应变诱导 VSMCs 分化中的作用。总之,我们证明了 BK 通道在张应变诱导 VSMCs 分化功能中的重要作用,有助于阐明 BK 通道作为心血管疾病新治疗策略的作用机制[6]。

16.5.1 力学因素影响 BK 通道

高血压时 VSMCs 结构和功能发生了变化,这可能与病理性张应变影响 VSMCs 表型转换有关。这个过程中与收缩相关的标志蛋白表达发生变化,同时 VSMCs 上与收缩相关的离子通道也会发生变化[50]。这些变化可使细胞通过改变收缩张力与外界环境相适应,也可能导致细胞对力学刺激及钙信号的敏感性发生变化。机械力学刺激可导致细胞膜上包括受体分子、离子通道在内的蛋白质构型改变,从而激活细胞内信号传导通路导致功能变化(见图 16-27)。因此,传统观点认为,高血压时常伴钙离子浓度增加以及 VSMCs 分化功能异常。如同钙离子通道与高血压关系密切,BK 通道在高血压等心血管疾病中也有重要作用。

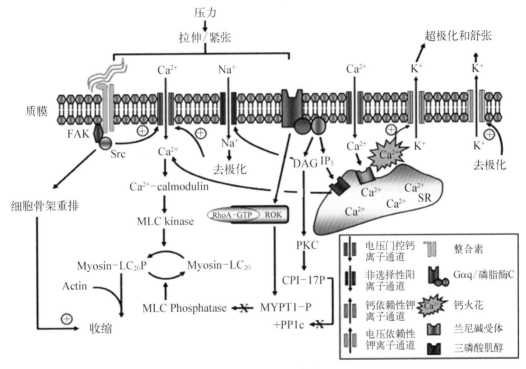

图 16-27　离子通道和信号分子参与力学刺激诱导的功能变化[50]

Figure 16-27　Ion channel and signaling mechanisms are involved in stretch-induced vasoconstriction

已有研究发现因细胞肿胀产生的牵拉张力可激活钾通道,Tang 等则证明了含 STREX 的 BK 通道对细胞内的压力变化敏感[52]。这些都表明力学刺激可以影响 BK 通道的功能。

Sausbier 等则通过 BK 通道 α 亚基基因敲除小鼠证明了其在血管舒缩和血压调控中的重要作用[51]。赵虎成等的研究显示,锻炼后改变 BK 通道功能则有利于防治心血管疾病[9]。这些研究都表明 BK 通道的变化与高血压密切相关。因此,VSMCs 受到病理性增加的张应变刺激时,BK 通道应该也会发生变化,但在我们的研究之前张应变具体是如何影响 BK 通道的表达及功能尚不清楚。

将鸡胚心肌细胞 α 亚基的 STREX 片段敲除后,BK 通道丧失感知机械力刺激的能力,表明 VSMCs 中 BK 通道力敏感剪接发生变化可能影响其感受高血压时增加的张应变。STREX 剪接可能影响 BK 通道对钙的调控及活性[25],提示张应变调节细胞功能的变化可能与 BK 通道的力敏感剪接影响 BK 通道功能有关。因此,研究 BK 通道 α 亚基的 STREX 剪接在不同张应变条件下如何变化,有助于了解 VSMCs 中广泛存在的 BK 通道如何感知张应变并改变细胞功能。

16.5.2 BK 通道影响钙变化

当细胞受到刺激时,正常情况下细胞内的钙离子浓度并不会一直增加,因为细胞自身有钙清除机制来维持细胞中钙稳态(见图 16-28)如在我们的研究中[2],5% 张应变增加的细胞内钙离子浓度可随着 BK 通道的激活而逐渐降低。高血压等病理条件下细胞表型变化并且常伴钙超载,细胞不能维持钙稳态(见图 16-29)。例如,15% 张应变组钙离子浓度增加后,即使 BK 通道活性增加,VSMCs 细胞内钙离子仍未显著减少[2]。由此可见 BK 通道对细胞内钙离子变化的调控机制非常复杂,阐明这个问题有助于了解 BK 通道如何发挥改善血管弹性的作用。

钙离子变化是外界刺激产生的一种信号。细胞钙信号的表现形式分为钙波(calcium wave)和钙振荡(calcium oscillation)[54]。当细胞受到外界刺激时细胞内钙离子浓度升高并持续存在,形成钙波;当细胞内钙离子浓度短暂升高,并以一定频率在细胞中反复出现,称为

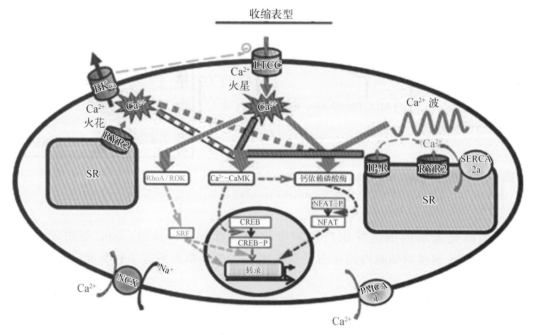

图 16-28 收缩表型 VSMCs 内钙离子的调节[53]

Figure 16-28 Regulation of intracellular calcium signalling in contractile VSMCs

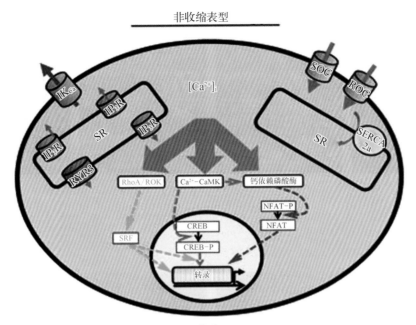

图 16-29   合成表型 VSMCs 内钙离子的调节[53]

Figure 16-29   Regulation of intracellular calcium signalling in synthetic VSMCs

钙振荡。这些胞内钙信号在不同种类的细胞中表现各异,并且受到许多因素的影响,参与调控细胞功能[54]。

钙波的指标通常有钙峰的幅度、持续时间以及响应数目。钙振荡则以频率和空间位置来编码刺激信号。不同的刺激方式甚至不同的检测方法都会得到不同频率和幅度的钙振荡。Shen 等证明,振荡的频率是依赖剪切力大小而变化的[55],这表明钙振荡可以灵敏地反映力学刺激对细胞的影响。因此,钙振荡的频率可以作为钙信号的主要指标。1988 年,Ando 等发现,剪切力作用于内皮细胞后细胞内钙发生变化[56]。Li 等也发现,剪切力引起成骨细胞内的钙变化[57]。目前,很多研究发现剪切力对钙振荡的影响,张应变影响钙振荡的报道尚不多见。我们的研究不仅发现病理性张应变促进了 VSMCs 钙振荡,而且同样在HEK cells 中发现钙振荡随张应变的幅度增加而显著变化(见图 16-30 和图 16-31)。这些结果进一步显示,张应变诱导的钙振荡变化与 BK 通道及分化功能变化密切相关。

钙振荡的形成机制非常复杂,主要是与膜电位的变化相关[54]。目前认为以下几个环节对钙振荡的影响较大:细胞外钙通过激活的钙离子通道流入;钙离子流入后促使内质网钙库释放钙;线粒体等其他钙储库通过钠钙泵促使内质网内钙释放;细胞质内增加的钙离子快速地被钙泵和钠钙泵交换出细胞外或是被内质网钙库回收;细胞内钙水平恢复正常后又开始变化。由此可见,影响钙振荡的因素众多,张应变对 VSMCs 钙振荡的影响也尚不清楚,特别是 BK 通道在其中的调控机制仍需进一步研究。

细胞内钙超载对血管收缩与舒张影响较大,故认为与高血压病理机制密切相关。这是因为刺激信号持续存在的条件下钙离子内流或内质网钙库排空使细胞内钙增加,最终都会发生细胞内钙超载。当外界环境诱导细胞内钙超载发生,VSMCs 处于 ER stress 状态,最终

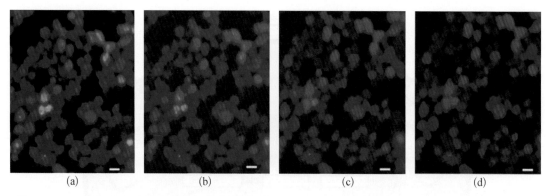

(a)   (b)   (c)   (d)

图 16 - 30　HEK - Slo 在 5% 张应变 24 h 后的钙振荡变化

5% 张应变组 HEK - Slo 荧光强度变化不显著,(a)(b)(c)和(d)为连续拍摄中同一细胞不同时相点的胞内钙离子变化 (时间间隔为 3 min),蓝色 < 黄色 < 红色。标尺 = 20 μm

Figure 16 - 30　Calcium oscillation of HEK - Slo in 5%- strain

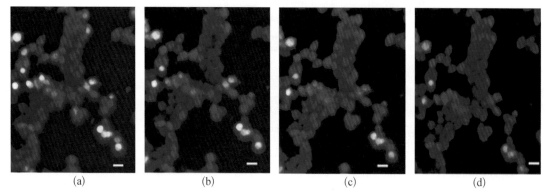

(a)   (b)   (c)   (d)

图 16 - 31　HEK - Slo 在 15% 张应变 24 h 后的钙振荡变化

15% 张应变组 HEK - Slo 荧光强度变化显著,(a)(b)(c)和(d)为连续拍摄中同一细胞不同时相点的胞内钙离子变化 (时间间隔为 3min),蓝色 < 黄色 < 红色。标尺 = 20 μm

Figure 16 - 31　Calcium oscillation of HEK - Slo in 15%- strain

会引起细胞功能异常及血管重建[35]。而 Gribkoff 等研究发现,病理状态下 BK 通道对细胞内钙超载具有调控作用[58]。这可能因为发生钙超载后,一方面内质网摄取细胞内钙,使胞浆内钙向细胞内钙库转移,导致内质网钙调控功能失调;另一方面,细胞内游离钙离子增加,可激活多种钙依赖性的酶促蛋白,改变细胞功能。其中,RyRs 介导的钙离子释放形成的钙火花导致了 BK 通道的激活,同时产生外向性钾电流,并反馈性抑制 L - 型钙通道的钙离子内流从而减少钙超载[59]。此外,BK 通道可通过膜电位变化影响细胞内钙离子及细胞功能。高血压条件下,VSMCs 中 BK 电流和细胞内钙离子浓度都比对照组增加,BK 通道活性增加伴随钙振荡频率增加。由此可推测,随着细胞内钙增加产生 ER stress,激活 BK 通道,从而调节细胞内钙平衡。在我们的研究中,15% 张应变组的正常钙清除机制可能因 BK 通道的力敏感变化而受到影响,这表明在张应变的条件下,BK 通道减少细胞内钙离子的调节作用只是影响 VSMCs 分化功能的因素之一。此外,BK 通道影响钙振荡只是 BK 通道与钙离子变化复杂关系中的一部分,BK 通道对内质网钙库释放及细胞功能的影响还需进一步研究。

16.5.3 BK 通道参与病理性张应变诱导的平滑肌细胞去分化

BK 通道 α 亚基作为 BK 通道的主要组成部分对离子通道的功能有重要影响,并与细胞功能的变化密切相关。有研究发现病理性的低切应力条件下 BK 通道 α 亚基的异常表达与内皮细胞增殖功能变化相关[11]。在受 BK 通道影响的众多细胞功能中,VSMCs 分化功能变化与 BK 通道调节血管张力关系最密切。因此,明确 BK 通道 α 亚基在不同张应变中的变化及作用,有助于阐明高血压情况下影响 VSMCs 分化的力学生物学机制。我们的研究发现,在不同张应变条件下,BK 通道 α 亚基的表达和 VSMCs 分化功能都发生了变化。

BK 通道是如何影响张应变诱导的 VSMCs 分化功能呢?目前研究表明,VSMCs 上多种钾通道开放可使细胞膜超极化,而膜电位的变化可影响细胞功能。从生物电活动到产生化学效应,张应变可能通过影响 BK 通道活性及 VSMCs 膜电位,从而对 VSMCs 分化产生影响。同理,平滑肌血管舒缩反应性与 VSMCs 膜电位密切相关,故 BK 通道可能通过改变 VSMCs 膜电位而影响 VSMCs 分化功能和血管舒缩。

VSMCs 膜电位的影响因素中,细胞内外钙离子的变化也参与调节血管舒缩。外界因素刺激细胞后,形成钙信号的途径包括启动外钙内流及促进细胞内钙库的释放。细胞钙信号通过钙振荡的不同变化编码外来信息,传递入核激活转录因子实现对基因转录及蛋白表达的调控,例如,VSMCs 发生收缩表型和合成表型的转换,以适应外界环境的变化[48]。

我们的结果表明,抑制 BK 通道增加钙振荡,推测 BK 通道活性与钙振荡变化密切相关。同样,有报道称,内质网等细胞器上的 BK 通道也可能参与对细胞内钙的调控[59]。钙振荡是细胞内钙信号的表现形式之一。因此,BK 通道可能通过影响钙振荡改变细胞分化功能。我们的研究进一步证明了 BK 通道的激活剂和拮抗剂对 VSMCs 分化指标表达有不同影响。同时,BK 通道活性变化对 VSMCs 迁移功能的影响也表明,BK 通道通过影响细胞膜电位以及钙离子可能参与调控细胞的其他功能。此外,我们转染 BK 通道质粒入 VSMCs,过表达 BK 通道后,检测 VSMCs 分化指标的蛋白表达。无论是在静态条件下,还是在 5% 张应变和 15% 张应变下,与未转染 BK 通道质粒的对照相比,VSMCs 分化指标 α-actin、calponin、SM22 表达水平随 BK 通道 α 亚基蛋白表达的增加而显著升高。这些结果均支持 BK 通道在张应变诱导的 VSMCs 分化功能变化中有调控作用。

综上所述,我们在探讨张应变影响 VSMCs 分化功能的分子机制过程中,发现 BK 通道表达增加促进 VSMCs 向收缩表型转换。生理性张应变促进 VSMCs 分化,这可能因为 BK 通道活性增加,VSMCs 收缩蛋白表达水平升高,有利于维持血管张力。病理性张应变则诱导 VSMCs 去分化,这可能与 15% 张应变诱导 VSMCs 分化指标蛋白表达减少、收缩功能降低有关,激活的 BK 通道在其中发挥负反馈调节作用。研究结果表明,不同张应变伴随 BK 通道不同程度的激活及表达可导致截然不同的 VSMCs 功能。病理性张应变诱导 BK 通道 STREX 力敏感剪接及 VSMCs 去分化可能与 ER stress 信号通路激活有关。结果显示,高血压等疾病随着张应变病理性增加,细胞内钙增加,BK 通道激活;激活的 BK 通道抑制细胞外钙内流,减少细胞内钙释放,维持胞质及核内钙稳态;转录因子及收缩蛋白表达的变化最终影响 VSMCs 分化功能。

16.6 结语

目前的高血压治疗除钙通道阻断剂和血管紧张素 II 受体拮抗剂等一系列降压药物外，仍需找到治疗血管硬化的靶标，这样才能通过增强血管调节功能与病理性血管重建抗衡[60]。为探讨高血压情况下影响 VSMCs 分化的力学生物学机制，我们首先假设 VSMCs BK 通道力敏感剪接可能是为适应病理性增加的力学刺激变化，并进一步探讨了其在张应变诱导的 VSMCs 分化功能变化中的作用及力学信号转导机制（见图 16-32）。这是因为 VSMCs 分化功能变化与 BK 通道调节其他细胞功能及血管张力的关系最密切。研究表明，病理性张应变促进 STREX 选择性剪接，激活 BK 通道；STREX 剪接增加了 BK 通道对张应变的力敏感；BK 通道对细胞内钙离子的调控可能参与张应变诱导的 VSMCs 分化。

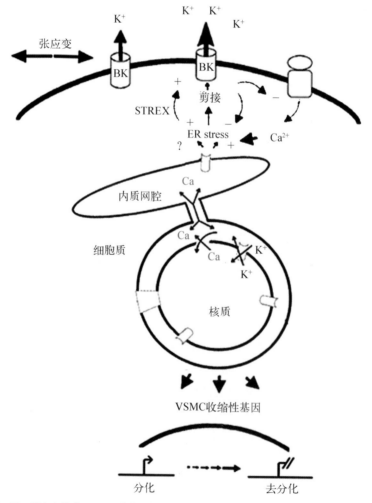

图 16-32 张应变影响 VSMCs 分化功能的可能机制

Figure 16-32 Possible mechanism was involved in strain induced VSMC differentiation

综上所述，我们的研究表明，力学因素在高血压导致的血管重建过程中有重要作用。病理性增加的张应变通过激活 BK 通道负反馈调节血管张力，这有利于维持血管结构和功能的稳定。在我们的研究中，在细胞水平剔除 STREX 后 BK 通道对张应变不敏感，证明了病理性张应变促使 BK 通道力敏感剪接增加，并影响细胞内钙变化。因此，通过改善 ER stress，同时加强 BK 通道对细胞内钙的调节，有助于减少病理性力学因素对 VSMCs 及血管的结构和功能产生不良影响。将来若能在动物水平敲除 STREX，并证明其对 BK 通道力敏感特性和血压的影响，将更有利于阐明其力学门控机制以及进一步探讨临床应用的可能。此外，在病理性张应变条件下，找到与 BK 通道作用的结合蛋白，有助于进一步研究张应变诱导 ER stress 的机制，继续探讨与张应变相关的信号转导通路，如 Akt 和 ERK 等在影响 BK 通道剪接及功能变化中的作用，也将有助于高血压发病机制的研究。

（万雪娇　姜宗来）

参 考 文 献

[1] Lacolley P, Regnault V, Nicoletti A, et al. The vascular smooth muscle cell in arterial pathology: a cell that can take on multiple roles[J]. Cardiovasc Res, 2012, 95(2): 194 - 204.

[2] Wan X J, Zhao H C, Zhang P, et al. Involvement of BK channel in differentiation of vascular smooth muscle cells in response to mechanical stretch[J]. Int J Biochem Cell Biol, 2015, 59: 21 - 29.

[3] Chien S. Mechanotransduction and endothelial cell homeostasis: the wisdom of the cell[J]. Am J Physiol Heart Circ Physiol, 2007, 292(3): H1209 - 1224.

[4] Qi Y X, Qu M J, Yan Z Q, et al. Cyclic strain modulates migration and proliferation of vascular smooth muscle cells via Rho-GDIalpha, Rac1, and p38 pathway[J]. J Cell Biochem, 2010, 109(5): 906 - 914.

[5] Mienville J, Barker J L, Lange G D. Mechanosensitive properties of BK channels from embryonic rat neuroepithelium[J]. J Membr Biol, 1996, 153(3): 211 - 216.

[6] Pang L, Rusch N J. High-conductance, Ca^{2+}-activated K^+ channels: altered expression profiles in aging and cardiovascular disease[J]. Mol Interv, 2009, 9(5): 230 - 233.

[7] Naruse K, Tang Q Y, Sokabe M. Stress-Axis Regulated Exon (STREX) in the C terminus of BK(Ca) channels is responsible for the stretch sensitivity[J]. Biochem Biophys Res Commun, 2009, 385(4): 634 - 639.

[8] Xie J. Control of alternative pre-mRNA splicing by Ca(++) signals[J]. Biochim Biophys Acta, 2008, 1779(8): 438 - 452.

[9] Zhao H C, Wang F. Exercise training changes the gating properties of large-conductance Ca^{2+}-activated K^+ channels in rat thoracic aorta smooth muscle cells[J]. J Biomech, 2010, 43(2): 263 - 267.

[10] Brayden J E, Nelson M T. Regulation of arterial tone by activation of calcium-dependent potassium channels[J]. Science, 1992, 256(5056): 532 - 535.

[11] Jia X, Yang J, Song W, et al. Involvement of large conductance Ca^{2+}-activated K^+ channel in laminar shear stress-induced inhibition of vascular smooth muscle cell proliferation[J]. Pflugers Arch, 2013, 465(2): 221 - 232.

[12] Bolognesi M, Sacerdoti D, Piva A, et al. Carbon monoxide-mediated activation of large-conductance calcium-activated potassium channels contributes to mesenteric vasodilatation in cirrhotic rats[J]. J Pharmacol Exp Ther, 2007, 321(1): 187 - 194.

[13] Dong Q, Zhao N, Xia C K, et al. Hypoxia induces voltage-gated K^+(K_v) channel expression in pulmonary arterial smooth muscle cells through hypoxia-inducible factor - 1(HIF - 1)[J]. Bosn J Basic Med Sci, 2012, 12(3): 158 - 163.

[14] Fahanik-Babaei J, Eliassi A, Jafari A, et al. Electro-pharmacological profile of a mitochondrial inner membrane big-potassium channel from rat brain[J]. Biochim Biophys Acta, 2011, 1808(1): 454 - 460.

[15] Fan L H, Tian H Y, Yang M L, et al. High-fat diet may impair K(ATP) channels in vascular smooth muscle cells

[J]. Biomed Pharmacother, 2009, 63(2): 165 - 170.

[16] Tharp D L, Wamhoff B R, Turk J R, et al. Upregulation of intermediate- conductance Ca^{2+}-activated K^+ channel (IKCal) mediates phenotypic modulation of coronary smooth muscle[J]. Am J Physiol Heart Circ Physiol, 2006, 291(5): H2493 - 2503.

[17] Potier M, Joulin V, Roger S, et al. Identification of SK3 channel as a new mediator of breast cancer cell migration [J]. Mol Cancer Ther, 2006, 5(11): 2946 - 2953.

[18] Schmidt J, Friebel K, Schonherr R, et al. Migration-associated secretion of melanoma inhibitory activity at the cell rear is supported by $K_{Ca3.1}$ potassium channels[J]. Cell Res, 2010, 20(11): 1224 - 1238.

[19] Tharp D L, Wamhoff B R, Wulff H, et al. Local delivery of the $K_{Ca3.1}$ blocker, TRAM - 34, prevents acute angioplasty- induced coronary smooth muscle phenotypic modulation and limits stenosis[J]. Arterioscler Thromb Vasc Biol, 2008, 28(6): 1084 - 1089.

[20] Hoshi T, Pantazis A, Olcese R. Transduction of voltage and Ca^{2+} signals by Slo1 BK channels[J]. Physiology (Bethesda), 2013, 28(3): 172 - 189.

[21] Ermolinsky B S, Skinner F, Garcia I, et al. Upregulation of STREX splice variant of the large conductance Ca^{2+}-activated potassium (BK) channel in a rat model of mesial temporal lobe epilepsy[J]. Neurosci Res, 2011, 69(1): 73 - 80.

[22] Pietrzykowski A Z, Friesen R M, Martin G E, et al. Posttranscriptional regulation of BK channel splice variant stability by miR - 9 underlies neuroadaptation to alcohol[J]. Neuron, 2008, 59(2): 274 - 287.

[23] Borbouse L, Dick G M, Asano S, et al. Impaired function of coronary BK(Ca) channels in metabolic syndrome[J]. Am J Physiol Heart Circ Physiol, 2009, 297(5): H1629 - 1637.

[24] Barman S A, Zhu S, White R E. PKC activates BKCa channels in rat pulmonary arterial smooth muscle via cGMP-dependent protein kinase[J]. Am J Physiol Lung Cell Mol Physiol, 2004, 286(6): L1275 - 1281.

[25] Erxleben C, Everhart A L, Romeo C, et al. Interacting effects of N-terminal variation and strex exon splicing on slo potassium channel regulation by calcium, phosphorylation, and oxidation [J]. J Biol Chem, 2002, 277 (30): 27045 - 27052.

[26] Chen L, Jeffries*O, Rowe I C, et al. Membrane trafficking of large conductance calcium-activated potassium channels is regulated by alternative splicing of a transplantable, acidic trafficking motif in the RCK1-RCK2 linker[J]. J Biol Chem, 2010, 285(30): 23265 - 23275.

[27] Kohler R. Single-nucleotide polymorphisms in vascular Ca^{2+}-activated K^+-channel genes and cardiovascular disease [J]. Pflugers Arch, 2010, 460(2): 343 - 351.

[28] Olesen S P, Clapham D E, Davies P F. Haemodynamic shear stress activates a K^+ current in vascular endothelial cells[J]. Nature, 1988, 331(6152): 168 - 170.

[29] Lansman J B, Hallam T J, Rink T J. Single stretch-activated ion channels in vascular endothelial cells as mechanotransducers? [J]. Nature, 1987, 325(6107): 811 - 813.

[30] Fernandez-Fernandez J M, Tomas M, Vazquez E, et al. Gain-of-function mutation in the KCNMB1 potassium channel subunit is associated with low prevalence of diastolic hypertension[J]. J Clin Invest, 2004, 113 (7): 1032 - 1039.

[31] Chang H, Ma Y G, Wang Y Y, et al. High glucose alters apoptosis and proliferation in HEK293 cells by inhibition of cloned BK Ca channel[J]. J Cell Physiol, 2011, 226(6): 1660 - 1675.

[32] Soder R P, Petkov G V. Large conductance Ca^{2+}-activated K^+ channel activation with NS1619 decreases myogenic and neurogenic contractions of rat detrusor smooth muscle[J]. Eur J Pharmacol, 2011, 670(1): 252 - 259.

[33] Schonthal A H. Pharmacological targeting of endoplasmic reticulum stress signaling in cancer [J]. Biochem Pharmacol, 2013, 85(5): 653 - 666.

[34] Zeng L, Zampetaki A, Margariti A, et al. Sustained activation of XBP1 splicing leads to endothelial apoptosis and atherosclerosis development in response to disturbed flow [J]. Proc Natl Acad Sci USA, 2009, 106 (20): 8326 - 8331.

[35] Xu J, Zhou Q, Xu W, et al. Endoplasmic reticulum stress and diabetic cardiomyopathy[J]. Exp Diabetes Res, 2012, 2012: 827971.

[36] LoPachin R M, Gaughan C L, Lehning E J, et al. Effects of ion channel blockade on the distribution of Na, K, Ca and other elements in oxygen-glucose deprived CA1 hippocampal neurons [J]. Neuroscience, 2001, 103 (4): 971 - 983.

[37] Essin K，Welling A，Hofmann F，et al. Indirect coupling between Cav1. 2 channels and ryanodine receptors to generate Ca²⁺ sparks in murine arterial smooth muscle cells[J]. J Physiol，2007，584(Pt 1)：205 – 219.

[38] Cheng W P，Hung H F，Wang B W，et al. The molecular regulation of GADD153 in apoptosis of cultured vascular smooth muscle cells by cyclic mechanical stretch[J]. Cardiovasc Res，2008，77(3)：551 – 559.

[39] Shao D，Liu J，Ni J，et al. Suppression of XBP1S mediates high glucose-induced oxidative stress and extracellular matrix synthesis in renal mesangial cell and kidney of diabetic rats[J]. PLoS One，2013，8(2)：e56124.

[40] Wang F，Liu D Z，Xu H，et al. Thapsigargin induces apoptosis by impairing cytoskeleton dynamics in human lung adenocarcinoma cells[J]. Scientific World J，2014，2014：619050.

[41] Margariti A，Li H，Chen T，et al. XBP1 mRNA splicing triggers an autophagic response in endothelial cells through BECLIN – 1 transcriptional activation[J]. J Biol Chem，2013，288(2)：859 – 872.

[42] Dickhout J G，Krepinsky J C. Endoplasmic reticulum stress and renal disease[J]. Antioxid Redox Signal，2009，11(9)：2341 – 2352.

[43] Wertz I E，Dixit V M. Characterization of calcium release-activated apoptosis of LNCaP prostate cancer cells[J]. J Biol Chem，2000，275(15)：11470 – 11477.

[44] Adolph T E，Niederreiter L，Blumberg R S，et al. Endoplasmic reticulum stress and inflammation[J]. Dig Dis，2012，30(4)：341 – 346.

[45] Richardson C E，Kooistra T，Kim D H. An essential role for XBP – 1 in host protection against immune activation in C. elegans[J]. Nature，2010，463(7284)：1092 – 1095.

[46] Celli A，Mackenzie D S，Crumrine D S，et al. Endoplasmic reticulum Ca²⁺ depletion activates XBP1 and controls terminal differentiation in keratinocytes and epidermis[J]. Br J Dermatol，2011，164(1)：16 – 25.

[47] Yao Q P，Zhang P，Qi Y X，et al. The role of SIRT6 in the differentiation of vascular smooth muscle cells in response to cyclic strain[J]. Int J Biochem Cell Biol，2014，49(1)：98 – 104.

[48] Owens G K，Kumar M S，Wamhoff B R. Molecular regulation of vascular smooth muscle cell differentiation in development and disease[J]. Physiol Rev，2004，84(3)：767 – 801.

[49] Qu M J，Liu B，Wang H Q，et al. Frequency-dependent phenotype modulation of vascular smooth muscle cells under cyclic mechanical strain[J]. J Vasc Res，2007，44(5)：345 – 353.

[50] Hill M A，Yang Y，Ella S R，et al. Large conductance，Ca²⁺-activated K⁺ channels (BKCa) and arteriolar myogenic signaling[J]. FEBS Lett，2010，584(10)：2033 – 2042.

[51] Sausbier M，Arntz C，Bucurenciu I，et al. Elevated blood pressure linked to primary hyperaldosteronism and impaired vasodilation in BK channel-deficient mice[J]. Circulation，2005，112(1)：60 – 68.

[52] Tang Q Y，Qi Z，Naruse K，et al. Characterization of a functionally expressed stretch-activated BKca channel cloned from chick ventricular myocytes[J]. J Membr Biol，2003，196(3)：185 – 200.

[53] Matchkov V V，Kudryavtseva O，Aalkjaer C. Intracellular Ca²⁺ signalling and phenotype of vascular smooth muscle cells[J]. Basic Clin Pharmacol Toxicol，2012，110(1)：42 – 48.

[54] Li B，Chen S，Zeng S，et al. Modeling the contributions of Ca²⁺ flows to spontaneous Ca²⁺ oscillations and cortical spreading depression-triggered Ca²⁺ waves in astrocyte networks[J]. PLoS One，2012，7(10)：e48534.

[55] Shen J，Luscinskas F W，Connolly A，et al. Fluid shear stress modulates cytosolic free calcium in vascular endothelial cells[J]. Am J Physiol，1992，262(2 Pt 1)：C384 – 390.

[56] Ando J，Komatsuda T，Kamiya A. Cytoplasmic calcium response to fluid shear stress in cultured vascular endothelial cells[J]. In Vitro Cell Dev Biol，1988，24(9)：871 – 877.

[57] Li P，Hu M，Sun S，et al. Fluid flow-induced calcium response in early or late differentiated osteoclasts[J]. Ann Biomed Eng，2012，40(9)：1874 – 1883.

[58] Gribkoff V K，Jr Starrett J E，Dworetzky S I. Maxi-K potassium channels：form，function，and modulation of a class of endogenous regulators of intracellular calcium[J]. Neuroscientist，2001，7(2)：166 – 177.

[59] Martin-Cano F E，Gomez-Pinilla P J，Pozo M J，et al. Spontaneous calcium oscillations in urinary bladder smooth muscle cells[J]. J Physiol Pharmacol，2009，60(4)：93 – 99.

[60] Troidl K，Ruding I，Cai W J，et al. Actin-binding rho activating protein (Abra) is essential for fluid shear stress-induced arteriogenesis[J]. Arterioscler Thromb Vasc Biol，2009，29(12)：2093 – 2101.

17 流体切应力与血管内皮 祖细胞分化

血管内皮细胞(endothelial cells,ECs)衬于心血管壁的内面,作为血液与血管壁的可通透性屏障,除了保证血液平滑顺畅地流动外,还具有细胞迁移、增殖和凋亡以及十分活跃的代谢与内分泌功能,产生、分泌和代谢血管活性物质,以维持正常血管结构和功能的稳定。血管内膜受损将导致动脉粥样硬化(atherosclerosis)、血栓(thrombosis)和再狭窄(restenosis)等血管疾病的发生。因此,损伤内膜的修复和新生血管形成(neovascularization)是预防和治疗心血管疾病的关键之一。

新生血管的形成主要有以下 3 种方式:血管新生(angiogenesis)、动脉生成(arteriogenesis)和血管发生(vasculogenesis)。血管新生指成熟的 ECs 以出芽的方式从已存在的后微毛细血管增殖、迁移,形成新的血管;动脉生成指招募壁细胞(mural cells)参与血管的形成;血管发生指胚胎中血管内皮前体细胞或祖细胞分化为 ECs,形成原始的血管网络。研究表明,血管发生不仅发生在胚胎期,在成体内皮损伤、缺血性疾病发生或其他生理、病理因素调控下,体内不同来源的内皮祖细胞(endothelial progenitor cells,EPCs)参与了出生后新生血管的形成。EPCs 是一种具有分化(differentiation)为成熟 ECs 潜能的多能干细胞,起源于胚胎期胚外中胚层的血岛,出生后主要定居在骨髓。在生理或病理因素刺激下,EPCs 从骨髓或其他定居组织动员到循环外周血中并迁移、定居到血管损伤或缺血部位,通过旁分泌促血管生成因子或直接分化为成熟的 ECs 参与出生后的血管生成。

普遍认为,在心血管系统中,ECs 以承受切应力为主,也受周期性牵张的影响,VSMCs则主要受周期性张应变的作用。EPCs 招募和结合到促血管新生部位的多个步骤,如动员(mobilization)、化学趋向、归巢(homing)、滚动(rolling)、黏附(adhesion)、跨内膜迁移、组织入侵(invasion)和分化(differentiation)等均处于血流切应力和血管周期性张应变等力学与生理学微环境中[1,2](见图 17 - 1)。与成熟的 ECs 一样,EPCs 也将对血流切应力作出响应,将力学信号转化为细胞内的生物化学信号,进而调控细胞的功能变化。因此,流体切应力对EPCs 的生物学功能,尤其是其分化的调节对于血管内膜的自稳态平衡(homeostasis)有重要意义。EPCs 如何感受力学刺激并将力学信号转导为生物响应信号,进而影响细胞功能改变的力学生物学(mechanobiology)机制有待于进一步阐述。

本章简要概述了 EPCs 的生物学特征、在心血管疾病预防和治疗中的应用;重点介绍了流体切应力对 EPC 分化的作用及其相关调控机制。同时,提出了 EPCs 在心血管疾病动物

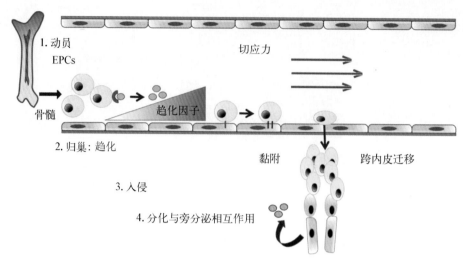

图 17-1 流体切应力调控 EPCs 参与出生后血管生成[2]

Figure 17-1 Shear stress regulates the multiple steps of EPC biology during postnatal vasculogenesis

模型和临床实验中的应用及其基础研究仍然存有争议的问题,尤其强调了血流切应力调控 EPC 分化及其力学生物学机制研究中还有待进一步解决的关键科学问题。

17.1 内皮祖细胞概述

17.1.1 内皮祖细胞的概念和来源

EPCs,又称成血管细胞(angioblast),是一种具有自我更新能力,可以分化为成熟 ECs 的多能干细胞。它与造血干细胞(hemopoietic stem cells,HSCs)共同来源于胚外中胚层卵黄囊的血岛。HSCs 位于血岛的中央,成血管细胞位于血岛的周围。由于空间上的关系,HSCs 和 EPCs 表达一些共同的抗原,如 Flk-1、Tie、Sca-1 和 CD34。

1997 年,Asahara 等[3]首次从外周血分离出同时表达 HSC 标志 CD34 和 EC 标志 VEGFR2 的造血祖细胞,这些异质的细胞群在体外可以增殖分化为 ECs,具有成血管的能力,并将其命名为 EPCs。出生后 EPCs 主要定居在骨髓和外周血。此外,在脐带血、胎肝、脂肪组织、心肌、骨骼肌、血管内膜、脾脏及小肠组织等也发现 EPCs 的存在。

17.1.2 内皮祖细胞的生物学特征

EPCs 是干细胞向成熟细胞分化过程中的一个阶段,至今仍未发现其特异性标志分子。如上所述,EPCs 最早认为是同时表达 CD34 和 VEGFR2 的细胞群。但一些成熟的 ECs 也共表达 CD34 和 VEGFR2。同时,CD34 在多种非造血细胞群也表达。而高保守的糖蛋白 CD133 在 HSCs 表达,但在成熟的 ECs 不表达。因此,目前一般认为,CD34、CD133 和 VEGFR2 是 EPCs 的细胞表面标志。根据细胞的形态、增殖潜能以及促血管新生的能力等,将 EPCs 分为早期和晚期 2 种类型[4](见图 17-2)。

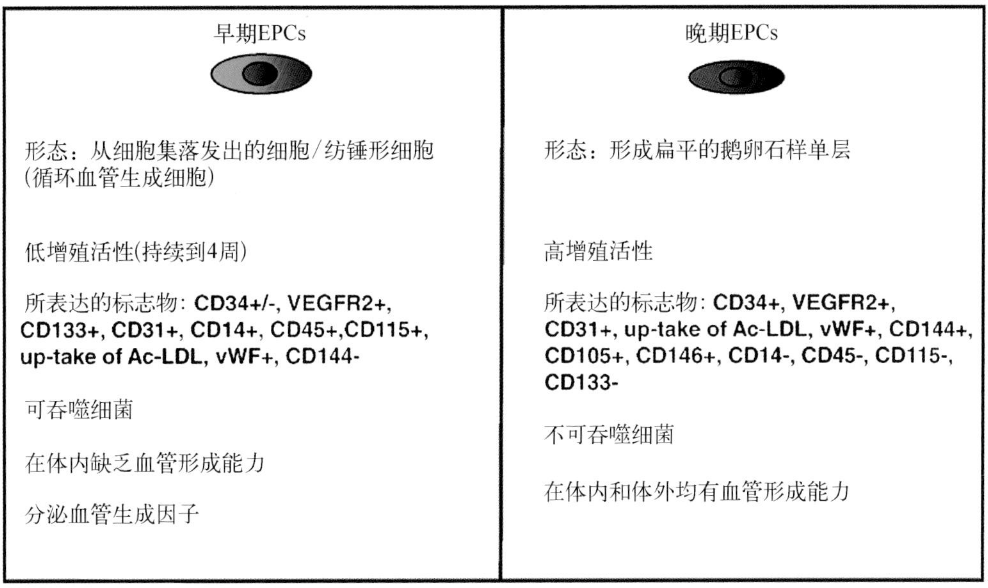

早期EPCs	晚期EPCs
形态：从细胞集落发出的细胞/纺锤形细胞（循环血管生成细胞）	形态：形成扁平的鹅卵石样单层
低增殖活性(持续到4周)	高增殖活性
所表达的标志物: **CD34+/-, VEGFR2+, CD133+, CD31+, CD14+, CD45+,CD115+, up-take of Ac-LDL, vWF+, CD144-**	所表达的标志物: **CD34+, VEGFR2+, CD31+, up-take of Ac-LDL, vWF+, CD144+, CD105+, CD146+, CD14-, CD45-, CD115-, CD133-**
可吞噬细菌	不可吞噬细菌
在体内缺乏血管形成能力	在体内和体外均有血管形成能力
分泌血管生成因子	

图 17-2 早期 EPCs 和晚期 EPCs 的表型[4]

Figure 17-2 Early- and late-EPC phenotypes

早期 EPCs 主要存在于骨髓，可能来源于 CD14＋细胞，同时表达 CD133、CD34、CD45，其增殖能力有限，在体外不能形成血管网络，在新生血管形成过程中主要通过分泌细胞因子发挥的营养支持效应。晚期 EPCs 为早期 EPCs 迁移至外周血后分化而来，CD45、CD14、CD133 等干细胞标志逐渐消失，表达 CD34、VEGFR2 等内皮标志物，具有较强的增殖活力，可形成血管网络，与病理情况下 ECs 缺陷和血管发生关系更为密切。

在体外培养中，一般从细胞形态、细胞表面标志和细胞功能方面对 EPCs 进行鉴定[5]。首先，人脐血来源的单核细胞(mononuclear cells，MNCs)种植在Ⅰ型胶原包被的 6 孔板上。相差显微镜显示，培养 7～21 d EPCs 的形态学改变。培养至 7 d 的细胞具有典型的细胞集落形成单位(colony forming unit，CFUs)和条索状结构(cord-like structure)，14 d 部分细胞增殖开始加快，具有鹅卵石形状的晚期 EPCs 在 21 d 出现并汇合成单细胞层(见图 17-3)。其次，EPCs 处于 HSCs 到成熟 ECs 的发展阶段，流式细胞技术检测显示，贴壁培养的 5～7 d 的细胞同时表达 HSC 标志分子 CD133 和 CD34，EC 标志分子 vWF 和 CD31。体外培养第 7 d 的 EPCs 阳性表达造血干细胞标志分子 CD133(17.80%±1.58%)和 CD34(25.08%±2.25%)内皮标志分子 vWF(59.4%±3.85%)和 CD31(67.12%±4.20%)(见图 17-4)。再者，双荧光染色实验表明，培养至 5～7 d 的细胞 95%以上吞噬 Dil 标记的乙酰化低密度脂蛋白(acetylated low density lipoprotein，acLDL)，并结合异硫氰酸荧光素标记的荆豆凝集素(UEA-lectin)，证明具有 ECs 的功能。摄取 DiI-acLDL 的细胞胞浆内可见红色阳性染色；结合 FITC-UEA-lectin 的细胞可见绿色阳性染色，呈现双荧光染色的细胞可鉴定为正在分化的 EPCs(见图 17-5)。将具有上述特征，并促血管新生和具有成血管潜能的细胞鉴定为功能性的血管 EPCs。

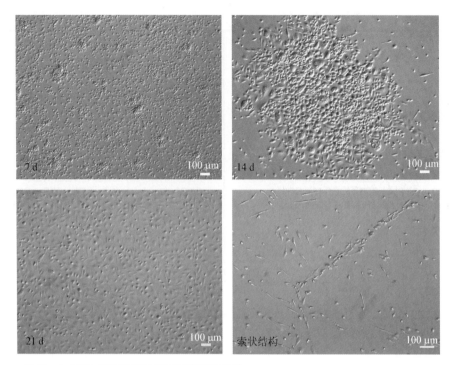

图 17 - 3　EPCs 体外培养不同时间点的形态特征

Figure 17 - 3　Morphology of EPCs on different days of *in vitro* cululture

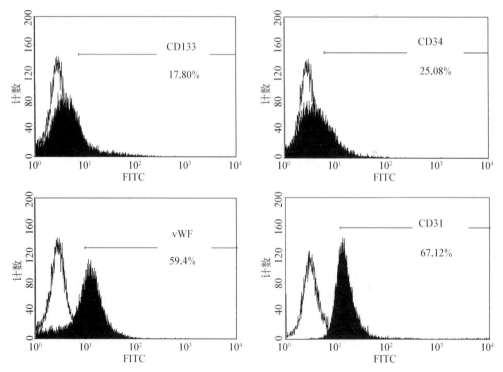

图 17 - 4　流式检测 EPCs 细胞表面标志分子的表达
白色区域为同型对照,填充区域为所测抗体的表达

Figure 17 - 4　Flow cytometric analysis of cell surface markers expression in EPCs

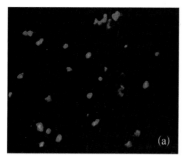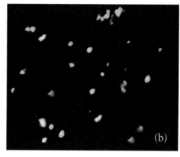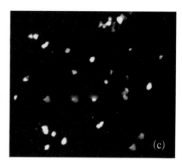

图 17 - 5　EPCs 双荧光标记鉴定[5]
(a) EPCs 摄取 Dil - acLDL 呈现红色荧光；(b) 结合 FITC - UEA - lectin 呈现绿色荧光；(c) 阳性染色的细胞在合并的图像中呈现黄色，鉴定为正在分化的 EPCs
Figure 17 - 5　EPCs characterized by double-fluorescence staining

17.1.3　内皮祖细胞的功能及其应用

EPCs 在创伤修复、缺血性疾病的治疗、肿瘤靶向治疗方面发挥重要作用，也可以作为心血管疾病的预警信号和基因工程的载体。

17.1.3.1　创伤修复和缺血性疾病的治疗

研究表明，在低氧、心血管损伤和颈动脉狭窄等病理状态下，血管内皮损伤后，EPCs 能够定居到损伤部位，加快损伤血管的再内皮化，抑制病理性新生内膜形成。在小鼠的后肢缺血模型中，EPCs 的动员可以很快促进损伤部位新血管的形成，明显改善其血液供应，导致缺血组织的恢复。体外扩增外周血 MNCs 来源的 EPCs 可以整合到心肌衰弱的新血管形成部位，冠状动脉灌注 EPCs 对于心肌梗死后的血管重建也很有益处。

17.1.3.2　肿瘤的靶向治疗

在早期增殖的婴幼儿血管瘤(infantile hemangioma)中发现了 KDR＋的非成熟 ECs，证明人的血管瘤中存在 EPCs。同样，在胶质瘤等患者中，循环 EPCs 的数目明显高于正常组。所以，EPCs 可能参与了肿瘤的血管新生，从而促进肿瘤的生长和转移。因此，以 EPCs 作为靶向目标，可以阻断肿瘤的血管新生，抑制肿瘤的生长。

17.1.3.3　心血管疾病预警

EPCs 的数目可以作为心血管危险因素和血管功能变化的生物预警信号。在临床研究中，与低危险因素的对照相比，伴有高危险因素的个体其 EPCs 的数目减少。在冠心病、糖尿病、中风等患者中，EPCs 的数目降低。EPCs 的数目还可以预测冠状动脉心脏疾病患者的内膜损伤。

17.1.3.4　组织工程

在组织工程领域，将 EPCs 种植在人工血管、支架和移植物表面，或包被 CD34 等抗体捕获血液中的 EPCs 可以形成具有生物活性的内皮层，提高血管的舒张功能，降低血栓的可能性。此外,将 EPCs 作为基因治疗的载体,针对 EPCs 进行转基因治疗,可以增强其促血管新生的能力。

17.2　切应力和内皮细胞对内皮祖细胞滚动黏附的影响

当血管损伤时,EPCs 会在损伤信号的诱导下动员、归巢,黏附到内皮损伤部位参与血管新生和修复。EPCs 的动员是指 EPCs 可以从骨髓移动到外周血中。EPCs 的归巢则是指外周血中的 EPCs 迁移到组织缺血或内皮损伤部位,黏附、结合到受损血管的过程。EPCs 的选择素等与 ECs 相应配体结合,使 EPCs 被 ECs 捕获;被捕获的 EPCs 可以捕获更多的EPCs,称为募集;被捕获的 EPCs 还可以通过细胞上的分子相互作用沿着 ECs 细胞层滚动,直至 EPCs 牢固地黏附到内皮层上,慢慢铺展,然后像爬行一样跨过内皮层,迁移至靶标部位,发挥作用。由此可见,EPCs 需要经过多重步骤:动员、归巢、捕获、滚动、黏附和迁移等才能修复损伤内膜层。因此,探讨影响 EPCs 捕获、滚动和黏附的因素具有重要意义。

上述 EPCs 参与的过程耦合了血流动力学因素,使得血管内皮组织修复无论是生物流体力学机制,还是力学生物学机制方面更为复杂。EPCs 通过联结和黏附向损伤部位的迁移是很关键的,需要依赖于血管内外空间的 EPCs 与 ECs 之间黏附键的形成。一些黏附分子与造血干细胞释放至体循环的过程有关。

EPCs 捕获、滚动、黏附的机制与多型核白细胞(PMNs)相类似。该过程涉及多种胞间黏附分子的表达,主要包括 VCAM - 1(vascular cell adhesion molecule - 1)、ICAM - 1(intercellular cell adhesion molecule - 1)、P - Selectin、E - Selectin、血小板内皮细胞分子(platelet endothelial cell adhesion molecule - 1,PECAM - 1)等。其滚动机制[6],如图 17 - 6所示,静息状态的 2 种细胞无相互作用;内皮层被炎症因子等信号激活的 ECs 可以通过选择素与相应配体结合捕获血流中的细胞,内皮层捕获的细胞可以沿内皮层滚动或募集更多的细胞;激活的细胞可以在内皮层上稳固黏附,进而铺展、爬行,穿过内皮层,完成跨内膜迁移(transendothelial migration)。VCAM - 1 又记作 CD106,属于免疫球蛋白家族的一员,是动脉硬化斑块发生前第一个表达的黏附分子,与细胞募集、归巢、黏附到损伤部位有关。ICAM - 1 又称 CD54,是一种可诱导的内皮黏附蛋白,可以与相应受体 $\beta2$ 整合素相结合,两者相互作用使捕获的白细胞牢固地黏附并触发胞内信号参与细胞的跨内膜迁移行为。P - Selectin 和 E - Selectin 分别又称为 CD62E 和 CD62P,有报道 PMNs 的滚动行为也跟 P - Selectin 和 E - Selectin 与白细胞上的血小板唾液酸糖蛋白配体(PSG - 1)结合有关,L - Selectin 也参与该滚动过程。肿瘤坏死因子(tumor necrosis factor alpha,TNF - α)是由激活的巨噬细胞产生的细胞因子,也是迄今发现的抗肿瘤活性最强的细胞因子,与细胞的黏附、迁移等多种功能相关。已有研究证明,TNF - α 可以促进 VCAM - 1、P - Selectin 和 E - Selectin 的表达,增加骨髓衍生的肥大细胞(bone marrow-derived cultured mast cells,BMCMCs)与 ECs 之间的黏附,从而影响滚动细胞的比例[7]。该机制的揭示对跟黏附性相关的干细胞治疗具有重要意义。

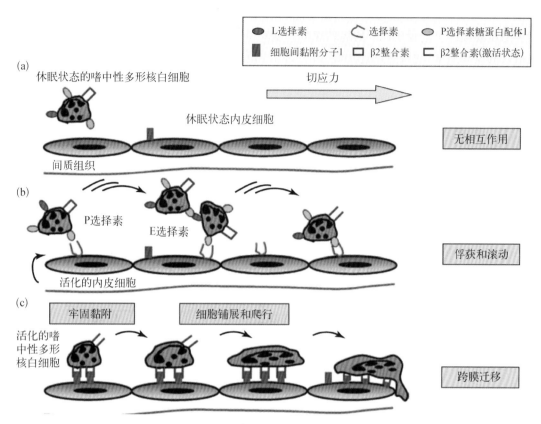

图 17‑6 细胞捕获、滚动、黏附、跨膜迁移的过程[6]

(a) 静息状态的细胞,2 种细胞间无相互作用和接触;(b) ECs 层被前炎症因子等激活,选择素与相应配体发生作用,使流动的 PMNs 被内皮层细胞捕获,被捕获的 PMNs 发生二级 PMN‑PMN 募集,滚动并激活 β2 整合素;(c) β2 整合素与 ICAM 相互作用,可以使 PMNs 黏附,铺展,最终跨膜迁移

Figure 17‑6　The multistep model of PMN capture, rolling, firm adhesion, and transendothelial migration

我们以细胞实验和计算机数值模拟相结合,分析了切应力(shear stress)和 ECs 对 EPCs 滚动和黏附的影响。

17.2.1　流动条件下细胞黏附实验

实践证明,用于研究细胞对流体力学响应的流动腔是一种简单实用的工具。例如,Dong 等[8]使用流动腔对多形核白细胞滚动及黏附进行了大量的研究,证明细胞必须进行一系列不同的黏附步骤,才能在组织上积累聚集起来。绝大部分的黏附是经由选择素以及它们的碳水化合物配体的初步结合而得以激发,使得细胞能在血管壁上缓慢滚动。当一个滚动的细胞遇到附着在受体表面的化学引物时,细胞内的信号级联将被触发,引起整合素的功能性负转录调控。整合素将联结到血管内皮受体上并被牢固捕获,这是受损动脉修复一系列步骤中的初始化的一步。

流动腔系统包括方形玻璃管、注射泵和附在倒置显微镜上以供观测的 CCD 摄像机。采用横截面 1 mm 见方、高度 80 mm 的方形玻璃管。经 TNF‑α(10 ng/ml) 孵化 6 h 激活的血管 ECs 和未经激活的 ECs 分别种植于玻璃管的底部。作为对照,也需要观测 EPCs 在未种植 ECs 的玻璃管基底上的滚动。驱动注射泵,将 EPCs 悬浮液注入装配在倒置荧光显微镜上的流动腔中。记录 EPCs 的运动速度。受 CCD 摄像机帧速(每秒 3 帧)的限制,需控制注射泵的流动速率,使得剪切速率在 $10\sim40\ \mathrm{s}^{-1}$ 范围内。采用软件 Image‐Proplus 6.3 记录图像。据观测,细胞滚动的平均速率在时间尺度上以秒计,虽然当受捕捉键形成及断裂的影响,速度的波动可能以毫秒计。

17.2.2　数值方法

从力学的角度,在选择素介导的细胞滚动及黏附过程用建模模拟产生了黏附动力学。Dembo 等[9]随机蒙特卡罗过程,建立了黏附动力学模型细胞。近十多年来,这个模型广泛应用于分析流动条件下细胞黏附的流体力学与细胞力学生物学耦合。Zhu 等[10]总结了更多的由分子上捕捉键介导的细胞黏附与滚动的详细情况。在这些基础认知的前提下,大量学者对细胞的滚动和黏附进行了模拟分析。然而,在这些模拟中,细胞看作是坚硬的不可变形的球状。虽然考虑到了细胞受力和力矩的平衡,但是细胞的变形也会对流体动力剪切及受体-配体键的形成产生不可忽略的影响。流固耦合的建模进展已经使得细胞变形的模拟愈发可行。在此方面,粒子方法、混合格子玻耳兹曼拉格朗日方法、任意拉格朗日欧拉有限元方法、边界积分方法以及浸入式边界法都已证实有效[11]。

17.2.2.1　采用浸入式边界方法的流固耦合

简单剪切流动中,EPCs 在 ECs 基质上的黏附行为采用基于浸入式边界方法的二维条件进行模拟。浸入在不可压液体中的细胞的运动采用 Navier‐Stokes 方程描述如下

$$\nabla \cdot \boldsymbol{u} = 0 \tag{17-1}$$

$$\rho\left(\frac{\partial \boldsymbol{u}}{\partial t} + \boldsymbol{u} \cdot \nabla \boldsymbol{u}\right) = -\nabla p + \nabla \cdot \mu(\nabla \boldsymbol{u} + \nabla \boldsymbol{u}^{\mathrm{T}}) + \boldsymbol{F} \tag{17-2}$$

式中,$\boldsymbol{F}$ 代表流体和膜的相互作用力 $\boldsymbol{f}_{\mathrm{e}}$、膜的黏附力 $\boldsymbol{f}_{\mathrm{a}}$ 的源项,$\boldsymbol{f}_{\mathrm{e}}$ 源自细胞膜的变形,$\boldsymbol{f}_{\mathrm{a}}$ 源自黏附分子上捕捉键形成,ρ、μ 分别表示为液体的密度和黏度,p、$\boldsymbol{u}$ 分别为液体流动形成的流场中的压力和流动速度。应用浸入式边界方法,采用 2 套分离的网格系统。将全流场分离成静止的网格,Navier‐Stokes 方程在静网格节点上解得;本章中另外一套可移动及变形的非结构化三角形单元网格代表分界面。膜表面产生的力 $\boldsymbol{f}$ 经由 δ 函数转换成 Navier‐Stokes 方程中的力

$$\boldsymbol{F}(\boldsymbol{x},t) = \int_{\Gamma} \boldsymbol{f}(\boldsymbol{x}',t)\delta(\boldsymbol{x}-\boldsymbol{x}')\mathrm{d}l \tag{17-3}$$

式中,Γ 是细胞的长度,$\boldsymbol{x}$ 和 $\boldsymbol{x}'$ 分别代表固定网格坐标和非结构化网格坐标。在固定网格上解 Navier‐Stokes 方程后,将速度插值到非结构化网格节点上

$$\boldsymbol{u}(\boldsymbol{x}',t) = \int_{S} \boldsymbol{u}(\boldsymbol{x},t)\delta(\boldsymbol{x}-\boldsymbol{x}')\mathrm{d}s \tag{17-4}$$

然后采用拉格朗日方法,追踪得到非结构化网格点的新位置

$$\boldsymbol{x}_t' = \boldsymbol{x}_0' + \int_0^t \boldsymbol{u}(\boldsymbol{x}', t) \mathrm{d}\tau \tag{17-5}$$

膜表面由于变形及黏附产生的应力首先在非结构化网格上计算获得。然后,通过如下的分布函数,分布在固定网格上

$$D(\boldsymbol{x} - \boldsymbol{x}') = \begin{cases} (4h)^{-n} \prod_1^n \left[1 + \cos \dfrac{\pi}{2h}(\boldsymbol{x} - \boldsymbol{x}') \right], & |\boldsymbol{x} - \boldsymbol{x}'| < 2h \\ 0, & |\boldsymbol{x} - \boldsymbol{x}'| \geqslant 2h \end{cases} \tag{17-6}$$

式中, h 是网格尺寸; n 是空间维数,本章中取 $n = 2$。式(17-3)和式(17-4)最后采用的形式如下

$$\boldsymbol{F}(\boldsymbol{x}_i) = \sum_j \boldsymbol{f}(\boldsymbol{x}_j') D(\boldsymbol{x}_i - \boldsymbol{x}_j')$$
$$\boldsymbol{u}(\boldsymbol{x}_i') = \sum_j \boldsymbol{u}(\boldsymbol{x}_j) D(\boldsymbol{x}_j - \boldsymbol{x}_i') \tag{17-7}$$

17.2.2.2　EPCs 模型

在缺少已知的关于 EPCs 的力学性质时,可简要地将 EPCs 模拟为一个被超弹性膜包裹的黏性液滴,如 Skalak 超弹性模型[11]。在二维情况下计算膜所受平面应力时,假设此膜是单向拉伸状态,其中一个切线方向上应力为零,另一个切线方向上有内应力

$$\tau_1^{\text{SK}} = B\lambda_1 (\lambda_1^2 - 1) \sqrt{\dfrac{1 + C\lambda_1^2}{1 + C\lambda_1^4}} \left(\dfrac{1 + C\lambda_1^4}{1 + C\lambda_1^2} + \dfrac{C}{1 + C\lambda_1^4} \right) \tag{17-8}$$

式中, λ_1 是主应变; B 是膜的剪切模量, C 是膜表面扩张系数。研究表明,对 Skalak 模型,表面扩张系数的敏感度较低,细胞的刚度主要受其剪切模量的影响。考虑到弯曲刚度,引入弯曲应力 q, $q = \mathrm{d}m/\mathrm{d}l$, $m = E_B(\kappa - \kappa_R)$。其中 m 是弯曲动量, E_B 是弯曲模量, l 是细胞单元的长度, κ 和 κ_R 分别是当地曲率和当地初始曲率。

参考 Pozrikidis[12] 的工作,细胞膜通过计算面内应力和细胞的弯曲应力

$$\boldsymbol{f}_{\text{e}} \cdot l = (\tau_i \boldsymbol{t}_i - \tau_j \boldsymbol{t}_j) + (q_i \boldsymbol{n}_i - q_j \boldsymbol{n}_j) \tag{17-9}$$

式中,下标 i 和 j 是单元编号,力 $\boldsymbol{f}_{\text{e}}$ 在 i 和 j 单元共有的节点上计算得出; $\boldsymbol{t}$ 和 $\boldsymbol{n}$ 分别表示单元的切向量和法向量; τ 和 q 分别代表面内应力和弯曲应力。

17.2.2.3　研究受体-配体反应的随机蒙特卡罗方法

一组受体-配体对作用产生的黏附力可用胡克弹簧模拟

$$\boldsymbol{f}_{\text{a}}(\boldsymbol{x}') = k_{\text{b}}(l - l_0) \boldsymbol{n} \tag{17-10}$$

式中, k_{b} 是代表受体-配体对形成的键弹性能力的常数, l 和 l_0 分别代表键拉伸状态下的长度和非拉伸状态下的原长, $\boldsymbol{n}$ 是膜表面键形成的点处的单位法向量。

参考 Dembo 等[9]的工作,在外力作用下受体-配体反应(receptor/tigand reaction)的形成速率及断裂速率常数分别如下计算

$$k_f = k_f^0 \exp\left[-\frac{k_{ts}(l-l_0)^2}{2K_BT}\right]$$

$$k_r = k_r^0 \exp\left[\frac{(k_b-k_{ts})(l-l_0)^2}{2K_BT}\right]$$

(17-11)

式中,k_f 和 k_r 分别是反应形成及断裂速率。k_{ts} 是键在过渡状态下的系数,K_B 是玻耳兹曼常数,T 是绝对温度。类似于对白细胞黏附的模拟,使用随机蒙特卡罗方法模拟运动的 EPCs 和血管内皮细胞基质上的受体/配体键的形成。在给定的时间段 Δt 内,新键形成的概率 P_f 和旧键断裂的概率 P_r 分别为

$$P_f = 1 - \exp(-k_f\Delta t)$$

$$P_r = 1 - \exp(-k_r\Delta t)$$

(17-12)

为了实现随机蒙特卡罗过程的数值模拟,需要在每个时间步生成 2 个值在 0 到 1 之间的独立的随机数 N_1 和 N_2。 如果 $P_f > N_1$,新键形成;如果 $P_r > N_2$,旧键断裂。

所有的受体/配体反应都是首先由随机蒙特卡罗过程的代数式判断,由方程(17-10)计算膜表面的力,然后将力分布到流场中,类似于方程(17-3)中对膜变形应力的处理。

解 Navier-Stokes 方程,耦合连续性方程和动量方程时可采用分步法(MAC)。对流项和黏性项都采用二阶中心差分格式,时间积分采用二阶 Adam-Bashforth 格式。采用二阶 Crank-Nicolson 格式处理黏性项以适应较大的时间步长。沿流动方向采用周期性边界条件,垂直流动方向采用固壁无滑移条件,压力在固壁边界上采用对称边界条件。相关的研究工作已经证实,对于模拟管道流动和剪切流动中的细胞变形,采用类似的方法在一定条件下是可靠的。

(1)捕获的 EPCs 在不同流速条件下的滚动速度。首先,观测不同灌流速度条件下,被捕获的 EPCs 的滚动速度。记录连续的图片序列,选取靶标 EPCs(即被捕获的 EPCs)滚动过程的第 1 张和最后 1 张,进行叠加,测量始点与终点之间的距离 L,并根据记录的实际时间 T,按照 $v = L/T$ 算出被捕获的 EPCs 的滚动速度,如图 17-7 所示。调整泵推动灌流

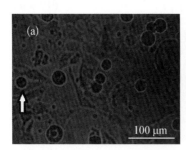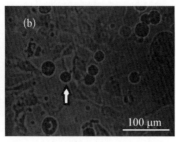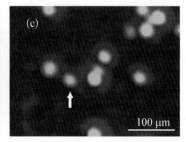

图 17-7 被捕获的 EPCs 滚动过程
(a) 可见光下被捕获的 EPCs 滚动的起始位置;(b) 可见光下被捕获的 EPCs 滚动的终点位置;(c) 被钙黄绿素 CAM 标记荧光下被捕获的 EPCs 滚动的起始位置;箭头所指位置为被捕获的靶标 EPCs,400×

Figure 17-7 The rolling process of the captured EPCs

液的流速使玻璃管流动腔内的切应力分别为 0.1 dyn/cm²、0.15 dyn/cm²、0.2 dyn/cm²、0.25 dyn/cm²、0.3 dyn/cm²、0.35 dyn/cm² 和 0.4 dyn/cm² 等 7 种不同流速条件，每种流速下记录被捕获的 EPCs 沿玻璃管内底部和底部种植的 ECs 单细胞层上滚动过程，至少各20 次。

分别计算在有或无 ECs 条件下，各流速下测定所有细胞的平均速度（rolling velocity of EPCs）。结果如图 17-8 所示，每一切应力点以其相邻的低切应力的速度作为对照组，均有显著性差异（$p < 0.05$）。不管有无 ECs 存在，被捕获 EPCs 的滚动速度均随切应力的增加而显著增加，且具有线性趋势，即切应力的大小与 EPCs 滚动速度大小基本呈正相关。结果说明，切应力对 EPCs 滚动速度有重要影响。

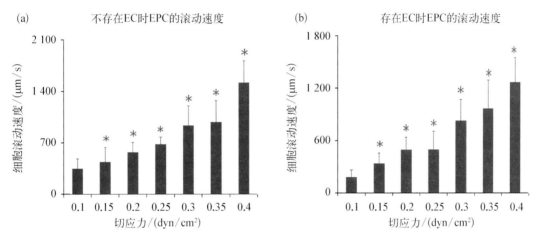

图 17-8 不同切应力对捕获的 EPCs 滚动速度的影响
（a）不存在 ECs 时，EPCs 的滚动速度；（b）存在 ECs 时，EPCs 滚动速度；每一切应力点速度以其相邻的低切应力的速度作为对照组，结果表示为 mean$\pm SD$，* $p < 0.05$，$n \geqslant 3$
Figure 17-8 The rolling velocity of the captured EPCs under different flow conditions

（2）捕获的 EPCs 在有 ECs 存在条件下滚动速度降低。在不同灌流速度条件下，比较有 ECs 和无 ECs 情况下 EPC 滚动的速度。测量方法同上所述。结果如图 17-9 所示，在0.1 dyn/cm² 切应力下，在有 ECs 的底面上 EPCs 滚动速度比无 ECs 的底面上有所降低，即从 348.8 μm/s 降到 184.9 μm/s，降幅达 46.9%；同样，从 0.1 dyn/cm² 到 0.4 dyn/cm² 梯度为0.5 的范围内，有 ECs 的条件与无 ECs 的相比趋势都是降低的。这些结果说明，ECs 的存在对 EPCs 的滚动速度有明显的影响。

（3）TNF-α 处理 ECs 对捕获的 EPCs 滚动速度的影响。为了检测 ECs 单细胞层对EPCs 滚动速度的影响，我们针对 ECs 进行 TNF-α 刺激。在进行速度测定实验前，对 ECs更换含 10 ng/ml 浓度 TNF-α 的新鲜内皮培养液，作用 6 h 后用于实验。结果如图 17-10所示。TNF-α 处理 ECs 后，测定 0.1~0.4 dyn/cm² 范围内的捕获 EPCs 的滚动速度，以未加 TNF-α 处理的 ECs 组为对照组。比较得知，TNF-α（10 ng/ml，6 h）处理 EC 使 EPCs的滚动速度降低，且在低切应力条件下（0.1 dyn/cm²，0.15 dyn/cm²，0.2 dyn/cm²）下降低的程度比在较高切应力下（0.25 dyn/cm²，0.3 dyn/cm²，0.35 dyn/cm²，0.4 dyn/cm²）更为明显。这些结果说明，TNF-α 处理的 ECs 对 EPCs 的滚动速度有明显的调节作用。

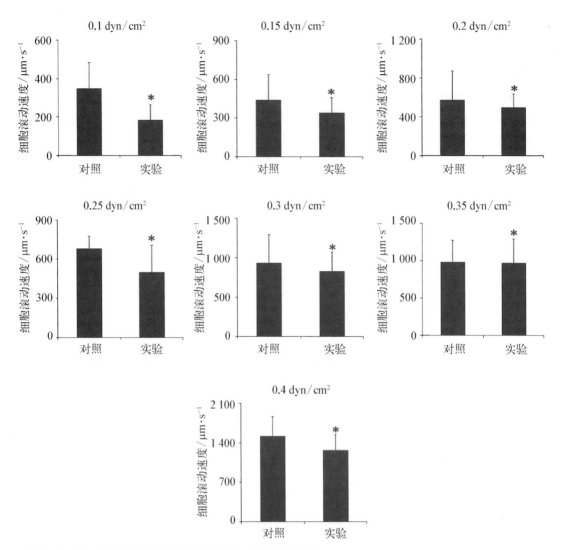

图 17-9 ECs 对不同切应力条件下捕获的 EPCs 滚动速度的影响
结果表示为 mean±SD,* $p<0.05,n\geqslant3$

Figure 17-9 The rolling velocity of the captured EPCs reduced when on the ECs under different shear stress

（4）TNF-α 处理 ECs 使黏附分子的表达量升高。玻璃管底部培养的 ECs 单层细胞，如前所述，用 TNF-α(10 ng/ml)刺激处理 6 h 后，Western blot 方法检测内皮黏附分子 VCAM、ICAM、P-Selectin 和 E-Selectin 的表达。实验分为 2 组，TNF-α 处理的 ECs 样品组（T 组）和未加 TNF-α 处理的 EC 对照组（C 组）。结果如图 17-11 所示，TNF-α 可以显著的促进这 4 种内皮黏附分子的表达。

Yan 等[1]的研究进一步发现，ECs 降低 EPCs 滚动速度的作用机制，通过设置 TNF-α 处理 ECs 实验组，对玻璃管平行流动腔内底面的 ECs 加 TNF-α 刺激后，再测定 EPCs 滚动速度。结果显示，EPCs 的滚动速度比未处理的 ECs 组更低。

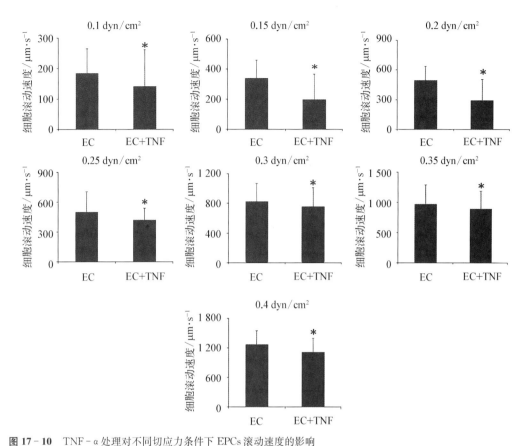

图 17-10 TNF-α 处理对不同切应力条件下 EPCs 滚动速度的影响

实验组：TNF-α 10 ng/ml 处理 ECs,6 h;对照组：未添加 TNF-α 等刺激的 ECs,结果表示为 mean±SD, * $p<0.05$, $n \geqslant 3$

Figure 17-10 The rolling velocity of the captured EPCs reduced when on the ECs treated with TNF-α under different shear stress

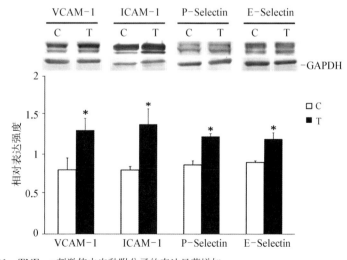

图 17-11 TNF-α 刺激使内皮黏附分子的表达显著增加

T 组：10 ng/ml 的 TNF-α 处理 ECs,6 h;C 组：对照组,仅 ECs 的完全培养液,未添加其他刺激因素。结果表示为 mean±SD, * $p<0.05$, $n = 4$

Figure 17-11 Western blot analysis showed the effect of the expression of adhesion molecules were increased by TNF-α (10 ng/ml) in ECs cultured on the bottom of the glass tube

在不同的切应力条件下,EPCs 的滚动速度不同,且随着切应力的增大而增加,即切应力越大,EPCs 的滚动速度越大。在 Dong 等[8]的研究结果中,从 0.5 dyn/cm² 的较低切应力至 20.0 dyn/cm² 的高切应力范围内检测了单核细胞的滚动速度,也是随着切应力的增大而增加,即细胞的滚动度与血管内部切应力大小具有一个近似线性的关系。在体内,循环 EPCs 滚动的主要动力就是来自血液的流动,即流体切应力。如果没有血流产生的切应力,细胞就没有滚动的动力,可能就直接黏附或停留在一个位置而不能移动。由于血管所处的位置不同,血管粗细、弯曲、分叉和病理状况等不同都会影响血流速度。因此,血液中循环流动 EPCs 在修复损伤血管时的动员、归巢和滚动黏附等行为也会因流体切应力的不同而产生差异。在生理状态的血管中,血流速度快,EPCs 滚动速度快,就不易黏附下来,处于流动循环状态;而在病理的或较小的血管中,血流速度慢,切应力也较小,EPCs 的滚动速度也相对较慢,容易黏附血管内壁进行修复损伤或引发血管阻塞等病变。另外,流体切应力还可能通过诱导 EPCs 表达滚动相关的蛋白或引发相关信号通路等途径,影响 EPCs 的滚动黏附过程。因此,血流切应力对 EPCs 的动员、归巢和滚动黏附等环节具有重要影响。

17.2.3 数值分析对照

EPCs 和 ECs 之间的捕捉键黏附分子已被定量评估,因此数值模拟通常选择最普遍涉及的 P 选择素多糖蛋白配体 1(PSGL - 1)黏附键。相关黏附动力学模型参数总结如表 17 - 1 所示。

表 17 - 1 EPCs 黏附模拟通常使用的参数

Table 17 - 1 The parameters were used to mimic EPCs adhesion

参　　数	值	参考文献
EPCs 直径/μm	20.0	实验测得
管道高度/μm	80~100	
剪切速率/s^{-1}	80~1200	
微绒毛长度/μm	0.35	Shao 等[13]
微绒毛数目/细胞	252	Chen & Springer[14]
每个微绒毛上配体数目	50	Moore 等[15]
受体密度/μm²	150	Yago 等[16]
受体-配体键长度/μm	0.1	Marshall 等[17]
弹性系数 (k_b)/pN·nm^{-1}	1	Marshall 等[17]
过渡弹性系数 (k_{ts})/pN·nm^{-1}	0.99	Smith 等[18]
平衡态下链接形成概率/s^{-1}	1	Mehta 等[19]
平衡态下链接断裂概率/s^{-1}	1	Mehta 等[19]

以时间 t^* 及长度 L^* 分别为转换的剪切率(shear rate)及 EPCs 的平均直径,将参数无量纲化,得到的结果如下。

图 17 - 12 显示了管道中 EPCs 剖面随时间的变化,其中也显示了细胞膜的刚度、管道流

动剪切速率对细胞滚动速率的影响。EPCs 膜上固定的标志点辅以证明,细胞在管道中的滚动伴随着沿底部的滑移。由于没有平行的力作用在细胞上使得细胞得以推向管道壁面,所以细胞在流动润滑作用下会向管道中心迁移。如图 17-12(a)系列所示,当细胞膜变硬时,滚动速度降低,阻力(比如管道中流动的表观黏度)增加。图 17-12(b)和(c)系列显示了同等刚度但暴露在不同剪切速率下的细胞的剖面图比较,表明随着剪切速率的增加,细胞在流场中经历更大的变形,而且由于 EPCs 与 ECs 基底之间的平均距离减少,有助于捕捉键的形成。结果也说明,随着刚度的增加,由于细胞变形性减小使得它们朝流场中心的迁移速度减慢。

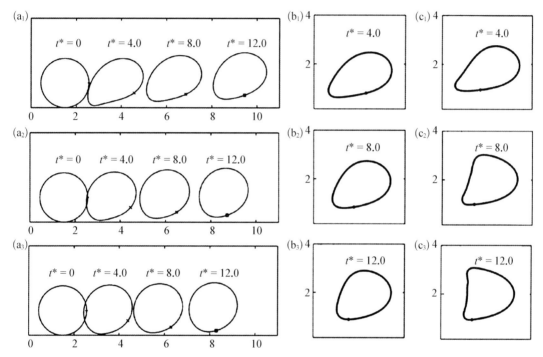

图 17-12 无黏附力时不同的细胞膜剪切模量下滚动细胞的剖面图
细胞环上的点代表当细胞滚动及向前移动时显示膜坦克履带运动的同一点。系列(a)中,$\dot{\gamma}=83.3$,(a$_1$) $B=3.0$ μN/m;(a$_2$) $B=12.0$ μN/m;(a$_3$) $B=24.0$ μN/m;系列(b)中,$\dot{\gamma}=250$,$B=3.0$ μN/m;系列(c)中,$\dot{\gamma}=583.1$,$B=3.0$ μN/m

Figure 17-12 Profiles of rolling cells at different shear moduli of the membrane without adhesion force

图 17-13 比较了相同剪切速率、不同细胞膜刚度下细胞剖面图以及黏附分子的数量。结果表明,随着细胞刚度的增加,EPCs 更易被黏附所阻,然而稍软的细胞更易远离血管壁。当初始在血管壁附近释放的细胞运动减缓,它们便有更长的时间用以形成捕捉键。图 17-13 也表明,在大多数只考虑与键 PSGL-1 有关的黏附力的情况下,黏附力并不足以捕捉血管壁附近区域的 EPCs。

当将黏附力考虑在内时,细胞在不同细胞膜剪切模量(shear modulus of cell membrane)下的滚动速率变化,如图 17-14 所示。捕捉键的开-关影响 EPCs 滚动,因此细胞表现出突发的加速及减速。详细的速度变化曲线表明,如果唯一的 PSGL-1 捕捉键不足以将 EPCs 黏附固定到血管 ECs 基底上,就能观测到图 17-7 中滑移滚动的过程。图 17-14 还说明,EPCs 的细胞膜越硬,细胞滚动的速度越慢,细胞就有更大的可能性黏附在壁面上。

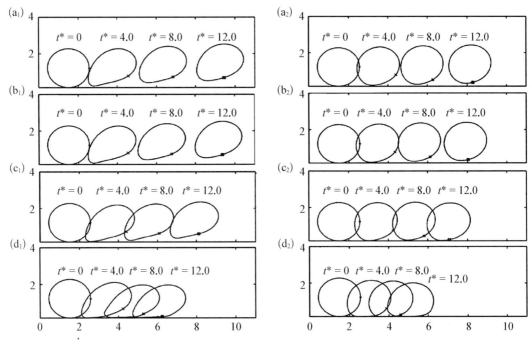

图 17-13 $\dot{\gamma} = 83.3$ 时不同黏附效果下的细胞滚动剖面图

系列(a)无黏附下的流动;系列(b)正常黏附下的流动;系列(c)TNF 影响下的黏附,表达 2 倍的黏附分子;系列(d) TNF-α 影响下 10 倍的黏附分子表达。左列中 $B = 3.0\ \mu\mathrm{N/m}$,右列中 $B = 24.0\ \mu\mathrm{N/m}$

Figure 17-13 Profiles of rolling cells with different adhesion effects at $\dot{\gamma} = 83.3$

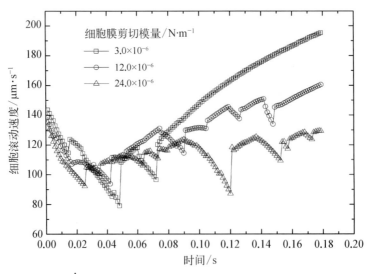

图 17-14 $\dot{\gamma} = 83.3$,不同细胞膜剪切模量下,采用随机蒙特卡罗方法模拟黏附时,滚动速率历史的数值结果

Figure 17-14 Numerical results of the history of rolling velocity at $\dot{\gamma} = 83.3$ with different shear moduli of the membrane in which the adhesion effects are considered by the stochastic Monte Carlo method

为了研究黏附分子数量对 EPCs 的滚动及黏附的作用,可以采用 TNF‐α 对 ECs 基底进行处理。如图 17‐11 所示的实验证明,TNF‐α 提升了血管 ECs 的 VCAM‐1、P 选择素和 E 选择素表达,增强了从培养的肥大细胞中提取的骨髓细胞与血管内皮细胞的黏附。

不同细胞刚度下,细胞滚动速率的差异随着剪切速率的增加而增大(见图 17‐15)。结果显示,细胞的变形能力是成功黏附的关键参数之一,但是由于剪切速率的不同,这并不能用一种简单的方法统一地总结。细胞变形能力的增强有助于扩大细胞与流动腔基底的接触面积(在二维情况下是接触线),从而增加键形成的可能性并增大黏附力。虽然刚度的增加减缓了细胞的滚动速率,从而增加了键形成的概率,但是减小的变形能力也使得EPCs 与黏性基底的接触线缩短。图 17‐15 表明,普遍情况下黏附会减缓细胞的滚动速率,但是剪切速率与细胞刚度如何组合能达到最优的黏附,仍然是一个视具体情况而定的问题。

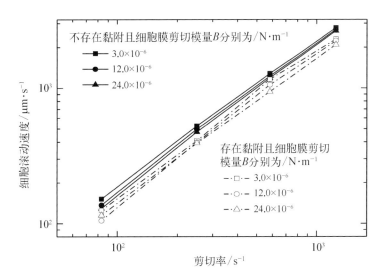

图 17‐15　管道流动中不同剪切率及细胞剪切模量下的细胞滚动速率

Figure 17‐15　Cell rolling velocity in channel flows with different shear rates and shear moduli of the cell

黏附分子数量的增加与键形成的可能性大小相关,可通过增加 N_1 的频率来实现。例如,当黏附分子表达量增加 2 倍,在一个时间间隔内就生成了 2 倍的 N_1 与 P_f 比较。此外,当一个键经由随机过程确定形成后,键产生的黏附力也由于黏附分子的增加而成比例增大。如图 17‐16 所示,黏附分子数量的增加导致了滚动速率的降低。相比更软或更硬的细胞,$12\ \mu\text{N/m}$ 似乎是增大细胞黏附力的最优剪切模量。这是因为黏附力是细胞滚动速率及其变形能力双方面组合影响的结果。

EPCs 在血管 ECs 基底上滚动初期黏附力随时间变化的情况,如图 17‐17 所示。黏附分子的增加提升了黏附力,无论是可能性上还是数值大小上,这表明,刺激黏附基底是一种募集 EPCs 的有效方式。此结果与图 17‐16 中显示的不同分子表达下的细胞滚动速率的变化情况相符。通过累加各个时间步长内键数量总和并除以时间步长数,计算得到形成速率(见图17-18)。结果显示,随着膜刚度的增大,膜表面键形成速率急剧减小,并伴随着流动剪切速率的增大。但是对于较软的细胞,这个趋势就没有那么明显,因为膜的变形能力和移动速率都能单独地对键形成起到重要的作用。

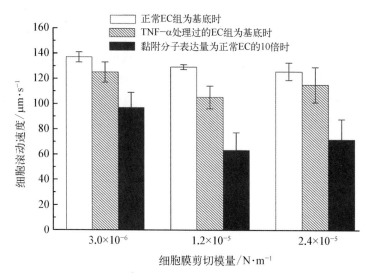

图 17-16 剪切速率为 $\dot{\gamma}=83.3$ 时,基底上不同黏附分子数量下细胞滚动速率的比较

Figure 17-16 Comparison of cell rolling velocity with different amount of adhesive molecules on substrate at shear rate at $\gamma=83.3$

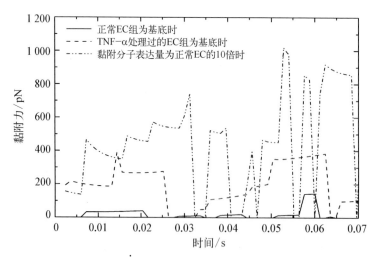

图 17-17 剪切速率为 $\dot{\gamma}=83.3$ 时,EPCs 黏附早期不同情况下的血管内皮细胞基底黏附力随时间的变化

Figure 17-17 Time sequence of the adhesion force with different conditions of EC substrate in the early stage of EPC adhesion at shear rate $\dot{\gamma}=83.3$

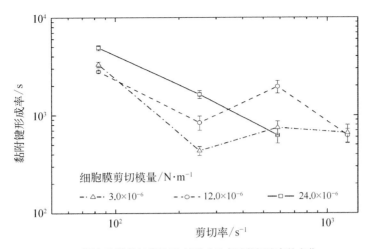

图 17 - 18 不同细胞膜剪切模量下,键形成速率随剪切速率的变化

Figure 17 - 18 Bonds formation rates with shear rate for different shear modulus of cell

流体切应力可以增加 EPCs 的滚动速度,且具有正相关性。ECs 可以降低 EPCs 的滚动速度,TNF - α 处理 ECs 后可以显著增加 ECs 黏附分子 VCAM、ICAM、P - Selectin 和 E - Selectin 的表达,可能使 ECs 与 EPCs 之间的黏附增强,从而降低了 EPCs 的滚动速度。数值方法模拟研究结果显示,刚度和剪切速率都对 EPCs 在血管 ECs 上的滚动和黏附起到决定性的作用。当忽略推动 EPCs 往血管壁迁移的作用力时,仅依靠由 PSGL - 1 捕捉键产生的黏附力并不足以使 EPCs 在血管 ECs 上保持稳定。在细胞黏附的早期,由于黏附力受到细胞滚动速率及其变形能力双方面的组合影响,对 EPCs 来说可能存在一个最优刚度,使得在给定的流动剪切速率下黏附可能性达最大值。

17.3 流体切应力对内皮祖细胞分化的作用及其机制

17.3.1 流体切应力

在血管系统中,持续流动的血液对血管内表面产生切应力。生理状态下,动脉血管的层流剪切应力范围波动较大,例如在直血管处为 $10 \sim 70 \ \text{dyn/cm}^2$,而动脉分支开口处外侧壁及动脉弯曲处等动脉粥样硬化好发部位,切应力明显降低(一般在 $4 \ \text{dyn/cm}^2$ 左右)。不同区域切应力形式和幅度的不同会导致 ECs 结构和功能的适应性改变。流体切应力是血管内膜及整个血管系统功能的重要调控因素。在 EPCs 动员到外周血参与生理病理活动时,流体切应力对 EPCs 的分化有重要的调控作用。

17.3.2 流体切应力对内皮祖细胞分化的作用

2003 年,Yamamoto 等[20]首次研究了切应力对 EPCs 形态和功能的作用。应用旋转的椎板切应力加载系统,对人外周血来源的 EPCs 施加幅度范围为 0.1~2.5 dyn/cm² 的切应力 24 h。结果发现,稳定的切应力作用下 EPCs 会发生骨架重组,细胞长轴沿切应力方向排列,这些形态变化与在体 ECs 的排列方式相似。同时,切应力促进细胞增殖(proliferation),内皮表面标志 KDR、Flt1、VE - cadherin 在 mRNA 和蛋白水平的表达升高。此外,切应力促进 EPCs 在体外三维基质胶上的微管形成(tube formation),提示切应力增强 EPCs 形成新生血管的能力[20]。

在此基础上,进一步研究发现,相同形式的切应力作用 EPCs 6 h 和 24 h 后都增加了动脉 EC 标志分子 ephrinB2、Notch1/3、Hey1/2、actin receptor-like kinase(Alk1)在 mRNA 水平表达,而降低了静脉 ECs 标志分子 EphB4 和 neuropilin - 2(NRP2)的表达[21]。这说明切应力促进 EPCs 向动脉 ECs 分化,而抑制其向静脉 ECs 分化。同时,有研究发现,层流剪切力在促进 EPCs 向 ECs 分化的同时,抑制了干细胞标志 CD133、CD34[5]和平滑肌标志分子 α-平滑肌肌动蛋白(α - smooth muscle actin,α - SMA)与平滑肌 22α(smooth muscle 22α,SM22α)[22]的表达。Ye 等[5]的研究发现,在与平滑肌细胞联合培养的前提下,5 dyn/cm² 层流切应力促进 EPCs 中 ECs 标志分子 CD31 和 vWF 表达进一步升高,增强了切应力促 EPCs 分化的作用。

EPCs 定居到缺血或者再生器官后转变为黏附状态的组织表型(tissue phenotype),在此之前是悬浮状态的循环表型(circulating phenotype)。Obi 等[23]对人脐血来源体外扩增的循环表型 EPCs 施加不同幅度的切应力,发现细胞黏附、增殖、迁移、抗凋亡、体外微管形成,以及 EPCs 细胞集落形成能力增强。内皮标志 VEGFR1、VEGFR2、VE - cadherin、Tie2、VCAM1、integrin α/β3、E - Selectin 在切应力下表达增加,说明切应力促进非成熟循环表型的 EPCs 向成熟表型分化。

除了细胞表面标志分子和体外基质胶微管形成功能的研究外,切应力对 EPCs 抗氧化、抗血栓功能的作用也受到关注。对人外周血 MNCs 来源的 EPCs 施加生理水平范围内的流体切应力,增强了 EPCs 铜锌超氧化物歧化酶(copper-zinc superoxide dismutase,Cu/Zn - SOD)的基因水平的表达和活性,提高 EPCs 的抗氧化功能。对种植在小径聚氨酯人工血管上的 EPCs,施加 5~25 dyn/cm² 的切应力 24 h。结果发现,10 dyn/cm² 及以上的切应力小幅度减少纤溶酶原激活物抑制剂(plasminogen activator inhibitor 1,PAI - 1)的分泌,而时间依赖地诱导组织型纤溶酶原激活物(tissue-type plasminogen activator,t - PA)、一氧化氮(nitrogen monoxide,NO)和前列环素(prostaglandin I2,PGI2)等抗血栓物质在 EPCs 的分泌[24]。这些结果提示,切应力有助于改善小径人工血管的抗血栓能力,从而保持血管的通畅。上述推论在动物实验得到证实,Yang 等将包被了 EPCs 的血管支架移植到实验动物的颈动脉,结果发现,切应力预处理的支架相对于静止对照在 2 个月时具有更高的通畅率。此外,对颈动脉内膜剥落的裸鼠注射以大小为 15 dyn/cm² 的层流切应力预处理 12 h 以上的 EPCs。荧光检测显示,移植的 EPCs 结合到动脉的损伤部位,切应力增强了 EPCs 在损伤部位再内膜化的能力,并且可以在一定程度恢复老龄化导致的 EPCs 内膜化功能降低[25,26]。

17.3.3 流体切应力调控内皮祖细胞分化的机制

位于细胞膜表面的 VEGF 受体的激活是切应力调控祖细胞向内皮分化的重要机制。

对循环表型 EPCs 的研究证明,切应力能够激活 VEGFR2,且 VEGFR2 的激活并不依赖于其配体 VEGF。VEGFR 的磷酸化激活了下游的 PI3K/Akt/mTOR(mammalian target of rapamycin)信号通路。PI3K 和 mTOR 的特异抑制剂 LY294002 和雷帕霉素(rapamycin)分别抑制了 EPCs 的微管形成、降低了分化状态 EPCs 集落形成(EPC colony formation)。说明 PI3K/Akt/mTOR 信号通路参与了切应力对循环表型 EPCs 分化的调控。同时,胞外信号调节激酶(extracellular signal-regulated kinase,ERK1/2)、c‑Jun 氨基酸末端激酶(c‑Jun N‑terminal kinase,JNK)和 p38 都在一定程度上参与了此过程[23]。我们的研究结果同样证明,PI3K 对层流诱导的人脐血来源的 EPCs 向 ECs 的分化依赖于 Akt 的激活[5]。

对于外周血来源的早期 EPCs,正常水平的切应力增强了 Tie2(tyrosine kinase with immunoglobulin and epidermal growth factor homology domain 2)和 Akt 的磷酸化,激活了 Tie2/PI3K/Akt/eNOS 信号通路。通过 Tie2 干扰,以及 PI3K 和 eNOS 的抑制实验证明,此信号通路参与了切应力对 EPCs 血管再内膜化功能增强的调控[25]。此外,趋化因子受体 4(CXC chemokine receptor 4,CXCR4)对 EPCs 定居到血管损伤部位起调节作用,切应力促进 EPCs 中 CXCR4 的表达和磷酸化,导致基质细胞衍生因子 1(stromal cell-derived factor 1,SDF‑1)/CXCR4 依赖的下游靶标 Janus 激酶 2(Janus kinase 2,JAK2)的磷酸化。CXCR4 干扰和 JAK2 抑制实验证明,CXCR4/JAK2 信号通路也参与了切应力对 EPCs 再内膜化功能提高的调控[26]。

与成熟的 ECs 类似,细胞骨架、整合素(integrin)和黏着斑激酶(focal adhesion kinase,FAK)也是 EPCs 感受切应力并转化为细胞内生物学信号的重要分子。对大鼠骨髓来源的晚期 EPCs 施加 12 dyn/cm² 的层流切应力,结果发现,层流切应力对重塑细胞骨架 F‑actin,激活 integrin β1、Ras、ERK1/2、桩蛋白(paxillin)和 FAK 等力敏感的信号分子,通过细胞骨架稳定剂 JAS(Jasplakinolide)、细胞骨架松弛剂 CytoD(Cytochalasin D)、阻止整合素结合的 RGD 及整合素的中和性抗体处理细胞,减弱了切应力所诱导的内皮标志分子 vWF 和 CD31 的表达,从而证明以上信号分子可能参与了切应力诱导的 EPCs 向 ECs 的分化[27,28]。用相同来源的细胞和相同的切应力作用 3 h,同样发现 FAK 的表达增强,而且位置从核周围沿着切应力作用方向聚集成束状延伸至胞膜。

组蛋白去乙酰化酶(HDACs)也是切应力诱导 EPCs 向 ECs 分化的重要调控分子。HDACs 和组蛋白转移酶(histone acetyltransferase,HAT)之间的相互作用是调节染色质结构和功能动态变化的重要因素。HDACs 的抑制剂曲古抑菌素 A(trichostatin A,TSA)可以阻遏肿瘤组织中低氧诱导的血管新生,提示 HDACs 可能参与了血管新生。研究发现,切应力对 HDACs 的激活上调转录因子同源异形框基因 HoxA9,而 HoxA9 参与调控 EC 标志分子 eNOS、VEGFR2、VE‑cadherin 的表达。HDAC1 siRNA 实验降低了 HoxA9 的表达,进而证明 HDAC1 可能参与了切应力诱导的 EPCs 分化[29]。同时,在切应力诱导体外培养的小鼠胚胎干细胞向 ECs 分化的过程中,VEGF 受体 Flk‑1 的上调激活了 Flk‑1‑PI3K/Akt‑HDAC3 通路,HDAC3 去乙酰化 p53,进而激活 p21 的表达,导致 EPCs 向 ECs 分化[30]。层流切应力还可以调控 HDAC7 和 HDAC8,抑制 SMC 标志分子的表达[31]。

此外,研究发现,切应力作用下沉默调节因子 1(silence information regulator,SIRT1)

和 microRNA-34a(miR-34a)在 EPCs 中表达升高并参与细胞分化。下面分别介绍 SIRT1 和 miR-34a 在切应力诱导 EPCs 分化中的作用及其相关分子机制。

17.3.4　SIRT1 在切应力诱导内皮祖细胞分化中的作用及其机制

17.3.4.1　SIRT1 与细胞功能

SIRT1 是一种烟酰胺腺嘌呤二核苷酸(nicotinamide adenine dinucleotide,NAD$^+$)依赖的去乙酰化酶(deacetylase),属于进化上高度保守的 Sirtuin 家族,是酵母 SIR2 基因在哺乳动物的同源体。除了在能量代谢、寿命延长和肿瘤抑制等方面的广泛研究,SIRT1 在心血管系统的发生和血管稳态的调节中也发挥不可或缺的作用。

在出生后的血管生长过程中,SIRT1 在脉管系统高表达并控制 ECs 促血管新生的作用,破坏 SIRT1 表达的斑马鱼和小鼠无法形成正常血管,缺血后的血管生成能力也遭到破坏。香烟烟雾产生的氧化/羟基应激(oxidants/carbonyl stress) 会降低 SIRT1 的表达,导致内膜一氧化氮合酶(nitric oxide synthase,eNOS)乙酰化,从而衍生内膜损伤。而红酒的有效成分之一白藜芦醇(resveratrol) 可以激活 SIRT1,缓解扰动流(perturbed shear stress)所引起的动脉粥样硬化(atherosclerosis)形成。除 ECs 外,SIRT1 也参与 EPCs 的功能调控。SIRT1 siRNA 转染大鼠骨髓来源的 EPCs,会导致其老化(senescence)[32]。通过与 eNOS 解离下调 SIRT1,亚甲基四氢叶酸还原酶(methylenetetrahydrofolate reductase,Mthfr)缺陷会破坏 EPCs 的形成,同样促进其老化[33]。

SIRT1 对细胞功能的调控有赖于其底物,如组蛋白(histone)和转录因子等的去乙酰化作用。其中,通过改变局部染色质的结构,组蛋白乙酰化是决定特定基因表达和细胞命运这一复杂表观遗传学调控过程的一部分。小鼠胚胎干细胞在体外诱导分化的过程中,经历了整体和基因特异的染色质结构重组,使用曲古抑菌素(trichostatin)A 抑制组蛋白的整体去乙酰化会阻碍胚胎干细胞的分化。

17.3.4.2　SIRT1 在流体切应力诱导 EPCs 分化的作用及机制

(1)流体切应力对 SIRT1 表达的作用。密度梯度离心法从人脐血得到的单核细胞,经差速贴壁和细胞培养液选择后,得到具有典型的 EPCs 形态变化和表达相应表面标志分子的细胞。对 EPCs 施加 15 dyn/cm^2 的切应力,分别作用 2 h、6 h、12 h 和 24 h,以 western blot 法检测不同作用时间下 Akt 在丝氨酸 473 位点的磷酸化(p-Akt,ser 473)、SIRT1、组蛋白 H3 在赖氨酸 9 位点的乙酰化(ac-H3K9)表达水平的变化。结果显示,相对于静止对照组,切应力作用 2 h 时 Akt 的磷酸化明显激活,6 h 达到最高值;SIRT1 在 2 h 表达变化不大,而在 12 h 高于基础水平 66% 左右,24 h 开始有所降低,但仍高于静态对照组;同时,切应力使组蛋白 H3 的乙酰化水平降低,并在 24 h 达到最低值。切应力时间依赖地激活了 Akt 的磷酸化,增加了 SIRT1 的表达,降低了组蛋白 H3 在赖氨酸 9 位点的乙酰化,并分别在 6 h、12 h 和 24 h 达到峰值(见图 17-19)。上述结果表明,切应力诱导 EPCs 的 SIRT1 表达水平升高,提示 SIRT1 可能参与了切应力诱导的 EPC 分化;并且 p-Akt 和 ac-H3K9 的表达与 SIRT1 存在时间上的承接关系,提示它们可能是 SIRT1 介导 EPC 分化的上下游信号分子。

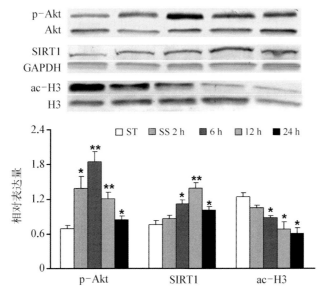

图 17-19　流体切应力对 EPCs 的 p-Akt、SIRT1 和 ac-H3K9 表达水平的作用

结果表示为 mean$\pm$SD,$^*p<0.05,^{**}p<0.01,n=3$

Figure 17-19　The effects of shear stress on expression levels of p-Akt, SIRT1 and ac-H3K9 in EPCs

(2) SIRT1 促进 EPCs 向 ECs 分化。为了探讨 SIRT1 是否参与了 EPCs 的分化,对静态培养 EPCs 进行 SIRT1 应用 RNA 干扰(RNAi)技术抑制 SIRT1 的表达,并应用 SIRT1 激活剂白藜芦醇(resveratrol,RSV)上调 SIRT1 的表达。结果显示,以 NC siRNA 处理的 EPCs 作为阴性对照(NC),ECs 标志分子 KDR、VE-cadherin、vWF 和 CD31 基因表达水平明显降低,而 SMCs 标志分子 α-SMA 和 SM22α 在基因与蛋白表达水平上调;同时,SIRT1 siRNA 诱导了组蛋白 H3 的乙酰化水平升高(见图 17-20)。

白藜芦醇(RSV)是一种小分子的多酚物质,是 SIRT1 的激活剂,具有抗氧化、抗衰老、抗炎症和防止心脑血管疾病的作用。白藜芦醇孵育 24 h 显著地增加了 EPCs 内 SIRT1 基因和蛋白表达水平。结果显示,与加入同样浓度 DMSO 的阴性对照相比,ECs 标志分子 KDR、VE-cadherin、vWF 和 CD31 表达明显上升;而 SMCs 标志 α-SMA 和 SM22α 基因和蛋白水平表达降低;同时,白藜芦醇降低了组蛋白 H3 的乙酰化水平(见图 17-21)。

综合以上 SIRT1 siRNA 和白藜芦醇对 EPCs 分化指标和组蛋白 H3 乙酰化水平的作用,表示 SIRT1 促进 EPCs 向 ECs 分化,而抑制其向 SMCs 分化;并且对组蛋白 H3 的去乙酰化是可能的调控通路。

(3) PI3K/Akt 信号通路参与了 SIRT1 介导的 EPCs 分化。前面的结果已经表明,切应力在促进 SIRT1 表达升高的同时,在更早的时间点激活了 Akt 的磷酸化。为了探讨 SIRT1 对 EPCs 分化的调控是否经由 PI3K/Akt 信号通路,用 PI3K 的特异抑制剂 wortmannin 处

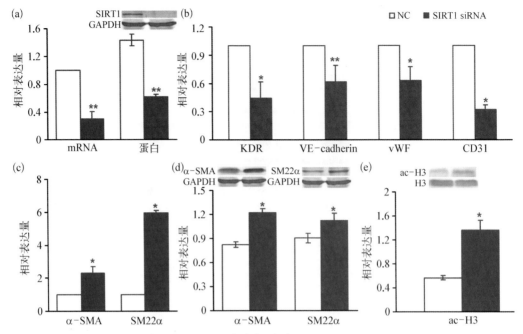

图 17 - 20　SIRT1 siRNA 抑制了 EPCs 的 ECs 标志分子的表达

(a) SIRT1 的 mRNA 和蛋白(protein)表达；(b) EPCs 的 ECs 标志分子 KDR、VE - cadherin（VE - cad）、vWF 和 CD31 的 mRNA 表达；(c)(d) EPCs 的 SMCs 标志分子 α - SMA 和 SM22α 的 mRNA 和蛋白表达；(e) 组蛋白 H3 在赖氨酸 9 位点的表达。结果表示为 mean ± SD，* $p<0.05$，** $p<0.01$ vs NC，$n \geqslant 3$

Figure 17 - 20　SIRT1 siRNA decreased the expression of EC markers in EPCs

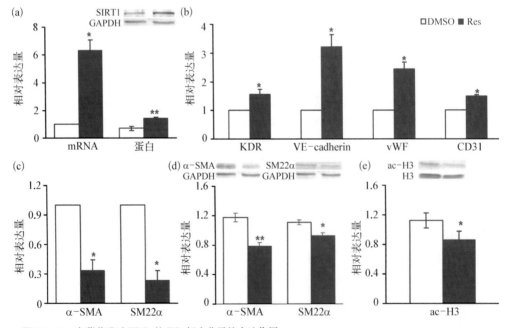

图 17 - 21　白藜芦醇对 EPCs 的 ECs 标志分子的表达作用

(a) SIRT1 的 mRNA 和蛋白(protein)表达；(b) EPCs 的 EC 标志分子 KDR、VE - cadherin（VE - cad）、vWF 和 CD31 的 mRNA 表达；(c)(d) EPCs 的 SMC 标志分子 α - SMA 和 SM22α 的 mRNA 和蛋白表达；(e) 组蛋白 H3 在赖氨酸 9 位点的乙酰化。结果表示为 mean ± SD，* $p<0.05$，** $p<0.01$ vs DMSO，$n \geqslant 4$

Figure 17 - 21　The effects of resveratrol on the expression of EC markers in EPCs

理 EPCs 24 h 显著抑制了 Akt 的磷酸化水平,并在此时间点检测了 EPCs 的 SIRT1、ac - H3K9 以及细胞分化指标的表达。结果显示,与只加入相同浓度 DMSO 的对照组相比,wortmannin 处理显著降低了 ECs 标志分子 KDR、VE - cadherin、vWF 和 CD31 基因水平的表达,增加了 SMCs 标志分子 α - SMA 和 SM22α 在基因与蛋白水平的表达。同时,wortmannin 处理导致 SIRT1 表达的下调,并降低了组蛋白 H3 的乙酰化。这些结果表明,PI3K/Akt 信号通路可能通过调控 SIRT1 的表达,诱导 EPCs 向 ECs 的分化。

（4）SIRT1 促进 EPCs 在体外基质胶的微管形成。为了研究 SIRT1 在调控 EPCs 体外促血管新生的可能作用,分别应用 SIRT1 siRNA 和白藜芦醇(Res)处理 EPCs 24 h,并将其与相应的对照组分别种在三维基质胶上(matrigel),24 h 后观测各自形成微管状结构的程度。结果显示,NC siRNA 处理的 EPCs 有部分积聚并形成管状结构,而 SIRT1 siRNA 处理的 EPCs 几乎为单个细胞分布;定量分析表明,SIRT1 siRNA 组 EPCs 形成微管的总长度明显低于对照组。白藜芦醇处理的 EPCs 微管状结构形成的能力增强,数目明显多于 DMSO 处理的对照组,且彼此相互连接;定量分析表明,白藜芦醇处理组 EPCs 细胞形成微管的总长度明显高于对照组(见图 17 - 22)。上述结果显示,SIRT1 有促进 EPCs 体外血管新生的作用。

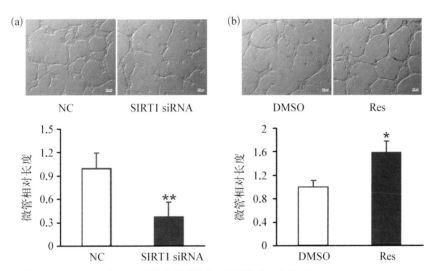

图 17 - 22 SIRT1 对 EPCs 在体外基质胶上形成微管状结构的作用
(a) SIRT1 siRNA 处理组;(b) 白藜芦醇(Res)组微管状结构;标尺 = 50 μm。柱形图表示单位面积完整微管状结构总长度的相对值。结果表示为 mean±SD,* $p<0.05$,** $p<0.01$ vs NC DMSO,$n = 4$

Figure 17 - 22 The effect of SIRT1 on tube formation of EPCs on matrigel

我们检测了 EPCs 成熟 ECs 标志分子 KDR、VE - cadherin、vWF 和 CD31,以及 SMCs 标志分子 α - SMA 与 SM22α 的表达变化。结果表明,15 dyn/cm^2 生理性的层流切应力促进人脐血来源的 EPCs 向 ECs 分化,而抑制其向 SMCs 分化。切应力对 EPCs 向 ECs 分化促进的作用,在切应力诱导 EPCs 向 ECs 分化的力学生物学机制探讨中,我们的结果表明,切应力诱导 EPCs 的 SIRT1 表达升高,导致组蛋白 H3 去乙酰化,进而促进 EPCs 的分化。我们同时证明,切应力对 SIRT1 的激活可能经由 PI3K/Akt 信号通路介导。本研究表明了

SIRT1 与切应力诱导的 EPCs 向 ECs 分化的关系。

17.3.4.3 SIRT1 对细胞分化的调控作用

切应力促进 EPCs 向 ECs 分化的同时,时间依赖地诱导 SIRT1 的表达升高。SIRT1 siRNA 转染 EPCs 后,其 EC 标志分子表达降低而 SMC 标志分子表达升高;同时,SIRT1 的激活剂白藜芦醇对 EPCs 的分化有相反的作用。结果显示,SIRT1 表达变化可能参与了切应力诱导的 EPCs 向 ECs 的分化。

在 SIRT1 调控细胞分化的报道中,有研究显示,将神经前体细胞(neural precursor cells,NPCs)转入分化条件后,SIRT1 在 10 min 内从细胞质转位到细胞核,调节神经前体细胞向神经细胞(neuron)的分化。在人牙周膜细胞(periodontal ligament cells)中,用白藜芦醇和异烟酰胺(isonicotinamide)激活 SIRT1 的表达,会剂量依赖地导致编码骨调素(osteopontin)、骨钙素(osteocalcin)及骨生成相关的转录因子 Osterix 和 Runx2 表达改变,表明 SIRT1 刺激了成骨分化(osteoblastic)[34]。另一方面,在骨骼肌细胞和脂肪细胞,过表达 SIRT1 会抑制两者的分化。比如,葡萄糖限制能够激活 C2C12 细胞腺苷酸活化蛋白激酶(AMP-activated protein kinase,AMPK),通过增加细胞内 $NAD^+/NADH$ 的比率活化 SIRT1,抑制骨骼肌细胞分化。此外,有报道显示,VEGF 刺激胚胎干细胞后,SIRT1 表达水平在分化的中胚层(mesoblastic)细胞中较刺激之前并无明显变化。反之,在诱导分化阶段加入 25 mmol/L 或 50 mmol/L 的去乙酰化酶(sirtinol)抑制 SIRT1 表达,并未改变其向 ECs 分化的效率[35]。上述结果显示 SIRT1 可能并未参与中胚层细胞向 ECs 的分化。

由此看来,SIRT1 是否参与细胞分化过程,以及对分化起促进或抑制作用,在不同的细胞类型中有不同的表现。白藜芦醇激活 SIRT1 的表达,在促进人间充质干细胞骨生成(osteogenesis)的同时抑制脂肪生成(adipogenesis)也体现了这一点。SIRT1 调控分化的细胞特异性可能归因于其所参与的复杂的信号通路网络。研究表明,通过使用 SIRT1/2 抑制剂 cambinol、SIRT1 shRNA 或 SIRT1 siRNA 处理 5 种不同细胞系的细胞,降低 SIRT1 的表达均导致 3 种蓬乱蛋白(dishevelled proteins)的表达水平明显降低,而这 3 种蛋白对于多达 19 种的 Wnt 配体有关键的信息调控作用[36]。这或许能在一定程度上解释 SIRT1 调控细胞分化分子机制的复杂性。

17.3.4.4 SIRT1 促进 EPCs 分化的上下游通路

作为表达在细胞核和细胞质的去乙酰化酶,SIRT1 对于切应力刺激的感受很可能依赖于上游的信号通路调控。我们发现切应力在诱导 SIRT1 表达升高之前激活 Akt 的磷酸化,PI3K 抑制剂 wortmannin 下调了 SIRT1 的表达,同时抑制 EPCs 的 EC 标志分子的表达。PI3K 的另一种抑制剂 LY294002 也得到了类似的结果。这些结果说明,SIRT1 对切应力的应答可能是经由 PI3K/Akt 信号通路介导的。以往研究表明,PI3K/Akt 信号通路经由不同的下游信号分子参与切应力或其他因素诱导的干细胞/祖细胞分化。如前文所述,Flk-PI3K/Akt-HDAC3-p53-p21 信号通路参与了切应力诱导的小鼠胚胎干细胞的分化[30]。羟甲基戊二酰辅酶 A(HMG-CoA)还原酶抑制剂 statins 和 VEGF 可以通过 PI3K/Akt 通路活化 eNOS 进而促进 EPCs 的分化[37,38]。

关于 SIRT1 的下游信号分子，我们关注了组蛋白 H3。有研究报道，Sirt1−/−的胚胎 ac-H3K9 和 ac-H4K16 的表达水平增加，破坏了异染色质(heterochromatin)的形成，胚胎死亡于妊娠(gestation)中期[39]。在我们的实验中，切应力诱导 EPC 分化的同时伴随着组蛋白 H3 乙酰化水平的降低，而 SIRT1 siRNA 和激活剂白藜芦醇分别上调和下调了 ac-H3K9 的表达，说明 SIRT1 可能通过去乙酰化组蛋白 H3 参与 EPC 分化的调控。组蛋白的去乙酰化通常伴有基因的转录抑制。在氧化还原(redox)反应调节神经祖细胞(neural progenitors)分化的过程中，氧化作用(oxidation)增强了 SIRT1 与 Mash1 的启动子的结合，导致 H3K9 靶标性的局部去乙酰化，从而抑制了 Mash1 的表达[40]。为了证实 SIRT1 确实通过去乙酰化组蛋白 H3 参与 EPCs 向 ECs 的分化，需要进一步验证 SIRT1 是否与 SMC 分化指标或相关基因的启动子相结合导致 H3K9 去乙酰化和基因的沉默。

除组蛋白之外，SIRT1 还可能通过调控转录因子等非组蛋白底物参与 EPCs 的分化。其中，Foxo 家族许多成员受 SIRT1 的去乙酰化调节。SIRT1-Foxo3a 调节酪氨酸氢化酶(tyrosine hydroxylase)的表达和神经母细胞瘤细胞(neuroblastoma cells)的分化。同时有报道显示，Akt-Foxo3a 参与 EPCs 的分化。此外，SIRT1-Foxo1 促进小鼠外周血来源 EPCs 的体外促血管新生作用。所以，切应力条件下对 Foxo 家族转录因子表达的检测，可能会发现 SIRT1 调控切应力诱导 EPC 分化的其他信号分子。

综上所述，SIRT1 参与了切应力诱导的 EPCs 向 ECs 的分化；并且 PI3K/Akt-SIRT1-ac-H3K9 信号通路在其中起到重要的作用。切应力促进 PI3K/Akt 信号通路的激活，SIRT1 表达升高，ac-H3K9 表达降低。PI3K/Akt-SIRT-ac-H3K9 可能参与了切应力诱导 EPCs 向 ECs 的分化(见图 17-23)。这些结果进一步揭示了 HDACs 在体外 EPCs 向 ECs 分化中的作用，也加深了我们对 EPCs 力学响应机制的认识，对于内膜损伤修复、缺血组织新血管的形成和再内膜化，或许可以提供潜在的治疗靶标。

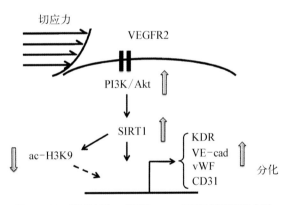

图 17-23 PI3K/Akt-SIRT1-ac-H3K9 调控切应力诱导 EPC 分化的通路示意图

Figure 17-23 A schematic diagram showing the involvement of PI3K/Akt-SIRT1-ac-H3K9 in EPC differentiation under shear stress

17.3.5 miR-34a 在切应力诱导内皮祖细胞分化中的作用及其机制

除了基因和蛋白信号通路构成的调控网络以外，流体切应力条件下 microRNAs(miRs)也参与了 EPCs 分化。miRs 是在真核生物中发现的一类内源性的具有调控功能的高度保守的单链非编码 RNA。成熟的 miRs 通过降解靶 mRNA 或者阻遏蛋白质的翻译过程，在转录后水平调节基因的表达，在细胞的增殖(proliferation)、分化、衰老、肿瘤生成(oncogenesis)，及心血管稳态平衡的维持等生理过程中均有报道。miRs 不仅参与胚胎干细胞、诱导型多能干细胞、成体干/祖细胞等各个层次的细胞分化,与 ECs 切应力条件下的氧化反应和炎症反应也密切相关。miR-34a 在切应力诱导 EPCs 分化中作用及机制的探讨为 EPCs 对力学刺激的响应提供了新的机制。

17.3.5.1 miRs 在干/祖细胞分化中的作用

miRs 参与了胚胎干细胞、诱导型多能干细胞、成体干/祖细胞等各个层次的细胞分化过程。敲除 miR-27b 的斑马鱼和小鼠会严重损害血管的出芽和丝状伪足形成,miR-150 和 miR-200c 通过调控靶基因 ZEB1(zinc finger E-box-binding homeobox1)调节人胚胎干细胞向内皮系的分化[41]。在诱导型多能干细胞中,从细胞的再编程(reprogramming)、多能性(pluripotency)的维持,到最终的细胞命运抉择(cell fate determine),都有不同的 miRNAs 在其中发挥作用,而且可以通过促进细胞向某种特定方向分化或抑制其向其他方向分化 2 种方式来实现对细胞命运的抉择。此外,通过在翻译水平调节与造血干细胞分化密切相关的基因,miRs 控制血细胞的分化,其中 miR-155 转染明显降低了造血干细胞向间叶细胞(mesenchyme)和红系细胞(erythroid cells)的分化[42]。miR 前体加工为成熟的 miR 需要在 Dicer 酶的作用下完成,特异性地去除骨髓中 EPCs 的 Dicer 酶,会降低循环中 EPCs 的数目,抑制血管新生和肿瘤生长。Goretti 等[43]研究发现,miR-16 在早期和晚期 EPCs 的表达中存在差异,通过下游的靶基因 CCND1、CCNE1 和 CDK6 对 EPCs 关键的生物学通路起到重要调节作用。缺氧(hypoxia)时 miR-107 的表达升高,并通过其靶基因低氧诱导因子-1β(hypoxia inducible factor-1,HIF-1β)部分地抑制了大鼠骨髓来源的 EPCs 向 ECs 的分化[44]。此外,促血管新生的 miRNAs,如 miR-126、miR-103a、miR-221、miR-222 和 miR-92a 等的功能失调可能导致了冠状动脉病变患者 EPCs 功能的异常。由此可见,miRs 对于干/祖细胞在生理、病理条件下的分化和相关功能具有重要调控作用。

17.3.5.2 miRs 在流体切应力下的表达及作用

切应力触发的力学转导信号通路可以诱导 miRs 及其靶基因,或编码 miRs 自身的基因高表达或沉默。不同切应力条件下,miRs 在人脐静脉来源 ECs(human umbilical vein-derived ECs)中的表达和作用已有报道。脉动流(pulsatile flow)能够诱导抑制氧化反应和炎症发生的 miRs 的表达,促进维持血管稳态,而振荡流(oscillatory flow)则启动相反的信号网络。例如,研究显示 miR-23b 在脉动流作用下表达显著增强,从而降低了其靶标 E2F1 的表达,使得 ECs 生长停滞[45],而 miR-663 通过介导内膜炎性基因网络的表达在振荡流诱导的炎性反应中发挥作用[46]。

此外,与内膜的抗氧化、抗血栓密切相关的转录因子 Kruppel 样因子(KLF2)在扰动流作用下被 miR-92a 所调节,而脉动流作用下 KLF2 却可以调控 miR-126 转录水平的表达,最终决定内膜的氧化反应和炎症状态[47,48]。上述研究表明,一种流体形式下特定 miRs 所调控的靶基因在另一种流体形式下可能调控其他 miRs 的表达,由此构成复杂的相互作用网络,最终控制血管的稳态平衡。

值得注意的是,对 ECs 施加 15 dyn/cm² 的层流切应力,miR 表达谱显示 miR-34a 的表达升高[49]。同时,有研究报道,对 MC3T3-E1 细胞施加 12 dyn/cm² 短时相 1 h 的切应力诱导其应力纤维的形成和重组,加速Ⅰ型胶原的合成和分泌,促进细胞向成骨细胞分化,miRNA 表达谱显示在此过程中 miR-34a 的表达降低[50]。上述研究均提示,miR-34a 很可能是一种力敏感的 miR,在细胞对力学刺激的响应中发挥作用,因此,miR-34a 也可能参与了切应力诱导的细胞功能改变。

17.3.5.3 miR-34a 与细胞功能

在哺乳动物中,miR-34 家族包含 3 个剪切成熟的 miRs,其中 miR-34a 由单独的转录子(transcript)编码,而 miR-34b 和 miR-34c 具有共同的原始转录子。在小鼠中,miR-34a 普遍存在并在大脑中含量最高,而 miR-34b/c 主要在肺组织表达。许多研究报道,miR-34 家族的成员是 p53 的直接靶标,它们的高表达会导致细胞凋亡和周期停滞,与一系列肿瘤的抑制相关。除了在肿瘤细胞的广泛研究,miR-34a 对细胞分化的作用报道也日渐增多。通过靶向作用 JAG1 基因,miR-34a 调节人单核细胞来源的树突细胞(dendritic cell)的表型分化和相应功能[51]。在佛波酯(phorbol ester)诱导的 K562 细胞向巨核细胞分化的过程中,miR-34a 的靶基因包括 CDK4、CDK6、MYB 以及 MEK1 等[52,53]。我们更感兴趣的是,miR-34a 参与小鼠的胚胎干细胞和神经干细胞(neural stem cells)分化[54,55]。由此可见,通过调控相应的靶基因,miR-34a 在包括干细胞在内的多种细胞分化中起调控作用,接下来,我们将要探讨 miR-34a 是否参与了 EPCs 的分化。

现有研究主要集中在静态条件下 miRs 参与干/祖细胞的功能调节,以及流体切应力条件下 miRNAs 在 ECs 中的作用。同时,miR-34a 在不同细胞类型对切应力刺激的响应也有所不同。miR-34a 在切应力调控 EPC 分化中的作用目前仍未见报道。

17.3.5.4 miR-34a 在流体切应力诱导 EPCs 分化中的作用及机制

(1)流体切应力诱导 miR-34a 在 EPCs 的表达。为了检测切应力对 miR-34a 表达水平的作用,应用平行平板流动腔系统对 EPCs 施加 15 dyn/cm² 的层流切应力,应用定量 RT-PCR 技术检测切应力持续不同时间后 miR-34a 表达的动态变化。结果显示,相对于静态组(ST),miR-34a 在切应力作用 6 h 后的表达即升高,在 12 h 表达量为静态组的 2.4 倍,达到峰值,并持续至 24 h(见图 17-24)。结果表明,miR-34a 是一种对力学刺激响应的小 RNA,并且在切应力条件下其表达呈时间依赖性。

(2)miR-34a 负调节 EPCs 的 FOXJ2 表达。为了寻找 miR-34a 潜在的靶基因,综合了 3 种经典的预测靶基因的数据库:PicTar(http://www.pictar.org/)、TargetScan(http://www.targetscan.org/)以及 miRanda(http://www.microrna.org/)。在它们

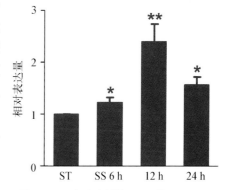

图 17-24 切应力诱导 EPCs 的 miR-34a 表达升高

结果表示为 mean±SD,* $p < 0.05$,** $p < 0.01$ vs ST,$n = 4$

Figure 17-24 miR-34a is induced by shear stress in EPCs

所预测的共有靶基因中,选定了转录因子叉头蛋白J2(forkhead box j2,FOXJ2)作为进一步的研究对象。FOXJ2 作为 miR-34a 的可能靶基因在生物实验中尚未验证过。FOXJ2 广泛分布在不同的器官和组织,如在精子生成时期就激活,并参与胚胎的发育。不过,FOXJ2 在EPCs 分化中的作用还不清楚。

miR 与其靶基因 mRNA 的 3′非翻译端(3′-untranslational region,3′UTR)碱基配对会导致 mRNA 的降解和翻译抑制。hsa-miR-34a 与 hFOXJ2 基因的 3′UTR 的序列比对(sequence alignment)识别出 2 个结合位点,其中 hFOXJ2-2405-2411 核苷酸位点在许多物种中都保守存在,而 hFOXJ2 基因 724-730 为非保守的核苷酸位点。为验证 FOXJ2 是否为 miR-34a 的靶基因,首先进行了双荧光报告基因实验。将包含有上述预测的 miR-34a 与 FOXJ2 3′UTR 保守结合位点(FOXJ2-2405-2411)的片段,即 FOXJ2 3′UTR-2231-2610 克隆到载体 PSICHECK2 中,得到过表达载体 FOXJ2-3′UTR。对 HEK-293T 细胞分别作以下 3 组转染:FOXJ2-3′UTR、NC+FOXJ2-3′UTR 和 miR-34a mimics+ FOXJ2-3′UTR,24 h 后做荧光素酶的检测。结果显示,HEK-293T 细胞转染效率在 80%以上,所得样品可用于下游检测。转染 FOXJ2 3′UTR 和 NC + FOXJ2 3′UTR 的差异不大,说明转入的 NC 未与 hFOXJ2-3′UTR 结合,结果可信。转染 hsa-miR-34a mimics 的细胞样品荧光素酶比值(即相对倍数)显著小于仅转染含转染 3′UTR +NC 的样品荧光素酶比值,认为 hsa-miR-34a 与 hFOXJ2 3′UTR 发生了结合,FOXJ2 3′UTR 有 hsa-miR-34a 结合位点。为进一步验证 FOXJ2 确实被 miR-34a 所调节,检测了它们表达量之间的相互关系。应用 hsa-miR-34a 模拟物(hsa-miR-34a mimics)和 hsa-miR-34a 抑制物(hsa-miR-34a inhibitor)转染 EPCs,72 h 后检测转染的效果和对 FOXJ2 表达的作用。结果显示,mimics 转染使得 EPCs 中 miR-34a 的表达升高了 100 倍以上,同时 FOXJ2 在基因和蛋白水平的表达降低。另一方面,inhibitor 转染使得 EPCs 中 miR-34a 的表达降低至 50%左右,同时 FOXJ2 在基因和蛋白水平表达升高(见图 17-25)。结果表明,在 EPCs 中 miR-34a 负调节 FOXJ2 的表达,表示 FOXJ2 是 miR-34a 的一个靶基因。

(3) 流体切应力抑制 EPCs 的 FOXJ2 表达。上述结果已经证实切应力促进 EPCs 的miR-34a 表达升高,且 miR-34a 负调控其靶基因 FOXJ2 的表达,我们推断 FOXJ2 可能参与了 EPCs 对于流体切应力刺激的响应。应用平行平板流动腔系统对 EPCs 施加 15 dyn/cm² 的层流切应力(SS),24 h 后检测 FOXJ2 的表达。结果显示,切应力作用之后,FOXJ2 在基因和蛋白水平较静态组(NC)分别降低 10%和 45%(见图 17-26)。该结果证实了切应力对 FOXJ2 的抑制作用,并可进一步推断 miR-34a-FOXJ2 参与了切应力诱导的 EPCs 的分化。

(4) miR-34a 促进 EPCs 向 ECs 分化。为探讨 miR-34a 是否参与了切应力诱导的EPCs 的分化,分别上调和下调了 miR-34a 的表达水平,并检测不同处理方式之后 EPC 分化指标的改变。检测 EC 标志分子 KDR、VE-cadherin、vWF 和 CD31,以及 SMC 标志分子 α-SMA 和 SM22α,钙调蛋白(calponin)和平滑肌肌球蛋白重链(smooth muscle myosin heavy chain,SMMHC)。

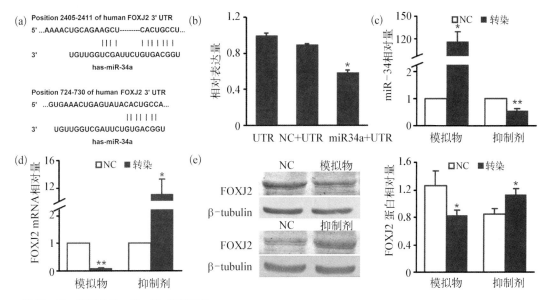

图 17 - 25　FOXJ2 是 miR - 34a 的靶基因

（a）序列比对识别出 miR - 34a 的一个在不同物种中保守存在的结合位点以及一个不保守的结合位点；（b）FOXJ2 - 3′UTR 的荧光素酶的表达；（c）miR - 34a 的表达；（d）（e）FOXJ2 基因和蛋白的表达。结果表示为 mean ± SD，* $p < 0.05$，** $p < 0.01$ vs NC，$n \geqslant 3$

Figure 17 - 25　FOXJ2 is directly targeted by miR - 34a

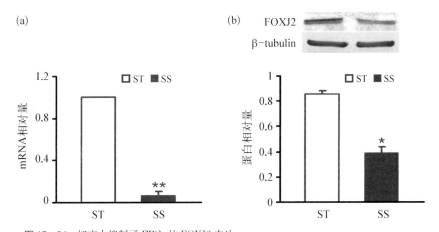

图 17 - 26　切应力抑制了 EPCs 的 FOXJ2 表达

（a）mRNA 表达；（b）蛋白表达；结果表示为 mean ± SD，* $p < 0.05$，** $p < 0.01$ vs NC，$n = 3$

Figure 17 - 26　The effect of SIRT1 on tube formation of EPCs on matrigel

　　首先，为了确定 miR - 34a 对 EPCs 分化的作用，应用 hsa - miR - 34a mimics 及 inhibitor 转染 EPCs，72 h 后检测各分化指标的改变。结果显示，与对照组相比较，miR - 34a mimics 转染促进了 EPCs 的 EC 标志分子 KDR、VE - cadherin、vWF 和 CD31 基因表达水平，以及 KDR、VE - cadherin 和 CD31 在蛋白水平的表达；而明显降低了 SMC 标志分子 α - SMA、SM22α、calponin 及 SMMHC 基因表达水平，SMC 标志分子 α - SMA、SM22α 及 calponin 在蛋白表达水平也降低（见图 17 - 27）。与对照组比较，miR - 34a inhibitor 转染降

低了 EPCs 的 ECs 标志分子的表达；而提高了 SMCs 标志分子的表达（见图 17 - 28）。综合以上 hsa - miR - 34a mimics 和 inhibitor 对 EPCs 各分化指标的表达作用，结果表明，miR - 34a 促进 EPCs 向 ECs 分化而抑制其向 SMCs 分化。

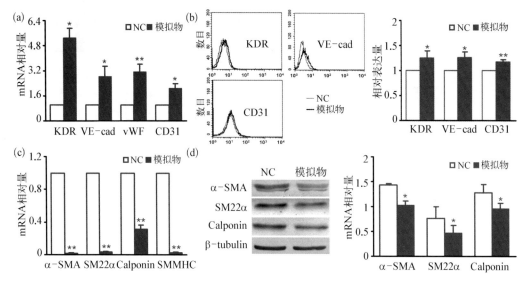

图 17 - 27　miR - 34a 模拟物对 EPCs 的 EC 和 SMC 标志分子表达的作用
(a) EPCs 的 EC 标志分子 KDR、VE - cadherin（VE - cad）、vWF 和 CD31 的 mRNA 表达；(b) EPCs 的 EC 标志分子 KDR、VE - cadherin（VE - cad）和 CD31 的平均荧光强度；(c)(d) EPCs 的 SMC 标志分子 mRNA 和蛋白表达。结果表示为 mean ± SD，$^* p < 0.05$，$^{**} p < 0.01$，$n \geqslant 3$

Figure 17 - 27　The effects of miR - 34a mimics on expressions of EC and VSMC markers in EPCs

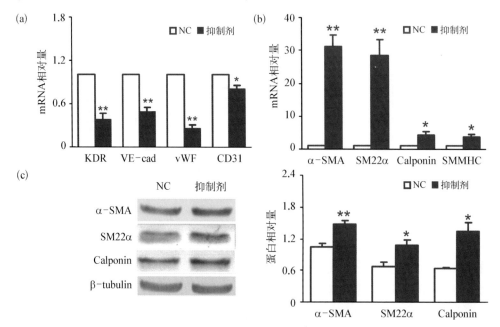

图 17 - 28　miR - 34a 抑制剂对 EPC 的 EC 分化标志分子表达的作用
(a) EPCs 的 EC 标志分子 mRNA 的表达；(b)(c) EPCs 的 SMC 标志分子 mRNA 和蛋白的表达；结果表示为 mean ± SD，$^* p < 0.05$，$^{**} p < 0.01$，$n \geqslant 3$

Figure 17 - 28　The effects of miR - 34a inhibitor on expressions of EC and VSMC markers in EPCs

（5）FOXJ2 促进 EPCs 向 SMCs 分化。接下来，为了探讨 miR‑34a 的靶基因 FOXJ2 是否参与了上述 miR‑34a 对 EPCs 分化的调控，我们对 FOXJ2 进行了过表达和干扰，并检测了 EPCs 各分化指标的改变。含有 FOXJ2 全长 cDNA 的载体（pEGFP‑N3‑FOXJ2）或者其空白对照载体 pEGFP‑N3 分别转染 EPCs。转染 24 h 后的荧光照片显示绿色荧光遍布细胞，证明了两者的高转染效率。由于 FOXJ2 固定表达在细胞核，转染了 pEGFP‑N3‑FOXJ2 的细胞仅在细胞核呈现出绿色荧光，而转染了空白载体 pEGFP‑N3 的细胞在细胞核和细胞质都呈现绿色荧光；western blot 进一步证实，FOXJ2 在转染了 pEGFP‑N3‑FOXJ2 的 EPCs 表达水平明显增高。EPCs 分化指标检测结果显示，相对于空白载体转染组，FOXJ2 过表达对于 EPCs 分化的作用与 miR‑34a inhibitor 处理之后的趋势类似，即 ECs 标志分子表达降低，而 SMCs 标志分子表达升高（见图 17‑29）。另一方面，对 EPCs 转染 FOXJ2 siRNA 48 h 有效降低了 FOXJ2 基因和蛋白表达水平，在此时间点对 EPCs 的分化指标进行了检测。结果显示，FOXJ2 siRNA 对 EPCs 分化的作用与 miR‑34a mimics 转染之后的趋势类似，即 ECs 标志分子表达升高，而 SMCs 标志分子表达降低（见图 17‑30）。

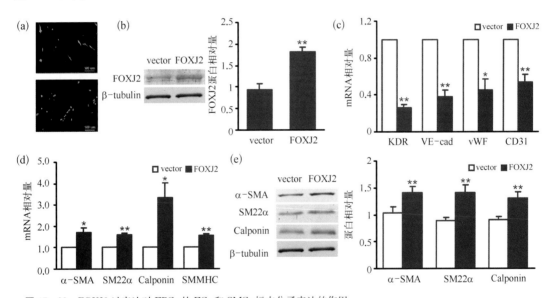

图 17‑29 FOXJ2 过表达对 EPCs 的 ECs 和 SMCs 标志分子表达的作用
（a）绿色荧光蛋白遍布转染的细胞，标尺 = 100 μm；（b）FOXJ2 明显过表达；（c）EPCs 的 ECs 标志分子 KDR、VE‑cadherin（VE‑cad）、vWF 和 CD31 的 mRNA 表达；（d）（e）EPCs 的 SMCs 标志分子 mRNA 和蛋白的表达；结果表示为 mean ± SD，$^* p < 0.05$，$^{**} p < 0.01$，$n \geqslant 3$

Figure 17‑29 The effects of FOXJ2 overexpression on the expressions of EC and VSMC markers in EPCs

（6）FOXJ2 抑制 EPCs 在体外基质胶形成微管。为了研究 FOXJ2 在调控 EPCs 体外促血管新生的可能作用，对 EPCs 转染 FOXJ2 siRNA 或其对照组 NC，48 h 后消化细胞并分别种在三维基质胶上，6 h 后观测各自形成微管状结构的程度。结果显示，FOXJ2 siRNA 转染的 EPCs 微管状结构的数目明显多于 NC 转染的对照组，且彼此相互连接；定量分析表明，FOXJ2 siRNA 转染组 EPCs 细胞形成微管的总长度明显高于对照组（见图 17‑31）。结果显示，FOXJ2 有负向调节 EPCs 体外血管新生的作用。综合以上 FOXJ2 过表达和 FOXJ2

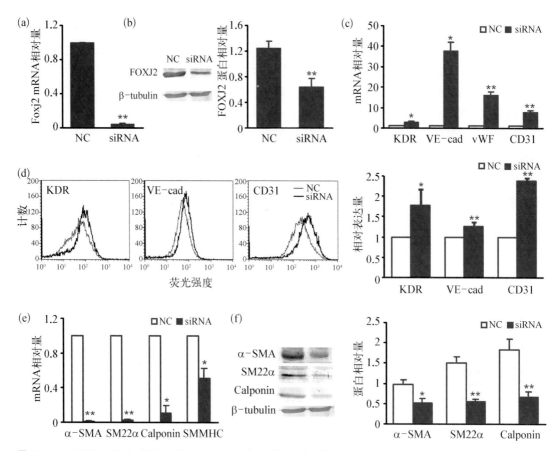

图 17-30 FOXJ2 siRNA 对 EPCs 的 ECs 和 SMCs 标志分子的表达作用

（a）（b）FOXJ2 的 mRNA 和蛋白表达；（c）EPCs 的 ECs 标志分子的 mRNA 表达；（d）流式细胞检测 EPCs 的 ECs 标志分子平均荧光强度；（e）（f）EPCs 的 SMCs 标志分子的 mRNA 和蛋白表达；结果表示为 mean $\pm$ SD，$^*p < 0.05$，$^{**}p < 0.01$，$n \geqslant 3$

Figure 17-30 The effect of FOXJ2 siRNA on the expressions of EC and VSMC markers in EPCs

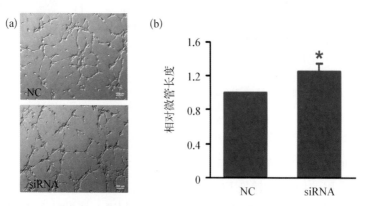

图 17-31 FOXJ2 对 EPCs 在体外基质胶上形成微管状结构的作用

（a）不同处理方式后，微管形成的显微图片，标尺 = 100 μm；（b）用软件 Image Pro-Plus 定量分析微管状结构，柱形图表示完整微管状结构总长度的相对值，结果表示为 mean $\pm$ SD，$^*p < 0.05$，$n = 4$

Figure 17-31 The effect of FOXJ2 on tube formation of EPCs on Matrigel

siRNA 对 EPCs 各分化指标的表达,以及 FOXJ2 siRNA 对 EPCs 体外基质胶微管形成能力的作用,结果表明 FOXJ2 抑制 EPCs 向 ECs 分化而促进其向 SMCs 分化。

研究表明,15 dyn/cm² 的层流切应力增加了 EPCs 的 miR-34a 的表达水平而抑制 FOXJ2 的表达,miR-34a 通过调节 FOXJ2 参与了 EPCs 向 ECs 的分化。我们探讨了 miR/mRNA 与切应力诱导的 EPC 分化之间的关系。

17.3.5.5　miR-34a 对 EPCs 分化的调控

在我们的研究中,切应力诱导 EPCs 的 miR-34a 表达升高。hsa-miR-34a mimics 转染 EPCs 后,其 ECs 标志分子表达升高而 SMCs 标志分子降低;同时,miR-34a inhibitor 对 EPCs 的分化有相反作用。此结果揭示 miR-34a 可能参与了切应力诱导的 EPCs 向 ECs 分化。

miR-34a 对 EPCs 表达 ECs/SMCs 标志分子的作用与 Du 等[56]关于管状上皮细胞(tubular epithelial cells)的相关研究结果相似。其研究通过免疫荧光和免疫蛋白印迹的方法显示,管状上皮细胞转染 miR-34a inhibitor 之后增强了其间充质细胞标志分子 α-SMA 的表达,而降低了上皮细胞标志分子 E-cadherin 的表达。

有报道显示,miR-34a 与 TGF-β 信号通路具有反向调节的作用[57]。而 TGF-β1 的下调参与了切应力诱导小鼠胚胎间充质干细胞(mesenchymal progenitor cells)向 ECs 的分化[58],TGF-β1 的上调参与了人 EPCs 与 SMCs 联合培养后向间充质细胞转分化(epithelial-to-mesenchymal transition,EnMT)的过程[59]。此外,miR-34a 负调节促进间充质干细胞向 SMCs 分化的 notch 信号通路[60,61]。miR-34a 与 TGF-β 及 notch 信号通路的相互作用或许揭示了 miR-34a 参与切应力诱导 EPCs 分化的其他分子机制。

miR-34a 促进 EPCs 向 ECs 分化的结果与 Zhao 等[32]的报道并不一致。该课题组利用成年雄性 SD(Sprague-Dawley)大鼠来源的 EPCs,通过体外微管形成实验表明,miR-34a 通过下调 SIRT1 抑制了 EPCs 的促血管新生(angiogenesis)能力,而促进其衰老。在其他研究中也报道了 SIRT1 作为 miR-34a 的下游靶基因参与了细胞分化功能的调控。结合上一部分关于 SIRT1 的内容,切应力作用之后 miR-34a 和 SIRT1 表达在 24 h 内都有所上升,并且证实了它们对于 EPCs 向 ECs 分化具有促进作用。因此,我们的研究结果提示,在切应力条件下,miR-34a 对 SIRT1 并非负调控关系,或者 miR-34a 对 SIRT1 的负调控可能被切应力对 SIRT1 的激活作用所逆转。EPCs 是一种异质的细胞群,它们的表型鉴定和培养方法在不同实验室存在一定程度的差别。由于细胞内信号传导网络的复杂性,在特定条件下 miR-34a 和 SIRT1 同时都还受到其他信号分子的调节。这都可能导致关于 miR-34a 对于 EPCs 促血管新生作用结果的不一致。

17.3.5.6　FOXJ2 对细胞功能的调控

为了研究 miR-34a 对 EPC 分化的作用机制,关注了其可能的下游靶分子 FOXJ2。有研究报道,在大脑的发育过程中,FOXJ2 对于发育中的和成人的大脑存活和正常功能的维持都有重要作用[62],FOXJ2 对于正向调节细胞周期和促进肿瘤发生也可能有作用。双荧光素酶报告基因实验表明,hFOXJ2-3′UTR 含有 hsa-miR-34a 的结合位点。通过 miR-34a mimics 和 inhibitor 转染检测 FOXJ2 的表达,miR-34a 负调控 FOXJ2 的表达,且切应力对 FOXJ2 具有抑制作用。进一步对 FOXJ2 的过表达和干扰实验表明,FOXJ2 与 SMC 标志分子的表达正相关,而与 EC 标志分子的表达负相关。上述结果显示 FOXJ2 可能参与了切应力诱导的 EPCs 向 ECs 分化,且 FOXJ2 是 miR-34a 的一个靶基因。

作为一种转录因子,FOXJ2 具有 2 个与 DNA 分子结合的特异性序列,并激活相应的基因表达。为了更深入探讨 FOXJ2 对于 ECs/SMCs 标志分子表达作用,应该在后续研究中确定 FOXJ2 下游的靶基因。关于人肝癌(hepatoma)和子宫癌(cervix carcinoma)细胞的研究显示,通过电泳迁移率变动分析(electrophoresis mobility shift assay,EMSA)实验,发现钙黏蛋白家族的另一成员,上皮钙黏蛋白(epithelial-cadherin,E-cadherin)具有与 FOXJ2 结合的功能性位点,FOXJ2 能够结合到 E-cadherin 的启动子上激活其表达[63]。同样,Wang 等[64]关于乳腺癌细胞(breast cancer cells)的研究显示,过表达 FOXJ2 与 E-cadherin 的高表达同时发生。上述关于 FOXJ2 对于 E-cadherin 的调控作用与我们的结果所揭示的 FOXJ2 对 VE-cadherin 的调控作用并不一致。所以,FOXJ2 对钙黏蛋白家族的不同成员也许有不同的作用。另外,此结果也可能与上述 2 个课题组实验中均使用了肿瘤细胞,而我们的研究使用的是正常细胞有关,但此推断还需要后续进一步的实验来证实。

17.3.5.7 流体切应力条件下 miRNA/mRNA 调节 EPCs 分化的其他通路

已知一种转录产物可以被多种 miRNAs 所调节。本研究所涉及的 FOXJ2 在血红素(hemin)所诱导的 K562 细胞向红细胞系(erythroid)分化的过程中是 miR-103 的靶基因[65]。同时,一个 miRNA 可能有成百上千的靶基因,Foxp1、notch1、notch2 等都已在报道中证明是 miR-34a 的分子靶标[61,66]。所以,miR-34a 对 EPC 分化的作用也可能通过其他下游信号分子发挥作用。事实上,除了 FOXJ2 我们还关注了血小板源性生长因子 A(platelet-derived growth factor A,PDGFRA)和棕榈酰化膜蛋白 2(membrane protein palmitoylated 2,MPP2;亦称 forkhead box m1,Foxom1),它们也同时包含在 3 种算法的预测结果中。我们在基因水平的研究证实了 miR-34a 对 PDGFRA 和 MPP2 的负调控作用。PDGFRA 对于 SMCs 的发育有重要作用并受到机械力的调节。有研究报道,在恶性胶质瘤细胞中 PDGFRA 是 miR-34a 的一个靶基因[67]。MPP2 通过调节 SMCs 内与细胞周期相关的重要基因表达参与血管的正常发育[68]。因此,PDGFRA 和 MPP2 都可能是 miR-34a 参与调控切应力诱导 EPCs 分化的很有吸引力的靶基因,可以在后续实验中进行深入研究。

此外,miRs 与其目标基因的核苷酸序列并不总是完全符合严格的配对原则,这导致有些目标基因难以通过现有算法得到有效预测。且有些 miRs 自身亦被其目标基因所调节,构成复杂的调控环路。所以,经由不同的信号通路,多种 miR-mRNA 可能时间特异地参与了切应力诱导的 EPCs 分化过程。在今后研究中应该获得切应力条件和静态条件下 EPCs 的 miRs 与 mRNA 表达谱,结合生物信息学和系统生物学的方法找出相对全面和准确的 miR-mRNA,可能有助于更深入地认识 miRs 调节切应力诱导的 EPCs 分化的分子机制。

综上所述,本研究阐明了切应力诱导人脐血来源的 EPCs 中 miR-34a 及其靶基因 FOXJ2 表达,miR-34a-FOXJ2 促进 EPCs 向 ECs 分化而抑制其向 SMCs 分化的机制(见图 17-32)。这些结果揭示了切应力条件下 miR-34a 与 EPCs 分化的关系,提供了 miRNAs 参与 EPCs 对力学刺激响应的新机制。这一研究对以 EPCs 为基础的细胞疗法修复血管损伤和治疗缺血性疾病可能提供潜在的调控靶标。

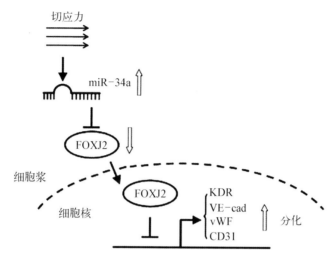

图 17-32 miR-34a-FOXJ2 参与调控切应力诱导 EPC 分化的信号通路示意图
Figure 17-32 A schematic diagram showing the involvement of miR-34a-FOXJ2 in EPC differentiation under shear stress

17.4 结语

17.4.1 内皮祖细胞在心血管疾病治疗中存在的问题

虽然如前所述,大量研究证明了 EPCs 对血管内膜的修复和缺血性疾病治疗有积极作用。而事实上,在某些情况下,EPCs 对血管疾病的进程并无明显影响。Purhonen 等[69]通过接种 VEGF 多肽或转染表达 VEGF 的腺病毒来动员骨髓源性的前体细胞,观测小鼠血管新生模型中的内膜修复的细胞来源。结果发现,EPCs 对血管修复无明显影响。大鼠球囊损伤模型中,新生内膜的细胞来源主要是已经存在的血管细胞,而仅有很少部分是骨髓来源的前体细胞。

在 2002 年,Simper 等发现循环血液中存在平滑肌祖细胞(smooth muscle progenitor cells,SPCs)[70]。EPCs 和 SPCs 都参与了动脉粥样硬化斑块的发展和新内膜的形成过程,且可能都起到双向的作用。研究表明,EPCs 会防御早期损伤的形成,但特定的病理条件下,EPCs 也可能通过影响晚期动脉粥样硬化斑块的稳定性而参与损伤的形成。再狭窄的过程中 SPCs 会加速损伤的形成,但也可能通过产生细胞外基质蛋白来促进动脉粥样硬化斑块的稳定性。对 apoE$^{(-/-)}$RAG2$^{(-/-)}$小鼠进行高脂饮食,慢性静脉注射 EPCs 对动脉粥样硬化的进展无显著影响,但是注射同剂量的平滑肌前体细胞却能限制斑块形成[71]。除此之外,ECs 和 SMCs 也许存在共同的前体细胞。所以,充分地认知血管祖细胞的分化机制才能够有效地诱导细胞分化为需要的细胞类型,有利于疾病的治疗。

除了在心血管疾病中发挥的作用存在争议之外,EPCs 在临床应用中还面临许多具体的问题。首先,EPCs 来源的 ECs 是否可以完全替代 ECs 有待于进一步明确。其次,自体移植时数量有限,且患有心血管疾病的患者本身的 EPCs 数目减少,功能降低。所以 EPCs 体外扩增和减少异体移植的排斥反应也是需要解决的问题。此外,如何使更多的 EPCs 存活和定居到损伤或缺血部位,并保证其定向分化,而不导致肿瘤的血管新生,也是 EPCs 临床应用面临的重要问题。

17.4.2　内皮祖细胞加载切应力的研究

离体条件下,切应力对 EPCs 分化的研究主要是通过力学加载系统对 EPCs 施加一定水平的切应力,检测加载一定时间后 EPCs 分化指标和相关功能的改变。在此研究中,EPCs 本身分离和纯化、细胞所处的分化阶段和切应力加载的参数设置,都可能反映了不同生理或病理条件下细胞的状态,导致生物学效应和检测结果的不同。

17.4.2.1　EPCs 的分离和纯化

EPCs 的分离和纯化尚无统一的标准。如前所述,CD34、CD133 和 VEGFR2 是目前较为认可的 EPCs 表面标志。然而,Shintani 等报道,人 CD34＋和 CD34－的单核细胞(mononuclear cells, MNCs)共同培养产生 EPCs 的数目多于 CD34＋ 单核细胞单独培养[72]。同时,有研究认为,EPCs 不表达白细胞(leukocyte)抗原 CD45;而另一方面,有报道发现,CD45＋的细胞也有促血管新生的潜能,并且具有典型 EPCs 的所有特征。因此,虽然对 EPCs 表型的研究颇多,仍未发现其特异性标记。体外分离 EPCs 主要有免疫磁珠分离和密度梯度离心 2 种方法。前者费用较高、细胞得率低,且无统一的标志分子可选择,很难广泛应用。后者所得细胞纯度低,容易有 HSCs、红细胞和血小板等细胞同时存在。在脐血中,除了存在 CD34＋/CD133＋/VEGFR2＋的血管 EPCs,还存在CD34＋/CD133＋/PVEGFR3＋的淋巴管 EPCs。此外,Dil－acLDL 和 UEA－lecitn 双荧光鉴定方法也无法排除树突状细胞核巨噬细胞的存在。因此,EPCs 本身的分离和纯化仍需进一步研究。

17.4.2.2　EPCs 的分化阶段

不同分化阶段的 EPCs 对切应力的响应不完全相同。内皮集落形成细胞(endothelial colony-forming cells, ECFCs)、早期 EPCs、晚期 EPCs 及成熟的 ECs 反映了 EPCs 分化的一系列阶段。有研究发现[20],对培养至第 4 d 和第 6 d 的 EPCs 施加 $0.1 \sim 2.5$ dyn/cm^2 的切应力 24 h,细胞的分化指标并无显著变化,而 8 d 以后细胞在受力后内皮分化指标表达显著上升。此外,切应力促进 EPCs 向动脉 ECs 分化[21]。同样,在 Egorova 等[73]对 ECFCs 的研究中发现,切应力同样对静脉内皮标志分子 EphB4 的表达并无改变,而其他的标志分子如

NOTCH4 和 DLL4 几乎检测不到。这说明不同分化阶段的 EPCs 对切应力的响应不尽相同,需要对 EPCs 的分化阶段有更明确的界定。

17.4.2.3 切应力加载系统

流体切应力的形式、大小和加载时间是实验中 3 个主要的参数。首先,在 EPCs 受力的实验中,多数研究都是层流条件下,还很少涉及扰动流和其他的流体形式。其次,切应力加载的大小跨度较大,椎板系统所采用的切应力幅度一般为 $0.1 \sim 2.5$ dyn/cm^2,平行平板流动腔系统采用的切应力一般为 $5 \sim 25$ dyn/cm^2。不同的切应力条件下细胞分化功能的改变在有些报道中是一致的,但也有研究发现在相同的切应力条件下细胞响应不同。例如,有研究显示,$0.1 \sim 2.5$ dyn/cm^2 的切应力促进外周血来源 EPCs 的分化和功能的改变[20],而同时也有研究显示,对大鼠骨髓来源的 EPCs 施加 2 dyn/cm^2 的切应力,EPCs 的分化标志无明显改变,在大于 6 dyn/cm^2 时才诱导表达内皮的标志[27]。再者,鉴于细胞分化标志分子、信号分子及细胞功能的改变对切应力的响应存在时间差异性,切应力加载时间的选择也很重要。例如,EPCs 在 10 s 时激活 Ras,而 5 min 左右回到基础水平左右,而细胞分化标志分子的表达通常在 12 h 才可以检测到[5,20]。此外,对于黏附的 EPCs 施加流体切应力时,细胞外基质对 EPCs 感受切应力有一定的影响。研究发现,相比较于Ⅰ型胶原(collagen Ⅰ)和层黏连蛋白(laminin),FN 包被更能促进切应力诱导 EPCs 的 CD31 和 vWF 的升高[28]。因此,切应力加载系统参数的选择或许在一定程度上反映了生理水平的不同状态。对于特定种属来源和分化阶段的 EPCs,切应力参数与特定生理状态的对应关系或反应程度的研究,是一个复杂且长期的过程。

17.4.3 展望

作为颇具分化潜能的细胞工具,EPCs 的发现和利用开辟了再生医学新的广阔领域。虽然,近十年来 EPCs 已经成为研究的热点,在基础研究和临床应用的发展迅速,但目前还未能获得纯化 EPCs 的统一标准,缺少足够的临床实验证明 EPCs 预防和治疗相关疾病的有效性和长期安全性。因此,EPCs 本身的生物学特性,尤其是不同种属和组织来源、不同分离和培养方法得到的 EPCs,在不同培养阶段的生物学特征,以及在促血管新生方面具体的机制还需要进一步的研究。

切应力是维持血管稳态的非药物介入手段,它对血管内膜的有利作用一定程度上依赖于对 EPCs 功能的调控。近年来对切应力条件下 EPCs 分化的力学生物学机制已有一些报道,但鉴于 EPCs 本身生物学特征的复杂性、在体切应力形式和幅度的多样性、体外切应力加载系统模拟在体力学微环境的局限性,以及生物信号网络的复杂性,切应力对 EPCs 分化的调控机制还需要进一步地系统研究。对流体切应力条件下 EPCs 分化及其机制的深入研究可以增强我们对 EPCs 血管生物学和细胞分化的力学生物学机制的认识,进而为临床应用研究提供力学生物学基础。

(程彬彬　龚晓波　姜宗来)

参考文献

[1] Yan Z Q, Li Y Q, Cheng B B, et al. Effects of stretched vascular endothelial cells and smooth muscle cells on differentiation of endothelial progenitor cells[J]. J Mech Med Biol, 2013, 13(2): 1350050.

[2] Caiado F, Dias S. Endothelial progenitor cells and integrins: adhesive needs[J]. Fibrogenesis Tissue Repair, 2012, 5: 4.

[3] Asahara T, Murohara T, Sullivan A, et al. Isolation of putative progenitor endothelial cells for angiogenesis[J]. Science, 1997, 275(5302): 964 - 967.

[4] Kirton J P, Xu Q. Endothelial precursors in vascular repair[J]. Microvasc Res, 2010, 79(3): 193 - 199.

[5] Ye C, Bai L, Yan Z Q, et al. Shear stress and vascular smooth muscle cells promote endothelial differentiation of endothelial progenitor cells via activation of Akt[J]. Clin Biomech(Bristol, Avon), 2008, 23 Suppl 1: S118 - 124.

[6] Rahman A, Fazal F. Hug tightly and say goodbye: role of endothelial ICAM - 1 in leukocyte transmigration[J]. Antioxidan Red Signal, 2009, 11(4): 823 - 839.

[7] Dudeck A, Leist M, Rubant S, et al. Immature mast cells exhibit rolling and adhesion to endothelial cells and subsequent diapedesis triggered by E- and P-selectin, VCAM - 1 and PECAM - 1[J]. Exp Dermatol, 2010, 19(5): 424 - 434.

[8] Dong C, Cao J, Struble E J, et al. Mechanics of leukocyte deformation and adhesion to endothelium in shear flow [J]. Ann Biomed Eng, 1999, 27(3): 298 - 312.

[9] Dembo M, Torney D C, Saxman K, et al. The reaction-limited kinetics of membrane-to-surface adhesion and detachment[J]. Proc Royal Soci London Series B, Biolog Sci, 1988, 234(1274): 55 - 83.

[10] Zhu C, Yago T, Lou J, et al. Mechanisms for flow-enhanced cell adhesion[J]. Ann Biomed Eng, 2008, 36(4): 604 - 621.

[11] Gong X B, Li Y Q, Gao Q C, et al. Adhesion behavior of endothelial progenitor cells to endothelial cells in simple shear flow[J]. Acta Mech Sin, 2011, 27(6): 1071 - 1080.

[12] Pozrikidis C. Effect of membrane bending stiffness on the deformation of capsules in simple shear flow[J]. J Fluid Mech, 2001, 440: 269 - 291.

[13] Shao J Y, Ting-Beall H P, Hochmuth R M. Static and dynamic lengths of neutrophil microvilli[J]. Proc Nat Acad Sci USA, 1998, 95(12): 6797 - 6802.

[14] Chen S, Springer T A. An automatic braking system that stabilizes leukocyte rolling by an increase in selectin bond number with shear[J]. J Cell Biol, 1999, 144(1): 185 - 200.

[15] Moore K L, Patel K D, Bruehl R E, et al. P-Selectin glycoprotein ligand - 1 mediates rolling of human neutrophils on p-selectin[J]. J Cell Biol, 1995, 128(4): 661 - 671.

[16] Yago T, Leppanen A, Qiu H, et al. Distinct molecular and cellular contributions to stabilizing selectin-mediated rolling under flow[J]. J Cell Biol, 2002, 158(4): 787 - 799.

[17] Marshall B T, Sarangapani K K, Wu J, et al. Measuring molecular elasticity by atomic force microscope cantilever fluctuations[J]. Biophys J, 2006, 90(2): 681 - 692.

[18] Smith M J, Berg E L, Lawrence M B. A direct comparison of selectin-mediated transient, adhesive events using high temporal resolution[J]. Biophys J, 1999, 77(6): 3371 - 3383.

[19] Mehta P, Cummings R D, McEver R P. Affinity and kinetic analysis of P-Selectin binding to P-Selectin glycoprotein ligand - 1[J]. J Biol Chem, 1998, 273(49): 32506 - 32513.

[20] Yamamoto K, Takahashi T, Asahara T, et al. Proliferation, differentiation, and tube formation by endothelial progenitor cells in response to shear stress[J]. J Appl Physiol, 2003, 95(5): 2081 - 2088.

[21] Obi S, Yamamoto K, Shimizu N, et al. Fluid shear stress induces arterial differentiation of endothelial progenitor cells[J]. J Appl Physiol, 2009, 106(1): 203 - 211.

[22] Cheng B B, Yan Z Q, Yao Q P, et al. Association of SIRT1 expression with shear stress induced endothelial progenitor cell differentiation[J]. J Cell Biochem, 2012, 113(12): 3663 - 3671.

[23] Obi S, Masuda H, Shizuno T, et al. Fluid shear stress induces differentiation of circulating phenotype endothelial progenitor cells[J]. Am J Physiol Cell Physiol, 2012, 303(6): C595 - 606.

[24] Yang Z, Tao J, Wang J M, et al. Shear stress contributes to t-PA mRNA expression in human endothelial progenitor cells and nonthrombogenic potential of small diameter artificial vessels [J]. Biochem Biophys Res Commun, 2006, 342(2): 577 - 584.

［25］Yang Z，Xia W H，Zhang Y Y，et al. Shear stress-induced activation of Tie2-dependent signaling pathway enhances reendothelialization capacity of early endothelial progenitor cells［J］. J Mol Cell Cardiol，2012，52(5)：1155－1163.

［26］Xia W H，Yang Z，Xu S Y，et al. Age-related decline in reendothelialization capacity of human endothelial progenitor cells is restored by shear stress［J］. Hypertension，2012，59(6)：1225－1231.

［27］Cui X，Zhang X，Guan X，et al. Shear stress augments the endothelial cell differentiation marker expression in late EPCs by upregulating integrins［J］. Biochem Biophys Res Commun，2012，425(2)：419－425.

［28］Cheng M，Guan X，Li H，et al. Shear stress regulates late EPC differentiation via mechanosensitive molecule-mediated cytoskeletal rearrangement［J］. PloS One，2013，8(7)：e67675.

［29］Rossig L，Urbich C，Bruhl T，et al. Histone deacetylase activity is essential for the expression of HoxA9 and for endothelial commitment of progenitor cells［J］. J Exp Med，2005，201(11)：1825－1835.

［30］Zeng L，Xiao Q，Margariti A，et al. HDAC3 is crucial in shear- and VEGF-induced stem cell differentiation toward endothelial cells［J］. J Cell Biol，2006，174(7)：1059－1069.

［31］Zhang C，Zeng L，Emanueli C，et al. Blood flow and stem cells in vascular disease［J］. Cardiovasc Res，2013，99(2)：251－259.

［32］Zhao T，Li J，Chen A F. MicroRNA－34a induces endothelial progenitor cell senescence and impedes its angiogenesis via suppressing silent information regulator 1［J］. Am J Physiol Endocrinol Metabol，2010，299(1)：E110－116.

［33］Lemarie C A，Shbat L，Marchesi C，et al. Mthfr deficiency induces endothelial progenitor cell senescence via uncoupling of eNOS and downregulation of SIRT1［J］. Am J Physiol Heart Circ Physiol，2011，300(3)：H745－753.

［34］Lee Y M，Shin S I，Shin K S，et al. The role of sirtuin 1 in osteoblastic differentiation in human periodontal ligament cells［J］. J Periodont Res，2011，46(6)：712－721.

［35］Homma K，Sone M，Taura D，et al. SIRT1 plays an important role in mediating greater functionality of human ES/iPS-derived vascular endothelial cells［J］. Atherosclerosis，2010，212(1)：42－47.

［36］Holloway K R，Calhoun T N，Saxena M，et al. SIRT1 regulates Dishevelled proteins and promotes transient and constitutive Wnt signaling［J］. Proc Nat Acad Sci USA，2010，107(20)：9216－9221.

［37］Dimmeler S，Aicher A，Vasa M，et al. HMG-CoA reductase inhibitors (statins) increase endothelial progenitor cells via the PI 3-kinase/Akt pathway［J］. J Clin Invest，2001，108(3)：391－397.

［38］Urbich C，Dimmeler S. Risk factors for coronary artery disease，circulating endothelial progenitor cells，and the role of HMG-CoA reductase inhibitors［J］. Kidney Int，2005，67(5)：1672－1676.

［39］Wang R H，Sengupta K，Li C，et al. Impaired DNA damage response，genome instability，and tumorigenesis in SIRT1 mutant mice［J］. Cancer Cell，2008，14(4)：312－323.

［40］Prozorovski T，Schulze-Topphoff U，Glumm R，et al. Sirt1 contributes critically to the redox-dependent fate of neural progenitors［J］. Nat Cell Biol，2008，10(4)：385－394.

［41］Luo Z，Wen G，Wang G，et al. MicroRNA－200C and －150 play an important role in endothelial cell differentiation and vasculogenesis by targeting transcription repressor ZEB1［J］. Stem Cells，2013，31(9)：1749－1762.

［42］Georgantas R W III，Hildreth R，Morisot S，et al. CD34＋ hematopoietic stem-progenitor cell microRNA expression and function：a circuit diagram of differentiation control［J］. Proc Natl Acad Sci USA，2007，104(8)：2750－2755.

［43］Goretti E，Rolland-Turner M，Leonard F，et al. MicroRNA－16 affects key functions of human endothelial progenitor cells［J］. J Leukocyte Biol，2013，93(5)：645－655.

［44］Meng S，Cao J，Wang L，et al. MicroRNA 107 partly inhibits endothelial progenitor cells differentiation via HIF－1beta［J］. PloS One，2012，7(7)：e40323.

［45］Rogler C E，Levoci L，Ader T，et al. MicroRNA－23b cluster microRNAs regulate transforming growth factor-beta/bone morphogenetic protein signaling and liver stem cell differentiation by targeting Smads［J］. Hepatology，2009，50(2)：575－584.

［46］Ni C W，Qiu H，Jo H. MicroRNA－663 upregulated by oscillatory shear stress plays a role in inflammatory response of endothelial cells［J］. Am J Physiol Heart Circ Physiol，2011，300(5)：H1762－1769.

［47］Marin T，Gongol B，Chen Z，et al. Mechanosensitive microRNAs-role in endothelial responses to shear stress and redox state［J］. Free Radic Biol Med，2013，64(6)：61－68.

［48］Wu W，Xiao H，Laguna-Fernandez A，et al. Flow-dependent regulation of Kruppel-like factor 2 is mediated by microRNA－92a［J］. Circulation，2011，124(5)：633－641.

［49］Weber M，Baker M B，Moore J P，et al. MiR－21 is induced in endothelial cells by shear stress and modulates apoptosis and eNOS activity［J］. Biochem Biophys Res Commun，2010，393(4)：643－648.

［50］ Mai Z H, Peng Z L, Zhang J L, et al. miRNA expression profile during fluid shear stress-induced osteogenic differentiation in MC3T3 - E1 cells[J]. Chinese Med J, 2013, 126(8): 1544 - 1550.

［51］ Hashimi S T, Fulcher J A, Chang M H, et al. MicroRNA profiling identifies miR - 34a and miR - 21 and their target genes JAG1 and WNT1 in the coordinate regulation of dendritic cell differentiation[J]. Blood, 2009, 114(2): 404 - 414.

［52］ Navarro F, Gutman D, Meire E, et al. miR - 34a contributes to megakaryocytic differentiation of K562 cells independently of p53[J]. Blood, 2009, 114(10): 2181 - 2192.

［53］ Ichimura A, Ruike Y, Terasawa K, et al. MicroRNA - 34a inhibits cell proliferation by repressing mitogen-activated protein kinase kinase 1 during megakaryocytic differentiation of K562 cells[J]. Mol Pharmacol, 2010, 77(6): 1016 - 1024.

［54］ Tarantino C, Paolella G, Cozzuto L, et al. miRNA 34a, 100, and 137 modulate differentiation of mouse embryonic stem cells[J]. FASEB J, 2010, 24(9): 3255 - 3263.

［55］ Aranha M M, Santos D M, Sola S, et al. miR - 34a regulates mouse neural stem cell differentiation[J]. PloS One, 2011, 6(8): e21396.

［56］ Du R, Sun W, Xia L, et al. Hypoxia-induced down-regulation of microRNA - 34a promotes EMT by targeting the Notch signaling pathway in tubular epithelial cells[J]. PloS One, 2012, 7(2): e30771.

［57］ Yang P, Li Q J, Feng Y, et al. TGF - β - miR - 34a-CCL22 signaling-induced Treg cell recruitment promotes venous metastases of HBV-positive hepatocellular carcinoma[J]. Cancer Cell, 2012, 22(3): 291 - 303.

［58］ Wang H, Li M, Lin P H, et al. Fluid shear stress regulates the expression of TGF - beta1 and its signaling molecules in mouse embryo mesenchymal progenitor cells[J]. J Sur Res, 2008, 150(2): 266 - 270.

［59］ Diez M, Musri M M, Ferrer E, et al. Endothelial progenitor cells undergo an endothelial-to-mesenchymal transition-like process mediated by TGF - βRI[J]. Cardiovasc Res, 2010, 88(3): 502 - 511.

［60］ Kurpinski K, Lam H, Chu J, et al. Transforming growth factor-beta and notch signaling mediate stem cell differentiation into smooth muscle cells[J]. Stem Cells, 2010, 28(4): 734 - 742.

［61］ Li Y, Guessous F, Zhang Y, et al. MicroRNA - 34a inhibits glioblastoma growth by targeting multiple oncogenes [J]. Cancer Res, 2009, 69(19): 7569 - 7576.

［62］ Wijchers P J, Hoekman M F, Burbach J P, et al. Identification of forkhead transcription factors in cortical and dopaminergic areas of the adult murine brain[J]. Brain Res, 2006, 1068(1): 23 - 33.

［63］ Martin-de-Lara F, Sanchez-Aparicio P, Arias de la Fuente C, et al. Biological effects of FOXJ2 over-expression[J]. Transgen Res, 2008, 17(6): 1131 - 1141.

［64］ Wang Y, Yang S, Ni Q, et al. Overexpression of forkhead box J2 can decrease the migration of breast cancer cells [J]. J Cell Biochem, 2012, 113(8): 2729 - 2737.

［65］ Yang G H, Wang F, Yu J, et al. MicroRNAs are involved in erythroid differentiation control[J]. J Cell Biochem, 2009, 107(3): 548 - 556.

［66］ Craig V J, Cogliatti S B, Imig J, et al. Myc-mediated repression of microRNA - 34a promotes high-grade transformation of B-cell lymphoma by dysregulation of FoxP1[J]. Blood, 2011, 117(23): 6227 - 6236.

［67］ Silber J, Jacobsen A, Ozawa T, et al. miR - 34a repression in proneural malignant gliomas upregulates expression of its target PDGFRA and promotes tumorigenesis[J]. PloS One, 2012, 7(3): e33844.

［68］ Ustiyan V, Wang I C, Ren X, et al. Forkhead box M1 transcriptional factor is required for smooth muscle cells during embryonic development of blood vessels and esophagus[J]. Develop Biol, 2009, 336(2): 266 - 279.

［69］ Purhonen S, Palm J, Rossi D, et al. Bone marrow-derived circulating endothelial precursors do not contribute to vascular endothelium and are not needed for tumor growth[J]. Proc Nat Acad Sci USA, 2008, 105(18): 6620 - 6625.

［70］ Simper D, Stalboerger P G, Panetta C J, et al. Smooth muscle progenitor cells in human blood[J]. Circulation, 2002, 106: 1199 - 1204.

［71］ Zoll J, Fontaine V, Gourdy P, et al. Role of human smooth muscle cell progenitors in atherosclerotic plaque development and composition[J]. Cardiovasc Res, 2008, 77(3): 471 - 480.

［72］ Shintani S, Murohara T, Ikeda H, et al. Augmentation of postnatal neovascularization with autologous bone marrow transplantation[J]. Circulation, 2001, 103(6): 897 - 903.

［73］ Egorova A D, DeRuiter M C, de Boer H C, et al. Endothelial colony-forming cells show a mature transcriptional response to shear stress[J]. In vitro Cell Develop Biol Animal, 2012, 48(1): 21 - 29.

18　脂质的浓度极化与动脉粥样硬化

动脉粥样硬化等心脑血管疾病已成为威胁人类健康的"头号杀手"。尽管人们对动脉粥样硬化的发病机理和发展过程做了大量的研究,但目前人们所了解和掌握的,还只是一些间接证据,例如,动脉粥样硬化的发生可能与遗传基因、高血压、高血脂、糖尿病、吸烟、精神压力、生活习惯、环境因素、病毒和衣原体感染等有关。随着对动脉粥样硬化病变性质和发生机制研究的不断深入,学者们从不同的角度提出学说和假说,试图解释动脉粥样硬化的发病机制,如血栓形成学说、炎症学说、氧化学说和损伤反应学说等。然而,上述的众多学说和假说,均未能很好地解释动脉粥样硬化发生的高度局灶性。

临床及人体尸检研究表明,动脉粥样硬化好发于人体动脉系统的某些局部部位,如腹主动脉、颈动脉、冠状动脉和外周动脉。更具体一点来讲,动脉粥样硬化好发于动脉血管的分叉处、弯曲处和血管狭窄处等血管几何形状发生急剧变化的部位。在这些部位,血流受到极大干扰而产生流动分离及涡漩,学术界称此为动脉粥样硬化的局部性现象(见图18－1)[1-3]。长期以来,科学界对此现象进行了大量研究。研究发现,力学因素,尤其是血流动力学因素,在此局部性现象中起着非常重要的作用[4]。血流动力学因素能通过两种方式影响血管的功能,进而影响动脉粥样硬化的发生和发展:一是通过壁面切应

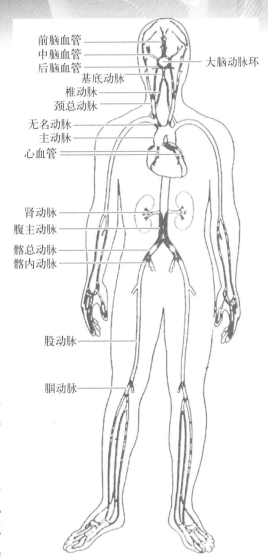

图 18－1　动脉粥样硬化好发于人体动脉系统的某些局部部位

Figure 18－1　Localization of atherosclerosis in the human arterial system

力在血管细胞上的作用,使其发生响应;二是通过影响致动脉粥样硬化脂质在血流流场中浓度分布,进而影响血管的生理病理功能。

血液中的高脂质浓度是促使动脉粥样硬化发生和发展的关键因素。早在 1847 年,就发现动脉粥样硬化斑块中具有较多的胆固醇。1913 年 Anitschkow 等发现[5],用鸡蛋黄(高胆固醇物质)喂养家兔,在其血管壁中会产生动脉粥样硬化斑块。动脉粥样硬化斑块组织形态学研究表明,胆固醇及其他脂质在血管壁内的沉积,是动脉粥样硬化整个进程中的始发事件。这些脂质沉积物,主要源于血液中的脂蛋白特别是低密度脂蛋白(low density lipoproteins,LDL)。

实验研究发现,LDL 会以整个颗粒的形式,通过内皮细胞(endothelial cells,ECs)间或 ECs 中的孔洞(leaky junction)透过 ECs 层,进入血管壁,而与 ECs 上的 LDL 受体无关[6]。因此,这类脂蛋白向血管壁内的渗透与输运,很大程度上取决于脂蛋白在动脉血管内壁表面的浓度,脂蛋白在血管内壁表面浓度越高,渗入血管壁的脂蛋白越多。此外,实验还发现,用高胆固醇物质喂养兔子,相对于其他区域,在容易发生动脉粥样硬化的区域,血管壁中 LDL 浓度相对较高[7]。邓等[8,9]认为,这种 LDL 局部性的沉积,以及动脉粥样硬化的局部性现象,是由于 LDL 在血管系统中的不均分布造成的。为此,提出了动脉粥样硬化血流动力学成因的浓度极化假说[8,9]。该假说认为:由于血管壁具有渗透性,血液中致动脉粥样性脂质如 LDL 等,在血管内壁表面的浓度会高于本体流中的浓度。这一现象在工程上称为浓度极化现象(见图 18-2)。由于血液中浓度极化现象的存在,在整个人体动脉血管树中,即便有害脂质的本体浓度均一,该类脂质在血管内壁表面上的浓度并不一定是均一的,它会受到局部血流流场的影响。在血流滞止区、涡漩缓流区以及低剪切率流动区,致动脉粥样性脂质的壁面浓度会高于动脉树中的层流高速血流区。

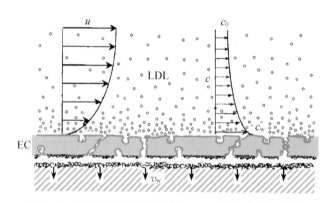

图 18-2 血管壁面的低密度脂蛋白(LDL)浓度极化示意图[10]
由于血管壁对 LDL 等大分子是半透膜,在渗流(v_w)的作用下,LDL 在 ECs 表面的浓度(c_w)会高于本体浓度(c_0),形成 LDL 的浓度极化,该现象受到局部血流速度(u)的影响

Figure 18-2 A schematic drawing of concentration polarization of low density lipoproteins(LDL)in arterial wall

因此,致动脉粥样性脂质的壁面浓度的局部差异是引发动脉粥样硬化局部性的一个重要因素。上述理论还能解释为什么动脉粥样硬化仅发生于动脉系统,而不发生于静脉系统。原因何在?若论壁面切应力,静脉系统的壁面切应力应更低。静脉系统也有大量分枝、分岔,血液流动也同样受到扰动。因此,只谈壁面切应力对血管 ECs 的影响是难以解释这一现象的。然而,用物质传输的观点来分析,便很容易解释这一现象。第一,相对而言,动脉是高压系统,在此压力作用下,脂质较易渗透到血管壁内。第二,动脉管壁较厚,脂质渗入动脉管壁后,不易穿透动脉管壁,所以较难通过动脉管壁外膜内的淋巴系统排出。因此,这些脂质容易沉积在动脉壁内。静脉则不然,它属于低压系统,更重要的是它的管壁很薄,渗入的脂

质很容易穿壁而过,经由静脉管壁内的淋巴系统排走,因此这些脂质不会沉积在静脉壁内。非常有趣的是,如将静脉血管植入动脉系统,粥样硬化也会在植入的静脉血管中产生(静脉桥加速粥样硬化)。显而易见,动脉粥样硬化只发生于动脉而非静脉。

就这一假说,研究人员已进行了大量研究。本章将在概述浓度极化及其数值仿真基本理论基础上,重点介绍动脉系统中脂质浓度极化的多尺度研究成果,最后对目前脂质浓度极化的研究现状和需要解决的关键科学问题,进行总结和展望。

18.1 浓度极化及其数值仿真基本理论

18.1.1 浓度极化的基本理论

浓度极化在物质跨膜传输过程中,是一种较为常见的现象。在跨膜流体压力作用下,溶质会对流到膜的表面,如果该膜对于溶液是通透膜,而对于溶质该膜是半透膜或不透膜,输运到膜表面的溶质速率将超过溶质透过膜的速率,从而导致溶质在膜表面沉积,形成浓度极化现象。溶质浓度将从膜表面的 c_w,变化到本体的浓度 c_0,形成厚度为 δ 的浓度边界层(见图 18-3)[11,12]。

对于二维平行平板(高度为 h),根据物质守恒定律,其物质传输方程为

$$\frac{\partial c}{\partial t} + \frac{\partial uc}{\partial x} + \frac{\partial vc}{\partial y} = \frac{\partial}{\partial y}\left(D\,\frac{\partial c}{\partial y}\right) + \frac{\partial}{\partial x}\left(D\,\frac{\partial c}{\partial x}\right) \tag{18-1}$$

式中,c 为溶质的浓度;u 为溶液在 x 方向的速度;v 为溶液在 y 方向的速度;D 为溶质的扩散系数。

考虑定常物质输运,在发生浓度极化情况下,相对于 x 方向的对流来说,x 方向的扩散可以忽略不计,为此可将方程简化为

$$\frac{\partial uc}{\partial x} + \frac{\partial vc}{\partial y} = \frac{\partial}{\partial y}\left(D\,\frac{\partial c}{\partial y}\right)$$
$$\tag{18-2}$$

将方程(18-2)从平板 1/2 高度处开始积分,在对称线处,根据对称边界条件,$\partial c / \partial x$ 为零,可得到方程(18-3)

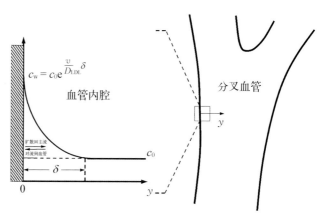

图 18-3 血管 ECs 表面的浓度极化示意图[12]
ECs 的位置为 $y=0$,LDL 浓度极化边界层的厚度为 δ
Figure 18-3 Schematic illustration of LDL concentration polarization on the endothelial surface($y=0$)

$$\int_y^{h/2} \frac{\partial uc}{\partial x}\,\mathrm{d}y - vc = -D\,\frac{\partial c}{\partial y} \tag{18-3}$$

为了近似求解该方程,将浓度边界层假设成薄层停滞膜(a thin stagnant film),根据停

滞膜模型(stagnant film model),相对于二维平板高度来说,浓度极化边界层的高度很小,因此,可以将积分做以下近似

$$\int_{y}^{h/2} \frac{\partial uc}{\partial x} \mathrm{d}y \approx \int_{0}^{h/2} \frac{\partial uc}{\partial x} \mathrm{d}y = vc \mid_{\mathrm{w}} - D \frac{\partial c}{\partial y} \mid_{\mathrm{w}} \qquad (18-4)$$

式中,w 表示壁面。根据物质连续性方程,穿过膜表面的值,等于透过膜的传输通量(N_s)。可得到

$$vc - D \frac{\partial c}{\partial y} = -N_s \qquad (18-5)$$

对于低密度脂蛋白来说,N_s 与 c 成正比

$$-vc - D_{\mathrm{LDL}} \frac{\partial c}{\partial y} = -Kc_{\mathrm{w}} \qquad (18-6)$$

式中,v 为水渗流速度,方向为 y 的负向;D_{LDL} 为 LDL 扩散系数;K 为血管壁对 LDL 的渗透率,y 轴的正方向垂直于 ECs,朝向内腔。在血管壁中,v 的数量级为 10^{-8} m/s,远大于 K 的量级(10^{-10} m/s),故以上方程可以简化为

$$-D_{\mathrm{LDL}} \frac{\partial c}{\partial y} = cv \qquad (18-7)$$

以上方程的边界条件为:本体浓度为 c_0,即 $c(\delta) = c_0$,则方程的解为

$$c = c_0 \mathrm{e}^{\frac{v}{D_{\mathrm{LDL}}}(\delta-y)} (y \in [0, \delta]) \qquad (18-8)$$

因此,LDL 在血管壁的浓度为 $c_{\mathrm{w}} = c_0 \mathrm{e}^{\frac{v}{D_{\mathrm{LDL}}}\delta}$,很明显,$c_{\mathrm{w}}$ 大于 c_0,即发生浓度极化现象。c_{w} 依赖于渗流速度 v,扩散系数 D_{LDL} 和浓度边界层厚度 δ,与 D_{LDL} 成负相关,与渗流速度 v 和浓度边界层厚度 δ 成正相关。LDL 边界层的厚度 δ 依赖于局部的血流动力学环境。此外,不同于一般的物理半透膜,血管壁具有生物活性,其渗流速率 v 依赖于局部血流的速度和方向。故而,LDL 在血管壁的积累受到局部血流动力学因素的调控。

18.1.2　数值仿真基础

以上关于浓度极化的基本理论为简单的一维物质输运模型,为了研究血流动力学因素对脂质浓度极化的影响,需要求解血流和脂质的三维输运方程。血液的流动控制方程为三维不可压缩纳维-斯托克斯方程组[13]

$$\rho \left(\frac{\partial \boldsymbol{u}}{\partial t} + \boldsymbol{u} \cdot \nabla \boldsymbol{u} \right) = -\nabla p + \nabla \cdot \boldsymbol{\tau} \qquad (18-9)$$

$$\nabla \cdot \boldsymbol{u} = 0 \qquad (18-10)$$

式中,t 为时间,若为定常流,则该项为零;$\boldsymbol{u}$ 表示速度矢量;p 表示压力;ρ 表示密度;$\boldsymbol{\tau}$ 为应力张量,其表达式为[14]

$$\boldsymbol{\tau} = 2\eta(\dot{\gamma})\boldsymbol{T} \qquad (18-11)$$

式中，T 是变形张量；$\dot{\gamma}$ 是切变率，与 T 的第二不变量相关；η 是液体的黏度。对于牛顿流体，黏度为常数。对于非牛顿流体，η 是切变率 $\dot{\gamma}$ 的函数。目前可以使用多种模型来描述血液的黏度，比如 Carreau 模型、Carreau‐Yasuda 模型、Quemada 模型、Cross 模型和 Hershel‐Bulkley 模型等。以 Carreau 模型为例

$$\eta(\dot{\gamma}) = \eta_\infty + (\eta_0 - \eta_\infty)\left[1 + (\lambda\,\dot{\gamma})^2\right]^{\frac{n-1}{2}} \tag{18-12}$$

式中，$\eta_\infty = 3.45 \times 10^{-3}$ kg/(m·s)，$\eta_0 = 5.6 \times 10^{-2}$ kg/(m·s)，$n = 0.356\,8$，$\lambda = 3.313$ s。

LDL 在血液中的物质传输方程为

$$\frac{\partial c}{\partial t} + \boldsymbol{u} \cdot \nabla c - D_{\text{LDL}}\Delta c = 0 \tag{18-13}$$

式中，t 为时间，若为稳定输运过程，则该项为零；c 为 LDL 的浓度；$\boldsymbol{u}$ 表示速度矢量；D_{LDL} 为 LDL 的扩散系数。在 37℃，假设 LDL 的半径为 11 nm，D_{LDL} 的值通过 Stokes‐Einstein 公式可以计算出来

$$D = \frac{kT}{6\pi\eta(\dot{\gamma})r} \tag{18-14}$$

式中，k 为玻耳兹曼常数；T 为绝对温度；r 为 LDL 的半径；血液的黏度取 3.45×10^{-3} kg/(m·s)时，D_{LDL}值为 5.983×10^{-12} m²/s。

对于具体的研究问题，为了求解血流和脂质的输运方程，需要设定特定的边界条件。比如，对于血管，求解纳维‐斯托克斯方程组时，常常将入口设定为固定速度或脉动流波形，出口设定为充分发展的出口边界条件。

物质传输方程的边界条件则常常为

$$\text{入口：} c = c_0 \tag{18-15}$$

$$\text{出口：} \partial c_n/\partial n = 0 \tag{18-16}$$

$$\text{血管壁：} v_w c_w - D_{\text{LDL}}\left(\frac{\partial c}{\partial n}\right) = K c_w \tag{18-17}$$

式中，c_0 为 LDL 的本体浓度；v_w 为渗流速度（$v_w = 4 \times 10^{-8}$ m/s）；c_w 为 LDL 的壁面浓度；n 为垂直于壁面的外法相；K 为 ECs 层对大分子 LDL 的渗透率（$K = 2 \times 10^{-6}$ m/s），由于与 v_w 相比很小，常常将该项忽略。由于物质扩散方向是从高浓度到低浓度区域，对于血管壁的边界条件，扩散的方向是从血管壁面到血流中，因此，血管壁面脂质的浓度大于血流中的浓度，形成脂质的浓度极化。

血流和脂质的输运方程的解析解很少，只有在特定的简化条件下才有[15,16]，常常使用计算机数值仿真的方法求解纳维‐斯托克斯方程(18-9)、(18-10)和物质输运方程(18-13)。目前，部分研究者使用实验室编写的程序求解这些输运方程，尽管这些程序使用较为灵活，但其正确性和稳定性常常需要考验；另外，这些程序解决复杂问题的能力也有限。另外的研究者则使用计算流体商业软件，如 Fluent、CFX 等求解这些输运方程。商业软件较为稳定，且能解决复杂的问题，但是其计算模块不一定都已集成，常常需要使用接口程序解决特定的脂质输运问题。

18.2 动脉系统中脂质浓度极化的多尺度研究

尽管,浓度极化是一种工程上常见的物质输运现象,但是直到20世纪70年代,研究人员才提出,脂蛋白在心血管系统中的输运可能也会发生浓度极化现象。1972年,Colton研究了脂蛋白和半透血管壁之间的相互作用。通过直径为50 nm的合成膜来模拟血管壁,研究在跨膜压力下,低密度脂蛋白、极低密度脂蛋白(VLDL)和血浆在合成膜上的超滤过程。结果发现,由于超滤作用,脂蛋白会在合成膜上积累,形成浓度极化现象,而且相对于LDL,直径较大的VLDL的浓度极化现象更为明显[17]。而后,Black基于边界层近似理论,研究了简单流动下,脂质的输运过程[15]。结果表明,与非扰流区相比,在切应力较低的扰流区,脂质在壁面的积累严重。其结果预示,壁面LDL浓度的增加,也许会增加LDL在血管壁中的积累,从而促进动脉粥样硬化的形成[15]。沿此思路,科研界在血管组织层面,研究了LDL在血管壁的浓度极化情况,深入分析了血流流态(简单抛物线剖面流动、扰动流、旋动流等),血液的输运特性,血管壁的传输性质等对LDL浓度极化的影响。此外,还在细胞层面,搭建体外循环系统,体外培养ECs,研究影响LDL浓度极化的因素,并分析ECs的微观特性和其上的微观结构,ECs糖萼层在LDL浓度极化中的作用。最后,还展开了关于LDL及其氧化物浓度极化生理意义的研究。

18.2.1 组织层次

18.2.1.1 平直血管中的浓度极化现象

平直血管中的血液流动比较简单,研究在该种流动条件下,LDL的输运特性,对于分析影响LDL浓度极化的因素具有重要启示意义。Deng等[8]通过数值模拟研究了平直血管中LDL的输运过程,仿真结果表明,LDL的浓度极化现象会在平直血管中发生。在定常流和正常生理条件下,动脉血管中LDL的壁面浓度一般高于本体浓度4%～16%。并且,LDL的壁面浓度随渗流速率v_w的增加而增加,随血流流速增加而减少(见图18-4)。而后,Wada等[10]做了类似的工作,此外,他们还研究了脂蛋白扩散系数对浓度极化的影响。发现扩散系数越小,浓度边界层越薄,壁面浓度就越高。由这些仿真结果可推测,动脉粥样硬化脂质的吸收沉积可能与动脉系统中脂质的浓度极化有关。体外实验研究也证实了这点。以狗颈动脉为材料,通过对动脉内壁表面液体试样的提取,Wang等[18]实测了平直动脉血管中,白蛋白分子在血管壁表面的浓度。结果表明,白蛋白的壁面浓度高于其本体浓度。且白蛋白的浓度极化,发生在靠近血管壁面很近的浓度边界层中,边界层厚度受透过壁面的渗流速度影响,渗流速度越大,边界层越厚,浓度极化现象越明显。为了排除以上取样方法对浓度边界层的影响,Xie等[19]对血管进行了透明化处理,然后使用激光扫描共焦显微镜,测量荧光标记的LDL沿管径的浓度分布。此外,他们基于ECs绿色荧光标记的斑马鱼模型,利用斑马鱼幼鱼身体透明的特点,在体研究了荧光标记的LDL在斑马鱼血管系统中的分布情况,他们的离体和在体结果均证实了 LDL 浓度极化现象的存在。这些结果表明低密度脂蛋白的浓度极化现象可能会发生在人动脉血管壁面。

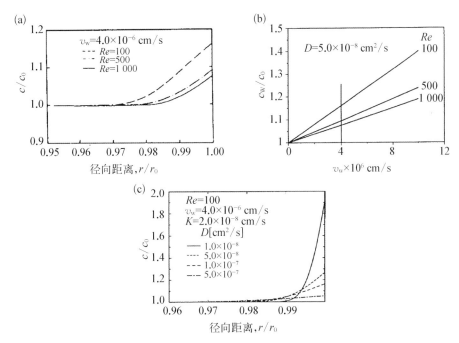

图 18 - 4 平直血管中脂蛋白的浓度极化

(a) 血液流速(雷诺数 Re)对血管中脂蛋白径向浓度的影响,随着 Re 的增加,浓度曲线越平缓,血管壁面(1.00 处)的浓度越低;(b) 血管壁面渗流速度(v_w)对脂质壁面浓度(c_w)的影响,渗流速度越大,壁面浓度越大;(c) 脂蛋白扩散系数 D 对血管中脂蛋白径向浓度的影响,随着 D 的增加,浓度曲线越平缓,血管壁面(1.00 处)的浓度越低

Figure 18 - 4 Concentration polarization of lipoproteins at the luminal surface of a straight artery

18.2.1.2 扰动流态促进脂质的浓度极化

由于动脉粥样硬化容易发生在血流受到扰动的区域,为此研究者进一步研究了扰动流对脂质浓度极化的影响(见图 18 - 5)。Wada 等基于冠状动脉的形态,建立了多弯曲的理想血管模型,数值仿真研究表明在定常流条件下,在弯曲管内壁的下游,也就是切应力较低、发生回流的区域,脂质的浓度极化较为严重,在一定生理条件下,这些区域脂质的浓度比本体高 35.1%[20]。另外,与 18.1.1 节一维简化模型预测的结果一致,他们的仿真结果发现,增加渗流速度和降低扩散系数会增加脂质的浓度极化。而后他们再次建立理想模型,数值仿真了中度狭窄血管中的浓度极化现象,与他们之前的结果一致,在狭窄下游的扰动区域,脂质的浓度极化现象比较严重,比本体浓度高 20% 左右[21]。进一步,张治国等结合数值仿真和实验研究的方法,使用狗颈动脉为材料,制造了面积收缩率为 75% 的狭窄模型,在不同的流动条件下,体外测得了动脉狭窄处,流动受扰动区域,牛血清白蛋白在血管内壁面的浓度,且将其与狭窄下游远端,层流区域内的浓度值比较[22]。研究结果表明,在血流与动脉壁接触面上,脂质的浓度受局部血流流场的影响,在低壁面剪切率的流动滞止区,以及回流区,脂质的浓度要远远高于高壁面剪切率的层流区[22]。Deng 等研究了血管搭桥处,LDL 的传输情

况,发现在扰流区的再附着点处,LDL 的浓度最高;扰流区速度越慢,LDL 的积累越严重[23]。以上研究中,血管几何模型均为简化的理想模型,与真实血管的几何形状有一定的差异,Liu 等基于核磁共振影像,建立了人胸主动脉的血管计算模型,研究了其中低密度脂蛋白的传输情况,发现在主动脉弓的出口区域和无名动脉的外壁[见图 18 − 5(d)区域 A 和区域 B],血流受到扰动,LDL 的浓度极化较为严重,而这些区域正是人容易发生动脉粥样硬化的区域[24]。Meng 等建立具有半渗透特性的颈动脉分叉模型,将 ECs 培养在其内壁上,然后研究了高密度脂蛋白在血管壁表面的沉积情况[25]。与其他非扰流区相比,在颈动脉窦的扰流区,高密度脂蛋白在血管壁表面的沉积较为严重,而该区域正是动脉粥样硬化的高发区[25]。Xie 等研究了荧光标记的低密度脂蛋白在斑马鱼血管系统中分布,发现荧光标记的低密度脂蛋白在血管分叉处的浓度高于血管直段,在体间接证明扰动流对浓度极化的影响[19]。以上数值仿真和实验研究表明,动脉系统的扰动流态可能会促进脂质在血管壁面的浓度极化,从而促进动脉粥样硬化局部性现象的发生。

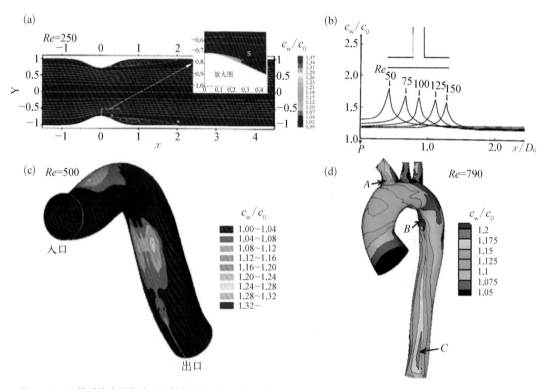

图 18 − 5　血管系统中的扰动流下低密度脂蛋白的浓度极化
(a) 狭窄血管模型中 LDL 浓度的分布;(b) 血管搭桥扰流区红色虚线处 LDL 壁面浓度的分布;(c) 弯曲管模型中 LDL 壁面浓度的分布;(d) 人主动脉模型中 LDL 壁面浓度的分布

Figure 18 − 5　The LDL concentration polarization in the arteries with disturbed blood flow pattern

　　为了证明扰动流可直接影响脂质的浓度极化,而不是间接通过壁面切应力影响 ECs 功能的方式,影响脂质透过 ECs 的浓度,Ding 等研究了 3 种不同灌注条件下(正向流、反向流和静止条件),兔主动脉-髂动脉分叉血管中荧光标记的低密度脂蛋白(DiI − LDL)的吸收(见图 18 − 6)[26]。正向流条件下,在分叉血管的分叉区域,血流在血管外壁形成了流动分离,产

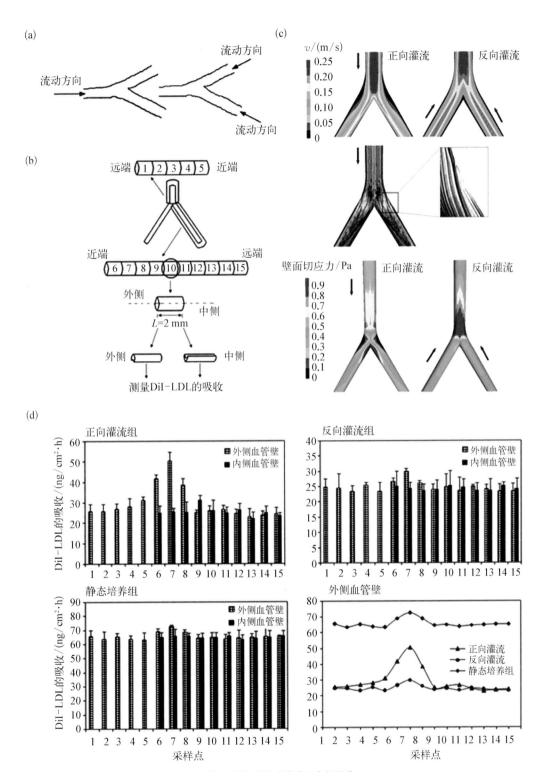

图 18 - 6 在不同灌流条件下,DiI - LDL 在兔主动脉-髂骨动脉分叉中的吸收
(a)正向灌流和反向灌流示意图;(b)组织取样示意图;(c)兔主动脉-髂骨动脉分叉中间平面的流速云图、流线以及壁面剪切应力分布;(d)在3种灌流条件下,DiI - LDL 沿兔主动脉-髂骨动脉分叉的外侧和内侧区域的分布

Figure 18 - 6　DiI - LDL uptake in the rabbit aorta-iliac bifurcation under different perfusion flow conditions

生扰动流态；在反流条件下，该扰动流区域被扫除，整个主动脉-髂动脉分叉模型的流动较为均匀。在实验之前，由于血管段中的 ECs 在体内受到血流流场的长期影响，所以，所有实验血管段中的 ECs 应具有相似的特性。由于实验灌流时间不长，不足以改变 ECs 的功能，如果流动壁面剪切率的影响大，3 种灌流条件下，血管段对 DiI-LDL 吸收的分布应相似。反之，如果 3 种灌流条件下 DiI-LDL 吸收的分布具有较大的差异，则脂质的浓度极化可直接影响 LDL 在血管壁中的沉积。结果发现，在正向流条件下，DiI-LDL 在血管分叉区域外侧的扰流区域有一吸收峰值，而且此峰值明显高于反向流条件下相同区域的峰值；在反向流和静止条件下，DiI-LDL 吸收曲线中仍有一峰值，但此峰值相对于正向流条件下的峰值显得较为平缓；更有趣的是，静止条件下总吸收值要明显高于另外两种条件下的吸收总值。根据前部分内容可知，在静止条件下，DiI-LDL 的浓度极化最为严重，而扰流可能会使扰动流区域浓度极化加重。因此，本实验结果说明血管内皮层对 LDL 的渗透作用并不是主动脉-髂动脉分叉血管吸收 DiI-LDL 的唯一原因，依赖于流动的，DiI-LDL 在血管壁面的浓度极化，在血管对 DiI-LDL 吸收中也发挥着重要的作用。

18.2.1.3 旋动流态抑制浓度极化

与扰动流态截然不同，心血管系统中还存在一种旋动流态，即沿着血液的主流方向，血液成旋转状态。这种流态在胸主动脉中受到最多的关注，40 多年来研究人员使用热线测速仪、超声和核磁共振成像等多种技术均发现该流态在胸主动脉中广泛存在。近年来，发现这种流态不仅存在于主动脉中，在血管系统其他部位，如腹主动脉旋、右髂总动脉、股动脉、冠状动脉等[27]，也发现了旋动流。

虽然在血管系统中观察到了旋动流，但是到目前为止，对于旋动流的生理意义还没有深入的研究。我们提出如下假设：旋动流能稳定流动，有效地抑制流动分离，进而能有效地抑制致动脉粥样硬化大分子，如 LDL 在血管壁面的积累，从而抑制动脉粥样硬化的发生[24]。

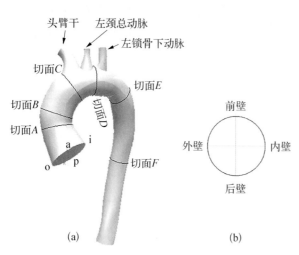

图 18-7　人胸主动脉模型
(a) 6 个代表截面，以显示主动脉中的流态；(b) 流场显示角度
Figure 18-7　The human thoracic aorta model

由于主动脉弓的三维结构是引起旋动流的关键因素，为了证明以上假设，基于核磁共振图像我们建立了 4 个主动脉模型。模型 1 保持了主动脉的所有特征（见图 18-7），模型 2 去除了主动脉弓上 3 个分叉，模型 3 去除了主动脉的挠曲，模型 4 去除了血管的锥度。数值仿真发现模型 1 和模型 2 的流动成单涡旋流态，旋动流强度大于模型 2 的双涡流动。模型 4 则出现严重的扰流（见图 18-8 和图 18-9）。模型 1 和 2 中升主动脉的低密度脂蛋白分布相对均匀，但是模型 3 中，升主动脉的脂质浓度分布不均匀，与模型 2 相比，降主动脉的浓度极化变得

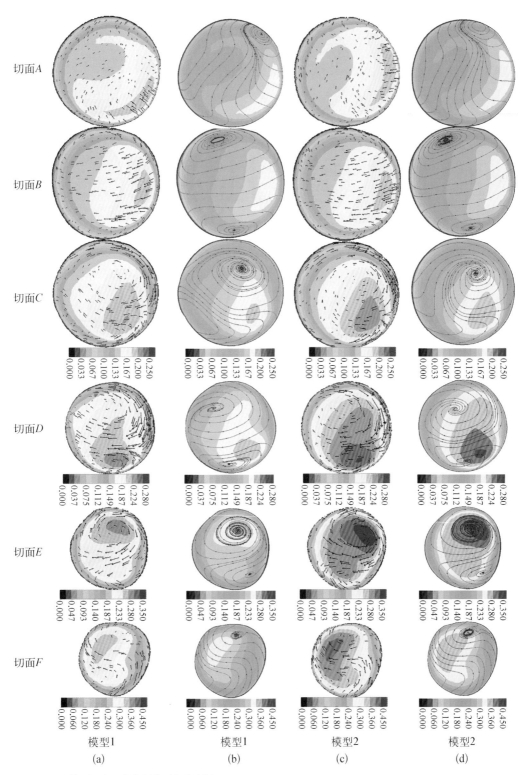

图 18-8 模型 1 和 2 中典型截面上的流场
(a)(c) 列为速度矢量图和速度云图；(b)(d) 列为速度流线图和轴向速度云图，图例单位为 m/s
Figure 18-8 Flow patterns in models 1 and 2

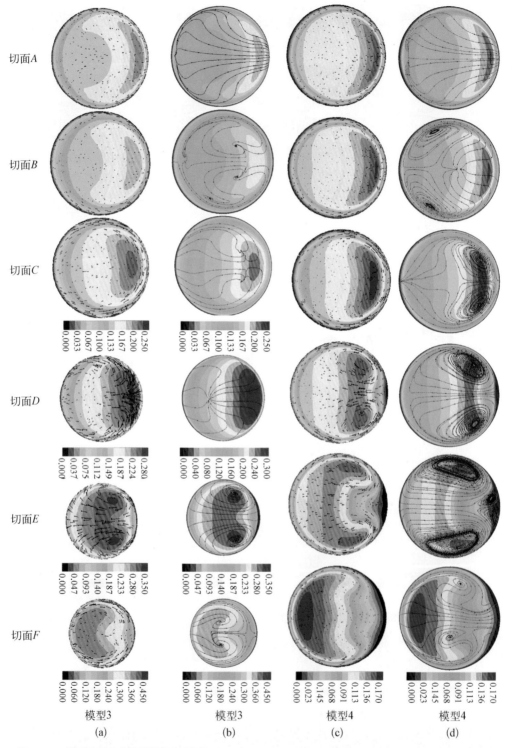

图 18 - 9 模型 3 和 4 中典型截面上的流场

（a）（c）列为速度矢量图和速度云图；（b）（d）列为速度流线图和轴向速度云图，图例单位为 m/s

Figure 18 - 9 Flow patterns in models 3 and 4

更加严重(见图 18-10)。与其他模型相比,模型 4 的壁面低密度脂蛋白浓度整体都提高了。在无锥度后,降主动脉的内壁会发生严重的 LDL 浓度极化,壁面低密度脂蛋白浓度甚至比本体浓度高 50%。

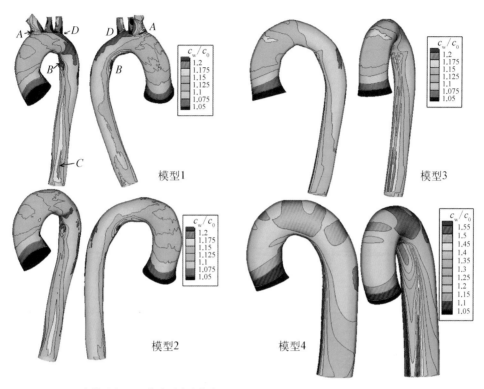

图 18-10 4 个模型中 LDL 的壁面浓度分布
模型 1 中 A、B、C 区域 LDL 的浓度极化严重
Figure 18-10 Distribution of luminal surface LDL concentration in the 4 models

进一步地,我们在体外研究了旋动流作用下,荧光标记的低密度脂蛋白和氧化低密度脂蛋白在兔胸主动脉中的沉积情况(见图 18-11)[28]。为了使通过血管的灌注液具有明显的旋动流,我们设计了一种旋流导引器。数值仿真结果表明,灌注液通过旋流导引器时会产生明显的旋动,而在正常平直血管流动组中,灌注液在通过血管时没有出现旋动。旋流导引器所产生的旋动能明显改变平直血管段内流体的速度分布,且旋动流强度随着血管的延伸而逐渐减弱。实验结果发现,与普通流态相比,在旋动流作用下,低密度脂蛋白和氧化低密度脂蛋白在血管壁中的沉积明显降低,随着旋动流强度的降低,吸收值逐渐增加,最后与普通流态的吸收值接近。

18.2.1.4 血液非牛顿流体特性和脉动特性对浓度极化的影响

目前大多数脂质输运的数值仿真研究将血液简化成牛顿流体。尽管在剪切率较高的时候,可以将血液简化成牛顿流体,但是在低剪切率下,血液呈现典型的非牛顿流体特性。一些研究表明当血液分别处理成牛顿流体和非牛顿流体时,血管壁上的壁面切应力分布会有

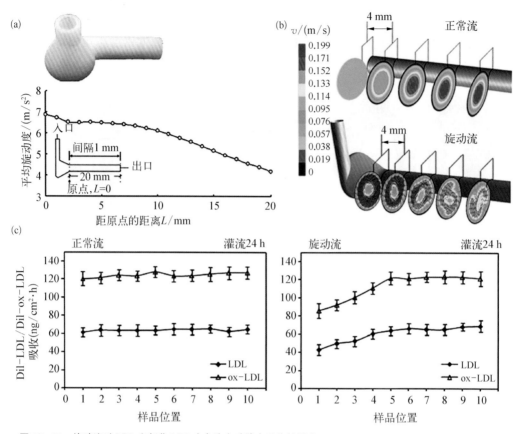

图 18 - 11　旋动流对 LDL 和氧化 LDL 在兔胸主动脉中吸收的影响
(a) 旋动流导引器及旋动流沿流动的强度变化；(b) 正常流动和旋动流下典型 5 个截面处的速度分布图，在导引器的作用下，会产生明显的旋动流，流动会重新分布；(c) 两种灌流条件下，DiI - LDL 和 DiI - ox - LDL 在兔胸主动脉中的吸收情况

Figure 18 - 11　The effect of swirling flow on the uptakes of native and oxidized LDLs in the rabbit thoracic aorta

所不同，尤其是在低剪切率区，而这些区域正是浓度极化严重的区域。我们研究了血液的非牛顿流体（主要是剪切稀化）特性对脂质浓度极化的影响[13]。

脂蛋白的扩散系数 D 的值可通过 Stokes - Einstein 公式计算出来

$$D = \frac{kT}{6\pi\eta(\dot{\gamma})r}$$

式中，k 为玻耳兹曼常数；T 为绝对温度；r 为脂蛋白的半径；$\eta(\dot{\gamma})$ 为血液的黏度；$\dot{\gamma}$ 是剪切率。D 依赖于血液的黏度，对于牛顿流体 η 为常数，但是对于非牛顿流体，黏度依赖于剪切率。为了研究非牛顿流体特性对 LDL 壁面浓度极化的影响，我们分析 3 种不同的情况下，LDL 的传输。

情况 1：将血液假设成牛顿流体，所以 D_{LDL} 为常数。

情况 2：将血液假设为非牛顿流体[使用 Carreau 模型，见式(18 - 12)]，但是 D_{LDL} 假设为常数，与情况 1 相同。

情况 3：将血液假设为非牛顿流体，D_{LDL} 依赖于 Stokes - Einstein 方程。

图 18-12 给出了这 3 种情况下低密度脂蛋白壁面浓度(c_w)的分布。图 18-13 对比了相互之间差异的百分比。总体来说,3 种情况下 c_w 分布接近。但是如图 18-13 所示,对于情况 2,如果 D_{LDL} 为常数,血液的非牛顿特性对 c_w 分布的影响很小。对于情况 3,与情况 1 相比,大部分区域 c_w 会略微升高,但是在浓度很高的区域,比如区域 A 和 B,c_w 会升高 15% 左右,使得该处的浓度比本体浓度高 50% 左右。因此,血液的非牛顿特性对主动脉大部分区域的浓度极化影响很小,但是通过影响切应力相关的、LDL 的扩散系数,血液的非牛顿特性能够使 LDL 浓度极化严重的区域,变得更加严重,血液的牛顿流体假设可能在这些区域会引起较大的误差。

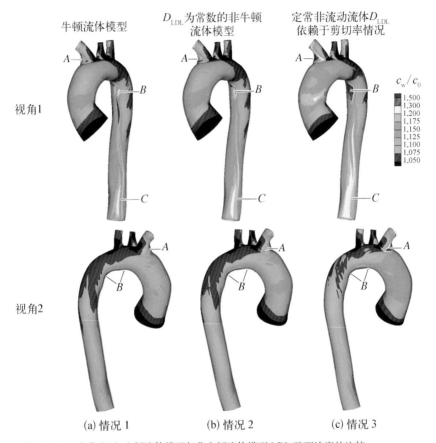

图 18-12 定常流下,牛顿流体模型与非牛顿流体模型 LDL 壁面浓度的比较
(a) 为定常牛顿流体参考模型;(b) 为定常非牛顿流体 D_{LDL} 恒定情况;(c) 为定常非牛顿流体 D_{LDL} 依赖于剪切率情况

Figure 18-12 Distributions of c_w for 3 different cases under steady flow condition

血流在一个心动周期内呈周期性波动,这种脉动特性对脂质浓度极化的影响依赖于局部的流场。Fatouraee 等数值仿真了脉动流下,平直血管中 LDL 的传输,发现低密度脂蛋白的壁面浓度(c_w)随着脉动流做周期性变化,但是该值的变化范围非常小,c_w 的周期平均值几乎与定常流下低密度脂蛋白的壁面浓度相等[29]。该结果与 Yang 等平直多层血管模型结果一致[30]。邓等进一步研究了脉动流条件下动脉狭窄血管内脂质的

浓度极化,数值仿真结果表明在脉动流条件下涡流区域中,LDL 壁面平均浓度总是高于定常流条件下的浓度,且脉动条件下,在流动分离点处,较高 LDL 浓度所覆盖的面积较之定常流更大[31]。由于该模型是理想的狭窄模型,进一步,我们研究了脉动流对主动脉中浓度极化的影响[13]。仿真结果表明,对于大部分区域,血液的脉动,对于 LDL 壁面浓度的分布几乎没有影响(见图 18 - 14)。与定常结果相比,大部分区域的差异在 2% 左右,但是在头臂干的入口处(区域 A)和主动脉弓的末端(区域 B),脉动能减小 c_w 达 10%,而在邻近区域,脉动流会增加 c_w。对这种现象可以作如下解释:在脉动流下,扰流的面积会随着心动周期有规律的收缩与扩张,这会导致 LDL 沿着血管表面振荡,从而有利于 LDL 在这些区域的传输,减少积累,而会增加邻近区域 LDL 的沉积。该结论与 Lantz 和 Karlsson 的仿真结果一致。他们使用大涡模拟方法模拟了主动脉中血液的流动,相对于之前的层流模型假设,大涡模拟模型考虑了血液流动的多尺度特性和层流到湍流的转捩效果,在此流动条件下,扰流区域的 c_w 随时间周期性快速变化,不仅依赖于流动切应力还依赖于近壁面的血流流动[32]。

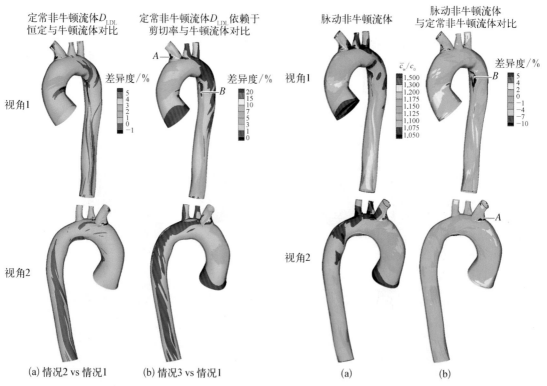

图 18 - 13 牛顿流体模型与非牛顿流体模型 LDL 壁面浓度的差异比较
(a) 情况 2 与情况 1 的差异,计算方法是 $(c_{w2}-c_{w1})/c_{w1}$;
(b) 情况 3 与情况 1 的差异,计算方法是 $(c_{w3}-c_{w1})/c_{w1}$

Figure 18 - 13 Comparison of c_w distribution between Newtonian and non - Newtonian models

图 18 - 14 非牛顿流体下,脉动流与定常流中平均壁面 LDL 浓度的比较
(a) 非定常流条件下,主动脉中壁面 LDL 浓度的平均值($\bar{c}_w$);(b) 非定常流与定常流(c_w)的差异,计算方法是 $(\bar{c}_w-c_w)/c_w$

Figure 18 - 14 Comparison of LDL luminal surface concentration between pulsatile non - Newtonian flow and steady non - Newtonian flow simulations

18.2.1.5 脂质的浓度极化与静脉桥的加速粥样硬化

旁路搭桥是治疗堵塞性动脉血管疾病的重要方法,在动脉旁路搭桥术中,作为桥路的静脉血管会发生类似动脉血管的粥样硬化,且其发生速度快于动脉血管(称为静脉桥的加速粥样硬化)。研究表明与动脉粥样硬化的病理过程类似,静脉桥粥样硬化的起始过程也是脂质(如低密度脂蛋白)在血管壁中的沉积。我们推测脂质的浓度极化可能在静脉桥的加速粥样硬化过程中起着重要作用。为了证明该假设,Fan 等建立了 4 种血管旁路模型(30°、45°、60°、S-型),数值仿真了不同动脉旁路搭桥术中低密度脂蛋白的输运过程(见图 18 - 15)[33]。结果发现,由于渗流速度的急剧增加,与动脉旁路相比,静脉旁路低密度脂蛋白的浓度极化非常严重,这也许会增加低密度脂蛋白在静脉中积累,从而加剧动脉粥样硬化的发生。

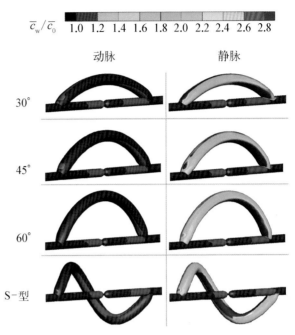

图 18 - 15 动脉搭桥血管和静脉搭桥血管中壁面 LDL 的浓度分布

Figure 18 - 15 Spatial distribution of the time averaged luminal surface LDL concentration in arterial and venous grafts

该仿真结果也与临床结果一致,临床实验发现,左侧内乳动脉作为搭桥血管的临床结果明显优于静脉搭桥血管。此外,数值结果表明,在 4 种模型中,30°吻合角的静脉搭桥中的浓度极化最小,这表明吻合角越小,可能越有利于抑制粥样硬化的形成;而 S-型搭桥模型的宿主血管根部的浓度极化最小,这是因为,S-型搭桥血管能够在该处产生较大的旋动流,旋动流具有抑制脂质浓度极化的功能,相关内容见参见本章 18.2.1.3 节内容。

为了进一步研究脂质的浓度极化与静脉桥加速粥样硬化的相关性,我们体外测量了在不同压力条件下,猪股动脉、侧隐静脉的渗流率(见图 18 - 16)[34]。结果表明,如将静脉血管置于动脉血压下(如作为静脉桥植入动脉),静脉血管壁的渗流会急剧增大,远高于动脉血管。实验结果表明静脉桥中的高渗流率会导致低密度脂蛋白快速渗入、沉积在管壁内。数值结果发现,高渗流率会急剧增加 LDL 在血管壁面的浓度极化,且 LDL 在搭桥血管壁内的浓度分布与血管壁表面的分布规律极为相似,这说明浓度极化的确对 LDL 在血管壁内的沉积有着直接的影响。因此,我们认为,静脉桥中严重的浓度极化加剧了 LDL 在桥路管壁内的沉积,从而可能促进静脉桥的加速粥样硬化。

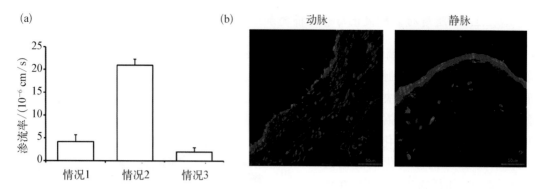

图 18 - 16 LDL 在静脉和动脉搭桥中的沉积

(a) 股动脉及外侧隐静脉在不同环境下的渗流率: 情况 1,静脉在静脉环境,静水压为 40 mmHg,跨壁压为30 mmHg,流量为 10 ml/min;情况 2,静脉在动脉环境,静水压为 100 mmHg,跨壁压为 70 mmHg,流量为 40 ml/min;情况 3,动脉在动脉环境,静脉在动脉环境,渗流率会急剧增加,远高于动脉在动脉环境下的渗流率;(b) 动脉条件下,DiI - LDL 在股动脉及外侧隐静脉血管壁中的分布

Figure 18 - 16 Accumulation of LDLs within the arterial and venous graft

18.2.2 细胞层次

以上部分关于脂质浓度极化的研究都集中在血管组织层次。为了弄清楚浓度极化的机理,需要从更微观的细胞层面,研究脂质的浓度极化现象。此外,组织层面的研究都忽略了 ECs 的结构,将 ECs 层假设成平坦的、具有均匀渗流分布的表面,事实上 ECs 表面是不平坦的,具有一定的高低起伏,透过 ECs 的渗流也并非均匀分布,而且在 ECs 表面还覆盖着一层 ECs 糖萼层。这些对脂质浓度极化的影响,需要在细胞层面进行研究。

18.2.2.1 浓度极化现象在细胞尺度的证据

关于浓度极化现象的实验研究,不只是在血管组织层面,研究人员还从体外培养的细胞层面,研究影响脂质浓度极化的因素。Naiki 等研究了定常流对牛主动脉 ECs 层上脂蛋白浓度极化的影响[35]。该研究将牛主动脉 ECs 种植在多孔膜上,使用平行平板流动腔进行流体剪切加载,然后测量透过 ECs 层的渗流速率,以此间接表征浓度极化的程度。渗流速度越小,脂质的浓度极化越大(注意:该处与上述的渗流速度越大、脂质的浓度极化越大并不矛盾,当脂质的浓度极化严重时会反过来降低半透膜的渗流速度)。结果发现随着灌注液流速(剪切率)的增加,渗流速度增加,即浓度极化程度降低。当灌注液为纯细胞培养基或包含白蛋白的培养基时,这个现象不会出现,只有培养液中含有脂蛋白时才会出现,这些结果表面脂蛋白是引起该现象的主要原因[35]。但是该实验结果还可能是由 ECs 生理功能变化引起的,比如水和脂蛋白的内吞作用,这是因为流动切应力会直接影响 ECs 的生理功能。为了排除这种可能性,证明该现象是一个物理过程,Naiki 等使用半透膜的透析管来实验仿真血管,研究定常流动对脂质溶液透过半透膜渗流速率的影响[36]。结果发现与 ECs 层结果一致,在脂质溶液不流动的条件下,渗流速度最小,随着灌注液流速的增加,渗流速度增加。与白蛋白相比,尽管灌注液中的脂蛋白的浓度很少,但是由于其直径相对白蛋白较大(对应的扩散系数较小),其对渗流速度的影响较大[36]。以上研究不是直接测量脂质蛋白的浓度,而是通过渗流速率间接表征浓度极化的程度[37]。而后,他们使用荧光显微镜,直接观察灌注压和灌注流速对大分子在牛动脉 ECs 表面浓度极化的影响。与之前的研究不同的是,他们在灌注液中加入荧光颗粒,该荧光颗粒的直径为 19 nm,与低密度脂蛋白的直径(约 22 nm)接近,可以作为模拟脂蛋白的模型。然后测量积累在内皮表面和 ECs 吞噬的颗粒的荧光强度。结果发现,该荧光强度随着灌流速度的增加而降低,在切应力较低时该现象尤为明显。

除 ECs 外,血管平滑肌细胞(vascular smooth muscle cells,VSMCs)也是构成血管壁的重要细胞,它会与 ECs 相互作用,从而影响 ECs 的生理功能。Sakai 等研究了 ECs 和 VSMCs 在共培养条件下,灌流速度和多孔膜渗流速度对 ECs 上低密度脂蛋白的浓度极化,以及 ECs 对低密度脂蛋白吸收的影响(见图 18-17)[38]。在多孔膜朝向灌流面种上 ECs,在另一面种上 VSMCs,从而模拟动脉血管。结果与之前的研究基本一致,在存在渗流时,ECs 表面低密度脂蛋白的浓度,随着灌流速度的增加而减小。在没有渗流时,低密度脂蛋白的浓度不受灌流速度的影响。ECs 对低密度脂蛋白吸收的影响,则与 ECs 表面低密度脂蛋白的

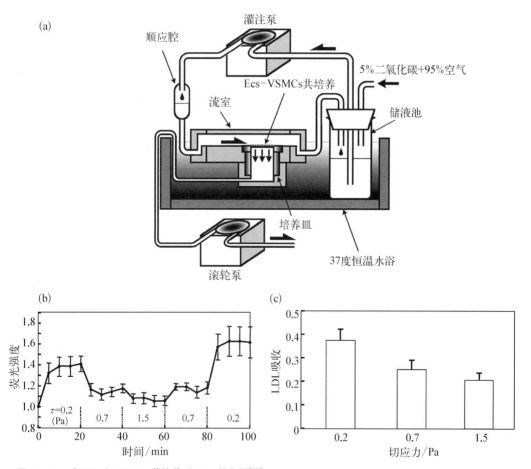

图 18-17　在 ECs 和 VSMCs 共培养下 LDL 的积累[38]
(a) 灌流系统示意图;(b) 切应力阶梯变化对 ECs 和 VSMCs 共培养下,表面 DiI-LDL 浓度的影响;(c) 切应力对 ECs 和 VSMCs 共培养下 DiI-LDL 吸收的影响

Figure 18-17　Accumulation of LDL in co-cultures of endothelial and smooth muscle cells

浓度正相关。在有渗流时,随着灌流速度的增加而减小,在无渗流时,则结果相反。这些结果进一步表明,渗流以及切应力对 ECs 的作用,均会影响低密度脂蛋白的输运过程。此外,Ding 等采用 3 种不同的 ECs/VSMCs 共培养模式模拟血管内膜层,实验研究了共培养细胞层的渗流率对 LDL 的吸收/沉积的影响[39]。3 种细胞共培养模式分别为:① ECs 单独培养(EC/∅),用以模拟静脉血管;② ECs/VSMCs 直接共培养(EC - SMC),用以模拟血管内皮受到损伤时的形态;③ ECs/VSMCs 间接共培养(EC/SMC),即把 2 种细胞分别培养在 Millicell - CM 透析膜的不同面上,用以模拟正常动脉血管壁。研究结果表明,同等条件下,EC/SMC 模式的渗流率最低,EC/∅ 模式最高;EC/∅ 模式对 LDL 的吸收/沉积最低,EC - SMC 模式对 LDL 的吸收/沉积最高。同时表明,体外培养的细胞层对 LDL 的吸收/沉积随渗流率的增加而增加。这些结果表明,动脉血管壁内 LDL 的吸收/沉积与血管壁面 LDL 的浓度极化成正相关;在致动脉粥样性脂质渗入血管壁的过程中,血管壁内皮层的完整性起着至关重要的作用[39]。但是值得注意的是,由于 LDL 浓度极化会反过来影响渗流速度,LDL 的浓度极化和渗流之间为非线性关系,渗流对 LDL 浓度极化的影响的定量关系还需要深入研究。

18.2.2.2　ECs 的形态和不均匀渗流对浓度极化的影响

Wada 等使用计算机数值模拟研究了 ECs 表面的起伏对内皮表面低密度脂蛋白沉积的影响(见图 18 - 18)[40]。他们将 ECs 层的形态简化成余弦函数,仿真结果发现,ECs 层表面的低密度脂蛋白浓度(c_w)随着形态起伏变化,在凸面,c_w 相对较低,在凹面,c_w 相对较高,但是 c_w 的平均值与平直表面的浓度接近。因此,ECs 表面的起伏引起的浓度极化在细胞尺度的差异对组织尺度的影响可以忽略。

此外,Wada 等还初步研究了 ECs 的非均匀渗流对脂质浓度极化的影响[40]。透过 ECs 的渗流主要是通过相邻细胞间的细胞间隙实现,而不是通过细胞本身。他们在求解脂质传输方程时,将细胞区域的渗流速度设置为零,细胞间隙的渗流速度设定为正常值,结果发现在细胞间隙处脂质的浓度极化将加剧[40]。然而,在该研究中,对于血液的输运,实际上并没有计算渗流。为此,基于细胞间隙的尺寸,Vincent 等研究了透过细胞间隙的渗流对脂质输运的影响(见图 18 - 19)[41]。分析了细胞间隙周围低密度脂蛋白的分布,并计算了不同区域 ECs 表面脂质浓度的平均值。结果显示,随着流速的增加,ECs 表面的脂质浓度变得相对均匀,细胞间隙上的脂质浓度峰值降低。与均匀渗流情况相比,透过细胞间隙的渗流会增加 ECs 表面脂质浓度的平均值,但是这种作用非常有限,因此,ECs 尺度上的非均匀渗流对组织尺度的浓度极化的影响可以忽略。

18.2.2.3　ECs 糖萼层对浓度极化的影响

如前所述,内膜上的 ECs 在动脉粥样硬化发生过程中起着重要作用。越来越多的研究表明,在血管内腔表面,ECs 上衬着一层与细胞膜结合的多糖蛋白质复合物,即糖萼(EGL)。其主要成分是酸性寡糖和末端唾液酸的糖蛋白和糖胺聚糖如硫酸肝素(HS)、硫酸软骨素(CS)和透明质酸(HA)侧链的蛋白聚糖。ECs 糖萼的结构及相关研究,请参考本书第 7 章。

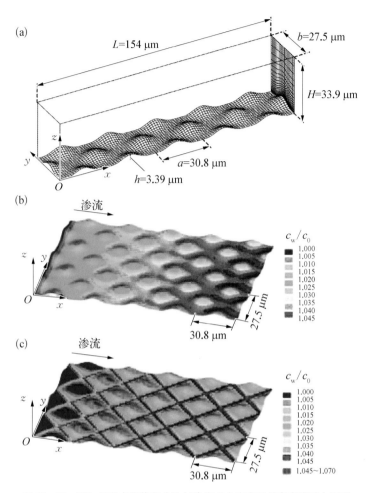

图 18-18 ECs 的形态起伏和非均匀渗流对内皮表面低密度脂蛋白沉积的影响[40]

（a）ECs 层表面的形态使用余弦函数表示；（b）对于形态起伏的 ECs,LDL 在其表面的浓度分布；（c）在细胞连接处,渗流设定为 3.15×10^{-5} cm/s, ECs 的其他地方设置为 0 的条件下,LDL 在内皮表面的浓度分布

Figure 18-18 The effects of uneven luminal surface and uniform permeability of endothelial cells on the LDL concentration at the luminal surface

　　早期关于 EGL 的研究主要集中在毛细血管,对大中动脉的关注较少,但是早在 20 世纪 80 年代,研究者就发现动脉粥样硬化易发区域中 EGL 特征的变化。Lewis 等[42]观察家鸽的冠状动脉,发现在疾病的高发区域,钌红染色的 EGL 最薄。胆固醇增加后,所有血管区域的 EGL 厚度都会减少。van den Berg 等[43]重新研究了 EGL 的量与动脉粥样硬化之间的关系。他们的结果表明,在易发生动脉粥样硬化的鼠颈内动脉窦中,EGL 明显少于邻近不易发生疾病的颈总动脉。他们的结果还显示,通过喂养高脂和高胆固醇食物能减小整个血管系统中 EGL 的量。而后,van den Berg 等[44]进一步研究了该问题,使用共聚焦显微镜观察鼠颈内动脉窦和颈总动脉处染色的 HS 和 HA,以此评价 EGL 的厚度,发现了与前面类似的结果,而且还发现染色的 LDL 容易在颈内动脉窦中沉积,说明 EGL 会改变 ECs 对大分子的

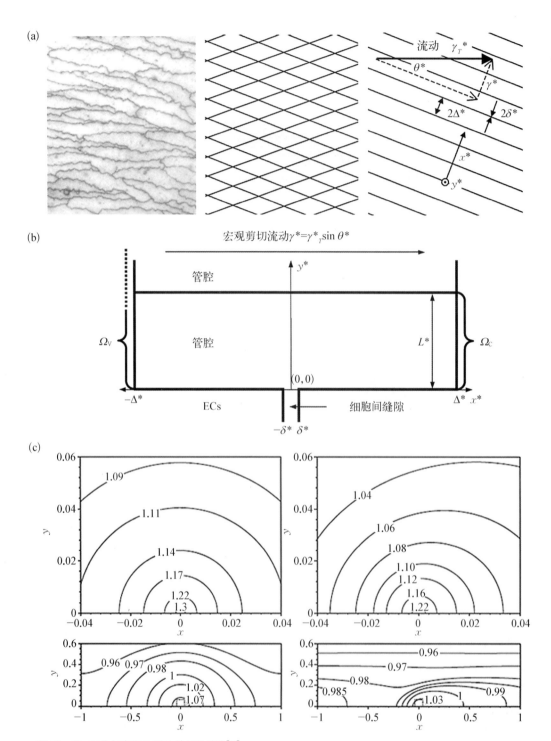

图 18-19 不均匀渗流对 LDL 输运的影响[41]

(a) 老鼠 ECs(左图),细胞间隙被染黑,基于此细胞间隙简化为中图,并进一步简化为右图;(b) 理想模型的计算区域;(c) LDL 在细胞间隙处的浓度分布,左图为无剪切流动,右图为有剪切流动

Figure 18-19 The effect of a spatially heterogeneous transmural water flux on LDL transport

通透性,导致大分子局部沉积(见图 18 - 20)。Nieuwdorp 等[45-47]发现,动脉粥样硬化的危险因子,高血糖症能够导致 EGL 的损害,同时血管的渗透性也会增加。Meuwese 等[48]发现,在有家族高血糖症的患者中,LDL 的含量与 EGL 的长度成反比,而且低胆固醇治疗能够使 EGL 得到恢复。为了研究 EGL 减少在动脉粥样硬化发生过程的作用,Meuwese 等[49]通过透明质酸酶对 ApoE 敲除小鼠进行慢性处理,达到对 EGL 慢性损坏的作用,结果发现,经过透明质酸酶处理的老鼠中,EGL 的量明显减少,而且血管对白蛋白的渗透明显增加,另外一个发现是这些小鼠的颈动脉斑块发生了破裂,说明形成了不稳定的动脉粥样硬化斑块。

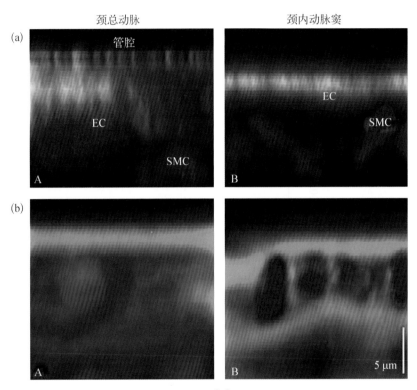

图 18 - 20 EGL 对 LDL 通过 ECs 层的影响[44]
(a) 糖萼成分 HS 和 HA 在颈总动脉和颈内动脉窦中的分布;(b) 荧光标记 LDL 类似物 LDL - bodipy 在颈总动脉和颈内动脉中的分布情况
Figure 18 - 20 EGL affects the permeability of endothelium to LDL

以上研究表明,糖萼可能作为大分子筛子,阻止致动脉粥样硬化的大分子物质,如 LDL 通过 ECs 进入内膜,从而抑制 LDL 在内皮下层大量沉积。为了进一步研究 ECs 糖萼层对脂质浓度极化的影响,Vincent 等使用各向同性的多孔介质模型来模拟 ECs 糖萼层,研究了 LDL 在 EGL 中的扩散系数(D_r),渗透距离(b),以及 EGL 的高度(h)等 LDL 与 EGL 相互作用的参数,对脂质浓度极化的影响[50]。结果发现随着 D_r 和 h 的增加,脂质浓度极化会降低,但是随着 b 的增加,脂质浓度极化会增加(见图 18 - 21)。在生理范围之内,这些参数变化会导致血管壁面脂质的浓度增加 0%～30%。

此外,我们建立了包括 ECs 糖萼层在内的 5 层血管壁模型,研究脂质在血管壁中的传输过程[51]。使用 Brinkman 模型来描述血管壁中的流动,使用对流-扩散-反应方程来模拟脂

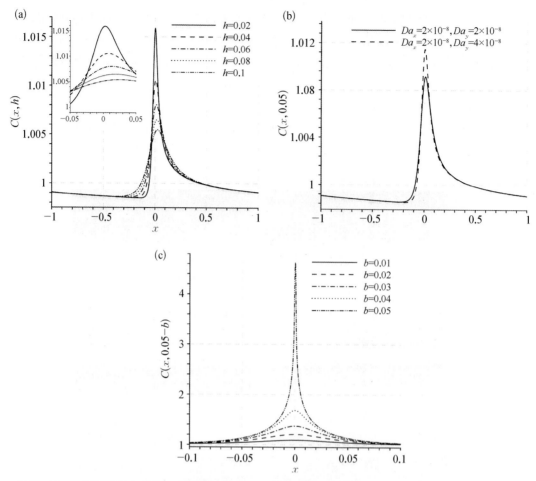

图 18 - 21 低密度脂蛋白与糖萼相互作用的参数对 LDL 浓度分布的影响[50]

Figure 18 - 21 The effects of LDL and EGL interaction on LDL transport

质在血管壁中的输运。图 18 - 22(a)显示了在不同厚度的 EGL 下,LDL 在内腔和 EGL 边界处的浓度 c_w。由于渗流的存在,c_w 总是会大于本体浓度 c_0,这表明在该表面会发生 LDL 的浓度极化。当 EGL 层厚度从 0 μm 增加到 2 μm 时,在内腔和 EGL 层边界的 LDL 浓度不受影响。图 18 - 22(b)和(c)显示了在 2 个轴向位置(5R_{lum} 和 10R_{lum}),LDL 沿径向的浓度分布。在内膜中,LDL 在 10R_{lum} 处的浓度会略高于 5R_{lum} 处的浓度,而在 10R_{lum} 处 LDL 的表面浓度会高于 5R_{lum}(10R_{lum} 处 $c_w/c_0 = 1.075$,5R_{lum} 处为 1.058)。这个结果表明,LDL 在表面的浓度极化会直接导致 LDL 在内膜的积累。但是这种影响在内膜弹性层(IEL)和中膜中会很快消失。

在实验研究方面,我们研究了 EGL 成分或电荷密度破坏与 LDL 浓度极化的相关性[52]。将 ECs 培养在多孔膜上,使用平行平板流动腔对 ECs 进行流动切应力加载,通过肝素酶Ⅲ (Hep.Ⅲ)特异性破坏 EGL 中的硫酸肝素成分,并使用低、中、高 3 种离子强度的 MOPS 生理缓冲液(MOPS - PSS)改变 EGL 的电荷密度,定量测量 EGL 破坏前后的水的渗流率、LDL 的壁面浓度及 ECs 对 LDL 的吸收。研究发现,EGL 成分或电荷密度的破坏可增大水

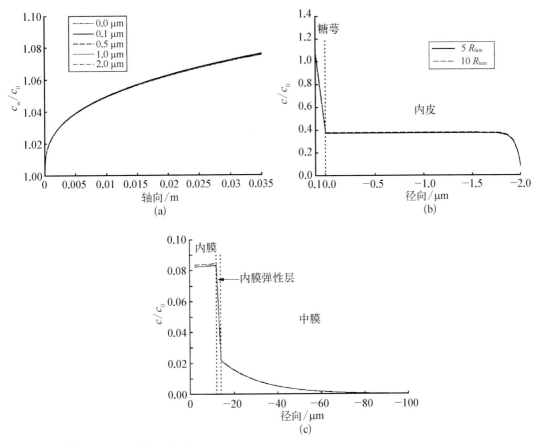

图 18 - 22 EGL 对 LDL 浓度极化的影响

(a) 糖萼厚度对 EGL 和血管内腔界面处浓度分布的影响；(b)(c) 轴向位置 $5R_{lum}$ 和 $10R_{lum}$ 处，LDL 沿血管径向的浓度分布

Figure 18 - 22 The effects of EGL on concentration polarization of LDL

的渗流速率，加速 LDL 在 ECs 表面的沉积，同时 ECs 对 LDL 的吸收也越来越多。换句话说，EGL 受损，可加速 LDL 在细胞表面的浓度极化，最终导致患动脉粥样硬化的概率变大。该实验结果与 Vincent 等的仿真结果是一致的[50]。

18.3 浓度极化的生理学作用

以上研究证明了脂质的浓度极化可能在心血管系统中存在，近年来，研究者对该浓度极化现象的生理学作用进行了探讨。如前所述，实验研究表明 LDL 的浓度极化会直接影响血管壁对 LDL 的吸收。与此一致的是，Wang 和 Vafai 通过解析的方法，研究了 LDL 在弯曲血管壁中的传输过程，同时研究了 ECs 表面 LDL 的浓度与血管壁中 LDL 浓度分布的关系，发现 ECs 表面 LDL 的浓度会直接影响血管壁中 LDL 的浓度分布剖面[16]。此外，研究表明 LDL 的浓度极化还会引起炎症反应和细胞的增殖和凋亡。

Wei 等研究了 LDL 浓度极化在炎症反应中的作用[53]。他们使用硅胶圈套在兔左颈动脉上,形成狭窄血管,建立兔动脉粥样硬化模型,在形成的动脉粥样硬化中,发现脂质沉积和炎症趋化因子基质细胞源性因子-1(stromal derived factor-1,SDF-1),但是在正常血管中没有这些成分。数值仿真和实验研究表明,在狭窄血管中 LDL 的壁面浓度比本体浓度高35%。此外,体外实验发现 LDL 会诱导 SDF-1 在 ECs 中的表达,随着 LDL 浓度增加而增加,从而增加单核细胞的黏附,可能会促进血管炎症的发生。这些结果表明,LDL 的浓度极化可能会影响 SDF-1 的表达,从而影响炎症反应和局部性斑块的形成。

氧化低密度脂蛋白(oxidized low density lipoprotein,ox-LDL)在动脉粥样硬化的起始和发展过程中起着关键作用,与 LDL 不同的是,ox-LDL 不会被 LDL 受体识别,而被血管细胞的吞噬受体识别,ox-LDL 的浓度无疑将影响血管细胞吞噬脂质,从而促进动脉粥样硬化的发生发展。Ding 等认为在血管系统中,同样可能发生 ox-LDL 浓度极化,该浓度极化会促使 ECs 凋亡和死亡,引起 ECs 翻转以及细胞与细胞之间的间隙增大,以及 ox-LDL 在血管壁中沉积的增加,进而加速动脉粥样硬化的发生和发展[54]。为此,Ding 等将人 ECs 培养在可渗流/不渗流膜上,研究了 ECs 层的渗流率以及 ox-LDL 在细胞层的壁面浓度,同时对比了可渗流组与不渗流组 ECs 的存活、凋亡以及对 ox-LDL 吸收的差异[54]。此外,Ding 等认为在血管损伤微环境的 VSMCs 层表面同样存在着 ox-LDL 浓度极化现象,并在 VSMCs 的增殖、周期、凋亡以及 ox-LDL 吸收中发挥着重要的作用[55]。为此,研究了灌注液通过 VSMCs 层的渗流率以及 ox-LDL 在细胞层的壁面浓度,同时对比了渗流组和不渗流组中 VSMCs 的存活、凋亡周期以及细胞对 ox-LDL 的吸收。结果表明,在渗流条件下,ox-LDL 会在 ECs 以及 VSMCs 壁面积累,ox-LDL 对血管 ECs 和 VSMCs 具有双重作用,低浓度的 ox-LDL 可以促使细胞的增殖,高浓度的 ox-LDL 加速细胞的凋亡和死亡。进一步,Ding 等提出 ox-LDL 的浓度极化引起的细胞凋亡和自噬是由凝集素样 ox-LDL 受体-1(lectin-like ox-LDL receptor,LOX-1)介导的[56]。实验发现,ox-LDL 的浓度极化会使 ECs 的 LOX-1 表达增加,导致 ox-LDL 内吞,还会破坏 ECs 糖萼层的主要成分——硫酸乙酰肝素。通过测量自噬标记物 LC3、beclin-1 和 Atg5,发现在渗流组(发生 LOX-1 浓度极化)的自噬高于非渗流组。

18.4 结语

18.4.1 脂质浓度极化现象的验证

尽管目前的研究结果表明,在人动脉系统中很可能会发生 LDL 的浓度极化,但是由于检测 LDL 方法的不完善,以及实验对象的限制等原因,所得到的都是间接证据,还未在人体动脉血管中在体直接观测到 LDL 的浓度极化现象。由于 LDL 的浓度极化发生在靠近血管壁 $10 \sim 100~\mu m$ 左右的区域,因此需要检测 LDL 的方法具有较高的空间分辨率;此外,动脉血管壁较厚,还需要求检测的方法能够穿透血管壁。这些要求对于 LDL 的浓度极化检测是一种挑战。Wang 和张治国等[18,22]通过使用微取样器吸壁面白蛋白溶液的方法,检测白蛋白在 ECs 表面的浓度。Wang 等[18]发现,在一定条件下,白蛋白在 ECs 表面的浓度比本体浓度高 65%,张治国等[22]发现在狭窄血管的下游,狭窄血管表面的浓度比本体的浓度高 77%,而在远离狭窄部位的浓度则比本体的浓度高 52%。这些实验结果都远高于数值仿真的结果,其中一个原因是,取样器的直径为 280 μm,与浓度极化边界层厚度接近,在操作时,会影响局部的浓度分布,从而影响实验的精度。为了排除这种直接取样的缺陷,Wei 等将血管进行透明化处理,然后使用共聚焦显微镜观察 ECs 表面的浓度极化现象,发现在一定的条件下,荧光标记 LDL 的壁面浓度比本体浓度高 47%[53]。尽管该方法避免了直接取样的麻烦,但是在透明化处理血管之后,ECs 会变得非常脆弱,容易受到损害,影响渗流,进而会影响 LDL 在血管壁中的沉积过程。为了在体观察血管中 LDL 的浓度极化现象,Xie 等在斑马鱼中注入荧光标记的 LDL,然后使用激光扫描共焦显微镜观察 LDL 的浓度,发现 LDL 的浓度极化现象[19]。由于斑马鱼血管与人血管结构的差异,所得到结果尽管具有重要启示意义,但是人动脉血管中是否发生浓度极化现象还需要验证。也许使用双光子激光扫描显微术(two-photon laser scanning microscope,TPLSM)能解决以上问题。相对于传统的单光子激发情形,双光子激发可以提高穿透深度和空间分辨率。比如,在传统单光子激发的情况下,需要 350 nm 的光子激发产生荧光,而在双光子激发情形下,同时吸收两个 700 nm 的光子即可产生同样的荧光。由于激光的波长越长,穿透深度越深,因此 TPLSM 具有较好的穿透深度,具有穿透血管壁的能力。此外,双光子吸收截面很小,仅局限于焦点处很小的区域,因此具有较高的分辨率。使用这种方法,Kwon 等研究了血管壁的微结构及其与 LDL 沉积的关系,该方法得到了胶原与弹性纤维在血管壁中的三维分布情况,同时发现胶原越多,LDL 在血管壁中的沉积也越多[57]。该方法对于 LDL 浓度极化的研究具有启示意义。

此外,研究者将 ECs 和 VSMCs 种植在多孔膜上,用以模拟血管的传输性质,从而研究体外 LDL 的浓度极化及其生理作用。由于培养的 ECs 的水传导系数比在体的会高 10 倍左右,且对于大分子的渗透率也远远高于在体的 ECs,因此需要谨慎分析体外的实验结果,并需要相关的动物实验验证。

18.4.2　浓度极化与壁面切应力的作用

目前,大量研究者认为低壁面切应力(wall shear stress,WSS)是引起动脉粥样硬化局部性现象的主要原因,然而壁面切应力也会影响 LDL 积累,从而导致动脉粥样硬化的形成。LDL 的浓度极化和 WSS 在动脉粥样硬化中的作用,孰轻孰重还无定论。仿真结果表明,高 LDL 的区域,并不总对应切应力最低的区域,如上节所述,LDL 在血管壁中的积累还受到血管腔中流态的影响(见图 18-23)[32]。因此需要设计一种可以将低切应力区和高 LDL 积累区分开的反应器。van

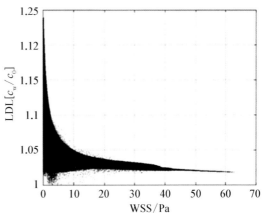

图 18-23　壁面剪切应力(WSS)和血管壁面 LDL 浓度之间的关系[32]

Figure 18-23　The relationship between wall shear stress and luminal surface concentration of LDL

Doormaal 等优化设计了一种螺旋形 ECs 反应器[58]。数值仿真结果发现,在物质输运速率很低的区域,壁面切应力的值相对不低,类似的设计也许可以用来区分低切应力和高 LDL 积累的作用[58]。

除 WSS 外,切应力方向的振荡可能在动脉粥样硬化的起始过程起着关键作用,高振荡指数(oscillating shear index, OSI)可以促进动脉粥样硬化的发生和发展。Mohamied 等提出低 WSS 和高 OSI 并不能表征动脉粥样硬化的局部性现象[59]。他们详细对比了兔动脉粥样硬化区域与 WSS 和 OSI 的关系,发现不能一一对应,提出流动的多方向性可能起着更为关键的作用,为此提出了一个新的指数,横向壁面切应力(transverse wall shear stress, transWSS),该值越大越容易引起动脉粥样硬化。对于 LDL 浓度极化的研究,目前的研究主要集中在低 WSS 与 LDL 浓度极化的关系,其他指数(如 OSI, transWSS 等)与 LDL 浓度极化的关系需要深入的研究。

18.4.3 展望

关于 LDL 浓度极化的数值模拟研究主要集中在组织层面,细胞层面的研究较少,且使用的模型过于简单,细胞的微观特性是否影响 LDL 的浓度极化还需要深入研究,因此,需要在微观尺度对 LDL 的浓度极化进行更为精细的数值模拟研究。尤其需要关注的是,ECs 的 EGL 在 LDL 浓度极化中的作用。尽管目前的结果表明,EGL 具有一定的空间结构,而非糖蛋白和蛋白多糖的随机排列,但是目前其三维结构并不清楚,其与 LDL 相互作用的规律还不明朗,也许可以使用超高分辨率成像技术研究 EGL 的三维结构及其与 LDL 相互作用的规律,以及 LDL 在 ECs 壁面的沉积情况。另外,在靠近血管壁面会形成一层无血细胞的血浆层,在该层中血液的黏度、LDL 的扩散系数等传输参数都与本体血液不同,该血浆层对 LDL 浓度极化的作用也不太清楚,还有待研究。此外,目前对于脂蛋白浓度极化的生理功能的研究,才刚刚起步,还需要在机制方面做更深入的研究,在临床方面,如何更好地运用旋动流原理去除 LDL 浓度极化的不良影响,也是一个需要研究的话题。

(刘肖　康红艳　邓小燕)

参考文献

[1] DeBakey M E, Lawrie G M, Glaeser D H. Patterns of atherosclerosis and their surgical significance[J]. Ann Surg, 1985, 201(2): 115 - 131.

[2] Friedman M H. Geometric risk factors for arteriosclerosis[J]. Johns Hopkins APL Technical Digest (Appl Phys Lab), 1983, 4(2): 85 - 95.

[3] Spain D M. Atherosclerosis[J]. Sci Am, 1966, 215(2): 48 - 56.

[4] Chiu J J, Chien S. Effects of disturbed flow on vascular endothelium: pathophysiological basis and clinical perspectives[J]. Physiol Rev, 2011, 91(1): 327 - 387.

[5] Anitschkow N, Chalatow S. Ueber experimentelle cholesterinsteatose und ihre bedeutung für die entstehung einiger pathologischer prozesse[J]. Centrbl Allg Pathol Pathol Anat, 1913, 24: 1 - 9.

[6] Nielsen L B. Transfer of low density lipoprotein into the arterial wall and risk of atherosclerosis[J]. Atherosclerosis, 1996, 123(1 - 2): 1 - 15.

[7] Schwenke D C, Carew T E. Quantification in vivo of increased LDL content and rate of LDL degradation in normal

rabbit aorta occurring at sites susceptible to early atherosclerotic lesions[J]. Circ Res，1988，62(4)：699 - 710.

[8] Deng X，Marois Y，How T，et al. Luminal surface concentration of lipoprotein (LDL) and its effect on the wall uptake of cholesterol by canine carotid arteries[J]. J Vasc Surg，1995，21(1)：135 - 145.

[9] 邓小燕，王贵学.动脉系统中致动脉粥样性脂质的浓度极化现象[J].中国科学，2002，32(6)：559 - 567.

[10] Wada S，Karino T. Theoretical study on flow-dependent concentration polarization of low density lipoproteins at the luminal surface of a straight artery[J]. Biorheology，1999，36(3)：207 - 223.

[11] Zeman L J，Zydney A L. Microfiltration and ultrafiltration[M]. Boca Raton：CRC Press，1996.

[12] Vincent P E，Weinberg P D. Flow-dependent concentration polarization and the endothelial glycocalyx layer：multi-scale aspects of arterial mass transport and their implications for atherosclerosis[J]. Biomech Model Mechanobiol，2014，13(2)：313 - 326.

[13] Liu X，Fan Y，Deng X，et al. Effect of non-Newtonian and pulsatile blood flow on mass transport in the human aorta[J]. J Biomech，2011，44(6)：1123 - 1131.

[14] Cho Y I，Kensey K R. Effects of the non-Newtonian viscosity of blood on flows in a diseased arterial vessel. Part 1：Steady flows[J]. Biorheology，1991，28(3 - 4)：241 - 262.

[15] Back L H. Theoretical investigation of mass transport to arterial walls in various blood flow regions-I flow field and lipoprotein transport[J]. Math Biosci，1975，27(3)：231 - 262.

[16] Wang S，Vafai K. Analysis of low density lipoprotein (LDL) transport within a curved artery[J]. Ann Biomed Eng，2015，43(7)：1571 - 1584.

[17] Colton C K，Friedman S，Wilson D E，et al. Ultrafiltration of lipoproteins through a synthetic membrane. Implications for the filtration theory of atherogenesis[J]. J Clin Invest，1972，51(9)：2472 - 2481.

[18] Wang G，Deng X，Guidoin R. Concentration polarization of macromolecules in canine carotid arteries and its implication for the localization of atherogenesis[J]. J Biomech，2003，36(1)：45 - 51.

[19] Xie X，Tan J，Wei D，et al. In vitro and in vivo investigations on the effects of low-density lipoprotein concentration polarization and haemodynamics on atherosclerotic localization in rabbit and zebrafish[J]. J R Soc Interface，2013，10(82)：20121053.

[20] Wada S，Karino T. Theoretical prediction of low-density lipoproteins concentration at the luminal surface of an artery with a multiple bend[J]. Ann Biomed Eng，2002，30(6)：778 - 791.

[21] Wada S，Koujiya M，Karino T. Theoretical study of the effect of local flow disturbances on the concentration of low-density lipoproteins at the luminal surface of end-to-end anastomosed vessels[J]. Med Biol Eng Comput，2002，40(5)：576 - 587.

[22] 张治国，邓小燕，樊瑜波，等.动脉狭窄内脂质大分子传输的实验研究：LDL 的浓度极化现象[J].中国科学，2007，37(3)：293 - 298.

[23] Deng X，King M W，Guidoin R. Localization of atherosclerosis in arterial junctions. Concentration distribution of low density lipoproteins at the luminal surface in regions of disturbed flow[J]. Asaio Journal，1995，41(1)：58 - 67.

[24] Liu X，Pu F，Fan Y，et al. A numerical study on the flow of blood and the transport of LDL in the human aorta：the physiological significance of the helical flow in the aortic arch[J]. Am J Physiol Heart Circ Physiol，2009，297(1)：H163 - 170.

[25] Meng W，Yu F，Chen H，et al. Concentration polarization of high-density lipoprotein and its relation with shear stress in an in vitro model[J]. J Biomed Biotechnol，2009，2009：695838.

[26] Ding Z，Fan Y，Deng X，et al. 3，3′-Dioctadecylindocarbocyanine-low-density lipoprotein uptake and flow patterns in the rabbit aorta-iliac bifurcation under three perfusion flow conditions[J]. Exp Biol Med (Maywood)，2010，235(9)：1062 - 1071.

[27] Liu X，Sun A，Fan Y，et al. Physiological significance of helical flow in the arterial system and its potential clinical applications[J]. Ann Biomed Eng，2015，43(1)：3 - 15.

[28] Ding Z，Fan Y，Deng X，et al. Effect of swirling flow on the uptakes of native and oxidized LDLs in a straight segment of the rabbit thoracic aorta[J]. Exp Biol Med (Maywood)，2010，235(4)：506 - 513.

[29] Fatouraee N，Deng X，De Champlain A，et al. Concentration polarization of low density lipoproteins (LDL) in the arterial system[J]. Ann N Y Acad Sci，1998，858(1)：137 - 146.

[30] Yang N，Vafai K. Modeling of low-density lipoprotein (LDL) transport in the artery-effects of hypertension[J]. Int J Heat Mass Transfer，2006，49(5)：850 - 867.

[31] 邓小燕，刘柳军，王贵学.脉动流条件下动脉狭窄血管内脂质浓度极化现象的计算机数值模拟[J].计算力学学报，

2005,22(1): 25 - 31.

[32] Lantz J, Karlsson M. Large eddy simulation of LDL surface concentration in a subject specific human aorta[J]. J Biomech, 2012, 45(3): 537 - 542.

[33] Fan Z, Sun A, Liu X, et al. The accelerated atherogenesis of venous grafts might be attributed to aggravated concentration polarization of low density lipoproteins: a numerical study[J]. J Biomech, 2013, 46(14): 2388 - 2393.

[34] Wang Z Z, Liu X, Kang H Y, et al. Enhanced accumulation of LDLs within the venous graft wall induced by elevated filtration rate may account for its accelerated atherogenesis[J]. Atherosclerosis, 2014, 236(1): 198 - 206.

[35] Naiki T, Sugiyama H, Tashiro R, et al. Flow-dependent concentration polarization of plasma proteins at the luminal surface of a cultured endothelial cell monolayer[J]. Biorheology, 1999, 36(3): 225 - 241.

[36] Naiki T, Karino T. Flow-dependent concentration polarization of plasma proteins at the luminal surface of a semipermeable membrane[J]. Biorheology, 1999, 36(3): 243 - 256.

[37] Naiki T, Karino T. Visualization of flow-dependent concentration polarization of macromolecules at the surface of a cultured endothelial cell monolayer by means of fluorescence microscopy[J]. Biorheology, 2000, 37(5 - 6): 371 - 384.

[38] Sakai J, Karino T, Niwa K. Flow-dependent accumulation of LDL in co-cultures of endothelial and smooth muscle cells in the presence of filtration flow through the cell layer[J]. Clin Hemorheol Microcirc, 2008, 38(4): 245 - 256.

[39] Ding Z, Fan Y, Deng X. Water filtration rate and infiltration/accumulation of low density lipoproteins in 3 different modes of endothelial/smooth muscle cell co-cultures[J]. Sci China C Life Sci, 2009, 52(11): 1023 - 1029.

[40] Wada S, Karino T. Prediction of LDL concentration at the luminal surface of a vascular endothelium[J]. Biorheology, 2002, 39: 331 - 336.

[41] Vincent P E, Sherwin S J, Weinberg P D. The effect of a spatially heterogeneous transmural water flux on concentration polarization of low density lipoprotein in arteries[J]. Biophys J, 2009, 96(8): 3102 - 3115.

[42] Lewis J C, Taylor R G, Jones N D, et al. Endothelial surface characteristics in pigeon coronary artery atherosclerosis. I. Cellular alterations during the initial stages of dietary cholesterol challenge[J]. Lab Invest, 1982, 46(2): 123 - 138.

[43] van den Berg B M, Spaan J A, Rolf T M, et al. Atherogenic region and diet diminish glycocalyx dimension and increase intima-to-media ratios at murine carotid artery bifurcation[J]. Am J Physiol Heart Circ Physiol, 2006, 290(2): H915 - 920.

[44] van den Berg B M, Spaan J A, Vink H. Impaired glycocalyx barrier properties contribute to enhanced intimal low-density lipoprotein accumulation at the carotid artery bifurcation in mice[J]. Pflugers Arch, 2009, 457(6): 1199 - 1206.

[45] Nieuwdorp M, Holleman F, de Groot E, et al. Perturbation of hyaluronan metabolism predisposes patients with type 1 diabetes mellitus to atherosclerosis[J]. Diabetologia, 2007, 50(6): 1288 - 1293.

[46] Nieuwdorp M, Mooij H L, Kroon J, et al. Endothelial glycocalyx damage coincides with microalbuminuria in type 1 diabetes[J]. Diabetes, 2006, 55(4): 1127 - 1132.

[47] Nieuwdorp M, van Haeften T W, Gouverneur M C, et al. Loss of endothelial glycocalyx during acute hyperglycemia coincides with endothelial dysfunction and coagulation activation in vivo[J]. Diabetes, 2006, 55(2): 480 - 486.

[48] Meuwese M C, Mooij H L, Nieuwdorp M, et al. Partial recovery of the endothelial glycocalyx upon rosuvastatin therapy in patients with heterozygous familial hypercholesterolemia[J]. J Lipid Res, 2009, 50(1): 148 - 153.

[49] Meuwese M C, Broekhuizen L N, Kuikhoven M, et al. Endothelial surface layer degradation by chronic hyaluronidase infusion induces proteinuria in apolipoprotein E-deficient mice[J]. PLoS One, 2010, 5(12): e14262.

[50] Vincent P E, Sherwin S J, Weinberg P D. The effect of the endothelial glycocalyx layer on concentration polarisation of low density lipoprotein in arteries[J]. J Theor Biol, 2010, 265(1): 1 - 17.

[51] Liu X, Fan Y, Deng X. Effect of the endothelial glycocalyx layer on arterial LDL transport under normal and high pressure[J]. J Theor Biol, 2011, 283(1): 71 - 81.

[52] Kang H, Fan Y, Sun A, et al. Compositional or charge density modification of the endothelial glycocalyx accelerates flow-dependent concentration polarization of low-density lipoproteins[J]. Exp Biol Med (Maywood), 2011, 236(7): 800 - 807.

[53] Wei D S, Wang G X, Tang C J, et al. Upregulation of SDF - 1 is Associated with Atherosclerosis Lesions Induced by LDL Concentration Polarization[J]. Ann Biomed Eng, 2012, 40(5): 1018 - 1027.

[54] Ding Z, Fan Y, Deng X. Concentration polarization of oxidative modification of low-density lipoproteins: its effect on

oxidative modification of low-density lipoprotein uptake and apoptosis of the endothelial cells[J]. Asaio Journal, 2010, 56(5): 468 - 474.

[55] Ding Z, Liu S, Yang B, et al. Effect of oxidized low-density lipoprotein concentration polarization on human smooth muscle cells' proliferation, cycle, apoptosis and oxidized low-density lipoprotein uptake[J]. J R Soc Interface, 2012, 9(71): 1233 - 1240.

[56] Ding Z, Liu S, Sun C, et al. Concentration polarization of ox-LDL activates autophagy and apoptosis via regulating LOX - 1 expression[J]. Sci Rep, 2013, 3(6140): 2091.

[57] Kwon G P, Schroeder J L, Amar M J, et al. Contribution of macromolecular structure to the retention of low-density lipoprotein at arterial branch points[J]. Circulation, 2008, 117(22): 2919 - 2927.

[58] van Doormaal M A, Ethier C R. Design optimization of a helical endothelial cell culture device[J]. Biomech Model Mechanobiol, 2010, 9(5): 523 - 531.

[59] Mohamied Y, Rowland E M, Bailey E L, et al. Change of direction in the biomechanics of atherosclerosis[J]. Ann Biomed Eng, 2015, 43(1): 16 - 25.

19 血管内皮细胞趋化因子的应力响应与心血管疾病

内皮细胞(endothelial cells,ECs)单层覆盖于血管内表面,构成了循环血液和血管壁之间的接触界面。ECs除了分隔血液与血管内皮以外组织,发挥通透屏障的作用外,还执行多种重要细胞功能,如ECs主动参与维持血管内环境稳定,通过其细胞表面组成性或诱导性表达的分子,合成与分泌可溶性或结合型调解物质,参与免疫防御,调节血管张力,保持内皮无损和无血栓形成环境,以保证正常血液流动。同时,血管内皮也是一个动态易变的细胞层,对于局部或全身性的多种刺激,其结构和功能特性可迅速作出反应。血流与血管复杂几何形状相互作用产生不同时空的血管壁机械应力,如壁面切应力(wall shear stress),流体静力压(hydrostatic pressure)和周向应变(cyclic strain),形成了血管的血流动力学(hemodynamics)特征,影响血管的生物学。因为,血管ECs直接与血液接触,持续地直接暴露于切应力作用下,因此,ECs对局部切应力变化的应答反应亦可调节细胞内信号传递,导致基因表达和细胞形态学改变,结构重建。

正常情况下,血流动力学作用力(hemodynamic force)的调节作用可抑制异常的ECs增殖、炎症反应和动脉粥样硬化,维持血管内环境稳态,允许血管壁适应压力和血流的变化,使血管系统达到最佳功能状态。然而,异常血流动力则可导致血管ECs功能失调,触发ECs炎性因子血管细胞黏附分子-1(vascular cell adhesion molecule 1,VCAM-1)、E-选择素(E-election)和趋化因子(C-X-C基序)配体8[chemokine(C-X-C motif)ligard 8,CXCL8]等的转录活化,增加ECs促动脉粥样硬化表型表达,加速ECs增殖,促进白细胞募集与黏附,促进脂蛋白摄入和白细胞迁移进入内膜层,导致血管疾病发生,如动脉粥样硬化形成或血栓形成等[1,2]。

动脉粥样硬化(atherosclerosis)已公认是一类炎症性疾病,趋化因子(chemokines)在该病的发生发展过程中具有重要作用,病变区域表达大量趋化因子,如CCL2、CCL3、CCL4、CCL5、CCL1、CXCL8和CX3CL1。动脉粥样硬化晚期,由于广泛性血管壁损伤导致的血管狭窄,血流减少,以及不稳定斑块破裂导致的血栓形成,都是心肌缺血和梗死的主要因素。目前,趋化因子和其受体已成为阻止动脉粥样硬化斑块形成与其他血管疾病发展的重要的分子治疗靶标[3]。因此,在本章中,主要强调目前对于血流动力学、趋化因子和ECs病理生物学和动脉粥样硬化生成之间相互关系的理解以及未来可能的临床治疗意义。

19.1 趋化因子与趋化因子受体概况

19.1.1 趋化因子

趋化因子(chemokines)一词源于趋化性细胞因子(chemotactic cytokines),由一组大约 70～130 个氨基酸、相对分子质量为 8～10 kDa 的小分子蛋白组成,因它们具有独特的蛋白质结构与趋化吸引细胞的功能,从而归类为趋化因子超家族。趋化因子含有 4 个保守的半胱氨酸(Cysteine),前 2 个半胱氨酸位于成熟蛋白分子的氨基末端(N - terminal),第 3 个半胱氨酸位于分子的中间,第 4 个半胱氨酸紧靠分子的羧基末端(C - terminal)。这些半胱氨酸形成 2 个二硫键(Cys1—Cys3)和(Cys2—Cys4),构成保守的二级结构基序(secondary structure motifs)和 1 个共同的希腊钥匙超二级结构(Greek key supersecondary structure),赋予趋化因子专有的三维折叠结构特征,即趋化因子折叠(chemokine fold),而二硫键将氨基末端区域保持在一起(见图 19 - 1 和图 19 - 2)。这些保守的半胱氨酸基团形成的二硫键,对于趋化因子的空间排列和稳定性具有重要作用,也是趋化因子识别受体,发挥生物活性的基本要素。趋化因子彼此间大约有 20％～50％的氨基酸序列完全相同,不同趋化因子亚组共享同源性基因序列与氨基酸序列,这使得趋化因子配体识别受体时具有明显的混杂性与重叠性,这也是趋化因子的作用特点之一。

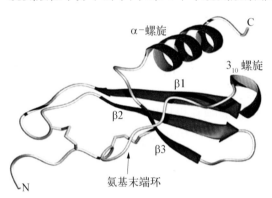

图 19 - 1 典型趋化因子配体的拓扑结构[4]
氨基末端环由 2 个二硫键(黄色)连接在一起,形成识别受体区域。其后紧接一个短的 3_{10} 螺旋环,形成 3 条反向平行的 β1、β2 和 β3 链。羧基末端的 α - 螺旋有助于蛋白质三级结构的稳定

Figure 19 - 1 Topology of a typical chemokine ligand

具有趋化因子样功能(chemokine-like function,CLF)的趋化因子形成了第 5 类非典型趋化因子亚组,尽管其无典型的趋化因子折叠和氨基末端残基,但却发挥典型的趋化因子活性功能。迄今为止,已确定的趋化因子为 50 个左右[5]。

趋化因子通过与细胞表面相应受体结合,启动它们的生物学效应。细胞对于趋化因子激活受体的反应是多方面的,其中之一是导致细胞骨架改变,促进细胞沿化学梯度向趋化因子释放源迁移,即趋化作用(chemotaxis)。在生理情况下,趋化因子的多种生物学效应对于维持机体的正常生理功能具有重要作用,尤其是参与炎性白细胞的募集,淋巴细胞再循环和归巢,维持免疫系统内环境稳定。同时,趋化因子也参与调控血管生成、血细胞生成和造血、胚胎发育、器官发生和树突细胞成熟等过程。异常的趋化因子信号,则与多种疾病的病理生理过程相关,如帕金森氏病(Parkinson's disease)、多发性硬化(multiple sclerosis)、风湿性关节炎(rheumatoid arthritis)、肿瘤生长与肿瘤转移,以及动脉粥样硬化等心血管疾病。

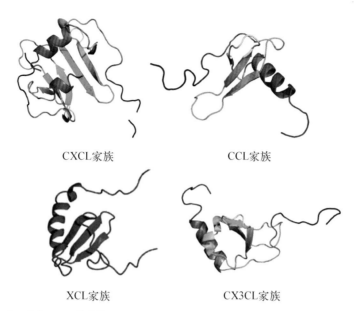

CXCL家族　　　　　　　　　　　CCL家族

XCL家族　　　　　　　　　　　CX3CL家族

图19-2　典型趋化因子配体家族
CXCL家族：CXCL12单体形式（PDB ID 1a15）；CCL家族：CCL11的单体形式（PDB ID 1eot）；XCL
家族：XCL1的单体形式（PDB ID 1J9O）；CX3CL家族：CX3CL1的单体形式（PDB ID 1b2t）
Figure 19-2　Typical chemokine ligand family

19.1.1.1　按结构分类与命名

根据国际免疫学会联合会（International Union of Immunological Societies）和世界卫生组织（World Health Organization，WHO）采用的命名法[6]，如表19-1所示，依据连接半胱氨酸之间二硫键的空间位置（氨基末端多肽序列的空间结构）将趋化因子蛋白分为4类：CXC、CC、C和CX3C趋化因子。所有的表示趋化因子蛋白符号都带有一个"L"后缀，其后紧跟一个数字；L表明这些趋化因子蛋白是配体（ligands），之后的数字表示其基因编号顺序；而X表示非保守氨基酸，X后面的数字代表在2个半胱氨酸之间插入非保守氨基酸的个数，如CCL1、CXCL8和CX3CL1。

表19-1　常见趋化因子与趋化因子受体正式与非正式用名对比表
Table 19-1　The official and unofficial names of chemokines and receptors

正式用名	非正式用名	受　　体
CCL1	I-309，TCA-3	CCR8
CCL2	MCP-1	CCR2
CCL3	MIP-1a	CCR1
CCL4	MIP-1β	CCR1，CCR5
CCL5	RANTES	CCR5
CCL6	C10，MRP-2	CCR2
CCL7	MARC，MCP-3	CCR2

（续表）

正式用名	非正式用名	受　体
CCL8	MCP－2	CCR1,CCR2B,CCR5
CCL9/CCL10	MRP－2,CCF18,MIP－1?	CCR1
CCL11	Eotaxin	CCR2,CCR3,CCR5
CCL12	MCP－5	CXCR4
CCL13	MCP－4,NCC－1,Ckβ10	CCR2,CCR3,CCR5
CCL14	HCC－1,MCIF,Ckβ1,NCC－2,CCL	CCR1
CCL15	Leukotactin－1,MIP－5,HCC－2,NCC－3	CCR!,CCR3
CCL16	LEC,NCC－4,LMC,Ckβ12	CCR!,CCR2,CCR5,CCR8
CCL17	TARC,dendrokine,ABCD－2	CCR4,CXCR7
CCL18	PARC,DC－CK1,AMAC－1,Ckβ7,MIP－4	
CCL19	ELC,Exodus－3,Ckβ11	CCR7
CCL20	LARC,Exodus－1,Ckβ4	CCR6
CCL21	SLC,6Ckine,Exodus－2,Ckβ9,TCA－4	CCR7
CCL22	MDC,DC/β－CK	CCR4
CCL23	MPIF－1,Ckβ8,MIP－3,MPIF－1	CCR1
CCL24	Eotaxin－2,MPIF－2,Ckβ6	CCR3
CCL25	TECK,Ckβ15	CCR9
CCL26	Eotaxin－3,MIP－4a,IMAC,TSC－1	CCR3
CCL27	CTACK,ILC,Eskine,PESKY,skinkine	CCR10
CCL28	MEC	CCR3,CCR10
CXCL1	Gro－a,GRO1,NAP－3,KC	CXCR2
CXCL2	Gro－β,GRO2,MIP－2a	CXCR2
CXCL3	Gro－?,GRO3,MIP－2β	CXCR2
CXCL4	PF－4	
CXCL5	ENA－78	CXCR2
CXCL6	GCP－2	CXCR1,CXCR2
CXCL7	NAP－2,CTAPIII,β－Ta,PEP	
CXCL8	IL－8,NAP－1,MDNCF,GCP－1	CXCR1,CXCR2
CXCL9	MIG,CRG－10	CXCR3
CXCL10	IP－10,CRG－2	CXCR3
CXCL11	I－TAC,β－R1,IP－9	CXCR3,CXCR7
CXCL12	SDF－1,PBSF	CXCR4,CXCR7
CXCL13	BCA－1,BLC	CXCR5
CXCL14	BRAK,bolekine	
CXCL15	Lungkine,WECHE	
CXCL16	SRPSOX	CXCR6

正式用名	非正式用名	受体
CXCL17	DMC，VCC-1	
XCL1	Lymphotactin α，SCM-1α，ATAC	XCR1
XCL2	Lymphotactin β，SCM-1β	XCR2
CX3CL1	Fractalkine，Neurotactin，ABCD-3	CX3CR1

（1）CXC 趋化因子（α-chemokines）。在前 2 个半胱氨酸的氨基末端之间插入一个非保守氨基酸，将这 2 个半胱氨酸残基分隔。含有 4 个半胱氨酸，形成 2 个半胱氨酸桥。在哺乳动物中，该亚家族大约有 17 个成员。根据在 CXC 基序第一个半胱氨酸前面是否含有谷氨酸-亮氨酸-精氨酸（glutamic acid-leucine-arginine，ELR），三联氨基酸序列又分为 2 类：含有 ELR 基序的趋化因子为 ELR 阳性（ELR+ve）趋化因子；缺乏 ELR 基序的趋化因子为 ELR 阳性（ELR-ve）趋化因子。ELR+ve 趋化因子（CXCL1、CXL2、CXCL3、CXCL7 和 CXCL8）可与 CXCR1 和 CXCR2 受体相互作用，是嗜中性粒细胞（neutrophil）的趋化性物质，而且还是嗜中性粒细胞脱颗粒的活化剂，导致嗜中性粒细胞释放髓过氧化物酶（myeloperoxidase）和其他酶类。CXCL8（IL-8）属于 ELR+ve 趋化因子，诱导中性粒细胞从血流迁入外周组织。大鼠和小鼠体内没有 CXCL8 表达。ELR-ve 趋化因子（CXCL4、CXCL10 和 CXCL12）可与 CXCR3-5 结合，并且与 XCL 趋化因子一起，调控淋巴细胞的趋化作用，如 CXCL13。另外，ELR+ve 趋化因子可促进血管生成，ELR-ve 趋化因子抑制血管生成。CXC 趋化因子受体大约有 7 个（CXCR1-7）。

（2）CC 趋化因子（β-chemokine）。CC 趋化因子在氨基末端附近有两个相邻的半胱氨酸。在哺乳动物内，该亚家族至少有 27 个成员 CCL1-28，其中 CCL10 与 CCL9 相同。CC 趋化因子一般含有 4 个半胱氨酸，C4-CC 趋化因子；少数含有 6 个半胱氨酸，C6-CC 趋化因子。C6-CC 趋化因子包括：CCL1、CCL15、CCL21、CCL23 和 CCL28。CCL 趋化因子主要调控单核细胞（monocytes）、T 和 B 淋巴细胞（T，B lymphocytes）、树突细胞（dendritic cells）、天然杀伤细胞（natural killer cells）、嗜酸性细胞（eosinophils）和嗜碱性细胞（basophils）。CCL2（MCP-1）诱导单核细胞从血流迁移进入周围组织，转变成巨噬细胞。CCL5（RANTES）吸引表达 CCR5 受体的 T 淋巴细胞、嗜酸性细胞和嗜碱性细胞。而在人类或小鼠体内，血浆 CCL11 水平增高或减少与神经发生和衰老有关。

（3）C 趋化因子（γ-chemokines）。C 趋化因子，或 XC 趋化因子，与其他类型的趋化因子不同，只含有 2 个保守的半胱氨酸，一个半胱氨酸在氨基末端，一个半胱氨酸在下游区，形成一个二硫键桥。共有 2 个成员，XCL1（淋巴细胞趋化因子 α，lymphotactin-α）和 XCL2（lymphotactin-β）。

（4）CX3C 趋化因子。在 2 个半胱氨酸残基之间插入了 3 个非保守氨基酸，尤其重要的是，它的羧基端结构域（C-terminal domain）固定在一个黏蛋白样长柄上，使这类趋化因子蛋白嵌入细胞膜内；这个柄的裂解可释放一个可溶性趋化因子，使其具有趋化物（chemoattractant）和黏附分子（adhesion molecule）双重作用。黏液样结构是 CX3CL1 独有的特殊结构,使 CX3CL1 具有较强的黏附功能,既不需要与蛋白多糖和其他的黏附分子结合,也不依赖于整合素发挥黏附作用。氨基末端到羧基末端的 5 个区域已确认:信号肽序列、趋化功能区、黏蛋白样茎状结构区、跨膜疏水区和细胞质区[7]。目前,该亚家族只发现了 1 个成员,CX3CL1(fractalkine)。CX3CL1 广泛表达于活化的血管 ECs、平滑肌细胞、神经元细胞、上皮细胞、树突状细胞和巨噬细胞等,并且由肿瘤坏死因子(Tumor necrosis factor-α,TNF-α),白细胞介素-1(Interleukin-1,IL-1),脂多糖(lipopolysaeeharide,LPS)来激活它的表达,而由可溶性 IL-6 的 α-受体,14-前列腺素 J2 和缺氧状态来抑制它的表达,在炎症性疾病中起重要的作用。

19.1.1.2 按功能分类

趋化因子也可以根据它们的生物学功能分类,但这种分类法并不能与按结构特征或氨基序列的分类法相匹配,而且还可能突破 CCL、CXCL、XCL 和 CX3CL 间的界限。按功能特性分类,趋化因子可分为稳态趋化因子(homeostatic chemokines)和炎症趋化因子(inflammatory chemokines)。部分趋化因子具有上述两种趋化因子的功能,也称为双重功能趋化因子(dual-function chenmokines),如 CCL19、CCL20 和 CCL21。

(1) 稳态趋化因子。属于组成型表达(constitutive expression),由胸腺和淋巴组织内特定区域组成型产生,包括 CCL14、CCL19、CCL20、CCL21、CCL25、CCL27、CXCL12 和 CXCL13。其受体主要由指定归巢器官中的细胞表达(如 CCR7)。稳态趋化因子主要进行机体免疫监督,通过促进淋巴细胞的成熟、分化与活化,指引免疫系统内的淋巴细胞和树突状细胞(dendritic cells)定向转运和归巢(homing),保证淋巴细胞可正确地迁移到次级淋巴器官,调控淋巴细胞的再循环和重新分布,维护正常免疫系统功能。

在适应性免疫反应(adaptive immunity)中,利用这些趋化因子可以传递抗原递呈细胞(antigen-presenting cells,APC)到淋巴结。其他的稳态趋化因子受体包括 CCR9、CCR10 和 CXCR5。它们在白细胞特异性组织归巢中具有重要的定位作用:CCR9 支持白细胞迁移到肠道;CCR10 支持白细胞迁移到皮肤;CXCR5 支持 B 细胞迁移到淋巴结滤泡。CXCL12(SDF-1)也在骨髓中组成性表达和产生,促进骨髓微环境内的 B 细胞祖细胞增殖。

(2) 炎症趋化因子。属于诱导型表达(inducible expression),主要在机体受到炎性刺激因子或其他因子刺激的病理条件下,由机体内多种细胞表达和分泌(如 ECs、免疫细胞和被感染细胞等),在感染区域产生高浓度炎症趋化因子,募集促炎性细胞(pro-inflammatory cells)迁移进入病变部位,积极参与炎症反应。同时还可加速促炎性细胞成熟,如 CCL2 和 CXCL8。典型的炎症趋化因子包括 CCL2、CCL3、CCL5、CXCL1、CXCL2 和 CXCL8。相对于稳态趋化因子和其受体的结合,炎症趋化因子与其受体相互作用有明显的混杂性和重叠性(冗长性),这使得在这一领域研究受体特异性治疗方法显得更为复杂。

19.1.2 趋化因子受体

19.1.2.1 趋化因子受体结构

趋化因子通过与细胞表面的趋化因子受体(chemokine receptor)结合启动它们的生物

学效应。趋化因子受体根据其受体结构和信号转导方式可分为 2 类：典型的 G 蛋白偶联受体（G‐protein-coupled receptors，GPCRs）和非典型趋化因子受体（atypical chemokine receptors，ACKRs）。典型的 G 蛋白偶联受体属于细胞表面受体视紫质样（A 类）G 蛋白偶联 7 跨膜螺旋结构域超家族（rhodopsin-like（class A）G‐protein-coulped‐7‐transmembrane helical domain，GPCR‐7TM），主要存在于白细胞（leukocytes）的细胞表面。GPCR‐7TM 是含大约 350 个氨基酸的一类膜蛋白受体，由一个短的酸性氨基末端（acidic amino terminus）、带有 3 个细胞外亲水环（hydrophilic loop）和 3 个细胞内亲水环的 7 螺旋跨膜结构域、1 个含有丝氨酸（serine）和苏氨酸（threonine）的细胞内羧基端组成（见图 19‐3）。其前 2 个细胞外环各含有一个保守的半胱氨酸残基，在这 2 个环之间形成二硫键（disulfied bridge），G 蛋白与趋化因子受体羧基端（carboxyl termine）偶联，在受体活化后传递细胞内信号；而趋化因子受体氨基末端结构域决定配体结合特异性[8]。

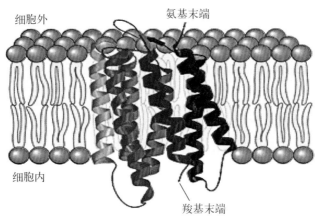

图 19‐3　趋化因子受体模式图
Figure 19‐3　Model of a chemokine receptor

非典型趋化因子受体不依赖于 G 蛋白进行信号转导，而是经活化 β 抑制蛋白依赖途径（β‐arrestin-dependent signaling pathways）转导信号。在炎症情况下，非典型趋化因子受体将趋化因子转运至细胞内降解区域，通过清除趋化因子的方式，调解局部趋化因子的浓度，形成趋化因子梯度[9]。

19.1.2.2　趋化因子受体分类与命名

典型趋化因子受体根据与它们相结合的趋化因子配体分 4 类[4,10]：CXCR、CCR、CX3CR1 和 XCR1。所有的趋化因子受体都带有"R"后缀，R 代表受体，其后是数字，表示其基因编号顺序，如 CXCR1 和 CCR1。目前已发现 19 个趋化因子受体（可以克隆），其中，CXCR 有 6 个（CXCR1～6），与 CXC 趋化因子结合；CCR 有 11 个，与 CC 趋化因子结合；1 个CX3CR1 与唯一的 CX3CL1 趋化因子结合；1 个 XCR1 与 XC 趋化因子中的 XCL1 和 XCL2 结合。

非典型趋化因子受体（ACKRs）可分为 4 类：ACKR1（Duffy 抗原受体或 CCBP1）、ACKR2（D6 或 CCBP2）、ACKR3（CXCR7 或 RDC1）和 ACKR4（CCRL1 或 CCX CKR）。

19.1.3 趋化因子与趋化因子受体的相互作用

19.1.3.1 趋化因子和趋化因子受体相互作用的分子基础

在趋化因子上有 2 个主要与趋化因子受体结合的位点，一个在氨基末端结构域，另一个位于第 2 个半胱氨酸暴露后的刚性环（rigidity loop）上；2 个位点经二硫键保持于相邻位。而趋化因子受体的氨基端和细胞外环在与趋化因子的相互作用中也发挥重要作用，可促进两者的结合并激活受体。首先，趋化因子受体识别趋化因子刚性环区域内的结合位点，该位点具有对接域（docking domain）功能。受体与该位点的相互作用限制了趋化因子的运动，有利于趋化因子氨基末端触发域（triggering domain）的专属定位；然后，触发域激活受体。受体的羧基端和细胞内区域主要调控 G-蛋白的装配和 2 次信息传输。然而，部分趋化因子受体激活后，也可通过非 G 蛋白途径传输信息，如 JAK-STA 信号通路。

19.1.3.2 趋化因子和趋化因子受体配对

一般而言，CXCL 亚家族趋化因子激活 CXCR 受体，CCLs 亚家族趋化因子活化 CCRs 受体（不包括 ACKR1 和病毒受体 ORF74）。但这种受体与配体相互结合并不是一一对应关系。趋化因子和趋化因子受体间相互作用具有混杂性和重叠性。部分趋化因子可与多个以上的趋化因子受体结合并激活受体，而部分趋化因子受体亦可被多个趋化因子配体激活。目前，关于趋化因子配体与受体相互结合重叠性的意义仍不清楚。但对于一个确定的受体，这种配体作用重叠性特征预示，一个趋化因子可对抗另一个趋化因子并与同一受体发生竞争性结合，如 CCL7 是 CCR1、CCR2 和 CCR3 的激动剂，但却是 CCR5 的抑制剂。而且，很多细胞都可表达 1 个以上的趋化因子。但在不同的受体间，各种趋化因子表达的水平和启动下游信号通路的效率有很大差异。即，某些细胞可对多个趋化因子反应，但反应的程度取决于这些趋化因子各自的特性。

19.1.3.3 趋化因子与 GAGs 间相互作用

多数趋化因子都含有碱性结构域（basic domains），其碱性氨基酸可与相应受体上的糖胺聚糖（glycosaminoglycans，GAGs）预结合，如硫酸肝素（heparin sulfate，HS）或细胞外环，修饰 GAGs 上的糖链。含有这种 GAGs/HS 结合区域（binding domains）的趋化因子包括 CCL3、CCL5、CCL2、CCL4、CXCL12、CXCL8 和 XCL1。这种预结合方式可导致趋化因子肽构象变化，一方面可以增加受体局部趋化因子的浓度，另一方面，可稳定趋化因子特异肽的构象，从而促进或增强趋化因子与其受体的结合能力。结合的趋化因子仍保留其完全的趋化活性，并局限于它们形成和释放的区域内。这种细胞表面 GAGs 和趋化因子间的相互作用，也启动了趋化因子浓度梯度的形成并定向募集白细胞。

19.2 趋化因子与心血管疾病

19.2.1 趋化因子与高血压

高血压是心血管疾病的主要危险因素之一。血管内皮功能障碍和血管壁炎性反应在高血压发病机制中具有重要作用。与高血压发病机制相关的趋化因子包括 CCL2、CXCL10、CXCL8、CCL5 和 CX3CL1,以及它们的受体 CCR2、CCR5、CXCR1、CXCR3 和 CX3CR1。趋化因子主要作用是吸引单核细胞和巨噬细胞迁移到血管壁,调控高血压血管壁的炎症反应,导致内皮功能障碍,影响一氧化氮(nitric oxide,NO)、内皮素-1(endothelin-1,ET-1)的产生和血管平滑肌细胞(vascular smooth muscle cells,VSMCs)增殖。由趋化因子引起血管壁的这种炎性渗入和氧化应激(oxidative stress)可导致血压升高,而抑制这一过程则可导致血压降低[11]。

19.2.1.1 CCL2 在高血压发病机制中的作用

在血流动力学刺激(切应力、血流)、激素、氧化应激、细胞因子和生长因子作用下,均可诱导血管、心肌和肾脏合成分泌 CCL2。大量炎性因子可以激活胞浆中的 NF-κB(N-nuclear factor kappa-light-chain-enhancer of active B cells),如肿瘤坏死因子-α(tumor necrosis factor-α,TNF-α)、白介素、淋巴毒素、脂多糖、氧化低密度脂蛋白(oxidized low-density lipoprotein,oxLDL)和活性氧(reactive oxygen species,ROS)等。而活化的 NF-κB 作为转录因子,可调控血管 ECs 和 VSMCs 表达 CCL2、CXCL8、黏附分子 E-选择素(E-Selectin)、细胞间黏附分子(intercellular adhesion molecules-1,ICAM-1)和血管细胞黏附分子(vascular cell adhesion molecule-1,VCAM-1)[12,13]。

CCL2 与 CCR2 结合,可促进白细胞和单核细胞迁移到炎症位点。在动物模型和临床实验中观察到,动脉粥样硬化和心绞痛发病过程中,CCL2 表达增高。通过活化 CCR2,血管紧张素Ⅱ可刺激主动脉 VSMCs 增殖。VSMCs 增殖是高血压、动脉粥样硬化和血管支架再狭窄发病机制的重要因素。血压水平与 CCR5 和 CCR2 相关关系的研究表明,CCR5 δ32 基因多态性与血压增高之间具有统计学意义,预示该基因在血压调节方面具有重要作用[14]。动物实验表明,在脑组织中 CCL2 的活性可明显影响神经性高血压。抑制脑干 CCL2 与其受体 CCR1 和 CCR2 表达,令人意外地导致自发性高血压大鼠(spontaneouslyhypertensive rats,SHRs)血压增高;而在在大脑孤束核附近注射 CCL5,则可降低自发性高血压大鼠的血压[15]。采用阻断 NO 合成所诱导的高血压大鼠研究发现,阻断 CCL2/CCR2,可产生抗炎症效应。RS102895(CCR2 阻断剂)可导致血压降低,可能是通过抑制 NF-κB 活性,抑制 TNF-α 和 ICAM-1 表达所引发的抗炎效应。血管紧张素受体阻断剂可降低 CCL2 表达水平。缬沙坦(valsartan)可抑制 CCL2、TNF-α、IL-6 和 IL-1B 表达,抑制白细胞和巨噬细胞向血管壁渗入。替米沙坦(telmisartan)和氯沙坦(losartan),两者均为 AT1R 受体拮抗剂,可抑制自发性高血压大鼠主动脉中单核细胞表达 CCL2,降低血清 CCL2 水平。在高血压性心脏病的患者中检测到,CCR2、CXCR4 和 CCR7 基因表达明显高于正常血压人群。表明 CCL2 不仅调控白细胞向血管壁迁移,也参与高血压心脏病的形成。CCL2 也参与肾脏疾病导致的高血压发生。肾动脉狭窄引起肾素-血管紧张素-醛固酮系统(the renin-angiotensin-aldosterone system,RAAS)继发性活化,增加 CCL2 表达、氧化应激、炎症反应,损伤肾脏功能,引发高血压[16]。高血压动物模型的研究发现,CCR2 和它的激动剂 CCL2、CCL7、CCL8 和 CCL12 均高表达;采用 INCB3344(CCR2 拮抗剂)可抑制 CCR2 表达,抑制巨噬细胞渗入,降低血压[17]。

总之,大量动物模型和体外研究已表明,CCL2/CCR2 在高血压的发生中发挥作用,其阻断剂可有效地阻止高血压形成,以及其心脏和肾脏并发症的发生。但仍然没有说服力的临床实验证据和流行病学资料。然而,目前临床使用的高血压治疗药物,包括 ACE 抑制剂、血管紧张素受体阻断剂和钙通道阻断剂,均已证明具有抑制 CCL2 表达和阻断 CCR2 受体的效应。

19.2.1.2 CXCL8、CXCL10 和 CX3CL1 在高血压中的作用

在动物模型中已经证实 CXCL8 参与高血压的发病过程。在自发性高血压大鼠(SHRs)中,CXCL8 表达高于正常血压大鼠;血管紧张素 II 诱导 VSMCs 表达 CXCL8,而血管紧张素受体抑制剂可阻断这种效应。CXCL8 也刺激血管 ECs 增殖,抑制 ECs 凋亡,在血压调节中发挥重要作用。CXCL8 的一个重要作用是在动脉粥样硬化形成初期诱导白细胞迁移浸入血管壁内皮下层,CXCL8 水平增高也是冠状动脉心脏病发病的高危因素。经静脉给高血压大鼠输入瑞帕立丰(reparixin,CXCL8 受体抑制剂),可降低血压,抑制 CXCL8 和 CCL2 表达[18]。Antonelli 等发现,原发性高血压患者 CXCL10 和 CCL2 水平明显高于正常对照组。CXCL10 影响 VSMCs 迁移和血管 ECs 层的通透性。血管紧张素转换酶可抑制 TH-1 细胞和人单核细胞表达 CXCL10 和 CCL1[19]。

在体内,CX3CL1 以可溶型和膜结合型两种形式出现。动物模型实验证实,CX3CL1 参与动脉粥样硬化和高血压的形成和发展过程。其膜结合型主要在生理学血流条件下,趋化吸引白细胞并促进白细胞黏附;其可溶型则主要参与趋化吸引外周组织中的单核细胞、自然杀伤细胞(natural kill cell,NK)和 T 细胞。在动脉粥样硬化、糖尿病和抑制后血管病变患者的血管中,发现有 CX3CL1 表达。体外研究表明,CX3CL1 可抑制人单核细胞凋亡。在血管 ECs 和肾小球中有 CX3CR1 表达,CX3CL1/CX3CR1 参与高血压性肾小球纤维化过程,可加重炎症程度[20]。

19.2.1.3 趋化因子与 ECs 功能障碍

ECs 功能障碍在高血压发病机制中具有重要作用。正常情况下 ECs 主要功能是引起血管舒张,缓解血管张力,产生抗炎效应和抗凝效应,抑制 VSMCs 增殖,抑制白细胞向血管壁迁移和渗入。ECs 功能失调允许白细胞黏附并聚集于血管内膜下。趋化因子不仅促进单核细胞和白细胞迁移与黏附,还负性调节血管保护因子 NO 的活性,加重内皮功能障碍,导致血管收缩和血压升高。反映内皮功能障碍的一个重要指标,就是与 NO 相关的功能受损。

因为 NO 可抑制 CCL2 表达,因此,在内皮功能障碍时,CCL2 和白细胞迁移被激活,增加血管炎症反应。在原发性高血压患者和内皮功能障碍患者中,已发现 CCL2 表达增高。血管紧张素Ⅱ不但可经 NF - κB 刺激 CCL2 生成,还可诱导血管壁氧化应激反应,增加 ROS 形成,进而增加血管收缩性和高血压易感性,同时刺激血管壁 VSMCs 增殖。ROS 形成增加,导致 NO 活性降低,促进白细胞向血管壁迁移和渗入。血管紧张素Ⅱ也刺激 CX3CR1 表达,而 CX3CL1 可诱导 ROS 形成。CXCL8 可刺激 ECs 生成 ET - 1 和纤维蛋白溶酶原激活物抑制剂(plasminogen activator inhibitor,PAI),破坏 ECs 内环境稳定,增强促凝活性与血管收缩活性,导致血管内皮功能障碍。

内皮功能障碍和白细胞渗入内皮下间隙不仅是高血压发病机制的重要过程,在动脉粥样硬化、中风和冠状动脉心脏病发生发展中也具有重要作用。

19.2.1.4　趋化因子与高血压治疗

总而言之,趋化因子配体/受体对(如 CCL2/CCR2、CCL5/CCR5、CX3CL1/CX3CR1、CXCL8/CXCR2 和 CXCL1/CXCR1 等)可参与高血压病的发生和发展过程。趋化因子和其受体促进单核细胞和巨噬细胞迁移渗入血管壁,导致血管内皮功能障碍和 VSMCs 增殖,加重高血压及其相关并发症的严重程度,如动脉粥样硬化、高血压性心脏病和高血压肾硬化。目前,临床应用的高血压治疗药物,可通过 RAAS 系统,影响趋化因子和其受体的功能。因此,充分了解趋化因子在高血压发病机制中的作用,可能具有重要的临床意义,从抑制血管壁炎症和影响趋化因子及其受体的角度考虑,开发新的治疗措施和新的药物,将改善高血压与其并发症的治疗效果。

19.2.2　动脉粥样硬化与趋化因子

19.2.2.1　动脉粥样硬化中的趋化因子调控网络

动脉粥样硬化(atherosclerosis)是一种慢性炎症性疾病,与不同刺激因子诱发的炎症级联反应相关。动脉粥样硬化形成(atherogenesis)初期是白细胞黏附于功能失调的血管内皮层,然后,随病变发展,大量细胞参与其中。来源于单核细胞的巨噬细胞组成了炎症血管组织区域主要的细胞成分,其他还有白细胞,以及少量肥大细胞、树突细胞和内皮祖细胞。虽然,很多刺激都可以启动这一炎症级联反应,但仍然认为脂质聚集是主要的刺激因素。动脉粥样硬化形成初期,血浆脂蛋白水平增高诱发早期细胞外脂质聚集,低密度脂蛋白(low-density lipoprotein,LDL)在内皮下间隙修饰成氧化 LDL(oxidized low density lipoprotein,oxLDL)。oxLDL 诱导 ECs 和 VSMCs 表达趋化因子 CCL2(MCP - 1)、CX3CL1(Fractalkine,FKN)、CXCL1(GRO - α)和 CCL5(RANTES)。CX3CL1,CCL5 和 CXCL1 分别与受体 CX3CR1、CCR1 和 CXCR2 相互作用,导致滚动的单核细胞牢固地黏附于被激惹的血管内皮[21]。紧接着,由 ECs 和 VSMCs 分泌的可溶性 CCL2 诱导表达 CCR2 的已黏附单核细胞结构改变,促进其跨内皮迁移。同时,干扰素诱导受损 ECs 表达 CXC 亚家族趋化因子,并与表达 CXCR3 的 T 细胞相互作用,促进 T 细胞抵抗切应力快速停靠,加重血管炎症反应。与动脉粥样硬化相关的血管祖细胞(vascular progenitor cell)和中性白细胞(neutrophils),其归巢和外周血液中的动态平衡也受 CXCR2 和 CXCR4 以及相应配体 CXCL8 和 CXCL1 的调控。受损的巨噬细胞、ECs 和 VSMCs 高表达 CXCL8。CXCL8 主要是粒细胞趋化物,但在血液生理流动情况下,也可诱导表达 CXCR2 的单核细胞牢固黏附于血管内皮。在动脉粥样硬化形成的晚期,CCL2、CX3CL1、CXCL1、CXCL8 和 CCL5 参与促进血管内斑块形成[22]。

然而,同一个趋化因子配体也可以与不同趋化因子受体结合,导致不同的结果。选择性受体拮抗剂实验证实,CCL5 经 CCR1、诱导单核细胞以及活化 T 细胞和活化 T1 细胞停靠,而 CCR5 促进这些细胞沿血管内皮分布。CCL5 可触发表达 CCR1 和 CCR5 细胞的跨 ECs 迁移。特定的趋化因子配体/受体相互作用不仅募集特定的单核细胞亚群,而且对其他不同的单核细胞亚群也具有趋化和活化作用。

因此,在动脉粥样硬化发展过程中,趋化因子信号途径 CX3CL1/CX3CR1、CCL2/CCR2、CXCL1/CXCR2 构成复杂精细的调控网络,协调特定细胞间的相互作用,促进动脉损伤形成(见图 19 - 4)[23]。

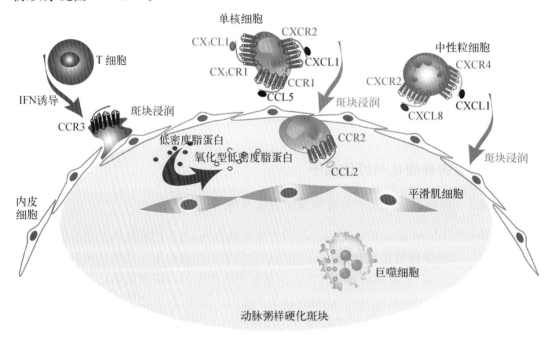

图 19 - 4 趋化因子促进动脉粥样硬化形成示意图

Figure 19 - 4 Schematic representation of novel chemokine players in atherosclerosis

19.2.2.2 CXCL8 与动脉粥样硬化

(1) CXCL8 功能特征。CXCL8(IL - 8)是第一个确定的趋化因子。机体内几乎所有有核细胞均可分泌 CXCL8,但是单核细胞和巨噬细胞是其主要来源。由基因编码转录形成的初始 CXCL8 是一个带有 99 个氨基酸的无活性蛋白,经蛋白水解酶水解成 2 种生物活性肽,一个是在非免疫细胞内含 77 个氨基酸的活性肽,另一个是在单核细胞和巨噬细胞内含 72

个氨基酸的活性肽。具有生物活性的成熟 CXCL8 是含 72 个氨基酸的活性肽。CXCL8 主要负责募集单核细胞和中性粒细胞,这两种细胞属于急性炎症反应的特征性细胞。多种刺激物可诱导细胞分泌 CXCL8,如脂多糖(lipopolysaccharide)和活细菌,以及其他早期的促炎症细胞因子肿瘤坏死因子(tumor necrosis factor,TNF)和白介素-1(interleukin-1,IL-1)。细胞受刺激后,分泌 CXCL8 到细胞外间隙,CXCL8 与基底膜蛋白结合产生趋化物浓度梯度,诱导炎性细胞向炎症位点迁移,并将已经到达的细胞保留在炎症区域。另外,CXCL8 还可促进单核细胞和中性粒细胞活化。CXCL8 的主要作用是参与调节急性炎症反应。CXCL8 在炎症局部快速合成,并在炎症区域执行其募集和活化急性炎症细胞的功能。CXCL8 可以抵抗温度和蛋白水解作用,对酸性环境也具有一定的抵抗能力。CXCL8 的另一个特点是,在急性炎症初期即形成,并可保持活性达数周,而其他炎性细胞因子仅在数小时内就被完全清除。CXCL8 这些生物化学特征使其成为在急性炎症区域能够存在并发挥功能的理想候选分子。另外,CXCL8 对氧化剂高度敏感,抗氧化剂可明显降低 CXCL8 基因表达。氧化剂对 CXCL8 和其他趋化因子的这种调节作用与心血管疾病具有关联性。

值得注意的是,在大鼠和小鼠体内缺乏 CXCL8,它们依靠体内其他 CXC 趋化因子执行 CXCL8 的功能。CXCL8 是目前已知的唯一能与 CXCR1 结合的趋化因子,而在大鼠与小鼠体内细胞表面缺乏 CXCR1。

(2) CXCL8 与动脉粥样硬化。自 1987 年首次确定 CXCL8 以来,有关 CXCL8 对白细胞活化与转运调控作用的研究,尤其在动脉粥样硬化形成中的作用,已取得快速进展。研究表明,在血管损伤部位存在 CXCL8 表达,而在动脉粥样硬化形成的不同阶段均有高水平 CXCL8 表达,定量酶联免疫吸附检测显示,血管壁粥样斑块内的 CXCL8 水平明显高于正常血管内膜[24]。CXCL8 主要由粥样斑块内的巨噬细胞分泌,病变区域巨噬细胞分泌 CXCL8 的能力较正常区域明显增高,而且还高于血液中单核细胞。而人动脉粥样斑块组织泡沫细胞内有高水平 CXCL8 表达,进一步采用体外培养的单核细胞或单核细胞来源巨噬细胞证实,氧化型胆固醇可刺激这两类细胞分泌 CXCL8,其分泌具有时间依赖性和剂量依赖性。然而,除了巨噬细胞,血管壁的有核细胞均可分泌 CXCL8。oxLDL 可诱导体外培养 ECs 分泌 CXCL8 和 CCL2,高半胱氨酸可增加体外培养 ECs CXCL8 表达,高半胱氨酸是公认的动脉粥样硬化独立危险因素。LDL 也可刺激体外培养血管平滑肌分泌 CXCL8。CXCL8 可导致滚动单核细胞快速牢固黏附于表达 E-选择素(E-Selectin)单核细胞,表明 CXCL8 是在血液流动情况下,促进单核细胞-ECs 相互作用的重要调节子,而其他趋化因子不具有此作用。CXCL8 对 VSMCs 具有促丝分裂和趋化作用,CXCL8 以浓度依赖方式刺激人和大鼠主动脉平滑肌细胞 DNA 合成与细胞增殖。TNF-α 可刺激人脐静脉 ECs 表达 CXCL8,而阿司匹林明显抑制 TNF-α 诱导的 CCL2 和 CXCL8 释放,提示阿司匹林可用于治疗动脉粥样硬化。Apostolakis 等[25]发现,自发性高血压大鼠胸主动脉组织和 VSMCs 的 CXCL8 表达明显高于正常大鼠,提示 CXCL8 在高血压发病机制中具有重要作用。而抑制 CXCL8 表达和分泌,可在新西兰大白兔心肌缺血再灌注损伤模型中,使心肌坏死程度和范围明显减轻。因此,CXCL8 在动脉粥样硬化形成与发展过程中所具有的这类作用,表明 CXCL8 既可作为疾病的标志物,也可作为潜在的治疗靶标。

19.2.2.3 其他趋化因子与动脉粥样硬化

CX3CL1 是目前发现的唯一存在于 ECs 的膜结合型分子,它的趋化蛋白区和黏蛋白样结构区使它兼具有趋化和黏附的双重表达功能[26]。① 趋化作用:可溶型 CX3CL1 分子对单核细胞、自然杀伤细胞(NK)和 T 细胞具有强效趋化作用。ECs 表面的 CX3CL1 是控制炎症部位白细胞渗出的首次屏障,而血管内皮功能障碍是许多慢性炎症性疾病,尤其是心血管疾病的早期表现。CX3CL1 趋化作用和其他的趋化因子不同,一般趋化因子是通过与细胞表面的蛋白多糖和糖胺聚糖等相互结合来与白细胞表面的特异受体作用,通过 G-蛋白依赖机制触发黏附分子整合素家族的活化,进一步引起白细胞黏附、迁移。CX3CL1 则不同,它有特殊的趋化因子结构域,分布在细胞外延伸出的黏蛋白样茎状结构的顶部,含有大量的负电荷的跨膜蛋白,所以 CX3CL1 本身具有黏附作用,不需要与蛋白多糖和其他黏附分子相结合,即不依赖于整合素发挥作用。② 黏附作用:对鼠的动脉粥样硬化模型的研究中可以得知,在低切应力条件下,CX3CL1 在炎症损害的 ECs 中表达后可启动白细胞的黏附,此过程需要血小板表达的 CX3CL1 受体 CX3CR1 来介导。此结论的第一个证据是,ECs 表达的 CX3CL1 诱导相邻的血小板之间的表面黏附并导致脱颗粒和 P 选择蛋白的暴露。此外,CX3CL1 依赖的 P 选择蛋白的表达既是白细胞黏附的关键步骤,也是动脉粥样硬化中的关键步骤[27]。

在上述的动脉粥样硬化病理生理过程中 CX3CL1/CX3CR1 起到了重要的作用。我们造模不同时间的兔主动脉弓升部动脉粥样硬化斑块,采用免疫组化法研究其蛋白表达情况,发现趋化因子 CX3CL1 及其受体 CX3CR1 蛋白表达明显增加[28](见图 19-5 和图 19-6)。

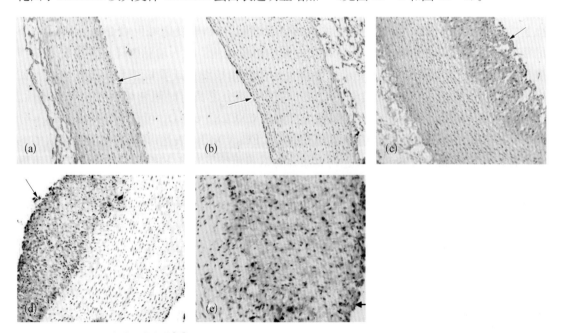

图 19-5 CX3CL1 免疫组化定位[28]
(a) 对照组(×200);(b) 4 周 AS 模型组(×200);(c) 8 周 AS 模型组(×200);(d) 12 周 AS 模型(×200);(e) 12 周 AS 模型组(×400)
Figure 19-5 Immunohistochemical localization of CX3CL1

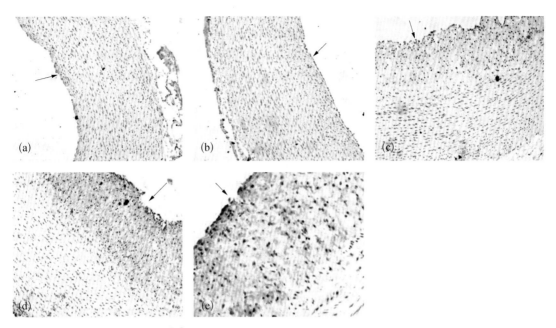

图 19 - 6 CX3CR1 免疫组化定位[28]
(a) 对照组(×200);(b) 4 周 AS 模型组(×200);(c) 8 周 AS 模型组(×200);(d) 12 周 AS 模型(×200);(e) 12 周 AS 模型组(×400)
Figure 19 - 6 Immunohistochemical localization of Fractalkine receptor CX3CR1

动脉粥样硬化模型 ApoE 敲除小鼠再敲除 CX3CR1 基因时,动脉粥样硬化病变明显减轻。Zhang 等[29]通过研究 CAD 患者的动脉粥样硬化的冠状动脉斑块区域,与对照组相比发现有明显的 CX3CL1/CX3CR1 表达增加。而阿司匹林可以抑制动脉粥样硬化中 CX3CL1 的表达,以及降低 ApoE 基因敲除小鼠发生动脉粥样硬化的危险性。Ikejima 等[30]发现在不稳定性心绞痛患者破裂的冠状动脉斑块中的 CX3CL1 以及单核细胞、T 淋巴细胞和 NK 细胞中 CX3CR1 的表达增加。Poupel 等研究发现,在动脉粥样硬化的小鼠模型中,CX3CR1 的药理学抑制剂 F1,通过抑制 CX3CL1/CX3CR1 的相互作用有助于降低动脉粥样硬化的发生[31]。研究发现,CX3CL1 在中性粒细胞和 ECs 功能中,除了直接引起单核细胞募集反应外,在缺血再灌注的状态下,CX3CL1 从内皮脱落以后,与受体 CX3CR1 结合而促进细胞间细胞黏附分子- 1(ICAM - 1)的表达和中性粒细胞的黏附[32]。由此看出,动脉粥样硬化发生时,CX3CL1 及其受体 CX3CR1 的介导作用是白细胞发生黏附和趋化效应,从而导致动脉粥样硬化炎性反应的可能途径之一。白细胞中 CX3CL1 及其受体 CX3CR1 的存在以及在炎症条件下的表达增多,均可显示两者参与免疫炎症性疾病。炎症细胞因子 IL - 1 和 TNF 等通过 NF - κB 依赖性机制显著上调 ECs CX3CL1 的表达,而且 CX3CL1 能与新分离的自然杀伤细胞(NK)结合,以剂量依赖的方式增强 NK 细胞的杀伤力,从而导致 ECs 损伤[33]。上述研究表明,CX3CL1 及其受体 CX3CR1 与动脉粥样硬化发生发展密切相关。

19.2.3 趋化因子与心肌梗死和血管再狭窄

衬于血管内壁的 ECs 功能障碍常由血脂异常以及血流动力学紊乱的激惹所致,进而诱使动脉粥样硬化损伤形成。动脉壁中由单核细胞衍生的巨噬细胞吞噬富含胆固醇的低密度脂蛋白(LDL)颗粒,形成泡沫细胞。随着动脉粥样硬化损伤的发展,VSMCs 从中膜层迁移进入内膜层,VSMCs 增殖合成细胞外基质分子,如弹性蛋白、胶原和蛋白多糖。动脉粥样硬化晚期,由于广泛性血管壁损伤导致的血管狭窄,血流减少,以及由于不稳定斑块破裂导致的血栓形成,是心肌缺血和梗死的主要因素。气囊成型术、支架植入等干扰措施,是为了使梗阻动脉重新开放,但常常也伴随损伤诱导血管重建和血管 ECs 过度增殖所导致的血管管腔术后再狭窄。静脉移植失败也是一个主要问题,伴随血管 ECs 过度增殖以及加重动脉粥样硬化。在心肌梗死和血管再狭窄的病理变化过程中,研究最多的趋化因子配体/受体轴就是 CXCL12/CXCR4 轴[9]。

19.2.3.1　趋化因子受体 CXCR4 和趋化因子配体 CXCL12

趋化因子受体 CXCR4 属于 7 次跨膜 G 蛋白偶联趋化因子受体(GPCRs);其配体 CXCL12 与 CXCR4 相似,具有高度保守性。缺失 CXCL12 或 CXCR4 的小鼠,由于血细胞生成、血管形成、心脏形成和神经形成障碍,常常死于围产期[34]。CXCL12/CXCR4 轴通过介导骨髓祖细胞归巢和调节祖细胞进入外周组织,发挥重要的自稳定功能,因此,CXCL12/CXCR4 轴分类为自稳定型/组成型趋化因子配体/受体组,而不是炎症性/诱导性趋化因子组。同时,CXCL12/CXCR4 轴也与细胞趋化作用、细胞停滞(捕获)、血管生成和细胞成活有关。在低氧和损伤等应激情况下,CXCL12 上调并伴随 CXCR4 阳性干细胞和祖细胞动员(迁移)进入外周血液和组织。CXCL12/CXCR4 轴介导的祖细胞动员,在血管损伤诱导的再狭窄中也具有重要作用,如器官移植、气囊血管成型术、干细胞植入等。这些功能作用也成为冠状动脉疾病(coronary artery disease,CAD)和心肌梗死(myocardial infarction,MI)发病的基础。全基因组相关研究揭示 CXCL12 是一个与冠状动脉疾病和心肌梗死相关的重要候选基因[35]。

虽然,一直认为 CXCL12/CXCR4 相互作用是一一对应关系,但是,自从证实巨噬细胞移动抑制因子(macrophage migration inhibitory factor,MIF)是一个重要的 CXCR4 第二配体,而 CXCR7 是 CXCL12 替代受体,就使这种对应关系不复存在,使理解 CXCL12/CXCR4 信号途径和相应的生物学功能变得更为复杂。

(1) MIF 是 CXCR4 的替代趋化因子配体,属于非典型趋化因子类。MIF 是一个广泛表达并高保守的蛋白质,含 144 个氨基酸(不包括氨基末端的蛋氨酸,蛋氨酸在转录后被去除),人与小鼠间达到 90% 同源性。MIF 通过与趋化因子受体 CXCR2 和 CXCR4 结合,在细胞募集和捕获中发挥重要作用。然而,由于缺乏氨基末端特征性的半胱氨酸基序,MIF 不属于典型趋化因子,而归类为趋化因子功能样趋化因子(CLF)。与 CXCL12 相反,MIF 是由不同炎症刺激因子刺激分泌的,与多种疾病的促炎症作用和动脉粥样硬化作用有关。另一方面,MIF 在心肌梗死(myocardial ischemia,MI)和心肌梗死/再灌注损伤(MI/reperfusion injury,MIRI)中,可能产生保护效应,MIF 在 MI 和 IRI 中具有双刃剑的作用[36]。

(2) CXCR7 是 CXCL12 的替代受体,也是 CXCR4 的异二聚体。2005 年发现 CXCL12 可与第二个趋化因子受体 CXCR7 结合,其亲和力是 CXCR4 的 1 倍。与 CXCR4 相似,

CXCR7 在人类和小鼠中高度保守。删除 CXCR7 基因的小鼠常常出现围产期死亡和心血管发育不全。CXCR7 与细胞成活和黏附有关并可介导 CXCL12 定向 T 细胞趋化作用,而不依赖于 CXCR4。趋化因子 CXCL12、CXCL11 与 CXCR7 结合可增强连续的 CXCR7 内化(internalization)作用,并将 CXCL12 或 CXCL11 内化入溶酶体以利于其降解[37]。这种 CXCR7 介导的有效 CXCL12 浓度调节作用与 CXCR7 作为诱饵受体的功能相关,可减少急性 CXCL12/CXCR4 信号转导。而且,关于 CXCR7 激动剂的研究发现,CXCR7 作为 CXCL12/CXCR4 轴的另一个负性调节机制,CXCR7 信号可下调 CXCR4 蛋白水平。CXCR7 与 CXCR4 的异源二聚体化可干扰 CXCR4 诱导的 Gαi 蛋白介导信号并有利于 β 抑制蛋白偶联信号转导。但 CXCR7 不能诱导活化异三聚体 G 蛋白产生典型的 GPCP 信号转导,而是依赖 β 抑制蛋白募集作用。因此,CXCR7 命名为非典型趋化因子受体 3(ACKR3)。研究发现,广泛使用的 CXCR4 拮抗剂 AMD3100 是 CXCR7 的变构激动剂,在 $10\ \mu mol/L$ 的浓度即可以诱导 β 抑制蛋白对 CXCR7 的募集作用。AMD3100 还可增加 CXCL12 与 CXCR7 的结合,并可增加 CXCL12 触发 β 抑制蛋白对 CXCR7 的募集作用。CXCR4 拮抗剂 TC14012 对 CXCR7 有更高的激动效应。

19.2.3.2　CXCL12/CXCR4 轴与心肌梗死研究

(1) CXCL12/CXCR4 轴与心肌梗死。在心肌细胞和心成纤维细胞上广泛表达 CXCR4 和其配体 CXCL12,心肌缺血可明显上调 CXCL12。研究表明,心肌梗死和心肌梗死/再灌注损伤后,CXCL12/CXCR4 通过促心肌细胞生成效应以及募集循环免疫细胞,对心肌产生保护效应[38]。在 MI 或 MI/IRI 后,心内或心肌内注射 CXCL12 可减小梗死范围并增强心脏功能,采用 AMD3100 可阻断这种心脏保护效应。CXCL12 诱导的心肌保护和心肌缺氧生存改善,血管生成增加,并与心肌和 ECs 的抗凋亡蛋白 Akt(protein kinase,PKB,蛋白激酶 B)和 MAPK3/1(也称为 ERK1/2)信号转导相关。在梗死区域和心脏 ECs 中,CXCL12 的释放可触发血管内皮生长因子(VEGF)上调,VEGF 是血管生成和祖细胞募集的重要调节因子。给予外源性 CXCL12 可增强梗死区域 CXCR4[+] 干细胞和祖细胞的募集和结合。心肌梗死后,移植过表达 CXCL12 的内皮祖细胞(endothelial progenitor cells,EPCs)可增加血管生成,但没有明显地心脏功能改善;而移植过表达 CXCL12 的间充质干细胞(mesenchymal stem cells,MSCs)可改善心肌细胞成活性,但无心肌细胞再生的证据;转基因 CXCR4 表达的 MSCs 可增加其掺入缺血区域的能力,伴随有新生血管生成增加、心肌生成增加和心脏功能改善。体外实验表明,低氧可增加 MSCs 的 CXCR4 表达,CXCR4 介导的 MSCs 向 CXCL12 迁移需要 PI3K/Akt 信号传导。而且,移植 MSCs 的心脏保护效应需要心肌细胞表达 CXCR4。采用单一 AMD3100 治疗 MI 或 MI/IRI 后,AMD3100 从骨髓动员祖细胞的效应,伴随有梗死区组织内祖细胞聚集增加,新生血管生成增加以及心脏功能改善[39]。

相对于稳定型心绞痛,急性冠脉综合征(acute coronary syndromes,ACS)患者血小板表面接合的 CXCL12 明显增加并伴有循环造血祖细胞数量增加。ACS 患者血小板表面 CXCR7 的表达明显增高,但 CXCR4 表达没有变化。这些结果显示,CXCL12 上调血小板的 CXCR7 有效表面。ACS 患者血小板 CXCR7 表面表达水平与左心室射血指数增加呈正相关,可作为 MI 恢复的测定指标,表明 CXCL12/CXCR7 信号传导对 ACS 患者功能恢复具有正向作用效果。

（2）CXCR4 在缺血心肌中的双刃剑作用。尽管在缺血心脏中 CXCL12/CXCR4 轴具有心脏保护功能,CXCR4 杂合子小鼠可减少 MI 后的梗死面积,然而对心脏功能没有明显影响。这可能一方面与新生血管生成减少有关,另一方面可能与降低了中性白细胞和单核细胞参与的炎症反应有关。同样,腺病毒介导的心脏 CXCR4 过表达,可增加心肌梗死面积,并降低心脏功能[40]。这些情况都伴随有炎性细胞募集增加,肿瘤坏死因子 α (TNF - α)表达增加和心肌细胞凋亡增加。另一方面,心肌细胞缺失 CXCR4 并不影响心脏功能和 MI 后的重建。这些研究结果证实,CXCR4 在缺血心肌中也具有双刃剑的作用。在 MI 后,心肌和血浆中的 MIF 表达上调(MIF 是 CXCR4 的替代配体),可产生心脏保护效应。在心肌缺血后,对于 MIF 介导的心肌保护效应,趋化因子受体 CXCR2 对心肌细胞具有重要的作用。而且,MIF 通过 CXCR4 和 CXCR2 诱导内皮祖细胞(EPCs)募集和分化可能与 MIF 的心脏保护性效应有关。另一方面,在 MI 或 MI/IRI 中的慢性缺血损伤后,MIF 可通过炎性细胞浸入而产生有害作用。与 CXCR4 相似,MIF 在心肌缺血中也具有双刃剑的作用[36]。

19.2.3.3　CXCL12/CXCR4 轴在动脉损伤诱导再狭窄中的作用

血管损伤再狭窄是冠脉再血管化后的主要问题,CXCL12/CXCR4 在损伤诱导再狭窄中具有重要作用。在血管损伤后,通过增强缺氧诱导因子 α(HIF - α)表达,使 CXCL12 表达增加。采用 CXCL12 阻断抗体或 CXCR4 拮抗剂对小鼠进行全身治疗,可减少损伤诱导的血管内膜过度增生和 VSMCs 数量。减少 VSMCs 数量可降低损伤诱导的 Lin - Sca1+ 祖细胞动员,这些祖细胞可掺入血管内膜损伤部位,并分化成 VSMCs[41]。骨髓来源的细胞也可以募集到机械损伤的动脉部位,并在病变区域分化成 VSMCs 和 ECs。体外实验证实,CXCR4 可促进单核细胞来源的 EPCs 黏附到动脉损伤部位;而阻断 CXCR4 可干扰输入 EPCs 促进再内皮化的作用,减少颈动脉损伤后的内膜过度增生面积。CXCR4 过表达可促进 CXCL12 启动的 EPCs 迁移和黏附作用,并且可在血管剥蚀损伤后,增强 EPCs 促进内皮恢复的作用。股动脉损伤后,阻断 CXCR4 可减少细胞增殖,减少内膜增生病变区域中巨噬细胞的数量并伴随新生内膜增生面积减少。采用 AMD3100 治疗,可以废除巨噬细胞克隆刺激因子(M - CSF 或 CSF1),加速损伤诱导性血管 ECs 过度增殖。这种效应与 CXCR4+ 细胞损伤性掺入作用降低有关[42]。表示,通过介导炎症性细胞募集到内膜增生病变区域,CXCR4 在损伤诱导血管内皮过度增殖过程中具有不利作用。

总之,阻断 CXCL12/CXCR4 轴可通过减少 CXCR4+ 平滑肌祖细胞(smooth muscle progenitor cells,SMPCs)和炎症性细胞募集到损伤位点,干扰损伤诱导的血管 ECs 过度增殖。另一方面,CXCR4 可增强输入 EPCs 黏附到损伤血管的能力,促进血管再内皮化(见图 19 - 7)。目前的研究结果显示,在损伤诱导的再狭窄中,CXCR4 通过对祖细胞的募集,产生双刃剑的效应,既可刺激血管内皮过度增生,也可抑制其增生。

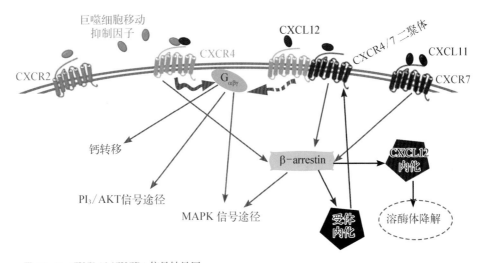

图 19 - 7　CXCL12/CXCR4 信号转导网
Figure 19 - 7　The CXCL12/CXCR4 signaling network

19.3　切应力、趋化因子与冠状动脉疾病

　　血流与血管复杂几何形状相互作用产生不同时空的血流动力学特征。在整个动脉体系中，血流模式可以从充分发展的均匀层流模式转变为复杂的紊流模式（流动分离，往返流动等），其中，均匀层流发生于直行的中等大小动脉中，紊流常出现于动脉分支和弯曲位点。

　　血管内皮层与血液接触，血液流动所产生的切应力（shear stress）直接作用于 ECs，因此，当血流动力学发生变化时，可影响和调控 ECs 的多方面生理过程，改变血管生物学功能。血管内高切应力的均匀层流可降低 ECs 黏附性分子和其他炎症性蛋白的表达，阻止白细胞募集到血管壁，构成抗动脉粥样硬化形成区域；而低切应力的振荡流或紊流则具有相反的效应，促进炎症性信号转导，启动局部炎症反应，引起内膜损伤，LDL 向内膜下聚集、ox - LDL 形成增加，同时 MCP - 1 分泌增加、诱导单核细胞进入内膜下，单核细胞转化成巨噬细胞，促进 ox - LDL 摄取和泡沫细胞形成，诱使动脉粥样硬化初步形成（见图 19 - 8）。正常情况下，这种血流动力学调节作用允许血管壁适应压力和血流的变化，使血管达到最佳功能状态。然而，当 ECs 表型调节到功能失调状态时，如增加脂蛋白通透性和氧化作用，改变增加单核白细胞的黏附和内膜聚集，改变细胞外基质代谢，止血-血栓形成平衡失调，就构成了导致血管疾病发生的一个主要危险因素。

19.3.1　切应力与血管内动脉粥样硬化形成区域

　　动脉粥样硬化是一类动脉血管的慢性炎症性疾病，易发于血流紊乱的血管分支与血管弯曲部位。动脉粥样硬化的特征是，平滑肌细胞和富含脂质的泡沫状巨噬细胞聚集于动脉血管壁内，形成粥样硬化斑块，导致血管管腔狭窄，血流量减少，最后，斑块破裂致使管腔完全堵塞。动脉粥样硬化形成受到多种因素的影响，如年龄、性别、胆固醇水平和肥胖。除了

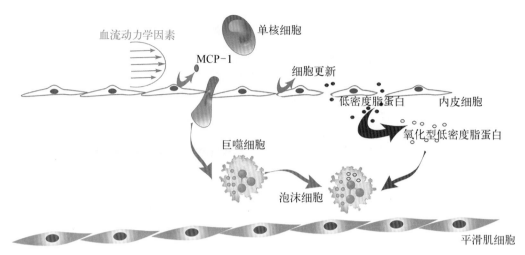

图 19-8 血流动力学因素促进动脉粥样硬化形成示意图
Figure 19-8 Schematic diagram of hemodynamic factors promoting the formation of atherosclerosis

这些全身性危险因素外,在解剖学上,动脉粥样硬化斑块形成易发于动脉分支和血管弯曲部位的内曲面。血流是局部动脉粥样硬化产生的主要影响因素,因为局部斑块的形成与血流特殊的流动模式密切相关。血流紊乱的低流速的动脉壁区域是粥样硬化斑块易发部位,而动脉的高流速区域则可阻止粥样硬化斑块的形成。由于不同流动条件可直接影响局部分子浓度和这些分子与动脉壁相互作用的时间,因此血流可调节分子从血液向内皮的转运。除了影响物质转运外,血流也使 ECs 层暴露于壁切应力(wall shear stress,WSS)和其他力学作用。在机体动脉树不同部位,随特征流动模式的幅度和方向变化,由血液流动所产生的WSS 也发生改变。

19.3.2 切应力诱导 ECs 基因表达

内皮一氧化氮合成酶(endothelial nitric oxide synthase,eNOS)是维持血管内环境稳定的重要因素之一,可调节 NO 的合成与释放,NO 具备血管舒张、抗氧化和抗炎症性调节作用,同时也是切应力调节特异位点 ECs 功能表型的重要元素。体内体外实验表明,抗动脉粥样硬化层流切应力(laminar shear stress,LSS,平均应力大于 12 dyn/cm^2,无振荡)可上调eNOS 的蛋白表达和活性。

另一个维持血管内皮内环境稳定的重要分子是 KLF 家族锌指蛋白转录因子(KLF2)。血管 ECs 有丰富的 KLF2 表达。抗动脉粥样硬化 LSS 或脉动切应力(pulsatile shear stress,PSS,平均应力大于 12 dyn/cm^2,无振荡),可经过信号级联反应,增加 eNOS 表达,进而维持高水平的 KLF2 mRNA 表达。相反,促动脉粥样硬化振荡切应力(oscillatory shear stress,OSS,平均应力为 0~0.5 dyn/cm^2)可诱导 CCL2(MCP-1)与 VCAM-1 活化。CCL2、ICAM-1、VCAM-1 和 E-选择素等生物标记物表达增高是动脉粥样硬化易发区域内皮炎症性表型的标志。流体敏感 miR-10a 可经 NF-κB 介导激活 CCL2、VCAM-1、E-选择素、IL-6 和 CXCL8(IL-8),引起内皮炎症。

19.3.3 切应力与趋化因子 CXCL8

我们于 2001 年发现层流切应力能上调人脐静脉 ECs(HUVECs)CXCL8 mRNA 的表达,进一步用定量-PCR 技术发现用切应力(0.223 Pa,0.420 Pa,0.608 Pa)作用于 HUVECs 1 h,CXCL8 mRNA 表达量明显增高,2 h 达峰值,CXCL8 mRNA 表达量比 1 h 增高 2～3 倍。以后表达量下降,但切应力作用 12 h,ECs 的 CXCL8 mRNA 表达仍比未受刺激时高 2 个数量级。并且还发现随着层流切应力强度增高,ECs 的 mRNA 表达量明显降低。所采用的最低切应力为 0.223 Pa,分 9 个档次逐步递增,最高切应力为 1.929 Pa,0.223 Pa 的切应力在相同作用时间内引起 HUVECs CXCL8 mRNA 表达为最高切应力时的 50 倍[43]。进一步采用双抗体夹心 ABC-ELISA 技术检测 HUVECs 在流体切应力作用下 ECs 的 CXCL8 蛋白表达,发现刺激 5 h,ECs 的 CXCL8 蛋白表达量达高峰。作用 8 h 后 CXCL8 蛋白表达量逐步降低[44,45]。并且低切应力作用时,CXCL8 蛋白表达量明显增高,为高切应力时的 6～7 倍。切应力强度与 CXCL8 蛋白表达量仍然存在着反变关系[46,47]。

不同强度切应力影响 ECs CXCL8 基因和蛋白表达的临床意义:临床病理解剖发现动脉粥样硬化斑块好发于动脉分叉处外侧壁和弯曲主动脉管壁凸曲面,这部位往往呈扰动流和/或低切应力区,切应力低于 0.4 Pa,大大低于直血管区域的切应力(≥1.5 Pa)。当切应力大于 1.5 Pa,可以诱导 ECs 的 NO 释放;刺激组织纤溶酶原激活物的表达,并减少其抑制物的表达,抑制 ECs 凋亡,减少 ECs 受损后促炎症细胞因子的激活,抑制 VSMCs 迁移,抑制 ECs 趋化性细胞因子、黏附分子的表达,诱导 ECs 抗粥样硬化基因的表达,因而具有抗动脉粥样硬化作用。而扰动流或低切应力(≤0.4 Pa)对 ECs 的调节作用正好相反,促进 ECs 分泌 CXCL8、CCL2,促进白细胞募集,加速白细胞黏附,单核细胞跨 ECs 层迁移至血管内皮下层,变成巨噬细胞,同时 LDL 通透性增高,巨噬细胞吞噬大量 LDL,变成泡沫细胞促进 VSMCs 增殖,血管腔变狭窄,导致动脉粥样硬化。

切应力对炎症反应也有调节作用。血管炎症一般好发于毛细血管后微静脉、微静脉和小静脉处,这些区域血流速度缓慢,血流切应力低,约 0.4 Pa,ECs 在低切应力作用下,分泌 CXCL8,可募集更多的中性粒细胞趋壁,并且 ECs 表面黏附分子如 P-选择素和 ICAM-1 等表达上调,促使中性粒细胞与 ECs 黏附并穿过 ECs 间隙,向炎症区域浸润,CXCL8 刺激中性粒细胞脱颗粒和呼吸爆发,促进其溶酶体酶释放,使胞浆内 Ca^{2+} 浓度升高等,在切应力和其他化学因子共同作用下,形成了急性炎症复杂的病理生理过程。

19.3.4 切应力/CXCL8 对血管 ECs 迁移的调节作用及机制

细胞迁移是活细胞存在的一种运动方式,ECs 迁移在许多血管生理和病理过程中都发挥着重要作用。例如,ECs 迁移是血管再内皮化(re-endothelization)、血管重建(vascular remodeling)及血管生成(angiogenesis)的重要组成部分之一。在术后(如血管成形术或心脏搭桥手术)伤口愈合过程中,伤口附近 ECs 向损伤区域的迁移对于伤口愈合和预防再狭窄的发生至关重要。研究血管 ECs 迁移机制,有利于我们把握条件来控制血管 ECs 迁移,从而达到治疗疾病的目的。促使血管 ECs 迁移的诱导因素有很多,在我们的前期研究中,重点关注了切应力和 CXCL8 对血管 ECs 迁移的调节作用及其机制。

19.3.4.1　CXCL8 受体 CXCR1、CXCR2 作为力学感受器参与切应力诱导的 ECs 迁移

细胞迁移机制相当复杂,涉及许多信号途径,包括细胞骨架动力学变化、信号转导、迁移细胞与周围细胞或胞外基质的黏附和解离等过程中的时空传递。早在 1987 年,Ando 等[48]就指出切应力可调节 ECs 迁移。近年来,切应力在 ECs 的转导与传递机制的研究已取得重大进展,研究者们认为切应力诱导 ECs 的信号可经由 2 条途径转导:一是通过细胞骨架的改变,修饰受体活性和跨膜通道,将切应力信号传递到胞内;二是通过力学敏感型受体引起的一系列生化反应,从胞浆侧膜上的分子传导至第二信使,激活蛋白激酶途径。血管 ECs 表面存在的这些力学感受器将应力传入细胞内,可进一步引起细胞变形、铺展(spreading)、运动和形状改变。

细胞膜上 CXCL8 受体 CXCR1 和 CXCR2,与趋化因子诱导的细胞迁移关系密切。研究认为,静态条件下 ELR^+ CXC 趋化因子诱导的微血管 ECs 趋化现象(chemotaxis)和血管生成(angiogenesis)由受体 CXCR2 介导[49,50]。在体外静态条件下,CXCL8 诱导人脐静脉 ECs (human umbilical vein endothelial cells, HUVECs)迁移的机制与 CXCR1 和 CXCR2 有关[51]。然而,关于静态条件下 HUVECs 的 CXCR1 和 CXCR2 的具体表达情况的争议颇多。Murdoch 等[52]认为 CXCR1 mRNA 和 CXCR2 mRNA 在 HUVEC 中都有表达,而 Schönbeck 等[53]的研究结果则发现 HUVECs 只表达 CXCR1 mRNA,检测不到 CXCR2 mRNA。Salcedo 等[51]利用共聚焦显微镜和荧光显微镜研究发现仅有小部分 HUVECs 表达低水平的 CXCR1 和 CXCR2,而 Murdoch 等[52]利用流式细胞术检测发现 HUVECs 表面只表达低水平的 CXCR1,却检测不到 CXCR2 的表达,Petzelbauer 等[54]则是在体外培养的 ECs 表面没有检测到任意一种趋化因子受体。Feil 等[55]的进一步研究表明,HUVECs 对 CXCR1~4 mRNA 的表达与细胞培养条件有关,未受刺激的 HUVECs 只表达极少量的 CXCR1 与 CXCR2;但受 TNF - α 刺激以后,CXCR1 与 CXCR2 表达产物明显增加,显示 ECs 对 CXCR1 和 CXCR2 的表达与细胞培养条件和所受刺激有关。那么,切应力作用下,CXCR1 和 CXCR2 的表达情况如何? 利用经典的平行平板流动腔系统,我们对不同强度切应力($5.56\ dyn/cm^2$、$10.02\ dyn/cm^2$、$15.27\ dyn/cm^2$)作用下 ECs EA.hy926(人脐静脉细胞融合细胞)细胞的 CXCR1 和 CXCR2 表达情况进行了研究[56,57]。RT - PCR 结果表明[56],流体切应力能调节 CXCL8 受体 mRNA 表达。$5.56\ dyn/cm^2$ 切应力使 CXCR1、CXCR2 mRNA 表达增加;$15.27\ dyn/cm^2$ 切应力使两种受体 mRNA 表达降低(见图 19 - 9)。

同时,采用 Western blot 检测切应力作用后 CXCR1、CXCR2 蛋白表达情况,发现 $5.56\ dyn/cm^2$ 切应力使两种蛋白表达增加,$15.27\ dyn/cm^2$ 切应力使两种蛋白表达降低(见图 19 - 10)。

利用免疫荧光染色,我们还观察了 CXCR1 和 CXCR2 受体在 HUVECs 细胞膜表面的分布情况(见图 19 - 11)。在静态条件下,ECs CXCR1、CXCR2 荧光表达主要集中在胞膜上,胞浆内荧光表达较弱[51]。在 $5.56\ dyn/cm^2$、$10.02\ dyn/cm^2$、$15.27\ dyn/cm^2$ 切应力分别作用一段时间之后,CXCR1、CXCR2 在细胞膜上的表达转弱(见图 19 - 11),说明切应力的作用能改变 ECs 膜表面。进一步研究发现,CXCR1、CXCR2 的抗体 anti - IL8RA、anti -

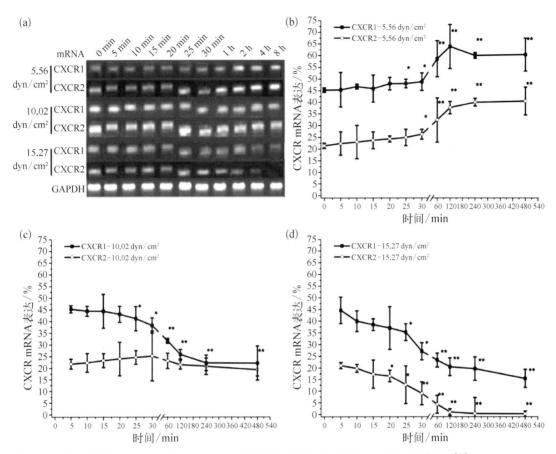

图 19 - 9　在 3 种切应力(5.56、10.02、15.27 dyn/cm²)作用下 CXCR1 和 CXCR2 mRNA 相对表达量[56]
(a) 凝胶电泳结果;(b) 5.56 dyn/cm²;(c) 10.02 dyn/cm²;(d) 15.27 dyn/cm²;n=3,* p<0.05 vs 静态对照组,** p<0.001 vs 静态对照组

Figure 19 - 9　The mRNA expression of CXCR1 and CXCR2 under three levels of shear stress (5.56、10.02、15.27 dyn/cm²)

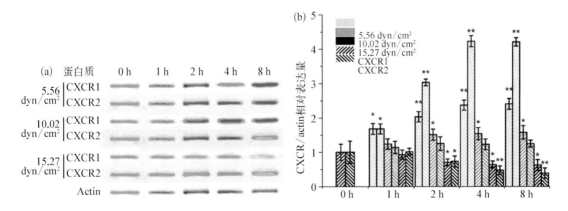

图 19 - 10　在 3 种切应力(5.56、10.02、15.27 dyn/cm²)作用下 CXCR1 和 CXCR2 蛋白相对表达量[56]
(a) western blot 结果;(b) 蛋白半定量结果;n=3,* p<0.05 vs 静态对照组,** p<0.001 vs 静态对照组

Figure 19 - 10　The protein expression of CXCR1 and CXCR2 under three levels of shear stress (5.56、10.02、15.27 dyn/cm²)

IL8RB 均能有效地抑制 ECs 向损伤部位迁移,anti - IL8RA 对迁移的抑制更强烈(见图 19 - 12),提示 CXCR1 在切应力诱导的 ECs 迁移中的角色比 CXCR2 更重要。若 CXCR1 和 CXCR2 两种受体被同时阻断,ECs 迁移则受到更明显的抑制。

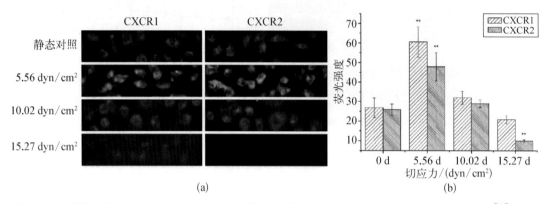

图 19 - 11 不同大小切应力(5.56、10.02、15.27 dyn/cm²)作用 4 h 所致 EA. Hy926 细胞 CXCR1,CXCR2 分布的变化[56]
(a) ECs 中 CXCR1、CXCR2 在荧光染色的情况;(b) 对荧光照片进行灰度定量分析后得出的荧光强度图。$n = 3$, ** $p < 0.001$ vs 对照组

Figure 19 - 11 The changes in distribution of CXCR1 and CXCR2 in EA. Hy926 cells when exposed to different shear stress for 4 hours

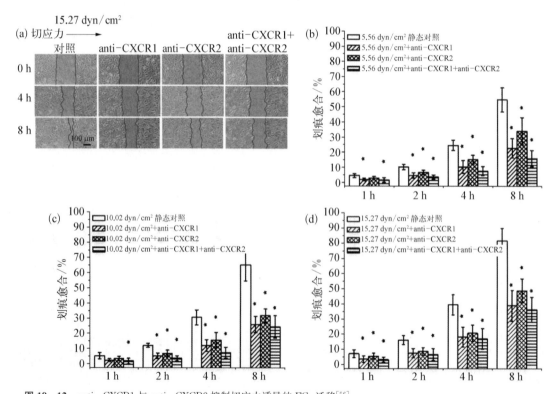

图 19 - 12 anti - CXCR1 与 anti - CXCR2 抑制切应力诱导的 ECs 迁移[56]
(a) ECs 在 15.27dyn/cm² 切应力作用下,对照组与各实验组在 0 h、4 h、8 h 的划痕愈合情况;(b)、(c)、(d) 分别表示在 3 种切应力作用下,对照组与实验组在不同时间点划痕愈合面积($n = 3$, $p < 0.05$ vs 静态对照组)

Figure 19 - 12 Anti - IL8RA and anti - IL8RB inhibit shear stress-induced endothelial cell migration

综上,我们发现切应力可调节 CXCL8 受体表达和分布情况,CXCL8 受体阻断后可抑制切应力诱导的 ECs 迁移。因此,CXCL8 受体作为 ECs 力学生物学的重要信号分子参与切应力诱导的 ECs 迁移。

19.3.4.2 切应力/CXCL8 诱导 ECs 迁移的分子机制研究进展

(1) 小 G 蛋白 Rho GTPases。小 G 蛋白 Rho GTPases,其主要成员包括 RhoA、Rac1 和 Cdc42,在 ECs 迁移过程中起着重要的调节作用。我们进一步设计了一系列实验,用于验证这些小 G 蛋白 Rho GTPases 在切应力/CXCL8 诱导 ECs 迁移的过程中是否具有关键作用。

我们选择了 3 种基因 Rac1WT、Rac1Q61L 和 Rac1T17N 对 ECs 进行稳定转染研究该分子在切应力及 CXCL8 诱导的 ECs 迁移过程中所起的作用。Rac1WT 为 Rac1 蛋白的野生型;Rac1Q61L 是 Rac1 蛋白稳定表达持续活化型;Rac1T17N 为 Rac1 蛋白的主导抑制型。结果表明,在切应力及 CXCL8 诱导的 ECs 迁移中,Rac1Q61L 组能显著促进 ECs 迁移,而 Rac1T17N 组则对 ECs 迁移有抑制作用(见图 19 - 13 和图 19 - 14),提示 Rac1 是力学信号作用 ECs 迁移的关键信号分子。

利用质粒转染技术,我们还对 RhoA 的作用展开了研究,发现 RhoA 在 CXCL8 诱导的 ECs 迁移中起重要调节作用。

综上所述,尽管力学信号(切应力)、化学信号(IL - 8)具有各自独特的信号途径,但 CXCL8 受体(CXCR1、CXCR2)、Rho GTPases 可能是力学信号转导的关键分子。

(2) 硫酸乙酰肝素。硫酸乙酰肝素(heparin sulfate)是血管 ECs 表面糖萼(glycocalyx)主要的糖胺聚糖(glycosaminoglycan,GAG)。血管内皮糖萼可响应流体切应力刺激,发生特异性重构[59,60]。我们的研究表明,CXCL8 诱导血管 ECs 迁移需要硫酸乙酰肝素参与。进一步,利用硫酸乙酰肝素酶Ⅲ(hepranase Ⅲ,HEP Ⅲ)特异性去除 HUVECs 表面的硫酸乙酰肝素,发现,CXCL8 作用 12 h 以后上调 CDC42、RhoA、Rac1 的表达,但该表达可被 HEP Ⅲ所抑制,提示 CXCL8 调节的小 G 蛋白 Rho GTPases 的表达变化为硫酸乙酰肝素所介导(见图 19 - 15)。

因此,血管内皮糖萼可能也是一种值得我们深入研究的力学信号转导的关键信号分子。

19.3.5 切应力与血管炎症

单核细胞(monocyte)与活化 ECs 相互作用,从血液中被募集到血管内壁,可促进动脉粥样硬化的形成。选择素(selectins)和促炎性反应调节子,如 MCP - 1、CXCL8、TNF - α、IL - 1可使单核细胞的捕获、滚动、活化与 ECs 的相互作用协调一致。因此,在整合素活化以及与 VCAM - 1 相互作用的过程中,单核细胞牢固黏附于 ECs 上,此后,单核细胞通过血管内皮移行到血管内膜(intima)。体外培养 ECs 实验或体内模型实验均表明血管壁切应力(wall shear stress,WSS)是白细胞黏附级联反应的重要调节子。使培养的 ECs 承受生理水平的单向 WSS 作用,可抑制 VCAM - 1 和 E -选择素表达,降低单核细胞与 ECs 的黏附作用。相反,振荡的 WSS 则增强炎性黏附分子表达,促进单核细胞移行。同样,在低 WSS 的动脉粥样硬化易发位点,ECs 优先表达 VCAM - 1,并且动脉低 WSS 的诱导作用,促进了血管炎症性过程的发生。

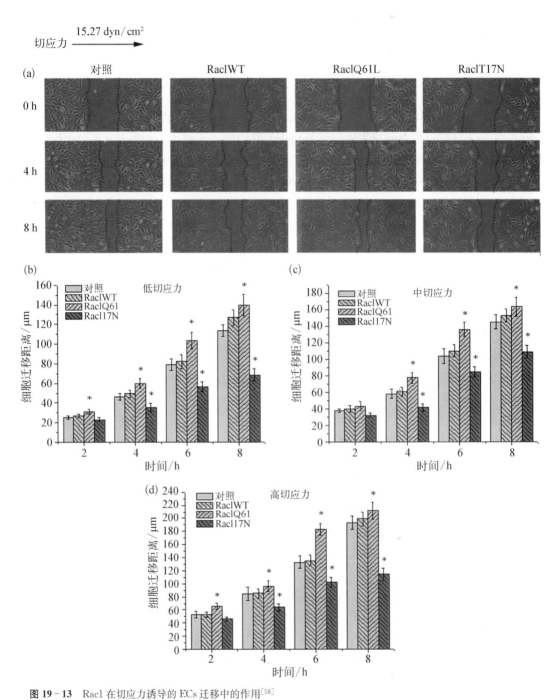

图 19 - 13 Rac1 在切应力诱导的 ECs 迁移中的作用[58]

(a) ECs 在 15.27 dyn/cm² 切应力作用下，对照组与各实验组在 0 h、4 h、8 h 的迁移情况；(b)、(c)、(d) 分别表示在低 (5.56 dyn/cm²)、中(10.02 dyn/cm²)、高(15.27 dyn/cm²)3 种切应力作用下，对照组与实验组在不同时间点细胞迁移距离($n = 3$, $p < 0.05$ vs 对照组)

Figure 19 - 13 The effect of Rac1 in shear stress-induced endothelial cell migration

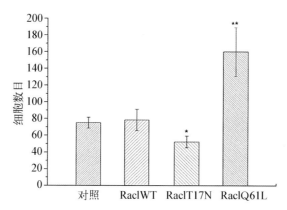

图 19 - 14　Racl 在 CXCL8 诱导的 ECs 迁移中的作用[58]
$n = 3$，* $p < 0.05$ vs 对照组，** $p < 0.001$ vs 对照组

Figure 19 - 14　The effect of Racl in control group and each experimental group in IL - 8 - induced EC migration

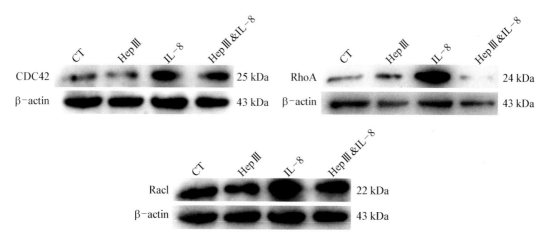

图 19 - 15　硫酸乙酰肝素酶Ⅲ(HepⅢ)对 IL - 8 作用于 Rho GTPases 表达的影响
Figure 19 - 15　The effect of Hepranase Ⅲ (Hep Ⅲ) on RhoGTPases expression induced by IL - 8

19.3.6　切应力-反应性炎症机制

致动脉粥样硬化形成的炎症机制包括分裂原活化蛋白激酶(mitogen-activated protein kinase，MAPK)信号途径，它可调节活化剂蛋白- 1(activator protein，AP - 1)超家族转录因子活性，以及核因子- κB(nuclear factor - κB，NF - κB)信号途径。其他还有钙离子信号途径、PI3K/Akt 信号通路和蛋白激酶 C(protein kinase C，PKC)途径等。

19.3.6.1　MAPK 信号转导

在 ECs 中，2 个关键的切应力响应转录因子，KLF2 和核因子相关蛋白 2[nuclear factor (erythoid-derived 2)- like 2，Nrf2]可调节 MAPK 信号转导。高 WSS 经 MAPK 激酶 5/ERK5/肌细胞增强因子 2 信号级联反应，诱导 KLF2 表达。KLF2 通过抑制 c - JUN 和活化

转录因子 2(activating transcription factor 2,ATF2)的磷酸化作用与核定位,导致促炎症反应 AP-1 家族转录因子失活。在高 WSS 作用下,组蛋白去乙酰化酶磷酸化并转运出核,提高肌细胞增强因子转录活性,进而促进 KLF2 和 eNOS 表达。另外,高 WSS 还可导致 Nrf2 从其抑制因子上解离出来,迁移进入细胞核。而且,KLF2 也可促进 Nrf2 核定位,增强 Nrf2 活性。Nrf2 影响 MAPK 信号转导并在动脉粥样硬化保护位点产生抗炎症性效应,进一步抑制动脉粥样硬化保护区域内黏附分子 VCAM-1 的表达。

我们进一步证明 MAPK 信号转导途径在低切应力(0.42 Pa)上调 ECs 的 CXCL8 基因表达中的作用(见图 19-16、图 19-17 和图 19-18)[61]。

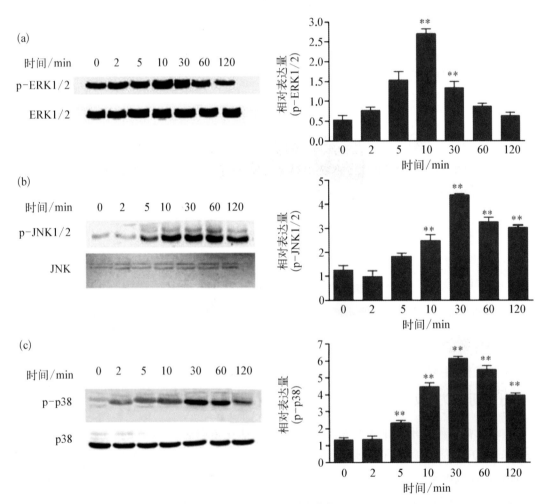

图 19-16 低切应力(0.42 Pa)诱导的人脐静脉 ECs 的 p38 磷酸化[61]
(a) JNK;(b) p38 和(c) 磷酸化水平的时间过程
Figure 19-16 Low shear stress stimulates phosphorylation of p38 in a time dependent manner

我们采用 Western blot 分析低切应力作用 ECs 不同时间对 HUVECs MAPK 家族中细胞外信号调节激酶(extracellular signal regulated kinase,ERK1/2)、C-Jun N-端激酶(C-Jun NH2-terminal kinase,JNK)和 P38 信号分子的磷酸化水平的影响,并分析相应的阻断

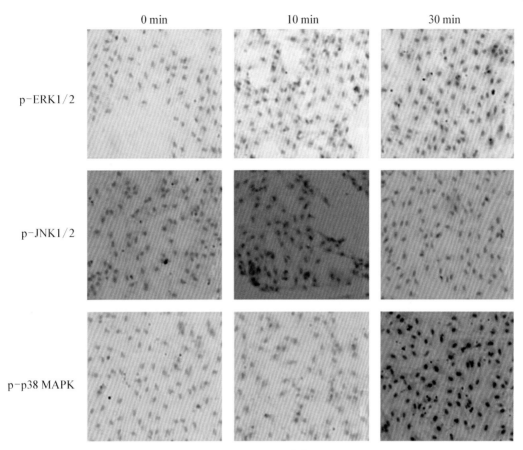

图 19-17　切应力作用对 ECs 磷酸化 MAPK 蛋白表达的影响[61]
（免疫细胞化学染色，×100）

Figure 19-17　MAPK activation in response to shear stress involves MAPK translocation from the cytoplasm into the nucleus

剂对其磷酸化水平的抑制程度；利用细胞免疫化学的方法观察低切应力作用前后上述 3 种信号分子的细胞内定位；通过应用阻断剂或其转染显性负突变 DN-P38 基因或 RNA 干扰技术阻断 ERK1/2、P38 或 JUK 信号通路。观察这些阻断对低切应力诱导 ECs 的 CXCL8 基因上调的影响。结果表明：

（1）低切应力能引起 ECs 的 ERK1/2 蛋白磷酸化水平上调，其表达与切应力作用时间有关，具有快速、双向性特点（在刺激 10 min 时达到高峰，2 h 左右降至刺激前水平），阻断剂 Genistein 和 PD98059 处理后，ERK1/2 磷酸化水平与低切应力刺激 10 min 比较，明显降低；磷酸化的 ERK1/2 可移位入核，在 10 min 时染色颗粒由胞浆转移至胞核；阻断剂 Genistein 和 PD98059 可显著抑制低切应力所致的 ECs IL-8 基因的上调。

（2）p38 蛋白的磷酸化水平在静息状态下比较低，低切应力作用可升高其磷酸化水平，在刺激 30 min 时达高峰；细胞免疫组化结果显示，静止状态下 ECs 胞浆内有少量磷酸化 p38 蛋白激酶散在分布，加载切应力 10 min 后，胞浆内染色开始增强，30 min 时可见胞核内出现染色颗粒；SB203580（P38 特异性阻断剂）及 DN-P38 均可抑制低切应力诱导的 ECs 的

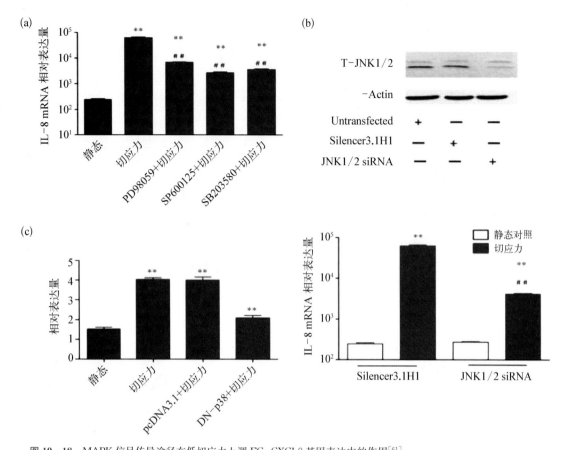

图 19-18 MAPK 信号传导途径在低切应力上调 ECs CXCL8 基因表达中的作用[61]
(a) MAPK 抑制剂对低切应力诱导的 ECs IL-8 基因表达水平的影响，** $p < 0.01$ vs 静态对照组，## $p < 0.05$ vs 抑制剂未预处理的切应力组；(b) RNA 干扰技术检测 JNK 在低切应力上调 ECs CXCL8 基因表达中的作用，上图：空载体（Silencer3.1H1）、siJNK1、siJNK2(200 nmol/L)转染对 JNK 蛋白表达的影响，下图：siJNK (200 nmol/L, 72 h)对低切应力诱导的 ECs CXCL8 基因表达的影响，* $p < 0.01$ vs 静态对照组，## $p < 0.01$ vs siRNA 未处理的切应力组；(c) 显性负突变技术检测 p38(pCDNA3.1-DN-p38)在低切应力诱导的 ECs CXCL8 基因表达上调中的作用，** $p < 0.01$ vs 静态对照组，## $p < 0.05$ vs 空载体转染的切应力组

Figure 19-18 Role of MAPK signaling pathway in low shear stress upregulated CXCL8 mRNA expression

CXCL8 mRNA 表达。我们的结果显示 MAPK 信号通路参与流体切应力调节 ECs 趋化因子 CXCL8 的代谢活动。

19.3.6.2 钙离子信号途径

众所周知，钙离子是细胞内的第二信使，细胞的很多功能都依赖 Ca^{2+} 传递信号才能得以实现。力学刺激作用后 ECs 结构及功能变化的许多过程是以钙离子浓度变化和钙调蛋白激活为基础的。无论是细胞内储存钙的释放还是细胞外钙内流入胞浆，都会引起胞浆内游离钙离子浓度的快速升高。钙依赖途径往往调节快速、瞬时的 ECs 对流体切应力的反应，如 NO 的合成与分泌，内皮性凝血因子的表达。已经证实 ECs 膜上存在力学敏感的钙离子通道，在流体切应力的作用下，其激活可以导致钙内流，同时这种过程对于细胞外钙的去除是敏感的。研究发现，牛主动脉 EC[Ca^{2+}]i 对阶跃切应力 3.0 Pa 作用初始阶段有一个峰值出现,而后逐渐减少至静态值,反复施加切应力,导致 EC[Ca²⁺]i 的反应逐渐减弱,同时发现 EC[Ca²⁺]i 在细胞内分布不均匀,即在核区和细胞膜周围 Ca²⁺ 浓度比胞浆中高。说明切应力引起 EC[Ca²⁺]i 的改变有时间和空间特征。近年来我们用内源性 Ca²⁺ 螯合剂 BATPA/AM、外源性 Ca²⁺ 螯合剂 EGTA、Ca²⁺ 膜通道阻断剂异搏定(verapamil)能不同程度地抑制低切应力导致的 ECs CXCL8 mRNA 的上调,其抑制效率分别为 75.23％、47.56％ 和 38.10％,预示 Ca²⁺ 在此过程中起着重要作用。而且细胞内 Ca²⁺ 释放比细胞外 Ca²⁺ 流入更为重要,比较而言,异搏定的抑制效率较低(见图 19-19)[62]。

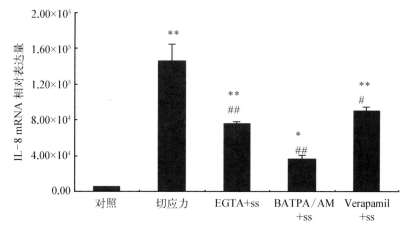

图 19-19　Ca²⁺ 抑制剂对低切应力诱导的人脐静脉 ECs CXCL8 mRNA 表达的影响[61]
** $p < 0.01$ vs 对照组;* $p < 0.05$ vs 对照组;# $p < 0.05$ vs 切应力组;## $p < 0.01$ vs 切应力组

Figure 19-19　The effects of inhibitor of Ca²⁺ on the expression of IL-8 mRNA induced by low shear stress in cultured human umbilical vein endothelial cells

19.3.6.3　PI3K/Akt 信号通路

PI3K 是一种异二聚体的磷脂激酶,含有一个 85 kDa 的调节亚单位(P85)和 110 kDa 催化亚单位(P110)。PI3K 激活引起生成 3,4,5-三磷酸磷脂酰肌醇(IP₃)和 3,4-二磷酸磷酸酯酰肌醇(IP₂),它们参与各种信号通路。丝氨酸/苏氨酸激酶 Akt,也称 PKB,是 PI3K 信号通路的下游目标,能被各种生长刺激包括 PDGF、VEGF、表皮生长因子(EGF)、胰岛素、凝血酶等所激活。Akt 激活参与各种细胞功能,包括细胞增殖和对抗凋亡刺激,细胞得以生存。切应力在 15 s 内激活 PI3K,在 1 min 以内此效应降低。切应力也能激活 Akt 通路(30 min 开始,至少持续 6 h),是 PI3K 的下游,能引起 eNOS 持续磷酸化和 NO 生成,这些事实证明 PI3K-Akt 通路能介导切应力引起的信号通路。

19.3.6.4　蛋白激酶 C

蛋白激酶 C(protein kinase C,PKC)是一个被二酰基甘油(diacyl glycerol)激活的多功能酶家族,在信号传导中起重要作用,并通过不同基质的丝氨酸/苏氨酸的磷酸化参与细胞内信号的相互联系(crosstalk),现在已鉴定出至少 12 种 PKC 同工酶,因组织分布、基质特异性和辅助因子不同而有所差异。已证实切应力能使 ECs 皮层区 PKC-β 含量增高,切应力在 10 min 内引起 ECs 总 PKC 活性增高。剪切 30 min 时这种激活就消失了。用反义寡核酸方法已证实,PKC-ε 在剪切诱导的 ERK 激活和 MCP-1 增强子活性增高过程中起关键作用。如果用一般的 PKC 抑制剂 H7 和 Staurosporine 就能减少切应力诱导的内皮素-ET-1 的基因表达和血小板衍生生长因子(PDGF)的基因表达。我们用蛋白激酶 C 的抑制剂 Calphostin C,能抑制低切应力诱导的 HUVECs CXCL8 mRNA 表达,抑制效率为 87%,这些结果均说明 PKC 是 ECs 中力学敏感信号转导通道中的一部分(见图 19-20)[62]。

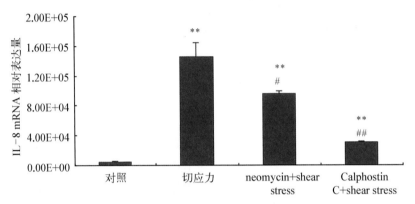

图 19-20　Neomycin、Calphostin C 对低切应力诱导的人脐静脉 ECs CXCL8 mRNA 表达的影响[62]

** $p < 0.01$ vs 对照组;# $p < 0.05$ vs 切应力组;## $p < 0.01$ vs 切应力组

Figure 19-20　The effects of neomycin or Calphostin C on the expression of CXCL8 mRNA induced by low shear stress in cultured human umbilical vein endothelial cells

19.3.6.5　NF-κB 信号转导

在不同应激条件下,如缺氧、缺血、低 WSS 等,激活 NF-κB 是导致 ECs 发生炎症性活化作用的基本要素。正常情况下,促炎性转录因子与其抑制剂 IκB(κB 的抑制剂)结合,隐藏于胞浆内。经过急性诱导流(acute induction of flow)首先激活由血小板 ECs 黏附分子-1/血管 ECs 钙黏连蛋白/血管内皮生长因子受体因子 2 组成的力感觉(受)复合物(mechanosensory complex),导致整合素构象改变与活化,进而与相应的细胞外基质分子结合。这一过程诱导整合素由外向内的信号转导,增强了黏着斑激酶(focal adhesion kinase)依赖的磷酸化作用和 NF-κB 的转录活性。由急性诱导流所导致的 NF-κB 活化作用也依赖于 IκB 的降解,而 IκB 的降解主要由 Rac GTPase 诱导的活性氧(Rac GTPase-induced reactive oxygen species,ROS)执行。因此,ROS 和黏着斑激酶信号转导是在急性诱导流情况下,促进 NF-κB 核转运和转录活化的重要因素。虽然研究已表明在动脉粥样硬化发生区域(富含纤维蛋白)和动脉粥样硬化保护区域(富含胶原蛋白)之间的细胞外基质成分有明显差异,但在整合素与纤维蛋白相互作用过程中,仍需要紊流参与维持 NF-κB 和 JNK 活化。

我们发现,低切应力作用于 ECs 后可诱导 IκB 磷酸化和降解,切应力可活化 ECs 的

NF-κB转录因子并促使其向核内转移,与特异的 DNA 序列结合,调节 CXCL8 基因的表达,而作为 NF-κB 的抑制剂——IκB,它的含量随着切应力刺激时间的延长而逐渐减少(见图19-21)[63]。单向高 WSS(动脉粥样硬化保护位点的模拟流动)可以通过诱导转录因子 Krupple 样-因子 2(Krupple-like factor 2,KLF2)表达,减少对 NF-κB 的信号传递,KLF2则通过屏蔽转录辅激活因子 CBP/p300,抑制黏附分子和 E-选择素的表达。均匀流可通过激活 eNOS,生成 NO,减少 IκB 阳性调节子的激活,从而限制 NF-κB 的活化作用。由于单向 WSS 可抑制依赖 NF-κB 的炎症性反应,同时启动 ECs 依赖 NF-κB 的细胞保护和抗炎症性反应,因此,流动模式也可调节 NF-κB 的功能。除 WSS 之外,血管壁牵张力(伸展)也可在动脉粥样硬化易发生区域生成 ROS,促进 NF-κB 活化。

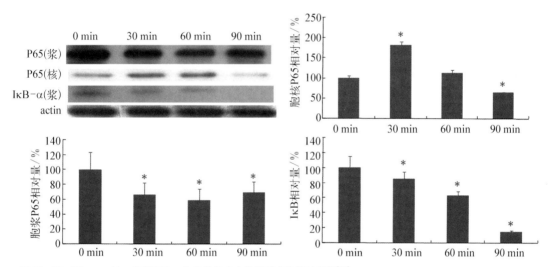

图 19-21　Western blot 检测 NF-κB 在低切应力条件下表达的时相性[63]
* $p < 0.05$ vs 静态对照组
Figure 19-21　Time course of NF-κB activated by low shear stress

19.4　靶向趋化因子系统治疗心血管疾病的展望

19.4.1　趋化因子基因多态性研究进展

近年来,一些转基因或基因敲除的动物模型和大规模人类研究相继从基因学方面阐述了趋化因子及其受体在动脉粥样硬化等疾病中所扮演的重要角色。越来越多的研究表明,促炎或抗炎因子基因的变异,与包括心脑血管疾病在内的许多疾病的发生发展有一定的相关性。这些基因变异包括了编码趋化因子及其受体的基因单核苷酸多态性。而某些趋化因子及其受体基因的调控区序列上的变异可通过调节基因转录水平,影响相应蛋白的血浆水平和生物活性,进而影响疾病的发生发展,具有潜在的临床意义。而且,这些炎症介质基因的变异可能有协同作用,增强其与这些疾病的相关性。已证实有一些趋化因子及其受体基因启动序列的多态性因会影响其基因转录活性和蛋白表达水平，继而引发相关炎症性疾病的临床表现情况。在炎症性疾病中，趋化因子及其受体表达水平不同，所感受的力学信号亦有所差异，这与组织炎症损伤程度有一定的相关性。

MCP-1 基因调控序列 5′区存在两处位点的基因多态——−2518G/A 和−2076A/T，其中−2518G/A 多态性可影响 MCP-1 基因的转录活性[64]。体外研究发现，在荧光素酶载体基因与 MCP-1 启动子调控序列结合的重构体中，−2518G/A 位点含 G 等位基因（−2518GG、−2518GA）较不含 G 等位基因（−2518AA）可获得更高的转录活性[65]。Kaur 等[66]发现，MCP-1 为−2518G 纯合体（−2518G）者患冠状动脉疾病（CAD）的概率相对较高。这主要是由于其产生较高水平的 MCP-1，而 MCP-1 可上调一种已知的 CAD 患病危险因子——脂蛋白 a［lipoprotein(a)］的表达水平。众多研究发现，人类 MCP-1 受体 CCR2b 基因存在 190G/A 多态性，引起 CCR2 蛋白第一个跨膜区中缬氨酸至异亮氨酸的变异（Vel 64 Ile）。CCR2b 基因 190G/A 多态性与一些包括缺血性血管病在内的炎症性疾病的发病有一定的相关性，CCR2b 基因 190G/A 位点中的 A 等位基因可减轻动脉粥样硬化损害，表示 CCR2b 基因 A190 多态可能是动脉粥样硬化的一种保护性基因多态[67]。这种基因变异所引起的生理学效应并不明确，其所介导的对这些疾病的保护作用机制亦未明了，推测可能与削弱 CCR2 的功能有关。

CX3CR1 的基因多态性在动脉粥样硬化的发生发展中起着至关重要的作用。有研究表明，CX3CR1 的基因多态性与动脉粥样硬化性心脑血管病相关，在动脉粥样硬化中的主要作用是与易感性的个体差异有关。研究证明，不规则趋化因子 CX3CL1 的高亲和力受体 CX3CR1 基因上有 5 个 SSNP 位点的遗传变异，其中 V249I(G→A)、T280M(C→T)、T57A (A→G)和 V122I(G→A)影响蛋白的翻译，而 255 位单核苷酸的变异不影响翻译，并且突变频率有差异，最高的是 V249I(rs3732379)和 T280M(Threonine 280 Methioonine) (rs3732378)。249 位氨基酸有两种，即异亮氨酸(I)和缬氨酸(V)。研究证明，CX3CR1 249 和 280 位氨基酸的基因多态性是冠状动脉疾病的遗传性危险因素，并且 CX3CR1-V249I/ T280M 杂合状态可显著降低急性冠状动脉的发生，此种保护效应可以用单核细胞与 ECs 黏附下降来解释[29]。Wu 等[68]对 CX3CR1 T280M(rs3732378)和 V249I(rs3732379)多态性对动脉粥样硬化的影响进行了 Meta 分析显示，杂合子 CX3CR1 280M/249I 对动脉粥样硬化具有保护作用，携带纯合子 280M 的人群对 AS 有更高的易感性。这提示 CX3CR1 基因 V249I 和 T280M 多态性与动脉粥样硬化、冠心病的发病有一定相关性。CX3CR1 的 I249-M280 等位基因可降低冠心病的发病危险性，提示 CX3CR1 基因 I249/M280 多态对于冠心病可能是一种有保护作用的基因多态，但这种基因多态发挥保护作用的具体机制并未明确。体外实验发现，CX3CR1 呈 M280/I249 基因型者，可降低其与相应配体 Fractalkine 的结合率，进而减弱细胞的黏附作用、信号转导（钙离子内流）及趋化特性等功能。

关于趋化因子及其受体基因变异的研究，有助于确定动脉粥样硬化这种多因素疾病的易感基因及易感位点，对于动脉粥样硬化的预测、治疗个体化及预后评估等都有不容忽视的临床意义。利用现代生物力学的平台和手段，针对这些趋化因子及其受体基因而进行相应干预措施，已逐步应用于包括脑缺血、动脉粥样硬化在内的相关疾病的分子靶标筛查、临床治疗监测等[69]。人类 MCP‐1 的 N‐末端缺失变异(7ND)——缺乏 N‐末端 2～8 个氨基酸,在体外可作为 MCP‐1 的一种主要抑制剂,阻断 MCP‐1/CCR2 的信号途径,进而阻止 MCP‐1/CCR2 相关的一系列病理作用过程。采用转染这种引起氨基酸缺失的突变基因(7ND),可抑制动脉粥样硬化和脑缺血中的炎症免疫反应及血管 ECs 增生过程,发挥治疗作用[70]。这类基因治疗可能是动脉粥样硬化和脑缺血的一种可行治疗措施,但还需要更进一步的探讨与完善。

19.4.2 靶向药物研究进展

目前,G 耦联蛋白家族已成为现代药理学中小分子抑制剂的最有效靶标。趋化因子受体是 G 耦联蛋白这一受体超家族中最大的一个分支,是发展小分子抑制剂的有效对象。在过去的 15 年中,许多制药公司以这些趋化因子受体为靶标开展药物筛选工作。虽然有些受体抑制剂方案已经进入临床前阶段,但大多数受体抑制剂仍在研究之中。令人失望的是,许多方案在 Ⅱ 期实验时失败,到目前为止完成了市场转化的 2 个抑制剂都与炎症和免疫反应无关。其中,CCR5 抑制剂 Maraviroc 用于 HIV 治疗,而 CXCR4 抑制剂 Plerixafor 用于干细胞动员。究其原因,有药物对受体的覆盖不足,还有趋化因子系统固有的生物学特性的限制,如趋化因子系统水平过高,趋化因子受体可以偏置信号(biased signaling)等[71]。研究表明,趋化因子受体抑制剂可以调节其他不与它直接结合的受体的功能,暗示趋化因子受体的变构调节(allosteric modulation)显著影响药物的生物学作用[72]。因此,开展以趋化因子受体为治疗靶标的研究是可行的,但是最近临床研究中遇到的与趋化因子及其受体潜在抑制剂相关的问题提示这些研究仍面临着巨大的挑战。

趋化因子系统在动脉粥样硬化的发展中起着关键作用。在疾病的相继阶段,不同的趋化因子‐受体轴募集不同的白细胞亚型[73]。在动脉粥样硬化的发病机理中,各种趋化因子/趋化因子‐受体轴互不重叠,它们的作用均不可替代。研究者们利用不同的动脉粥样硬化模型对趋化因子‐受体拮抗剂进行了研究,发现 TAK779 和 NBL‐74330 可以阻断 CCR5,然后通过减少 Th1 细胞、增加 Tregs 细胞的数量有效地减少 LDL 受体缺失小鼠动脉粥样硬化狭窄的形成[74,75]。SB517785‐M 则可以阻断 CXCR2 有效地减少小动脉中血管紧张素 Ⅱ 诱导的白细胞募集、限制血管损伤引发的动脉粥样硬化[76]。另外,注射可分泌黏液瘤病毒 C、CC 和 CXC 趋化因子结合蛋白的 M‐T7,可显著减少兔和大鼠模型血管成形术损伤后的内膜增生[77]。但是,如前所述,有许多拮抗剂没有进入动脉粥样硬化的临床试验。TAK779 极低的口服生物药效率(bioavailability)使它难以进入 HIV 的临床试验[78],虽然这种化合物的替代衍生物已经具备 HIV 的治疗潜力,但并没有测试其对动脉粥样硬化的作用。到目前为止,评估靶向趋化因子系统对人动脉粥样硬化疗效的方法仅有一个抗‐CCR2 mAb,目前正在 Ⅱ 期临床试验阶段。虽然该抗体能够降低 CRP 水平,但是试验未继续进行。虽然同时作用于多种受体,如 CCR2、CX3CR1 和 CCR5,是否会对免疫系统过度干预有待商榷,但它的确可以起到很好的作用[79]。总之,从理论上来说,抑制趋化因子受体是一种预防和治疗动脉粥样硬化的极有前途的方法,但是开发可用于临床的有效药物可能需要探索新的策略。

19.5 结语

力学因素可调节血管 ECs 的基因与表型。LSS 和 PSS 对于维持血管内环境稳定具有极其重要的作用。LSS 和 PSS 通过激活 ECs 的基因表达与信号转导途径，抑制异常的 ECs 增殖、炎症反应和动脉粥样硬化。相反，OSS 和往返流则加速 ECs 促动脉粥样硬化的因子表达，增加 ECs 的增殖、炎性反应、白细胞黏附、脂蛋白摄入和白细胞迁移进入内膜层，导致动脉粥样硬化形成。

毫无疑问，趋化因子系统在心血管疾病的病理生理学中具有重要的作用。虽然在这个领域进行了广泛地研究，替代常规的小分子拮抗剂和抗体治疗手段，开发了大量新的趋化因子拮抗剂，并从寄生虫中分离了具有治疗潜能的趋化因子和蛋白，但目前仅有 2 个趋化因子受体拮抗剂被 FDA 批准：CCR5 拮抗剂——马拉韦罗（Maraviroc），用于 HIV 治疗；另一个是低分子 CXCR4 拮抗剂——普乐沙福（Plerixafor，AMD3100），用于辅助干细胞动员。这表明，在炎症性疾病治疗过程中，开发与趋化因子系统相匹配的定向拮抗药物，形成基于趋化因子系统的有效治疗方法仍然极其具有挑战性，道路崎岖漫长。

（李良　吴江　曾烨　陈槐卿）

参考文献

[1] Bryan M T，Duckles H，Feng S，et al. Mechanoresponsive networks controlling vascular inflammation [J]. Arterioscler Thromb Vasc Biol，2014，34(10)：2199 – 2205.

[2] Zhou J，Li Y S，Chien S. Shear stress-initiated signaling and its regulation of endothelial function[J]. Arterioscler Thromb Vasc Biol，2014，34(10)：2191 – 2198.

[3] Ridker P M，Luscher T F. Anti-inflammatory therapies for cardiovascular disease[J]. Eur Heart J，2014，35(27)：1782 – 1791.

[4] Nguyen L T，Vogel H J. Structural perspectives on antimicrobial chemokines[J]. Front Immunol，2012，3：384.

[5] Vinader V，Afarinkia K. A beginner's guide to chemokines[J]. Future Med Chem，2012，4(7)：845 – 852.

[6] Zlotnik A，Yoshie O. Chemokines：a new classification system and their role in immunity[J]. Immunity，2000，12(2)：121 – 127.

[7] Liu H，Jiang D. Fractalkine/CX3CR1 and atherosclerosis[J]. Clin Chim Acta，2011，412(13 – 14)：1180 – 1186.

[8] Sozzani S，Del Prete A，Bonecchi R，et al. Chemokines as effector and target molecules in vascular biology[J]. Cardiovasc Res，2015，107(3)：364 – 372.

[9] Doring Y，Pawig L，Weber C，et al. The CXCL12/CXCR4 chemokine ligand/receptor axis in cardiovascular disease [J]. Front Physiol，2014，5：212.

[10] Le Y，Zhou Y，Iribarren P，et al. Chemokines and chemokine receptors：their manifold roles in homeostasis and disease[J]. Cell Mol Immunol，2004，1(2)：95 – 104.

[11] Martynowicz H，Janus A，Nowacki D，et al. The role of chemokines in hypertension[J]. Adv Clin Exp Med，2014，23(3)：319 – 325.

[12] Gimbrone. M A，Jr Garcia-Cardena G. Vascular endothelium，hemodynamics，and the pathobiology of atherosclerosis[J]. Cardiovasc Pathol，2013，22(1)：9 – 15.

[13] Chiu J J，Chien S. Effects of disturbed flow on vascular endothelium：pathophysiological basis and clinical perspectives[J]. Physiol Rev，2011，91(1)：327 – 387.

［14］Yao H L，Gao F H，Li Z Z，et al. Monocyte chemoattractant protein－1 mediates angiotensin II-induced vascular smooth muscle cell proliferation via SAPK/JNK and ERK1/2［J］. Mol Cell Biochem，2012，366(1－2)：355－362.

［15］Gouraud S S，Waki H，Bhuiyan M E，et al. Down-regulation of chemokine Ccl5 gene expression in the NTS of SHR may be pro-hypertensive［J］. J Hypertens，2011，29(4)：732－740.

［16］Keeley E C，Mehrad B，Janardhanan R，et al. Elevated circulating fibrocyte levels in patients with hypertensive heart disease［J］. J Hypertens，2012，30(9)：1856－1861.

［17］Chan C T，Moore J P，Budzyn K，et al. Reversal of vascular macrophage accumulation and hypertension by a CCR2 antagonist in deoxycorticosterone/salt-treated mice［J］. Hypertension，2012，60(5)：1207－1212.

［18］Boekholdt S M，Peters R J，Hack C E，et al. IL－8 plasma concentrations and the risk of future coronary artery disease in apparently healthy men and women：the EPIC-Norfolk prospective population study［J］. Arterioscler Thromb Vasc Biol，2004，24(8)：1503－1508.

［19］Antonelli A，Fallahi P，Ferrari S M，et al. High serum levels of CXC (CXCL10) and CC (CCL2) chemokines in untreated essential hypertension［J］. Int J Immunopathol Pharmacol，2012，25(2)：387－395.

［20］Flierl U，Bauersachs J，Schafer A. Modulation of platelet and monocyte function by the chemokine fractalkine (CX3CL1) in cardiovascular disease［J］. Eur J Clin Invest，2015，45(6)：624－633.

［21］Rius C，Piqueras L，Gonzalez-Navarro H，et al. Arterial and venous endothelia display differential functional fractalkine (CX3CL1) expression by angiotensin-II［J］. Arterioscler Thromb Vasc Biol，2013，33(1)：96－104.

［22］Schober A. Chemokines in vascular dysfunction and remodeling［J］. Arterioscler Thromb Vasc Biol，2008，28(11)：1950－1959.

［23］Drechsler M，Duchene J，Soehnlein O. Chemokines control mobilization，recruitment，and fate of monocytes in atherosclerosis［J］. Arterioscler Thromb Vasc Biol，2015，35(5)：1050－1055.

［24］Gales D，Clark C，Manne U，et al. The Chemokine CXCL8 in Carcinogenesis and Drug Response［J］. ISRN Oncol，2013，2013：859154.

［25］Apostolakis S，Vogiatzi K，Amanatidou V，et al. Interleukin 8 and cardiovascular disease［J］. Cardiovasc Res，2009，84(3)：353－360.

［26］Imaizumi T，Yoshida H，Satoh K. Regulation of CX3CL1/fractalkine expression in endothelial cells［J］. J Atheroscler Thromb，2004，11(1)：15－21.

［27］Schulz C，Schafer A，Stolla M，et al. Chemokine fractalkine mediates leukocyte recruitment to inflammatory endothelial cells in flowing whole blood：a critical role for P-selectin expressed on activated platelets［J］. Circulation，2007，116(7)：764－773.

［28］聂永梅，陈槐卿.Fractalkine 及其受体 CX3CR1 在兔动脉粥样硬化斑块处的蛋白表达增加［J］.基础医学与临床，2010，30(2)：200－202.

［29］Zhang X，Feng X，Cai W，et al. Chemokine CX3CL1 and its receptor CX3CR1 are associated with human atherosclerotic lesion volnerability［J］. Thromb Res，2015，135(6)：1147－1153.

［30］Ikejima H，Imanishi T，Tsujioka H，et al. Upregulation of fractalkine and its receptor，CX3CR1，is associated with coronary plaque rupture in patients with unstable angina pectoris［J］. Circ J，2010，74(2)：337－345.

［31］Poupel L，Boissonnas A，Hermand P，et al. Pharmacological inhibition of the chemokine receptor，3CX3CR1，reduces atherosclerosis in mice［J］. Arterioscler Thromb Vase Biol，2013，33(10)：2297－2305.

［32］Yang X P，Mattagajasingh S，Su S，et al. Fractalkine upregulates intercellular adhesion molecule－1 in endothelial cells through CX3CR1 and the Jak Stat5 pathway［J］. Circ Res，2007，101(10)：1001－1008.

［33］White G E，McNeill E，Channon K M，et al. Fractalkine promotes human monocyte survival via a reduction in oxidative stress［J］. Arterioscler Thromb Vasc Biol，2014，34(12)：2554－2562.

［34］Teicher B A，Fricker S P. CXCL12(SDF－1)/CXCR4 pathway in cancer［J］. Clin Cancer Res，2010，16(11)：2927－2931.

［35］Debnath B，Xu S，Grande F，et al. Small molecule inhibitors of CXCR4［J］. Theranostics，2013，3(1)：47－75.

［36］van der Vorst E P，Doring Y，Weber C. MIF and CXCL12 in Cardiovascular Diseases：Functional Differences and Similarities［J］. Front Immunol，2015，6：373.

［37］Decaillot F M，Kazmi M A，Lin Y，et al. CXCR7/CXCR4 heterodimer constitutively recruits beta-arrestin to enhance cell migration［J］. J Biol Chem，2011，286(37)：32188－32197.

［38］Hu X，Dai S，Wu W J，et al. Stromal cell derived factor－1 alpha confers protection against myocardial ischemia/reperfusion injury：role of the cardiac stromal cell derived factor－1 alpha CXCR4 axis［J］. Circulation，2007，

116(6)：654 – 663.

[39] Jujo K，Ii M，Sekiguchi H，et al. CXC-chemokine receptor 4 antagonist AMD3100 promotes cardiac functional recovery after ischemia/reperfusion injury via endothelial nitric oxide synthase-dependent mechanism［J］. Circulation，2013，127(1)：63 – 73.

[40] Chen J，Chemaly E，Liang L，et al. Effects of CXCR4 gene transfer on cardiac function after ischemia-reperfusion injury［J］. Am J Pathol，2010，176(4)：1705 – 1715.

[41] Zernecke A，Bot I，Djalali-Talab Y，et al. Protective role of CXC receptor 4/CXC ligand 12 unveils the importance of neutrophils in atherosclerosis［J］. Circ Res，2008，102(2)：209 – 217.

[42] Olive M，Mellad J A，Beltran L E，et al. p21Cip1 modulates arterial wound repair through the stromal cell-derived factor – 1/CXCR4 axis in mice［J］. J Clin Invest，2008，118(6)：2050 – 2061.

[43] Chen H Q，Wu L Z，Liu X H，et al. Effects of laminar shear stress on IL – 8 mRNA expression in endothelial cells ［J］. Biorheology，2003，40(1 – 3)：53 – 58.

[44] 唐戎，周江，成敏，等.流体切应力作用时间对内皮细胞 IL – 8 生成的影响［J］.生物医学工程学杂志，2004，21(1)：34 – 37.

[45] 张文胜，陈槐卿，陈友琴，等.流体切应力作用时间对内皮细胞 IL – 8 基因表达的影响［J］.生物医学工程学杂志，2002，19(1)：40 – 44.

[46] 唐戎，成敏，聂永梅，等.流体切应力作用强度对内皮细胞 IL – 8 生成的影响［J］.生物医学工程学杂志，2004，21(3)：363 – 366.

[47] 张文胜，陈槐卿，李良，等.流体切应力强度对内皮细胞 IL – 8 基因表达的影响［J］.生物医学工程学杂志，2002，19(2)：181 – 185.

[48] Ando J，Nomura H，Kamiya A. The effect of fluid shear stress on the migration and proliferation of cultured endothelial cells［J］. Microvascular Research，1987，33(1)：62 – 70.

[49] Addison C L，Daniel T O，Burdick M D，et al. The CXC chemokine receptor 2，CXCR2，is the putative receptor for ELR+ CXC chemokine-induced angiogenic activity［J］. Journal of Immunology，2000，165(9)：5269 – 5277.

[50] Mestas J，Burdick M D，Reckamp K，et al. The role of CXCR2/CXCR2 ligand biological axis in renal cell carcinoma ［J］. Journal of Immunology，2005，175(8)：5351 – 5357.

[51] Salcedo R，Resau J H，Halverson D，et al. Differential expression and responsiveness of chemokine receptors (CXCR1 – 3) by human microvascular endothelial cells and umbilical vein endothelial cells［J］. FASEB J，2000，14(13)：2055 – 2064.

[52] Murdoch C，Monk P N，Finn A. Cxc chemokine receptor expression on human endothelial cells［J］. Cytokine，1999，11(9)：704 – 712.

[53] Schönbeck U，Brandt E，Petersen F，et al. IL – 8 specifically binds to endothelial but not to smooth muscle cells［J］. The Journal of Immunology，1995，154(5)：2375 – 2383.

[54] Petzelbauer P，Watson C A，Pfau S E，et al. IL – 8 and angiogenesis：evidence that human endothelial cells lack receptors and do not respond to IL – 8 in vitro［J］. Cytokine，1995，7(3)：267 – 272.

[55] Feil C，Augustin H G. Endothelial cells differentially express functional CXC-chemokine receptor – 4 (CXCR – 4/Fusin) under the control of autocrine activity and exogenous cytokines［J］. Biochemical and Biophysical Research Communications，1998，247(1)：38 – 45.

[56] Zeng Y，Shen Y，Huang X L，et al. Roles of mechanical force and CXCR1/CXCR2 in shear-stress-induced endothelial cell migration［J］. Eur Biophys J，2012，41(1)：13 – 25.

[57] Zeng Y，Sun H R，Yu C，et al. CXCR1 and CXCR2 are novel mechano-sensors mediating laminar shear stress-induced endothelial cell migration［J］. Cytokine，2011，53(1)：42 – 51.

[58] Lai Y，Liu X H，Zeng Y，et al. Interleukin – 8 induces the endothelial cell migration through the Rac 1/RhoA-p38MAPK pathway［J］. Eur Rev Med Pharmacol Sci，2012，16(5)：630 – 638.

[59] Zeng Y，Tarbell J M. The adaptive remodeling of endothelial glycocalyx in response to fluid shear stress［J］. PLoS One，2014，9(1)：e86249.

[60] Zeng Y，Ebong E E，Fu B M，et al. The structural stability of the endothelial glycocalyx after enzymatic removal of glycosaminoglycans［J］. PLoS One，2012，7(8)：e43168.

[61] Cheng M，Wu J，Li Y，et al. Activation of MAPK participates in low shear stress-induced IL – 8 gene expression in endothelial cells［J］. Clin Biomech (Bristol，Avon)，2008，23(Suppl)：S96-S103.

[62] Cheng M，Liu X，Li Y，et al. IL – 8 gene induction by low shear stress：pharmacological evaluation of the role of

signaling molecules[J]. Biorheology，2007，44(5 - 6)：349 - 360.

［63］ Zhang Y，Lai Y，Chen H Q，et al. AP - 1 and NF-kappaB transcriptionally regulate interleukin - 8 in EA. Hy926 cells under shear stress[J]. Cell Biol Int，2012，36(3)：251 - 254.

［64］ Mao S，Huang S. Monocyte chemoattractant protein - 1 - 2518G/A gene polymorphism and the risk of nephropathy in type 2 diabetes mellitus among Asians：a meta-analysis[J]. Ren Fail，2014，36(1)：139 - 144.

［65］ Li L，Ryoo J E，Lee K J，et al. Genetic variation in the MCP - 1 gene promoter associated with the risk of polycystic ovary syndrome[J]. PLoS One，2015，10(4)：e0123045.

［66］ Kaur R，Matharoo K，Arora P，et al. Association of - 2518A＞G promoter polymorphism in the monocyte chemoattractant protein - 1(MCP - 1) gene with type 2 diabetes and coronary artery disease[J]. Genet Test Mol Biomarkers，2013，17(10)：750 - 755.

［67］ Dow D J，McMahon A D，Gray I C，et al. CCR2 and coronary artery disease：a woscops substudy[J]. BMC Res Notes，2010，3(1)：1 - 5.

［68］ Wu J，Yin R X，Lin Q Z，et al. Two polymorphisms in the Fractalkine receptor CX3CR1 gene influence the development of atherosclerosis：a meta-analysis[J]. Dis Markers，2014，2014：913678.

［69］ Boneschansker L，Yan J，Wong E，et al. Microfluidic platform for the quantitative analysis of leukocyte migration signatures[J]. Nat Commun，2014，5：4787.

［70］ Blanchet X，Langer M，Weber C，et al. Touch of chemokines[J]. Front Immunol，2012，3：175.

［71］ Schall T J，Proudfoot A E. Overcoming hurdles in developing successful drugs targeting chemokine receptors[J]. Nat Rev Immunol，2011，11(5)：355 - 363.

［72］ Sohy D，Yano H，de Nadai P，et al. Hetero-oligomerization of CCR2，CCR5，and CXCR4 and the protean effects of "selective" antagonists[J]. J Biol Chem，2009，284(45)：31270 - 31279.

［73］ Tacke F，Alvarez D，Kaplan T J，et al. Monocyte subsets differentially employ CCR2，CCR5，and CX3CR1 to accumulate within atherosclerotic plaques[J]. J Clin Invest，2007，117(1)：185 - 194.

［74］ van Wanrooij E J，de Jager S C，van Es T，et al. CXCR3 antagonist NBI - 74330 attenuates atherosclerotic plaque formation in LDL receptor-deficient mice[J]. Arterioscler Thromb Vasc Biol，2008，28(2)：251 - 257.

［75］ van Wanrooij E J，Happe H，Hauer A D，et al. HIV entry inhibitor TAK - 779 attenuates atherogenesis in low-density lipoprotein receptor-deficient mice[J]. Arterioscler Thromb Vasc Biol，2005，25(12)：2642 - 2647.

［76］ Abu Nabah Y N，Losada M，Estelles R，et al. CXCR2 blockade impairs angiotensin II-induced CC chemokine synthesis and mononuclear leukocyte infiltration[J]. Arterioscler Thromb Vasc Biol，2007，27(11)：2370 - 2376.

［77］ Liu L，Lalani A，Dai E，et al. The viral anti-inflammatory chemokine-binding protein M-T7 reduces intimal hyperplasia after vascular injury[J]. J Clin Invest，2000，105(11)：1613 - 1621.

［78］ Imamura S，Ichikawa T，Nishikawa Y，et al. Discovery of a piperidine - 4-carboxamide CCR5 antagonist (TAK - 220) with highly potent Anti-HIV - 1 activity[J]. J Med Chem，2006，49(9)：2784 - 2793.

［79］ Combadiere C，Potteaux S，Rodero M，et al. Combined inhibition of CCL2，CX3CR1，and CCR5 abrogates Ly6C (hi) and Ly6C(lo) monocytosis and almost abolishes atherosclerosis in hypercholesterolemic mice[J]. Circulation，2008，117(13)：1649 - 1657.

20　动脉粥样硬化与血管支架介入治疗的力学生物学

动脉硬化指动脉壁增厚变硬、失去弹性的一类疾病,包括动脉粥样硬化(atherosclerosis,AS)、细动脉硬化(arteriolosclerosis)和动脉中层钙化(middle artery calcification)。动脉粥样硬化是危害人类健康最常见的心血管系统疾病。动脉粥样硬化主要累及大中动脉,基本病变是动脉内膜的脂质沉积、内膜灶状纤维化、粥样斑块形成,致管壁变硬、管腔狭窄,并引起一系列继发性病变,特别是发生在心和脑等器官,可引起缺血性改变。目前认为,动脉粥样硬化的形成主要与遗传、高血压、高血脂、糖尿病、吸烟、精神压力和病毒感染等有关,但在不同血管,动脉粥样硬化的发生概率相差很大。动脉粥样硬化主要发生在大血管及血管分叉或弯曲等血流动力学特征变化较大的部位,上述动脉粥样硬化的诱导因素均不能完全解释动脉粥样硬化的局部性现象。国内外学者研究证实,异常血液流动导致血管应力改变在动脉粥样硬化形成过程中起着重要作用,是动脉粥样硬化发生的首要因素。鉴于血流动力学因素在动脉粥样硬化发生、发展过程中的重要研究意义,动脉粥样硬化的血流动力学研究一直是生物学领域研究的热点,并取得了许多研究成果。

随着人口老龄化日益加速,心血管疾病发病率也在不断上升,心血管疾病的防治已成为国内外医学界关注的重点。1969 年 Dotter 首次利用金属环制作血管支架植入动物体内以保持血管内血流畅通,并获得成功。1987 年 Sigwart 等成功地实施了第一例冠状动脉支架手术。此后,冠状动脉支架作为冠状动脉粥样硬化性心脏病(冠心病)介入治疗史上的第二个里程碑而被广泛认可。到 21 世纪初,以美国强生公司 Cypher 和美国波士顿公司 TAXUS 为代表的西罗莫司和紫杉醇药物洗脱支架(drug eluting stents,DES)则被誉为第三个里程碑。

本章从血流动力学因素特别是切应力的变化对动脉粥样硬化相关的血管内皮功能障碍、炎症反应、血管生成的影响入手,简述血流切应力高低、切应力调控的基因表达对动脉粥样硬化形成的影响以及致动脉粥样硬化和抗动脉粥样硬化转录因子的应力调控,重点论述血流动力学变化对动脉粥样硬化斑块稳定性的影响、斑块破裂的力学机制,切应力作用对临床动脉粥样硬化治疗的指导意义;最后介绍血管支架的介入治疗在动脉粥样硬化病变防治中的应用,血管支架植入后血管力学微环境的变化、血液流变学变化,血管植入物与宿主血管之间的相互作用和血管植入物诱导宿主血管重建的力学生物学(mechanobiology)机制。

20.1　切应力和动脉粥样硬化

20.1.1　切应力和动脉粥样硬化相关的血管内皮功能障碍

内皮功能障碍是导致血管硬化性疾病的早期事件。从组织、细胞和分子水平上均可以观察到,血管内皮的功能失活影响着动脉粥样硬化的发生和发展进程。切应力调节许多动脉粥样硬化相关基因的表达,并在很大程度上影响内皮功能。长期以来,内皮型一氧化氮合酶(endothelal nitric oxide synthase,eNOS)活性和 NO 产生是评价血管内皮功能的重要参照,二者能从根本上调节内皮细胞(endothelial cells,ECs)的生理活性。ECs 中 NO 的释放,可以通过从转录水平上增强 eNOS 进行调节,也可以通过 eNOS 蛋白磷酸化从转录后水平上进行调节。对 ECs 施加层流切应力可显著促进 NO 的释放。研究结果表明,切应力对 ECs 作用 8～24 h 等不同时长,NO 分泌量与静态培养组比较均有显著的增加。特别是 $\tau=$ 15 dyn/cm^2 时,内皮 NO 的分泌量尤为显著。研究指出,伴有扰动流的动脉区域往往表现出内皮功能障碍,主要是由于 eNOS 依赖性 NO 的产生能力受到明显限制,结合其他内皮的局部危险因素进一步影响动脉硬化的形成(见图 20 - 1)。例如,体内研究结果表明,在受到紊流影响的斑块破裂多发位点,可引发 eNOS 的下调并激活相关动脉粥样硬化因子。此外,动脉粥样硬化部位的切应力变化会下调内皮血管舒张因子如前列环素(prostacyclin,PGI2),并上调血管收缩因子如内皮素 - 1(endothelin - 1,ET - 1),从而促进了动脉粥样硬化的发展。我们的研究结果表明,与静态培养对照比较,低流体切应力(5 dyn/cm^2,10 dyn/cm^2)显著促进了 ET - 1 的分泌,而较高的流体切应力(15 dyn/cm^2)则显著抑制了 ET - 1 的分泌,且较高的流体切应力对 ET - 1 在胞内累积量的影响更大[1]。此外,ET - 1 分泌量不仅取决于切应力大小,还依赖于剪切作用时长。因此,ECs 功能是由体内多种动脉粥样硬化诱发因子和动脉粥样硬化保护因子动态协同调节的,而这一进程依赖于该类因子对切应力水平的调控。总的来说,在血管 ECs 功能方面,高速、单向的血流产生的层流切应力作用下的 ECs 具有抗血栓、增生、炎症等功能。而低速、振荡或回旋的血流所产生的切应力(<15 dyn/cm^2)能够促进其发生炎症并导致动脉粥样硬化[2]。

虽然在 ECs 表面的剪切传感机制已被广泛研究,但 ECs 表面多种受体如何响应血流动力学信号,整合力学信号转化为化学信号影响血管内皮功能,并最终如何决定动脉粥样硬化的发生和发展仍不完全清楚。

20.1.2　切应力和动脉粥样硬化相关的炎症

动脉粥样硬化是一种慢性炎症性疾病,炎症程度对粥样硬化病变的发展起着决定性的作用。炎性细胞在血管壁内膜的聚集和浸润是形成动脉粥样硬化的重要事件。切应力激活或抑制某些转录因子和后续修正基因的表达,是影响动脉粥样硬化斑块炎症状态的一个关键因素,并最终介导了血液循环中白细胞在血管内皮层的归巢、滚动和黏附。在伴有紊流的

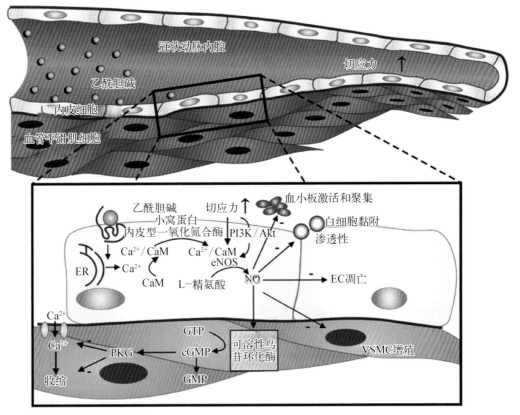

图 20-1　NO 合成示意图[3]

Figure 20-1　Schematic diagram of NO synthesis

动脉血管区域,切应力上调了核因子-κB(nuclear factor-κB,NF-κB)的表达量,这会引发该血管区域密集型炎症反应。低切应力是通过部分激活 NF-κB 依赖性促炎症基因的表达,加速个体冠状动脉血管内斑块的形成,包括黏附分子如细胞间黏附分子-1(cell adhesion molecule-1,CAM-1)、细胞趋化因子如单核细胞趋化蛋白(monocyte chemotactic protein-1,MCP-1)、促炎细胞因子如肿瘤坏死因子-α(tumor necrosis factor-α,TNF-α)等。这些促炎因子的共同作用增加了白细胞和单核细胞的归巢,单核细胞深入内皮层分化为巨噬细胞,并进一步吞噬脂质转化为泡沫细胞。另一方面,这些泡沫细胞产生了大量的炎性细胞因子、生长因子、活性氧和基质降解酶,从而进一步加快动脉粥样硬化斑块的发展[4]。与此相反的是,暴露于层流切应力下的 ECs 拥有抗炎和抗氧化的能力。转录因子 Krüppely 样因子 2(krüppel-like factor 2,KLF2)和抗氧化核因子 E2 相关因子 2(nuclear factor erythroid 2-related factor 2,Nrf2)是构成切应力诱发动脉粥样硬化的关键因素,它们可上调抗炎和抗氧化基因,如 eNOS 和血红素加氧酶 1(homeoxygenasel,HO-1)的表达。体内研究证明,这两个转录因子有利于动脉功能的维持,并在脉管系统保护区域选择性激活中发挥作用。此外,研究证实了血流作用介导 KLF2 表达的基本机制,包括通过 MEK5/ERK5/MEF2 信号途径的激活,组蛋白去乙酰化酶 5(histone deacetylases 5,HDAC5)介导的 KLF2 活性的转录调控[5]，硫氧还原蛋白的互作蛋白[6]，以及 microRNA 的转录后调控等。Nrf2 的调节作用目前仍不清楚，已有研究揭示 Nrf2 在静止状态下可与 KELCH 状 ECH 相关蛋白 1(kelch like ECH associated protein 1,Keap - 1)螯合并对层流切应力的响应，与 Nrf2 共同作用，通过信号通路 PI3K/Akt 转移至细胞核内积聚。更重要的是，NF - κB、KLF2 和 Nrf2 之间可以相互作用，但作用机制是否受到了切应力的调控仍然不明了。

20.1.3　切应力和动脉粥样硬化相关的血管生成

斑块破裂是动脉血栓形成最常见的原因，导致了大约 75% 急性冠状动脉综合征的冠状动脉血栓。虽然斑块破裂总是伴随着纤维帽的局部炎症，但炎症浸润并不覆盖整个斑块，大多数斑块成分的特点是很少或者没有炎性细胞。同时，炎症也经常发现于稳定斑块。因此，切应力不完全是斑块易破裂、引起急性冠脉事件的诱因。

斑块内出血已被确定是在动脉粥样硬化斑块进程中导致斑块破裂的另一个关键因素。传统的观念认为外膜滋养血管，孕育外层血管壁，起抵抗动脉粥样硬化的作用。不过，也有学者认为，新生血管的形成让斑块扩展超过了临界厚度，也是动脉粥样硬化的一个诱因。此外，滋养血管的密集程度被认为是动脉粥样硬化发展过程最直接相关的因素。研究发现滋养血管的移除或抑制，导致内膜的变化，类似于动脉粥样硬化的发生过程。中层坏死细胞、巨噬细胞和血管平滑肌细胞(vascular smooth muscle cells,VSMCs)的浸润，甚至连同形态学上完整的内皮组织，在动脉粥样硬化发生的初始阶段支持着外膜的血管滋养管的作用。此外，研究还发现通过阿托伐他汀药物抑制血管滋养管的同时也抑制了动脉粥样硬化过程，该抑制效果并不依赖于胆固醇水平的降低。因此，人们逐渐认为血管滋养管在动脉粥样硬化的起始和发展过程中发挥着重要的作用。目前，直接可视化的血管滋养管和斑块内新血管形成的超声造影成像已发展成为一种新的医学成像手段，可以在动脉粥样硬化早期阶段识别硬化部位。

未成熟血管的网络活动是斑块内出血的一个方式，并进一步独立作用于斑块破裂，可以为它们提供脂蛋白、炎症细胞、基质蛋白酶和新生血管形成的活性氧。新生血管的形成程度与病灶大小、脂质含量和炎症正相关。采用抑制剂降低靶定目标斑块中的新生血管的方法，在血管疾病动物模型中的研究中已得到证实。因此，抗血管生成的治疗方案是与斑块的发展进程密切相关的一个良好策略，提议用于治疗心血管疾病患者。

切应力在出芽式血管新生和微脉管网络的形成中起着重要作用，影响着动脉粥样硬化斑块的发展。特别是致动脉粥样硬化的切应力很可能通过刺激促血管生成因子等分泌物来促进内膜血管形成，其中最典型的分泌物是血管内皮生长因子(vascular endothelial growth factor,VEGF)。除了通过切应力增加 VEGF 活力和后续 VEGF -依赖型血管内皮生长因子受体 2(vascular endothelial growth factor receptor 2,VEGFR2)激活来促血管生成，已经证明切应力引导的 VEGFR2 配体独立型激活对多重细胞信号响应很重要。VEGFR2 的切应力依赖型活化引起 p38 和 ERK1/2 激活，从而导致切应力诱导型血管生成。此外，血管生成素- 2(angiopoietin - 2,ANG2)是另一种切应力介导的血管生成和斑块内出血的重要的促血管生成因子。更具体地说，振荡切应力上调 ANG2 促进了血管生成，而层流切应力下调

ANG2 并抑制血管管腔的形成。切应力调节 ANG2 表达的具体机制可归因于 PI3K/Akt 通路被抑制后,转录因子 FOXO1 迅速诱导 ANG2 表达。因此,层流切应力激活 PI3K/Akt 通路,可能导致磷酸化的 FOXO1 抑制了 ANG2 表达。

20.1.4 血流切应力高低对动脉粥样硬化形成的影响

受血液流速特性的影响,动脉和静脉血管树中的切应力各有不同。动脉壁切应力在 $10\sim70$ dyn/cm² ,而相应静脉切应力的正常值比动脉明显要低($1\sim6$ dyn/cm²)。在脉管系统中,高切应力的区域也存在,特别是在因血管解剖结构或几何形状引起湍流或流速增加,如弯曲、分叉和血管吻合处等。而且由于回流的存在,切应力的方向也可能会改变,这依赖于血流动力学的状况。低切应力区常常伴有不稳定流体的存在,如湍流、血液回流区域、血液"停滞"区域(瘀血)等,这些情况常常在大动脉或动脉分叉处可以看到。

动脉粥样硬化与诸多危险因素如高血压、高胆固醇血症、低 HDL 血症、糖尿病以及吸烟等有密切联系,但动脉粥样硬化现高度的局灶性且无明显的个体差异,动脉粥样硬化斑块大都会发生于冠状动脉、颈动脉、脑动脉、腹主动脉、股动脉等复杂的血液流动区域,且多在动脉的分叉、狭窄或弯曲等部位。而血管直径、血流速度和血液黏度决定了切应力的高低[6]。

20.1.4.1 正常血流切应力的影响

在正常生理状况下,层流切应力是维持血管壁健康很重要的一个因素,它在一定范围内并保持其方向和大小,可以阻止动脉粥样硬化、血栓形成、粒细胞的黏附、VSMCs 增殖以及血管重建、ECs 凋亡等。它对血管管径的调节、血管壁的细胞增殖、血栓形成及炎症的抑制等是非常重要的。层流切应力可刺激 ECs 释放多种生物活性物质,如超氧歧化酶(superoxide dismutase,SOD)、谷胱甘肽(glutathione,GSH)、NO 和 ET-1 等。NO 可引起血管平滑肌舒张松弛,而 ET-1 则使之收缩,两者的平衡能使血管张力保持在一定的范围内。NO 还可抑制血小板黏附,抑制血管内皮细胞(endothelial cells,ECs)过度合成并释放生长因子,并阻止了 VSMCs 的过度增殖。因此,稳定的层流切应力是抗动脉粥样硬化形成的一个重要因素。

研究表明,稳定的层流切应力会促进 ECs 因子的释放、抑制凝血、白细胞迁移、引起 VSMCs 舒张。$15\sim70$ dyn/cm² 正常生理范围的层流切应力可诱导 ECs 处于静止期和抗动脉粥样硬化基因的表达。低于 4 dyn/cm² 的切应力则刺激致动脉粥样硬化基因的表达,高于 70 dyn/cm² 切应力则诱导早期血栓形成。

相关研究表明,稳定的层流可降低 ECs 的凋亡和 TNF-α 介导的 ECs 激活(见图 20-2),效果与切应力大小成正比。ECs 凋亡或激活是斑块缺损的主要原因,并可进一步引起血小板聚集。12 dyn/cm² 的定常层流切应力作用于人脐静脉血管内皮细胞(human umbilical vein endothelial cells,HUVECs),受 TNF-α 刺激而激活 3 个丝裂原活化蛋白激酶(mitogen-activated protein kinase,MAPK):细胞外信号调节激酶(extracellular regulated kinase 1/2,ERK 1/2)、c-Jun 氨基端激酶(c-Jun N-terminal kinase,JNK)和

p38。在 HUVECs 内，TNF-α 激活 ERK1/2、JNK 和 p38 最多需 15 min，而预先将 HUVECs 放置在定常层流中处理 10 min 后，JNK 的激活即被抑制，而 ERK1/2 和 p38 的激活无明显差异。将 HUVECs 与 PD98059(蛋白激酶 MEK1/2 的专一抑制剂)共孵育，会阻断血流切应力介导的对 TNT 激活 JNK 的抑制作用。

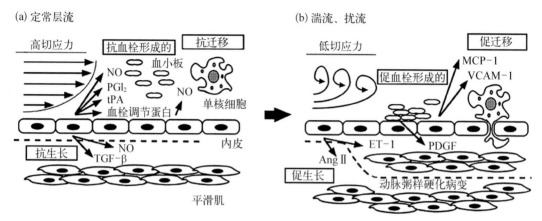

图 20-2 ECs 生物学和切应力[7]
(a) 定常层流切应力促进 ECs 白血球的凝固和迁移、平滑肌细胞增殖的因子的释放，同时提高 ECs 的存活率；(b) 相比之下，低切应力和扰动流改变分泌因子的释放，并使表面分子表达相反的效果，因此导致动脉粥样硬化的发展
Figure 20-2 Endothelial cell biology and shear stress

20.1.4.2 异常血流切应力的影响

在血管的分叉、分支出口以及弯曲处，非层流(湍流或扰流)因为流动方向的混乱，会形成各种旋涡并造成切应力大小的改变(见图 20-3)，非扰动层流特征是平行于动脉流沿平行的同心层移动；扰动流的特征在于反向流动(例如流动分离、再循环和再附流)；在湍流层中，任何点的血流速度都在不断变化，即使整体流动稳定。这种血流模式的变化可引起血管在细胞和分子水平上产生不同的响应，这些反应与其他全身性危险因素一起协同促进动脉粥样硬化形成。

(1) 高切应力的影响。早在 1968 年，有研究认为，动脉粥样硬化形成的原因是由于局部的高切应力损伤了 ECs 层，导致血脂质沉积，造成血小板聚集成斑块所致，并估计能够损伤 ECs 的切应力水平在 400 dyn/cm² 以上。然而，在正常的心血管循环系统中，动脉的最大切应力都在 100 dyn/cm² 以下，因此现在的研究者都不予支持这种假设。

我们的研究发现，在高切应力区，高切应力梯度损伤 ECs，使 ECs 胞间间隙增大，脂质以及炎症细胞容易进入内皮下沉积，最终引发内膜增生和粥样斑块的形成，该过程为一个急性反应的过程，并且导致斑块的不稳定性。而狭窄远心端由于是振荡的低切应力区，影响着脂质在该区域的堆积从而影响 ECs 的通透性，导致脂质在内皮下沉积，引起 VSMCs 的迁移和增殖，从而诱导内膜增生的形成和发展，是一个慢性反应过程[9]。

近期研究显示，在动脉狭窄的近端，越接近狭窄部位，切应力愈高，但高切应力在一定范围内不易于动脉硬化发生。实验表明，高切应力区出现内皮通透性增高可以解释为超过非

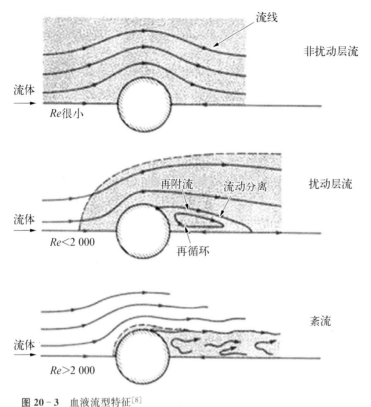

图 20 - 3 血液流型特征[8]

Figure 20 - 3 Schematic diagram of flow pattern

生理状态的高切应力,因为在超过 400 dyn/cm² 时 ECs 功能将受到损害。由于在近端狭窄部位通透性增高,且切应力急剧升高,有两种类型的紧密连接蛋白的表达明显减少,但仍明显高于远端白蛋白和脂质通透性增高区域。这反映出与低切应力相比,高切应力的确对动脉硬化发生具有一定阻碍作用。

Fukumoto 等[10]认为,局部高切应力可引发动脉粥样硬化纤维帽破裂。高血流切应力可降低 ECs 增殖率和凋亡率,提高血管扩张性化学介质、旁分泌生长抑制因子、纤维蛋白原溶解因子和抗氧化剂的产生;抑制血管收缩性介质、旁分泌生长刺激因子、炎性介质和黏附分子的产生。

(2) 低切应力的影响。1978 年,Caro 提出致动脉粥样硬化的低切应力作用假说,他认为动脉粥样硬化损害发生在管壁切应力相对较低的区域。目前普遍认为,低切应力水平是动脉粥样硬化形成最为重要的血流动力学因素,而且,处于低切应力、涡流以及局部 ECs 功能紊乱的区域更易形成动脉粥样硬化斑块。Yoshizumi 等[7]的研究表明,动脉粥样硬化主要发生在血管内湍流和低切应力的区域,而层流和高切应力因能降低 CD36(ox - LDL 的受体)的表达和单核细胞黏附以及 ET - 1 的产生、增加 NO 生成从而具有抗动脉粥样硬化形成的作用。

我们[11]用家兔颈总动脉粥样硬化模型和猪颈总动脉体外应力培养模型的研究结果表明,低切应力明显促进了动脉粥样硬化的形成和发展。在低切应力作用下,动脉发生明显重建,VSMCs 增殖与凋亡在重建过程中都发挥了重要作用。低切应力使 VECs 的 NO 分泌受到抑制,促使 VSMCs 增殖增加、凋亡减弱。在低切应力作用下,抑癌基因蛋白 p53 和凋亡抑制基因蛋白 Bcl-2 表达发生变化,可能调节了 VSMCs 的凋亡过程。在与切应力有关的 VSMCs 增殖和凋亡的信号转导过程中,原癌基因 c-fos 和 c-myc 可能发挥了调节作用,从而参与血管重建。

某些研究认为,低切应力状态持续维持 48 h 以上,血管 ECs 明显增殖,常伴有 ECs 形态改变和伸展性下降、弹性纤维减少、单核细胞黏附性增加、血管细胞黏附分子表达增加,此外血流切应力下降还可促使 VECs 凋亡,破坏血管内膜完整性,导致局部血栓形成。Chatzizisis 等[12]的研究认为,低切应力的大小决定动脉粥样硬化斑块的复杂性和异质性,可作为高风险动脉粥样硬化斑块(大量脂质沉积、炎症严重、纤维帽变薄、严重的内弹力板退化和过度膨胀重建等)发生发展的独立预测因子。

20.1.5 切应力调控的基因表达对动脉粥样硬化的影响

血流切应力可直接调控 ECs 内多种基因表达。目前已发现 ECs 受切应力调节的基因有 40 多种。根据其生物学特性,大致可分为血管活性物质、生长因子、黏附分子、趋化因子、凝血因子和原癌基因等。这些受切应力调节的基因,涉及了细胞的增殖、分化、血管紧张性的维持、血栓形成、细胞与基质及细胞与细胞之间的黏附和炎症或免疫系统的调节等许多方面[13]。

动脉水平的切应力(> 15 dyn/cm^2)会诱导 ECs 的抗粥样硬化基因的表达,而低的切应力(< 4 dyn/cm^2)部位多易于发生动脉粥样硬化,且刺激该处 ECs 的动脉粥样硬化基因的表达,可以加速动脉粥样硬化形成。以往研究表明,层流切应力可提高 ECs 的抗炎症能力,可防止单核细胞黏附、增殖和细胞凋亡并抑制炎症细胞基因的表达。因此,层流切应力是一个通过调节 ECs 基因表达来调节血管管壁生理病理状态的因子。

早期的许多研究已经表明,在层流切应力作用下,存在于某些内皮基因启动子的各种各样的切应力反应元件(shear stress responsive element,SSREs),通过与各种各样的转录因子相互作用而调控它们的表达。如在 PDGF-B 的启动子上游有一个 GAGACC 的 6 bp 序列,它与切应力的诱导作用有关。当突变使这一序列发生改变时,ECs 对应力的反应性下降或消失。有研究表明,SSRE 与 ECs 内 DNA 特异性结合,可使基因产物上调或下调,这类基因包括:eNOS、ET-1、C-Fos、C-Jun、转化生长因子-β(transforming growth factor-β,TGF-β)和 MPC-1 等[14]。早期研究发现,NO 调节切应力介导的 Egr-1 基因表达,这种调节是通过 ECs 的 ERK 起作用。定常流动和 NO 供体介导产生的 NO 通过分别下调 NF-κB 和 Egr-1 来分别抑制随时间变化的切应力作用下 MCP-1 和 PDGF-A 的表达。切应力是 ECs 组织因子基因表达上调的触发因素之一。其触发机制与转录因子 Egr1 和 sp1 介导有关。

切应力可以直接调节 ECs 生物活性物质的合成和分泌,其中包括诱导 ECs 生成白介素-8(interleukin-8,IL-8)。而且 IL-8 的生成量与切应力作用时长有关。IL-8、MCP-1 和生长调节癌基因(growth regulating oncogenes,GRO)均为趋化细胞因子,在调节炎症反应过程中起重要作用,而炎症性疾病往往伴有血流动力学的改变。动脉粥样硬化时不仅有血流动力学的变化,而且往往伴随炎症反应。ECs在流体切应力作用下可以表达多种趋化细胞因子(MPC-1,IL-8等),参与炎症反应的调节。

20.1.6 致动脉粥样硬化和抗动脉粥样硬化转录因子的应力调控

腔膜中离子通道的开口、局部黏附复合体内整合素的活化和位于细胞-细胞连接处的黏附分子复合体,是引发切应力快速感知响应的主要元素。切应力响应后,下游信号随之激活,包括各种激酶磷酸化、GTP酶活化和活性氧产生,其中大部分主要汇成MAPKs通路。最终,这些途径机械地导致几个转录因子的激活,包括致动脉粥样硬化性转录因子、炎症因子NF-κB[15]和激活子蛋白-1(activator protein 1,AP-1)[16],以及抗动脉粥样硬化的转录因子,如抗炎症因子KLF2[5,17]和Nrf2[17](见图20-4),该类因子可结合多个靶基因,行使基因表达、转录调控功能,进而调节细胞的功能和疾病的发生进展。

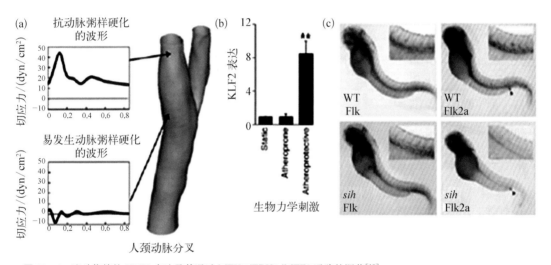

图20-4 流动依赖的KLF2表达及其通过MEK5/ERK5/MEF2通路的调节[18]
(a) 源于人颈动脉原型的抗动脉粥样硬化和易发生动脉粥样硬化区域的切应力波形;(b) 静态(无流体)培养的人源脐静脉ECs,在易发生动脉粥样硬化区或抗动脉粥样硬化的流体条件下培养24 h,KLF2 mRNA的表达用RT-PCR($n=3$;平均数±标准误);(c) 野生型和Sih转基因斑马鱼48 h的全胚原位杂交,探针标记Flk和KLF2a,插入部分表示躯干处血管融合的位置,肛门括约肌染色由箭头指示

Figure 20-4 Flow-dependent expression of KLF2 and its regulation by a MEK5/ERK5/MEF2 pathway

研究表明,致动脉粥样硬化的切应力通过降低eNOS的mRNA和蛋白表达来削弱NO的生物利用度,最终损害依赖于NO的血管舒张和动脉硬化保护作用。致动脉粥样硬化的切应力激活NF-κB依赖性促炎基因的表达,包括黏附分子如ICAM-1、VCAM-1和E-选择蛋白,趋化因子如MCP-1;促炎细胞因子如TNF-α、IL-1和IFN-γ。致动脉粥样硬化的切应力也通过增加酶的降解和减少基质的合成导致细胞外基质(extracellular matrix,ECM)降解[19],这些均受到NF-κB的调控。致动脉粥样硬化的切应力增强斑块内的巨噬细胞和VSMCs的累积,同时上调促炎性细胞因子(TNF-α、IL-1和IFN-γ)刺激它们产生大量的与ECM降解相关的蛋白酶,如MMP-2和MMP-9,同时抑制胞外基质合成,如

TGF-β和NO介导的胶原蛋白的合成。否则,Nrf2的活化上调抗氧化剂蛋白,如HO-1及NQO-1,导致更少的氧化应激反应和炎症。同时,KLF2与靶基因,如eNOS结合,以促进NO的产生以及ET-1的下调,二者共同增强血管舒张。KLF2也直接或间接地激活抗血栓蛋白如血栓或促凝血蛋白如组织因子,促进凝血。

更重要的是,目前的证据支持致动脉粥样或抗动脉粥样硬化作用的转录因子之间的转录平衡,致动脉粥样硬化和抗动脉粥样硬化间对血流的响应平衡。NF-κB和AP-1是典型的致动脉粥样硬化性转录因子,它们促进密集型炎症、基质降解,损害NO依赖性血管舒张功能;而KLF2与Nrf2是典型的抗动脉粥样硬化性转录因子,它们使氧化应激减少,凝血功能降低和血管舒张增强(见图20-5)。

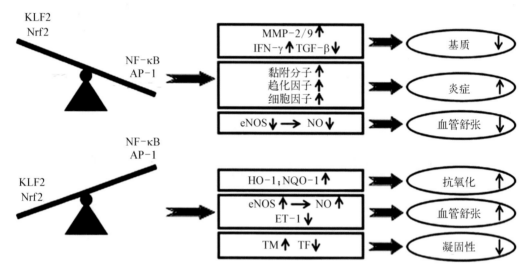

图 20-5　致动脉粥样硬化和抗动脉粥样硬化的转录因子的生物力学调控[1]

Figure 20-5　Biomechanical control of atherogenic and atheroprotective transcription factors

动脉粥样硬化病变好发于动脉分支点、分叉部位的外壁和动脉弯曲部位的内壁,该类区域主要表现为低的或扰动的血流剪切模式,这称为动脉粥样硬化的局部性现象。发生在扰动流区域的动脉粥样硬化,与炎症性基因表达量的上调和抗炎基因表达的下调有关。而平直的健康动脉内血流为正常层流,较高的切应力水平可抑制炎症基因表达、促进抗炎基因的正面调控[20](见图20-6)。

20.1.7　切应力作用对临床动脉粥样硬化治疗的指导意义

动脉粥样硬化斑块的形成和发展与切应力直接相关。目前,对硬化血管的力学生物学特性与切应力特性的认识仍然不够,学界对两者之间的确切关系尚未形成一致意见。在动脉粥样硬化斑块发生发展的力学机制研究过程中,以往主要集中在切应力的研究上,对血管力学性质及血管特性关注相对较少。然而,研究血管壁结构成分以及力学特性对于充分认识血管细胞的增殖和分化具有至关重要的意义,尤其应该对形成斑块以及斑块破裂的血管加以研究,因为管壁厚度、弹性模型等参数与斑块破裂、血栓形成密切相关。目前动脉粥样

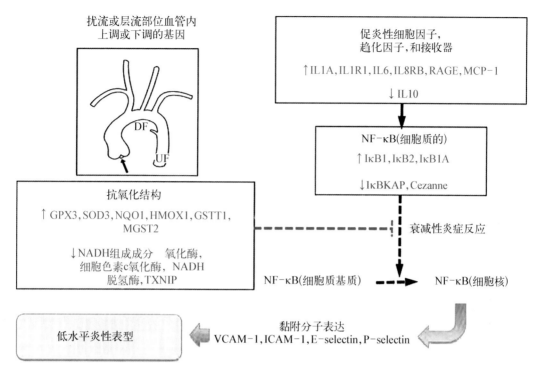

图 20-6　正常猪的动脉粥样易发区 ECs 的基因差异表达[19]

Figure 20-6　Differential gene expression in the atherosusceptible endothelium of normal swine

硬化斑块的治疗主要是药物治疗和介入治疗,不论是药物治疗还是支架介入治疗在一定程度上均可能通过改变血管的力环境来达到治疗或者是抑制动脉粥样硬化斑块的目的。心血管系统的切应力改变,会导致整个心血管系统切应力改变。在使用药物治疗、介入治疗等手段时,不仅改变了局部的切应力,整个心血管系统的切应力也会改变。因此,今后研究重点在于采用多种离体和在体的实验模型,模拟多种力、复杂流动对斑块稳定性的影响,加强动脉斑块的力学环境和临床研究,充分了解斑块形成和破裂的机制。

20.2　血流动力学变化与动脉粥样硬化斑块的稳定性

动脉粥样硬化病变是否导致临床症状,不仅取决于动脉管腔的狭窄程度,还取决于斑块性质、血栓形成水平等。临床显示大多数急性冠状动脉综合征患者的冠状动脉管腔狭窄并不严重(小于 50%),造影时仅见管腔内轻度狭窄。上述血管几何特征的改变必然造成了局部血流动力学环境的改变。因此,本节着重分析血流动力学因素与斑块形成、破裂相关的机制研究。

20.2.1　易损斑块的特点

病理学研究发现,有破裂倾向的斑块一般具有下列特征: ① 柔软而富含脂质的脂核(脂核体积超过斑块体积的 40%）；② 薄纤维帽；③ 大量炎症细胞（包括巨噬细胞、T 淋巴细胞及肥大细胞）浸润；④ VMSCs 极少；⑤ 偏心性斑块；⑥ 斑块内大量血管新生。在晚期的动脉粥样硬化斑块内，新生血管有助于大量炎症细胞聚集至斑块内，更容易导致斑块内出血进而引起斑块的破裂。

具有易破裂特性的动脉粥样硬化斑块通常无严重的狭窄损伤，而是伴随扩张性血管重建以及急性的冠状动脉综合征。

20.2.2 斑块处的血流动力学特征及其对斑块发展的影响

20.2.2.1 斑块处的血流动力学环境

血管向外扩张性重建（remodeling）导致了低切应力区域的形成并促进了斑块的发展及破裂。低切应力作用下的血管扩张性重建是导致斑块形成的重要因素。基于动脉粥样硬化动物模型的研究指出，粥样斑块好发于低的或扰动/振荡剪切的血流环境[20]（见图 20-7 和图 20-8）。特别指出，斑块顶端高的血流剪切会增加纤维帽破裂的概率。从整个血管流动来看，75% 的血管区域承受脉动血流的加载，这种力学作用会严重地影响斑块的稳定性。

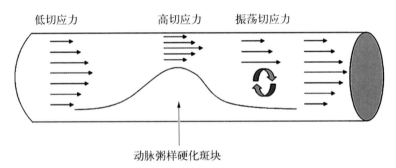

图 20-7　直动脉段近心端动脉粥样硬化斑块的切应力差异分布

Figure 20-7　Differential distribution of shear stress in a straight arterial segment proximal to a lumen—protruding atherosclerotic plaque

脉动血流对血管壁的力学加载造成的周向应力改变可能是导致斑块破裂及后续血栓形成的重要因素。斑块厚度的增加导致局部切应力的改变并不明显，但是斑块两肩的张应力显著增加，临床数据显示，斑块破裂发生在斑块两肩与斑块中心的比例为 63∶37。因此，周向应力的增加很可能是导致斑块破裂以及血栓形成最重要的因素。同时，血压也是斑块形成和发展的重要因素，特别是高血压和血流动力学的协同作用对斑块稳定性具有非常明显的影响。

20.2.2.2 切应力与易损斑块的形成和发展

（1）低切应力与斑块的形成。低切应力和紊流状态下会导致斑块的发展，此外，低切应力和振荡流将引起斑块的组成成分的变化。低切应力区域斑块的组成变化主要是 VSMCs

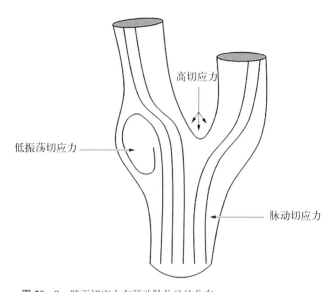

图 20 - 8 壁面切应力在颈动脉分叉的分布
Figure 20 - 8 Distribution of wall shear stress in the carotid artery bifurcation

的含量降低,脂质池变大,纤维帽变薄并且胶原纤维含量降低,大量巨噬细胞聚集;而振荡流所形成的斑块体积小且稳定。易脆性斑块与稳定性斑块这两者的最主要区别是,在易脆性斑块内有大量炎症细胞聚集。低切应力导致炎症细胞聚集的主要原因是低切应力增加了ECs 表面与炎症细胞相结合的黏附分子的表达,因而降低了炎症细胞在内皮层上的滚动速度。动物实验结果发现,在低切应力作用下,VCAM-1 和 ICAM-1 的表达都选择性上调。经活体内显微镜观察发现,低切应力区域有更多的单核细胞黏附到 ECs 上。低切应力通过化学因子激活整合素,而 ECs 通过激活的整合素捕获炎症细胞。随后的炎症反应刺激氧化型低密度脂蛋白(oxidized low-density lipoprotein,ox-LDL)促进 ECs 捕获单核细胞,进而分化为巨噬细胞,促进动脉粥样硬化的形成,巨噬细胞的大量存在降低了组织的强度。同时,低切应力的存在激活 VSMCs 的金属基质蛋白酶(matrix metalloproteinase,MMP),导致了内弹力板以及 ECM 的降解,从而形成了柔软而富含脂质的、大量炎症细胞聚集的、具有薄纤维帽结构和明显易脆特性的斑块。

总之,低切应力增加了动脉粥样硬化过程中的炎症分子的含量,从而降低了斑块稳定性。

(2) 高切应力对斑块分布的影响。斑块破裂主要发生在血管狭窄部位的上游区域,并且主要由巨噬细胞在该区域的聚集以及内皮下血栓引起。通过计算机三维重建技术与计算流体力学相结合的方法发现在血管狭窄部位近心端的高切应力区域,存在 ox-LDL、泡状巨噬细胞及 MMP 的大量聚集。胞外蛋白聚糖基质的降解是由于高切应力作用导致了 ECs 大量分泌丝氨酸蛋白酶(包括纤维蛋白溶酶和尿激酶)。这些研究充分表明了高切应力与易碎性斑块的纵向分布之间具有较大的相关性。高切应力能够促进 ECs 和血小板表达,从而促进动脉粥样硬化的发展。

　　通过兔的血管外周套环发现,与低切应力区域相比,高切应力区域斑块内出血率显著增加,胶原含量下降,高切应力区域 VSMCs 凋亡率增加。有意思的是,与低切应力区域相比,狭窄血管近心端高切应力虽然诱导易损斑块形成,但是内皮层完整并且功能正常,具有高的eNOS 表达。

　　我们的研究发现,在高切应力区,高切应力梯度损伤ECs,使 ECs 通透性增大,脂质以及炎症细胞更容易进入内皮下沉积,最终引发内膜增生和粥样斑块的形成并且导致斑块的不稳定性。而在狭窄远心端由于是振荡的低切应力区,影响着脂质在该区域的沉积从而影响ECs 的通透性。内皮通透性的增加导致脂质在内皮下沉积,引起 VSMCs 的迁移和增殖,从而诱导内膜增生的形成和发展[9]。

　　需要指出的是,由于缺乏更接近于人类成熟斑块的动脉粥样硬化斑块动物模型和合适的体外研究装置及方法,血流动力学异常与动脉粥样硬化斑块破裂之间的关系有待进一步的研究,而两者间关系的阐明也必将为动脉粥样硬化斑块破裂所致心脑血管疾病的防治提供新的药物靶点。

　　(3) 高切应力促进易损斑块的形成。第一,高切应力引起斑块内出血和斑块坏死。具有向外扩张性重塑的斑块一般会逐渐发展为具有薄纤维帽的高风险斑块[21,22]。通过测量狭窄血管远心端的面积,我们发现:血管狭窄后,血管远心端重建均较为明显,而狭窄血管近心端有严重向外的扩张性重建。也就是说,高切应力引起血管严重向外扩张性重建,高切应力区域的血管纵切面积比低切应力区域增加了 80%,而低切应力区域发生收窄性重建。

　　我们实验室对此作了进一步研究,分别观察高切应力和低切应力区域血管,HE 染色切片的结果显示,斑块内出血和明显的斑块内坏死主要出现在高切应力区域。其中,斑块内出血可以独立于明显的斑块坏死存在于高切应力区域,斑块内出血也会与明显的斑块坏死同时存在于高切应力区域[见图 20-9(a)(b)]。而在狭窄远心端的低切应力区域却无明显的斑块内出血和斑块坏死,仅形成较为严重的内膜增生,有大量的细胞成分和 ECM 沉积,未观察到斑块内出血等易损斑块症状出现[见图 20-9(c)]。经统计,在近心端高切应力区域斑块内出血和斑块坏死出现的概率是 83%,而狭窄远心端区域出现斑块内出血的概率低至17%,并且没有观察到斑块内有坏死组织[见图 20-9(d)]。因此,高切应力明显促进了易损斑块的形成。

　　第二,高切应力引起胶原纤维降解。狭窄血管近心端的高切应力区域胶原含量低于低切应力区域。从胶原纤维这个角度,说明了狭窄血管近心端的高切应力诱导易损斑块形成。Ⅰ型和Ⅲ型胶原既是血管内最主要的胶原蛋白,也是血管承受力学刺激并维持血管稳定性的胶原纤维。高切应力区域斑块内膜几乎没有胶原纤维,外膜胶原纤维的含量也极少,并且Ⅰ型和Ⅲ型胶原分散存在。而在低切应力区域,胶原纤维含量较多,外膜也有不同程度的增生,并且在血管外膜部位,Ⅰ型与Ⅲ型胶原交织在一起,形成稳定的网状结构。

　　第三,高切应力引起弹力纤维断裂。血管中膜主要由弹力纤维组成,由于狭窄血管近心端扩张性重建导致弹力纤维急剧拉升,并部分降解,因而引起狭窄血管近心端的弹力纤维内弹力板被拉直,并且部分区域发生缺损、断裂。

　　第四,高切应力区域的 VSMCs 大量凋亡。既往的研究显示,VSMCs 凋亡事件本身是动脉粥样硬化稳定斑块向易损斑块发展的关键环节[23]。通过透射电镜和 TUNEL 染色分析了 VSMCs 的凋亡。超微结构显示套环模型 8 周后的血管,狭窄血管近心端高切应力区域 VSMCs 的细胞核和细胞质均有凋亡的显著特点,染色质发生固缩形成新月形的结构,细胞核具有核物质严重聚集,染色质高度浓缩并出现边缘化、空泡等特点。以上结果说明了高切应力区域的 VSMCs 明显具有凋亡的早期特点。然而定位于低切应力区域的 VSMCs 线粒体数量大大增加,高尔基体和糙面型内质网数量也大大增加,具有明显的合成型表型。

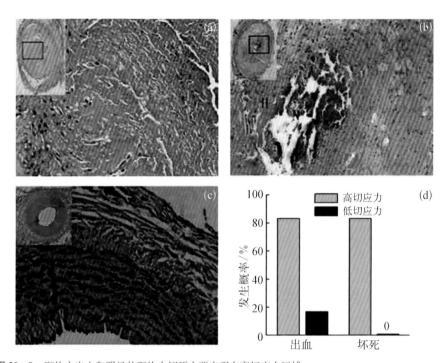

图 20 - 9　斑块内出血和明显的斑块内坏死主要出现在高切应力区域
（a）斑块内出血可能存在于斑块坏死不明显的高切应力区域;（b）斑块内出血与明显的斑块坏死同时存在于高切应力区域;（c）狭窄远心端的低切应力区域却没有出现明显的斑块内出血和斑块内坏死;（d）粗略估计,斑块内出血和斑块坏死在近心端高切应力区域出现的概率是 83%,而狭窄远心端区域出现斑块内出血的概率低至 17%,并且没有观察到斑块内有坏死组织

Figure 20 - 9　Intraplaque neovasculature and obvious plaque necrosis appeared mainly in high shear stress area

20.2.2.3　周向应力与斑块发展

我们研究发现,当切应力和血管的刚度发生改变时,血管壁细胞所受周向应力也发生相应的改变。同时,因为切应力引起血管组成和结构发生改变,使得血管壁的弹性模量等也发生改变。血管病变发生时,其病变部位在形成低切应力的同时,具有较高的血管张力,高张力也可能是血管动脉粥样硬化发展的一个重要因素。使用临床的核磁共振数据发现血管壁的厚度是动脉粥样硬化发生发展过程中一个非常重要的特征,而壁面的低切应力并不是主要的动脉粥样硬化预测因素[24]。

20.2.3 动脉粥样硬化斑块破裂的力学机制

在阐明了易损斑块的发展后,大量的研究开始关注斑块破裂的具体位置和破裂的力学机制。临床研究表明,斑块破裂发生在斑块两肩的概率比发生在斑块中心的概率高得多,并且易损斑块局部切应力的改变并不明显,而斑块两肩的张应力显著增加。易损斑块的周向应力与斑块稳定性有高度相关性,斑块的破裂区与应力集中区高度吻合。除了对斑块横断面形态特征的研究外,通过对尸检以及临床病理学对斑块沿动脉纵向分布特征的研究显示,斑块破裂主要发生在血管狭窄部位的上游区域。高切应力的斑块上游区域,血管损伤处血压降低,单轴张应力增加,压力急剧降低迫使斑块急剧变形,同时产生一个明显的单轴应变。而在75%的血管狭窄部位,因斑块上游壁面切应力比血液周期性搏动产生的张应力小得多,因此血管狭窄部位前端增加的张应力可能是纤维帽破裂的重要原因。尽管切应力的绝对值不足以直接破坏纤维帽结构,但局部切应力升高可能是纤维帽破裂的初发因素。所以当细胞外脂质池超过管壁的45%时,纤维帽上将形成一个应力集中区,在这个区域里若胶原含量减少且富含巨噬细胞时,纤维帽极易破裂。

20.3 血流动力学因素与系统性风险在动脉粥样硬化形成中的协同效应

在高脂血症、高血压和糖尿病中,与个人生活方式密切相关的,例如涉及年龄、性别、缺乏运动、吸烟和肥胖等多种因素的相互组合是危害心血管的关键因素,引发了较高的心血管发病率和死亡率。值得注意的是,系统性风险或血流动力学因素的独立作用对于动脉粥样硬化的作用已经较为清楚,但这些系统性风险因素是如何协同作用,共同促进动脉粥样硬化的发展仍然知之甚少。

20.3.1 高脂血症

高脂血症是动脉粥样硬化和心血管疾病的主要代表。高胆固醇水平由低密度脂蛋白(low-density lipoprotein,LDL)和极低密度脂蛋白(very low-density lipoprotein,VLDL)传送进入动脉壁造成。LDL在动脉血管内皮层的渗透和积累构成了动脉粥样硬化发生早期最显著的事件之一。系统性高脂血症增强了血管内皮对于较小微粒的通透性,例如通过LDL受体介导的内吞活动,ECs间缝隙连接的改变或者基底膜重塑,增强了血管内皮对LDL的通透性,从而促进LDL在内皮下的积累。滞留于动脉壁上的脂质进一步激活单核细胞和巨噬细胞介导的炎症反应。与此同时,氧化应激协同参与在动脉粥样硬化易发区域内促进LDL氧化修饰成ox-LDL,ox-LDL更易引起内皮功能障碍和动脉粥样硬化炎症。由于血管生成是促进稳定斑块向有破裂倾向性斑块转化的关键因素,并且脂蛋白的累积在动脉粥样硬化斑块发展中起重要作用,因此有必要阐明LDL特别是ox-LDL在调节血管新生介导的斑块发展方面的作用。ox-LDL可抑制VECs增殖,加快VECs凋亡,从而解释了动脉粥样硬化斑块形成前所具有的明显内皮功能障碍。基于以上结果可知,ox-LDL 对 ECs 存活具有极其不利的影响,说明其对包括 ECs 存活、增殖和迁移的血管新生复杂过程有抑制作用。如上所述,ox-LDL 和血管新生之间呈负相关关系,那么 ox-LDL 将不利于新生血管在高浓度 ox-LDL 斑块内的扩展,进而影响在临床特征为斑块内出血的易损斑块内,脂质池与特征出芽式血管新生之间的相关性。我们的研究结果表明,小剂量(小于 20 μg/ml)的 ox-LDL 可促进体外血管生成[25-27]。研究结果之间的差异可能在于 ox-LDL 的浓度,早期的报告经常使用高剂量(20～500 μg/ml)浓度,不存在于正常人血清中。然而从已有的报道结果来看,同样难以准确地在病理条件下将临床相关的斑块内血管新生和脂质积聚相关联。困难主要在于,虽然循环 LDL 浓度可以准确测量和定义,但仍不了解动脉粥样硬化斑块内确切的 ox-LDL 浓度。因此,有必要确定在特定斑块内的脂质含量与血管生成之间的紧密关系。更重要的是,我们的研究结果显示,动脉粥样硬化斑块局部伴有血液扰流和高胆固醇并发症,表明生物力学因素与高脂血症之间对动脉粥样硬化的相互作用是正相关的[28]。动脉粥样硬化斑块处的低切应力已证明可促进 LDL 吸收与合成,增加了内皮层对 LDL 的渗透性,从而确定力学因素与 LDL 加重动脉粥样硬化之间的显著相互作用。这主要是由于切应力可瞬时激活胆固醇调节元件结合蛋白(sterol regulatory element-binding proteins, SREBPs),调节多基因表达的关键转录因子参与胆固醇和脂肪酸的合成和受体介导的 LDL 的吸收。与此相反,低切应力诱导 SREBPs 的延迟激活。因此,在高脂血症存在时,切应力介导的 SREBPs 依赖 LDL 的吸收和合成,可以不断利于 LDL 的累积,促进血流扰动的分支处和动脉弯曲区域位点特异性动脉粥样硬化病变的形成。

　　此外,扰动流可显著增加 VECs 对 LDL 的通透性,从而促进 LDL 在易受动脉粥样硬化影响且以复杂的流动模式为特征的区域的渗透和保留,塑造一个以 LDL 的吸收和合成为基础的 SREBPs 依赖性机制。动脉粥样硬化的切应力可加速 ECs 的更新,具体来讲是在有丝分裂和细胞凋亡过程降低了 ECs 之间的胞间连接,加速了 LDL 在内皮层下的渗透和动脉粥样硬化的发展。动脉粥样硬化病变部位的电子显微分析或单层 ECs 连接蛋白的免疫组织化学法证实,ECs 间连接距离的增大与加速运转的 ECs 的有丝分裂和凋亡有关[29,30]。这些活动主要发生在低切应力和振荡切应力的动脉粥样硬化易发区域。切应力除了参与调控细胞更新介导的 VECs 对 LDL 的通透性,也可能参与其他的运输途径(见图 20-10)介导的 LDL 在动脉壁上的累积,包括囊泡吞吐作用,通过紧密连接蛋白 occludin 和 ZO-1 或者黏附连接 VE-cadherin 和 α-catenin、β-catenin[8],以及基质的重塑作用(经由 p21 活化的激酶)等。运输途径是:紧密连接、紧密连接间歇、囊泡和渗漏。糖萼覆盖了除渗漏外所有的运输途径。

20.3.2　高血压

　　血压是动脉粥样硬化发展的标志性的影响因素之一,这已经被广泛地接受,尽管有例外,但一般情况下小鼠模型加载高血压会促进动脉粥样硬化的发展。高血压是一种涉及多种动脉粥样硬化过程的多因素病理学因素,包括内皮功能失调、血管收缩、血管重建、血栓形

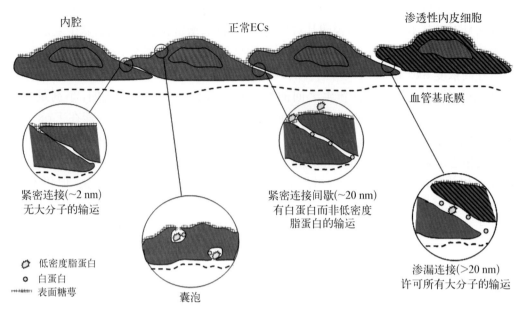

图 20 - 10 ECs 的运输途径[8]

Figure 20 - 10 Transport pathways across the endothelium

成及可能导致血管抵抗力增加的炎症反应。仔细研究收缩压升高在动脉粥样硬化中的具体作用,得出结论,血压本身不是导致动脉粥样硬化的决定性因素,而机体对加载高血压的反应中多个导致动脉粥样化的过程似乎对动脉粥样硬化有更显著的影响。显然,动脉粥样硬化中的这些过程在本质上是一样的,重要的是它们都由机械力驱动。切应力与内皮功能的调节、血管舒张、血管重建和血栓以及炎症密切相关。引起动脉粥样硬化的切应力导致内皮功能障碍,长期抑制血管扩张剂的释放,如 NO 和 PGI2,同时促进血管收缩剂的生产,如 ET - 1,其中大部分最终不仅会导致血管紧张性升高,而且也能促进血管重建和新生内膜形成。此外,扰动流促进血小板在血管壁附近聚集或下调抗血栓剂的产生(eNOS、PGI2),从而促进血栓形成,因此高血压进展明显。另外,血流介导的炎症细胞渗出可能也发挥了作用,但其确切的作用机制还是未知的。所有的这些观察结果表明切应力和高血压在动脉粥样硬化中通过内皮功能的调节、血管紧张性、血栓和可能的炎症发挥协同作用。

本质上,动脉粥样硬化发生在动脉高血压区,相比起来,静脉较低压力区无动脉粥样硬化病变,且血压随着血管直径减小而降低,这表明生物力学系统的扰动显示了高血压与动脉硬化之间明显的相关性。基本上,机械扰动(高血压和缺乏体育锻炼)与化学扰动(高脂血症、糖尿病和吸烟)相结合改变了血管硬度,因此扰乱了血管对正常血压或高血压负荷的拉伸响应[31]。

20.3.3 糖尿病

糖尿病,是一种与高血糖/高葡萄糖症密切相关的复杂疾病,也是一个导致动脉粥样硬化的主要危险因素之一。尽管,目前关于生物力学和高血糖因素之间的相互作用对动脉粥样硬化的影响仍不十分清楚,但最近提出了一些关于血管内皮功能调节、炎症和氧化应激的假设,或许可以解释两者的协同作用。病理性的切应力减少了 NO 的利用率,从而促进炎症和氧化应激反应的发生。在高血糖情况下,晚期糖基化终末产物(advanced glycation end products,AGEs)产生,可通过受体介导依次促进炎症反应、氧化应激反应和内皮功能性障碍[30]。实际上,AGEs 与晚期糖基化终末产物受体(receptor for advanced glycation end products,RAGE)(GEs 的受体)的相互作用一直是糖尿病导致动脉粥样硬化过程中最广泛的调节剂[12]。AGEs 合成与血糖之间直接的相互作用至少部分通过 RAGE 信号通路介导炎症和氧化应激反应。具体来说,低切应力可激活 RAGE 和促进 RAGE 依赖性炎症反应,而高切应力强度则使两者减弱[13]。低切应力保护高糖诱导的炎症活动,高切应力则是抑制作用,这和已有发现是相符的。此外,层流切应力抵消了高糖的作用,从而抑制氧化应激反应和脂质过氧化。总而言之,高血糖与导致动脉粥样硬化的切应力协调控制炎症、氧化应激反应和其他导致粥样硬化的过程,并协同加速动脉粥样硬化病变发生有关。

20.4　血管支架介入治疗在动脉粥样硬化防治中的应用

大量脂质、钙等在血管壁处的沉积是造成血管狭窄甚至堵塞的主要原因。传统的治疗方法有药物治疗和外科手术。由于药物治疗作用慢,不能立即见效,而且对血管重度狭窄的患者疗效较差;而传统外科手术通常有冠脉搭桥手术和动脉内膜切除手术,对患者造成的创伤较大,手术难度大、风险高和术后恢复期长,而且费用昂贵,同时存在部分患者因自身体质原因无法承受手术。20 世纪 90 年代以后,微创介入治疗血管疾病技术便逐渐在临床上得到了广泛的应用,目前已经发展成为治疗血管狭窄类疾病最有效的方法之一。以冠状动脉病变为例,全球每年超过 150 万患者接受经皮冠状动脉成介入治疗(percutaneous coronary intervention,PCI)。作为一种微创手术,介入治疗相对于传统的药物治疗和外科手术而言具有见效快、手术难度低、对患者造成的创伤小、术后感染率低、无须开刀、手术时间和住院时间短及医疗费用低等诸多优势。结合血管支架的植入,已成为常规而有效的介入治疗方式。自从其诞生以来,不仅受到了医生们的青睐,也深受广大患者的欢迎,各个领域的学者对它的研究也从未间断,血管支架也因此得到了突飞猛进的发展[31]。

血管支架是一种管形的网状结构。临床治疗中,通过对冠脉血管支架的扩张来撑开狭窄血管,为血管提供一个机械支撑,达到治疗血管狭窄的目的。按照其扩张方式可分为自扩张支架和球囊扩张支架。自扩张冠脉支架是指采用记忆合金材料制成的冠脉支架,利用其温度效应来控制它在狭窄血管内的变形,其优点是柔韧性较好,能顺应血管壁的自然曲度,缺点是释放时有前向跳跃和缩短现象,以至于精确定位释放困难。此外,自扩张支架的径向支撑力相对较小。球囊扩张型支架则普遍采用医用不锈钢等材料加工而成,通常与经皮冠状动脉成形术(percutaneous transluminal coronary angioplasty,PTCA)相结合使用(见图 20-11),首先,将血管支架附着在特制的球囊上,在造影技术的辅助下,通过静脉穿刺技术由一根特制的导管牵引并送至病变血管处,随后对球囊加压,支架在球囊的膨胀作用下被撑开,并将狭窄血管的半径扩张到健康血管半径大小,然后,球囊卸载并移除,而血管支架则停留在血管狭窄片段内,为血管提供一个径向的机械支撑,从而保证血管内的正常血流(见图 20 - 12)。

按照血管支架的制备材料不同分为:医用不锈钢支架、镍钛合金支架、钴铬合金支架等。

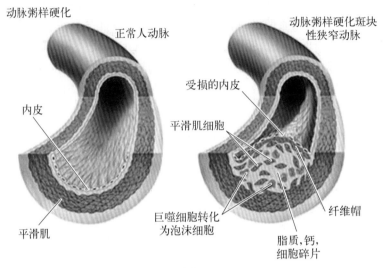

图 20 - 11 动脉粥样硬化斑块的形成[32]

Figure 20 - 11 The formation of atherosclerotic plaque

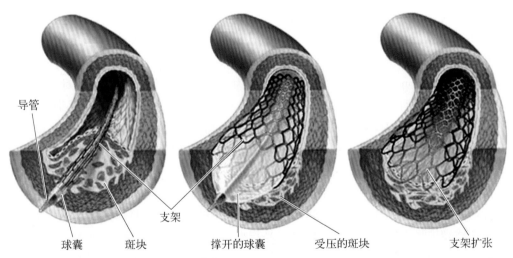

图 20 - 12 动脉粥样硬化斑块与支架植入[32]

Figure 20 - 12 Atherosclerotic plaque and stent implantation

早期的金属裸支架虽然在植入的初期会起到非常好的疗效,且血管支架的设计和植入技术已经得到极大的发展,但在术后的 6~12 个月内存在着较高的再狭窄率。统计数据显示,支架植入后血管再狭窄率仍达 15%~20%,并且还可导致致命的晚期血栓[33,34],由此而产生的医疗问题给社会和家庭造成沉重负担。支架内再狭窄(in-stent restenosis,ISR)现象是阻碍血管支架技术发展的障碍之一,而药物支架的出现在很大程度上降低了血管支架内的再狭窄发生率。支架内再狭窄的机理目前尚无明确的定论。一般认为是 VSMCs 在众多因子的作用下大量增殖,合成胞外基质并向血管内膜迁移,引起血管重建,导致支架内再狭窄发生。针对此,人们开展了很多研究以图抑制再狭窄的发生,其中药物洗脱支架是一个研究热点。至今,第一代药物洗脱支架(drug eluting stents,DES)雷帕霉素洗脱性支架(CypherTM 支架,Johnson & Johnson)和紫杉醇洗脱性支架(TAMUSTM 支架,Boston Scientific)已普遍应用于临床;第二代 DES 佐他莫司洗脱支架(zotarolimus-eluting stent,ZES)和依维莫司洗脱支架(everolimus-eluting stent,EES)也已在欧洲和北美批准使用。然而,临床实践表明,DES 对支架植入后引起血管壁损伤及随之导致的血管内膜增生,以及急性、亚急性血栓形成引起的再狭窄并无明显抑制作用[35-37]。DES 的另一个极难克服的问题是,它所释放的药物在抑制 VSMCs 增殖的同时,也抑制了血管内皮的修复[35,38],从而导致局部血栓形成。同时,DES 在非冠状动脉(如颈动脉、肾以及脑动脉)中的使用所引发的血栓会增加堵塞新生血管床的危险性[39]。更有研究表明,与裸支架相比,药物支架可导致植入支架血管段刚度的增加,从而减缓内皮修复(再内皮化)的速度[40]。

DES 的应用日趋普遍,与裸金属支架相比,DES 可显著降低再狭窄率,然而大多数 DES 由药物、药物载体、支架平台 3 部分组成,其中金属支架不能被人体吸收。由于不可降解的金属支架长期存留于血管中,影响内皮化,可能引起局部的慢性炎症反应和后期的血栓形成,当发生支架内再狭窄后不可避免地需要采用二次手术取出支架,这样无疑又增加了患者的痛苦。因此,下一代支架开发目标是生物可降解支架,镁合金可降解支架的暂时存留性特点与血管内再狭窄的时间相吻合,镁合金可降解支架在完成血管内皮化修复后开始降解,保持了血管结构的完整、稳定了血管的内环境,支架降解则可克服支架自身的血栓源性及异物性。可降解的镁合金材料价廉易得,且易于腐蚀降解,具有良好的力学相容性和生物相容性,因而受到材料学和医学界的广泛关注。

20.5 血管植入物对血管力学微环境的影响

20.5.1 血管支架的生物力学性能

支架的生物力学特性包括支架的紧缩反弹行为、膨胀行为、抗压缩性能和柔顺性等,在支架力学行为分析中,不同的支架材料是影响支架力学行为的重要因素。

对于心血管支架材料,要求既要有良好的细胞亲和性,又要有与血管相似的力学性能。表征血管支架材料的力学性能指标有很多,如破裂强度、缝合强度、材料的最大应变、最大应力和杨氏模量等。其中破裂强度表征支架内部能够承受的最大液体压力,缝合强度表征支架与血管吻合部位能承受的最大缝线拉力。通过评价不同比例共混材料制成的管形支架的破裂强度和缝合强度,可以选取合适比例的共混血管支架材料[41]。利用计算机结合有限元程序建立有限元模型研究支架力学过程可以弥补直接测量的缺陷,还可以比较大量不同设计之间的区别,从而进行支架的优化设计[42]。冠状支架从生产到使用主要经历 3 个变形过程：装配时往球囊上的紧缩过程；植入病变时在球囊作用下的扩张过程和球囊撤出后的支架自身反弹受血管壁的压缩过程。

20.5.2 血管支架植入后对血管力学微环境的影响

20.5.2.1 血管支架植入后血管内血流动力学的变化

在正常的冠状动脉中,血液呈稳定层流状态,ECs 所受到的切应力也相对恒定。动脉粥样硬化斑块的存在导致管腔狭窄,核磁共振(nuclear magnetic resonance,MRI)测定斑块狭窄处的血流流速急剧增加,在斑块近心端切应力较高,远心端切应力相对较低。狭窄性病变(如动脉粥样硬化或管壁血栓形成)引起的血管壁组织病理变化,首先使受累血管段的几何学和机械学特性发生改变,如管腔的变窄和变形、管壁的弹性减弱等。继而出现一系列血液流变学特性的改变,例如当血液流经狭窄段血管时,高速层流将明显增加。随狭窄程度的加剧,血流速度可进一步加快而形成湍流,同时伴有切应力/切变率的异常增高;而于狭窄的近心和远心两端血管壁的切应力却明显降低,缓慢的血流于局部可形成血流淤滞区;另外,狭窄段的高速血流到达狭窄段远心端时,由于血管管径的突然增加和切应力的骤然下降,局部还可形成涡流区。

当支架植入后,血管段的局部力学环境改变。球囊的膨胀和支架的扩张导致了 ECs 在支架段血管的剥蚀并破坏内皮层的完整性。从宏观上看,支架在狭窄段血管管腔的扩张使整个支架段血管完全恢复了正常的疏通状态,同时也使斑块狭窄处的高切应力状态恢复为之前相对较低的切应力[43]。然而局部由于支架的存在导致单向流动的血流产生了一个流体分离区域,在支架与血管交界处流体发生急剧反转,血流紊乱形成扰动流,而在近心端的支架边缘和局部表面却具有较高的切应力(见图 20‐13 和图 20‐14)。

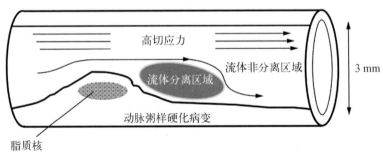

图 20‐13 狭窄区域的流动分离会导致病变[44]

Figure 20‐13 Flow separation in narrow areas can lead to lesions

狭窄性病变血管内支架植入后,虽然可使狭窄段血管恢复到与邻近血管段近似的几何学形态,消除异常切应力的不良影响,改善局部的血流状态,但是,由于支架的植入,又可引发一些不利的血液流变学变化。首先,释放于狭窄血管腔内的支架,特别是当支架杆突进血

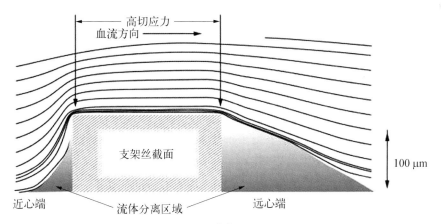

图 20 - 14   支架周围的流动分离会导致病变[44]
Figure 20 - 14   Flow separation around the stent can lead to lesions

流中时,可使局部的流动血液层流突然破散,形成无规则的非定常流动,甚至湍流,也可形成支架杆近心和远心两端的血流淤滞区和支架杆远心端的涡流,以及相应的切应力/切变率异常改变;其程度与支架杆的粗细、支架剖面积的大小和雷诺数(Re)值增高呈正相关,与支架扩张程度呈负相关。采用计算流体动力学(computational fluid dynamics,CFD)设置的仿真弹性管非定常流动的流体模型,进行不同支架植入实验,观察到:于支架植入段弹性管中,支架杆未覆盖的管壁区(相当于支架杆近心和远心两端的血流淤滞区)的流体速率很低,几乎停止不动,切应力也非常低而不稳定,有人称其为"死水区";其程度与支架杆间距/未覆盖的支架杆厚度比率的大小呈负相关。因此,如选用较细的支架丝和较宽的支架杆间距(网眼)支架,可以减小这种不利的血液流变学变化。

其次,由于支架植入段血管壁组织的机械学和生理学特性发生改变,可使此段血管与其邻接的未置放支架的自然血管段产生顺应性失匹配,尤其在它们的连接处更为明显;植入球囊扩张式支架时,过度扩张的结果还可能引起支架植入段和未植入段血管间的管径失匹配。在出现顺应性或(和)管径失匹配的部位,流动血液的层流间的剪切作用明显增强,也即局部的切应力/切变率可异常增高,此种现象有人称之为顺应性失匹配部位的应力集中。支架植入段和未植入段血管间的顺应性失匹配以及支架植入段血管的弹性减弱,还可使动脉压力和血流波在受累血管中得不到有效的传递。

上述的支架植入术后出现的血流紊乱和切应力/切变率异常,进一步可导致下列细胞流变学变化:① 局部的血浆(边界)层和血细胞趋轴性等血液流动特性发生改变,甚至消失;其结果是血细胞不再集聚于轴流中,而是贴近血管壁流动,并不断地与已损伤的血管内皮层摩擦和碰撞,从而可促进血小板血凝活性增加并于血管内皮下层黏附和聚集;② 在低切应力/切变率的血流淤滞区和涡流区,长时间留滞于局部且浓度较高的血小板,极易被诱导与血管内皮下组织中的Ⅵ型胶原蛋白、纤维连接蛋白(fibronectin,Fn)、层黏连蛋白(laminin,Ln)发生黏附;在高切应力/切变率的狭窄段和连接段,血小板则易被诱导与血管内皮下组织中的Ⅰ型和Ⅲ型胶原蛋白、纤维蛋白原和纤维蛋白等发生黏附;而且体外流体模型实验还表明,当切变率增高到$2\,000\ \mathrm{s^{-1}}$时,血小板黏附于暴露的血管内皮下层的能力将随切变率的增高而增大;③ 狭窄段和连接段的异常高切应力,可直接激活血小板,或使血小板"撕裂"并释放出储存的致聚剂(主要是 ADP),从而促使血小板与纤维蛋白原结合;当血流通过狭窄段高切应力的作用后,进入并滞留于涡流区的血小板多数也已激活,甚至已破裂释放出内涵物,因此也易发生血小板黏附和聚集;④ 不论高或低的异常切应力,皆可减弱血管 ECs 对组织型纤溶酶原激活物(tissue-type plasminogen activator,t-PA)、PGI2 和内皮源性血管舒张因子(endothelium-derived relaxing factor,EDRF)等血管内皮保护性因子和抗血小板因子的分泌和释放功能,从而使其不能有效地抑制血小板活化、血小板黏附和聚集以及血栓形成。另外,持续存在的无规则湍流或涡流还可使血管 ECs 失去沿定向的切应力排列和迁移的倾向,导致 ECs 再生修复过程的延缓。动物实验结果还证实,持续存在的低切应力较之高切应力更易引起内膜增生。

支架段血管血流动力学的改变将随后激活一系列细胞因子和信号通路,进而引起炎症和血管损伤。在这些位点,血小板激活并伴随着凝血恶烷 A2(thromboxane A2,TxA2)和二磷酸腺苷的释放,同时释放其他凝血因子,激活凝血级联反应,引起血栓形成和支架内再狭窄。支架植入使支架血管段硬度增加,同时支架丝会对血管内皮造成损伤,且支架丝嵌入内皮层抵达 VSMCs 层,相邻两支架丝对其间的 VSMCs 层和外膜层组织产生径向挤压力,并在 VSMCs 层内产生轴向张力。由此可见,支架结构的设计对血流动力学有着重要的影响,支架丝的厚度决定了涡流区域的大小,并直接决定了再内皮化修复的进程。

20.5.2.2 血管支架段血管组织的力学微环境

支架植入后血管段的力学环境与血管内膜损伤程度之间有明显的关系。近年来的研究发现,力学因素可能是支架内再狭窄的关键始动因素[33]。目前临床上所采用的方法之所以不能从根本上解决再狭窄和血栓形成的关键在于,对支架附近血管组织所处力学环境的影响还缺乏系统和深入的了解。

对于支架丝附近血管壁所处的力学环境可作如下说明(见图 20-15):在支架扩张与血液流动的共同作用下,血管壁内膜的 ECs 层和中膜的 VSMCs 层会受到压力、张力和流动切应力的影响[45]。支架扩张后,支架丝会对血管内皮造成损伤,支架丝嵌入内皮层抵达 VSMCs 层,相邻两支架丝对其间的 VSMCs 层和外膜层组织产生径向挤压力 P_1 和 P_2,并在 VSMCs 层内产生轴向张力 Z_1 和周向张力 Z_1'。而相邻两支架丝之间的内皮组织会受到轴向张力 Z_2 及周向张力 Z_2'。由于内皮和 VSMCs 的延展程度不同,在内皮层与平滑肌层的交界面将产生切应力 τ 和 τ_1',同时,该部分内皮组织在血流的作用下还受到血流压力 P_0 以及流动产生的壁面切应力 τ_0。由以上分析,可以将支架丝附近血管壁所处的力学环境归纳为:由支架扩张和血液流动对支架丝附近的血管壁组织共同形成的外力及内力环境。

支架内再狭窄是动脉壁在机械损伤后的修复过程,它由弹性回缩、血管内膜增生和血管重建 3 个主要过程组成。血管中膜和外膜的细胞能够感受到再狭窄过程中血管力学环境改变的刺激,并将力学信号转导进入胞内,调整细胞行为。支架对动脉的直接作用力是影响血管狭窄程度的重要因素。与支架对动脉的周向张力(Z_1',Z_2')直接相关的支架直径大小,明显影响着血管内膜增生,过大或过小的支架直径都会显著增加血管内膜增生程度;支架对动

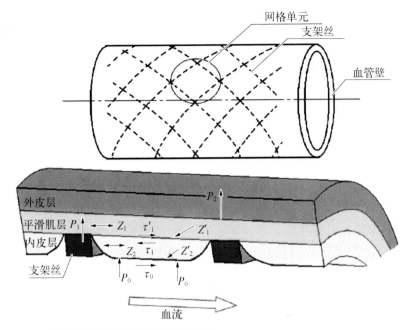

图 20 - 15　支架丝附近血管组织力学环境示意图

Figure 20 - 15　Schematic diagram of vascular tissue mechanical environment near strut

脉的轴向张力(Z_1，Z_2)同样也是影响血管内膜增生的重要因素。植入血管的支架还会干扰血管内的局部流场，改变血管壁面流动切应力的分布(τ_0)[46]。血管支架撑杆的数量、形状、厚度和宽度，支架展开后的直径，支架的编织方式等均可显著影响血管局部流场和壁面流动切应力的时空分布。动物实验和临床研究均发现，流动切应力与血管支架内膜增生的程度具有相关性。

20.6　血管支架与宿主血管之间的相互作用

20.6.1　血管支架植入后血管中膜和外膜的响应

血管支架植入后，血管中膜和外膜的细胞能够响应局部力学环境的变化，并使血管壁的力学参数如弹性模量等发生明显变化[47]，在该过程中 VSMCs 和肌成纤维细胞的状态起着极其重要的作用。在血管硬化、张应力下降的情况下，VSMCs 由收缩态分化为合成态，导致血管基质降解，细胞大量增殖迁移，引起血管病变[48]。同时，VSMCs 基底的弹性模量与细胞铺展投影面积呈正相关性，而基底弹性模量增加将促进 VSMCs 增殖、迁移[49]，其迁移和胞外基质(特别是 FN)的配体浓度有直接关系。肌成纤维细胞是一种具有 VSMCs 样特点的成纤维细胞，具有强收缩、迁移和 ECM 的分泌能力[50]。在血管内，不仅成纤维细胞、ECs、VSMCs 可以分化为肌成纤维细胞，单核细胞在支架丝上也可以分化为肌成纤维细胞[51]。而肌成纤维细胞通过其收缩和 ECM 大量分泌引起血管弹性模量增加，可能引起 VSMCs 肥大和增殖，导致血管进一步纤维化。

与此对应的一个非常重要的科学问题是：当血管生物力学环境发生改变时，肌成纤维细胞何时分化分泌 ECM 以填补创面、何时何种环境下会退化从而不至于引起再狭窄？对这一问题的研究将有助于调控血管的力学生物学反应，使其及时出现、及时退化，以减少组织纤维化。组织纤维化将导致血管柔顺性降低、弹性模量增加，而平滑肌细胞和成纤维细胞的变化反过来又会改变血管的生物力学性质。遗憾的是，到目前为止，支架植入后血管内的肌成纤维细胞出现的时间及其凋亡退化的时间并未得到系统和深入的研究。

20.6.2　血管支架植入后血管内膜的响应

各研究中心报道的引起再狭窄的因素不尽相同，如血管内膜损伤、血栓形成、支架邻近血管重建、炎症、愈合反应等。但有一点被普遍认可，即 VSMCs 的激活、迁移、增殖进而引起内膜增生是支架内再狭窄最主要的因素和病理基础。

关于支架植入后血管局部发生的变化以及新生内膜的形成情况（见图 20－16），Grewe 等[52]对 21 例冠脉支架植入术的死者（植入时间为 25 h 至 340 d）进行尸检研究，作了详尽的观察和分析：支架植入早期，ECs 破坏殆尽，支架表面被覆一层薄的血栓。新生内膜的主要细胞成分是 α 肌动蛋白阳性的 VSMCs，植入数天后 VSMCs 开始从中膜迁移到内膜，2 周时约有 50％的 VSMCs 迁移到内膜；6 周后 ECM 增加，但 VSMCs 相对减少，前者使增厚的内

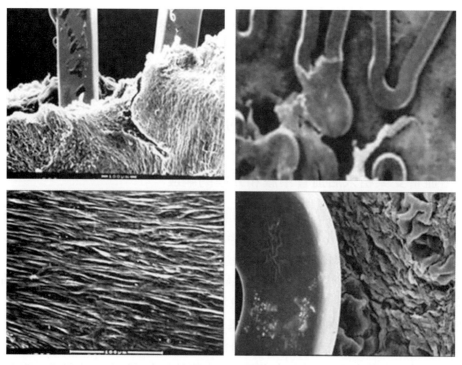

图 20－16　植入 4 周后支架段血管标本的扫描电镜图像[53]

Figure 20－16　Scanning electron microscope images of the stent samples after implanted for 4 weeks

膜进一步变厚,VSMCs 形成支架表层,每一阶段的 VSMCs 层中都散落分布在浸润的炎性细胞(T 淋巴细胞和巨噬细胞)中;12 周后支架表面完全内皮化。现在认为支架邻近完整的 ECs 迁移是支架表面再内皮化所需细胞的主要来源。ECs 是一种重要的正常血管生理调节因子,具有抗凝血、抗增殖作用;遗憾的是支架植入过程中这些血管 ECs 被破坏殆尽,并伴有血栓形成,支架附壁的血栓进而成为内膜增生借以附着的基架。

Yutani 等[54]对 11 例冠脉支架内再狭窄的标本研究发现,11 例中有 3 例支架周围检获增殖细胞核抗原阳性和波形蛋白阳性的 VSMCs,5 例在 3~6 个月时支架内有肉芽组织,5 例中有 3 例发现多核异物巨细胞。这一发现证实了 SMCs 在内膜增生中的作用,同时提示支架引起的慢性肉芽肿性炎症亦可能对其有影响。

临床病理学研究表明,VSMCs 迁移增生是血管支架植入术后再狭窄最重要的因素。有学者认为,正常时 VSMCs 迁移和增殖应受 ECM 中的抑制成分控制,支架植入破坏了 ECM,使 VSMCs 易侵入内膜,并在其中增殖,但其详细分子机制以及 VSMCs 的增殖如何进一步导致内膜增生未见明确报道。

20.6.3　血管支架植入后 ECs 的响应及力学信号转导机制

在支架植入过程中 ECs 的损伤是不可避免的,同时支架植入后的力学环境的改变也会影响 ECs 的一系列变化。我们的研究发现,ECs 通过多种力学敏感性受体感受切应力,例如 VEGFR2、钙黏素 VE - cadherin、血小板内皮黏附因子复合体- 1(platelet endothelial cell adhesion molecule - 1,PECAM - 1/CD31)、整合素、糖蛋白复合物、初级纤毛、糖萼等,将力学信号转化为生物化学响应,调控炎症反应等多条胞内信号通路的激活。值得注意的是,ECs 对机械的响应根据力的大小、方向和波动的实时力量而不同。层流高切应力通过促进细胞肌动蛋白骨架重塑影响细胞极性、板状伪足的突出和应力纤维的收缩从而增加 ECs 的迁移。相比之下,低切应力部位由于有较大的切应力梯度的影响更容易引起细胞的脱落并有助于细胞迁移[55]。切应力通过激活 AMPK 级联反应和 Akt 信号通路调控细胞周期。层流高切应力可同时激活 AMPK 级联反应和 Akt 信号通路,使得 mTOR 处于稳定状态以减少 ECs 的增殖。然而,振荡低切应力仅激活 Akt 信号通路而不激活 AMPK 级联反应,通过持续激活 p70 核糖体 S6 激酶(p70 ribosomal S6 kinase,p70S6K)信号分子,导致 ECs 的增殖。

除了切应力,支架植入后血管壁在血压的影响下循环变化,ECs 将随着血管壁的变形而伸张。已证实 ECs 通过细胞膜表面大量的力学感受器来接收应变力信号,包括细胞黏附位点、整合素受体、络氨酸激酶受体、离子通道和脂质分子等,将力学信号转变为化学信号,并进一步向胞内传导。应变将激活 AP - 1、NF - κB 等转录因子,并调控炎症基因的表达。同时,应变可诱导 ECs 血管紧张素-Ⅱ(Angiotensin Ⅱ,Ang - Ⅱ)的释放及其受体 AT1R 的激活,通过上调 NADPH 氧化酶类过氧化物的表达,引起了 ECs 功能障碍和炎症的发生。

20.6.4　血管支架植入后的血栓形成和再内皮化修复

支架植入后再内皮化可以避免金属支架与血流直接接触,使血流平稳,减少了很多活性因子如成纤维细胞生长因子、转化生长因子、血小板衍生生长因子等释放,可有效防止血小板聚集及血栓形成,减轻支架内再狭窄的发生。研究表明,血管内皮结构和功能损伤是动脉粥样硬化血管疾病的始动环节,并加重和促进动脉粥样硬化血管疾病的进展和恶化。介入性治疗目前已成为治疗心血管狭窄的主要方式,其优点在于创伤小且效果显著,但是支架的植入和高压球囊的扩张不可避免会导致血管内皮的机械性损伤,如内皮的剥脱和内皮撕裂,引起内皮功能失调及局部的炎症反应,从而导致内膜增生、支架内再狭窄(instent restenosis,ISR)及急性支架内血栓形成。

　　血管的损伤造成内皮层的脱落致血管内膜层裸露,伴随着血流动力学的改变及炎症因子的释放,激活血小板触发凝血反应,并同时动员体内的多种细胞成分募集至损伤处完成修复。在支架植入之后,临床上将1月至1年内形成的血栓定义为迟发性血栓(晚期血栓),而超过1年形成血栓定义为极迟发性血栓。晚期支架血栓的发生率仅为约1%,但它却有着90%以上的致死或致残率[58],是影响血管支架预后的重大临床事件。在支架植入过程中,脱落的ECs层恢复过程的延迟,被认为是促使晚期支架血栓形成的关键性病理事件。研究表明,血管损伤后再内皮化修复主要依赖于受损内膜邻近的成熟VECs的增殖、迁移和来源于骨髓的内皮祖细胞(endothelial progenitor cells,EPCs)的归巢、黏附和分化。传统观点认为:邻近未受损动脉段ECs的增殖和迁移最终会修复支架段动脉ECs层。而ECs的迁移受流动切应力、张应力[59]以及血管弹性模量[60]的影响。非生理性的流动切应力、张应力、血管弹性模量不利于受损内皮层的修复。骨髓源内皮干细胞的归巢、增殖和分化也参与了血管内皮层的修复过程。而这一过程同样依赖于血管壁面规则的层流切应力[61]。显然,血管支架对血管内局部流场的干扰会改变血管局部壁面流动切应力的时空分布,从而阻碍ECs的迁移,干扰EPCs的归巢、增殖和分化,致使受损内皮层的修复受阻。此外,支架引起的局部血流扰乱也会导致小斑块的形成,从而抑制内皮再生和降低内皮化速度,甚至会引起内皮机能障碍[46],最终导致血管支架植入后的晚期血栓。因此,血流动力学环境对血管ECs再生以及相关细胞之间的相互作用起着重要的调控作用,从而影响晚期血栓的形成。

20.7　血管支架植入诱导宿主血管重建的力学生物学机制

20.7.1　血管支架植入诱导血管重建的发生

　　血管重建是指机体在生长、发育、衰老和疾病过程中,血管为适应体内外环境的变化而发生的形态结构和功能的改变。有研究表明,血管系统在一生中都在进行重建,VEGF的受体和酪氨酸激酶受体调节着早期血管的形成。血管重建被视为动脉粥样硬化、高血压和血管成形术后再狭窄的发病机理的内在因素,血流动力学因素在血管重建中起着重要的作用。血管支架植入后引起血流动力和血管应力发生变化,这些力学作用影响血管ECs的形态和排列,引起ECs骨架结构和细胞间连接发生变化,影响ECs的迁移、增殖和凋亡,影响LDL等脂蛋白和其他大分子物质在血管壁的吸收和代谢,调节血管活性物质、生长因子、黏附分子等的合成、分泌及表达,进而影响血管的结构和功能重建[62]。

支架植入后,血管内皮受损,血小板黏附聚集于血管壁释放血小板源性生长因子 PDGF 等因子,一方面引起中膜层 VSMCs 由收缩表型向合成表型转变,另一方面刺激 VSMCs 增殖并移行入内膜,移入内膜的 VSMCs 开始合成硫酸软骨素等,并取代 FN 成为间质的主要成分。同时,调节 TGF-β 在损伤组织中大量增加,诱导胶原、弹性蛋白和蛋白多糖等大量合成,构成 ECM。此外,血管损伤后,中性粒细胞、单核/巨噬细胞等渗入受损血管壁,发生非特异性炎症反应,引起胶原酶、MMPs 等活性增加,导致 ECM 降解,细胞外 FN 的沉积。在原有基质的降解和新的基质成分沉积的过程中发生血管重建。实验发现支架植入后 PPAR-γ 表达下降,支架内皮化不良,加重支架植入后血管重建。且支架植入后 P-Akt 的蛋白表达量和 NF-κB 有明显增加,从而推测 PPAR-γ 可能通过调控 PI3K/Akt 及 NF-κB 的表达,增强支架内血管内皮化,改善支架植入术后的血管重建。

20.7.2 血管支架植入诱导宿主血管重建的机制

20.7.2.1 力学机制

血流对血管壁的切应力和张应力的改变是影响血管重建的重要因素。Fung 的"应力-生长"原理指出,包括细胞和 ECM 的生长和销蚀在内的血管重建过程与血管中的应力状态密切相关,血管的生长取决于应力和应变。通常血液在血管内呈"层流式"流动,即中心快而外围慢。根据泊肃叶定律:切应力与血流速度和血液黏度成正比,而与管腔半径的立方成反比。血管支架植入扩张后引起血管损伤变形,可能导致血液流速增加及局部切应力和张力的再分布,引起血管切应力增加,而切应力增加可诱导 ATP、EDRF、PGI、内源性超极化因子等血管舒张物质释放,还可抑制 ET-1、Ang Ⅱ 等缩血管物质的释放。由于血管舒张物质增加及缩血管物质释放减少,血管发生扩张,管腔半径增加直至切应力恢复到基础水平;同时,管腔半径增加又会引起整个壁管厚度增加以调节升高的切应力。

20.7.2.2 血管外膜

血管外膜主要由胶原纤维和外膜成纤维细胞组成。以前只把它当作无功能的包裹物而忽视,近年发现血管外膜在心血管疾病中亦有其重要作用,尤其是参与血管重建。由于支架植入引起血管损伤,外膜成纤维细胞会发生表型改变,向肌性成纤维细胞转化。但在血管损伤的后期,肌性成纤维细胞逐渐消失,研究者推测其可能由外膜迁移到管腔表面参与新生内膜的形成或产生细胞凋亡。

20.7.2.3 血管平滑肌细胞

参与血管重建的细胞包括 VSMCs、ECs、成纤维细胞及单核/巨噬细胞等,其中 VSMCs 影响最大。VSMCs 增殖与凋亡是维持血管壁细胞数量相对恒定的一对基本因素,也是血管重建的细胞学基础[53]。正常情况下,位于血管壁中膜的平滑肌细胞呈分化状态,为收缩型,不增殖,其功能主要是通过收缩来调节血管张力。但在支架植入后引起的血管内皮损伤、炎症,释放的炎症介质和细胞因子,促使平滑肌细胞从血管中膜迁移到内膜,从分化状态转变为去分化状态,从收缩型转变为合成型。合成型平滑肌细胞合成和分泌各种细胞因子,产生大量的 ECM。此外,VSMCs 还可大量吞噬脂质,最终形成平滑肌源性泡沫细胞,或凋亡或坏死或纤维化。VSMCs 的上述改变均与血管重建的发生密切相关。

20.7.2.4 细胞外基质

ECM 代谢是影响血管重建的重要因素,血管内膜主要由 ECs 组成,ECs 下层是由 ECM 蛋白和血管平滑肌细胞所构成的血管壁结构。ECM 主要由胶原、糖蛋白、弹性蛋白、氨基葡聚糖、蛋白聚糖等组成。胶原是 ECM 的主要成分,血管壁细胞间的胶原以Ⅰ~Ⅲ型为主,Ⅳ型胶原参与基底膜的形成。与基质代谢相关的蛋白酶包括 MMPs 和丝氨酸蛋白酶以及中性蛋白酶组织抑制因子和 Serpin 等。ECM 不仅维持血管壁的完整性,而且作为不溶性配体,还可调控细胞增殖、迁移、分化和存活。当动脉血管植入支架受到损伤时,ECM 可通过合成新分子、原有成分重新装配或蛋白降解等多种途径参与血管重建。

20.7.2.5 生长因子

支架植入术后的炎症反应促进血管壁释放血小板源性生长因子,这些生长因子在血管新生内膜形成过程起主要作用,加快血管重建的进展。细胞因子 EGF、bFGF、PDGF、VEGF、TGF-α、TGF-β、IGF 等均可以促进血管平滑肌细胞增殖。PDGF 是间质细胞最典型的致有丝分裂原,且具有明显的趋化性,能促进 VSMCs 移行与增殖,促进平滑肌细胞 Ets-1 转录因子表达,增加Ⅰ型基质降解蛋白酶活性。抑制 PDGF 活性不仅影响新生成内膜形成,也影响收缩型血管重建反应。生长因子如 PDGF、FGF-2 等能与酪氨酸激酶结合调节血管平滑肌的增殖与分化,抑制酪氨酸激酶能抑制内膜增厚及收缩型血管重建。TGF-β是调节 ECM 生成的主要因子,它能激活糖蛋白和胶原基因表达,减少基质降解蛋白酶合成和增加基质蛋白受体的合成。

20.8 结语

20.8.1 血流切应力变化与动脉粥样硬化形成的作用机制

血流切应力是影响动脉血管结构和功能的重要因素。不同血流形式的切应力对动脉粥样硬化形成的影响是不同的,层流切应力对维持血管正常功能是非常重要的,如血管管径的调节、血管壁的细胞增殖、血栓形成及炎症的抑制等,从这个角度讲,层流切应力是抗动脉粥样硬化形成的重要因素;而非层流如扰流或湍流以及低切应力,会导致动脉血管 ECs 损伤、动脉内膜加厚、中膜平滑肌细胞增生和内膜结缔组织结合,以及黏附单核细胞、血小板和巨噬细胞等,具有致动脉粥样硬化的作用。因此,血流切应力与动脉粥样硬化的发生发展有密切关系。研究血流切应力变化与动脉粥样硬化形成之间的关系以及作用机制,对于进一步揭示动脉粥样硬化的本质,探索预防和治疗动脉粥样硬化的新方法有重要意义。比如,目前已经有研究试图通过改变血流切应力来促进血管再生;利用切应力敏感性启动子进行血管的基因治疗来促进或抑制心血管的生成的研究在进行之中;利用 ECs 对低切应力的响应可能会在新型抗动脉粥样硬化的药物设计方面得以突破。总之,关于血流切应力对血管生物学作用的研究有广泛的应用前景[63]。

虽然在 ECs 表面的切应力感机制已被广泛研究,但 ECs 表面多种受体如何响应血流动力学信号,整合力学信号转化为化学信号影响血管内皮功能,并最终如何决定动脉粥样硬化的发生和发展仍不完全清楚。

20.8.2　血流动力学变化对动脉粥样硬化斑块稳定性的影响

在动脉粥样硬化的力学机制研究过程中,以往研究主要集中在血流动力学的改变,对血管自身的力学性质及血管的特性研究较少,而血管壁的厚度、弹性模量等因素对斑块破裂的作用不容忽视[64]。临床上关于减少狭窄程度和降脂药物的治疗中,狭窄程度的控制以及降脂药物的服用都直接影响血管的力学微环境,狭窄程度的控制影响血管血流动力学变化,将改变斑块的发展方向。降脂药物的服用将改变斑块的成分,对斑块本身的力学性质,特别是血管壁的厚度和弹性模量有重要的调控作用。因此今后重点在于采用多种离体和在体的实验模型,模拟多种力、复杂流动对斑块稳定性的影响和多种新方法结合数值模拟与分析力的作用。加强动脉斑块力学环境的基础和临床研究是一项长期而艰巨的任务,我们只有充分地了解这些机制,才能更好地服务于临床[65]。

20.8.3　动脉粥样硬化病变的介入治疗与展望

直至今日,血管支架植入技术已经成为改善冠状动脉血运重建的主要手段,随着新一代抗血栓药物和无鞘支架的问世,以及介入技术的改进,使得支架使用量呈指数性增长。力学性能优良的支架多由金属材料制成,然而低生物相容性是其致命弱点。冠脉支架植入术后主要面临两大问题:血栓形成和支架内再狭窄。血栓形成多发生在支架植入术后 1～30 d 内,严重时将引发血管急性闭塞而威胁患者的生命。手术后服用抗血小板类药物可以将血栓形成率降低至 1‰ 以下[26,66],因此支架内再狭窄才是支架植入术最主要的后遗症。发生支架内再狭窄的原因很多,包括患者的个体差异、病变血管的形态特征、支架的设计等。目前,防治支架内再狭窄的研究热点在于 DES,而该支架植入后出现的一些问题已引起广泛关注:如晚期支架血栓形成,支架涂层材料的不良病理作用如内皮化延迟、动脉瘤、支架贴壁不全等。因此,如何促进损伤血管愈合、加速支架植入后的再内皮化修复过程是解决问题的一条有效途径。

血管 ECs 的移植能替代、修复受损内皮并抑制内膜过度增生。因此,血管 ECs 在再狭窄形成过程中的作用越来越受到重视。体外培养的血管 ECs 由于生长环境的改变,导致生长缓慢和其他生物特性的丢失,如能结合基因治疗,有望通过对体外培养的 ECs 稳定转染生长因子,提升细胞的增殖能力。此外,通过结合动态培养,可促进 ECs 在血管内支架表面的黏附和生长;结合模拟体内循环系统实验,有望控制细胞支架在输送过程中的损耗,保障动物实验结果的真实可靠性。

有研究表明,免疫细胞大多存在于血液之中,受到流动切应力的调控[67]。流动切应力可调控淋巴细胞的迁移和活化,其活化的机制可能是整合素相关途径。研究还发现,在支架植入后血管新生内膜部位大量存在内皮祖细胞、树突状细胞和神经管嵴来源的细胞,在中膜部位基本不存在。这三种细胞的相互作用在新内皮形成中可能起着重要作用[68]。但是,血流动力学环境改变条件下,ECs 和树突状细胞之间的相互作用引起的血栓形成及其对平滑肌细胞的作用尚未阐明。

由此可见,研究支架植入后血管内血流动力学的变化规律将是揭示支架植入后再狭窄过程的一个重要方面。以前由于过多假设和简化的计算模型难以反映患者体内的真实情况,因此将医学图像和数据与数值方法相结合是该领域研究的必然趋势。

(王贵学 王瑾瑄)

参考文献

[1] Zhou T, Zheng Y, Qiu J, et al. Endothelial mechanotransduction mechanisms for vascular physiology and atherosclerosis[J]. Journal of Mechanics in Medicine and Biology, 2014, 14(5): 1430006.

[2] 王贵学. 应力变化与动脉粥样硬化斑块的形成和破裂[J]. 中国动脉粥样硬化杂志, 2009, 17(8): 625 - 627.

[3] Herrmann J, Lerman L, Lerman A. Simply say yes to NO? Nitric oxide (NO) sensor-based assessment of coronary endothelial function[J]. Eur Heart J, 2010, 31(23): 2834 - 2836.

[4] Chatzizisis Y S, Giannoglou G D. Shear stress and inflammation: Are we getting closer to the prediction of vulnerable plaque[J]. Expert Rev Cardiovasc Ther, 2010, 8(10): 1351 - 1353.

[5] Wang W, Ha C H, Jhun B S, et al. Fluid shear stress stimulates phosphorylation-dependent nuclear export of HDAC5 and mediates expression of KLF2 and eNOS[J]. Blood, 2010, 115(14): 2971 - 2979.

[6] Cunningham K S, Gotlieb A. The role of shear stress in the pathogenesis of atherosclerosis[J]. Lab Invest, 2005, 85(1): 9 - 23.

[7] Yoshizumi M, Abe J, Tsuchiya K, et al. Stress and vascular responses: Atheroprotective effect of laminar fluid shear stress in endothelial cells: Possible role of mitogen-activated protein kinases[J]. Journal of Pharmacological Sciences, 2003, 91(3): 172 - 176.

[8] Tarbell J M. Shear stress and the endothelial transport barrier[J]. Cardiovasc Res, 2010, 87(2): 320 - 330.

[9] 危当恒, 王贵学, 王佐, 等. 切应力特性对血管内膜增生及动脉粥样斑块形成的影响[J]. 中国动脉硬化杂志, 2007, 15(6): 410 - 414.

[10] Fukumoto Y, Hiro T, Fujii T, et al. Localized elevation of shear stress is related to coronary plaque rupture[J]. J Am Coll Cardiol, 2008, 51: 645 - 650.

[11] 姜宗来. 低切应力对血管重建的影响[J]. 中国病理生理杂志, 2004, 20(13): 2451.

[12] Chatzizisis Y S, Jonas M, Coskun A U, et al. Prediction of the localization of high-risk coronary atherosclerotic plaques on the basis of low endothelial shear stress: an intravascular ultrasound and histopathology natural history study[J]. Circulation, 2008, 117(8): 993 - 1002.

[13] Gijsen F J, Wentzel J J, Thury A, et al. A new imaging technique to study 3-D plaque and shear stress distribution in human coronary artery bifurcations in vivo[J]. Journal of Biomechanics, 2007, 40(11): 2349 - 2357.

[14] Fisslthaler B, Boengler K, Fleming I, et al. Identification of a cis-element regulating transcriptional activity in response to fluid shear stress in bovine aortic endothelial cells[J]. Endothelium, 2003, 10(4 - 5): 267 - 275.

[15] Petzold T, Orr A W, Hahn C, et al. Focal adhesion kinase modulates activation of NF-kappa B by flow in endothelial cells[J]. Am J Physiol -Cell Physiol, 2009, 297(4): C814-C822.

[16] da Silva R F, Chambaz C, Stergiopulos N, et al. Transcriptional and post-transcriptional regulation of preproendothelin - 1 by plaque-prone hemodynamics[J]. Atherosclerosis, 2007, 194(2): 383 - 390.

［17］Warabi E，Takabe W，Minami T，et al. Shear stress stabilizes NF－E2－related factor 2 and induces antioxidant genes in endothelial cells：role of reactive oxygen/nitrogen species［J］. Free Radic Biol Med，2007，42(2)：260－269.

［18］Parmar K M，Larman H B，Dai G，et al. Integration of flow-dependent endothelial phenotypes by Kruppel-like factor 2［J］. J Clin Invest，2006，116(1)：49－58.

［19］Cecchia E，Giglioli C，Valentea S，et al. Role of hemodynamic shear stress in cardiovascular disease［J］. Atherosclerosis，2011，214(2)：249－256.

［20］Davies P F，Civelek M，Fang Y，et al. The atherosusceptible endothelium：Endothelial phenotypes in complex haemodynamic shear stress regions in vivo［J］. Cardiovasc Res，2013,99(2)：315－327.

［21］Chatzizis Y S，Coskun A U，Jonas M，et al. Role of endothelial shear stress in the natural history of coronary atherosclerosis and vascular remodeling：molecular, cellular, and vascular behavior［J］. J Am Coll Cardiol，2007，49(25)：2379－2393.

［22］邱菊辉.Id1调控血管新生参与动脉粥样硬化易损斑块形成的力学生物学机制［D］.重庆：重庆大学,2011.

［23］Clarke M C，Figg N，Maguire J J，et al. Apoptosis of vascular smooth muscle cells induces features of plaque vulnerability in atherosclerosis［J］. Nat Med，2006，12(9)：1075－1080.

［24］邱菊辉,王贵学,雷道希.血流动力学与动脉粥样硬化斑块的稳定性以及机制［J］.中国动脉硬化杂志,2009,17(6)：495－497.

［25］Qiu J，Peng Q，Zheng Y，et al. OxLDL stimulates Id1 nucleocytoplasmic shuttling in endothelial cell angiogenesis via PI3K Pathway［J］. BBA Mol Cell Biol L，2012，1821(10)：1361－1369.

［26］Qiu J，Wang G，Zheng Y，et al. Coordination of Id1 and p53 activation by oxidized LDL regulates endothelial cell proliferation and migration［J］. Ann Biomed Eng，2011，39(12)：2869－2878.

［27］Yu S，Wong S L，Lau C W，et al. Oxidized LDL at low concentration promotes in vitro angiogenesis and activates nitric oxide synthase through PI3K/Akt/eNOS pathway in human coronary artery endothelial cells［J］. Biochem Biophys Res Co，2011，407(1)：44－48.

［28］Koskinas K C，Chatzizis Y S，Papafaklis M I，et al. Synergistic effect of local endothelial shear stress and systemic hypercholesterolemia on coronary atherosclerotic plaque progression and composition in pigs［J］. Int J Cardiol，2013，169(6)：394－401.

［29］Cancel L M，Tarbell J M. The role of apoptosis in LDL transport through cultured endothelial cell monolayers［J］. Atherosclerosis，2010，208(2)：335－341.

［30］Cancel L M，Tarbell J M. The role of mitosis in LDL transport through cultured endothelial cell monolayers［J］. Am J Physiol Heart Circ Physiol，2011，300(3)：H769－H776.

［31］Chiu J J，Chien S. Effects of disturbed flow on vascular endothelium：pathophysiological basis and clinical perspectives［J］. Physiol Rev，2011，91(1)：327－387.

［32］De Beule M. Finite element stent design［D］. Belgium：Ghent University，2008.

［33］Charonko J，Karri S，Schmieg J，et al. In vitro comparison of the effect of stent configuration on wall shear stress using time-resolved particle image velocimetry［J］. Annals of Biomedical Engineering，2010，38(3)：889－902.

［34］Hofma S H，Brouwer J，Velders M A，et al. Second-generation everolimus-eluting stents versus first-generation sirolimus-eluting stents in acute myocardial infarction. 1-year results of the randomized XAMI (XienceV Stent vs. Cypher Stent in Primary PCI for Acute Myocardial Infarction) trial［J］. J Am Coll Cardiol，2012，60(5)：381－387.

［35］Kawabe-Yako R，Ii M，Masuo O，et al. Cilostazol activates function of bone marrow-derived endothelial progenitor cell for re-endothelialization in a carotid balloon injury model［J］. Plos One，2011，6(9)：e24646.

［36］Li Y，Bhindi R，Khachigian L M. Recent developments in drug-eluting stents［J］. Journal of Molecular Medicine (Berl)，2011，89(6)：545－553.

［37］Camenzind E，Wijns W，Mauri L，et al. Stent thrombosis and major clinical events at 3 years after zotarolimus-eluting or sirolimus-eluting coronary stent implantation：a randomised, multicentre, open-label, controlled trial［J］. Lancet，2012，380：1396－1405.

［38］Vedantham K，Chaterji S，Kim S W，et al. Development of a probucol-releasing antithrombogenic drug eluting stent［J］. J Biomed Mater Res B Appl Biomater，2012，100(4)：1068－1077.

［39］Lanckohr C，Torsello G，Scheld H H，et al. Drug-eluting stents and perioperative risk — more than matters of the heart? ［J］. Vasa-European Journal of Vascular Medicine，2012，41(6)：410－418.

［40］Farhan S，Hemetsberger R，Matiasek J，et al. Implantation of paclitaxel-eluting stent impairs the vascular compliance of arteries in porcine coronary stenting model［J］. Atherosclerosis，2009，202(1)：144－151.

[41] Qiu J, Zheng Y, Hu J, et al. Biomechanical regulation of vascular smooth muscle cell functions: From in vitro to in vitro understanding[J]. J R Soc Interface, 2014, 11(90): 20130852.

[42] Zhou J, Li Y S, Nguyen P, et al. Regulation of vascular smooth muscle cell turnover by endothelial cell-secreted microRNA – 126: Role of shear stress[J]. Circ Res, 2013, 113(1): 40 – 51.

[43] Campbell I D, Humphries M J. Integrin structure activation and interactions[J]. Cold Spring Harb Perspect Bio, 2011, 3(3): a004994.

[44] Davies P F. Hemodynamic shear stress and the endothelium in cardiovascular pathophysiology[J]. Nat Clin Pract Cardiovasc Med, 2009, 6(1): 16 – 26.

[45] Haga J H, Li Y S, Chien S, et al. Molecular basis of the effects of mechanical stretch on vascular smooth muscle cells[J]. J Biomech, 2007, 40(5): 947 – 960.

[46] Chiu J J, Shu C. Effects of disturbed flow on vascular endothelium: Pathophysiological basis and clinical perspectives [J]. Physiol Rev, 2011, 91(1): 327 – 387.

[47] Dobson G, Flewitt J, Tyberg J V, et al. Endografting of the descending thoracic aorta increases ascending aortic input impedance and attenuates pressure transmission in dogs[J]. European Journal of Vascular and Endovascular Surgery, 2006, 32(2): 129 – 135.

[48] Gambillara V, Thacher T, Silacci P, et al. Effects of reduced cyclic stretch on vascular smooth muscle cell function of pig carotids perfused ex vivo[J]. American Journal of Hypertension, 2008, 21(4): 425 – 431.

[49] Sazonova O V, Lee K L, Isenberg B C, et al. Cell-cell interactions mediate the response of vascular smooth muscle cells to substrate stiffness[J]. Biophys J, 2011, 101(3): 622 – 630.

[50] Forte A, Della Corte A, De Feo M, et al. Role of myofibroblasts in vascular remodelling: focus on restenosis and aneurysm[J]. Cardiovasc Res, 2010, 88(3): 395 – 405.

[51] Stewart H J S, Guildford A L, Lawrence-Watt D J, et al. Substrate-induced phenotypical change of monocytes/macrophages into myofibroblast-like cells: A new insight into the mechanism of in-stent restenosis[J]. Journal of Biomedical Materials Research Part A, 2009, 90(2): 465 – 471.

[52] Grewe P H, Deneke T, Machraoui A. Acute and chronic tissue response to coronary stent implantation: pathologic findings in human specimen[J]. J Am Coll Cardiol, 2000, 35(1): 157 – 163.

[53] 尹铁英.血小板膜糖蛋白单克隆抗体洗脱性血管内支架的实验研究[D].重庆：重庆大学,2007.

[54] Yutani C, Ishibashi U H, Suzuki T. Histologic evidence of foreign body granulation tissue and de novo lesions in patients with coronary stent restenosis[J]. Cardiology, 1999, 92(3): 171 – 179.

[55] Conway D E, Breckenridge M T, Hinde E, et al. Fluid shear stress on endothelial cells modulates mechanical tension across VE-cadherin and PECAM – 1[J]. Curr Biol, 2013, 23(11): 1024 – 1030.

[56] Ando J, Yamamoto K. Vascular mechanobiology: endothelial cell responses to fluid shear stress[J]. Circ J, 2009, 73(11): 1983 – 1992.

[57] Wheeler-Jones C P, Farrar C E, Pitsillides A A. Targeting hyaluronan of the endothelial glycocalyx for therapeutic intervention[J]. Curr Opin Investig Drugs, 2010, 11(9): 997 – 1006.

[58] Van der Heiden K, Gijsen F J, Narracott A, et al. The effects of stenting on shear stress: relevance to endothelial injury and repair[J]. Cardiovasc Res, 2013, 99(2): 269 – 275.

[59] Stone G W, Ellis S G, Colombo A, et al. Offsetting impact of thrombosis and restenosis on the occurrence of death and myocardial infarction after paclitaxel-eluting and bare metal stent implantation[J]. Circulation, 2007, 115(22): 2842 – 2847.

[60] Chien S, Li S, Shiu Y T, et al. Molecular basis of mechanical modulation of endothelial cell migration[J]. Frontiers in Bioscience, 2005, 10(2): 1985 – 2000.

[61] Balcells M, Martorell J, Olive C, et al. Smooth muscle cells orchestrate the endothelial cell response to flow and injury[J]. Circulation, 2010, 121(20): 2192 – 2199.

[62] Zeng L, Xiao Q, Margariti A, et al. HDAC3 is crucial in shear- and VEGF-induced stem cell differentiation toward endothelial cells[J]. J Cell Biol, 2006, 174(7): 1059 – 1069.

[63] 王贵学,龙天渝,应大君.血液动力学因素对血管重建的影响[J].重庆大学学报,2003,26(8): 102 – 104.

[64] 叶林奇,王贵学.血流切应力对 ECs 基因表达和动脉粥样硬化形成影响研究新进展[J].中国血液流变学杂志,2009, 19(2): 325 – 328.

[65] Tang D, Yang C, Mondal S, et al. A negative correlation between human carotid atherosclerotic plaque progression and plaque wall stress: in vivo MRI-based 2D/3D FSI models[J]. J Biomech, 2008, 41(4): 727 – 736.

［66］Nigro P，Abe J I，Berk B C. Flow shear stress and atherosclerosis：a matter of site specificity［J］. Antioxid Redox Sign，2011，15(5)：1405－1414.

［67］Takabe W，Warabi E，Noguchi N. Anti-atherogenic effect of laminar shear stress via Nrf2 activation［J］. Antioxid Redox Sign，2011，15(5)：1415－1426.

［68］Makino A，Shin H Y，Komai Y，et al. Mechanotransduction in leukocyte activation：a review［J］. Biorheology，2007，44(4)：221－249.

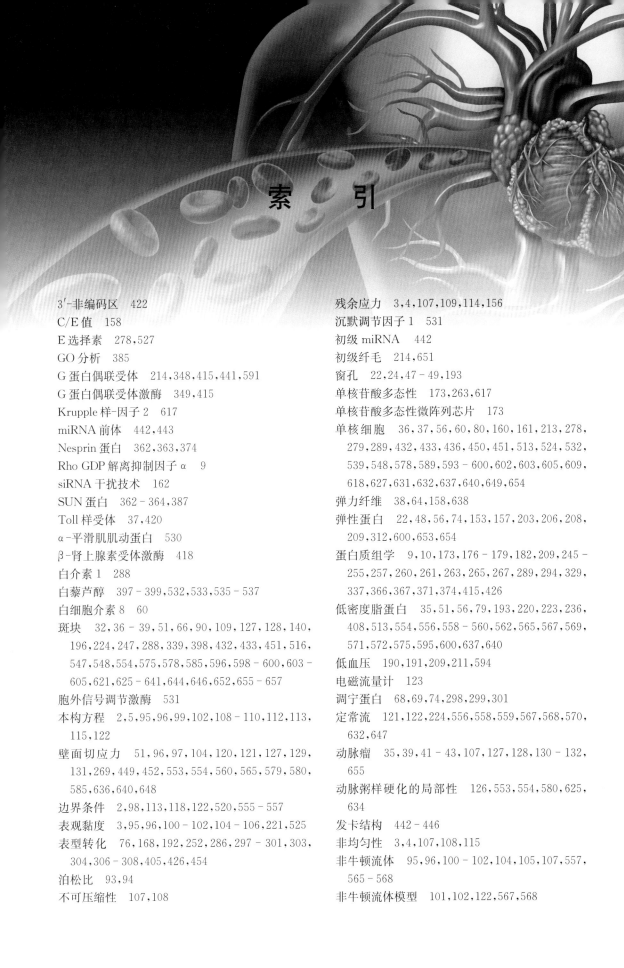

索　引